U0273373

中华养生文字释义

主　编　郭教礼

编　者　郭教礼　刘　茜
　　　　曲卫玲　赵　婧

主　审　杨世忠

中国中医药出版社

·北京·

图书在版编目(CIP)数据

中华养生文字释义/郭教礼主编.—北京：中国中医药
出版社，2018.2
ISBN 978-7-5132-4565-4

Ⅰ.①中… Ⅱ.①郭… Ⅲ.①养生(中医)-基本知识
Ⅳ.①R212

中国版本图书馆 CIP 数据核字(2017)第 265095 号

中国中医药出版社出版

北京市朝阳区北三环东路 28 号易亨大厦 16 层
邮政编码　100013
传真　010-64405750
山东临沂新华印刷物流集团印刷
各地新华书店经销
开本 787×1092　1/32　印张 26　字数 709 千字
2018 年 2 月第 1 版　2018 年 2 月第 1 次印刷
书号　ISBN 978-7-5132-4565-4

定价　158.00 元
网址　www.cptcm.com

社 长 热 线　010-64405720
购 书 热 线　010-89535836
维 权 打 假　010-64405753

微信服务号　zgzyycbs
微商城网址　https://kdt.im/LIdUGr
官 方 微 博　http://e.weibo.com/cptcm
天猫旗舰店网址　https://zgzyycbs.tmall.com
如有印装质量问题请与本社出版部联系(010-64405510)
版权专有　侵权必究

序　言

　　由中国中医药出版社隆重推出、著名中医养生专家郭教礼、杨世忠教授等专家学者历经数载而潜心编撰的《中华养生文字释义》即将付梓，我有幸先行浏览，通读之后，感慨万千，欣喜之余，体悟良多，如鲠在喉，不吐不快，欣然命笔，聊以为序。

　　要谈养生，就不能不提及中医大典《黄帝内经》。《黄帝内经》是中华文明史，特别是医学发展史上的一大奇迹，她缔造了我国伟大的中医药学，而"中医药学凝聚着深邃的哲学智慧和中华民族几千年的健康养生理论及其实践经验，是中国古代科学的瑰宝，也是打开中华文明宝库的钥匙"（习近平语），可以说这是对中医药学所做出的最中肯、最恰当的评价和科学定位。因为，中医药学是以生命科学的知识为基础，传载着中华民族传统文化的全部基因和精髓，《黄帝内经》也是掌握和运用这把"打开中华文明宝库的钥匙"之关键。

　　首先，《中华养生文字释义》蕴涵了中医药学深邃的哲学智慧。哲学是关于物质世界看法的学问，诸如精气、阴阳、五行、神论、天人合一等，都是发生于中国古代的哲学智慧，是中华民族的先哲们用以把握物质世界基本的世界观和方法论。

　　哲学智慧是指人们运用这些智慧来揭示生命的奥秘，阐发生命科学中的相关问题，由此缔造了中华民族自己的医药学知识体系。就气论而言，仅《黄帝内经》中就有多达百余个具有明显中医药学印记的"气"的概念和相关术语，赋予先秦哲学"气"论以富有生机的生命科学内涵，也使这一古老哲学命题至今仍然彰显着勃勃的生机。

在古哲学中的"神论"中,《黄帝内经》除合理地摒弃、批判"天神""神灵"等神鬼之"神"外,还赋予了"神"多层次生命科学之内涵:有的是指人类的灵感、顿悟等思维活动;有的是指患者机体对针刺、药物治疗作用的反应功能;有的是指在广义的生命规律之"神",包含人类之精神、意识、思维、情感等心理活动;有的是指人体正气及其功能活动的规律;也有的是指五脏中的"心"及其功能等;还有的是指掌握并娴熟地应用诊疗技术的人等。

"天人合一"是先贤自古就有的观念,其发端于老庄,形成于董仲舒,明确提出于北宋的张载,但其基本内涵则是《黄帝内经》建构生命科学知识体系时的基本思维模式,借助其"天人同源""天人同道""天人同构""天人同化"的基本意涵,阐述人体结构,表达脏腑经络、营卫气血的活动规律,解释相关病变机制,乃至于指导疾病的诊治,以及养生、防病等。所以,《中华养生文字释义》就运用这一哲学术语作为释"义"的基本方法。

此处仅举例介绍了中医应用"气""神""天人合一"哲学理念构建其生命科学理论时的情形,至于精、阴阳、五行等哲学观念的应用,则更为广泛而深入,并将这些哲学观念与生命科学知识紧密地融合在一起,赋予其鲜活而生动的医学内涵。这恐怕就是为什么说"中医药学凝聚着深邃的哲学智慧"的实质及其理由。《中华养生文字释义》将气、精、神、阴、阳与木、火、土、金、水五行,以及天等养生基本哲学概念作为重点内容渗透于大多数字条的释义之中,颇为合理。

再则,《中华养生文字释义》饱含着中华民族数千年的养生保健理论。"养生"一词首见于《管子·白心》。其后庄周从"休养生息"的广义视角,三次论及"养生"命题。战国末期的吕不韦,第一次从生命科学的立场出发,较为详细地给予了"养生"较为准确的表达。其后的刘安、董仲舒虽然也有叙及,但还是《黄帝内经》论述最详,是中医养生理论、养生方法的真正奠基者。

"养生"就是养生,不能等同于后人所说的"治未病",因为后者不仅蕴涵有"未病先防"（与"养生"义同），还有"治病之先兆"的意义，特别要求医生在临证之时，要准确把握疾病将要发生而未发生、疾病过程中邪气将盛而未盛、邪气消退正气将复而未恢复等重要时机，而且要及时施治的重要思想。《中华养生文字释义》在其释义过程中准确地表述了中医养生保健基本知识，而且成为诠释字义的核心内容。

另外，《中华养生文字释义》彰显了中华民族世世代代的临床经验。医学是一门实践性极强的知识体系，中医不但总结了中华民族自其诞生之日就开始积累的防病治病经验，而且运用了历代先哲发明创造的所有智慧，构建了符合中华民族健康理念的中医药学知识体系，从而确立了中医药学发展的走向和基本思路，同时也成为中医药学连绵不绝、不断深入发展的基本轨迹。

由此而言，《黄帝内经》所缔造的中医药学凝聚着中华民族几千年来的临床实践经验，确实毫无夸张。中华文字博大精深，其中许许多多的文字均与此有关，《中华养生文字释义》中所涉及大量与疾病有关的字条，尤其是带有"疒"部的字，均为其例。

中医药学中的药物、腧穴、针刺手法都是治病疗疾的重要措施，是使人康复的必需措施和手段，凡与此有关的字条无一不体现着中华民族渴望健康的美好理念，这既是《中华养生文字释义》的编纂主旨，也是编著者们倾注了大量心血的浓墨重彩。

第四，《中华养生文字释义》彰显了中华民族健康理念。世界卫生组织（WHO）提出"二十一世纪的卫生理念，要由以疾病为中心调整为以健康为中心"，这一全人类的共同理念呼应了《黄帝内经》的立论主旨。我们之所以将《黄帝内经》及其缔造的中医药学称之为"中国人的健康医学"，是因为其论证生命科学知识体系时，就是以如何使民众保持身心健康、如何使人体与生存环境和谐为其核心命题。

在这一健康理念的引领下，《黄帝内经》提出了"上工治未病"，以及"圣人不治已病治未病"等著名论点，充分体现了其创建的医学知识是以人类身心健康为前提的，其研究疾病和治疗疾病的内容都是从属于人类健康的医学主旨,这也是为什么将其称之为中华民族健康医学的道理之所在。需要指出的是,这一理念同样也是《中华养生文字释义》命名的基本依据、关键核心和灵魂,并且体现于该书的全部内容之中。

最后,《中华养生文字释义》凸显了中医药文字的个性特征。语言文字是任何知识的必然载体,尤其是医学知识的语言文字表达,更是以写实为主要的修辞方法,绝对不能脱离中国传统文化中人文社科知识的大背景。中医药学的语言文字(包括语法知识)既有古代汉语言文字的共性特征,又有其特定医学内容的特征,足以反映出其在语言文字方面的独特地位。

研究古代语言文字的人如果不研究《黄帝内经》的文字,不研究中医药学的文字,那将是不全面的、有缺憾的,这对于研究《黄帝内经》是如此,对于解读中医药学知识体系也依然如此。郭教礼教授本身是研读《黄帝内经》专业的高才生,他所领导的编撰团队自始至终牢牢地把握了中华文字在表达中医药学知识中的重要作用及其意义,于此方面下足、下实了功夫,同时也从养生"解字"的角度填补了国内外中医药界在图书出版方面的研究空白,前无他人,可喜可贺!

《中华养生文字释义》,洋洋洒洒七十万言,以上这些字句仅仅是我在诵读《中华养生文字释义》时点滴感悟,自知通过这两千多字的短文难以涵盖是书十分丰厚的内容,但有感于诸位养生专家勇于做第一个吃螃蟹人的精神、不畏笔耕之苦的意志和敢于担当责任的情怀,喜悦之情难以自抑,信笔叙述于此,在表示支持和恭贺的同时,借以表达对作者的钦佩之情和对此项开创性工作的赞赏。

陕西中医药大学　张登本

2017 年 5 月 12 日识于古都咸阳

前　言

　　博大精深的中华文字系统是我们华夏民族最值得骄傲的宝贵财富,中国文字在长达八千余年悠久而漫长的发展和演变过程中,创造了人类文明史上的伟大奇迹,不但深受华夏民族的由衷热爱,也赢得了世界不同国家、不同民族的高度认可和赞颂,业已成为中华民族至为珍贵的立国之宝。

　　中国文字毋庸置疑是人类历史上最为古老的文字,没有任何一种文字如同汉字这样生动可爱、活灵活现、寓意深刻、组词丰富、书法多样、妙趣横生,世代相袭,经久不衰。仅从中国文字的书体而言,就历经了最早的甲骨文,后来的金文、大篆、小篆、草书、隶书,以及现代通行的楷书、行书等,可谓众彩纷呈,令人目不暇接,也正因为如此,中国书法才被列为中华民族十大国粹之首,的确是实至而名归。

　　以中国文字和华夏文化为基础,诞生于我国春秋战国时期的中医学和中医养生学,同样是值得我们华夏子孙引以为豪的宝贵遗产。它具有浓郁的东方文化色彩和大汉民族神韵,以《黄帝内经》为杰出代表的中医学,始终倡导"未病先防""正气为先"的养生保健及治病康复基本理念,为中华民族的不断强盛、华夏黎民的健康长寿做出了卓越的贡献,其功之巨,无与伦比!

　　众所周知,任何一种文字均表达、传递、承载、发扬着一个民族、一个国家的独特文化,而每个文字的产生都饱含着无数先祖们颇具传神的心血,这一点对中国文字来说更为彰著。以广泛使用于我国商朝(距今约 3300 年)的甲骨文为例,单字约有 4500 个,经常使用的大约 1700 个字左右,基本上能够较为完整地记载当时所发生的重大历史事件,发挥了其他表述方法难以替代的重要作用。

仔细审视、认真窥探中华文字,充分展开想象的翅膀去欣赏中华文字的身影,我们就会发现:汉字之美,美在形体;汉字之韵,美在神韵;汉字之义,美在养生。一次偶然的机会,我在街头路边的小摊上购得一本内容新颖、形如砖头块的好书——《汉字图解字典》,作者为祖籍上海的新加坡华侨顾建平,他历经10年的马拉松式辛勤创作,收列文字5092个字,每个字都有一幅图画,亦逾半万,让我敬意顿生;联想自己在26岁时编著《粮菜瓜果肉食家庭疗法》(由西北大学出版社、台湾水牛出版社、第四军医大学出版社先后出版)至今从事中医学、养生学专业研究近30年,先后编撰专著90余部,何不再做一番努力,与顾先生一字一画一样,把每个字的中医养生保健学含义逐一写出来呢,此乃前无古人之幸事,如果努力后得到成功,岂不善哉!

决心铁定,不容更改;艰苦笔耕,玉汝以成!面对如此浩大的文字工程,鉴于自己的学识有限,能否圆满完成此项开创性重任,实乃仰首望星、诚惶诚恐!为了有所凭借,我自己先悄悄地在一个月内写完了360个字,之后我与我的知音挚友、五代中医世家赵凤林先生进行了深层次的交流和沟通,又向国家名老中医、博士生导师、我的良师益友杨世忠教授虚心讨教、促膝切磋,再与我的恩师、首届国医大师张学文教授汇报请教,同时也向著名中医养生专家、博士生导师张登本教授、刘焕兰教授求教,先后得到了诸位学术大咖诸多建树性宝贵意见,大家从不同角度对我的编著计划和试写内容给予了很多指导,同时也提出了各自不同的可贵建议,极大地坚定了我的编著信心,鼓舞了我的勇气。《中医养生辞典》一书主审张登本教授特为本书作序鼓励,令我们全体编撰人员感恩万分!

《中华养生文字释义》的写作和完成历时3年有余,其中A、B、C、D、E、F、G、H及Z部分诸字,由郭教礼教授、赵婧博士完成;J、K、L、M、N及O部分诸字,由曲卫玲博士完成;P、Q、R、S、T、W、X及Y部分,由刘茜博士完成。全书最后由郭教礼教授统稿修改、杨世忠教授审阅全稿,终成此著。本书所有养生释义之外的内容由陈健丽编辑完成。大家齐心协力,攻坚克难,夜以继日,方获大功告成!

　　撰完全书，掩卷细思，始感当初狠下决心完成此任，这既是一个正确的选择，又是一个无畏的"壮举"！中华文字浩如烟海，中医养生望无边际，要把这两大国粹融会在一起，合情合理地阐述清楚，无使众疑，何其难矣！吾等此举，实乃业界首创、海内无偶，自然需要极大的勇气和信心，毋庸讳言，学然后而知不足，写然后而知困，限于种种原因，我们的视野及触角难免有偏，书中不尽如人意之处，尚需业界内外名家大儒不吝赐教、直言指谬，以供再版时继续充实与完善！

　　最后，我谨代表《中华养生文字释义》全体编写人员，再次真诚感谢中国中医药出版社，特别感谢本书编辑单宝枝主任的辛勤奉献，方使本书得以顺利公版，步入中华优秀传统文化的序列之中，服务读者，造福人类。

海南医学院中医学院郭教礼

2017 年 5 月 16 日于椰城

编 者 的 话

中华文化历史悠久、博大精深,历经数千年的不断完善和发展,业已形成了一套非常完整的知识体系,各个文字之间,既独立成义,又相互成文,具有深邃丰富的内涵。中华文字的形成,大约包括象形、形声、指示和会意等,部分是独体字,更多的是合体字,内容浩瀚、活灵活现。笔者在从事中医养生学的教学、编撰、研究过程中,深深地被其中许许多多文字的养生保健内涵所吸引,今就研究所悟,谨将中华文字的养生保健学含义释义如下,以光大华夏文化宝库。尾之文后,特以"文字情,我的梦"为题赋诗一首为念:教学相长礼相连,留存华典茜草园;潜心细解卫玲奋,传世佳作忠勇全。仓颉神力逾万年,养生寓意千载延;若问黄牛何所求,独创蹊径梦亦甜。

总　目

凡　例

1. 本书主要为热爱养生、注重自我保健的各阶层人士提供参考，旨在全面了解中华文字的丰富内涵及外延。

2. 本书选字以华语教学出版社公开出版发行的《新华全功能字典》为依据，基本完整地进行了全面的诠释，个别字做了剔除与补充。

3. 本书共收录常用文字 3108 个，其中包括大多数与养生保健直接相关的文字，以及近千个较为难解的文字。

4. 本书的字头均按《新华全功能字典》顺序进行，依据《汉语拼音方案》进行排序，以利于读者方便查找。

5. 每个字下依次简介各字的拼音、部首、笔画、结构、笔顺、代码及字义五行等基本内容。

6. 字义五行是本书的一个特色内容，对读者理解中国文字与中华文化有较直接的帮助。

7. 本书的重点内容是对每个字的养生保健含义进行诠释，也是一项前无古人的艰苦创新性工作。编者们倾注了极大的心血，尽可能从养生、保健、中医、心理及医学角度合理阐释。

8. 对于多音字的处理，采取以养生含义为先的方法予以解决；首先从每个字的本义说起，甚至是从繁体讲起，涉及引申义及现代义者，尽力遵守造字本义。

9. 为求检索的方便，按照惯例，本书提供拼音和笔画两种检字表。

拼音检字表

（字右边的号码指字典正文页码）

端 87	摁 93	肺 101	浮 107	赶 114	**gen**	瓜 127
锻 87	**er**	废 101	符 108	敢 114	根 121	刮 128
dui	儿 93	沸 101	辐 108	感 114	跟 121	剐 128
对 87	耳 94	菲 101	福 108	橄 115	**geng**	寡 128
dun	**F**	**fen**	抚 108	**gang**	更 121	卦 128
蹲 87		芬 102	釜 108	刚 115	耕 122	**guai**
炖 88	**fa**	纷 102	腑 109	肛 115	羹 122	乖 129
遁 88	发 95	氛 102	腐 109	纲 115	耿 122	拐 129
duo	乏 95	坟 102	父 109	港 116	哽 122	怪 129
咄 88	罚 95	焚 103	妇 109	**gao**	**gong**	**guan**
哆 88	法 96	粉 103	赋 109	高 116	功 123	鳏 129
夺 89	砝 96	奋 103	傅 110	睪 116	攻 123	管 130
踱 89	**fan**	忿 103	富 110	膏 116	供 123	贯 130
度 89	翻 96	粪 103	腹 110	糕 117	宫 123	惯 130
掇 89	烦 96	愤 104	馥 110	槁 117	恭 124	罐 130
朵 90	繁 97	**feng**	**G**	稿 117	拱 124	**guang**
躲 90	反 97	丰 104		告 117	**gou**	光 131
堕 90	犯 97	风 104	**ga**	**ge**	佝 124	**gui**
惰 90	饭 97	疯 104	咖 111	戈 118	狗 124	归 131
E	**fang**	蜂 105	**gai**	疙 118	构 125	龟 131
	方 98	讽 105	该 111	哥 118	垢 125	规 131
e	芳 98	奉 105	赅 111	胳 118	**gu**	诡 132
讹 91	防 98	**fo**	改 112	鸽 119	孤 125	鬼 132
鹅 91	妨 98	佛 105	钙 112	割 119	菇 125	癸 132
额 91	肪 99	**fu**	盖 112	歌 119	辜 126	贵 132
厄 92	房 99	夫 106	溉 112	革 119	箍 126	桂 132
恶 92	纺 99	肤 106	**gan**	阁 119	古 126	**gun**
饿 92	放 99	麸 106	干 113	格 120	谷 126	滚 133
愕 92	**fei**	敷 106	甘 113	葛 120	股 126	**guo**
噩 92	飞 100	拂 107	肝 113	骼 120	骨 127	锅 133
鳄 93	肥 100	服 107	泔 113	硌 120	蛊 127	国 133
en	匪 100	氟 107	柑 114	**gei**	顾 127	腘 133
恩 93	诽 100	俘 107	尴 114	给 121	**gua**	果 134

澜 292	酪 300	喱 307	痢 315	踉 323	琳 331	令 339
褴 292	**le**	漓 307	蜊 316	**lia**	粼 331	**liu**
篮 293	乐 300	璃 308	**lia**	撩 323	嶙 331	溜 339
斓 293	勒 300	黎 308	俩 316	辽 324	霖 331	熘 339
览 293	了 301	篱 308	**lian**	疗 324	磷 332	刘 339
揽 293	**lei**	藜 308	连 316	聊 324	鳞 332	浏 340
缆 294	雷 301	礼 309	怜 317	寥 324	麟 332	留 340
榄 294	擂 301	李 309	帘 317	嘹 325	凛 332	流 340
懒 294	镭 301	里 309	莲 317	潦 325	檩 333	琉 340
烂 294	羸 302	娌 309	涟 317	潦 325	吝 333	硫 341
滥 295	耒 302	理 310	联 318	缭 325	赁 333	馏 341
lang	垒 302	鲤 310	廉 318	燎 326	蔺 333	榴 341
啷 295	磊 302	力 310	鲢 318	蓼 326	躏 334	瘤 341
郎 295	蕾 303	历 310	镰 318	料 326	**ling**	柳 342
狼 295	儡 303	厉 311	敛 319	撂 326	伶 334	六 342
琅 296	肋 303	立 311	脸 319	瞭 327	灵 334	遛 342
廊 296	泪 303	吏 311	练 319	镣 327	囹 334	**long**
榔 296	类 304	丽 311	炼 319	**lie**	玲 335	龙 342
螂 296	累 304	励 312	恋 320	咧 327	瓴 335	茏 343
朗 297	**leng**	利 312	殓 320	列 327	铃 335	咙 343
浪 297	棱 304	沥 312	链 320	劣 328	凌 335	珑 343
lao	楞 304	例 312	**liang**	洌 328	陵 336	胧 343
捞 297	冷 305	隶 313	良 320	冽 328	聆 336	眬 344
劳 297	愣 305	荔 313	凉 321	烈 328	菱 336	聋 344
牢 298	**li**	栎 313	梁 321	猎 329	蛉 336	笼 344
唠 298	哩 305	俐 313	量 321	裂 329	翎 337	隆 344
崂 298	厘 305	莉 314	粮 321	趔 329	羚 337	陇 345
痨 298	狸 306	苈 314	椋 322	**lin**	绫 337	拢 345
老 299	离 306	栗 314	两 322	拎 329	零 337	垄 345
佬 299	骊 306	笠 314	魉 322	邻 330	龄 338	**lou**
姥 299	梨 306	粒 315	亮 322	林 330	岭 338	娄 345
烙 299	犁 307	雳 315	谅 323	临 330	领 338	楼 346
涝 300	鹂 307	慄 315	晾 323	淋 330	另 338	喽 346

悯	399	寞	407	钠	415	**neng**		努	436	爬	443
敏	399	墨	407	衲	415	能	422	弩	436	琶	443
ming		默	407	娜	415	**ni**		怒	437	帕	444
名	400	貘	407	捺	415	尼	422	**nü**		怕	444
明	400	**mou**		**nai**		呢	423	女	437	**pai**	
鸣	400	牟	408	奶	416	泥	423	衄	437	拍	444
冥	400	眸	408	奈	416	怩	423	**nuan**		排	444
铭	401	谋	408	耐	416	倪	423	暖	437	徘	445
暝	401	某	408	**nan**		霓	424	**nüe**		牌	445
螟	401	**mu**		男	417	鲵	424	疟	438	派	445
酩	401	母	409	南	417	拟	424	虐	438	**pan**	
命	402	牡	409	难	417	昵	424	**nuo**		攀	445
miu		亩	409	喃	417	逆	425	挪	438	盘	446
谬	402	拇	409	楠	418	匿	425	诺	439	蹒	446
mo		姆	410	**nang**		腻	425	懦	439	判	446
摸	402	木	410	嚷	418	溺	425	糯	439	盼	446
馍	402	目	410	囊	418	**nian**		**O**		叛	447
摹	403	沐	410	**nao**		拈	426			**pang**	
模	403	首	411	孬	419	蔫	426	**o**		乓	447
膜	403	牧	411	挠	419	年	426	噢	440	彷	447
摩	403	募	411	铙	419	鲇	426	哦	440	庞	447
磨	404	墓	411	蛲	419	黏	427	**ou**		旁	448
蘑	404	幕	412	恼	420	捻	427	沤	440	螃	448
魔	404	睦	412	脑	420	辇	427	欧	441	胖	448
抹	404	慕	412	瑙	420	撵	427	殴	441	**pao**	
末	405	暮	412	闹	420	碾	428	鸥	441	抛	448
茉	405	穆	413	**ne**		念	428	呕	441	咆	449
沫	405			讷	421	**niang**		藕	442	狍	449
陌	405	**N**		**nei**		娘	428	沤	442	庖	449
莫	406	**na**		馁	421	酿	428	怄	442	跑	449
秣	406	拿	414	内	421	**niao**		**P**		泡	450
蓦	406	呐	414	**nen**		鸟	429			炮	450
漠	406	纳	414	嫩	422	尿	429	**pa**		疱	450
								趴	443		

月	699	遭	705	榨	712	胀	720	箴	727	织	735	zhong
阅	699	糟	706	zhai		障	720	诊	728	脂	735	中	743
悦	699	早	706	斋	713	瘴	720	枕	728	蜘	735	忠	743
跃	699	枣	706	摘	713	zhao		执	736	终	744
yun		蚤	706	宅	713	招	721	阵	728	直	736	盅	744
云	700	澡	707	窄	713	昭	721	振	728	值	736	钟	744
芸	700	藻	707	债	714	爪	721	赈	729	职	736	衷	744
殒	700	皂	707	寨	714	找	721	震	729	植	737	肿	745
孕	700	灶	707	zhan		沼	722	镇	729	殖	737	种	745
运	701	造	708	占	714	召	722	zheng		止	737	冢	745
晕	701	噪	708	沾	714	兆	722	正	729	旨	737	仲	745
酝	701	燥	708	毡	715	诏	722	争	730	纸	738	众	746
		ze		瞻	715	照	723	征	730	指	738	重	746
Z		则	708	斩	715	肇	723	怔	730	枳	738	zhou
za		责	709	盏	715	zhe		狰	730	趾	738	舟	746
扎	702	择	709	展	716	折	723	睁	731	祉	739	诌	746
哑	702	泽	709	辗	716	哲	723	筝	731	志	739	周	747
杂	702	zei		栈	716	辄	724	蒸	731	制	739	洲	747
砸	703	贼	709	战	716	蛰	724	拯	731	质	739	粥	747
咋	703	zen		站	717	蜇	724	整	732	炙	740	妯	747
zai		怎	710	绽	717	赭	724	证	732	治	740	轴	748
灾	703	zeng		湛	717	褶	725	郑	732	挚	740	肘	748
栽	703	增	710	zhang		浙	725	净	732	致	740	帚	748
载	704	zha		张	717	蔗	725	政	733	秩	741	咒	748
宰	704	喳	710	彰	718	zhen		挣	733	掷	741	宙	749
zan		渣	710	樟	718	贞	725	症	733	痔	741	胄	749
攒	704	闸	711	蟑	718	针	726	zhi		窒	741	昼	749
赞	704	炸	711	涨	718	侦	726	支	733	智	742	皱	749
zang		铡	711	掌	719	珍	726	汁	734	痣	742	骤	750
赃	705	眨	711	丈	719	帧	726	芝	734	滞	742	zhu
脏	705	诈	712	仗	719	真	727	枝	734	置	742	朱	750
葬	705	咤	712	杖	719	斟	727	知	734	雉	743	侏	750
zao		蚱	712	帐	720	榛	727	肢	735	稚	743	诛	750

笔画检字表

（字右边的号码指字典正文页码）

一画		下	628	马	369	瓦	595	介	220	予	691	巨	466
		寸	66	乡	634	止	737	父	109	劝	504	丙	29
一	672	丈	719	**四画**		少	531	今	223	双	551	左	774
乙	674	万	600			日	512	凶	646	书	545	厉	311
二画		上	529	丰	104	中	743	乏	95	毋	616	石	539
		口	274	开	259	贝	15	月	699	幻	157	右	690
十	539	巾	222	井	232	内	421	勿	619	**五画**		夯	139
七	471	千	480	天	578	水	551	欠	483			戊	619
八	9	乞	476	夫	106	见	198	风	104	玉	694	龙	342
人	510	夕	622	无	615	午	617	丹	70	刊	261	平	463
入	516	久	239	云	700	牛	433	乌	614	未	607	灭	397
儿	93	丸	597	专	756	手	544	六	342	末	405	东	82
几	172	及	176	扎	702	气	477	文	609	击	171	卡	479
九	239	亡	601	艺	675	毛	377	亢	264	打	68	占	714
刁	80	门	384	木	410	壬	510	方	98	巧	489	卢	348
了	301	丫	656	五	617	升	535	火	169	正	729	旧	240
刀	72	义	675	支	733	夭	667	为	604	扑	468	帅	550
力	310	己	180	太	565	长	42	斗	83	卉	164	归	131
乜	397	巳	553	区	499	仁	510	忆	675	功	123	旦	71
三画		子	765	历	310	片	460	计	181	扔	512	目	410
		孑	216	友	689	仆	467	户	152	去	502	叶	671
三	521	卫	607	厄	92	化	154	冗	514	甘	113	甲	190
干	113	孓	252	巨	246	仇	54	讥	171	艾	3	申	533
亏	281	女	437	牙	657	仅	224	心	642	古	126	电	79
土	587	刃	511	屯	590	斤	223	尺	51	节	216	号	140
士	540	飞	100	戈	118	爪	721	引	682	本	18	田	578
		习	625	切	490	反	97	孔	273	术	548	由	688

字	767	牟	408	批	456	芽	657	来	289	囵	362	坐	775
安	4	欢	156	走	769	苋	632	连	316	囫	149	谷	126
讲	205	买	371	攻	123	花	153	志	568	针	726	妥	592
讳	165	红	146	赤	52	芹	493	步	32	牡	409	邻	330
讴	440	驮	591	折	723	芥	221	卤	351	告	117	肝	113
军	256	纤	483	抓	755	芬	102	坚	193	我	612	肛	115
讶	658	驯	654	抡	362	苍	36	旱	138	乱	361	肚	86
讷	421	级	177	抢	486	芳	98	时	539	利	312	肘	748
讼	91	纪	182	孝	638	严	660	助	753	秃	586	肠	42
论	363	驰	50	坎	262	芦	349	里	309	秀	647	龟	131
农	435			均	256	劳	297	呓	676	佞	433	兔	393
讽	105	**七画**		抑	676	克	270	呆	68	体	577	狂	280
诀	253			抛	448	杖	719	呕	441	佐	774	犹	688
寻	653	寿	544	投	585	杏	645	旷	280	佑	690	鸠	237
尽	226	弄	436	坟	102	极	177	围	604	伸	534	彤	583
异	676	麦	371	坑	272	杞	476	呀	656	佚	676	卵	361
弛	50	玖	239	抗	265	李	309	足	770	作	775	灸	239
阱	232	玛	369	抖	84	求	498	男	417	伶	334	岛	72
孙	559	形	644	护	152	忑	574	困	285	低	75	饨	590
阵	728	进	226	壳	269	更	121	吵	44	佝	124	饪	511
阳	666	戒	220	志	739	束	548	呐	414	住	753	饭	97
收	543	吞	589	抉	253	吾	616	听	581	伴	12	饮	682
阶	215	违	604	扭	434	豆	84	吟	681	佗	592	系	626
阴	680	韧	511	声	536	酉	690	呛	484	身	534	言	661
防	98	运	701	把	10	丽	311	吻	610	皂	707	冻	83
奸	192	抚	108	拟	424	医	672	吹	58	佛	105	状	758
妇	109	坛	566	却	504	辰	46	呜	615	伽	187	亩	409
好	140	技	182	劫	217	励	312	吭	139	近	226	况	280
她	562	坏	156	芜	616	还	156	吼	148	役	677	亨	144
妈	368	抠	273	苇	605	歼	192	岖	500	彷	447	床	57
戏	626	扰	509	芸	700			帐	720	余	692	库	275
羽	693	拒	246	苣	247			岚	290	希	623	疗	324
		找	721										

疠	215	忡	53	尿	429	纳	414	拐	129	茄	491	殴	441
吝	333	忏	618	尾	605	纵	769	拖	591	茎	228	垄	345
冷	305	忾	261	迟	50	纶	363	拍	444	苔	564	妻	471
庐	349	怅	43	局	244	纷	102	顶	81	茅	377	轰	145
辛	642	怆	58	改	112	纸	738	拎	329	枉	601	转	756
肓	159	忧	46	张	717	纺	99	拘	242	林	330	斩	715
弃	478	快	277	忌	182	驴	355	拄	752	枝	734	轮	363
忘	601	忸	434	际	182	纽	434	垃	287	枢	545	软	517
闲	630	完	598	陆	352			拉	287	枚	380	叔	546
间	193	宏	146	阿	1	**八画**		拦	291	松	554	歧	474
闷	384	牢	298	孜	763			幸	645	枪	485	肯	271
羌	485	究	237	陇	345	奉	105	拧	432	构	125	齿	51
判	446	穷	496	陈	46	玩	598	抿	398	杰	217	卓	762
灶	707	灾	703	阻	771	环	156	拂	107	枕	728	虎	152
灿	36	良	320	坠	759	武	618	拙	761	衷	521	虏	351
灼	761	证	732	陀	592	青	494	招	721	画	154	肾	535
汪	600	启	477	妍	661	责	709	披	456	卧	613	贤	630
沐	410	评	464	妩	618	现	632	择	709	刺	62	尚	529
沛	452	补	32	妓	183	玫	380	拇	409	枣	706	旺	601
汰	565	社	532	妪	694	表	25	拗	7	雨	694	具	247
沤	442	诅	771	妙	396	规	131	茉	405	卖	371	县	567
沥	312	诈	712	妊	511	抹	404	苦	275	郁	695	味	607
沏	471	诉	556	妖	667	卦	128	苛	267	矿	281	果	134
沙	524	诊	728	姊	765	坷	267	茂	378	码	369	昆	285
沃	613	诋	77	妨	98	拓	593	茏	343	厕	38	国	133
沧	363	诒	746	妒	86	拢	345	苹	464	奈	416	哎	1
没	380	诏	722	努	436	坪	464	苜	411	奔	17	昌	42
沉	46	译	677	忍	510	抨	452	苗	395	奇	473	呵	141
沁	494	君	256	劲	227	拣	195	英	683	奄	662	咂	702
怀	155	灵	334	鸡	173	拈	426	苋	497	奋	103	畅	43
怄	442	即	177	驱	500	坦	568	直	736	态	565	呸	450
忧	687	屁	458	纲	115	坤	284	押	657	苗	762	明	400

易	677	知	734	所	561	狗	124	泯	375	泥	423	实	540
咙	343	氛	102	舍	532	狍	449	闸	711	泯	399	诓	279
昂	6	垂	58	金	223	狞	432	闹	420	沸	101	郎	295
典	78	牦	377	命	402	咎	241	郑	732	泓	147	诗	538
忠	743	牧	411	肴	668	炙	740	卷	251	沼	722	诘	217
咀	245	物	620	丛	554	钱	199	炬	247	波	29	肩	193
呻	534	乖	129	籴	76	饰	541	炖	88	泼	465	房	99
咒	748	刮	128	觅	390	饱	14	炒	45	泽	709	诙	162
咋	703	和	142	乳	516	饴	673	炝	487	泾	229	诚	47
呼	149	季	183	贪	566	冽	328	炊	58	治	740	衫	526
鸣	400	委	606	念	428	变	23	炕	265	怔	730	袒	739
咆	449	秉	28	贫	462	京	229	炎	661	怯	491	视	541
咛	432	佳	187	忿	103	享	635	炉	349	怵	56	祈	474
咏	686	侍	541	肤	106	庞	447	沫	405	怖	32	诛	750
呢	423	佬	299	肺	101	夜	671	浅	482	怦	453	话	154
咄	88	供	123	肢	735	庙	396	法	96	快	667	诡	132
咖	111	例	312	肿	745	底	77	泔	113	性	645	询	654
岩	661	侠	628	胀	720	庖	449	泄	641	怕	444	诣	677
罗	364	侥	210	朋	453	疟	438	沾	714	怜	317	净	732
帕	444	侦	726	股	126	疙	118	泪	303	怩	423	该	111
岭	338	侣	356	肮	5	疚	241	沮	245	怪	129	诧	39
迥	236	侃	263	肪	99	疡	666	油	688	怡	673	建	199
岷	398	侏	750	肥	100	剂	183	泗	499	学	652	肃	556
凯	260	侩	277	服	107	卒	63	泊	30	宝	15	录	352
眷	563	佼	210	胁	640	卒	770	沿	662	宗	768	隶	313
败	11	的	77	周	747	郊	207	泡	450	定	82	帚	748
贬	23	迫	466	昏	166	废	101	注	754	宠	54	居	243
贮	753	质	739	鱼	692	净	234	泣	478	审	535	届	221
图	334	欣	642	兔	587	姜	491	泞	433	宙	749	刷	549
图	586	征	730	狙	243	盲	375	泻	641	空	272	屈	500
钓	80	爬	443	狐	150	放	99	泌	391	帘	317	弧	150
制	739	径	234	忽	149	育	695	泳	686	宛	598	弥	388

莓	381	砝	96	哽	122	钾	190	射	532	饿	92	恋	767
荷	142	砸	703	哅	529	铁	580	息	623	馁	421	凉	321
莜	689	破	466	剔	576	铃	335	倔	254	凌	335	站	717
苍	314	原	697	晖	162	铅	480	蛆	437	凄	472	剖	467
荻	169	套	574	晕	701	缺	504	徒	586	挛	360	竞	234
晋	227	逐	751	蚌	13	氧	666	殷	681	恋	320	部	33
恶	92	烈	328	蚜	658	特	575	舰	200	桨	205	旁	448
莎	560	殉	655	蚊	610	造	708	航	139	浆	204	旅	357
真	727	顾	127	蚓	683	敌	76	拿	414	衰	550	畜	649
桂	132	轿	213	哨	531	秣	406	釜	108	衷	744	阃	238
桔	218	较	214	唢	561	秫	547	舀	669	高	116	阅	699
栖	472	毙	20	哩	305	积	173	爱	3	席	625	恙	667
桐	583	致	740	哭	275	秧	665	颂	555	准	760	瓶	465
株	751	柴	40	哦	440	秩	741	翁	611	症	733	拳	503
桥	488	桌	761	恩	93	秘	391	胯	277	病	29	粉	103
栓	551	鸬	350	盎	6	透	585	胰	673	疳	243	料	326
桃	573	虔	481	唤	157	笑	638	胭	659	疾	178	益	678
格	120	虑	358	喑	664	笋	560	脍	278	斋	713	兼	194
桩	757	监	194	哼	145	倩	484	脆	64	疹	728	烤	266
核	142	紧	225	啊	1	债	714	脂	735	痈	685	烘	146
根	121	逍	636	唉	2	借	222	胸	646	疼	575	烦	96
哥	118	眺	344	崂	298	值	736	胳	118	疱	450	烧	530
豇	204	逞	49	罢	10	倾	495	脏	705	痂	188	烛	752
逗	84	晒	526	峻	257	倒	72	脐	474	疲	456	烟	659
栗	314	眩	651	贼	709	俱	247	胶	208	痉	234	烩	165
贾	190	眠	392	赇	165	候	148	脑	420	脊	180	烙	299
酌	762	晓	638	赂	352	赁	333	脓	435	效	638	烬	227
配	452	哮	638	赃	705	倪	423	狸	306	离	306	涛	572
辱	516	唠	298	赅	111	隽	251	狼	295	紊	611	浙	725
唇	59	鸭	657	钱	482	倦	251	桀	218	唐	570	涝	300
孬	419	晃	161	钵	30	健	200	留	340	凋	80	酒	240
夏	629	哺	32	钻	772	臭	55	皱	749	资	764	涟	317

椰	670	悲	15	鹃	250	筒	584	飓	249	挚	764	富	110
植	737	紫	766	喂	608	答	67	惫	16	焙	16	寓	696
森	523	辉	163	喘	57	筋	224	馈	283	湛	717	窝	612
焚	103	棠	570	啾	238	筝	731	馊	555	港	116	窖	214
椅	675	赏	529	喉	148	傲	7	馋	40	滞	742	窘	237
椒	208	掌	719	暗	681	傅	110	装	758	湖	151	寐	383
椎	759	晴	496	啼	576	傈	315	蛮	372	渣	710	裕	696
棉	393	睐	289	喽	346	牌	445	就	242	渺	396	裤	276
棚	453	暑	547	喧	650	集	179	斌	27	湿	539	禅	40
棕	768	最	773	喀	259	焦	209	痣	742	温	609	禄	353
椰	296	量	321	帽	379	奥	8	痨	298	渴	269	幂	391
惠	166	睑	197	赋	109	遁	88	痘	84	溃	284	谣	668
惑	169	鼎	81	赌	86	街	216	痞	457	湍	588	谤	13
粟	557	喃	417	赐	62	惩	48	痢	315	溅	202	谦	481
棘	178	喳	710	赔	451	循	654	痪	158	滑	154	谧	392
酣	136	晶	230	黑	143	舒	546	痧	524	湾	597	犀	623
鹂	307	喇	288	铸	755	颌	142	痛	584	游	689	屡	357
厨	55	喊	137	铺	468	释	543	童	583	滋	765	孱	40
厦	525	喱	307	链	320	禽	493	竣	258	溉	112	强	485
硬	685	晾	323	铿	272	腊	288	颏	267	愤	104	粥	747
硝	637	景	233	锅	133	腌	660	阑	291	慌	159	疏	546
确	505	践	201	锌	642	腘	133	阔	286	惰	90	隙	627
硫	341	跋	9	智	742	脾	457	阕	505	愕	92	媒	381
厥	255	跌	81	毯	569	腋	671	善	527	惴	760	絮	650
殖	737	跑	449	毽	202	腑	109	翔	635	愣	305	婷	582
裂	329	跛	31	氯	359	腔	485	羡	633	愎	20	媚	383
雄	646	跆	565	犄	174	腕	600	普	470	惶	160	婿	650
颊	189	遗	674	犍	195	鱿	689	粪	103	愧	284	登	74
雳	315	蛙	595	鹅	91	鲁	351	尊	773	愉	693	皴	65
辍	61	蛲	419	筐	279	猬	608	奠	79	慨	260	缄	195
雅	658	蛔	163	筑	752	猾	153	道	73	割	119	缅	394
翘	489	蛟	209	筛	525	猴	148	遂	558	寒	137	缆	294

曝 470	颤 42	**廿画**	籍 180	蠢 60	**廿二画**	罐 130
蹲 87	麿 390		纂 772	醺 653		麟 332
蹬 75	癣 651	壤 508	鳝 528	霸 10	懿 680	
蟾 41	麒 476	攘 508	鳞 332	露 355	囊 418	**廿四画**
簇 28	瓣 12	馨 643	魔 404	躏 334	瓤 507	鑫 643
籁 290	赢 302	嚼 210	糯 439	黯 5		
簿 33	羹 122	嚷 508	譬 459	髓 558	**廿三画**	**廿五画**
鳗 373	鳖 26	巍 603		癫 78	攥 772	囔 418
蟹 641	骥 186	馕 308	**廿一画**	麝 533		

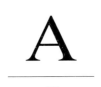

A

a

a

阿 拼音 āē 注音 ㄚ,ㄜ，部首 阝 笔画数 7 结构 左右结构 造字法 形声;从阝、可声 笔顺编号 5212512 笔顺读写 折竖横竖折横竖 部外 5 字义五行 土

　　阿字的养生保健学意义在于"阿是穴"，此由唐代大家药王孙思邈率先发明,按照中医"以痛为腧"的观点在体表寻找人体疾病的反应点,不但能够发现疾病,而且也可治疗疾病,简便易行,疗效显著。

啊 拼音 ā á ǎ à a 注音 ㄚ,ㄚˊ,ㄚˇ,ㄚˋ,˙ㄚ,部首 口 笔画数 10 结构 左中右结构 造字法 形声;从口、阿声 笔顺编号 2515212512 笔顺读写 竖折横折竖横竖折横竖 部外 7 字义五行 土

　　啊为最常用的感叹词,4 种不同的声调均有不同的感叹,但都是有感而发的真情与实感,是当事人内心情感的直接外现,多为对某件让人感慨万千的事所发出的不由自主的叹谓。

ai

哎 拼音 āi 注音 ㄞ，部首 口 笔画数 8 结构 左右结构 造字法 形声;从口、艾声 笔顺编号 25112234 笔顺读写 竖折横横竖竖撇捺 部外 5 字义五行 火

　　哎是较为常见的感叹词,主要表示惊讶,是中医七情中恐与惊的最常用的表述词,无论是恐还是惊,都是情志活动中的不良刺激,会直接引起人体气血运行逆乱,进而影响气机的正常状态。

A

哀

拼音 āi 注音 ㄞ，部首 口 笔画数 9 结构 上下结构 造字法 形声；从口、衣声 笔顺编号 412513534 笔顺读写 捺横竖折横撇折撇捺 部外 6 字义五行 土

哀是人体情志活动中最为不良的情绪变化，通常和悲、愁搭配，诸如悲哀、哀愁等，表示一种极为沮丧的内心变化。悲哀太过，常常直接折伤人体元气，降低机体抗病能力，进而伤身损寿。

挨

拼音 āi ái 注音 ㄞ，ㄞˊ，部首 扌 笔画数 10 结构 左右结构 造字法 形声；从手、矣声 笔顺编号 1215431134 笔顺读写 横竖横折捺撇横横撇捺 部外 7 字义五行 土

挨在身心健康方面，有忍受之意，如挨饿、挨冻、挨批、挨罚、挨骂、挨打、挨痛等，无论是主动锻炼还是被动按摩，都应在自觉自愿的情况下进行，如果被迫忍受，那就会直接影响人的身心健康，引起各种各样的疾病。

唉

拼音 āi ài 注音 ㄞ，ㄞˋ，部首 口 笔画数 10 结构 左右结构 造字法 形声；从口、矣声 笔顺编号 2515431134 笔顺读写 竖折横折捺撇横横撇捺 部外 7 字义五行 土

唉为较为常见的感叹词，主要表达遗憾、伤感、痛惜和无奈，这种心境往往可使人丧失信心，肝气郁结，所愿不遂，其结果只能令当事人心气日落，随波逐流。

皑

拼音 ái 注音 ㄞˊ，部首 白 笔画数 11 结构 左右结构 造字法 形声；从白、岂声 笔顺编号 32511252515 笔顺读写 撇竖折横横竖折竖折横折 部外 6 字义五行 火

皑的本义只有一个，就是洁白的样子，白色与中医学五脏中的肺脏有一定的关联。中医学认为大凡白色的食物均有益于肺，诸如百合、银杏、莲子、白木耳、银耳、梨子、白萝卜及杏仁等，都有一定的保养肺脏作用。

癌

拼音 ái 注音 ㄞˊ，部首 疒 笔画数 17 结构 半包围结构 造字法 形声；从疒、品声 笔顺编号 41341251251251252 笔顺读写 捺横撇捺横竖折横竖折横竖折横竖折竖 部外 12 字义五行 土

癌是人类健康的大敌，也是威胁人体生命的三大杀手性疾病之一。病字头里有一个岩石，表示存在于体内的坚硬如石的病灶，这就是癌。对于癌症，目前医学界尚缺乏满意的疗法，有待于科学的发展和突破。

A

矮 拼音 ǎi 注音 ㄞˇ，部首 矢 笔画数 13 结构 左右结构 造字法 形声；从矢、委声 笔顺编号 3113431234531 笔顺读写 撇横横撇捺撇横竖撇捺折撇横 部外 8 字义五行 土

矮是对高矮而言的，指身体发育缓慢，临床常见的矮小症即为此例。身材矮小对人体的身心健康亦有一定影响，严重者常常直接挫伤自尊心。从心理健康的角度来讲，过于矮小对当事人而言，自然是一种不好的状况。

蔼 拼音 ǎi 注音 ㄞˇ，部首 艹 笔画数 14 结构 上下结构 造字法 形声；从艹、谒声 笔顺编号 12245251135345 笔顺读写 横竖竖捺折竖折横横撇折撇捺折 部外 11 字义五行 木

和蔼是一种良好美德，具有极强的感染力和人格魅力，同时对人和蔼可亲又是一种健康心理的外在体现。人只有具备高尚的情操和平和的心态，才能将和蔼的表情闪现在自己的脸上。

艾 拼音 ài yì 注音 ㄞˋ,ㄧˋ，部首 艹 笔画数 5 结构 上下结构 造字法；上形下声 笔顺编号 12234 笔顺读写 横竖竖撇捺 部外 2 字义五行 土

艾是一种多年生的草本植物，与中医药和针灸有着不解之缘。艾的茎叶可入药以止血，亦可制成艾绒、艾条以发挥其温经通络的良好作用，从古到今一直广泛地应用于临床之中，起到了公认的养生保健作用。

爱 拼音 ài 注音 ㄞˋ，部首 爫 笔画数 10 结构 上下结构 造字法 形声 笔顺编号 3443451354 笔顺读写 撇捺捺撇捺折横撇折捺 部外 6 字形分析 上下结构 字义五行 土

人间最美好的情感就是爱，它不但能带来温暖，也能带来欢乐，从字面上看，爱就是用一双温暖的手从上从下托起一颗炽热的心。无论是爱护、爱心、关爱，还是爱情，均给人以正能量，爱应该是世界上最美好感情。

A

暖 拼音 ài 注音 ㄞˋ，部首 日 笔画数 14 结构 左右结构 造字法 形声;从日、爱声 笔顺编号 25113443451354 笔顺读写 竖折横横撇捺捺撇捺折横撇折捺 部外 10 字义五行 火

原意是指阳光暗淡，昏昏蒙蒙，通常是指男人与女人之间不大正常的关系，即暧昧。男女之间暧昧的不太正当关系，不但给双方家庭关系带来严重的阴影，而且也完全背离社会道德规范，有损以德养生的基本原则。

an

安 拼音 ān 注音 ㄢ，部首 宀 笔画数 6 结构 上下结构 造字法 会意;从宀、从女 笔顺编号 445531 笔顺读写 捺捺折折撇横 部外 3 字形分析 上下结构 字义五行 土

安字的本义颇为明确，即在屋穴之中有一个女人在静守，这就是平安。中医素有"阳在外，阴之守也;阴在内，阳之使也"之说，男为阳，女为阴，阴平阳秘，两相和合，安之内涵，即为此意。

庵 拼音 ān 注音 ㄢ，部首 广 笔画数 11 结构 造字法 形声;上形下声 笔顺编号 41313425115 笔顺读写 捺横撇横撇捺竖折横横折 部外 8 字义五行 土

本义是尼姑住的小草屋，泛指清静之地。静以养心，历来都是古今养生家的养生法宝，特别强调静养心神的重要性，佛教文化中也非常重视谧静对人体心灵的良性作用，庵内修行应当说是一个不错的选择。

鹌 拼音 ān 注音 ㄢ，部首 鸟 笔画数 13 结构 左右结构 造字法 形声;从鸟、奄声 笔顺编号 1342511535451 笔顺读写 横撇捺竖折横横折撇折捺折横 部外 8 字义五行 土

鹌鹑是一种头小尾短的小鸟，通常可以通过人工饲养而加以繁殖，其肉和蛋均可供人们食用，具有较高的营养价值，可对气血不足的虚劳患者发挥满意的调补作用。

按 拼音 àn 注音 ㄢˋ，部首 扌 笔画数 9 结构 左右结构 造字法 形声；从扌、安声 笔顺编号 121445531 笔顺读写 横竖横捺捺折折撇横 部外 6 字义五行 土

按的本义是用手来按压某些部位,在养生保健过程中,按摩疗法是最为常用而有效的养生康复方法,特别是对骨关节疼痛及软组织损伤类疾病,常常能获得立竿见影的效果,因而备受人们青睐,也可自我按摩以健身。

案 拼音 àn 注音 ㄢˋ，部首 木 笔画数 10 结构 上下结构 造字法 形声；从木、安声 笔顺编号 4455311234 笔顺读写 捺捺折折撇横横竖撇捺 部外 6 字义五行 土

案是指用木头做成的长木板,在医学中多见的词语叫作医案。医案是用于客观记载医家诊治疾病的详细过程,并作为案卷予以保留,有利于后人进行整理、研究、学习、提高,养生保健活动中的诸多经验也是通过案例得以保留。

黯 拼音 àn 注音 ㄢˋ，部首 黑 笔画数 21 结构 左右结构 造字法 形声；从黑、音声 笔顺编号 254312114444414312511 笔顺读写 竖折捺撇横竖横横捺捺捺捺捺横捺撇横竖折横横 部外 9 字义五行 水

黯的原始意义是指皮肤色泽深黑,与表示光线微弱的暗意思略有不同。在养生方面,出现黯色表示患者气血的处于瘀滞不通的状态,人体经络的通畅程度和脏腑的功能状态受到影响,应当采用活血化瘀药物进行治疗。

---

ang

肮 拼音 āng 注音 ㄤ，部首 月 笔画数 8 结构 左右结构 造字法 形声；从月、亢声 笔顺编号 35114135 笔顺读写 撇折横横捺横撇折 部外 4 字义五行 土

肮的本义是骨骼高大、肌肉肥满,假借为肮脏、不干净的意思。肮脏不但体现在自然环境及身体卫生等方面,包括日常卫生、饮食习惯;也反映于人的心理方面,诸如一些不健康的思想、心灵等,均不利于健康。

昂 拼音 áng 注音 尢´，部首 日 笔画数 8 结构 上下结构 造字法 形声；从日、卬声 笔顺编号 25113552 笔顺读写 竖折横横撇折折竖 部外 4 字义五行 木

　　昂的本义是仰着头看太阳，表示在内心里有一种积极向上的情感，诸如昂头挺胸、昂首、气昂昂等。站在中医养生的角度来讲，昂首的动作对人体具有良好的保健作用，既可以宣达胸中阳气，也可减缓颈椎病的发生。

盎 拼音 àng 注音 尢`，部首 皿 笔画数 10 结构 上下结构 造字法 形声；从皿、央声 笔顺编号 2513425221 笔顺读写 竖折横撇捺竖折竖竖横 部外 5 字义五行 土

　　盎的本义是充满、洋溢，常常用来形容春天万物复苏、生机勃发的景象，春天是欢乐的时节，充满了快乐和幸福，人生活在春意盎然的自然环境之中，自然会对身心健康带来良好影响，有利于获得健康与长寿。

---

ao

熬 拼音 āo áo 注音 幺,幺´，部首 灬 笔画数 14 结构 上下结构 造字法 形声；从灬、敖省声 笔顺编号 11215331344444 笔顺读写 横横竖横折撇撇横捺捺捺捺捺捺 部外 10 字义五行 火

　　熬是指用火把东西煮熟，多指文火慢炖，将其中的营养成分煎煮出来。在中医药方面，最为常用的传统方法就是把中药用火慢慢煎熬成汤汁，通过口服对人体发挥养生保健、强身健体、治病防疾、延年益寿的作用。

遨 拼音 áo 注音 幺´，部首 辶 笔画数 13 结构 半包围结构 造字法 形声；从辶、敖声 笔顺编号 1121533134454 笔顺读写 横横竖横折撇撇横撇捺捺折捺 部外 10 字义五行 土

　　遨的本义是漫游、周游、遨游、旅游、郊游，不管是哪一种游，都是我们每个人的美好梦想，可以给人的心灵带来放松，缓解因为过于紧张而带来的身心疲倦，在身心呵护和养生保健方面具有一定的潜在价值。

翱 拼音 áo 注音 ㄠˊ，部首 羽 笔画数 16 结构 左右结构 造字法 形声；从羽、皋声 笔顺编号 3251113412541541 笔顺读写 撇竖折横横撇捺横竖折捺横折捺横 部外 10 字义五行 金

翱比喻在高空中飞翔，"海阔凭鱼跃，天高任鸟飞"讲的就是这个道理。从养生保健的角度而言，不管在什么情况下，人都应当定时地给自己的心松绑，让心灵放飞，使自己的心尽可能在无拘无束的状态下自由翱翔。

袄 拼音 ǎo 注音 ㄠˇ，部首 衤 笔画数 9 结构 左右结构 造字法 形声；从衤、夭声 笔顺编号 452343134 笔顺读写 捺折竖撇捺撇横撇捺 部外 4 字义五行 土

袄是指有夹层的上衣，具有防寒保暖作用。寒邪对人体健康有直接影响，能够遏伤机体阳气，导致气血瘀阻、脏腑功能降低等诸多病变，特别是在寒冷之季节，危害更大，棉袄、皮袄等能够有效保护阳气，防止冻伤。

拗 拼音 ǎo ào niù 注音 ㄠˇ，ㄠˋ，ㄋㄧㄡˋ，部首 扌 笔画数 8 结构 左右结构 造字法 形声；从扌、幼声 笔顺编号 12155453 笔顺读写 横竖横折捺折撇 部外 5 字义五行 土

本义是固执、不顺从。人的性格各有不同，有人外向，有人内向，但均不应过于偏执。拗的不顺从和固执，恰恰就是偏执的典型表现，非常容易导致人际关系失和，直接影响自己和他人的身心健康。

傲 拼音 ào 注音 ㄠˋ，部首 亻 笔画数 12 结构 左中右结构 造字法 形声；从亻、敖声 笔顺编号 321121533134 笔顺读写 撇竖横横竖横折撇撇横撇捺 部外 10 字义五行 土

傲是指自高自大，看不起别人，比如高傲自大、傲气十足。骄傲和自豪不大相同，骄傲使人落后，也会引起他人厌恶和蔑视，是一种有损无益的情绪状态或者姿态。从中医养生的角度讲，高傲是一种心理障碍，理应加以改正。

A

奥 拼音 ào yù 注音 ㄠˋ，ㄩˋ，部首 大 笔画数 12 结构 上下结构 造字法 会意 笔顺编号 325431234134 笔顺读写 撇竖折捺撇横竖撇捺横撇捺 部外 9 字义五行 土

　　奥的本义是指含义深刻，难以理解。对于深奥的知识，正确的态度一般是尽力钻研，搞清其中的奥妙，然而，知识通常是浩瀚无穷的，有些知识较为容易掌握，很多深奥的学问很难一下子明白，那就放一放，不要自寻烦恼。

懊 拼音 ào 注音 ㄠˋ，部首 忄 笔画数 15 结构 左右结构 造字法 形声；从忄、奥声 笔顺编号 442325431234134 笔顺读写 捺捺竖撇竖折捺撇横竖撇捺横撇捺 部外 12 字义五行 土

　　在日常生活中，烦恼、悔恨是经常发生的情绪问题，给人的内心带来一缕缕愁云。从心理健康的角度来评判懊恼，这种状况是不可久留于心的不良心态，应尽可能采取有效方法，快速加以消除，以绝健康隐患。

B

b

ba

八 拼音 bā 注音 ㄅㄚ，部首 八 笔画数 2 结构 单一结构 造字法 指事 笔顺编号 34 笔顺读写 撇捺 字义五行 水

八在中医中有八纲、八脉、八卦等内容，其中八纲包括阴、阳、表、里、寒、热、虚和实；八脉包括冲、任、督、带、阳跷、阴跷、阳维及阴维；八卦包括乾、坤、震、巽、坎、离、艮、兑。

疤 拼音 bā 注音 ㄅㄚ，部首 疒 笔画数 9 结构 半包围结构 造字法 形声；从疒、巴声 笔顺编号 413415215 笔顺读写 捺横撇捺横折竖横折 部外 4 字义五行 水

疤指疤痕，常常是因外伤而引起的皮肤病变，是在伤口或创口愈合之后留下的痕迹，特别是在颜面部位的疤痕，会直接影响人体的健康和美丽。中医常常通过外治的方法治疗疤痕，如疤痕灵软膏等，具有一定的疗效。

跋 拼音 bá 注音 ㄅㄚˊ，部首 足 笔画数 12 结构 左右结构 造字法 形声；从足、犮声 笔顺编号 251212113544 笔顺读写 竖折横竖横竖横横撇折捺捺 部外 5 字义五行 水

跋的本义是跌倒，字面意思是在山地或者崎岖的道路上艰苦地行走，如跋山涉水。从中医养生的角度来讲，跋山涉水这一类长时间的剧烈性活动对人体健康是有害的，特别是对人体关节系统影响更大，不宜提倡。

把 拼音 bǎ bà 注音 ㄅㄚˇ,ㄅㄚˋ,部首 扌 笔画数 7 结构 左右结构 造字法 形声;从扌、巴声 笔顺编号 1215215 笔顺读写 横竖横折竖横折 部外 4 字义五行 水

把的词义较多,从中医学角度而言,民间所说的"把脉",指的就是中医的诊脉。说到中医,谈到养生,就不能不联想到把脉,高明的中医仅仅从脉象中便可探明人的体质和健康状况,显示出高超的诊病艺术。

罢 拼音 bà ba pí 注音 ㄅㄚˋ,˙ㄅㄚ,ㄆㄧˊ,部首 罒 笔画数 10 结构 上下结构 造字法 会意;从罒、去声 笔顺编号 2522112154 笔顺读写 竖折竖竖横横竖横折捺 部外 5 字义五行 水

罢的另一音是 pí,指疲倦、乏力,与肝脾有直接关系,如"肝为罢极之本",就是这个意思。疲劳是机体在各种因素作用下所出现的一种虚劳先兆,常为养生重点内容——亚健康状态的特征性表现,应当予以重视。

霸 拼音 bà 注音 ㄅㄚˋ,部首 雨 笔画数 21 结构 上下结构 造字法 形声 笔顺编号 145244441221251123511 笔顺读写 横捺折竖捺捺捺捺横竖竖横竖折横横竖撇折横横 部外 13 字义五行 水

霸是一个贬义词,是指蛮不讲理、仗势欺人的恶人。无论是霸气、霸道、恶霸,还是霸权、霸主、霸王,都是导致社会不和谐的重要因素,理应在社会制度和伦理道德的框架下加以限制,并进行重点打击。

bai

白 拼音 bái 注音 ㄅㄞˊ,部首 白 笔画数 5 结构 单一结构 造字法 象形 笔顺编号 32511 笔顺读写 撇竖折横横 字义五行 水

白的本义是初升太阳发出的白色光,即白色。在中医五行理论中白色对应的是肺,洁白是人体肺脏健康的标志,如果因为种种原因导致肺的功能下降,均会影响肺脏及气血的洁净程度,引起各种各样的疾病。

B

柏 拼音 bǎi bó bò 注音 ㄅㄞˇ,ㄅㄛˊ,ㄅㄛˋ, 部首 木 笔画数 9 结构 左右结构 造字法 形声;从木、白声 笔顺编号 123432511 笔顺读写 横竖撇捺撇竖折横横 部外 5 字义五行 木

柏树是常绿乔木植物,其中的树皮为黄柏、树叶为侧柏叶、果实为柏子仁,均为临床常用中药材,分别具有清热燥湿、止脱生发及养心安神的养生保健、防病治病作用,具有良好的治病和养生效果。

败 拼音 bài 注音 ㄅㄞˋ, 部首 贝 笔画数 8 结构 左右结构 造字法 形声;从攵、贝声 笔顺编号 25343134 笔顺读写 竖折撇捺撇横撇捺 部外 4 字义五行 水

败即失败、衰败之意,是一种令人感到万分沮丧的不良性结果。从古代哲学角度讲,有"失败是成功之母"之说;而从心理学角度讲,不断反复的失败容易使人信心倍减,徒增烦恼,非常不利于人体的健康与长寿。

拜 拼音 bài 注音 ㄅㄞ, 部首 手 笔画数 9 结构 左右结构 造字法 会意;从两手、从下 笔顺编号 311311112 笔顺读写 撇横横撇横横横横竖 部外 5 字义五行 水

表示敬意的礼节,诸如拜师学艺、拜堂入室等,这是中医传统的求学拜师方法,一直延续至今,受到方方面面的肯定与好评,通过这种特殊方式缔结师徒关系,和正规的院校教育一样,也是一种值得称道的好方法。

---

ban

斑 拼音 bān 注音 ㄅㄢ, 部首 文 笔画数 12 结构 左中右结构 造字法 形声 笔顺编号 112141341121 笔顺读写 横横竖横捺横撇捺横横竖横 部外 8 字义五行 水

斑是常见的皮肤病变,包括黄褐斑、雀斑、蝴蝶斑等,虽属现代医学色代谢异常类疾病,但从中医角度来讲,则是人体衰老的标志之一,表明肝肾及气血功能衰退,应当及时加以养护以延缓衰老的发生。

B

伴 拼音 bàn 注音 ㄅㄢˋ，部首 亻 笔画数 7 结构 左右结构 造字法 形声；从亻、半声 笔顺编号 3243112 笔顺读写 撇竖捺撇横横竖 部外 5 字义五行 水

两人结伴而行，就是伙伴，中医理论中成双成对、结伴相行的内容不少，诸如阴与阳、气与血、肝与胆、脾与胃，足太阴经与足阳明经、足少阴经与足太阳经，皆为其例，可以说左右平衡，人体方可健康。

瓣 拼音 bàn 注音 ㄅㄢˋ，部首 瓜 笔画数 19 结构 左中右结构 造字法 形声；从瓜、辛声 笔顺编号 4143113335444143112 笔顺读写 捺横捺撇横横撇撇撇折捺捺捺横捺撇横横竖 部外 14 字义五行 水

瓣指植物的花瓣，许多中药材均是植物的花瓣，诸如玫瑰花、鸡蛋花、萼梅花等，这些药材通常被当作药茶来进行饮用，能够疏肝解郁、健脾开胃等，花类药物在中医养生过程中分别发挥了重要的作用。

---

bang

绑 拼音 bǎng 注音 ㄅㄤˇ，部首 纟 笔画数 9 结构 左中右结构 造字法 形声；从纟、邦声 笔顺编号 551111352 笔顺读写 折折横横横横撇折竖 部外 6 字义五行 水

绑的本义是用绳索捆绑，即使用细绳将物体加以固定就是绑字的基本含义。中医骨伤科常常采用的小夹板固定法治疗骨折，就是采取绑法用纱布将大小不等的小夹板加以固定来进行治疗，既安全又有效。

膀 拼音 bǎng páng 注音 ㄅㄤˇ,ㄆㄤˊ，部首 月 笔画数 14 结构 左右结构 造字法 形声；从月、旁声 笔顺编号 35114143454153 笔顺读写 撇折横横捺横捺撇捺折捺横折撇 部外 10 字义五行 水

肩膀和膀胱都是人体重要的组织结构，分别在上肢运动和尿液存储方面发挥着重要的作用。中医经络学说中所记载的足太阳膀胱经是人体最长的经络线，包含了五脏六腑的所有背俞穴，具有重要的养生保健价值。

蚌 拼音 bàng bèng 注音 ㄅㄤˋ,ㄅㄥˋ 部首 虫 笔画数 10 结构 左右结构 造字法 形声;从虫、丰声 笔顺编号 2512141112 笔顺读写 竖折横竖横撇横横横竖 部外 4 字义五行 水

蚌是一种水生软体动物,其肉、壳均为中药材,与蛤同类形异,早在《本草纲目》中就有明确记载,特别是蚌肉,对人体有良好的滋补作用,在民间,特别是沿海地区,人们通常喜欢采用蚌肉烹制滋补汤羹以强身健体。

谤 拼音 bàng 注音 ㄅㄤˋ,部首 讠 笔画数 12 结构 左右结构 造字法 形声;左形右声 笔顺编号 454143454153 笔顺读写 捺折捺横捺撇捺折捺横折撇 部外 10 字义五行 水

谤就是诽谤,指采用恶毒的语言来攻击别人。从心理保健的角度讲,诽谤无论是对诽谤者还是对被伤害者来说都是非常有害的行为,损人也不利己,是人们提高道德修养、强化心理保健的大敌,自当戒除。

蒡 拼音 bàng 注音 ㄅㄤˋ,部首 艹 笔画数 13 结构 上下结构 造字法 形声;上形下声 笔顺编号 1224143454153 笔顺读写 横竖竖捺横捺撇捺折捺横折撇 部外 10 字义五行 木

蒡是一味中药,名为牛蒡子,又叫大力子,具有良好的清散风热、清热解毒、透疹止痒、宣肺利咽及滑肠通便的作用,特别是对慢性咽炎等咽喉疾病具有理想的治疗及保健作用,民间多用牛蒡子泡茶或者泡酒进行保健。

---

bao

孢 拼音 bāo 注音 ㄅㄠ,部首 子 笔画数 8 结构 左右结构 造字法 形声;从子、包声 笔顺编号 52135515 笔顺读写 折竖横撇折折横折 部外 5 字义五行 水

孢子是指植物和某些低等动物在无性繁殖和有性生殖时所产生的生殖细胞,在许许多多养生保健类食物或药物中,也可以用孢子粉来进行,如灵芝孢子粉、虫草孢子粉等,具有极高的养生保健价值。

B

胞 拼音 bāo 注音 ㄅㄠ，部首 月 笔画数 9 结构 左右结构 造字法 形声；从月、包声 笔顺编号 351135515 笔顺读写 撇折横横撇折折横折 部外 5 字义五行 水

胞的本义是指包在胎儿外面的膜质囊。在中医理论中，女子胞作为奇恒之腑之一，发挥着产生月经、孕育胎儿的重要作用；另外，现代医学认为细胞是构成人体的基本单位，细胞功能的正常发挥对人体健康意义重大。

褒 拼音 bāo 注音 ㄅㄠ，部首 衣 笔画数 15 结构 上中下结构 造字法 形声；从衣、保声 笔顺编号 413225112343534 笔顺读写 捺横撇竖竖折横横竖撇捺撇折撇捺 部外 9 字义五行 水

褒指褒奖，不管哪个层次，对优秀人士进行夸奖或奖励，这自然是让人愉悦的好事，无论是对自己还是对他人，都有一定的心理按摩作用，可以提高幸福指数和身心健康水平，有利于人体的健康与长寿。

薄 拼音 báo bó bò 注音 ㄅㄠˊ，ㄅㄛˊ，ㄅㄛˋ，部首 艹 笔画数 16 结构 上下结构 造字法 形声；从艹、薄声 笔顺编号 1224411251124124 笔顺读写 横竖竖捺捺横横竖折横横竖捺横竖捺 部外 13 字义五行 水

薄是与厚相对而言的，从中医舌诊而言，薄白苔是身体健康的一个指标，不管是厚苔还是无苔，都是不健康的表现。中医通过四诊中望舌苔的特殊诊法，可以提示机体的健康状况。

饱 拼音 bǎo 注音 ㄅㄠˇ，部首 饣 笔画数 8 结构 左右结构 造字法 形声；从饣、包声 笔顺编号 35535515 笔顺读写 撇折折撇折折横折 部外 5 字义五行 水

温饱问题是民生的基本问题，也是关乎人类生存质量最重要的问题，饥饿对人体健康的危害不容低估，所以不要过饥，保证饱腹就成为日常养生的基本保健活动，人只有吃饱、吃好，吃出科学，才有可能健康长寿。

B

宝 拼音 bǎo 注音 ㄅㄠ˘，部首 宀 笔画数 8 结构 上下结构 造字法 会意；从宀、从玉 笔顺编号 44511214 笔顺读写 捺捺折横横竖横捺 部外 5 字义五行 火

宝指珍贵的东西，对自然界而言，人最宝贵；对人而言，气、精、神最宝贵，中医称之为"人之三宝"，要研究养生保健，就离不开这三宝，也只有气、精、神的功能正常了，人们才能健康、快乐、长寿。

鲍 拼音 bào 注音 ㄅㄠˋ，部首 鱼 笔画数 13 结构 左右结构 造字法 形声；从鱼、包声 笔顺编号 3525121135515 笔顺读写 撇折竖折横竖横横撇折折横折 部外 5 字义五行 水

鲍指鲍鱼，是存活于深海的一种带有灰褐色硬壳的软体动物。鲍鱼肉味道鲜美、营养丰富，为养生大补之品；其壳为石决明，为名贵中药材，善治乳腺及肿瘤类疾病，特别对乳腺增生具有良好的作用，疗效卓著。

---

bei

悲 拼音 bēi 注音 ㄅㄟ，部首 心 笔画数 12 结构 上下结构 造字法 形声；从心、非声 笔顺编号 211121114544 笔顺读写 竖横横横竖横横横捺折捺捺 部外 8 字义五行 水

悲为中医七情学说的重要内容之一，指伤心、难过。持续性的悲伤太过，常常会直接影响人体肺脏、心神及气血功能，如果较长时间出现内心悲伤，而且得不到排遣消散，就会直接折伤机体元气，不利于健康长寿。

贝 拼音 bèi 注音 ㄅㄟˋ，部首 贝 笔画数 4 结构 单一结构 造字法 象形 笔顺编号 2534 笔顺读写 竖折撇捺 字义五行 水

贝为蛤及蚌等带有甲壳的软体动物的总称。此类食物的共同特点是作为血肉有情之品，对人体精、血、气具有满意的补益作用，特别适合老年及虚劳患者的饮食调养，是许多群众喜欢享用的营养佳品。

B

背 拼音 bèi bēi 注音 ㄅㄟˋ,ㄅㄟ 部首 月 笔画数 9 结构 上下结构 造字法 形声;从月、北声 笔顺编号 211352511 笔顺读写 竖横横撇折竖折横横 部外 5 字义五行 水

背部是指人体上身后部的部分,与胸腹部相对,内存心、肺、肝、胆等脏器。中医学认为背部是人体阳气通行之地,足太阳膀胱经等重要经脉布散其间,五脏六腑的腧穴尽在其中,故对人体养生保健具有举足轻重的作用。

被 拼音 bèi pī 注音 ㄅㄟˋ,ㄆ丨 部首 衤 笔画数 10 结构 左右结构 造字法 形声;从衣、皮声 笔顺编号 4523453254 笔顺读写 捺折竖撇捺折撇竖折捺 部外 5 字义五行 水

被子是人们用来御寒的日常用品,常见的包括棉被、夹被及毛巾被等。尤其在严冬寒冷季节,被子能够充分发挥其对人体的保温取暖作用,从而有效保证人体获得高质量的睡眠,切实保证人们的身体健康和长寿。

焙 拼音 bèi 注音 ㄅㄟˋ 部首 火 笔画数 12 结构 左右结构 造字法 形声;从火、音声 笔顺编号 433441431251 笔顺读写 捺撇撇捺捺横撇捺横竖折横 部外 8 字义五行 火

焙是指把东西放在器皿之中用小火慢慢烘烤,是制茶过程中必不可少的一道工序,经过焙制的茶叶,对人体的健康颇有裨益。中医常常采用焙的方法来炮制药材,从而提高有关药物的温通效用,驱除寒邪。

惫 拼音 bèi 注音 ㄅㄟˋ 部首 心 笔画数 12 结构 上下结构 造字法 形声;从心、备声 笔顺编号 354251214544 笔顺读写 撇折捺竖折横竖横捺折捺捺 部外 8 字义五行 水

惫的本义是疲乏困顿,常常是指疲劳到了极点,主要是人体气血大量消耗所致。从中医养生的角度来讲,对于疲惫状态,特别是疲惫不堪的情况,一定要设法尽早加以调治,不可让其长时间存在,否则会威胁健康和生命。

B

蓓 拼音 bèi 注音 ㄅㄟˋ, 部首 艹 笔画数 13 结构 上下结构 造字法 形声;从艹、倍声 笔顺编号 1223241431251 笔顺读写 横竖竖撇竖捺横捺撇横竖折横 部外 10 字义五行 木

蓓是蓓蕾,许多中药均以蓓蕾入药,如刺槐花、玫瑰花、望江南、木芙蓉、金盏花、金银花及密蒙花等,均为临床常用的养生及治病中草药,云贵等地区还以玫瑰花等花蕾制作保健食品,亦有养生价值。

臂 拼音 bì bei 注音 ㄅㄧˋ, ˙ㄅㄟ, 部首 月 笔画数 17 结构 上下结构 造字法 形声;从月、辟声 笔顺编号 51325141431122511 笔顺读写 折横撇竖折横捺横捺撇横横竖竖折横横 部外 13 字义五行 水

臂指手臂,包括前臂和上臂,即左右上肢,是人体日常工作和运动的主要结构,中医手足十二经脉中手的六条阳经均运行其间,密布着包括神门、内关、曲池、养老在内的大量养生保健腧穴,便于平时自我保健。

ben

奔 拼音 bēn bèn 注音 ㄅㄣ, ㄅㄣˋ, 部首 大 笔画数 8 结构 上下结构 造字法 会意;从大、从卉 笔顺编号 13412132 笔顺读写 横撇捺横竖横撇竖 部外 5 字义五行 水

奔指奔跑,还有奔放之意。站在中医养生的角度来说,剧烈的奔跑不利于身体健康,容易耗伤筋骨和气血;而性格奔放则对人体健康有利,能够消除抑郁情绪对身心的不良影响,有效提高人体的健康长寿水平。

贲 拼音 bēn bì 注音 ㄅㄣ, ㄅㄧˋ, 部首 贝 笔画数 9 结构 上中下结构 造字法 会意 笔顺编号 121222534 笔顺读写 横竖横竖竖竖折撇捺 部外 5 字义五行 水

贲指贲门,为人体胃肠七冲门之首,位于人体胃肠通道的起始部。如果肠胃功能失常,往往会导致贲门等部位发生病变,使脾胃功能降低而出现一系列的疾病,直接影响气血的化生,进而波及人体其他方面。

本 拼音 běn 注音 ㄅㄣˇ，部首 木 笔画数 5 结构 单一结构 造字法 指事 笔顺编号 12341 笔顺读写 横竖撇捺横 部外 1 字义五行 木

本就是树根，是指最关键的东西。在中医理论中，人以五脏为本，而五脏功能的正常与否直接关乎人体的健康状态及长寿与否，五脏健则人体健，五脏衰则人体衰，所以应当予以高度重视。

笨 拼音 bèn 注音 ㄅㄣˋ，部首 竹 笔画数 11 结构 上下结构 造字法 形声；从竹、本声 笔顺编号 31431412341 笔顺读写 撇横捺撇横捺横竖撇捺横 部外 5 字义五行 木

笨，通常是指理解能力低下、记忆力差的状况。新近的研究表明，笨不仅仅是一个智力问题，而且是一种疾病，从中医理论来说，应当加强气血，特别是激发人体元气，提高心主神志的作用，可改善智力发育状况。

---

beng

崩 拼音 bēng 注音 ㄅㄥ，部首 山 笔画数 11 结构 上下结构 造字法 形声；从山、朋声 笔顺编号 25235113511 笔顺读写 竖折竖撇折横横撇折横横 部外 8 字义五行 土

崩的本义是指山倒塌，泛指倒塌。中医所讲的崩漏，借用其义，是妇科常见疾病之一，其中势急者为崩，势缓者为漏，如不及时调治，就会引起血亏、血枯等诸多虚劳性疾病，轻则影响健康，重则危及生命。

绷 拼音 bēng běng bèng 注音 ㄅㄥ，ㄅㄥˇ，ㄅㄥˋ，部首 纟 笔画数 11 结构 左右结构 造字法 形声；从纟、朋声 笔顺编号 55135113511 笔顺读写 折折横撇折横横撇折横横 部外 8 字义五行 水

绷的本义指束缚、捆绑，通常的意思是指绷带。在中医外科、骨科，绷带的应用非常广泛，特别是采用小夹板固定治疗各种骨折病变，绷带的作用不可低估，其优点在于既能有效固定骨折部位，又不会影响关节部位的正常活动。

蹦 拼音 bèng 注音 ㄅㄥˋ，部首 足 笔画数 18 结构 左右结构 造字法 形声;从足、崩声 笔顺编号 251212125235113511 笔顺读写 竖折横竖横竖横竖折竖撇折横横撇折横横 部外 11 字义五行 土

B

双脚同时跳起就叫蹦,尤其是小孩在开心的时候常常会高兴地蹦蹦跳跳。从心理学的角度讲,蹦是一种值得提倡的运动方法,既可促进血液循环,又可愉悦心志,因而有利于人体消除抑郁、烦躁及孤独等情志病变。

---

bi

荸 拼音 bí 注音 ㄅㄧˊ，部首 艹 笔画数 10 结构 上中下结构 造字法 形声;从艹、孛声 笔顺编号 1221245521 笔顺读写 横竖竖横竖捺折折竖横 部外 7 字义五行 木

荸多指荸荠,俗称马蹄,是人们常用的营养食物之一,具有滋胃养肺、健脾开胃的食疗效用,与百合、鸭梨、甘蔗等相似。坚持食用荸荠这一类食物及其汤羹,对人体能够发挥滋润作用,有利于人体健康。

鼻 拼音 bí 注音 ㄅㄧˊ，部首 鼻 笔画数 14 结构 上中下结构 造字法 会意;从自、从畀 笔顺编号 32511125121132 笔顺读写 撇竖折横横横竖折横竖横横撇竖 字义五行 水

鼻即鼻子,为人体及动物呼吸通道及嗅觉器官,也是外邪入侵人体的第一道屏障,当表现出鼻塞、喷嚏、流涕等,应及时加以防治。另外,鼻祖则指某一学术流派的创始之人,拥有崇高的学科声望。

鄙 拼音 bǐ 注音 ㄅㄧˇ，部首 阝 笔画数 13 结构 左右结构 造字法 形声 笔顺编号 2511225251152 笔顺读写 竖折横横竖竖折竖折横横折竖 部外 11 字义五行 水

鄙视就是轻视、看不起的意思,这种态度无论是对待别人还是对待自己,都不利于身心健康,会直接降低自己的社会幸福度,从心理学和人性学角度来讲,人人平等,故应尽可能地克服鄙视他人这一缺点。

闭 拼音 bì 注音 ㄅㄧˋ，部首 门 笔画数 6 结构 半包围结构 造字法 会意；从门、从才 笔顺编号 425123 笔顺读写 捺竖折横竖撇 部外 3 字义五行 水

闭是一个象形字，就是关门、关闭，引申为封闭、紧闭、闭塞等，这种状态对人体经络、气血运行会带来许多不良影响，心灵过于封闭也会直接导致心理障碍，闭目养神倒不失为一种简便有效的养生方法。

毖 拼音 bì 注音 ㄅㄧˋ，部首 比 笔画数 9 结构 上下结构 造字法 形声；从必、比声 笔顺编号 153545434 笔顺读写 横折撇折捺折捺撇捺 部外 5 字义五行 水

毖的本意是谨慎小心，这种人生态度非常可取，不管是平时防撞防伤，还是处事时的低调求稳，都能有效预防人生历程中可能遭遇到的种种意外或不测，颇为符合中医以德养生的基本原则，有利于健康长寿。

毙 拼音 bì 注音 ㄅㄧˋ，部首 比 笔画数 10 结构 上下结构 造字法 形声；下形上声 笔顺编号 1535135435 笔顺读写 横折撇折横撇折捺撇折 部外 6 字义五行 水

毙的本义是倒下去，引申为死亡。对人体生命而言，死亡是最为悲哀的结局，特别是意外性死亡，生命一旦结束，那一切自然归零，所有东西都无从谈起，因此养生的首务，一定要竭力避免这种凶险情况的发生。

敝 拼音 bì 注音 ㄅㄧˋ，部首 攵 笔画数 11 结构 左右结构 造字法 会意 笔顺编号 43252343134 笔顺读写 捺撇竖折竖撇捺撇横撇捺 部外 7 字义五行 水

敝除有破烂、谦称之意外，更有困乏的含义。中医学认为疲乏是人体脏腑功能衰弱、气血虚衰的主要表现，一旦出现疲倦困乏症状，那就说明人体的健康出现了一定的问题，需要及时调治或修养。

愎 拼音 bì 注音 ㄅㄧˋ，部首 忄 笔画数 12 结构 左右结构 造字法 会意；从忄、从复 笔顺编号 442312511354 笔顺读写 捺捺竖撇横竖折横横撇折捺 部外 9 字义五行 水

愎的本义是固执、任性的意思，如刚愎自用。固执心理是一种常见的心理疾病，很容易引起心灵扭曲，如果任其发展，常常会引起很多其他的心理障碍，如得不到或者没有有效治疗，则会给人体健康带来伤害。

痹 拼音 bì 注音 ㄅㄧˋ，部首 疒 笔画数 13 结构 半包围结构 造字法 形声；从疒、畀声 笔顺编号 4134125121132 笔顺读写 捺横撇捺横竖折横竖横横撇竖 部外 8 字义五行 水

B

痹指痹阻不通之意，中医所说的痹病是指风寒湿三种邪气同时侵袭人体，流注关节而出现相应的疾病，相当于现代医学中的风湿性疾病，对人体的健康及日常生活影响较大。

碧 拼音 bì 注音 ㄅㄧˋ，部首 石 笔画数 14 结构 上下结构 造字法 形声；从王、从石、白声 笔顺编号 11213251113251 笔顺读写 横横竖横撇竖折横横横撇竖折横 部外 9 字义五行 水

碧指清绿色，通常形容大海、蓝天或者草原。站在中医学角度讲，碧绿色是肝脏的本色，按照五色应五脏的理论，绿色与肝脏相应，人如果经常沉浸在碧绿色的环境之中，则能对人的肝胆发挥良好的保健作用。

弊 拼音 bì 注音 ㄅㄧˋ，部首 廾 笔画数 14 结构 上下结构 造字法 形声；从廾、敝声 笔顺编号 43252343134132 笔顺读写 捺撇竖折竖撇捺撇横撇捺横撇竖 部外 11 字义五行 水

弊与利相对，指害处或者毛病。无论是中医养生还是其他事项，均应该遵循"远弊近利"的基本原则，及时发现弊端、避开弊端、纠正弊端，以求最大限度地发挥自己的内在优势，扬长避短，延年益寿。

壁 拼音 bì 注音 ㄅㄧˋ，部首 土 笔画数 16 结构 上下结构 造字法 形声；从土、辟声 笔顺编号 5132514143112121 笔顺读写 折横撇竖折横捺横捺撇横横竖竖横 部外 13 字义五行 土

壁的本义是古时候军营的围墙，对人体而言，就是保护内脏器官的胸壁、腹壁。在日常生活中，人难免会有这样那样的外部伤害，但有胸壁、腹壁的保护及缓冲，其安全性自然会得以大幅度提高，不伤则养。

避 拼音 bì 注音 ㄅㄧˋ，部首 辶 笔画数 16 结构 半包围结构 造字法 形声；从辶、辟声 笔顺编号 5132514143112454 笔顺读写 折横撇竖折横捺横捺撇横横竖捺折捺 部外 13 字义五行 水

避就是避免、躲开、回避，中医养生特别强调"未病先防"的预防观，提出对于各种外来邪气而言，"避其毒气"非常重要，所以要尽可能避免各种意外伤害因素威胁人体生命，同时也是人理所当然的养护措施。

璧 拼音 bì 注音 ㄅㄧˋ，部首 玉 笔画数 18 结构 上下结构 造字法 形声；从玉、辟声 笔顺编号 513251414311211214 笔顺读写 折横撇竖折横捺横捺撇横横竖横横竖横捺 部外 13 字义五行 土

璧的本义是一种玉，引申为美玉。在古代，人们认为玉有排除、避开邪气的神力。其性寒凉，具有清心安神、平肝明目的理想效用，特别适合于心肝火旺、烦躁易怒的人群。

> bian

编 拼音 biān 注音 ㄅㄧㄢ，部首 纟 笔画数 12 结构 左右结构 造字法 形声；从纟、扁声 笔顺编号 551451325122 笔顺读写 折折横捺折横撇竖折横竖竖 部外 9 字义五行 水

编的本义是将细长的条状物相互交叉组合起来，引申为对文字资料进行整理和加工，如编撰、编写、汇编、改编等。中医文献浩如烟海，历代学者从古到今始终进行着编写工作，既有历史意义，又有现实价值。

砭 拼音 biān 注音 ㄅㄧㄢ，部首 石 笔画数 9 结构 左右结构 造字法 形声；从石、乏声 笔顺编号 132513454 笔顺读写 横撇竖折横撇折捺捺 部外 4 字义五行 土

砭指砭石，其本义是治病的石针，及用石针治病，我国先民常用其进行医疗及保健活动，现在中医临床上针灸所使用的针就是由砭石演变而来的，当然至今还有人仍然采用砭石疗法来治疗相关疾病，疗效颇佳。

蝙 拼音 biān 注音 ㄅㄧㄢ，部首 虫 笔画数 15 结构 左右结构 造字法 形声；从虫、扁声 笔顺编号 251214451325122 笔顺读写 竖折横竖横捺捺折横撇竖折横竖竖 部外 9 字义五行 水

蝙蝠是一种与老鼠相像而带有翅膀的哺乳动物，因为它善于捕食蚊、蛾等有害动物，所以在一定程度上保护了人类的健康，因而蝙蝠是一种有利于人们防病的"朋友"，应当予以保护。

贬 拼音 biǎn 注音 ㄅㄧㄢˇ，部首 贝 笔画数 8 结构 左右结构 造字法 形声；从贝、乏声 笔顺编号 25343454 笔顺读写 竖折撇捺撇捺折捺 部外 4 字义五行 水

贬的本义是降低，古代著名人物被贬之后，常常又被流放到很远的地方，诸如柳宗元、苏东坡等著名历史人物，不管这些人拥有多么大的海量，但在其心理上都会形成永远挥之不去的伤痛，直接影响人的身心健康。

扁 拼音 biǎn piān 注音 ㄅㄧㄢˇ，ㄆㄧㄢ，部首 户 笔画数 9 结构 半包围结构 造字法 会意 笔顺编号 451325122 笔顺读写 捺折横撇竖折横竖竖 部外 5 字义五行 水

扁的含义较多，仅从中医饮食养生的角度来说，扁豆是一种常用的食物，具有健脾和中、消暑化湿作用，善治暑湿吐泻、脾虚呕逆、食少久泄、水停消渴、妇女赤白带下及小儿疳积，可见其保健及治病的广泛价值。

变 拼音 biàn 注音 ㄅㄧㄢˋ，部首 又 笔画数 8 结构 上下结构 造字法 形声 笔顺编号 41223454 笔顺读写 捺横竖竖撇捺折捺 部外 6 字义五行 水

变的本义是改变，泛指变化。变化是自然界普遍存在的基本规律，人体健康及中医诊疗亦不例外，医者必须根据患者的不同变化而采用相应的治疗方法才能获得理想的疗效，因变而变，方为明医。

便 拼音 biàn pián 注音 ㄅㄧㄢˋ，ㄆㄧㄢˊ，部首 亻 笔画数 9 结构 左右结构 造字法 会意；从亻、从更 笔顺编号 321251134 笔顺读写 撇竖横竖折横横撇捺 部外 7 字义五行 水

便的本义是方便，其医学含义为二便，包括大便或小便。二便的性状是衡量人体健康与否的基本指标，无论是中医诊疗还是中医养生，观察二便情况是判断机体生理功能是否正常的重要方法，也是中医问诊的主要内容。

辨 拼音 biàn 注音 ㄅㄧㄢˋ，部首 辛 笔画数 16 结构 左中右结构 造字法 形声；从辛、辨省声 笔顺编号 4143113434143112 笔顺读写 捺横捺撇横横撇捺撇捺横捺撇横横竖 部外 9 字义五行 水

　　辨是区别、识别的意思，中医学最重要的特点就是"辨证论治"，作为中医学诊病疗疾的至高法宝，其中辨证极其重要，它是决定中医治疗及养生能否达到理想结果的关键环节，一定要认真仔细，不可马虎从事。

辩 拼音 biàn 注音 ㄅㄧㄢˋ，部首 辛 笔画数 16 结构 左中右结构 造字法 形声；从讠、辩省声 笔顺编号 4143113454143112 笔顺读写 捺横捺撇横横撇捺折捺撇捺横横竖 部外 9 字义五行 水

　　辩为争辩、辩论，目的是通过辩论形成新的更为正确的结论，促进学术的发展。在中医学科中，学术辩论从古到今始终进行着，特别是金元四大家的医学论辩，有力地推动了中医学的发展、完善和成熟。

---

biāo

标 拼音 biāo 注音 ㄅㄧㄠ，部首 木 笔画数 9 结构 左右结构 造字法 原为形声；从木、票声 笔顺编号 123411234 笔顺读写 横竖撇捺横横竖撇捺 部外 5 字义五行 木

　　标的本义是树梢，指事物的表象或枝节，与"本"相对，或指衡量事物好坏的标准。中医"标本理论"便是其例，标本相依，以标探本，在具体治疗方面，又有"标本缓急"和"急则治标，缓则治本"之说。

彪 拼音 biāo 注音 ㄅㄧㄠ，部首 彡 笔画数 11 结构 半包围结构 造字法 会意；从虎、从彡 笔顺编号 21531535333 笔顺读写 竖横折撇横折撇折撇撇撇 部外 8 字义五行 水

　　彪的本义是虎身上的斑纹，引申为有文采，还指强壮高大的人，如彪形大汉、一彪人马，形容其身体强健壮实，提示脏腑强盛、气血充足、经络畅通、筋骨强健，大凡身体强健高大的人，是机体健康的典型表现。

膘 拼音 biāo 注音 ㄅㄧㄠ，部首 月 笔画数 15 结构 左右结构 造字法 形声；从月、票声 笔顺编号 351112522111234 笔顺读写 撇折横横横竖折竖竖横横横竖撇捺 部外 11 字义五行 水

膘指人体或动物身上的肥肉，其对人体内脏具有一定的保护作用，但如果脂肪堆积过多，亦可引起高脂血症、脂肪肝及肥胖症等疾病，给人体健康带来不良影响，理应适当采取有效保健措施控制脂肪过剩。

飙 拼音 biāo 注音 ㄅㄧㄠ，部首 风 笔画数 16 结构 左右结构 造字法 会意 笔顺编号 1344134413443534 笔顺读写 横撇捺捺横撇捺捺横撇捺捺撇折撇捺 部外 12 字义五行 水

飙指狂风、暴风，通常会给日常生活及人体健康造成损伤或危害，特别是飓风、龙卷风、台风及大风等，很容易威胁到人身生命安全及造成财产损失，必须加以预防。风居中医六淫致病之首，经常引发各种外感病。

婊 拼音 biǎo 注音 ㄅㄧㄠˇ，部首 女 笔画数 11 结构 左右结构 造字法 形声；从女、表声 笔顺编号 53111213534 笔顺读写 折撇横横横竖横撇折撇捺 部外 8 字义五行 水

婊的本义就是妓女，专指那些从事卖淫活动的女子。嫖妓行为是不良行为中较为多见的情况，同时也是各种性传播疾病的主要传染源，危害较大，常常会影响到整个社会的安定。

表 拼音 biǎo 注音 ㄅㄧㄠˇ，部首 衣 笔画数 8 结构 上下结构 造字法 会意；从毛、从衣 笔顺编号 11213534 笔顺读写 横横竖横撇折撇捺 部外 2 字义五行 水

表指外表而言，与里相应，中医所讲的表，常指表证，多为外邪侵袭人体之后而出现的一系列表现在皮表的疾病及症状，如感冒、汗证及有关的皮肤病证，在具体治疗时，可以通过解表的方法进行调治。

bie

憋 拼音 biē 注音 ㄅㄧㄝ，部首 心 笔画数 15 结构 上下结构 造字法 形声；从心、敝声 笔顺编号 432523431344544 笔顺读写 捺撇竖折竖撇捺撇横撇捺捺折捺捺 部外 11 字义五行 水

憋指心情不舒畅、不开心，也就是通常所说的憋屈、憋闷，这是一种极其不良的心理变化，长期存在于心，往往直接伤害人体身心健康，中医养生多采用心理疏导之法予以调理，通过心理医生的真诚交流而缓解。

鳖 拼音 biē 注音 ㄅㄧㄝ，部首 鱼 笔画数 19 结构 上下结构 造字法 形声；从鱼、敝声 笔顺编号 4325234313435251211 笔顺读写 捺撇竖折竖撇捺撇横撇捺撇折竖折横竖横横 部外 11 字义五行 水

鳖即甲鱼、团鱼，俗称王八，其肉质鲜美、营养丰富，为高级滋补佳品；其外壳为鳖甲，是临床常用的名贵中药，具有滋补肝肾、软坚散结的作用。民间常用其与其他保健药物同煮为滋补汤羹，效果极佳。

瘪 拼音 biē biě 注音 ㄅㄧㄝ，ㄅㄧㄝˇ，部首 疒 笔画数 15 结构 半包围结构 造字法 会意 笔顺编号 413413251113435 笔顺读写 捺横撇捺横撇竖折横横横撇捺撇折 部外 10 字义五行 水

瘪指物体表面出现塌陷、肚子饥饿时的状态，这样容易导致营养不良、气血亏虚等病证。如果出现饥饿情况，一定要想方设法尽早补充食物，充分保证人体有足够的饮食和能量供给，以免给机体带来危害。

蹩 拼音 biě 注音 ㄅㄧㄝˊ，部首 足 笔画数 18 结构 上下结构 造字法 形声；从足、敝声 笔顺编号 432523431342512134 笔顺读写 捺撇竖折竖撇捺撇横撇捺竖折横竖横撇捺 部外 11 字义五行 水

蹩是指足部有疾、行走不便的状况，多指脚部外伤，为骨伤科常见的疾病之一，会给人们日常生活及身体健康带来较为明显的妨害，中医通过中药内服、药物外敷、针灸按摩等方法及时治疗，能够使患者较快恢复健康。

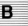

bin

彬 拼音 bīn 注音 ㄅㄧㄣ，部首 彡 笔画数 11 结构 左中右结构 造字法 形声 笔顺编号 12341234333 笔顺读写 横竖撇捺横竖撇捺撇撇撇 部外 8 字义五行 木

彬的本义是彬彬，既文雅又朴实，指人彬彬有礼、气质优雅的样子，这既是自身外在良好修养的直接表现，又是其内正态心理素质的真实外露，从道德养生的角度讲，无论对人对己都有值得肯定的养生保健作用。

斌 拼音 bīn 注音 ㄅㄧㄣ，部首 文 笔画数 12 结构 左右结构 造字法 会意；从文、从武 笔顺编号 413411212154 笔顺读写 捺横撇捺横横竖竖横折捺 部外 8 字义五行 水

斌由文、武两个独体字组合而成，意指文武双全。在中医界，能文能武的医家不乏其人，既有高深的理论修养，又有丰富的临床经验，诸如国医大师、国家级名老中医等，颇符合斌之原始意义。

滨 拼音 bīn 注音 ㄅㄧㄣ，部首 氵 笔画数 13 结构 左右结构 造字法 形声；从氵、宾声 笔顺编号 4414453212134 笔顺读写 捺捺横捺捺折撇竖横竖横撇捺 部外 10 字义五行 水

滨指海边或者湖岸，和水有着密切的关系，人体的健康，阴阳平衡最为关键，而水属阴，火属阳，水火既济，生命才能保持良好的生存内环境，其中水的作用不可低估，工作之余，如能在海滨漫步，亦可养生保健。

缤 拼音 bīn 注音 ㄅㄧㄣ，部首 纟 笔画数 13 结构 左右结构 造字法 形声；从纟、宾声 笔顺编号 5514453212134 笔顺读写 折折横捺捺折撇竖竖横撇捺 部外 10 字义五行 水

缤乃五彩缤纷之意，给人以喜气洋洋的美好感觉，这种心情能够在很大程度上缓解和消除抑郁、紧张、颓废等不良心境给人所带来的心理伤害，在这种氛围中陶冶自己的情操，可以说是一种较好的环境治疗法。

殡 拼音 bìn 注音 ㄅㄧㄣˋ，部首 歹 笔画数 14 结构 左右结构 造字法 形声；从歹、宾声 笔顺编号 13544453212134 笔顺读写 横撇折捺捺捺折撇竖横竖横撇捺 部外 10 字义五行 水

殡指人在去世之后所置的灵柩，折射出悲伤和哀痛的气氛，无疑是人生最为难过的时分。人的生命最为宝贵，一旦失去，举家皆悲，长时间沉浸于这种悲痛之中，会对人的情绪状态及气血运行带来直接危害。

髌 拼音 bìn 注音 ㄅㄧㄣˋ，部首 骨 笔画数 19 结构 左右结构 造字法 形声；从骨、宾声 笔顺编号 2554525114453212134 笔顺读写 竖折折捺折竖折横横捺捺折撇竖横竖横撇捺 部外 10 字义五行 水

髌指髌骨，是组成人体膝关节的重要部分之一，如果出现病变，诸如髌骨软化症、膝关节积液、骨质增生等，则直接引起人行走出现障碍。古代的一种酷刑就是除去髌骨，导致人体残废，严重影响身心健康。

bing

冰 拼音 bīng 注音 ㄅㄧㄥ，部首 冫 笔画数 6 结构 左右结构 造字法 会意；从冫、从水 笔顺编号 412534 笔顺读写 捺横竖折撇捺 部外 4 字义五行 水

冰的本义是水在遇到寒冷气候时所凝结的固体物，诸如冰雹、冰川、冰山等，人体气血在寒气较盛时也可出现瘀滞不通的病证，与此较为相似，四肢常会出现冰凉不温的表现，急需温阳散寒。

秉 拼音 bǐng 注音 ㄅㄧㄥˇ，部首 禾 笔画数 8 结构 单一结构 造字法 象形；像手拿禾穗 笔顺编号 31511234 笔顺读写 撇横折横横竖撇捺 部外 3 字义五行 水

秉指秉性、秉受，多指从父辈遗传获得的东西，中医所讲的由上辈传给下辈的性格及体质特点便可用秉承加以表述，任何人的生理特点与父母的生理特点息息相关，无论治疗还是养生均应加以考虑。

B

饼

拼音 bǐng 注音 ㄅㄧㄥˇ，部首 饣 笔画数 9 结构 左右结构 造字法 形声；从饣、并声 笔顺编号 355431132 笔顺读写 撇折折捺撇横横撇竖 部外 6 字义五行 水

饼是用粮食加工做熟的食物，一般多为扁圆形，诸如烧饼等，通常是人们，尤其是我国北方群众最为喜欢的日用食物。饼不但可以充饥，也能够为人体提供营养和能量。

丙

拼音 bǐng 注音 ㄅㄧㄥˇ，部首 一 笔画数 5 结构 单一结构 造字法 象形；像鱼尾形 笔顺编号 12534 笔顺读写 横竖折撇捺 部外 4 字义五行 火

丙为十天干计数中的第三位，通常计数排序时表示第三，按照五行归类，丙丁为火，与人体五脏中的心有密切的关系，特别是心火炽盛会影响人体身心健康，因此，凡与丙有关者，均应慎防火热为患。

病

拼音 bìng 注音 ㄅㄧㄥˋ，部首 疒 笔画数 10 结构 半包围结构 造字法 形声；从疒、丙声 笔顺编号 4134112534 笔顺读写 捺横撇捺横横竖折撇捺 部外 5 字义五行 水

病就是疾病，指人在生理或心理上出现了不正常的表现，中医学在对疾病的认识上与现代医学的观点略有不同，中医学认为"人之所苦谓之病"，按其轻重程度，又可依次细分为恙、疾、病、疴等。

| bo |

波

拼音 bō 注音 ㄅㄛ，部首 氵 笔画数 8 结构 左右结构 造字法 形声；从氵、皮声 笔顺编号 44153254 笔顺读写 捺捺横折撇竖折捺 部外 5 字义五行 水

波的本义是指起伏不平的水面，其医学意义是患者的情绪或者健康出现波伏不定的状况，大凡出现这种情况者，均提示患者的脏腑功能及气血充盈等处于不稳定的状态，应当努力采取有效措施保持平稳状态。

B

钵 拼音 bō 注音 ㄅㄛ，部首 钅 笔画数 10 结构 左右结构 造字法 形声；从钅、本声 笔顺编号 3111512341 笔顺读写 撇横横横折横竖撇捺横 部外 5 字义五行 金

钵是一种盆状的器皿，一般是用陶或者瓷加工而成的。许多名贵中药的精研细磨和精细加工，采用常规的炮制加工方法难以达到应有的质量标准，需要利用钵来予以完成，比如珍珠粉、滑石粉及枯矾粉等。

菠 拼音 bō 注音 ㄅㄛ，部首 艹 笔画数 11 结构 上下结构 造字法 形声；从艹、波声 笔顺编号 12244153254 笔顺读写 横竖竖捺捺横折撇竖折捺 部外 8 字义五行 水

与菠字有关的食物包括菠菜、菠萝等。菠菜又叫波斯菜，为红根绿叶的草本植物，经常食用能够补血滋阴、强壮身体；菠萝又叫凤梨，果肉酸甜，营养丰富，为我国民众，特别是南方群众喜欢食用的水果。

泊 拼音 bó pō 注音 ㄅㄛˊ，ㄆㄛ，部首 氵 笔画数 8 结构 左右结构 造字法 形声；从氵、白声 笔顺编号 44132511 笔顺读写 捺捺横撇竖折横横 部外 5 字义五行 水

泊指将船停泊靠岸，常指人的心境恬淡清静，无欲无求，这是中医养生特别强调的内容，要想健康长寿，就必须把自己浮躁的心沉静下来，淡泊名利，不急不躁，否则就很难获得健康快乐和幸福长寿。

勃 拼音 bó bèi 注音 ㄅㄛˊ，ㄅㄟˋ，部首 力 笔画数 9 结构 左右结构 造字法 形声；从力、孛声 笔顺编号 124552153 笔顺读写 横竖捺折折竖横折撇 部外 7 字义五行 水

勃的本义是气力旺盛的样子，指兴旺、旺盛，诸如勃发、蓬勃、生气勃勃等。对人体而言，生机勃勃是身体健康、情志舒畅的标志，所以应当通过方方面面的努力，尽可能使自己的身体达到生机勃发的状态。

B

脖 拼音 bó 注音 ㄅㄛˊ，部首 月 笔画数 11 结构 左右结构 造字法 形声；从月、孛声 笔顺编号 35111245521 笔顺读写 撇折横横横竖捺折折竖横 部外 7 字义五行 水

脖子是连接头和躯干的部位，脖子内存咽、喉、气管、甲状腺等重要器官。按照中医理论来讲，脖子也是人体许多经脉的必经之处，直接关乎气血运行的正常与否，如果出现诸多病变，常常会直接影响身体健康。

博 拼音 bó 注音 ㄅㄛˊ，部首 十 笔画数 12 结构 左右结构 造字法 形声 笔顺编号 121251124124 笔顺读写 横竖横竖折横横竖捺横竖捺 部外 10 字义五行 水

博的本义是范围大，指识多见广，学问渊博，即博识、博学。中医学是一门通古汇今的学科，学习及研究者必须尽可能地扩大自己的知识面，博古通今，竭力提高自身的文化修养和历史知识，才可达到博的境地。

髆 拼音 bó 注音 ㄅㄛˊ，部首 月 笔画数 14 结构 左右结构 造字法 形声；从月、尃声 笔顺编号 35111251124124 笔顺读写 撇折横横横竖折横横竖捺横竖捺 部外 10 字义五行 水

髆即胳膊，是肩之下、手之上的部分，包括上臂和下臂两部分，中医经络学说中的手三阳经和手三阴经均分布其间，包含许许多多的重要穴位，因此在中医针灸和养生过程中，可以对胳膊上的相关腧穴进行调治。

跛 拼音 bǒ 注音 ㄅㄛˇ，部首 足 笔画数 12 结构 左右结构 造字法 形声；从足、皮声 笔顺编号 251212153254 笔顺读写 竖折横竖横竖横折撇竖折捺 部外 5 字义五行 水

跛指因脚部或腿部受伤有残疾而出现一瘸一跛的情况，除了对人们日常活动有影响之外，也会给其心理带来负面影响，应当根据具体情况进行详细辨证诊断，进而通过药物外用或手法矫正而加以改善。

bu

补 拼音 bǔ 注音 ㄅㄨˇ，部首 衤 笔画数 7 结构 左右结构 造字法 形声；从衤、卜声 笔顺编号 4523424 笔顺读写 捺折竖撇捺竖捺 部外 2 字义五行 水

补的本义是补衣服，引申为修补、补充、补益、补养等。在中医理论体系的八大治法中，补法一般分为补气、补血、补阳及补阴，对素体虚弱、年老体弱、久病不愈、病后虚衰的虚劳性患者，效果显著。

哺 拼音 bǔ 注音 ㄅㄨˇ，部首 口 笔画数 10 结构 左右结构 造字法 形声；从口、甫声 笔顺编号 2511251124 笔顺读写 竖折横横竖折横横竖捺 部外 7 字义五行 水

哺的本义是喂养，比如哺育、哺乳、哺养等，特别指哺育婴幼儿。站在中医养生学的角度讲，婴幼儿的养生与保健较之成人更为重要，无论中医、西医，均强调母乳喂养的作用，认为母乳喂养非常有利于幼儿健康成长。

步 拼音 bù 注音 ㄅㄨˋ，部首 止 笔画数 7 结构 上下结构 造字法 会意 笔顺编号 2121233 笔顺读写 竖横竖横竖撇撇 部外 3 字义五行 水

步即脚步，常指行走，中医养生比较重视合理运动对人体健康的正性作用，鼓励人们在日常生活中加强运动，其中坚持步行，特别是饭后走一走，便是一种简便易行、健身效果满意的好方法，值得予以坚持。

怖 拼音 bù 注音 ㄅㄨˋ，部首 忄 笔画数 8 结构 左右结构 造字法 形声；从忄、布声 笔顺编号 44213252 笔顺读写 捺捺竖横撇竖折竖 部外 5 字义五行 水

怖指害怕，也就是恐怖，对人体健康而言，这种心理状态非常有害。中医学认为恐为七情中的重要一种，大恐常常令人气机迅速下陷，直接影响肾脏功能的正常发挥，有"恐则气下"之说，故应尽力加以消除。

部 拼音 bù 注音 ㄅㄨˋ，部首 阝 笔画数 10 结构 左右结构 造字法 形声 笔顺编号 4143125152 笔顺读写 捺横捺撇横竖折横折竖 部外 8 字义五行 水

部的本义是一地名，现多指部位，是指整体中的某部分，中医特别强调整体观念，认为人体的任何部位都是相互关联、协调统一的，无论诊疗还是养生，均应从整体出发，结合部位的具体表现而加以调治或养护。

簿 拼音 bù bó 注音 ㄅㄨˋ，ㄅㄛˊ，部首 竹 笔画数 19 结构 上下结构 造字法 形声；从竹、溥声 笔顺编号 3143144411251124124 笔顺读写 撇横捺撇横捺捺捺横横竖折横横竖捺横竖捺 部外 13 字义五行 水

簿是用来书写或者记事的本子，不管在哪个学科，也不论古今，这都是学习知识、积累知识、应用知识、形成学科的好方法，中医学及养生学亦不例外，同样应当在日常学习及工作之中利用笔记本来记录经验。

C

c

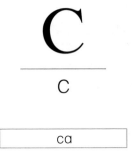

| cā |

擦 拼音 cā 注音 ㄘㄚ，部首 扌 笔画数 17 结构 左右结构 造字法 形声;从扌、察声 笔顺编号 12144535445411234 笔顺读写 横竖横捺折撇折捺捺折捺横横竖撇捺 部外 14 字义五行 金

擦的本义是摩擦,是指用手来涂抹或者用布来揩拭,前者多指涂抹药物,后者多指打扫卫生,诸如擦药、擦拭、擦洗等,无论是擦药保健治病,还是清扫环境卫生,均有一定的养生保健作用。

| cai |

彩 拼音 cǎi 注音 ㄘㄞˇ，部首 彡 笔画数 11 结构 左右结构 造字法 形声;从彡、采声 笔顺编号 34431234333 笔顺读写 撇捺捺撇横竖撇捺撇撇撇 部外 8 字义五行 金

彩指各种颜色夹杂在一起,如彩带、彩绸、彩绘、彩灯及彩虹等,不论哪一种情况,都给人一种喜庆的气氛,可使人的心情处于喜气洋洋、开心快乐的状况,自然有利于心理养生以保健康长寿。

菜 拼音 cài 注音 ㄘㄞˋ，部首 艹 笔画数 11 结构 上下结构 造字法 形声;从艹、采声 笔顺编号 12234431234 笔顺读写 横竖竖撇捺捺撇横竖撇捺 部外 8 字义五行 木

菜指蔬菜,是日常生活中可作为副食配餐的植物或动物,即素菜、荤菜等菜肴。荤素合理搭配,可对人体发挥理想的保健作用。饮食养生居四大基本养生之首,其中蔬菜养生内容丰富多彩,是中医养生学中的重要内容。

餐 拼音 cān 注音 ㄘㄢ，部首 食 笔画数 16 结构 上下结构 造字法 形声 笔顺编号 2135454344511534 笔顺读写 竖横撇折捺折捺撇捺捺横横折撇捺 部外 7 字义五行 金

餐就是吃饭、进食，是生命活动必不可少的日常任务。饮食养生讲究很多，众所周知，科学饮食能吃出健康，胡乱进餐则吃出疾病，其中最为重要的饮食原则是要尽可能保持膳食平衡，不咸不腻、不荤不素。

残 拼音 cán 注音 ㄘㄢˊ，部首 歹 笔画数 9 结构 左右结构 造字法 形声；从歹、戋声 笔顺编号 135411534 笔顺读写 横撇折捺横横折撇捺 部外 5 字义五行 金

残指伤害、毁害、缺损及不完整，如残害、摧残、残酷、残废及残疾等，所有这些都是直接伤害人体生命、危害身心健康的严重问题，不管采取什么方法，一定要想方设法加以预防，以免出现可怕结局。

蚕 拼音 cán 注音 ㄘㄢˊ，部首 虫 笔画数 10 结构 上下结构 造字法 形声；从虫、天声 笔顺编号 1134251214 笔顺读写 横横撇捺竖折横竖横捺 部外 4 字义五行 金

蚕为蚕蛾的幼虫，能够吐丝结茧，以桑叶为食，其僵尸及粪便均作药用，具有祛风活络、凉血清心的作用，其中僵蚕善治面瘫及口眼㖞斜，蚕沙善治烦躁失眠、视物不清，所以说蚕全身都是养生之宝。

惭 拼音 cán 注音 ㄘㄢˊ，部首 忄 笔画数 11 结构 左中右结构 造字法 形声；从忄、斩声 笔顺编号 44215213312 笔顺读写 捺捺竖横折竖横撇撇横竖 部外 8 字义五行 金

惭的本义是羞愧、惭愧，怀有这种情感的人常常会让自己的心情低落，或者因说错话、做错事而自惭形秽，久而久之，便会产生自卑自弃的不良情绪，不利于心理保健和内心调养。

惨 拼音 căn 注音 ㄘㄢˇ，部首 忄 笔画数 11 结构 左右结构 造字法 形声；从忄、参声 笔顺编号 44254134333 笔顺读写 捺捺竖折捺横撇捺撇撇撇 部外 8 字义五行 金

惨表示令人悲伤的不幸情况，比如惨景、惨境、惨象、惨重及惨不忍睹等，都是可以想象出来的悲痛情景，常常会对当事人带来致命性的打击，应当竭力予以预防，尽可能避免出现此类情况。

灿 拼音 càn 注音 ㄘㄢˋ，部首 火 笔画数 7 结构 左右结构 造字法 形声；从火、山声 笔顺编号 4334252 笔顺读写 捺撇撇捺竖折竖 部外 3 字义五行 火

灿指明亮、光彩、绚丽和耀眼，与暗相反，给人一种阳光、温暖、开心、向上的美好感觉，特别有利于那些缺乏信心的人们，尤其是长时间处于逆境中的人们向命运抗争，奋起扬帆，克服困难，走出窘境。

cang

苍 拼音 cāng 注音 ㄘㄤ，部首 艹 笔画数 7 结构 上下结构 造字法 形声；从艹、仓声 笔顺编号 1223455 笔顺读写 横竖竖撇捺折折 部外 4 字义五行 木

苍为青色的统称，包括蓝色和绿色，又指老态龙钟之象。按中医五行分类，青色与肝相应；按中医脏腑学说立论，老态龙钟与肾相关，可见苍字关乎肝肾。人体如果出现青色改变，则说明肝肾已经受损，急需调养。

藏 拼音 cáng zàng 注音 ㄘㄤˊ，ㄗㄤˋ，部首 艹 笔画数 17 结构 上下结构 造字法 形声；从艹、臧声 笔顺编号 12213513125125534 笔顺读写 横竖竖横撇折横撇横竖折横竖折折撇捺 部外 14 字义五行 木

藏的本义是隐蔽、躲藏，中医学认为人体五脏能够内藏精气，因此古代把"五脏"写为"五藏"，就是这个道理。中医养生，重在内养脏腑，顾护精气，所以藏之本义完全隐含了中医养生的关键，养生重在藏精。

cāo

操 拼音 cāo 注音 ㄘㄠ，部首 扌 笔画数 16 结构 左右结构 造字法 形声;从扌、喿声 笔顺编号 1212512512511234 笔顺读写 横竖横横折横竖折横竖折横横竖撇捺 部外 13 字义五行 金

操指操作，指专门从事某项工作。在中医养生保健方面，通常进行的身体锻炼，如早操、健美操、课间操，以及五禽戏、八段锦、易筋经等健身功法的锻炼，均有一定的操作方法，这些都是强壮身体的好方法。

糙 拼音 cāo 注音 ㄘㄠ，部首 米 笔画数 16 结构 左右结构 造字法 形声;从米、造声 笔顺编号 4312343121251454 笔顺读写 捺撇横竖撇捺撇横竖横竖折横捺折捺 部外 10 字义五行 金

糙的本义是未经精加工的粗米，引申为粗糙、不仔细。在中医饮食养生过程中，主张粗细搭配，特别鼓励人们多多进食糙米，或者全麦，或者粗粮，糙米能够给人们提供较为全面的营养成分，以利于人体的健康。

嘈 拼音 cáo 注音 ㄘㄠˊ，部首 口 笔画数 14 结构 左右结构 造字法 形声;从口、曹声 笔顺编号 25112512212511 笔顺读写 竖折横横竖折横竖竖横竖折横横 部外 11 字义五行 金

嘈指嘈杂，是脾胃发生病变时最常见的一种临床症状，常是中焦脾胃气机发生障碍所引起的病理变化，中医通常按照湿热中阻、脾胃不和加以辨治，疗效较为理想。本症状多出现在现代医学的慢性胃炎等病之中。

草 拼音 cǎo 注音 ㄘㄠˇ，部首 艹 笔画数 9 结构 上下结构 造字法 形声;从艹、早声 笔顺编号 122251112 笔顺读写 横竖竖竖折横横横竖 部外 6 字义五行 木

草是草本植物的总称，也是中药的代称，古人通常把中药叫作本草，民间则叫作草药，意指药从草中来，草为药之源，历代药学专著亦以此名，如《神农本草经》《食疗本草》《本草纲目》等，皆为其例。

ce

册 拼音 cè 注音 ㄘㄜˋ，部首 丿 笔画数 5 结构 单一结构 造字法 象形 笔顺编号 35351 笔顺读写 撇折撇折横 部外 4 字义五行 金

　　册是古代用绳子串起来的书简的样子，主要用于著书立说，诸如画册、名册、史册等。中医文献汗牛充栋，历代有关中医养生保健的书籍多不胜数，自然与此字之间有着较为密切的联系。

厕 拼音 cè 注音 ㄘㄜˋ，部首 厂 笔画数 8 结构 半包围结构 造字法 形声；从厂、则声 笔顺编号 13253422 笔顺读写 横撇竖折撇捺竖竖 部外 6 字义五行 金

　　厕是厕所，为人们进行大小便的固定场所。从中医养生的角度来说，饮食物经过消化吸收之后按时顺利排于体外，是保证人体健康的基本前提；人体排泄物的统一及时处理又关系到公共卫生，同样关乎人的身心健康。

恻 拼音 cè 注音 ㄘㄜˋ，部首 忄 笔画数 9 结构 左中右结构 造字法 形声；从忄、则声 笔顺编号 442253422 笔顺读写 捺捺竖竖折撇捺竖竖 部外 6 字义五行 金

　　恻指恻隐之心，表示同情、怜悯和忧伤之情，这种情怀是基本人性和美德的表现，也是以德养生的具体体现。按照中华民族长期养成的良好美德，人们之间应当互相体谅怜惜，这种道德情愫理应被加以广泛弘扬。

cha

茶 拼音 chá 注音 ㄔㄚˊ，部首 艹 笔画数 9 结构 上下结构 造字法 会意 笔顺编号 122341234 笔顺读写 横竖竖撇捺横竖撇捺 部外 6 字义五行 木

　　茶是我国南方重要的经济作物，茶树上的嫩叶经过加工之后就成为各种各样的茶叶。供人们饮用，如绿茶、红茶、黑茶、茯茶及普洱茶等。我国具有悠久的茶饮文化，茶具有极高的养生效果，可以根据不同情况灵活选用。

搽 拼音 chá 注音 ㄔㄚˊ，部首 扌 笔画数 12 结构 左右结构 造字法 形声；从扌、茶声 笔顺编号 121122341234 笔顺读写 横竖横横竖竖撇捺横竖撇捺 部外 9 字义五行 木

　　搽指用手将药水、药酒、药膏或者药粉涂抹在有关病变的皮肤上，以达到治疗疾病、缓解病痛的作用，比如搽药、搽粉、搽酒及搽脂抹粉等，无论采取哪一种方法，都对人体身心健康有一定的养生保健作用。

察 拼音 chá 注音 ㄔㄚˊ，部首 宀 笔画数 14 结构 上下结构 造字法 形声；从宀、祭声 笔顺编号 44535445411234 笔顺读写 捺捺折撇折捺捺折捺横横竖撇捺 部外 11 字义五行 金

　　察的本义是指仔细看，也就是察看、察访、观察、考察、侦察及察言观色等。中医特别重视对人体外在表现的仔细诊察，望、闻、问、切中的望诊就是通过详细观察患者情况而进行诊断，从而进一步进行治疗的。

诧 拼音 chà 注音 ㄔㄚˋ，部首 讠 笔画数 8 结构 左右结构 造字法 形声；从讠、宅声 笔顺编号 45445315 笔顺读写 捺折捺捺折撇横折 部外 6 字义五行 金

　　诧指惊讶，是当遇到不可思议的事情发生时所表现出来的惊讶表情，这种情感常常能够导致人体气血运行逆乱，气机运行失常，从而影响人们的身心健康，因而要尽可能地消除或缓解惊讶给人体健康带来的不良影响。

姹 拼音 chà 注音 ㄔㄚˋ，部首 女 笔画数 9 结构 左右结构 造字法 形声；从女、宅声 笔顺编号 531445315 笔顺读写 折撇横捺捺折撇横折 部外 6 字义五行 金

　　姹的本义是美女，泛指妍丽，常常形容艳丽的景象，如姹紫嫣红、莺娇燕姹等，所有这些都富含春天的气息，如果置身其间，人们常常能够感受到青春的活力，内心产生愉悦之感，自然对身心健康颇有裨益。

chai

柴 拼音 chái 注音 ㄔㄞˊ，部首 木 笔画数 10 结构 上下结构 造字法 形声；从木、此声 笔顺编号 2121351234 笔顺读写 竖横竖横撇折横竖撇捺 部外 6 字义五行 木

柴的本义就是柴火，即用于烧火的杂草、庄稼的秸秆等，诸如柴草、劈柴、砍柴等。中药柴胡具有良好的疏肝解郁、行气调经及解表散热的功能，特别是在疏肝解郁方面，能够发挥满意的保健及治疗作用。

chan

馋 拼音 chán 注音 ㄔㄢˊ，部首 饣 笔画数 12 结构 左右结构 造字法 形声 笔顺编号 355352513544 笔顺读写 撇折折撇折竖折横撇折捺捺 部外 9 字义五行 金

馋指特别想吃某种东西，或者羡慕别的东西，这种内心需求如果得不到满足，常常会给当事人带来一定程度的心理失望，日积月累，则会出现种种心理障碍，引起身心健康失常，影响人的健康长寿。

禅 拼音 chán shàn 注音 ㄔㄢˊ，ㄕㄢˋ，部首 礻 笔画数 12 结构 左右结构 造字法 形声；从礻、单声 笔顺编号 452443251112 笔顺读写 捺折竖捺捺撇竖折横横横竖 部外 8 字义五行 金

禅指收心静思，泛指与佛教活动有关的所有事物。佛教是我国三大宗教之一，通过佛事活动，能够使人的心境得以安静，非常有利于人体保健，因此佛教养生也是我国养生活动中的重要内容之一。

孱 拼音 chán càn 注音 ㄔㄢˊ，ㄘㄢˋ，部首 子 笔画数 12 结构 半包围结构 造字法 会意 笔顺编号 513521521521 笔顺读写 折横撇折竖横折竖横折竖横 部外 9 字义五行 金

孱是形容身体瘦弱或者软弱无力的样子，由于种种原因，人体如果出现这样的情形，都应及时加以调治和养护，中医多以虚劳论治，或从阴虚、血虚，或从气虚、阳虚入手调治，可使瘦弱、无力的身体得以恢复。

缠 拼音 chán 注音 ㄔㄢˊ，部首 纟 笔画数 13 结构 左右结构
造字法 形声；左形右声 笔顺编号 5514132511211 笔顺读写
折折横捺横撇竖折横横竖横横 部外 10 字义五行 火

　　缠是缠绕、困扰的意思，从医学的角度讲，常常指各种慢性疾病
对人体健康的长期干扰。中医学认为因为湿热或痰瘀所导致的诸多
疾病会给机体带来长时间的不良影响，病情缠绵，不易治愈，直接影
响人体健康。

蝉 拼音 chán 注音 ㄔㄢˊ，部首 虫 笔画数 14 结构 左右结构
造字法 形声；从虫、单声 笔顺编号 25121443251112 笔顺读写
竖折横竖横捺捺撇竖折横横横竖 部外 8 字义五行 金

　　蝉是一种昆虫，又叫知了，其脱下来的外衣叫蝉衣，也叫蝉蜕。
可以作为常用中药来使用。蝉蜕善治各种皮肤过敏、耳鸣耳聋、声音
嘶哑及血热生风引起的多种病证，且无明显的不良反应，是中医养
生、保健、治疗的佳品。

蟾 拼音 chán 注音 ㄔㄢˊ，部首 虫 笔画数 19 结构 左右结构
造字法 形声；从虫、詹声 笔顺编号 2512143513344111251 笔
顺读写 竖折横竖横捺撇折横撇撇捺捺横横横竖折横 部外 13 字义
五行 金

　　蟾即蟾蜍，俗称癞蛤蟆，为水陆两栖动物。其体内毒腺所分泌的
液体称为蟾酥，是一味药用价值极高的名贵药材，善治诸多顽固性恶
疾，如恶性肿瘤、皮肤顽疾等，当然，蟾酥有大毒，临床应用时一定要
谨慎小心。

忏 拼音 chàn 注音 ㄔㄢˋ，部首 忄 笔画数 6 结构 左右结构
造字法 形声；从忄、千声 笔顺编号 442312 笔顺读写 捺捺竖
撇横竖 部外 3 字义五行 金

　　忏指悔恨、悔过，是指因为自己的过失给他人带来伤害，从内心
里产生悔意。忏悔的过程是人性发现的过程，有助于提升人们的道
德修养水平，但这种不良心境也会给自己带来心理负累，影响身心
健康。

颤 拼音 chàn zhàn 注音 ㄔㄢˋ,ㄓㄢˋ,部首 页 笔画数 19 结构 左右结构 造字法 形声;右形左声 笔顺编号 4125251125111132534 笔顺读写 捺横竖折竖折横横竖折横横横横撇竖折撇捺 部外 13 字义五行 火

颤是形容人体或者物体短促而频繁的抖动,当人体大脑出现病变之时,常常会出现颤动的情况,直接威胁人的生活质量,中医多以肝风内动加以论治,常用著名方剂为镇肝熄风汤等,具有一定的治疗效果。

chang

昌 拼音 chāng 注音 ㄔㄤ,部首 日 笔画数 8 结构 上下结构 造字法 会意;从日、从日 笔顺编号 25112511 笔顺读写 竖折横横竖折横横 部外 4 字义五行 金

昌的本义是光明正大的言辞,转指兴旺、兴盛,常常所说的繁荣昌盛就是这个意思。富足的生活是人体健康的保证,兴旺的社会是人们长寿的前提,可见昌盛繁荣的环境对人的健康、人类社会发展的作用不可低估。

长 拼音 cháng zhǎng 注音 ㄔㄤˊ,ㄓㄤˇ,部首 长 笔画数 4 结构 单一结构 造字法 象形 笔顺编号 3154 笔顺读写 撇横折捺 字义五行 火

长的本义指长度大,是指空间的长短而言,除了形容长度之外,还用以说明某一优点,诸如特长、长处。中医及中医养生的特长或者长处在于采取天然药材,利用绿色疗法,综合性地对患者进行整体性调治。

肠 拼音 cháng 注音 ㄔㄤˊ,部首 月 笔画数 7 结构 左右结构 造字法 形声;从月、昜声 笔顺编号 3511533 笔顺读写 撇折横横折撇撇 部外 3 字义五行 金

肠为人体或动物消化系统的一部分,主要发挥吸收营养、排泄粪便的作用,中医将其分为大肠和小肠两个部分,分别为五脏六腑中的组成内容,肠道功能正常与否直接关乎人体的健康与长寿。

怅 拼音 chàng 注音 ㄔㄤˋ，部首 忄 笔画数 7 结构 左右结构 造字法 形声；从忄、长声 笔顺编号 4423154 笔顺读写 捺捺竖撇横折捺 部外 4 字义五行 金

怅即失意和伤感，是一种颇为无奈的心理感受，给人的心情会带来程度不同的不良影响，可以通过有效的心理治疗来尽量缓解这种情绪的负面作用，使人尽快摆脱失意所导致的恶性循环，抵御不良情绪的影响。

畅 拼音 chàng 注音 ㄔㄤˋ，部首 申 笔画数 8 结构 左右结构 造字法 形声；左形右声 笔顺编号 25112533 笔顺读写 竖折横横竖折撇撇 部外 3 字义五行 火

畅指没有阻碍、路径畅通，中医通常用来描述人体经络、脏腑、气机的运行情况，诸如经络畅通、脏腑无阻、气机顺畅等，其为衡量人体基本生理状态良好与否的一个重要指标，通畅则康，不畅则病。

唱 拼音 chàng 注音 ㄔㄤˋ，部首 口 笔画数 11 结构 左右结构 造字法 形声；从口、昌声 笔顺编号 25125112511 笔顺读写 竖折横竖折横横竖折横横 部外 8 字义五行 金

唱就是按照音律来进行歌唱，用以抒发自己欢快的心情。中医素有音乐养生的传统，可以按照角、徵、宫、商、羽的音律进行针对性调治，坚持进行音乐养生，常常能够对五脏发挥相应的养护和治疗作用。

chao

巢 拼音 cháo 注音 ㄔㄠˊ，部首 巛 笔画数 11 结构 上下结构 造字法 象形 笔顺编号 55525111234 笔顺读写 折折折竖折横横竖撇捺 部外 8 字义五行 金

巢的本义是指鸟窝，泛指居住的地方，如巢居、巢穴、巢窟等。在人体中，女性的卵巢是生命得以诞生的地方，与男性的精囊一样具有极为重要的生命学意义，亦为中医养生保健的关键部位之一。

朝 拼音 cháo zhāo 注音 ㄔㄠˊ，ㄓㄠ，部首 月 笔画数 12 结构 左右结构 造字法 会意 笔顺编号 122511123511 笔顺读写 横竖竖折横横横竖撇折横横 部外 8 字义五行 金

朝指大臣朝拜君主，又指君主朝见大臣，朝廷是古代君臣共议朝政的地方。人与自然社会相似，心为君主之官、五脏六腑之大主，心包类朝，也是君臣相会之地，直接关乎人的喜怒哀乐情绪变化，理应予以特别重视。

嘲 拼音 cháo zhāo 注音 ㄔㄠˊ，ㄓㄠ，部首 口 笔画数 15 结构 左中右结构 造字法 形声；从口、朝声 笔顺编号 251122511123511 笔顺读写 竖折横竖竖折横横横竖撇折横横 部外 12 字义五行 火

嘲的意思是讥笑、取笑，诸如嘲讽、嘲弄、嘲笑等。从人的道德修养角度来讲，无论别人有多么可笑，都不应该采取冷嘲热讽的态度来贬低别人、抬高自己，这理应是做人的基本原则。

潮 拼音 cháo 注音 ㄔㄠˊ，部首 氵 笔画数 15 结构 左中右结构 造字法 形声；从氵、朝声 笔顺编号 441122511123511 笔顺读写 捺捺横横竖竖折横横横竖撇折横横 部外 12 字义五行 水

潮指海潮，即海洋水面定时涨落的现象。人与自然相似，体内气血亦随着潮汐的变化而改变，时涨时落，特别是女性的月经变化犹如潮汐一样按时来潮，表现出一定的规律性，人的心态也有此规律性变化。

吵 拼音 chǎo chāo 注音 ㄔㄠˇ，ㄔㄠ，部首 口 笔画数 7 结构 左右结构 造字法 形声 笔顺编号 2512343 笔顺读写 竖折横竖撇捺撇 部外 4 字义五行 金

吵即吵杂、吵闹的意思，更多的含义是指争吵、吵架。人总是生活在矛盾之中，不管遇到什么样的矛盾，争吵不仅仅只是给他人带来不快，也给自己带来郁闷，直接引起人际关系失和，身心健康受到严重影响。

炒 拼音 chǎo 注音 ㄔㄠˇ，部首 火 笔画数 8 结构 左右结构 造字法 形声；从火、少声 笔顺编号 43342343 笔顺读写 捺撇撇捺竖撇捺撇 部外 4 字义五行 火

炒是用火将食物加热后以便食用，比如炒菜、炒饭、炒蛋、炒粉等。中药在炮制加工过程中，经常采用炒的方法，诸如炒山药、炒白术、炒当归及炒麦芽等。

---

che

澈 拼音 chè 注音 ㄔㄜˋ，部首 氵 笔画数 15 结构 左右结构 造字法 形声；左形右声 笔顺编号 441415425113134 笔顺读写 捺捺横捺横折捺竖折横横撇横撇捺 部外 12 字义五行 水

澈指清澈，水清而透明。在人体各个器官之中，眼睛对人体来说非常重要，眼睛清澈、视物清晰常常是身体健康的重要标志，反之，不管什么原因，如果出现两目昏花、屡现飞蚊、视力模糊则是人体衰老的征象。

---

chen

嗔 拼音 chēn 注音 ㄔㄣ，部首 口 笔画数 13 结构 左右结构 造字法 形声；从口、真声 笔顺编号 2511225111134 笔顺读写 竖折横横竖竖折横横横撇捺 部外 10 字义五行 金

嗔乃生气之意，人的一生，不尽人意之事时有发生，难以事事顺心，每到此时，很容易让人生气、发怒，生气是用别人的过错来惩罚自己，也是威胁自身身心健康之大敌，所以善养生者一定要尽力戒除嗔怒。

尘 拼音 chén 注音 ㄔㄣˊ，部首 小 笔画数 6 结构 上下结构 造字法 会意 笔顺编号 234121 笔顺读写 竖撇捺横竖横 部外 3 字义五行 火

尘指浮在物体表面或飞扬在空气中的灰土，诸如尘埃、灰尘、沙尘、烟尘等，所有这些，从卫生学的角度讲，空气污染等因素都是非常不利于人体养生保健的，常常引起过敏、肺病、癌症等。

陈 拼音 chén 注音 ㄔㄣˊ，部首 阝 笔画数 7 结构 左右结构 造字法 会意 笔顺编号 5215234 笔顺读写 折竖横折竖撇捺 部外 5 字义五行 火

　　陈是陈旧的意思,泛指放置较长时间的东西。有些中药讲究长久存放之后再运用,如陈皮、半夏等,通常要在储存很久之后才可应用,据相关科学研究证实,一些久置之后的药物,其疗效确实优于普通药材。

辰 拼音 chén 注音 ㄔㄣˊ，部首 辰 笔画数 7 结构 单一结构 造字法 象形 笔顺编号 1311534 笔顺读写 横撇横横折撇捺 字义五行 土

　　辰指出生的时间,又指日、月、星的总称,还指十二地支中的第五位。这些似乎风马牛不相及的事却有一定的内在规律,出生的年、月、日、时,天空的日、月、星、宿,均与干支有密切的内在关系。

沉 拼音 chén 注音 ㄔㄣˊ，部首 氵 笔画数 7 结构 左右结构 造字法 形声;左形右声 笔顺编号 4414535 笔顺读写 捺捺横捺折撇折 部外 4 字义五行 水

　　沉指向下、降落、沉重的意思。中医脉诊特别注意区别脉的浮沉,沉脉提示病邪入里、正气内沉,表示疾病处于缠绵难愈的状态。中药沉香也是一味药效显著的名贵药材,具有较为理想的治病和养生作用。

忱 拼音 chén 注音 ㄔㄣˊ，部首 忄 笔画数 7 结构 左右结构 造字法 形声;从忄、尤声 笔顺编号 4424535 笔顺读写 捺捺竖捺折撇折 部外 4 字义五行 金

　　忱的本义是真诚守信,即诚恳、真挚的心意,诸如热忱、赤忱、谢忱等,这种发自内心的真情实感,无论是对当事人还是对他人,都是一种美好的回忆,不仅会赢得他人的尊重和爱戴,还会给人的心理健康带来极大的益处。

晨 拼音 chén 注音 ㄔㄣˊ，部首 日 笔画数 11 结构 上下结构 造字法 形声;从日、辰声 笔顺编号 25111311534 笔顺读写 竖折横横横撇横横折撇捺 部外 7 字义五行 金

　　晨指太阳刚刚升起的时候,也是一天美好生活的开始。对人体来说,清晨是一天中最为轻松的时分,也是进行养生保健活动最好的时间,应当倍加珍惜,鼓励人们能在太阳刚刚升起的早晨进行不同形式的锻炼。

疢 拼音 chèn 注音 彳ㄣˋ，部首 疒 笔画数 9 结构 半包围结构 造字法 会意 笔顺编号 413414334 笔顺读写 捺横撇捺横捺撇撇捺 部外 4 字义五行 金

疢的本义是指热性疾病，泛指疾病而言，疾病对人体健康的危害不言自明，站在中医养生的角度来说，积极提高自己的抗病能力，有效预防疾病、及时治疗疾病、防止疾病复发，自然是颇为重要的保健措施。

C

---

cheng

瞠 拼音 chēng 注音 彳ㄥ，部首 目 笔画数 16 结构 左右结构 造字法 形声;从目、堂声 笔顺编号 2511124345251121 笔顺读写 竖折横横横竖捺撇捺折竖折横横竖横 部外 11 字义五行 火

瞠指瞪着眼睛看，意指遇到突然事件后表现出不知所措的样子，如瞠目结舌。如果经常发生这样的情形，往往会使人体气机发生紊乱，进而引起脏腑功能失常，影响健康状态及其水平，长此以往会对人体长寿不利。

成 拼音 chéng 注音 彳ㄥˊ，部首 戈 笔画数 6 结构 单一结构 造字法 会意 笔顺编号 135534 笔顺读写 横撇折折撇捺 部外 2 字义五行 金

成的含义较为广泛，仅从医学养生的角度讲，成指人或其他生物发育到定型或者成熟的阶段，如成长、成年、成人、成熟等，也只有按照阴阳平衡发展规律正常发育，而且也要尽量避免伤害，才能达到成熟的高度。

诚 拼音 chéng 注音 彳ㄥˊ，部首 讠 笔画数 8 结构 左右结构 造字法 形声;从讠、成声 笔顺编号 45135534 笔顺读写 捺折横撇折折撇捺 部外 6 字义五行 金

诚指真心实意，不虚不假，诸如诚恳、诚实、诚心、诚信、真诚、赤诚等。诚信是做人的基本准则，也是以德养生的根本要求，只有做到真诚，人的内心才能得以安慰，身体才能拥有健康，长寿也就不仅仅是个梦想。

承 拼音 chéng 注音 ㄔㄥˊ，部首 乙 笔画数 8 结构 单一结构 造字法 会意 笔顺编号 52111534 笔顺读写 折竖横横横折撇捺 部外 7 字义五行 金

承的本义是用手托着或者撑着，意指一个连着一个。绵延两千多年的中医学特别看重对学术理论的传承工作，特别重视对历代医家宝贵经验的继承和研究，这也是中医学的一个重要特色，理应不断予以发扬光大。

惩 拼音 chéng 注音 ㄔㄥˊ，部首 心 笔画数 12 结构 上下结构 造字法 形声；从心、征声 笔顺编号 332121214544 笔顺读写 撇撇竖横竖横竖横捺折捺捺 部外 8 字义五行 金

惩指处罚、警诫，比如惩罚、惩治、惩戒等。因为过错而受到惩罚，给当事人的身心健康无疑会带来很大的伤害，因此必须尽最大努力避免处罚，尤其不能触犯法律，这也是中医养生特别强调的问题。

澄 拼音 chéng dèng 注音 ㄔㄥˊ，ㄉㄥˋ，部首 氵 笔画数 15 结构 左右结构 造字法 形声；从氵、登声 笔顺编号 441543341251431 笔顺读写 捺捺横折捺撇撇捺横竖折横捺撇横 部外 12 字义五行 水

澄的本义是平静而又清澈的水面，借喻宁静明亮的状态。人健康的心境应像澄静水面一样，与世无争，少起波澜，努力保持自身心态的平稳和恒定，长此以往，自可使身心健康，延年益寿。

橙 拼音 chéng 注音 ㄔㄥˊ，部首 木 笔画数 16 结构 左右结构 造字法 形声；从木、登声 笔顺编号 1234543341251431 笔顺读写 横竖撇捺折捺撇撇捺横竖折横捺撇横 部外 12 字义五行 木

橙即橙子，为我国常见的一种常绿乔木水果，盛产于南方，颜色红中带黄，果肉含有丰富的维生素，果皮亦可入药，具有生津止渴、开胃下气的功效，饭后食橙子或饮橙汁有化解油腻、消食、醒酒的养生保健作用。

骋 拼音 chěng 注音 ㄔㄥˇ，部首 马 笔画数 10 结构 左右结构 造字法 形声；左形右声 笔顺编号 5512512115 笔顺读写 折折横竖折横竖横横折 部外 7 字义五行 火

骋指驰骋，原意是描述马在奔跑时的状态，一般是形容精神饱满、冲劲十足的精神风貌。不管是人还是动物，不断奋斗、不断进取是值得提倡的，从调神养生的角度出发，这种情况都是非常健康的状态。

逞 拼音 chěng 注音 ㄔㄥˇ，部首 辶 笔画数 10 结构 半包围结构 造字法 形声；从辶、呈声 笔顺编号 2511121454 笔顺读写 竖折横横横竖横捺折捺 部外 7 字义五行 火

逞指炫耀、显示、卖弄，由着性子不受约束，如逞能、逞强、得逞等，这种性格特点对人体的健康不利，特别是会导致人格扭曲，产生骄傲自大、目中无人的偏向，要想成为一个正态的人，应当及时加以调教和改正。

chi

吃 拼音 chī 注音 ㄔ，部首 口 笔画数 6 结构 左右结构 造字法 形声；左形右声 笔顺编号 251315 笔顺读写 竖折横撇横折 部外 3 字义五行 火

吃是人和动物最基本的日常活动，指将食物在嘴里嚼碎后咽下的过程，诸如吃饭、吃菜、吃素等。进食不仅是维系生命的根本，而且也是保持健康、追求长寿的关键，饮食养生为人类四大基本养生之一，理应重视。

嗤 拼音 chī 注音 ㄔ，部首 口 笔画数 13 结构 左右结构 造字法 形声；左形右声 笔顺编号 2515221251214 笔顺读写 竖折横折竖竖横竖折横竖横捺 部外 10 字义五行 火

嗤就是讥笑，指对别人流露出不屑一顾的表情，如嗤笑、嗤之以鼻。不管出于什么原因，这种态度都是不正确的，会给对方较大的伤害，常常在别人的内心留下挥之不去的阴影，直接影响人体的心理健康。

痴 拼音 chī 注音 ㄔ，部首 疒 笔画数 13 结构 半包围结构 造字法 形声；从疒、知声 笔顺编号 4134131134251 笔顺读写 捺横撇捺横撇横横撇捺竖折横 部外 8 字义五行 火

痴指傻、愚笨，或对某人某事入迷，难以自拔，如痴呆、痴情、痴狂、痴迷、痴想等。这一情结对养生而言，既有执着的可取之处，也有不健康的一面，常常会给当事人带来各种各样的精神障碍，甚至危及生命。

弛 拼音 chí 注音 ㄔˊ，部首 弓 笔画数 6 结构 左右结构 造字法 形声；左形右声 笔顺编号 515525 笔顺读写 折横折折竖折 部外 3 字义五行 火

弛即放松、解除，有意让紧张的情绪放松下来，比如松弛、弛缓、一张一弛等。从心理保健的角度讲，这是一种非常有益的调神养生方法，在繁忙的工作之余适当给自己放松放松，能够有效地解除人的紧张情绪。

驰 拼音 chí 注音 ㄔˊ，部首 马 笔画数 6 结构 左右结构 造字法 形声；左形右声 笔顺编号 551525 笔顺读写 折折横折竖折 部外 3 字义五行 火

驰的本义与骋相似，指快速奔跑，比如驰骋、奔驰、神驰、驰名、风驰等，它象征着健康和快乐，是人体精、气、神较为旺盛的外在标志，如果能够经常保持这种良好的精神风貌，则会取得理想的工作业绩。

迟 拼音 chí 注音 ㄔˊ，部首 辶 笔画数 7 结构 半包围结构 造字法 形声；从辶、尺声 笔顺编号 5134454 笔顺读写 折横撇捺捺折捺 部外 4 字义五行 金

迟指迟到、缓慢，凡是比规定或适宜的时间晚均可称为迟，中医脉象中的迟脉就是这个意思。迟脉为人体基本脉象之一，主要提示体内为阳气不足、阴寒内滞之象，通常采用温阳散寒之法加以治疗，迟脉即可改善。

尺 拼音 chǐ chě 注音 ㄔˇ、ㄔㄜˇ，部首 尸 笔画数 4 结构 单一结构 造字法 会意 笔顺编号 5134 笔顺读写 折横撇捺 部外 1 字义五行 火

尺为丈量长短的工具，也是长度单位之一，如折尺、直尺、皮尺、英尺、比例尺等。在中医学中有寸、关、尺三部诊脉之说，其中的尺脉指最下一部，能够反映肝肾功能，尺脉有力则说明精、气、神充足。

齿 拼音 chǐ 注音 ㄔˇ，部首 齿 笔画数 8 结构 上下结构 造字法 形声；上形下声 笔顺编号 21213452 笔顺读写 竖横竖横撇捺折竖 字义五行 火

齿即牙齿，是用于撕咬和咀嚼食物的器官。人们养生的重要行为是吃，而吃离不开牙齿的咀嚼，可见牙齿在饮食养生中的关键作用，牙好才能胃好，胃好才能身体好，身体好才有可能长寿，所以平时应保护牙齿。

耻 拼音 chǐ 注音 ㄔˇ，部首 耳 笔画数 10 结构 左右结构 造字法 形声；从耳、止声 笔顺编号 1221112121 笔顺读写 横竖竖横横横竖横竖横 部外 4 字义五行 火

耻的字面意思是听到自己做了不好的事之后立即停止，本义是耻辱，泛指觉得不光彩或者惭愧、耻辱。无论因为什么原因，如果在自己的心中产生了这种不良的感觉，常令当事人的内心产生极大的不安，不利于健康。

豉 拼音 chǐ 注音 ㄔˇ，部首 豆 笔画数 11 结构 左右结构 造字法 形声；从豆、支声 笔顺编号 12514311254 笔顺读写 横竖折横捺撇横横竖折捺 部外 4 字义五行 金

豉即豆豉，是一种用黄豆或者黑豆发酵后制成的食品，是普通群众经常用来佐餐的可口食物，具有一定的饮食养生作用，中医也常以其入药，发挥健脾开胃的效果，如栀子豉汤善治胸脘烦闷、食欲不振，即为其例。

叱 拼音 chì 注音 彳丶，部首 口 笔画数 5 结构 左右结构 造字法 形声；从口、匕声 笔顺编号 25135 笔顺读写 竖折横撇折 部外 2 字义五行 金

叱指呵斥、责骂，比如叱骂、叱责、叱问及怒叱等。在中医七情致病理论中，怒和郁都是直接损伤人体肝脾健康的杀手，无论是被人叱骂之人，还是对人发怒之人，叱骂都是一种对身心健康危害极大的行为。

斥 拼音 chì 注音 彳丶，部首 斤 笔画数 5 结构 单一结构 造字法 会意 笔顺编号 33124 笔顺读写 撇撇横竖捺 部外 1 字义五行 金

斥是责备的意思，诸如斥骂、斥责、痛斥、训斥、驳斥等，这一行为和叱的意思相似，也归属于七情致病的范围，斥责别人非常不利于自己和他人的身心健康，所以应当尽量采用平和的口气进行交流。

赤 拼音 chì 注音 彳丶，部首 赤 笔画数 7 结构 单一结构 造字法 会意 笔顺编号 1213234 笔顺读写 横竖横撇竖撇捺 字义五行 金

赤指红色而言，还有忠诚、裸露的含义。红色在中医学中有多种含义，在脏与心相应，而脉管中的血液亦为红色，病邪中的火热之邪亦与红色相关，因此，人体出现赤色病变，通常都是从心、从火论治调理的。

炽 拼音 chì 注音 彳丶，部首 火 笔画数 9 结构 左右结构 造字法 形声；从火、只声 笔顺编号 433425134 笔顺读写 捺撇撇捺竖折横撇捺 部外 5 字义五行 火

炽的本义是指火势旺盛，诸如炽灼、炽热、炽情、炽盛等，大凡火热亢盛之人，大多表现出阳热旺盛之象，类似于现代医学中的各种炎性病变，中医通常采取清热泻火之法进行治疗，但不可完全等同对待。

chong

冲 拼音 chōng chòng 注音 ㄔㄨㄥ,ㄔㄨㄥˋ,部首 冫 笔画数 6 结构 左右结构 造字法 形声;从冫、中声 笔顺编号 412512 笔顺读写 捺横竖折横竖 部外 4 字义五行 金

冲指交通要道,还有猛烈碰撞、用力向上顶等含义,比如冲击、冲锋、冲洗、冲动、缓冲等。在中医学中,冲脉是一个重要的名词,为奇经八脉之首,主司女性月经及生育,平时调理冲脉具有重要的保健价值。

忡 拼音 chōng 注音 ㄔㄨㄥ,部首 忄 笔画数 7 结构 左右结构 造字法 形声;从忄、中声 笔顺编号 4422512 笔顺读写 捺捺竖竖折横竖 部外 4 字义五行 金

忡的本义是焦虑不安,即怔忡、忧心忡忡之意,这种情志变化在临床病例中较为多见,中医学认为其主要原因在于气血虚衰、心神失养,通常采用益气补血、养心安神之法加以治疗,采用日常保健亦能奏效。

虫 拼音 chóng 注音 ㄔㄨㄥˊ,部首 虫 笔画数 6 结构 单一结构 造字法 会意 笔顺编号 251214 笔顺读写 竖折横竖横捺 字义五行 火

虫的本义就是指虫子,是指昆虫及类似于昆虫的小动物,诸如蚊虫、害虫、蝗虫、虫灾及寄生虫等,其中寄生虫病是影响人类健康的一大类疾病,中医特别强调防治寄生虫病在养生保健中的重要意义。

崇 拼音 chóng 注音 ㄔㄨㄥˊ,部首 山 笔画数 11 结构 上下结构 造字法 形声;从山、宗声 笔顺编号 25244511234 笔顺读写 竖折竖捺捺折横横竖撇捺 部外 8 字义五行 金

崇即崇高,是被尊重、被重视的意思,一般形容人们对伟人、英雄、榜样的崇敬心情,比如崇拜、崇尚等。无论任何人,均应有向英雄人物学习之心,胸怀感恩之意,不断进取,这有利于以德养生及健康长寿。

宠 拼音 chǒng 注音 ㄔㄨㄥˇ，部首 宀 笔画数 8 结构 上下结构 造字法 形声；从宀、龙声 笔顺编号 44513534 笔顺读写 捺捺折横撇折撇捺 部外 5 字义五行 金

宠的本义是过分喜爱，或者偏爱，如宠儿、宠幸、恩宠、宠信等。过于宠爱对幼孩的身心健康及人格成长具有非同小可的杀伤力，特别容易发生在爷爷奶奶的身上，应当予以高度重视，以免贻误下一代。

chou

仇 拼音 chóu qiú 注音 ㄔㄡˊ，ㄑㄧㄡˊ，部首 亻 笔画数 4 结构 左右结构 造字法 形声；从亻、九声 笔顺编号 3235 笔顺读写 撇竖撇折 部外 2 字义五行 金

仇指仇恨、仇敌，是一种颇为扭曲的变态心理，诸如仇人、仇视、仇杀、仇怨、报仇等。除了出现不可逾越的敌我矛盾之外，对于一般性矛盾，理性的做法是消除仇恨，妥善化解，以和为贵。

惆 拼音 chóu 注音 ㄔㄡˊ，部首 忄 笔画数 11 结构 左右结构 造字法 形声；从忄、周声 笔顺编号 44235121251 笔顺读写 捺捺竖撇折横竖横竖折横 部外 8 字义五行 金

惆即惆怅，指因某些事情导致内心失望、失意，进而出现心情郁闷的情形，如果得不到及时调理，则会引起各种各样情形不同的情志病证，直接危害人体五脏六腑的功能活动，进而影响人体的健康与长寿。

愁 拼音 chóu 注音 ㄔㄡˊ，部首 心 笔画数 13 结构 上下结构 造字法 形声；从心、秋声 笔顺编号 3123443344544 笔顺读写 撇横竖撇捺捺撇撇捺捺折捺捺 部外 9 字义五行 金

愁指忧愁、忧虑、苦闷，比如愁闷、离愁、乡愁、愁眉、愁容、愁肠等，遇到困难和挫折，让人出现忧愁的情绪，这是自然而然的事情，但是如果把这种不良情绪长时间地不断延续，则又是身心健康之大敌。

踌 拼音 chóu 注音 ㄔㄡˊ，部首 足 笔画数 14 结构 左右结构
造字法 形声；从足、寿声 笔顺编号 25121211113124 笔顺读写
竖折横竖横竖横横横撇横竖捺 部外 7 字义五行 火

踌即踌躇，如踌躇满志等。踌躇含有两个截然不同的意思，一是
犹豫不决，二是自我得意，这两种情愫都是不太健康的心态变化，均
不利于养生保健，有损健康及长寿，应当适当予以约束和限制。

臭 拼音 chòu xiù 注音 ㄔㄡˋ，ㄒㄧㄡˋ，部首 自 笔画数 10 结
构 上下结构 造字法 形声；从自、犬声 笔顺编号 3251111344
笔顺读写 撇竖折横横横横撇捺捺 部外 4 字义五行 水

臭的本义是用鼻子闻气味，引申为难闻的气味，与香正好相反，
诸如恶臭、腥臭、臭美、臭名、臭椿等。无论从气味上还是心理上，臭
都会给人带来一种不愉快的感觉，会影响心情，可利用相关方法加以
减缓。

chu

厨 拼音 chú 注音 ㄔㄨˊ，部首 厂 笔画数 12 结构 半包围结构
造字法 会意 笔顺编号 131251431124 笔顺读写 横撇横竖折
横捺撇横横竖捺 部外 10 字义五行 金

厨的含义均与烹饪有关，或指做菜做饭的地方，或指做菜做饭的
工作，或指做菜做饭的人，总之与吃饭直接有关。科学合理的饮食对
人体健康的重要性不言而喻，也就是说厨与人的健康和生命息息
相关。

楚 拼音 chǔ 注音 ㄔㄨˇ，部首 木 笔画数 13 结构 上下结构 造
字法 形声；从林、疋声 笔顺编号 1234123452134 笔顺读写 横
竖撇捺横竖撇捺折竖横撇捺 部外 9 字义五行 金

楚除了指代湖北、湖南一带之外，还指人身的痛苦，比如酸楚、痛
楚、苦楚、凄楚等，中医所说的疾病，就是指此而言，即"人之所苦（楚）
为之病"，中医养生保健的目的就是要尽可能地消除病楚，维护健康。

怵 拼音 chù 注音 ㄔㄨˋ，部首 忄 笔画数 8 结构 左右结构 造字法 形声;从忄、术声 笔顺编号 44212344 笔顺读写 捺捺竖横竖撇捺捺 部外 5 字义五行 金

C

怵指害怕、恐惧,在心理疾病谱中,恐惧心理是极为常见的一种情志异常,多因某些严重打击而致内心产生变态,每遇紧张情况即出现恐惧和害怕,应当及时加以调治,不可让这种情绪持续发展而威胁健康。

搐 拼音 chù 注音 ㄔㄨˋ，部首 扌 笔画数 13 结构 左右结构 造字法 形声;从扌、畜声 笔顺编号 1214155425121 笔顺读写 横竖横捺横折折捺竖折横竖横 部外 10 字义五行 金

搐即抽搐,指肌肉不由自主地抽动挛缩。中医学认为本病属于心神失调所致的一类常见疾病,病因多样,病情较为复杂,不易根治。对于此类疾病,单一方法难以根治,当采用中西医结合诊疗,有一定的临床疗效。

---

chuan

穿 拼音 chuān 注音 ㄔㄨㄢ，部首 穴 笔画数 9 结构 上下结构 造字法 会意 笔顺编号 445341523 笔顺读写 捺捺折撇捺横折竖撇 部外 4 字义五行 金

穿的本义是穿透,引申为将衣服、鞋袜等套在身上,还有挖掘、开通、串接等含义。吃饭、穿衣是人们最基本的生活行为,吃饭在于饱腹,穿衣在于防寒,人的养生保健活动首先从穿衣吃饭开始,不可小觑。

传 拼音 chuán zhuàn 注音 ㄔㄨㄢˊ，ㄓㄨㄢˋ，部首 亻 笔画数 6 结构 左右结构 造字法 形声;从亻、专声 笔顺编号 321154 笔顺读写 撇竖横横折捺 部外 4 字义五行 火

传的本义是传授、递交、布散,诸如传播、传达、传送、传颂、传闻及传导等。中医养生学和其他学科一样,特别重视养生保健知识和技能的代代相传及发扬光大,特别是手把手地师徒传授,值得提倡。

喘 拼音 chuǎn 注音 ㄔㄨㄢˇ，部首 口 笔画数 12 结构 左右结构 造字法 形声;左形右声 笔顺编号 251252132522 笔顺读写 竖折横竖折竖横撇竖折竖竖 部外 9 字义五行 金

喘是不由自主地急促呼吸，在医学上通常是哮喘的简称，主要反映出肺及呼吸系统的病变，中医常常采取强肺平喘的食物加以调养，诸如百合、银杏、贝母、杏仁、枇杷等，只要辨治准确，均可获得良好疗效。

chuang

疮 拼音 chuāng 注音 ㄔㄨㄤ，部首 疒 笔画数 9 结构 半包围结构 造字法 形声;从疒、仓声 笔顺编号 413413455 笔顺读写 捺横撇捺横撇捺折折 部外 4 字义五行 金

疮指皮肤、黏膜发生红肿、渗出、溃烂、破损等症状的一类常见疾病，包括褥疮、刀疮、冻疮、口疮、毒疮、痔疮、疮疤等，通常可采取外治之法加以康复，平时也应当特别注意个人卫生，预防感染。

床 拼音 chuáng 注音 ㄔㄨㄤˊ，部首 广 笔画数 7 结构 半包围结构 造字法 会意 笔顺编号 4131234 笔顺读写 捺横撇横竖撇捺 部外 4 字义五行 木

床是用来供人们睡眠、休息的日常家具，也是用于描述被褥数量的计数单位，诸如床单、床垫、床榻、床位、温床等，床与人体睡眠息息相关，拥有舒适的床，同样是确保睡眠健康的基本保障和重要条件。

创 拼音 chuàng chuāng 注音 ㄔㄨㄤˋ，ㄔㄨㄤ，部首 刂 笔画数 6 结构 左右结构 造字法 形声;从刂、仓声 笔顺编号 345522 笔顺读写 撇捺折折竖竖 部外 4 左右结构 字义五行 金

创除了表示第一次做的意思之外，还指身体受到外伤引起各种各样的疾病和症状，如创伤、创痕、创面、创口等，大凡出现这些情况，尤其是久治不愈，均会给人的身心健康带来较大的影响，有损长寿。

怆

拼音 chuàng 注音 ㄔㄨㄤˋ，部首 忄 笔画数 7 结构 左右结构 造字法 形声；从忄、仓声 笔顺编号 4423455 笔顺读写 捺捺竖撇捺折折 部外 4 字义五行 金

怆指悲伤，因为遭遇诸多不测而使人的情绪下降到极其苍凉的状态，会给身心健康带来极大的危害，从中医养生的角度来说，必须采取有效的干预方法加以调治，才能走出怆痛的境地，恢复应有的健康状态。

chui

吹

拼音 chuī 注音 ㄔㄨㄟ，部首 口 笔画数 7 结构 左右结构 造字法 形声；左形右声 笔顺编号 2513534 笔顺读写 竖折横撇折撇捺 部外 4 字义五行 金

吹的本义是合住嘴用力出气，扩大为吹风、吹奏、吹拂。中医学认为风为百病之长，如果因为长时间被风，特别是被冷风、贼风吹过，就会出现外感伤寒等一系列病证，需要及时加以治疗，否则就会影响人体健康。

炊

拼音 chuī 注音 ㄔㄨㄟ，部首 火 笔画数 8 结构 左右结构 造字法 形声；左形右声 笔顺编号 43343534 笔顺读写 捺撇撇捺撇折撇捺 部外 4 字义五行 火

炊指烧火做饭，比如炊具、炊烟、炊事、茶炊等。饮食养生是人类四大基本养生之一，饮食物必须通过炊事加工，烹调成美味可口、营养丰富的熟品供人们食用，才能发挥与众不同的营养保健作用。

垂

拼音 chuí 注音 ㄔㄨㄟˊ，部首 土 笔画数 8 结构 单一结构 造字法 形声 笔顺编号 31212211 笔顺读写 撇横竖横竖竖横横 部外 5 字义五行 金

垂指将要、将近，还指头向下低，诸如下垂、垂泪、垂柳、垂老、垂落、垂死、垂成等，均为衰败之象，对此应当尽早开展中医"治未病"治疗，未病先防，有病早治，病后防复，抵御衰老，不可任其发展而贻害健康。

捶 拼音 chuí 注音 ㄔㄨㄟˊ，部首 扌 笔画数 11 结构 左右结构 造字法 形声；从扌、垂声 笔顺编号 12131212211 笔顺读写 横竖横撇横竖横竖竖横横 部外 8 字义五行 金

捶即撞击、敲打，用力敲击，在中医按摩推拿过程中，医者会经常采用捶打的手法对患者加以治疗，力度根据具体情况确定，可轻可重，或时轻时重，或先轻后重，以患者感到舒适为度，从而发挥养生保健作用。

C

chun

春 拼音 chūn 注音 ㄔㄨㄣ，部首 日 笔画数 9 结构 上下结构 造字法 会意 笔顺编号 111342511 笔顺读写 横横横撇捺竖折横横 部外 5 字义五行 木

春的本义是太阳初升、草木萌生之意，春天是一年中的第一个季节，春暖花开、万物复苏，诸如春风、春色、春意、新春、阳春、回春等。中医学认为春天是四季中最为温暖、欢乐的季节，非常有利于人们休养生息、延年益寿。

椿 拼音 chūn 注音 ㄔㄨㄣ，部首 木 笔画数 13 结构 左右结构 造字法 形声；从木、春声 笔顺编号 1234111342511 笔顺读写 横竖撇捺横横横撇捺竖折横横 部外 9 字义五行 木

椿指椿树，是一种常见的落叶乔木，分为香椿和臭椿两类。其中香椿的嫩叶可以食用，具有开胃健脾、化湿醒神的养生保健作用，是一味颇受食客喜爱的绿色食物，特别是作为饮酒时的佐餐，更具解酒保健作用。

唇 拼音 chún 注音 ㄔㄨㄣˊ，部首 口 笔画数 10 结构 半包围结构 造字法 形声；从口、辰声 笔顺编号 1311534251 笔顺读写 横撇横横折撇捺竖折横 部外 7 字义五行 水

唇指嘴唇，是人体消化道的第一个关口，中医称其为七冲门中的飞门，饮食物自此进入体内。口唇的色泽正常与否也能客观反映出人体脾胃功能的好坏，因而具有一定的诊断价值，便于医者进行综合判断。

淳 拼音 chún zhūn 注音 ㄔㄨㄣˊ，ㄓㄨㄣ 部首 氵 笔画数 11 结构 左右结构 造字法 形声；从氵、享声 笔顺编号 44141251521 笔顺读写 捺捺横捺横竖折横折竖横 部外 8 字义五行 水

淳的本义是朴实、厚道，形容人的良好品行。从道德养生的角度来看，这一品德对当事人的身心健康、处世心态及人格修养均有较大裨益，同时也能给其他人带来无比积极的正能量，因此值得提倡和发扬。

醇 拼音 chún 注音 ㄔㄨㄣˊ，部首 酉 笔画数 15 结构 左右结构 造字法 形声；从酉、享声 笔顺编号 125351141251521 笔顺读写 横竖折撇折横横捺横竖折横折竖横 部外 8 字义五行 水

醇指酒的香味，纯正浓厚，比如醇香、醇美、清醇、甘醇等。酒是由高粱等食物经过制作流程而加工成的常用饮品，对人体具有温通血脉、活血化瘀的养生保健作用，酒对人体而言，少喝有益，多饮有害。

蠢 拼音 chǔn 注音 ㄔㄨㄣˇ，部首 虫 笔画数 21 结构 品字结构 造字法 形声；从虫、春声 笔顺编号 111342511251214251214 笔顺读写 横横横撇捺竖折横横竖折横竖横捺竖折横竖横捺 部外 15 字义五行 金

蠢的原本意思是虫子爬行，最常用的意思是形容愚笨或者笨拙，如蠢笨、蠢货、蠢事、蠢人等，通常有责骂、贬斥之意。人的智慧有高有低，不管高低，这一言行都会对当事人产生心理损伤，当谨慎而言。

---

chuo

啜 拼音 chuò chuài 注音 ㄔㄨㄛˋ，ㄔㄨㄞˋ，部首 口 笔画数 11 结构 左右结构 造字法 形声；从口、叕声 笔顺编号 25154545454 笔顺读写 竖折横折捺折捺折捺折捺 部外 8 字义五行 金

啜的含义有二，一指喝茶，即啜茗，二指哭泣的样子。前者对人体的健康非常有利，能够有效调节人体身心健康；后者会使人的内心产生悲伤的情感，长时间发生啜泣，还可能引起心肺病变，自当控制。

辍 拼音 chuò 注音 ㄔㄨㄛˋ，部首 车 笔画数 12 结构 左右结构 造字法 形声；从车、叕声 笔顺编号 152154545454 笔顺读写 横折竖横折捺折捺折捺折捺 部外 8 字义五行 火

辍指中止、停止，如辍学、辍笔、辍演等。中医养生保健活动的一个重要指导思想是持之以恒，要想身体好，坚持是法宝，也就是一定要坚持不辍，力戒一曝十寒、半途而止，只有这样才能获得健康。

龊 拼音 chuò 注音 ㄔㄨㄛˋ，部首 齿 笔画数 15 结构 左右结构 造字法 会意 笔顺编号 212134522512134 笔顺读写 竖横竖横撇捺折竖竖折横竖横撇捺 部外 7 字义五行 火

龊的意思是龌龊，比喻肮脏、不干净，或人品低劣、行为卑鄙。凡是有这种情况的人，都必须按照中华民族的道德规范来从严要求自己，不断洗涤心灵，以求身心健康，千万不可放任自流，向社会释放负能量。

ci

疵 拼音 cī 注音 ㄘ，部首 疒 笔画数 11 结构 半包围结构 造字法 形声；从疒、此声 笔顺编号 41341212135 笔顺读写 捺横撇捺横竖横竖横撇折 部外 6 字义五行 金

疵指缺点、小毛病，比如疵点、瑕疵、吹毛求疵等。对人而言，只有不断地改正缺点、克服自身不足，才能使人的心情更愉悦、身心更健康，与周围的人更加融合，人际关系更趋和谐，最终有利于自身的心智成熟。

慈 拼音 cí 注音 ㄘˊ，部首 心 笔画数 13 结构 上下结构 造字法 形声；从心、兹声 笔顺编号 4315545544544 笔顺读写 捺撇横折折捺折折捺捺折捺捺 部外 9 字义五行 金

慈悲为怀，即仁爱、和善，诸如慈蔼、慈眉、慈颜、慈祥等。仁慈是一种人人皆应具备的社会公德，也是佛家倡导的优良品德，从福报的角度讲，善良是最大的美德，不但能给自己带来福音，也能够惠及后人。

磁 拼音 cí 注音 ㄘˊ，部首 石 笔画数 14 结构 左右结构 造字法 形声；从石、兹声 笔顺编号 13251431554554 笔顺读写 横撇竖折横撇撇横折折捺折折捺 部外 9 字义五行 金

磁指磁力，是能吸引铁、钴、镍等金属的性能，诸如磁盘、磁场、磁针、磁化、磁极等。人体本身就是一个大的磁力场，特别体现在人体十四经脉及其腧穴上，针灸养生就是这个原理，正性磁力对人体健康有益。

雌 拼音 cí 注音 ㄘˊ，部首 隹 笔画数 14 结构 左右结构 造字法 形声；从隹、此声 笔顺编号 21213532411121 笔顺读写 竖横竖横撇撇竖捺横横横竖横 部外 6 字义五行 金

雌指能够产生卵细胞的动物或者植物，与雄相对而言，具有母性繁衍作用。按照中医的阴阳划分，雌性为阴，具备柔和的属性，且能长养万物，从养生的角度说，女性，特别是母亲的健康关乎全家，不可忽视。

刺 拼音 cì cī 注音 ㄘˋ，ㄘ，部首 刂 笔画数 8 结构 左右结构 造字法 形声；右形左声 笔顺编号 12523422 笔顺读写 横竖折竖撇捺竖竖 部外 6 字义五行 金

刺指用尖锐的东西穿入人体或者物体，中医针刺疗法就是借助毫针刺入特定腧穴而发挥其独特的养生、保健、治疗及抢救作用。针灸是中医学中极具特色的外治疗法之一，如果辨治准确，针有法度，则疗效理想。

赐 拼音 cì 注音 ㄘˋ，部首 贝 笔画数 12 结构 左右结构 造字法 形声；从贝、易声 笔顺编号 253425113533 笔顺读写 竖折撇捺竖横横撇折撇撇 部外 8 字义五行 金

赐是赏给的意思，如赐赏、恩赐、厚赐等。无论哪个层次的赐赏，对当事者来说，都应当是令人愉悦的事，可以直接增强身心健康和幸福指数，获得好评、赢得赏赐，自然有利于人的健康与长寿。

cong

葱 拼音 cōng 注音 ㄘㄨㄥ，部首 艹 笔画数 12 结构 上中下结构 造字法 形声；从艹、从心、匆声 笔顺编号 122353344544 笔顺读写 横竖竖撇折撇撇捺捺折捺捺 部外 9 字义五行 木

葱是多年生的草本植物，茎叶有较明显的辛辣之味，是日常蔬菜及调味品之一，以山东大葱质量为优。葱具有辛温解表、走串通窍的养生保健效果，常常用于治疗因感受风寒而出现的感冒、无汗、头疼等病证。

聪 拼音 cōng 注音 ㄘㄨㄥ，部首 耳 笔画数 15 结构 左右结构 造字法 形声；从耳、总声 笔顺编号 122111432514544 笔顺读写 横竖竖横横横捺撇竖折横折捺捺 部外 9 字义五行 金

聪的本义是听觉灵敏，平常用于形容智力发达、反应敏捷、记忆力强，诸如聪明、聪慧、聪颖等。智商较高之人，其学习知识、接受知识、运用知识的能力也较强，因而常常具有较高的养生保健造诣。

cu

粗 拼音 cū 注音 ㄘㄨ，部首 米 笔画数 11 结构 左右结构 造字法 形声；从米、且声 笔顺编号 43123425111 笔顺读写 捺撇横竖撇捺竖折横横横 部外 5 字义五行 金

粗的含义较多，如粗暴、粗鲁、粗放、粗狂、粗野、粗俗、粗率等，但从饮食养生方面而言，粗粮是杂粮的别称，饮食养生提倡杂食，鼓励多吃粗粮，这样可以有效预防高血压、糖尿病等诸多疾病。

卒 拼音 cù zú 注音 ㄘㄨˋ，ㄗㄨˊ，部首 十 笔画数 8 结构 独体字 造字法 指示 笔顺编号 41343412 笔顺读写 捺横撇捺撇捺横竖 部外 6 字义五行 金

卒指突然、匆忙的意思，中医所说的卒中相当于西医的脑血管疾病，发病急促、进展迅猛、不易根治、死亡率高，理应特别加以预防和重视，中医在治疗卒中过程中积累了一定的临床经验，有可喜的效果。

醋 拼音 cù 注音 ㄘㄨˋ，部首 酉 笔画数 15 结构 左右结构 造字法 形声；从酉、昔声 笔顺编号 125351112212511 笔顺读写 横竖折撇折横横横竖竖横竖折横横 部外 8 字义五行 金

醋指用粮食发酵而成的带有酸味的液态调味品，通常所说的陈醋、米醋、醋酸等，古人称为苦酒。醋不但是人们喜欢食用的调味品，也是日常养生和保健的佳品，具有软化血管、健脾止渴的良好作用。

cuan

汆 拼音 cuān 注音 ㄘㄨㄢ，部首 水 笔画数 6 结构 上下结构 造字法 会意 笔顺编号 342534 笔顺读写 撇捺竖折撇捺 部外 2 字义五行 金

汆为会意字，本义是将食物放进沸水煮熟，这是一种非常科学的绿色烹调方法。现代研究证明，采用非油炸的烹调方法，能够使食物中的有效成分免遭破坏，防止高脂血症、高血压等疾病的发生，是一种较好的烹调方法。

cui

脆 拼音 cuì 注音 ㄘㄨㄟˋ，部首 月 笔画数 10 结构 左右结构 造字法 形声；从月、危声 笔顺编号 3511351355 笔顺读写 撇折横横撇折横撇折折 部外 6 字义五行 金

脆指脆弱，容易碎断。在人群之中，幼儿及儿童的身体和健康是极其脆弱的，尤其是幼儿，因为其脏腑娇嫩、体质虚弱、气血匮乏，极易发生各种各样的不足和危险情况，因而需要加以重点保护，以防不测。

悴 拼音 cuì 注音 ㄘㄨㄟˋ，部首 忄 笔画数 11 结构 左右结构 造字法 形声；从忄、卒声 笔顺编号 44241343412 笔顺读写 捺捺竖捺横撇捺撇捺横竖 部外 8 字义五行 金

悴即憔悴，比喻疲惫不堪的样子。无论是过于疲劳还是精神压力过大，均会导致人体形容憔悴，按照中医养生学的基本要求，必须尽量避免这种情况的发生，按照辨证论治的原则加以调养，方可健康。

瘁 拼音 cuì 注音 ㄘㄨㄟˋ，部首 疒 笔画数 13 结构 半包围结构 造字法 形声；从疒、卒声 笔顺编号 4134141343412 笔顺读写 捺横撇捺横捺横撇捺捺捺横竖 部外 8 字义五行 金

瘁指过度劳累，心力尽耗，如鞠躬尽瘁、心力交瘁。从中医养生学的角度来讲，尽管为社会发展的奉献精神可嘉，但这种过度劳累的情形是绝对应当戒除的，如果由于过于劳累变生各种疾病，身体已失，万事皆空。

翠 拼音 cuì 注音 ㄘㄨㄟˋ，部首 羽 笔画数 14 结构 上下结构 造字法 形声；从羽、卒声 笔顺编号 54154141343412 笔顺读写 折捺横折捺横捺横撇捺撇捺横竖 部外 8 字义五行 金

翠是青绿色，指绿色中的较深者。在四季之中，春天的景色让人心旷神怡，绿色在其中发挥了极大的作用，阳春时节也是人们踏青锻炼的好时段，应在条件许可的情况下尽量享受春光，这样非常有利于身心健康和长寿。

---

cun

皴 拼音 cūn 注音 ㄘㄨㄣ，部首 皮 笔画数 12 结构 左右结构 造字法 形声；从皮、夋声 笔顺编号 543435453254 笔顺读写 折捺撇捺撇折捺折撇竖折捺 部外 7 字义五行 金

皴指皮肤因受冻而裂开，是我国北方群众在冬季非常多见的一种皮肤疾病，中医学认为其与体内阳气不足，复加外寒侵袭有关，当以温阳通经散寒为治，可采取局部防护、药物外治及整体调理的方法加以养护。

存 拼音 cún 注音 ㄘㄨㄣˊ，部首 子 笔画数 6 结构 半包围结构 造字法 形声；从子、才声 笔顺编号 132521 笔顺读写 横撇竖折竖横 部外 3 字义五行 金

存即存活、存在、存取、存盘、存放、存粮、存心等。人的存活，特别是健康地存活，是中医养生中最为关键的问题，中医在这方面有其独特的作用，理应采用各种各样的保健方法进行调养以保持健康存活。

忖 拼音 cǔn 注音 ㄘㄨㄣˇ，部首 忄 笔画数 6 结构 左右结构 造字法 形声；从忄、寸声 笔顺编号 442124 笔顺读写 捺捺竖横竖捺 部外 3 字义五行 金

忖指思量、推测，如思忖、自忖、忖度等。中医学的学科特点是整体思维，在很多时候都需要仔细、缜密地思考、分析、想象和判断。中医诊病疗疾在很大程度上是一门思维的艺术，离不开仔细思忖一番。

寸 拼音 cùn 注音 ㄘㄨㄣˋ，部首 寸 笔画数 3 结构 单一结构 造字法 指事；从又、从一 笔顺编号 124 笔顺读写 横竖捺 字义五行 金

寸为测量长度的单位，市制十寸为一尺。针灸经络学中所说的寸是指同身寸，用于确定诸多腧穴的具体位置，常常以手的四指并拢，以中指横纹处为准，四指横量为三寸，根据相关标准依次厘定人体经穴的位置，这是古人临床实践的智慧结晶。

CUO

搓 拼音 cuō 注音 ㄘㄨㄛ，部首 扌 笔画数 12 结构 左右结构 造字法 形声；左形右声 笔顺编号 121431113121 笔顺读写 横竖横捺撇横横横撇横竖横 部外 9 字义五行 金

搓指两手相对摩擦或用手来回揉擦，中医按摩疗法常常运用这一方法来为患者解除病痛，通过有规律的搓揉，能够有效缓解疼痛、酸困及拘胀等不适感觉，这也是人们日常保健活动中最常用的养生方法。

挫 拼音 cuò 注音 ㄘㄨㄛˋ，部首 扌 笔画数 10 结构 左右结构 造字法 形声；从扌、坐声 笔顺编号 1213434121 笔顺读写 横竖横撇捺撇捺横竖横 部外 7 字义五行 金

挫的本义是失败，用手压下去，诸如挫败、挫伤、挫折、力挫等。按照中医的基本理论，人体发生疾病的过程，本身就是一次次邪气战胜正气的过程，而疾病的康复过程，则是人体正气挫败邪气的过程。

D

d

da

耷 拼音 dā 注音 ㄉㄚ，部首 耳 笔画数 9 结构 上下结构 造字法 会意；从大、从耳 笔顺编号 134122111 笔顺读写 横撇捺横竖竖横横横 部外 3 字义五行 火

耷是形声字，形容精神不振、无精打采、脑袋低垂的样子。不管因为什么原因，如果出现这种状态，都说明人体肝气失畅、气血不足、心神失养，应当益气补血、疏肝养神，则可有效改善这种不良状况。

达 拼音 dá 注音 ㄉㄚˊ，部首 辶 笔画数 6 结构 半包围结构 造字法 形声；从辶、大声 笔顺编号 134454 笔顺读写 横撇捺捺折捺 部外 3 字义五行 火

达指通达、调畅、心胸开阔，泛指到达，诸如达成、达意、达到、达观及发达等。中医学认为人体经脉必须畅达无阻，才能保持人体五脏六腑及神志活动处于功能正常的状态，否则就会产生各种各样的疾病。

答 拼音 dá dā 注音 ㄉㄚˊ,ㄉㄚ，部首 竹 笔画数 12 结构 上下结构 造字法 形声；从竹、合声 笔顺编号 314314341251 笔顺读写 撇横捺撇横捺撇捺横竖折横 部外 6 字义五行 木

答是指用口说笔写的方式来回应对方的提问，我国中医四大经典之首的《黄帝内经》一书便是采用黄帝与岐伯君臣问答的形式撰著而成的，成为中医学之渊薮，其后还有许许多多的著作以此形式问世。

瘩 拼音 dá da 注音 ㄉㄚˊ，·ㄉㄚ，部首 疒 笔画数 14 结构 半包围结构 造字法 形声；从疒、荅声 笔顺编号 41341122341251 笔顺读写 捺横撇捺横横竖竖撇捺横竖折横 部外 9 字义五行 火

瘩即疙瘩、瘩背等皮肤疾病，其中瘩背是指长在人体后背部的一种毒疮，病情较为凶险，容易出现毒热内陷心肺的情况，应当采用大剂量清热败毒之品加以治疗，此类病证属中医的急危大疾，必须高度重视。

打 拼音 dǎ dá 注音 ㄉㄚˇ，ㄉㄚˊ，部首 扌 笔画数 5 结构 左右结构 造字法 形声；从扌、丁声 笔顺编号 12112 笔顺读写 横竖横横竖 部外 2 字义五行 火

打指击打、攻打、敲打，诸如打倒、打劫、打猎、打败、鞭打、毒打、拷打、殴打等，都是对人体身心造成极大威慑的一些恐怖行为，直接影响人的健康和长寿，中医外因学说中的跌打亦为骨伤疾病的重要病因。

---

dai

呆 拼音 dāi 注音 ㄉㄞ，部首 口 笔画数 7 结构 上下结构 造字法 会意；从口、从木 笔顺编号 2511234 笔顺读写 竖折横横竖撇捺 部外 4 字义五行 水

呆指死板、发愣、愚蠢，泛指说话、做事、思维、行动不灵活的样子，比如呆板、呆傻、呆滞、痴呆等。老年性痴呆，即阿尔茨海默病，是一种常见的神经系统疾病，不但直接降低了患者的生活质量，而且常威胁其健康和生命。

带 拼音 dài 注音 ㄉㄞˋ，部首 巾 笔画数 9 结构 上下结构 造字法 象形 笔顺编号 122245252 笔顺读写 横竖竖竖捺折竖折竖 部外 6 字义五行 火

带的本义是用布、皮等做成的长条状，用以捆绑、固定，诸如背带、绷带、吊带、裤带、鞋带、腰带等，中医奇经八脉中的带脉与此相关，它的循行是绕脐腰一周，其形如带，故曰带脉，与妇科疾病息息相关。

殆 拼音 dài 注音 ㄉㄞˋ，部首 歹 笔画数 9 结构 左右结构 造字法 形声；从歹、台声 笔顺编号 135454251 笔顺读写 横撇折捺折捺竖折横 部外 5 字义五行 火

殆指危险、失败。在中医经典著作中，经常用殆字来论述威胁人体健康及生命的不利因素，告诫人们在养生过程中一定要远离这些因素，排除各种各样的危险因素，以防给人体带来意外伤害，追求健康长寿。

怠 拼音 dài 注音 ㄉㄞˋ，部首 心 笔画数 9 结构 上下结构 造字法 形声；从心、台声 笔顺编号 542514544 笔顺读写 折捺竖折横捺折捺捺 部外 5 字义五行 火

怠的本义是松懈、懒散、疲倦和冷淡，这些情形均提示人的身心处于疲惫状态，是气血亏虚、心神失养的信号。如果由于思虑太过、过于劳累等引起这种情况，中医常以补气养血、调心安神论治而得以缓解。

玳 拼音 dài 注音 ㄉㄞˋ，部首 王 笔画数 9 结构 左右结构 造字法 形声；左形右声 笔顺编号 112132154 笔顺读写 横横竖横撇竖横折捺 部外 5 字义五行 火

玳指玳瑁，是一种水陆两栖的爬行动物，形状与龟相似，甲壳常用于制作装饰品，其甲、肉、血均可入药，针对人体不同情况而发挥相应的强身健体、保健养生作用。

戴 拼音 dài 注音 ㄉㄞˋ，部首 戈 笔画数 17 结构 半包围结构 造字法 形声；内形外声 笔顺编号 12125121122134534 笔顺读写 横竖横竖折横竖横横竖竖横撇捺折撇捺 部外 13 字义五行 火

戴是把东西套在头上或身体的其他部位，诸如穿戴、佩戴、戴帽子、穿红戴绿等，其养生学意义是能够有效抵御风寒邪气对人体的伤害，特别是在冬季这一寒冷季节，适时地通过戴帽保护自己，更有其保健价值。

D

黛 拼音 dài 注音 ㄉㄞˋ，部首 黑 笔画数 17 结构 上下结构 造字法 形声；从黑、代声 笔顺编号 32154254312114444 笔顺读写 撇竖横折捺竖折捺撇横竖横横捺捺捺捺 部外 5 字义五行 火

黛指青黑色，亦指古时候女子画眉时所使用的青黑色颜料。中医在临床诊病之际，经常通过望诊来观察患者的面色，如果看到双目或者面色出现青黑色，则提示肝肾受损，气虚血滞，必须加以及时养护和治疗。

---

dan

丹 拼音 dān 注音 ㄉㄢ，部首 丿 笔画数 4 结构 单一结构 造字法 指事 笔顺编号 3541 笔顺读写 撇折捺横 字义五行 火

丹即红色，为指事字，原意是从矿井中开采出来的丹砂，如丹毒、丹田、炼丹、牡丹等。按中医五行归类，丹色与中医心、血、脉等息息相关；另外，丹剂也是中药常用的剂型之一，服用较为方便。

耽 拼音 dān 注音 ㄉㄢ，部首 耳 笔画数 10 结构 左右结构 造字法 形声；左形右声 笔顺编号 1221114535 笔顺读写 横竖竖横横横捺折撇折 部外 4 字义五行 火

耽的本义是指耳垂至肩的样子，形容沉溺、拖延，如耽搁、耽溺、耽湎、耽误、耽延等。中医情志学说认为，对于任何一种娱乐活动均不可过于沉迷，应当适可而止，如果沉迷其中，则会给人体健康带来危害。

胆 拼音 dǎn 注音 ㄉㄢˇ，部首 月 笔画数 9 结构 造字法 笔顺编号 351125111 笔顺读写 撇折横横竖折横横横 部外 5 字义五行 火

胆指胆囊以及胆量和勇气，诸如胆量、胆大、胆略、胆寒、胆气、胆怯及孤胆等。胆为人体六腑和奇恒之腑之一，具有储存胆汁、帮助消化、展示胆识的功能。中医学认为胆经为十二经之长，关乎其他脏腑功能。

旦 拼音 dàn 注音 ㄉㄢˋ，部首 日 笔画数 5 结构 上下结构 造字法 象形 笔顺编号 25111 笔顺读写 竖折横横横 部外 1 字义五行 火

旦是一个会意字，指天刚刚亮、太阳刚刚升起的时候。中医学认为旦为一天之春，阳气初升，清气始旺，人体经过一个晚上的休养生息，同样也处于最佳的身心状态，即使有病，因正气渐升，病情也较为轻浅。

淡 拼音 dàn 注音 ㄉㄢˋ，部首 氵 笔画数 11 结构 左右结构 造字法 形声；从氵、炎声 笔顺编号 44143344334 笔顺读写 捺捺横捺撇撇捺捺撇撇捺 部外 8 字义五行 水

淡指味道不浓、感情不深、颜色轻浅等，诸如淡泊、淡薄、淡化、淡然、淡忘、平淡等。从心理养生及身心保健的角度来讲，淡泊的心态是非常值得提倡的，也是我国本土文化道家所持的基本人生态度。

惮 拼音 dàn dá 注音 ㄉㄢˋ，ㄉㄚˊ，部首 忄 笔画数 11 结构 左右结构 造字法 形声；从忄、单声 笔顺编号 44243251112 笔顺读写 捺捺竖捺撇竖折横横横竖 部外 8 字义五行 火

惮指恐惧、害怕，无论因为什么原因引起，害怕、畏惧和恐惧都是危害人体身心健康的不良因素，人只有生活在自然从容的心态下，身体才能处于健康状态，也才有可能获得良好的状态和想要达到的理想寿命。

蛋 拼音 dàn 注音 ㄉㄢˋ，部首 虫 笔画数 11 结构 上下结构 造字法 会意；从疋、从虫 笔顺编号 52134251214 笔顺读写 折竖横撇捺竖折横竖横捺 部外 5 字义五行 火

蛋是鸡、鸭、鸟、龟等动物所产的卵，以及外表像蛋一样的东西，诸如鸡蛋、鸭蛋、蛇蛋、山药蛋及脸蛋、蛋白等。各种蛋类食物的营养价值极高，对人体有着非常重要的保健作用，不可忽视。

dang

荡 拼音 dàng 注音 ㄉㄤˋ 部首 艹 笔画数 9 结构 上下结构 造字法 形声;从艹、汤声 笔顺编号 122441533 笔顺读写 横竖竖捺捺横折撇撇 部外 6 字义五行 水

荡指晃动、闲逛,常常比喻行为放纵、言行不检点,诸如放荡、激荡、浩荡、坦荡、狂荡、淫荡等。按照人类文明的道德要求,无底线的放荡自己、纵容自己是不符合养生保健规范的,力当戒除。

dao

刀 拼音 dāo 注音 ㄉㄠ 部首 刀 笔画数 2 结构 单一结构 造字法 象形 笔顺编号 53 笔顺读写 折撇 字义五行 金

刀是一个象形字,就是一把刀子的形象,是用来切、割、削的工具,如刀法、刀锋、刀具、刀枪、刺刀、镰刀、军刀等,中医针灸学中所使用的小针刀则是把现代医学的手术刀和中医传统的针巧妙结合起来以铲除病痛。

岛 拼音 dǎo 注音 ㄉㄠˇ 部首 山 笔画数 7 结构 上下结构 造字法 形声;从山、鸟声 笔顺编号 3545252 笔顺读写 撇折捺折竖折竖 部外 4 字义五行 火

岛指海洋、江河或者湖泊中间被水四面包围的较小陆地,是一个典型的形声字,表示水中有座山,山上蹲只鸟,比如海岛、半岛、群岛及岛国等,是人们休闲养生、健康长寿的好地方,海南即为养生圣地。

倒 拼音 dǎo dào 注音 ㄉㄠˇ,ㄉㄠˋ 部首 亻 笔画数 10 结构 左右结构 造字法 形声;从亻、到声 笔顺编号 3215412122 笔顺读写 撇竖横捺折横竖横竖竖 部外 8 字义五行 火

倒的含义较多,既指摔倒、转换,又指变坏、失败,诸如跌倒、倒手、倒霉、倒闭,总的来说,都是一些影响人们心情的事情,长此以往,自然会给人的身心带来不利的影响,应当站在养生保健的角度加以调护。

祷 拼音 dǎo 注音 ㄉㄠˇ，部首 礻 笔画数 11 结构 左右结构 造字法 形声；从礻、寿声 笔顺编号 45241113124 笔顺读写 捺折竖捺横横横撇横竖捺 部外 7 字义五行 金

祷指祈祷，是宗教徒们向上帝、神灵进行祝告，祈求上苍保佑的活动，诸如祷告、祷念、祷祝、默祷等。从心理慰藉的角度讲，虔诚的祷告和祈求对人的身心健康能够有帮助，有益无损，不可轻易否定。

蹈 拼音 dǎo 注音 ㄉㄠˇ，部首 足 笔画数 17 结构 左右结构 造字法 形声；从足、舀声 笔顺编号 25121213443321511 笔顺读写 竖折横竖横竖横撇捺捺撇撇竖横折横横 部外 10 字义五行 火

蹈的本义是踩、踏、照着做，或按节拍跳动，即舞蹈。舞蹈不但是高雅的艺术活动，同时也是重要的养生活动，适当的舞蹈运动不但能够陶冶情趣，活动筋骨，而且也能强健身体，益寿延年。

盗 拼音 dào 注音 ㄉㄠˋ，部首 皿 笔画数 11 结构 上下结构 造字法 会意；从次、从皿 笔顺编号 41353425221 笔顺读写 捺横撇折撇捺竖折竖竖横 部外 6 字义五行 火

盗指偷窃或抢窃别人的东西或者财物，是极其不道德的恶劣现象，如盗窃、盗取、盗墓、盗名、盗匪、盗伐、盗贼、强盗等。不管是偷盗者，还是被偷盗者，这种现象都会使人产生恐惧和不安，直接影响身心健康。

悼 拼音 dào 注音 ㄉㄠˋ，部首 忄 笔画数 11 结构 左右结构 造字法 形声；从忄、卓声 笔顺编号 44221251112 笔顺读写 捺捺竖竖横竖折横横横竖 部外 8 字义五行 火

悼指追悼，悲痛地追念去世的人，如悼念、悼词、悼唁、哀悼等。人在亲人逝世之后，采取一定的程序和形式加以怀念，既是对逝者灵魂的安慰，也是对自己心灵的抚慰，有利于从极其悲伤中走出。

道 拼音 dào 注音 ㄉㄠˋ，部首 辶 笔画数 12 结构 半包围结构 造字法 会意；从首、从行 笔顺编号 431325111454 笔顺读写 捺撇横撇竖折横横横捺折捺 部外 9 字义五行 火

道的本义指通路，还指道理、道德、道教。无论是道理还是道德，都能有效规范人们的言行举止，特别是道教，其中蕴含着丰富的中华文化和精神文明，同时也有其宝贵的养生价值，值得大家依道而为，永葆快乐。

稻 拼音 dào 注音 ㄉㄠˋ，部首 禾 笔画数 15 结构 左右结构 造字法 形声；从禾、舀声 笔顺编号 312343443321511 笔顺读写 撇横竖撇捺撇捺捺撇撇竖横折横横 部外 10 字义五行 木

稻指水稻，也叫稻子、稻谷，去壳之后叫作大米，是我国的主要粮食作物，诸如稻草、稻米、早稻、晚稻等。大米是南北方广大群众，特别是南方群众最常吃的主食，不但饱腹，补充营养，而且更能强身延年。

de

德 拼音 dé 注音 ㄉㄜˊ，部首 彳 笔画数 15 结构 左右结构 造字法 会意 笔顺编号 332122522114544 笔顺读写 撇撇竖横竖竖折竖竖横横捺折捺捺 部外 12 字义五行 火

德即道德、品德、恩德之意，是人类精神生活中最为美好的操守，比如德行、德政、德育、公德、功德、美德、缺德、仁德、贤德等，古代养生学家比较重视以德养生，特别是佛教、儒教及道教，更是如此。

deng

灯 拼音 dēng 注音 ㄉㄥ，部首 火 笔画数 6 结构 左右结构 造字法 形声；从火、丁声 笔顺编号 433412 笔顺读写 捺撇撇捺横竖 部外 2 字义五行 火

灯是用来照明或做其他用途的发光器具，比如灯泡、电灯、路灯、台灯等。灯光对人体健康也有一定的裨益，尤其是在夜晚或黑暗之中，即使是一丝光亮，也可给人恐惧的心灵带来有力的支撑和安慰。

登 拼音 dēng 注音 ㄉㄥ，部首 癶 笔画数 12 结构 上下结构 造字法 会意 笔顺编号 543341251431 笔顺读写 折捺撇撇捺横竖折横捺撇横 部外 7 字义五行 火

登指由低处向高处行进，也指五谷成熟，诸如登山、登高、登场、登程、登陆、登台、登天、登堂、丰登等。对人体健康而言，运动养生较为关键，而登山活动是一种绿色的群众性有氧运动，值得提倡。

蹬 拼音 dēng 注音 ㄉㄥ，部首 足 笔画数 19 结构 左右结构 造字法 形声;从足、登声 笔顺编号 2512121543341251431 笔顺读写 竖折横竖横竖横折捺撇撇捺横竖折横捺撇横 部外 12 字义五行 木

蹬是踩踏的意思,指用腿和脚向脚底方向使力,比如蹬自行车、蹬三轮车、蹬水车等。从中医运动养生的角度来讲,用力蹬脚能够锻炼下肢肌力、疏通经络、运行气血,有利于人体健康和长寿。

瞪 拼音 dèng 注音 ㄉㄥˋ，部首 目 笔画数 17 结构 左右结构 造字法 形声;从目、登声 笔顺编号 25111543341251431 笔顺读写 竖折横横横折捺撇撇捺横竖折横捺撇横 部外 12 字义五行 木

瞪指(因生气或者非常不满)睁大眼睛地看人,形容当事人在愤怒情绪下的表情状态。这种情绪对人体的健康不利,常常导致肝气郁结、久而化火的有关病证,不可经常出现,一旦出现,应尽早消除。

---

di

低 拼音 dī 注音 ㄉㄧ，部首 亻 笔画数 7 结构 左右结构 造字法 形声;从亻、氏声 笔顺编号 3235154 笔顺读写 撇竖撇折横折捺 部外 5 字义五行 火

低就是低矮、下等、低下的意思,诸如低层、低沉、低调、低落、低声、低人一等、低三下四等,站在心理学的角度来看,所有这些内心感受都是不利于养生和保健的,应当尽可能加以改变,以防伤害身心健康。

滴 拼音 dī 注音 ㄉㄧ，部首 氵 笔画数 14 结构 左右结构 造字法 形声;从氵、商声 笔顺编号 44141432512251 笔顺读写 捺捺横捺横捺撇竖折横竖竖折横 部外 11 字义五行 水

滴指液态的东西一点一点地落下,如滴答、滴管、滴沥、滴水、水滴、汗滴等。古人在形容人们学习和掌握知识过程时,通常用一点一滴来描述,中医及养生知识亦不例外,包括各种养生方法在内,一定要持之以恒。

籴 拼音 dí 注音 ㄉㄧˊ，部首 米 笔画数 8 结构 上下结构 造字法 会意；从入、从米 笔顺编号 34431234 笔顺读写 撇捺捺撇横竖撇捺 部外 2 字义五行 火

籴的本义是把粮食买回家，如籴粮、籴米、籴谷等，不管任何粮食，对人体来说都是非常重要的，直接关乎人的生命存活和身体健康，中医饮食养生的主要物质是粮食，也只有把粮食储备充足，才可确保人体保健和生命。

敌 拼音 dí 注音 ㄉㄧˊ，部首 攵 笔画数 10 结构 左右结构 造字法 形声；左形右声 笔顺编号 3122513134 笔顺读写 撇横竖竖折横撇横撇捺 部外 6 字义五行 火

敌指敌对、危害，比如常说的敌国、敌军、敌寇、敌人、残敌、强敌、顽敌、匹敌、投敌等。面对各种敌对情况，正确的应对方法应当是化敌为友，或者尽力消减敌人的潜在威胁，尽可能地保护自己的身心健康。

涤 拼音 dí 注音 ㄉㄧˊ，部首 氵 笔画数 10 结构 左右结构 造字法 形声；从氵、条声 笔顺编号 4413541234 笔顺读写 捺捺横撇折捺横竖撇捺 部外 7 字义五行 水

涤是清洗的意思，如涤除、洗涤、涤荡等，中医养生中的环境养生特别重视自身卫生和居住卫生，对于打扫卫生来讲，洗澡及清洗是必不可少的方法和环节，洗涤便显得非常重要。

笛 拼音 dí 注音 ㄉㄧˊ，部首 竹 笔画数 11 结构 上下结构 造字法 形声；从竹、由声 笔顺编号 31431425121 笔顺读写 撇横捺撇横捺竖折横竖横 部外 5 字义五行 木

笛指笛子，是用竹子或金属做成的吹奏乐器，比如笛膜、笛声、长笛、短笛、横笛等。笛子所发出的声音悦耳动听、蜿蜒悠长、沁人心脾，在烦闷或者疲倦的时候吹奏或欣赏一曲，可使人心旷神怡，倦意顿失。

诋 拼音 dǐ 注音 ㄉㄧˇ 部首 讠 笔画数 7 结构 左右结构 造字法 形声;从讠、氏声 笔顺编号 4535154 笔顺读写 捺折撇折横折捺 部外 5 字义五行 火

诋指诬蔑、责骂,诸如诋斥、诋谤、诋毁、丑诋等,在现实生活中,经常有这样的事情发生,会导致对方产生极大的心理伤害,无中生有地贬损别人同样也有损自己的身心健康,于人于己均不利于健康。

底 拼音 dǐ 注音 ㄉㄧˇ 部首 广 笔画数 8 结构 半包围结构 造字法 会意 笔顺编号 41335154 笔顺读写 捺横撇撇折横折捺 部外 5 字义五行 火

底的本义是搭建在山脚下的棚,指物体最下面的部分,诸如海底、楼底、船底、露底、底层、底端、底下等。任何事物都是从底层逐渐开始完善的,医学也不例外,打好基础才能更好地保护身体健康。

地 拼音 dì de 注音 ㄉㄧˋ,ㄉㄜ 部首 土 笔画数 6 结构 左右结构 造字法 形声 笔顺编号 121525 笔顺读写 横竖横折竖折 部外 3 字义五行 土

地的本义是大地,指地球表面除去海洋的部分,诸如土地、高地、耕地、山地、田地、地标、地道、地质等。中医学认为土的五脏归属为脾胃,是人体气血化生之源,如同大地为长养万物一样,最为重要。

的 拼音 dì dí de 注音 ㄉㄧˋ,ㄉㄧˊ,ㄉㄜ 部首 白 笔画数 8 结构 左右结构 造字法 形声 笔顺编号 32511354 笔顺读写 撇竖折横横撇折捺 部外 3 字义五行 火

的指箭靶的中心,借喻事物的关键环节,诸如目的、有的放矢、众矢之的等,中医学理论及养生学观点都特别强调因人而异、辨证论治的重要意义,认为其为能否获得理想疗效的关键,也是养生保健的关键。

帝 拼音 dì 注音 ㄉㄧˋ 部首 巾 笔画数 9 结构 上下结构 造字法 象形 笔顺编号 414345252 笔顺读写 捺横捺撇捺折竖折竖 部外 6 字义五行 火

帝是神话或宗教中的最高神灵,诸如上帝、大帝、皇帝、帝王、帝业、帝制等。在中华民族和中医学科中,最值得骄傲的是黄帝、炎帝,他们创造了悠久的医药文明史,确保了华夏子孙的身心健康和繁荣昌盛。

谛 拼音 dì 注音 ㄉㄧˋ，部首 讠 笔画数 11 结构 左右结构 造字法 形声；从讠、帝声 笔顺编号 45414345252 笔顺读写 捺折捺横捺撇捺折竖折竖竖 部外 9 字义五行 火

谛的本义是指仔细聆听上帝所讲的真正道理，引申为认真地听或者观看，诸如谛观、谛视、谛听、妙谛、真谛等。中医诊病，重在望闻问切，每一项都离不开仔细认真地观察和体会，也就是审谛，应当认真查看、思考。

dian

掂 拼音 diān 注音 ㄉㄧㄢ，部首 扌 笔画数 11 结构 左右结构 造字法 形声；从扌、店声 笔顺编号 12141321251 笔顺读写 横竖横捺横撇竖横竖折横 部外 8 字义五行 火

掂指用手掌托着东西上下略做抖动以估量轻重，即掂量。中医在辨证和论治过程中经常要反复掂量权衡各种疾病和证候的轻重缓急，以便做出较为正确的估计和判断，以免延误病情，失治误治，影响健康。

癫 拼音 diān 注音 ㄉㄧㄢ，部首 疒 笔画数 21 结构 半包围结构 造字法 形声；从疒、颠声 笔顺编号 413411225111134132534 笔顺读写 捺横撇捺横横竖竖折横横横撇捺横撇竖折撇捺 部外 16 字义五行 火

癫是一种常见的精神科疾病，即出现精神错乱、神志失常症状的疾病，诸如癫狂、癫痫、疯疯癫癫等。中医学认为此类疾病多与先天不足、情志内伤、心神受损有关，是一种较为严重的有遗传倾向的多发疾病。

典 拼音 diǎn 注音 ㄉㄧㄢˇ，部首 八 笔画数 8 结构 上下结构 造字法 会意；从曲、从八 笔顺编号 25122134 笔顺读写 竖折横竖竖横撇捺 部外 6 字义五行 火

典的本义是用双手捧着书册的样子，比喻可以作为标准和规范的书籍，诸如字典、词典、宝典、法典、经典、大典、盛典等，中医古书《黄帝内经》《神农本草经》《伤寒杂病论》等，可谓中医经典著作。

碘 拼音 diǎn 注音 ㄉㄧㄢˇ，部首 石 笔画数 13 结构 左右结构 造字法 形声；从石、典声 笔顺编号 1325125122134 笔顺读写 横撇竖折横折横竖竖横撇捺 部外 8 字义五行 土

碘是一种非金属元素，为紫黑色的鳞片状结晶体，通常用于合成药物、制造染料。体内的碘既不能过少也不能过多，否则易于导致甲状腺肿或甲状腺功能亢进，引发各种各样的病证。

电 拼音 diàn 注音 ㄉㄧㄢˋ，部首 田 笔画数 5 结构 单一结构 造字法 会意兼象形 笔顺编号 25115 笔顺读写 竖折横横折 字义五行 火

电指闪电，同时电又是日常生活中广泛应用的一种重要能源，诸如雷电、充电、电灯、电话、电池、电波等。在医学上的心电图、脑电图、电针仪等，均与电有着密不可分的关系，通过这些检查可以判断人体状况。

惦 拼音 diàn 注音 ㄉㄧㄢˋ，部首 忄 笔画数 11 结构 左右结构 造字法 形声；从忄、店声 笔顺编号 44241321251 笔顺读写 捺捺竖捺横撇竖横竖折横 部外 8 字义五行 火

惦指挂念、牵念，即惦记、惦挂、惦念等。念念不忘是一种比较影响人体身心健康的思维活动，超出一定范围的牵挂，常常会出现焦虑、忧愁、无助及困惑情绪，对人的健康长寿带来不利，所以不宜过于牵念。

奠 拼音 diàn 注音 ㄉㄧㄢˋ，部首 大 笔画数 12 结构 上下结构 造字法 象形 笔顺编号 431253511134 笔顺读写 捺撇横竖折撇折横横横撇捺 部外 9 字义五行 土

奠是指摆放酒樽等祭品来进行祭祀活动，用以怀念已故亲人，比如祭奠、奠仪等。中医养生学认为：养生保健理念贯穿于人的胎前及死后，祭奠活动亦可悼念亡灵，抚慰生者，同样也有一定的养生意义。

D

---

diāo

刁 拼音 diāo 注音 ㄉㄧㄠ，部首 刀 笔画数 2 结构 单一结构 造字法 象形 笔顺编号 51 笔顺读写 折横 字义五行 火

刁指奸猾、狡诈，通常用于比喻那些故意为难他人的行为，诸如刁难、刁滑、刁横、刁蛮、刁钻等，无论因为什么原因，采取这种方法都是不符合以德养生基本原则和方法的，必须加以戒除，以德润身。

凋 拼音 diāo 注音 ㄉㄧㄠ，部首 冫 笔画数 10 结构 左右结构 造字法 形声；从冫、周声 笔顺编号 4135121251 笔顺读写 捺横撇折横竖横竖折横 部外 8 字义五行 金

凋指草木枯萎脱落、一片衰败的景象，比如凋落、凋零、凋败、凋残、凋谢等。人在遍地落叶、满目沧桑的环境中常常会产生疲倦、厌世的不良情绪，直接影响自身的健康水平，对人体长寿产生负面影响。

吊 拼音 diào 注音 ㄉㄧㄠˋ，部首 口 笔画数 6 结构 上下结构 造字法 象形 笔顺编号 251252 笔顺读写 竖折横竖折竖 部外 3 字义五行 火

吊指悬挂，是把人或物固定在绳子上向上提或者向下放，在中医按摩养生过程中，有一种牵引悬吊疗法治疗颈椎及腰椎疾病，可以发挥一定的缓解作用。

钓 拼音 diào 注音 ㄉㄧㄠˋ，部首 钅 笔画数 8 结构 左右结构 造字法 形声；从钅、勺声 笔顺编号 31115354 笔顺读写 撇横横横折撇折捺 部外 3 字义五行 金

钓是用装有食饵的钩来诱捕鱼虾等的过程，同时也是一种颇有养生意义的休闲活动，可以在碧波荡漾的水面上尽情感受钓鱼所带来的诸多乐趣，有益于身心健康，值得提倡，垂钓养生也是娱乐养生的重要内容之一。

D

---
die

跌 拼音 diē 注音 ㄉㄧㄝ，部首 足 笔画数 12 结构 左右结构 造字法 形声；从足、失声 笔顺编号 251212131134 笔顺读写 竖折横竖横竖横撇横横撇捺 部外 5 字义五行 火

跌指摔倒、下降，诸如跌倒、跌跤、跌伤、下跌、暴跌等。中医所说的跌打损伤是外伤，尤其是骨外伤疾病的常见病因，理应加以积极预防，特别在冬季地面湿滑之际，对老年人威胁更大，更应倍加重视。

牒 拼音 dié 注音 ㄉㄧㄝˊ，部首 片 笔画数 13 结构 左右结构 造字法 形声；左形右声 笔顺编号 3215122151234 笔顺读写 撇竖横折横竖竖横折横竖撇捺 部外 9 字义五行 火

牒的本义是古代用于书写的木片、竹片等，泛指书籍、证书，诸如史牒、图牒、通牒、牒文等。正是竹简、纸张这些载体，才使中华悠久的宝贵文化得以传承。

---
ding

顶 拼音 dǐng 注音 ㄉㄧㄥˇ，部首 页 笔画数 8 结构 左右结构 造字法 形声；从页、丁声 笔顺编号 12132534 笔顺读写 横竖横撇竖折撇捺 部外 2 字义五行 火

顶指物体的最上部，亦指人体最高的地方，诸如顶层、顶端、顶级、楼顶、山顶、头顶等。中医针灸较为重视对包括百会在内的头顶部穴位的日常调理，能够益气升阳，聪耳明目，也是人体的养生保健大穴。

鼎 拼音 dǐng 注音 ㄉㄧㄥˇ，部首 鼎 笔画数 12 结构 上下结构 造字法 象形 笔顺编号 251115132125 笔顺读写 竖折横横横折横撇竖横竖折 字义五行 火

鼎的本义是烹煮的炊具，比如大鼎、宝鼎、鼎沸等。食物由生品变成熟食是饮食养生过程中的一次里程碑式革命，极大地提高了人们消化吸收的能力和健康水平，大幅度地延长了普通民众的寿命。

D

定 拼音 dìng 注音 ㄉㄧㄥˋ，部首 宀 笔画数 8 结构 上下结构 造字法 会意；从宀、从正 笔顺编号 44512134 笔顺读写 捺捺折横竖横撇捺 部外 5 字义五行 火

定指安稳、平定，诸如安定、必定、法定、固定、确定、认定、审定、稳定、镇定、注定等，不管遇到多么复杂的问题，努力保持内心安定而不慌乱，努力使体内气血运行保持正常，这都是值得提倡的养生方法。

diu

丢 拼音 diū 注音 ㄉㄧㄡ，部首 丿 笔画数 6 结构 上下结构 造字法 会意；从壬、从厶 笔顺编号 312154 笔顺读写 撇横竖横折捺 部外 5 字义五行 金

丢是由于大意而遗失，或者抛弃、搁置的意思，诸如丢弃、丢丑、丢人、丢掉、丢官、丢手等。对人体心理养护而言，懂得丢弃，丢掉烦恼、忘记痛苦，应当是中医调神养生中较为理智的应对方法。

dong

东 拼音 dōng 注音 ㄉㄨㄥ，部首 一 笔画数 5 结构 单一结构 造字法 象形 笔顺编号 15234 笔顺读写 横折竖撇捺 部外 4 字义五行 木

东指太阳升起的一边，与西相对，诸如东方、东北、东边、华东、东征等。中医学认为东方为肝木，与春天相应，许多进行气功锻炼的人均是面东而立，与自然界春天阳气生发的特性一致，有助于加强人体阳气的升发。

冬 拼音 dōng 注音 ㄉㄨㄥ，部首 夂 笔画数 5 结构 上下结构 造字法 会意 笔顺编号 35444 笔顺读写 撇折捺捺捺 部外 2 字义五行 火

冬是一年四季中的最后一个季节，也是天气最为寒冷的一个季节，比如冬菜、冬藏、冬季、冬耕、冬令、冬眠、冬天、冬至等，冬季养生应特别注意防寒防冻，不可损耗阳气，影响健康。

动 拼音 dòng 注音 ㄉㄨㄥˋ，部首 力 笔画数 6 结构 左右结构 造字法 形声；左形右声 笔顺编号 115453 笔顺读写 横横折捺折撇 部外 4 字义五行 火

动指运动,改变原有的位置或者样子,诸如动兵、动粗、动荡、动感、动画、动口、动力、动怒、动情、动人、动态、动物等,运动养生是中医养生中的重要内容,生命在于运动,合理科学的运动有助于人体健康长寿。

冻 拼音 dòng 注音 ㄉㄨㄥˋ，部首 冫 笔画数 7 结构 左右结构 造字法 形声；从冫、东声 笔顺编号 4115234 笔顺读写 捺横横折竖撇捺 部外 5 字义五行 火

冻即受冷,指受冷之后出现损伤的病理现象,如冻疮、冻僵、冻伤、冻结等。冻伤是临床较为多发的疾病,特别是在冬季,直接影响患者的生活状态,应当采取有效的保暖措施或采取相应的保健方法加以预防。

恫 拼音 dòng 注音 ㄉㄨㄥˋ，部首 忄 笔画数 9 结构 左右结构 造字法 形声；从忄、同声 笔顺编号 442251251 笔顺读写 捺捺竖竖折横竖折横 部外 6 字义五行 火

恫指恐惧、恐吓,中医学非常重视七情过度对人体健康的负面影响,其中恐惧常常直接伤害肾的功能,素有恐伤肾之说,儿童在受到恫吓之后,可见遗尿、夜啼等病证,甚至会出现、心悸失眠、精神错乱等。

dou

斗 拼音 dǒu dòu 注音 ㄉㄡˇ，ㄉㄡˋ，部首 斗 笔画数 4 结构 单一结构 造字法 象形 笔顺编号 4412 笔顺读写 捺捺横竖 字义五行 火

斗除了表示古时测量粮食数量的工具外,主要含有对打、争斗、争胜等意思,诸如奋斗、格斗、苦斗、械斗、战斗、斗殴、斗气、斗志、勾心斗角等,从中医养生学的角度讲,无论哪一种斗,都是不利于健康长寿的。

抖 拼音 dǒu 注音 ㄉㄡˇ，部首 扌 笔画数 7 结构 左右结构 造字法 形声；从扌、斗声 笔顺编号 1214412 笔顺读写 横竖横捺捺横竖 部外 4 字义五行 火

抖指发颤、用力振动，诸如颤抖、战抖、抖动、抖擞等。在医学上有一种疾病叫作帕金森病，其主症就是不自主地抖动，中医通常按照肝风内动、心神失常加以论治，或采用针灸疗法加以调养，有一定效果。

豆 拼音 dòu 注音 ㄉㄡˋ，部首 豆 笔画数 7 结构 单一结构 造字法 象形 笔顺编号 1251431 笔顺读写 横竖折横捺撇横 部外 字义五行 火

豆指豆类作物的总称，也指豆类作物的种子，如豆瓣、豆包、豆饼、豆腐、豆沙、豆皮、豆汁等，豆类食物对人体具有较好的保健作用，特别是黄、红、绿、白、黑五色豆的营养价值更大，老少咸宜。

逗 拼音 dòu 注音 ㄉㄡˋ，部首 辶 笔画数 10 结构 半包围结构 造字法 形声；从辶、豆声 笔顺编号 1251431454 笔顺读写 横竖折横捺撇横捺折捺 部外 7 字义五行 火

逗除表示停留之外，也表示逗乐、逗笑之意，是人们日常生活中经常出现的情形。站在心理保健的角度来看，相互之间说些笑话、做些滑稽的动作，认人情不自禁地发出笑声，非常有利于健康与长寿。

痘 拼音 dòu 注音 ㄉㄡˋ，部首 疒 笔画数 12 结构 半包围结构 造字法 形声；从疒、豆声 笔顺编号 413411251431 笔顺读写 捺横撇捺横横竖折横捺撇横 部外 7 字义五行 火

痘指皮肤出现的疙瘩或脓包，前者多为粉刺，后者常为痘疮，俗称麻子，这些疾病常常会给人们的身心健康带来较大的威胁，特别是痘疮具有较强的传染性，必须加以隔离治疗，以防威胁他人身心健康。

D

du

督 拼音 dū 注音 ㄉㄨ，部首 目 笔画数 13 结构 上下结构 造字法 形声；从目、叔声 笔顺编号 2112345425111 笔顺读写 竖横横竖撇捺折捺竖折横横横 部外 8 字义五行 火

督的本义是督促，即监督指导，比如督办、督察、督学、督战等，其中医学意义在于人体背后正中线上的督脉，为全身阳气之总督，能够督领一身之阳气，本经包含了百会、大椎、命门等人体保健大穴。

毒 拼音 dú dài 注音 ㄉㄨˊ，ㄉㄞˋ，部首 母 笔画数 9 结构 上下结构 造字法 形声 笔顺编号 112155414 笔顺读写 横横竖横折折捺横捺 部外 4 字义五行 金

毒指对生物体及人的思想有害的东西，诸如毒素、毒剂、毒品、毒蛇、毒药、狠毒、贩毒、戒毒、中毒、吸毒等。中医特别重视解毒之法，其中包括热毒、寒毒、痰毒、瘀毒等，毒聚则病，毒去则康。

独 拼音 dú 注音 ㄉㄨˊ，部首 犭 笔画数 9 结构 左右结构 造字法 形声；从犭、虫声 笔顺编号 353251214 笔顺读写 撇折撇竖折横竖横捺 部外 6 字义五行 金

独即单一、唯一、与众不同，诸如独霸、独白、独步、独处、独唱、独创、独到、独身、孤独等。从中医养生的角度来说，孤独是人类健康的大敌，不可长时间处于孤独无欢的状态，否则会不断降低幸福指数。

读 拼音 dú dòu 注音 ㄉㄨˊ，ㄉㄡˋ，部首 讠 笔画数 10 结构 左右结构 造字法 形声；从讠、卖声 笔顺编号 4512544134 笔顺读写 捺折横竖折捺捺横撇捺 部外 8 字义五行 火

读指看着文字并将它念出声来，或加以理解，诸如读本、读报、读书、读物、读音、读者等。读书是人们学习知识、接受知识、研究知识的重要方法和途径，中医学也不例外，博览、苦读是其基本功。

笃 拼音 dǔ 注音 ㄉㄨˇ，部首 竹 笔画数 9 结构 上下结构 造字法 形声；从马、竹声 笔顺编号 314314551 笔顺读写 撇横捺撇横捺折折横 部外 3 字义五行 木

笃的意思有二，其一为病情危重，其二为忠诚、忠实，诸如病笃、危笃、笃诚、笃信、笃学等。对于危重性疾病，应当尽可能早地进行预防和治疗，防止发展到严重阶段而难以挽救；对人忠诚亦有养生学意义。

堵 拼音 dǔ 注音 ㄉㄨˇ，部首 土 笔画数 11 结构 左右结构 造字法 形声；从土、者声 笔顺编号 12112132511 笔顺读写 横竖横横竖横撇竖折横横 部外 8 字义五行 金

堵指阻塞、阻挡，特别指血管堵塞、内心憋闷而不畅快，诸如堵车、堵截、堵塞、堵嘴、堵心等，不管是中医所说的经络堵塞，还是西医所说的血管堵塞，都是直接威胁人体生命和健康长寿的严重问题。

赌 拼音 dǔ 注音 ㄉㄨˇ，部首 贝 笔画数 12 结构 左右结构 造字法 形声；从贝、者声 笔顺编号 253412132511 笔顺读写 竖折撇捺横竖横撇竖折横横 部外 8 字义五行 火

赌指用财物做赌注以比输赢，比如赌博、赌场、赌风、赌具、赌气、赌钱、赌注、赌咒等。赌博的风气在社会中颇为流行，对于那些嗜赌如命的人来说，一定要尽早戒赌以保安康，以防健康受损和生命威胁。

肚 拼音 dù dǔ 注音 ㄉㄨˋ，ㄉㄨˇ，部首 月 笔画数 7 结构 左右结构 造字法 形声；从月、土声 笔顺编号 3511121 笔顺读写 撇折横横横竖横 部外 3 字义五行 土

肚即肚子，是人和动物的腹部，常常借指心胸和肚量，诸如肚脐、肚皮、肚量、小肚鸡肠、大肚能容等。人的肚量大小直接关乎着其人际关系状况，宽容乐观的人易于健康长寿，相反则不利于身心健康。

妒 拼音 dù 注音 ㄉㄨˋ，部首 女 笔画数 7 结构 左右结构 造字法 形声；从女、户声 笔顺编号 5314513 笔顺读写 折撇横捺折横撇 部外 4 字义五行 火

妒指嫉妒，因为别人比自己强而内心嫉恨，诸如妒恨、妒火等。妒忌心理是较常见的心理障碍性疾病，也是影响正常人际关系和健康长寿的一个毒瘤，不管什么情况，均应消除这种不良心理。

duan

端 拼音 duān 注音 ㄉㄨㄢ，部首 立 笔画数 14 结构 左右结构 造字法 形声；左形右声 笔顺编号 41431252132522 笔顺读写 捺横捺撇横竖折竖横撇竖折竖竖 部外 9 字义五行 火

端是端正、端庄、不歪斜的意思，通常形容人的品行正直、作风正派，诸如端方、端口、端丽、端木、端、端平、端详、端坐、端砚等。为人正直、以德行事，受人尊敬，也是以德养生的重要内容之一。

锻 拼音 duàn 注音 ㄉㄨㄢˋ，部首 钅 笔画数 14 结构 左右结构 造字法 形声；从钅、段声 笔顺编号 31115321113554 笔顺读写 撇横横横折撇竖横横撇折折捺 部外 9 字义五行 金

锻的本义是把金属加热到一定程度后锤打以定形，引申为锻炼、历练。在中医养生活动中，各种各样的养生锻炼是人们经常采取的有效保健方法，选择自己合适的锻炼方法，既能强健身体，又能锻炼意志。

dui

对 拼音 duì 注音 ㄉㄨㄟˋ，部首 寸 笔画数 5 结构 左右结构 造字法 会意；从又、从寸 笔顺编号 54124 笔顺读写 折捺横竖捺 部外 2 字义五行 火

对的含义较多，其中比对、正确的意思具有一定的养生保健学意义，在我们的日常养生保健过程中，可能会面对各种各样的选择，通过自己的反复比较最终选定较为正确的方法或措施，尊重科学规律自然非常重要。

dun

蹲 拼音 dūn 注音 ㄉㄨㄣ，部首 足 笔画数 19 结构 左右结构 造字法 形声；左形右声 笔顺编号 2512121431253511124 笔顺读写 竖折横竖横竖横捺横竖折撇折横横竖捺 部外 12 字义五行 火

蹲指双腿尽可能下弯，但臀部不能着地，比如蹲班、蹲点、蹲伏、蹲守等。在中医运动养生中，起蹲训练可以有效加强人体肌力，特别是下肢肌力的功能，有一定的增强体力、健壮身体、养生保健作用。

炖 拼音 dùn 注音 ㄉㄨㄣˋ，部首 火 笔画数 8 结构 左右结构 造字法 形声；从火、屯声 笔顺编号 43341525 笔顺读写 捺撇撇捺横折竖折 部外 4 字义五行 火

炖是在食物中加上水，然后用小火把食物煮熟的过程，诸如炖菜、炖豆腐、炖鸡、炖肉、炖鱼等。中医提倡清炖食物，既不破坏其中的营养成分，又无有害成分产生，因而是一种非常有利于人体健康的烹调方法。

遁 拼音 dùn 注音 ㄉㄨㄣˋ，部首 辶 笔画数 12 结构 半包围结构 造字法 形声；从辶、盾声 笔顺编号 331225111454 笔顺读写 撇撇横竖竖折横横横捺折捺 部外 9 字义五行 火

遁指逃避、逃跑、隐藏、消失，本义是一种较为消极的行为，但如果从中医养生的角度来认识它的积极意义，则在于重视主动防御病邪的侵袭，即对邪气来袭，应当"避之有时"，面对灾难亦应主动躲避以护身。

---

duo

咄 拼音 duō 注音 ㄉㄨㄛ，部首 口 笔画数 8 结构 左右结构 造字法 形声；从口、出声 笔顺编号 25152252 笔顺读写 竖折横折竖竖折竖 部外 5 字义五行 火

咄的本义是惊叹或者指责，比如咄嗟、咄咄逼人等，从中医养生的角度来看，持这种态度的人除了对他人带来不良心理影响之外，也会给自己带来烦恼或不安，降低人的健康和幸福指数，对身心健康有害无益。

哆 拼音 duō 注音 ㄉㄨㄛ，部首 口 笔画数 9 结构 左右结构 造字法 会意；从口、从多 笔顺编号 251354354 笔顺读写 竖折横撇折捺撇折捺 部外 6 字义五行 火

哆指哆嗦，身体因受外界刺激而不由自主地颤抖，通常多因受寒、生气而引起，这种状态在日常生活中经常见到，应当尽快平复使之正常，以免引起一系列的身体及心理性疾病。

夺 拼音 duó 注音 ㄉㄨㄛˊ，部首 大 笔画数 6 结构 上下结构 造字法 会意；从大、从寸 笔顺编号 134124 笔顺读写 横撇捺横竖捺 部外 3 字义五行 火

夺是采取体力强拿或者争先取得，诸如夺宝、夺标、夺冠、夺回、夺魁、夺目、剥夺、抢夺、争夺等。中医治则学说提出"正气虚勿夺"的基本原则，就是讲当人体正气虚弱时，切记不可采用夺泻之法，以防伤正。

踱 拼音 duó 注音 ㄉㄨㄛˊ，部首 足 笔画数 16 结构 左右结构 造字法 形声；从足、度声 笔顺编号 2512121413122154 笔顺读写 竖折横竖横竖横撇横横竖竖横折捺 部外 9 字义五行 火

踱指一个人在思考问题时慢慢地走来走去，常常提示当事人遇到了较为烦恼、复杂的事情，不得不费尽脑力加以应对，在一定范围之内，沉思应对并不为过，但如果长期忧愁，则会给人体的健康带来负面影响。

度 拼音 duó dù 注音 ㄉㄨㄛˊ，ㄉㄨˋ，部首 广 笔画数 9 结构 半包围结构 造字法 形声；从又、庶省声 笔顺编号 413122154 笔顺读写 捺横撇横竖竖横折捺 部外 6 字义五行 金

度除了表示度量之意外，还有一种揣测、估计、权衡的意思，中医诊治疾病在很大程度上是通过望、闻、问、切而获得相应的依据，进而认真权衡，做出较为正确的处理，中医养生首先要判断患者虚实，非常重要。

亸 拼音 duǒ 注音 ㄉㄨㄛˇ，部首 一 笔画数 16 结构 左右结构 造字法 形声；从享、单声 笔顺编号 4125152143251112 笔顺读写 捺横竖折横折竖横撇竖折横横横竖 部外 14 字义五行 不详

亸的本义是下垂，特别指头颅下垂。中医学认为人如果出现这种情况之时，多数提示体内气虚状态较为明显，特别是中气下陷，应当采用益气升阳之品加以治疗，通常可使用黄芪、柴胡、升麻等中药进行养生及保健。

朵 拼音 duǒ 注音 ㄉㄨㄛˇ 部首 木 笔画数 6 结构 上下结构 造字法 象形 笔顺编号 351234 笔顺读写 撇折横竖撇捺 部外 2 字义五行 木

朵指花朵,以及外形像花一样的东西,诸如花朵、耳朵、云朵等。中医在养生保健活动中经常使用一些植物花朵进行调理及保健,包括玫瑰花、鸡蛋花、月季花等,通常以药茶的形式养生保健,颇有实效。

躲 拼音 duǒ 注音 ㄉㄨㄛˇ 部首 身 笔画数 13 结构 左右结构 造字法 形声;从身、朵声 笔顺编号 3251113351234 笔顺读写 撇竖折横横横撇撇折横竖撇捺 部外 6 字义五行 火

躲指避让、躲开、隐藏,比如躲避、躲藏、躲开、躲懒等。中医养生学中借鉴了中国古代杂家的养生思想,主张面对各种各样的健康威胁应当遵循"趋利而避害"的基本原则,及时躲开各种病邪的侵害。

堕 拼音 duò huī 注音 ㄉㄨㄛˋ,ㄏㄨㄟ 部首 土 笔画数 11 结构 上下结构 造字法 形声;从土、隋声 笔顺编号 52132511121 笔顺读写 折竖横撇竖折横横横竖横 部外 8 字义五行 土

堕即掉下来、坠落之意,通常用来形容人不求上进、不愿进取的落后面貌,面对人生的各种困难和挫折,正确的心理状态应当以积极、乐观的态度去克服困难、迎接失败的洗礼,而不是自暴自弃,悲观厌世。

惰 拼音 duò 注音 ㄉㄨㄛˋ 部首 忄 笔画数 12 结构 左右结构 造字法 形声;从忄、隋声 笔顺编号 442131212511 笔顺读写 捺捺竖横撇横竖横竖折横横 部外 9 字义五行 火

惰是懒惰,即怠惰、懈惰之意。惰性对人来说,经常会伴随身后,稍不注意,便可消磨人的毅力,特别是在运动养生过程中,懒惰常常导致身体肥胖、浑身无力、情绪低落,且易形成恶性循环,不利于健康与长寿。

E

e

e

讹 拼音 é 注音 ㄜˊ，部首 讠 笔画数 6 结构 左右结构 造字法 形声；从讠、化声 笔顺编号 453235 笔顺读写 捺折撇竖撇折 部外 4 字义五行 水

讹的本义是不真实的、有错误的谣言，甚至包括敲诈行为，诸如讹误、讹人、讹诈等，大凡持有这种不良言行的人，都是背离人类社会基本道德、自损福报的人，无论于人于己都会产生较大的身心伤害。

鹅 拼音 é 注音 ㄜˊ，部首 鸟 笔画数 12 结构 左右结构 造字法 形声；从鸟、我声 笔顺编号 312153435451 笔顺读写 撇横竖横折撇捺撇折捺折横 部外 7 字义五行 木

鹅是一种比鸭大一点的家禽，其鹅毛、鹅绒能够支撑保暖价值很高的衣服以防冻防寒，鹅蛋、鹅肉、鹅黄均有颇为丰富的营养价值。

额 拼音 é 注音 ㄜˊ，部首 页 笔画数 15 结构 左右结构 造字法 形声；从页、客声 笔顺编号 445354251132534 笔顺读写 捺捺折撇折捺竖折横横撇竖折撇捺 部外 9 字义五行 木

额指额头，即人发际以下、眉毛以上的部位，如额头、满额、面额、前额等。中医学认为额部与人体阳明经息息相关，如果额部出现疼痛、胀闷等病情时均可从胃肠入手进行调治，脾胃健则身体康。

厄 拼音 è 注音 ㄜˋ，部首 厂 笔画数 4 结构 半包围结构 造字法 会意 笔顺编号 1355 笔顺读写 横撇折折 部外 2 字义五行 土

厄的本义是险要的地方，形容危险，比如厄境、厄难、厄运、险厄、阻厄等。对于危险之地，最好的养生、保安方法就是尽早从危险的境地走出，趋利避害是人类养生活动的基本原则。

恶 拼音 è wù ě wū 注音 ㄜˋ，ㄨˋ，ㄜˇ，ㄨ，部首 心 笔画数 10 结构 上下结构 造字法 形声；从心、亚声 笔顺编号 1224314544 笔顺读写 横竖竖捺撇横捺折捺捺 部外 6 字义五行 土

恶指犯罪的事，表示极坏的行为，诸如恶霸、恶变、恶毒、恶狠、恶化、恶念、恶人、恶意、恶行、恶习等，还有恶心、讨厌的含义，凡是有以上言行的人，均会产生一定的心理不良变化，影响身心健康。

饿 拼音 è 注音 ㄜˋ，部首 饣 笔画数 10 结构 左右结构 造字法 形声；从饣、我声 笔顺编号 3553121534 笔顺读写 撇折折撇横竖横折撇捺 部外 7 字义五行 木

饿即挨饿，指肚子里没有食物的饥饿状态。食物对人体而言极为重要，是滋养机体、维持生命的化源，饥饿对人体健康的危害非常显著，长期处于饥饿状态的人根本谈不上健康，更无长寿而言。

愕 拼音 è 注音 ㄜˋ，部首 忄 笔画数 12 结构 左右结构 造字法 形声；左形右声 笔顺编号 442251251115 笔顺读写 捺捺竖竖折横竖折横横横折 部外 9 字义五行 木

愕指惊讶、发愣，是在遇到或听到意想不到的事情后所表现出来的神情，属于惊恐的范畴，其情志变化的影响主要体现在对人体气机的不良作用，惊则气乱，危害心脑功能的正常发挥，直接影响健康长寿。

噩 拼音 è 注音 ㄜˋ，部首 口 笔画数 16 结构 单一结构 造字法 会意 笔顺编号 1225125112512511 笔顺读写 横竖竖折横竖折横横折横竖折横横 部外 13 字义五行 木

噩指吓人的、可怕的事情，通常是指亲人逝世之类的消息，诸如噩耗、噩梦、噩运、噩兆等，大凡出现此类情况，都是人生的极大悲哀，会直接遏伤人体元气，引致各种各样的心身疾病。

鳄 拼音 è 注音 さˋ，部首 鱼 笔画数 17 结构 左右结构 造字法 形声；从鱼、噩声 笔顺编号 35251211251251115 笔顺读写 撇折竖折横竖横横竖折横竖折横横横折 部外 9 字义五行 木

鳄指鳄鱼，是一种大的水陆两栖爬行动物，性凶猛，以鱼、鸟为食，也会伤及人畜。鳄鱼的残忍程度举世皆知，无论是在海边还是在公园，一定要严防鳄鱼对人，特别是儿童的伤害。

en

恩 拼音 ēn 注音 ㄣ，部首 心 笔画数 10 结构 上下结构 造字法 形声；从心、因声 笔顺编号 2513414544 笔顺读写 竖折横撇捺横捺折捺捺 部外 6 字义五行 土

恩的本义是指人躺在被褥里，用心感受别人给予得好处，诸如恩赐、恩德、恩惠、恩情、恩人、恩师、恩准、恩重、恩泽等。感恩是人的最大福报，知恩图报、以恩报怨不但彰显美德，而且延年益寿。

摁 拼音 èn 注音 ㄣˋ，部首 扌 笔画数 13 结构 左右结构 造字法 形声；从扌、恩声 笔顺编号 1212513414544 笔顺读写 横竖横竖折横撇捺横捺折捺捺 部外 10 字义五行 木

摁指用手来压或者按住，在中医养生保健过程中，指压疗法主要使用摁的方法来治疗疾病，尤其是运用常见穴位摁压缓解相关疾病，具有简便易行、显效迅速的优势和特长，特别适用于普通百姓的自我保健。

er

儿 拼音 ér 注音 儿ˊ，部首 儿 笔画数 2 结构 单一结构 造字法 象形 笔顺编号 35 笔顺读写 撇折 字义五行 金

儿指小孩子，即儿童的意思，诸如儿科、儿歌、儿时、宠儿、孤儿、胎儿、婴儿等。儿科古称哑科，也是现代临床基本科室之一，儿科医生采用各种诊疗及养护方法，能够有效防治各种各样的小儿科疾病。

耳 拼音 ěr 注音 ㄦˇ，部首 耳 笔画数 6 结构 单一结构 造字法 象形 笔顺编号 122111 笔顺读写 横竖竖横横横 字义五行 火

耳即耳朵，是人的听觉器官，大凡与耳有关的疾病均属耳科的范畴。中医学认为其与肾的功能息息相关，在平常的养生保健过程中，应当尽力保护肾功能，以防耳朵器质性及功能性疾病的发生。

E

F

f

fa

发 拼音 fā fà 注音 ㄈㄚ,ㄈㄚˋ,部首 又 笔画数 5 结构 单一结构 造字法 形声兼会意 笔顺编号 53544 笔顺读写 折撇折捺捺 部外 3 字义五行 水

　　发的含义较多,最常见的是发生及头发,诸如发布、发兵、发病、发疯、发狂、发困、发夹、发型等。在人体健康方面,疾病的发生是不可回避的问题,应当积极防治。再则,头发的好坏常常直接反映人体的健康状态。

乏 拼音 fá 注音 ㄈㄚˊ,部首 丿 笔画数 4 结构 单一结构 造字法 指事 笔顺编号 3454 笔顺读写 撇捺折捺 部外 3 字义五行 金

　　乏指疲乏、没力量、缺乏,比如乏力、乏术、倦乏、困乏、贫乏、缺乏等。疲乏这一症状在临床上非常多见,是中医亚健康的主要表现,通常采取益气养血的方法加以治疗。

罚 拼音 fá 注音 ㄈㄚˊ,部首 罒 笔画数 9 结构 上下结构 造字法 会意;从詈、从刂 笔顺编号 252214522 笔顺读写 竖折竖竖横捺折竖竖 部外 4 字义五行 金

　　罚是处罚、惩罚,使犯规或者犯罪之人受到惩戒,诸如罚款、罚金、受罚、体罚、刑罚等。无论哪一种惩罚,对当事人的身心健康都会带来一定程度的伤害,因此站在养生保健的角度讲,应当尽力避免这种情况的发生。

法 拼音 fǎ 注音 ㄈㄚˇ，部首 氵 笔画数 8 结构 左右结构 造字法 会意；从氵、从去 笔顺编号 44112154 笔顺读写 捺捺横横竖横折捺 部外 5 字义五行 水

法指专门制定或强制执行的一切法则、法规、法令、法律的总称，诸如法案、法警、法人、法院、法则、法院、执法等。中医治病及保健重在确定治法，要求立法正确，用药无误。

砝 拼音 fǎ 注音 ㄈㄚˇ，部首 石 笔画数 10 结构 左右结构 造字法 形声；从石、法省声 笔顺编号 1325112154 笔顺读写 横撇竖横折横横竖横折捺 部外 5 字义五行 金

砝即砝码，指在天平上用作衡量重量标准的金属块，用以借喻事物的标准。按照中医的基本理论，无论阴阳、气血、脏腑，还是经络，均应保持平衡状态，人体才能健康，就像砝码一样，否则则会出现失常，引起疾病。

fan

翻 拼音 fān 注音 ㄈㄢ，部首 羽 笔画数 18 结构 左右结构 造字法 形声；从羽、番声 笔顺编号 343123425121541541 笔顺读写 撇捺撇横竖撇捺竖折横竖横折捺横折捺横 部外 12 字义五行 水

翻的本义是指从上到下，或者从里到外移动位置，诸如翻查、翻车、翻地、翻开、翻译、翻印、翻腾、翻阅等。不论是翻书、翻印，还是翻阅，大多都与学习有关，通过学习，增加知识，提高潜能，保护健康。

烦 拼音 fán 注音 ㄈㄢˊ，部首 火 笔画数 10 结构 左右结构 造字法 会意；从火、从页 笔顺编号 4334132534 笔顺读写 捺撇撇捺横横竖折撇捺 部外 6 字义五行 火

烦指心情不舒畅、苦闷，诸如烦闷、烦恼、烦劳、烦冗、烦忧、烦躁、耐烦、厌烦等。心烦易怒是一种非常不利于人体健康的不良情绪，也是引起精神疾病及肿瘤疾患的首要原因。

繁 拼音 fán pó 注音 ㄈㄢˊ,ㄆㄛˊ,部首 糸 笔画数 17 结构 上下结构 造字法 形声；从糸、敏声 笔顺编号 31554143134554234 笔顺读写 撇横折折捺横捺撇横撇捺折折捺竖撇捺 部外 11 字义五行 水

繁的含义较多，表示数量多、茂盛、复杂等，比如繁多、繁华、繁荣、繁细、繁殖、浩繁等。对于人体来说，其生理功能、病理变化、疾病种类、治疗方法均非常繁杂，只有认真诊察、准确辨证、正确治疗，方可恒效。

反 拼音 fǎn 注音 ㄈㄢˇ,部首 又 笔画数 4 结构 半包围结构 造字法 会意 笔顺编号 3354 笔顺读写 撇撇折捺 部外 2 字义 五行 水

反指方向相背，还指颠倒、违背、对抗、类推等意思，诸如反驳、反对、反复、反侧、反击、反抗、反扑、反叛、反正、反胃、反应、反省等。中医治病，就是根据患者的病证采取相反的治法以获疗效。

犯 拼音 fàn 注音 ㄈㄢˋ,部首 犭 笔画数 5 结构 左右结构 造字法 形声；左形右声 笔顺编号 35355 笔顺读写 撇折撇折折 部外 2 字义五行 水

犯即侵害、损害、触犯、犯罪等，诸如进犯、违犯、冒犯、犯案、犯难、犯疑、从犯、惯犯、囚犯、逃犯、战犯等。不管何种犯罪，于人于己均为伤害身心健康的罪魁祸首，理应加以防范。

饭 拼音 fàn 注音 ㄈㄢˋ,部首 饣 笔画数 7 结构 左右结构 造字法 形声；从食、反声 笔顺编号 3553354 笔顺读写 撇折折撇撇折捺 部外 4 字义五行 水

饭指用粮食做成的熟食，诸如饭菜、饭店、饭食、饭堂、饭厅、饭钱、年饭、讨饭、早饭、晚饭等。中医养生中的饮食养生主要使用的是药食共用之品，如山药、茯苓、百合、银杏等，既是膳食，又是饭菜。

fang

方 拼音 fāng 注音 ㄈㄤ，部首 方 笔画数 4 结构 单一结构 造字法 象形 笔顺编号 4153 笔顺读写 捺横折撇 字义五行 水

方的含义较多，在医学方面主要是指处方，俗称方子，诸如处方、方药等。无论是中药处方还是养生处方，均应按照君臣佐使的原则施膳用药，方可获得较为理想的治疗或保健效果。

芳 拼音 fāng 注音 ㄈㄤ，部首 艹 笔画数 7 结构 上下结构 造字法 形声；从艹、方声 笔顺编号 1224153 笔顺读写 横竖竖捺横折撇 部外 4 字义五行 木

芳指花草的香味，或指美好的品行、名声，诸如芳草、芳芬、芳菲、芳龄、芳心、芳泽等。在中医养生药物中，芳香类药物常常能够发挥醒脾化湿、开窍醒神的良好作用，如砂仁、麝香等。

防 拼音 fáng 注音 ㄈㄤˊ，部首 阝 笔画数 6 结构 左右结构 造字法 形声；从阝、方声 笔顺编号 524153 笔顺读写 折竖捺横折撇 部外 4 字义五行 水

防的本义是阻挡水患的大堤，意指预防、防患于未然，诸如防癌、防备、防病、防地、防范、防治、城防、消防等。中医特别强调"治未病"思想，其核心内容就是预防，只有有效预防疾病的产生，人体才能健康。

妨 拼音 fáng 注音 ㄈㄤˊ，部首 女 笔画数 7 结构 左右结构 造字法 形声；从女、方声 笔顺编号 5314153 笔顺读写 折撇横捺横折撇 部外 4 字义五行 水

妨指阻碍、损害，比如妨碍、妨害、何妨、无妨等。在健康与长寿方面，有许许多多影响和妨害人体的因素，诸如风、寒、暑、湿、燥、火六淫，喜、怒、忧、思、悲、恐、惊七情，还有饮食劳倦、跌打损伤等。

肪 拼音 fáng 注音 ㄈㄤˊ，部首 月 笔画数 8 结构 左右结构 造字法 形声；从月、方声 笔顺编号 35114153 笔顺读写 撇折横横捺横折撇 部外 4 字义五行 水

　　肪即脂肪，是存在于人体和动物皮下组织或者植物体中的有机化合物，是生物体储存能量的基本物质。人体的能量来源，脂肪占了很大的份额，各种动物的肉体及部分植物中含有大量的脂肪可供人体利用。

房 拼音 fáng 注音 ㄈㄤˊ，部首 户 笔画数 8 结构 半包围结构 造字法 形声；从户、方声 笔顺编号 45134153 笔顺读写 捺折横撇捺横折撇 部外 4 字义五行 水

　　房指房子，是供人居住或活动的建筑物，诸如房产、房东、房顶、房客、房主、房租、药房、营房、住房等。房子对人的保健作用不仅仅在避风防寒方面，而且还在于心理满足及自身安全等方面。

纺 拼音 fǎng 注音 ㄈㄤˇ，部首 纟 笔画数 7 结构 左右结构 造字法 形声；从纟、方声 笔顺编号 5514153 笔顺读写 折折横捺横折撇 部外 4 字义五行 水

　　纺即用机械把棉、丝、毛等纤维制成纱或者线的过程，诸如纺车、纺锭、纺线、纺织、混纺、棉纺、毛纺等。绝大多数纺织产品均能给人带来身体及心理上的温暖或愉悦，有利于人的健康及长寿。

放 拼音 fàng 注音 ㄈㄤˋ，部首 攵 笔画数 8 结构 左右结构 造字法 形声；从攵、方声 笔顺编号 41533134 笔顺读写 捺横折撇撇横撇捺 部外 4 字义五行 水

　　放指无拘无束，使自己自由自在，诸如放弃、放缓、放任、放学、放纵、放牧、放养、开放等。放还是不放，往往是件不太容易决断的事，应当具体情况具体分析，以利于身心健康。

fei

飞 拼音 fēi 注音 ㄈㄟ，部首 飞 笔画数 3 结构 单一结构 造字法 象形 笔顺编号 534 笔顺读写 折撇捺 字义五行 水

飞指（鸟、虫等动物）扇动翅膀在空中来回活动，或指飞行器在空中的运行，诸如飞奔、飞驰、飞机、飞快、飞龙、飞翔、飞越、起飞、腾飞等。对人体而言，健步如飞是身体健康的重要标志，说明元气旺盛。

F

肥 拼音 féi 注音 ㄈㄟˊ，部首 月 笔画数 8 结构 左右结构 造字法 会意；从月、从巴 笔顺编号 35115215 笔顺读写 撇折横横折竖横折 部外 4 字义五行 水

肥指肥胖、肥沃、肥料、肥大等意思，均为充盛有余，诸如肥肠、肥硕、肥壮、肥肉、催肥等。肥胖对人体健康而言，常常是引起动脉硬化、心脑血管疾病、脂肪肝等疾病的罪魁祸首。

匪 拼音 fěi 注音 ㄈㄟˇ，部首 匚 笔画数 10 结构 半包围结构 造字法 形声；从匚、非声 笔顺编号 1211121115 笔顺读写 横竖横横横竖横横横折 部外 8 字义五行 水

匪就是强盗、匪徒，泛指那些作恶多端的人，诸如匪帮、匪患、匪窟、匪首、匪穴、白匪、盗匪、惯匪等。对于这种情况，人们通常都会产生极大的恐惧和反感，也直接影响人体的身心健康。

诽 拼音 fěi 注音 ㄈㄟˇ，部首 讠 笔画数 10 结构 左右结构 造字法 形声；左形右声 笔顺编号 4521112111 笔顺读写 捺折竖横横横竖横横横 部外 8 字义五行 水

诽指背后议论、指责他人，诸如诽谤、诽誉。从心理健康的角度讲，诽谤别人或者受人诽谤都是极其有害的情况，必须设法采取有关措施加以制止，否则会给人体的身心健康带来一定程度的伤害。

肺

拼音 fèi 注音 ㄈㄟˋ，部首 月 笔画数 8 结构 左右结构 造字法 形声;从月、市声 笔顺编号 35111252 笔顺读写 撇折横横横竖折竖 部外 4 字义五行 水

肺指人或动物的呼吸器官。中医学认为肺位于五脏六腑之上，犹如华盖伞一样保护着其他脏腑，其有主气、司呼吸等作用，并能通调三焦，疏利水道，贯穿上下，肺气充足则人精神饱满。

废

拼音 fèi 注音 ㄈㄟˋ，部首 广 笔画数 8 结构 半包围结构 造字法 形声;从广、发声 笔顺编号 41353544 笔顺读写 捺横撇折撇折捺捺 部外 5 字义五行 土

废指废弃不用、失去效用的东西，诸如废话、废气、废旧、废料、废品、废人等。在人体之中，有很多代谢产物需要以多种方式排出体外，如果因种种原因难以实现，那就会发生各种各样的疾病。

沸

拼音 fèi 注音 ㄈㄟˋ，部首 氵 笔画数 8 结构 左右结构 造字法 形声;从氵、弗声 笔顺编号 44151532 笔顺读写 捺捺横折横折撇竖 部外 5 字义五行 水

沸指液体受热到一定温度所产生的气泡并出现翻腾的现象。站在养生保健的角度讲，人们日常饮用的水必须经过较长时间的煮沸才能内饮，否则就会出现腹泻、嗳气、吐逆等疾病，一定要注意饮水卫生。

痱

拼音 fèi féi 注音 ㄈㄟˋ，ㄈㄟˊ，部首 疒 笔画数 13 结构 半包围结构 造字法 形声;从疒、非声 笔顺编号 4134121112111 笔顺读写 捺横撇捺横竖横横竖横横横 部外 8 字义五行 土

痱即痱子，是夏天发生在皮肤上的红色的小疹，非常瘙痒，以小儿居多，通常多因出汗过多、皮肤不洁、毛孔被堵所引起，中医多按暑湿郁滞肌表进行论治，可采用中药粉外扑的方法加以防治。

fen

芬 拼音 fēn 注音 ㄈㄣ，部首 艹 笔画数 7 结构 上下结构 造字法 形声；从艹、分声 笔顺编号 1223453 笔顺读写 横竖竖撇捺折撇 部外 4 字义五行 木

芬指花草的香气，诸如芬芳、芬香、清芬等。中医学认为芳香的气味可以醒脾开胃、化湿除烦、爽神定志，有许许多多的芳香类药物均被灵活地应用在日常养生保健活动之中，较为有利于人体身心健康。

纷 拼音 fēn 注音 ㄈㄣ，部首 纟 笔画数 7 结构 左右结构 造字法 形声；从纟、分声 笔顺编号 5513453 笔顺读写 折折横撇捺折撇 部外 4 字义五行 水

纷的本义是指束马尾的丝麻织物，引申为繁多、杂乱、争论的意思，诸如纷乱、纷扰、纷争、纠纷等。站在中医养生保健的角度讲，人不应在繁杂纷扰的环境中艰难前行，应尽可能脱凡超俗，保持内心谧静。

氛 拼音 fēn 注音 ㄈㄣ，部首 气 笔画数 8 结构 半包围结构 造字法 形声；从气、分声 笔顺编号 31153453 笔顺读写 撇横横折撇捺折撇 部外 4 字义五行 水

氛指周围的情景与气氛，比如氛围、气氛等。营造温馨、轻松、自由的氛围对每个人来说都是一件非常重要的任务，如果拥有一个良好的周边环境，将会对人体的身心健康产生很好的正性作用。

坟 拼音 fén 注音 ㄈㄣˊ，部首 土 笔画数 7 结构 左右结构 造字法 形声；从土、文声 笔顺编号 1214134 笔顺读写 横竖横捺横撇捺 部外 4 字义五行 土

坟即埋葬死人尸体或安放骨灰的墓穴及地面上的土堆，诸如坟地、坟堆、坟山、坟头、扫坟等。坟头的出现表明人的生命已经结束，对生者而言难免会有悲哀、凄凉之情，应当适可而止，以防自伤。

焚 拼音 fén 注音 ㄈㄣˊ，部首 火 笔画数 12 结构 上下结构 造字法 会意；从林、从火 笔顺编号 123412344334 笔顺读写 横竖撇捺横竖撇捺捺撇撇捺 部外 8 字义五行 火

焚的本义是用火来烧草木，诸如焚化、焚毁、焚烧、焚书、焚香、自焚等，无论哪种情况，对自然生态、社会生态、人文生态来说都是一种极大的破坏，直接引起空气污染，也给人体健康带来较大的危害。

粉 拼音 fěn 注音 ㄈㄣˇ，部首 米 笔画数 10 结构 左右结构 造字法 形声；从米、分声 笔顺编号 4312343453 笔顺读写 捺撇横竖撇捺撇捺折撇 部外 4 字义五行 木

粉是把米研成细末的意思，泛指细末状的东西，诸如粉笔、粉刺、粉碎、豆粉、米粉、奶粉等。许多中药材在加工时的第一个步骤就是进行药物粉碎，甚至包括对精品细料的加工研磨。

奋 拼音 fèn 注音 ㄈㄣˋ，部首 大 笔画数 8 结构 上下结构 造字法 形声；从大、田声 笔顺编号 13425121 笔顺读写 横撇捺竖折横竖横 部外 5 字义五行 水

奋指振作精神、鼓足干劲，诸如奋臂、奋斗、奋发、奋力、奋勇、激奋、亢奋、勤奋、兴奋等。从心理学的角度讲，所有的奋力都是促进人体身心健康的一些正能量，有利于人们的健康与长寿。

忿 拼音 fèn 注音 ㄈㄣˋ，部首 心 笔画数 8 结构 上下结构 造字法 形声；从心、分声 笔顺编号 34534544 笔顺读写 撇捺折撇捺折捺捺 部外 4 字义五行 水

忿的本义是心中怨恨、生气、恼怒，诸如忿恨、忿怒、忿忿不平等，中医养生学认为这种不良情绪对人体而言危害很大，容易导致肿瘤、中风等疾病的发生，自当尽力减除其对健康长寿的不良影响。

粪 拼音 fèn 注音 ㄈㄣˋ，部首 米 笔画数 12 结构 上下结构 造字法 会意；从米、从共 笔顺编号 431234122134 笔顺读写 捺撇横竖撇捺横竖竖横撇捺 部外 6 字义五行 水

粪即粪便，是指人及动物的排泄物，可以当作肥料使用，比如马粪、牛粪、猪粪等，按照自然界的生态规律，采用农家肥作为作物的营养肥料与化学肥料相比对人体更为有利。

愤 拼音 fèn 注音 ㄈㄣˋ，部首 忄 笔画数 12 结构 左右结构 造字法 形声；从忄、贲声 笔顺编号 442121222534 笔顺读写 捺捺竖横竖横竖竖竖折撇捺 部外 9 字义五行 水

愤指愤怒，是因对人或事极其不满而感情激动，诸如愤恨、愤懑、愤怒、悲愤、发愤、公愤、民愤、气愤、义愤、怨愤等。中医学认为怒伤肝，久则气逆，经络滞涩，百病由生，因此，愤怒对人体的伤害不可小觑。

---

feng

丰 拼音 fēng 注音 ㄈㄥ，部首 丨 笔画数 4 结构 单一结构 造字法 象形 笔顺编号 1112 笔顺读写 横横横竖 部外 3 字义五行 火

丰的本义是草木旺盛，泛指丰富，诸如丰产、丰厚、丰满、丰年、丰饶、丰硕、丰韵、丰盈、丰姿等。丰的意思饱含和谐、吉祥的正能量，五谷丰登的岁月自然能给人们带来无限的健康和快乐。

风 拼音 fēng fěng 注音 ㄈㄥ,ㄈㄥˇ，部首 风 笔画数 4 结构 半包围结构 造字法 形声；从虫、凡声 笔顺编号 3534 笔顺读写 撇折撇捺 字义五行 水

风指空气流动而形成的一种自然现象，诸如风暴、风度、风寒、风热、风湿、风雪、风雨、风云、中风等。中医特指引起人体发生疾病的致病因素及相关疾病，风为六淫之首，百病之长。

疯 拼音 fēng 注音 ㄈㄥ，部首 疒 笔画数 9 结构 半包围结构 造字法 形声；从疒、风声 笔顺编号 413413534 笔顺读写 捺横撇捺横撇折撇捺 部外 4 字义五行 水

疯指精神错乱、举止失常，诸如疯癫、疯狗、疯狂、疯跑、疯抢、疯人、疯子等。中医学认为精神分裂症属于心脑失养、神志失常类疾病，多与精神刺激有关，当采取醒脑开窍、安神定志之法加以治疗。

蜂 拼音 fēng 注音 ㄈㄥ，部首 虫 笔画数 13 结构 左右结构 造字法 形声；从虫、夆声 笔顺编号 2512143541112 笔顺读写 竖折横竖横捺撇折捺横横横竖 部外 7 字义五行 水

　　蜂指带刺蜇人的一类昆虫，包括蜜蜂、马蜂、黄蜂等，通常是指蜜蜂，诸如蜂房、蜂蜡、蜂拥、蜂箱、蜂蜜等。蜂蜜对人体有良好的滋养作用，能够健脾养胃、缓急止痛、润肠通便。

讽 拼音 fěng 注音 ㄈㄥˇ，部首 讠 笔画数 6 结构 左右结构 造字法 形声；从讠、风声 笔顺编号 453534 笔顺读写 捺折撇折撇捺 部外 4 字义五行 水

　　讽有讽刺之意，即用含蓄委婉的话语指责或者规劝别人，诸如嘲讽、讥讽等，采取这种方式来对待别人，可能会对他人心理产生明显的不良影响，导致内心不舒，进而产生相应的身心疾病。

奉 拼音 fèng 注音 ㄈㄥˋ，部首 大 笔画数 8 结构 上下结构 造字法 会意 笔顺编号 11134112 笔顺读写 横横横撇捺横横竖 部外 5 字义五行 水

　　奉指恭恭敬敬地送给或者接受，还有供养、伺候的意思，诸如朝奉、崇奉、进奉、奉承、奉告、奉命、奉劝、奉送、奉献等。依据人的心理变化，以奉献的态度来对待别人有心理保健作用。

---

fo

佛 拼音 fó fú bì bó 注音 ㄈㄛˊ，ㄈㄨˊ，ㄅㄧˋ，ㄅㄛˊ，部首 亻 笔画数 7 结构 左右结构 造字法 形声；从亻、弗声 笔顺编号 3251532 笔顺读写 撇竖折横折撇竖 部外 5 字义五行 水

　　佛指佛教，特别指像释迦牟尼那样的修行圆满的人，诸如佛教、佛经、佛家、佛脚、佛偈、佛具、佛堂、佛像、佛心、佛缘、佛音、佛祖等。佛家养生独具特色，特别强调以善为怀，普度众生，功德非凡。

fu

夫 拼音 fū fú 注音 ㄈㄨ,ㄈㄨˊ,部首 大 笔画数 4 结构 单一结构 造字法 象形;像站着的人形 笔顺编号 1134 笔顺读写 横横撇捺 部外 1 字义五行 水

　　夫的本义是一位身体强壮的成年男子,诸如夫妻、夫子、丈夫、匹夫、老夫、武夫等。按照中医阴阳学说的基本理论,男子为阳,女子为阴,夫以气为本,女以血为根,阴阳和谐,自无忧患。

肤 拼音 fū 注音 ㄈㄨ,部首 月 笔画数 8 结构 左右结构 造字法 形声;从月、夫声 笔顺编号 35111134 笔顺读写 撇折横横横横撇捺 部外 4 字义五行 水

　　肤即皮肤,指人体的表皮,比如肤色、皮肤、完肤等。在中医临床各科中,皮肤科疾病的种类非常繁多,且通常会给人体带来诸多的身心损害,直接影响身体健康及心理状态。

麸 拼音 fū 注音 ㄈㄨ,部首 麦 笔画数 11 结构 左右结构 造字法 形声;从麦、夫声 笔顺编号 11213541134 笔顺读写 横横竖横撇折捺横横撇捺 部外 4 字义五行 水

　　麸指小麦经过研磨过筛之后所剩下的皮,即麸皮、麦皮,从营养学的角度讲,麦皮中有许许多多的营养素,对人体的健康非常有利,以麸皮为原料,加入醋、椒及相关中药,也能有效治疗关节疾病。

敷 拼音 fū 注音 ㄈㄨ,部首 攵 笔画数 15 结构 左右结构 造字法 形声;左声右形 笔顺编号 125112441533134 笔顺读写 横竖折横横竖捺捺横折撇撇横撇捺 部外 11 字义五行 金

　　敷指用药粉等外搽皮肤或伤口,诸如敷料、敷面、敷药等。中医外治疗法常常采用中药外敷来治疗有关疾病,亦可采用此法进行美容美白、皮肤护理,能够发挥一定的养生保健作用。

拂

拼音 fú bì 注音 ㄈㄨˊ,ㄅㄧˋ,部首 扌 笔画数 8 结构 左右结构 造字法 形声;从扌、弗声 笔顺编号 12151532 笔顺读写 横竖横折横撇竖 部外 5 字义五行 水

拂即轻轻擦过、掠过、掸去的意思,诸如拂尘、拂面、拂逆、轻拂等。无论是扫除住宅的灰尘,还是拂去心中的愁云,对人体而言,都能产生良性作用,使自己达到保养身心的效果。

服

拼音 fú fù 注音 ㄈㄨˊ,ㄈㄨˋ,部首 月 笔画数 8 结构 左右结构 造字法 会意 笔顺编号 35115254 笔顺读写 撇折横横折竖折捺 部外 4 字义五行 水

服包括衣服、信服、服从、服药等多种意思,均有一定的养生学意义。衣服能够御寒,并满足自己的心理需求;信服、服从均为主动行为,可让自己内心愉悦;服用药物更有利于疾病康复和健康长寿。

氟

拼音 fú 注音 ㄈㄨˊ,部首 气 笔画数 9 结构 半包围结构 造字法 形声;从气、弗声 笔顺编号 311551532 笔顺读写 撇横横折折横折撇竖 部外 5 字义五行 水

氟是非金属元素中最活泼的元素,腐蚀性极强,含氟的物质对牙齿具有良好的保健作用。除了各种各样含氟牙膏之外,许多茶叶之中亦含有大量的氟,经常咀嚼能够发挥口腔清洁及保健作用。

俘

拼音 fú 注音 ㄈㄨˊ,部首 亻 笔画数 9 结构 左右结构 造字法 形声;从亻、孚声 笔顺编号 323443521 笔顺读写 撇竖撇捺捺撇折竖横 部外 7 字义五行 水

俘指俘虏,是各种战役、战斗中必然产生的群体,诸如俘虏、俘兵、俘囚、伤俘、战俘等,只要沦为俘虏,便会给当事人带来极其严重的身心伤害。

浮

拼音 fú 注音 ㄈㄨˊ,部首 氵 笔画数 10 结构 左右结构 造字法 形声;从氵、孚声 笔顺编号 4413443521 笔顺读写 捺捺横撇捺捺撇折竖横 部外 7 字义五行 水

浮指漂在水面上的,泛指表面的、浮浅的、不固定的及空虚的东西,诸如浮冰、浮尘、浮动、轻浮、虚浮、浮财、浮动、浮夸、浮萍、浮躁等。从心理学角度来讲,浮躁心理对人体身心健康影响较大,应当尽力消除。

符 拼音 fú 注音 ㄈㄨˊ，部首 竹 笔画数 11 结构 上下结构 造字法 形声；从竹、付声 笔顺编号 31431432124 笔顺读写 撇横捺撇横捺撇竖横竖捺 部外 5 字义五行 木

符即标记、记号，特指道士、巫师用以驱鬼辟邪所画的图形，诸如符号、符箓、符咒、符码、符牌、兵符、画符、桃符等，中医古代的祝由之法常常使用各种画符以治疗疾病。

辐 拼音 fú 注音 ㄈㄨˊ，部首 车 笔画数 13 结构 左右结构 造字法 形声；从车、畐声 笔顺编号 1521125125121 笔顺读写 横折竖横横竖折横竖折横竖横 部外 9 字义五行 金

辐的本义是车轮上连接里圈与外圈的条状物，引申为有辐射的物质，如辐射、辐照、辐射形、辐射线等。在自然界中，有许多影响或者危害人体健康的辐射物质，如放射线、核辐射等，必须加以防护。

福 拼音 fú 注音 ㄈㄨˊ，部首 礻 笔画数 13 结构 左右结构 造字法 形声；左形右声 笔顺编号 4524125125121 笔顺读写 捺折竖捺横竖折横竖折横竖横 部外 9 字义五行 水

福即幸福、福气的意思，诸如福分、福利、福寿、福气、后福、纳福、万福、幸福、眼福、祝福等，可以说人生最美好的祝福均在福中，假如生活幸福，人自然能够健康长寿。

抚 拼音 fǔ 注音 ㄈㄨˇ，部首 扌 笔画数 7 结构 左右结构 造字法 形声；从扌、无声 笔顺编号 1211135 笔顺读写 横竖横横横撇折 部外 4 字义五行 水

抚指用手轻轻地按在上面，含有安慰、慰问、爱护的意义，诸如抚摸、抚琴、优抚、抚弄、抚恤、抚慰、抚养等。人在孤独无助之时，如果能够得到他人的抚慰，自然是一种最有效的身心保养。

釜 拼音 fǔ 注音 ㄈㄨˇ，部首 金 笔画数 10 结构 上下结构 造字法 形声；从金、父声 笔顺编号 3434112431 笔顺读写 撇捺撇捺横竖捺撇横 部外 2 字义五行 水

釜是古代一种用来烧饭的炊事用具，相当于现在日常所用的锅，如釜底抽薪、破釜沉舟等。锅对人体饮食养生和健康保护的作用不可低估，通过蒸煮，使生者变熟，便于肠胃消化吸收，增强人体健康。

腑 拼音 fǔ 注音 ㄈㄨˇ，部首 月 笔画数 12 结构 左右结构 造字法 形声；从月、府声 笔顺编号 351141332124 笔顺读写 撇折横横捺横撇撇竖横竖捺 部外 8 字义五行 水

腑指六腑，包括胆、胃、大肠、小肠、膀胱及三焦，是人体饮食物消化、吸收和排泄的主要通道。六腑与五脏的特性不同，五脏以藏为要，六腑以通为用，故有"要想长生，肚中常清"之说。

腐 拼音 fǔ 注音 ㄈㄨˇ，部首 肉 笔画数 14 结构 半包围结构 造字法 形声；从肉、府声 笔顺编号 41332124253434 笔顺读写 捺横撇撇竖横竖捺竖折撇捺撇捺 部外 8 字义五行 水

腐除有变烂、变坏、堕落之意外，还指豆腐，比如腐乳、豆腐、腐皮等。豆腐是由黄豆等食物经过加工而制成的日常食品，具有良好的营养和保健价值，是人们喜欢食用的菜肴之一，能够发挥一定的养生作用。

父 拼音 fù fǔ 注音 ㄈㄨˋ，ㄈㄨˇ，部首 父 笔画数 4 结构 单一结构 造字法 象形 笔顺编号 3434 笔顺读写 撇捺撇捺 字义五行 水

父即父亲、爸爸，也是对其他男性长辈的称呼，如父母、父亲、伯父、叔父、舅父、岳父、祖父等。父辈对晚辈无微不至的呵护，可以说是人生最大的心理滋润剂，对身心健康具有不可替代的作用。

妇 拼音 fù 注音 ㄈㄨˋ，部首 女 笔画数 6 结构 左右结构 造字法 会意；从女、从彐 笔顺编号 531511 笔顺读写 折撇横折横横 部外 3 字义五行 水

妇的本义是一个手持扫帚做家务的女子，特指已婚妇女，诸如妇女、妇科、寡妇、农妇、少妇、媳妇、妇联、妇幼等。妇女有经、带、胎、产等一系列伤精耗血的生理过程，所以在养生方面应当特别加以重视。

赋 拼音 fù 注音 ㄈㄨˋ，部首 贝 笔画数 12 结构 左右结构 造字法 形声；从贝、武声 笔顺编号 253411212154 笔顺读写 竖折撇捺横横竖横竖横折捺 部外 8 字义五行 水

赋除旧指田地税之外，还指古代一种诗词文体，诸如赋词、赋诗、歌赋、作赋等。吟诗填词是古今文人雅士始终津津乐道的事，也是文化养生中的重要内容之一，能够激发人生乐趣，有利于健康长寿。

傅 拼音 fù 注音 ㄈㄨˋ，部首 亻 笔画数 12 结构 左右结构 造字法 形声 笔顺编号 321251124124 笔顺读写 撇竖横竖折横横竖撇横竖撇 部外 10 字义五行 水

傅指教导或传授技艺的人，即师傅。在我国优秀文化及技术的传承过程中，师徒相传是从古到今最为有效的传承形式之一，师傅给徒弟的言传身教直接输入了人生的正能量。

富 拼音 fù 注音 ㄈㄨˋ，部首 宀 笔画数 12 结构 上下结构 造字法 形声；从宀、畐声 笔顺编号 445125125121 笔顺读写 捺捺折横竖折横竖折横竖横 部外 9 字义五行 水

富的本义是指钱财多，泛指丰盛、富裕，诸如富贵、富豪、富民、富裕等。经济的富足、生活的富裕、感情的丰富，对人生来说，都是非常美好的向往，如果具有如此状况，自然对人的健康与长寿大有裨益。

腹 拼音 fù 注音 ㄈㄨˋ，部首 月 笔画数 13 结构 左右结构 造字法 形声；从月、复声 笔顺编号 3511312511354 笔顺读写 撇折横横撇横竖折横横撇折捺 部外 9 字义五行 水

腹即肚子，是指胸与骨盆之间的部位，内存人体诸多消化器官，诸如腹部、腹稿、腹壁、腹腔、腹痛、腹皮、心腹等。对人体健康而言，腹部内藏诸多消化器官，直接关乎气血盛衰，无疑是颇为重要的部位。

馥 拼音 fù 注音 ㄈㄨˋ，部首 香 笔画数 18 结构 左右结构 造字法 形声；从香、复声 笔顺编号 312342511312511354 笔顺读写 撇横竖撇捺竖折横横撇横竖折横横撇折捺 部外 9 字义五行 水

馥指清香之气，比如馥郁、桂馥，多为有关花朵散发出来的气味。从花卉养生的角度来看，馥香之气能沁人心脾、疏肝解郁、愉悦神志，因此从各种花卉中散发出来的芳香气味对人体具有一定的养生保健意义。

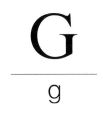

ga

咖 拼音 gā kā 注音 ㄍㄚ,ㄎㄚ,部首 口 笔画数 8 结构 左右结构 造字法 形声;从口、加声 笔顺编号 25153251 笔顺读写 竖折横折撇竖折横 部外 5 字义五行 木

咖有两个发音、两个意思,咖喱是由胡椒、茴香、陈皮、姜黄等中药制成的调味品,具有芳香化湿、开胃之功;咖啡是用热带或亚热带生长成熟的咖啡子炒熟加工成粉所调成的饮料,具有开窍醒神、振奋精神的作用。

gai

该 拼音 gāi 注音 ㄍㄞ,部首 讠 笔画数 8 结构 左右结构 造字法 形声;从讠、亥声 笔顺编号 45415334 笔顺读写 捺折捺横折撇撇捺 部外 6 字义五行 木

该的本义军队中的约法、条令,通常是指应该,还有轮到等意思,诸如该当、该欠、该死、活该、理该、早该等。中医养生讲究顺应自然,在合适的时候做合适的事,信奉科学、遵守规矩才能健康长寿。

赅 拼音 gāi 注音 ㄍㄞ,部首 贝 笔画数 10 结构 左右结构 造字法 形声;从贝、亥声 笔顺编号 2534415334 笔顺读写 竖折撇捺捺横折撇撇捺 部外 6 字义五行 木

赅指完备、齐全,诸如赅备、赅博、赅括、赅全等。中医学具有悠久的历史、完整的理论体系,中医养生学特别强调综合养生法,应该按照相对完备的理论和相对齐全的方法加以调护,方可获得理想的保健效果。

改 拼音 gǎi 注音 ㄍㄞˇ，部首 攵 笔画数 7 结构 左右结构 造字法 会意；从攵、从己 笔顺编号 5153134 笔顺读写 折横折撇横撇捺 部外 3 字义五行 木

改指变更、更换、修改、改正，特别指对一些明显错误或不良习惯的改正，诸如改变、改编、改动、改革、改观、改进、改良、改正、悔改、劳改、整改等，中医养生中的一个重要方面是改正纠偏，不可忽视。

钙 拼音 gài 注音 ㄍㄞˋ，部首 钅 笔画数 9 结构 左右结构 造字法 形声；左形右声 笔顺编号 311151215 笔顺读写 撇横横横折横竖横折 部外 4 字义五行 金

钙是一种金属元素，为银白色，质软而轻，对人体骨骼系统具有非常重要的作用，诸如钙化、钙片、钙素、钙质、补钙、缺钙等。如果缺钙，会直接影响人体，特别是老人和儿童的生长发育。

盖 拼音 gài gě hé 注音 ㄍㄞˋ，ㄍㄜˇ，ㄏㄜˊ，部首 皿 笔画数 11 结构 上下结构 造字法 形声；从、皿声 笔顺编号 43112125221 笔顺读写 捺撇横横竖横竖折竖竖横 部外 6 字义五行 木

盖的本义是用芦苇或茅草物编成的覆盖物，泛指覆盖，诸如盖被、盖世、覆盖、壶盖、铺盖、遮盖等。对人体而言，利用各种各样保暖的东西盖在身上，均可发挥一定的保温或保护作用，有明显的养生保健价值。

溉 拼音 gài 注音 ㄍㄞˋ，部首 氵 笔画数 12 结构 左右结构 造字法 形声；从氵、既声 笔顺编号 441511541535 笔顺读写 捺捺横折横横折捺横折撇折 部外 9 字义五行 水

溉指灌溉，如浇灌、溉田等。对自然界的各种植物来说，灌溉的作用不可低估，而对人体而言，灌溉的作用同样不可小觑，只不过浇灌的东西是血而不仅仅是水而已，气血旺盛，人体脏腑才能强健、身体才能健康。

gan

干 拼音 gān gàn 注音 ㄍㄢ,ㄍㄢˋ,部首 干 笔画数 3 结构 单一结构 造字法 象形 笔顺编号 112 笔顺读写 横横竖 字义五行 木

干的本义指盾牌,引申出来意思很多,但和中医养生有关的指干燥,即不含水分或水分极少。水与人体健康息息相关,如果由于任何原因导致人体津液亏乏,自然会出现阴虚血亏的不良状态,直接影响健康水平。

G

甘 拼音 gān 注音 ㄍㄢ,部首 甘 笔画数 5 结构 单一结构 造字法 指事;像口含食物 笔顺编号 12211 笔顺读写 横竖竖横横 字义五行 木

甘指甘甜,与苦相反,诸如甘草、甘霖、甘露、甘美、甘心、甘泉等。按照中医五行学说,甘入脾胃,多食甘甜的食物能够发挥良好的健脾益气功效,脾胃健旺则气血充足,人则可健康长寿。

肝 拼音 gān 注音 ㄍㄢ,部首 月 笔画数 7 结构 左右结构 造字法 形声;从月、干声 笔顺编号 3511112 笔顺读写 撇折横横横横竖 部外 3 字义五行 木

肝指肝脏,是人和动物主要内脏之一,具有储存能量、调解情志及藏血解毒等功用。中医学认为肝与春天相应,春天为阳气升发之时节,非常适合人们进行养生保健活动,特别是进行心理保健活动。

泔 拼音 gān 注音 ㄍㄢ,部首 氵 笔画数 8 结构 左右结构 造字法 形声;从氵、甘声 笔顺编号 44112211 笔顺读写 捺捺横横竖竖横横 部外 5 字义五行 水

泔指泔水,包括淘米、洗菜、涮锅等用过的脏水,本来无须多言,但因为泔油(即地沟油)的出现,让泔字对健康的杀伤力日见可恨,泔油能够让人患病、中毒、致癌、致死等,已不再是危言耸听。

柑 拼音 gān 注音 ㄍㄢ，部首 木 笔画数 9 结构 左右结构 造字法 形声；从木、甘声 笔顺编号 123412211 笔顺读写 横竖撇捺横竖竖横横 部外 5 字义五行 木

柑为常绿灌木柑树的果实，成熟后呈黄色扁球形，又叫柑果、芦柑、广柑、蜜柑等。其果肉多汁，营养丰富，果皮、果核、果叶均可作为药用，对人体具有广泛的保健、养生及治疗作用。

尴 拼音 gān 注音 ㄍㄢ，部首 尢 笔画数 13 结构 半包围结构 造字法 形声；从尢、监声 笔顺编号 1352231425221 笔顺读写 横撇折竖竖撇横捺竖折竖竖横 部外 10 字义五行 木

尴即尴尬，表现为神态不自然、处境困难、左右为难、进退维艰等。尴尬的状态对人们来说本身就是一件难堪的事情，如果长时间处于这种状态，肯定会给人体的身心健康带来危害，影响生活质量。

赶 拼音 gǎn 注音 ㄍㄢˇ，部首 走 笔画数 10 结构 半包围结构 造字法 形声；从走、干声 笔顺编号 1212134112 笔顺读写 横竖横竖横撇捺横横竖 部外 3 字义五行 木

赶的本义是追赶、拼命跑，还有驱逐、驾驭、前往、遇到等意思，诸如赶场、赶超、赶点、赶紧、赶路、赶忙、赶跑、赶往、赶上、赶趟、赶早等。在一定程度范围内的赶对人无害，而过于赶超则有害无益。

敢 拼音 gǎn 注音 ㄍㄢˇ，部首 攵 笔画数 11 结构 左右结构 造字法 形声 笔顺编号 51221113134 笔顺读写 折横竖竖横横横撇横撇捺 部外 7 字义五行 木

敢指有勇气、有胆量、有气魄、有能力，诸如敢情、敢问、敢想、敢于、敢做、胆敢、竟敢、岂敢等。人体的身心健康在某种程度上取决于自信，特别是遇到困难和挫折时，敢于担当，永不言败便显得更为重要。

感 拼音 gǎn 注音 ㄍㄢˇ，部首 心 笔画数 13 结构 上下结构 造字法 形声；从心、咸声 笔顺编号 1312515344544 笔顺读写 横撇横竖折横折撇捺捺折捺捺 部外 9 字义五行 木

感指整个身心都被感动，即因受到外界的影响而引起的思想情绪变化，诸如感触、感恩、感想、感应、反感、快感、灵感、美感、敏感、善感、伤感等。从情志养生角度讲，感动对人的身心健康具有正性作用。

橄 拼音 gǎn 注音 ㄍㄢˇ，部首 木 笔画数 15 结构 左右结构 造字法 形声；从木、敢声 笔顺编号 123451221113134 笔顺读写 横竖撇捺折横竖竖横横横撇横撇捺 部外 11 字义五行 木

橄指橄榄，呈绿色椭圆形，两端稍尖，既可以吃，也可以作为药材，还可以制作养生价值极高的橄榄油，对人体有广泛的营养保健作用。其枝叶被借喻为和平的象征。

---

gang

刚 拼音 gāng 注音 ㄍㄤ，部首 刂 笔画数 6 结构 左右结构 造字法 形声；从刂、冈声 笔顺编号 253422 笔顺读写 竖折撇捺竖竖 部外 4 字义五行 金

刚的本义是坚硬、坚强、坚利，诸如刚愎、刚劲、刚健、刚烈、刚强、刚柔、刚性、刚毅等。刚是与柔相对而言的，中医将其归属于阳，阳刚太过也不利于养生保健，故主张刚柔相济、以柔克刚，方可健康。

肛 拼音 gāng 注音 ㄍㄤ，部首 月 笔画数 7 结构 左右结构 造字法 形声；从月、工声 笔顺编号 3511121 笔顺读写 撇折横横横竖横 部外 3 字义五行 木

肛指肛管，是人或动物直肠末端与肛门连接的部分，是排泄粪便的器官，诸如肛壁、肛道、肛门、肛裂、肛周、脱肛等。痔疮是最为常见的肛周疾病之一，直接影响人体的生活质量，素有"十人九痔"之说。

纲 拼音 gāng 注音 ㄍㄤ，部首 纟 笔画数 7 结构 左右结构 造字法 形声；从纟、冈声 笔顺编号 5512534 笔顺读写 折折横竖折撇捺 部外 4 字义五行 木

纲是指渔网上的总绳，比喻事物最为重要的部分，诸如纲纪、纲领、纲要、党纲、提纲、总纲等。中医学及养生学最为重视八纲学说，即阴阳、表里、寒热、虚实，特别是阴阳，是为保护健康和生命的总纲。

港 拼音 gǎng jiǎng 注音 《尤ˇ，丩丨尤ˇ，部首 氵 笔画数 12 结构 左右结构 造字法 形声；从氵、巷声 笔顺编号 441122134515 笔顺读写 捺捺横横竖竖横撇捺折横折 部外 9 字义五行 水

港的原意是指在江、海岸边能供船只停泊的地方，现也指大型机场，还指香港。从养生学的角度讲，港借喻每个人内心停靠的温馨港湾，特别是指家庭，人在一生的苦旅之中，温暖的亲情、甜蜜的爱情特别有利于养生与保健。

---

gao

高 拼音 gāo 注音 《幺，部首 高 笔画数 10 结构 上下结构 造字法 象形；像楼台重叠之形 笔顺编号 4125125251 笔顺读写 捺横竖折横竖折竖折横 字义五行 木

高指从下到上的距离很大，与低相对，是甲骨文中最为典型的象形文字，诸如高矮、高昂、高产、高潮、高大、高峰、高贵、高空、高楼、高明、高难、高频、高强、高山等。无论哪种情况，高都会给人以正能量。

睾 拼音 gāo 注音 《幺，部首 目 笔画数 14 结构 上下结构 造字法 会意 笔顺编号 32522112143112 笔顺读写 撇竖折竖竖横横竖横捺撇横横竖 部外 9 字义五行 木

睾指睾丸，是男子或雄性哺乳动物生殖器官的一部分，多呈球形，可产生精子，中医特别重视外肾（即睾丸）在养生保健中的作用，特别是道家养生认为其功能好坏是显示人体元气盛衰的重要指标。

膏 拼音 gāo gào 注音 《幺，《幺ˋ，部首 月 笔画数 14 结构 上下结构 造字法 形声；从月、高声 笔顺编号 41251452512511 笔顺读写 捺横竖折横竖折竖折横竖折横横 部外 10 字义五行 木

膏指人体心尖与膈膜之间的脂肪，还指浓稠的糊状物，诸如膏肓、膏方、膏剂、唇膏、梨膏、石膏、药膏、油膏、脂膏等。在中医养生中，内服的膏方和外用的膏剂都是行之有效的保健佳品。

糕 拼音 gāo 注音 ㄍㄠ，部首 米 笔画数 16 结构 左右结构 造字法 形声；从米、羔声 笔顺编号 4312344311214444 笔顺读写 捺撇横竖撇捺捺撇横横竖横捺捺捺捺 部外 10 字义五行 木

糕是用面粉或者米粉等食物制成的块状膳食，诸如糕饼、糕点、冰糕、发糕、花糕、奶糕、炸糕等，是人们喜欢食用的常见食品，其在营养学、食疗学、养生学中的作用不可低估。

槁 拼音 gǎo 注音 ㄍㄠˇ，部首 木 笔画数 14 结构 左右结构 造字法 形声；从木、高声 笔顺编号 12344125125251 笔顺读写 横竖撇捺捺横竖折横竖折竖折横 部外 10 字义五行 木

槁指干枯、枯槁之意，中医学认为无论自然界还是人体，大凡出现干燥、枯萎的状态均为阴津不足、水液匮乏的表现，应当根据具体情况进行滋阴增液、养阴生津、润燥除萎。

稿 拼音 gǎo 注音 ㄍㄠˇ，部首 禾 笔画数 15 结构 左右结构 造字法 形声；从禾、高声 笔顺编号 312344125125251 笔顺读写 撇横竖撇捺捺横竖折横竖折竖折横 部外 10 字义五行 木

稿指写出来的文字或者文章，诸如稿本、稿酬、稿费、稿件、稿子、初稿、底稿、腹稿、投稿、撰稿等。与其他任何科学一样，中医学的学术论著汗牛充栋，均为古今医家一篇又一篇的文稿累积而成。

告 拼音 gào 注音 ㄍㄠˋ，部首 口 笔画数 7 结构 上下结构 造字法 会意；从牛、从口 笔顺编号 3121251 笔顺读写 撇横竖横竖折横 部外 4 字义五行 木

告就是把自己的事情、意见说出来让别人听，诸如告别、告白、告到、告诫、告密、告诉、告退、告知、告状、告终等。人和人之间，如果要加强情感联系，相互沟通和告知是必需的过程。

G

ge

戈 拼音 gē 注音 ㄍㄜ 部首 戈 笔画数 4 结构 单一结构 造字法 象形；像长柄兵器形 笔顺编号 1534 笔顺读写 横折撇捺 字义五行 金

戈的本义是古代的一种长柄兵器，提示和战争有关，比如倒戈、干戈、挥戈、戈壁、大动干戈等。按照中医理论特点来说，不管是人体本身还是人类社会，均应以和为贵，化干戈为玉帛，自可无虑。

疙 拼音 gē yì 注音 ㄍㄜ丨ˋ 部首 疒 笔画数 8 结构 半包围结构 造字法 形声；从疒、乞声 笔顺编号 41341315 笔顺读写 捺横撇捺横撇横折 部外 3 字义五行 木

疙指皮肤或肌肉上突起的硬块，以及内心纠结而形成的不易解决的问题，这两种情况均能给当事者带来一定的身心影响和伤害，引起身心疾病，特别是后者，一定要配合心理治疗。

哥 拼音 gē 注音 ㄍㄜ 部首 口 笔画数 10 结构 上下结构 造字法 会意；从二、从可 笔顺编号 1251212512 笔顺读写 横竖折横竖横竖折横竖 部外 7 字义五行 木

哥是对自家、同辈或周围比自己年龄大的男子的称谓，比如哥们、哥俩、表哥、帅哥、堂哥等。兄长在家族或朋友中的作用不可低估，常给人以正能量，既可开导激励大家，又能帮助扶持他人。

胳 拼音 gē gé 注音 ㄍㄜ,ㄍㄜˊ 部首 月 笔画数 10 结构 左右结构 造字法 形声；左形右声 笔顺编号 3511354251 笔顺读写 撇折横横撇折捺竖折横 部外 6 字义五行 木

胳指胳膊，是从肩连到手腕的部分，即上肢部位，是人及动物充分进行活动或者劳动的重要结构，比如胳膊、胳臂等。在人体上肢上有许多重要的保健腧穴，如内关、养老、曲池、小海、肩井等。

鸽 拼音 gē 注音 ㄍㄜ，部首 鸟 笔画数 11 结构 左右结构 造字法 形声；从鸟、合声 笔顺编号 34125135451 笔顺读写 撇捺横竖折横撇折捺折横 部外 6 字义五行 木

鸽指鸽子，其品种较多，善于飞翔，常常作为人类和平的象征，如信鸽、和平鸽。鸽子肉对人体不但有较高的营养价值，而且鸽子也有赏心悦目的心理治疗作用。

割 拼音 gē 注音 ㄍㄜ，部首 刂 笔画数 12 结构 左右结构 造字法 形声；从刂、害声 笔顺编号 445111225122 笔顺读写 捺捺折横横横竖竖折横竖竖 部外 10 字义五行 金

割是指用刀截断、切开，或者忍痛舍弃，诸如割除、割据、割弃、分割、交割、阉割、割爱、割让等。从心理保健的角度来讲，不管是主动还是被动的割裂，都是一种撕心裂肺的痛，应当尽可能避免。

歌 拼音 gē 注音 ㄍㄜ，部首 欠 笔画数 14 结构 左右结构 造字法 形声；从欠、哥声 笔顺编号 12512125123534 笔顺读写 横竖折横竖横竖折横竖撇折撇捺 部外 10 字义五行 木

歌指歌声、歌曲，诸如歌词、歌会、歌喉、歌剧、歌迷、歌谱、歌颂、歌坛、歌舞、歌星、歌谣等。歌是人们在心情高兴时候的自然流露，通过高歌一曲还能发挥娱乐养生的良好效果。

革 拼音 gé 注音 ㄍㄜˊ，部首 革 笔画数 9 结构 单一结构 造字法 象形 笔顺编号 122125112 笔顺读写 横竖竖横竖折横横竖 字义五行 木

革的本义是去了毛后经过加工的兽皮，延伸为改变、除掉之意，诸如革除、革命、革新、革职、变革、改革、革面、皮革、沿革等。按照中医养生理论，及时改变不良的社会习惯非常有利于人体健康。

阁 拼音 gé 注音 ㄍㄜˊ，部首 门 笔画数 9 结构 半包围结构 造字法 形声；从门、各声 笔顺编号 425354251 笔顺读写 捺竖折撇折捺竖折横 部外 6 字义五行 水

阁指阁楼，古时专指女子的卧室，现在还有国家最高行政机关的意思，诸如阁下、出阁、倒阁、高阁、闺阁、内阁等。在风景宜人的庭院里，自然会给人以轻松愉快的感觉，使人身心俱健。

格

拼音 gé 注音 ㄍㄜˊ，部首 木 笔画数 10 结构 左右结构 造字法 形声；从木、各声 笔顺编号 1234354251 笔顺读写 横竖撇捺撇折捺竖折横 部外 6 字义五行 木

格是指划分成的方形空栏或者框子，含有标准、品位的意义，诸如方格、横格、合格、及格、风格、品格等。与其他任何事情一样，中医学及养生学也同样重视规矩的制定，注重养生标准。

葛

拼音 gé gě 注音 ㄍㄜˊ，ㄍㄜˇ，部首 艹 笔画数 12 结构 上下结构 造字法 形声；从艹、葛声 笔顺编号 122251135345 笔顺读写 横竖竖竖折横横撇折捺折 部外 9 字义五行 木

葛指葛麻，即葛根，是一种药食共用的草本植物，具有升阳解肌、透疹止泻、除烦止渴的理想效果，特别对颈椎病、心脑供血不足、糖尿病等顽固性疾病能够发挥良好的预防及治疗作用。

骼

拼音 gé 注音 ㄍㄜˊ，部首 骨 笔画数 15 结构 左右结构 造字法 形声；从骨、各声 笔顺编号 255452511354251 笔顺读写 竖折折捺折竖折横横撇折捺竖折横 部外 6 字义五行 木

骼是人体或者动物骨骼系统的总称，也支撑人体的主要结构。中医学认为按照五行划分，骨骼系统与五脏中的肾脏相应，直接关乎人体的生长发育、身材高低及身体强弱，且与钙质代谢息息相关。

硌

拼音 gè luò 注音 ㄌㄍㄜˋ，ㄨㄛˋ，部首 石 笔画数 11 结构 左右结构 造字法 形声；从石、各声 笔顺编号 13251354251 笔顺读写 横撇竖折横撇折捺竖折横 部外 6 字义五行 土

硌形容凸起的硬东西跟身体摩擦接触，长时间后会导致身体难受或受到损伤，这种现象在人体突出的部位均可发生，诸如跟骨骨刺、颈椎骨质增生、腰椎间盘突出及类风湿关节炎等。

gei

给 拼音 gěi jǐ 注音 ㄍㄟˇ,ㄐㄧˇ，部首 纟 笔画数 9 结构 左右结构 造字法 形声;从纟、合声 笔顺编号 551341251 笔顺读写 折折横撇捺横竖折横 部外 6 字义五行 木

给就是给予、供给的意思,是指让对方得到收获,诸如发给、还给、交给、留给、拿给、让给、献给、转给等。无论是给予者还是接受者,都是非常愉悦的事,利于心理养生。

gen

根 拼音 gēn 注音 ㄍㄣ，部首 木 笔画数 10 结构 左右结构 造字法 形声;从木、艮声 笔顺编号 1234511534 笔顺读写 横竖撇捺折横横折撇捺 部外 6 字义五行 木

根的本义是植物茎秆下部长在地下的部分,除了能够固定植物之外,更能吸收养分和贮藏养料,引申为事物的本源、依据等。对人体而言,脏腑、经络、精气神等是人体健康之根本。

跟 拼音 gēn 注音 ㄍㄣ，部首 足 笔画数 13 结构 左右结构 造字法 形声;从足、艮声 笔顺编号 2512121511534 笔顺读写 竖折横竖横竖横折横横折撇捺 部外 6 字义五行 木

跟指脚的后部或鞋袜的后部,还有紧随、向着的意思,诸如跟班、跟从、跟风、跟来、跟随、跟前、跟拍、跟鞋、跟踪等,中医提倡跟师学艺式的"师带徒"学习方式,收效不同一般。

geng

更 拼音 gēng gèng 注音 ㄍㄥ,ㄍㄥˋ，部首 曰 笔画数 7 结构 单一结构 造字法 会意 笔顺编号 1251134 笔顺读写 横竖折横横撇捺 部外 3 字义五行 木

更指变更、改变,古代还将其作为计时单位,诸如更动、更夫、更换、更加、更快、更累、更名、更难、更深、更替、更强、更胖、更新、更衣、更正等。变更的过程也是提高的过程,中医养生学亦不例外。

耕 拼音 gēng 注音 ㄍㄥ，部首 耒 笔画数 10 结构 左右结构 造字法 形声；从耒、井声 笔顺编号 1112341132 笔顺读写 横横横竖撇捺横横撇竖 部外 4 字义五行 木

耕的本义是用犁来翻地松土，引申为认真从事某种劳动，诸如耕畜、耕地、耕具、耕牛、耕田、耕耘、笔耕、春耕、秋耕等。中医学及养生学的形成，历代医家的辛勤耕耘功不可没。

羹 拼音 gēng 注音 ㄍㄥ，部首 羊 笔画数 19 结构 上下结构 造字法 会意 笔顺编号 4311214444431121134 笔顺读写 捺撇横横竖横捺捺捺捺捺撇横竖横横撇捺 部外 13 字义五行 水

羹指用蒸、煮等方法做成的糊状食物，比如菜羹、蛋羹、米羹、调羹、羊羹、闭门羹等。中医养生经常强调各种食羹对人体的滋养作用，以羹养生也是中医食疗学中的重要内容。

耿 拼音 gěng 注音 ㄍㄥˇ，部首 耳 笔画数 10 结构 左右结构 造字法 会意；从耳、从火 笔顺编号 1221114334 笔顺读写 横竖竖横横横捺撇撇捺 部外 4 字义五行 火

耿指正直、耿直，是对部分人性格的描述，具有这种性格的人，生性直爽，性格外向，乐于助人，具有耿直性格的人虽然在语言上有时不太中听，但其心直口快、与人为善的品德却是非常值得提倡的，有益于健康。

哽 拼音 gěng 注音 ㄍㄥˇ，部首 口 笔画数 10 结构 左右结构 造字法 形声；从口、更声 笔顺编号 2511251134 笔顺读写 竖折横横竖折横横撇捺 部外 7 字义五行 木

哽的意思有二，一指噎住，二指因激动或难过而哽噎，前者往往提示食道发生病变，后者多因情绪因素导致心情不舒，两者都对人体健康不利，要求注意饮食之际细嚼慢咽，激动时尽量稳定情绪。

gong

功 拼音 gōng 注音 《ㄨㄥ，部首 力 笔画数 5 结构 左右结构 造字法 形声；从力、工声 笔顺编号 12153 笔顺读写 横竖横折撇 部外 3 字义五行 木

功的主要含义是做出的贡献或较大的成绩，诸如功过、功臣、功夫、功课、功率、功名、成功、气功、功课、功能、功效等，中医所论述的人体各组织及中草药的作用均指功效而言。

攻 拼音 gōng 注音 《ㄨㄥ，部首 攵 笔画数 7 结构 左右结构 造字法 形声；从攵、工声 笔顺编号 1213134 笔顺读写 横竖横撇横撇捺 部外 3 字义五行 木

攻指攻打、进攻，引申为专心致志地研究，诸如攻打、攻关、攻击、攻坚、攻取、攻势、反攻、火攻、猛攻、围攻、主攻等。中医对于实邪所致的病证，通常是采取攻邪之法加以治疗。

供 拼音 gōng gòng 注音 《ㄨㄥ、《ㄨㄥˋ，部首 亻 笔画数 8 结构 左右结构 造字法 形声；从亻、共声 笔顺编号 32122134 笔顺读写 撇竖横竖竖横撇捺 部外 6 字义五行 木

供即拿出物资或钱财给需要的人使用，比如供电、供方、供货、供水、供求、供销、供养、供应等，还特指给佛、神或者祖先奉献的供品。不管是哪一种的供奉，对当事双方来说，都有良好的精神支撑作用。

宫 拼音 gōng 注音 《ㄨㄥ，部首 宀 笔画数 9 结构 上下结构 造字法 象形 笔顺编号 445251251 笔顺读写 捺捺折竖折横竖折横 部外 6 字义五行 金

宫指古代帝王、神话中仙人所居住的地方，诸如宫殿、宫阙、宫门、故宫、皇宫、冷宫、迷宫、寝宫、王宫等。宫廷养生丰富多彩、方法独到，很值得加以专项研究。

G

恭 拼音 gōng 注音 ㄍㄨㄥ，部首 小 笔画数 10 结构 上下结构 造字法 形声；从⺗、共声 笔顺编号 1221342444 笔顺读写 横竖竖横撇捺竖捺捺捺 部外 7 字义五行 木

恭指对人尊敬、有礼貌，比如恭贺、恭敬、恭喜、恭迎、谦恭等。谦恭是人自身素养达到一定程度的自觉表现，从心理养生的角度讲，毕恭的态度肯定能够有助于身心健康。

拱 拼音 gǒng 注音 ㄍㄨㄥˇ，部首 扌 笔画数 9 结构 左右结构 造字法 形声；从扌、共声 笔顺编号 121122134 笔顺读写 横竖横横竖竖横撇捺 部外 6 字义五行 木

拱的本义是两手在胸前合抱以表示敬意，诸如拱抱、拱让、拱手等。大凡内心拥有敬意之人多为心存感恩之士，具有良好的道德修养和人文情怀，中医养生较为重视人们在言行方面的修身养性。

---

gou

佝 拼音 gōu kòu 注音 ㄍㄨ,ㄎㄡˋ，部首 亻 笔画数 7 结构 左右结构 造字法 形声；从亻、句声 笔顺编号 3235251 笔顺读写 撇竖撇折竖折横 部外 5 字义五行 水

佝指佝偻病，是一种因骨质代谢异常而致脊背向前弯曲的疾病，对于这种疾病的预防和治疗，中医学认为应当从肾入手，采用填精补髓、健脾益肾之法加以治疗。

狗 拼音 gǒu 注音 ㄍㄡˇ，部首 犭 笔画数 8 结构 左右结构 造字法 形声；从犭、句声 笔顺编号 35335251 笔顺读写 撇折撇撇折竖折横 部外 5 字义五行 木

狗即犬的统称，为听觉、嗅觉异常灵敏的哺乳类动物，善于看家守户、放牧打猎，是人类的好朋友，诸如狗宝、狗罐、狗窝、狗肉、狗血、狗眼、狗仔等。狗肉是人体营养保健佳品，能够补肾暖腰、滋养壮阳。

构 拼音 gòu 注音 《又丶，部首 木 笔画数 8 结构 左右结构 造字法 形声；从木、勾声 笔顺编号 12343554 笔顺读写 横竖撇捺撇折折捺 部外 4 字义五行 木

构指构造、组合、构思，诸如构成、构架、构建、构思、构图、构想、构造、机构、结构等。中医学认为人体本身是一个无比精密的完整结构，由肝、心、脾、肺、肾五脏为中心的五大系统组成。

垢 拼音 gòu 注音 《又丶，部首 土 笔画数 9 结构 左右结构 造字法 形声 笔顺编号 121331251 笔顺读写 横竖横撇撇横竖折横 部外 6 字义五行 土

G

垢的本义是肮脏、不干净，诸如垢浊、尘垢、耳垢、积垢、泥垢、垢污等。从卫生学的角度讲，无论是哪一种污垢，都应当及时加以清理，以防病菌生长引起各种各样的疾病，特别是日常居住之地，更应干净卫生。

gu

孤 拼音 gū 注音 《乂，部首 子 笔画数 8 结构 左右结构 造字法 形声；从子、瓜声 笔顺编号 52133544 笔顺读写 折竖横撇撇折捺捺 部外 5 字义五行 木

孤指幼年失去父亲或母亲的，即孤儿，或指孤独、孤立，诸如孤傲、孤本、孤岛、孤僻、托孤、遗孤等。在人体心理保健过程中，孤独心理是很常见的心理障碍性疾病，采取心理治疗及中医药治疗有一定疗效。

菇 拼音 gū 注音 《乂，部首 艹 笔画数 11 结构 上下结构 造字法 形声；从艹、姑声 笔顺编号 12253112251 笔顺读写 横竖竖折撇横横竖竖折横 部外 8 字义五行 木

菇是可供食用的菌类食物，种类较多，包括冬菇、猴头菇、金针菇、鸡腿菇、香菇等。蘑菇对人体的营养及保健作用较为明显，特别能够有效提高机体的免疫功能，所以是植物中上乘的营养保健佳品。

辜 拼音 gū 注音 ㄍㄨ，部首 辛 笔画数 12 结构 上下结构 造字法 形声；从辛、古声 笔顺编号 122514143112 笔顺读写 横竖竖折横横撇撇横横竖 部外 5 字义五行 金

辜指背弃或者罪过，比如辜负。不论从中医养生角度还是从心理保健角度讲，辜负别人的期望就是失望，内心产生失望、悲观的不良情绪会直接影响人的身心健康，对健康与长寿极为不利。

箍 拼音 gū 注音 ㄍㄨ，部首 竹 笔画数 14 结构 上下结构 造字法 形声；上形下声 笔顺编号 31431412112525 笔顺读写 撇横捺撇横捺横竖横横竖折竖折 部外 8 字义五行 木

箍的本义是指用竹篾、金属条等束紧器物，或指紧束器物的圈，比如金箍、铁箍、紧箍咒、箍木桶等。从箍的本义可以看出，无论器物还是人体，保养和加固是必须进行的工作，人体得以养护自可健康长寿。

古 拼音 gǔ 注音 ㄍㄨˇ，部首 口 笔画数 5 结构 上下结构 造字法 会意；从十、从口 笔顺编号 12251 笔顺读写 横竖竖折横 部外 2 字义五行 木

古指古代、古代的事物及年代久远的，诸如古板、古代、古典、古籍、古老、古墓、古诗、古文、古物、仿古、复古等。在中医学的发展过程中，古人及古籍所传授的知识对人体养生保健具有重要的作用和意义。

谷 拼音 gǔ 注音 ㄍㄨˇ，部首 谷 笔画数 7 结构 上下结构 造字法 会意 笔顺编号 3434251 笔顺读写 撇捺撇捺竖折横 字义五行 木

谷的本义是指两山之间的狭道或水道，还泛指粮食作物的统称，诸如谷仓、谷地、谷草、谷子、稻谷、五谷、溪谷、峡谷、幽谷等。谷类食物是维持人体生命、保证健康、争取长寿的基本条件。

股 拼音 gǔ 注音 ㄍㄨˇ，部首 月 笔画数 8 结构 左右结构 造字法 形声；从月、殳声 笔顺编号 35113554 笔顺读写 撇折横横撇折折捺 部外 4 字义五行 木

股指大腿，即从胯到膝盖的部分。人体的运动，包括行走、散步、跑步、跳跃、游泳等，均离不开大腿的作用。在骨科疾病中，股骨骨折、股骨头坏死等病较难治愈，通常会直接影响人的生存质量。

骨 拼音 gǔ gū 注音 ㄍㄨˇ,ㄍㄨ 部首 骨 笔画数 9 结构 上下结构 造字法 象形 笔顺编号 255452511 笔顺读写 竖折折捺折竖折横横 字义五行 木

骨指骨头,即人和脊椎动物体内发挥支撑作用的坚硬组织,诸如骨架、骨质、骨刺、骨干、股骨、筋骨、肋骨、软骨、尸骨、头骨等。显而易见,骨骼系统对人体有重要的支撑和保护作用。

蛊 拼音 gǔ 注音 ㄍㄨˇ 部首 虫 笔画数 11 结构 上下结构 造字法 会意;从虫、从皿 笔顺编号 25121425221 笔顺读写 竖折横竖横捺折竖竖横 部外 5 字义五行 木

蛊的原意是将毒虫放在器皿里相互争斗、吞食,最后没死的就叫蛊虫,具有很强的毒性,用以形容心地毒辣的人,比如蛊惑、蛊惑人心。散布谣言、蛊惑众人之心,其对大家的心灵毒害不可低估。

顾 拼音 gù 注音 ㄍㄨˋ 部首 页 笔画数 10 结构 左右结构 造字法 形声;从页、厄声 笔顺编号 1355132534 笔顺读写 横撇折折横撇竖折撇捺 部外 4 字义五行 木

顾指回头看,比如顾忌、顾恋、顾念、顾盼、顾问、光顾、眷顾、照顾等。按照顾的本义,是指向后旋转自己的头颅,其本身就有一定的养生保健学意义,能够有效防止颈椎病、骨质增生等常见疾病。

| gua |

瓜 拼音 guā 注音 ㄍㄨㄚ 部首 瓜 笔画数 5 结构 单一结构 造字法 象形 笔顺编号 33544 笔顺读写 撇撇折捺捺 字义五行 木

瓜是蔓生植物,花多为黄色,果实可以吃,种类较多,诸如瓜葛、瓜果、瓜农、南瓜、冬瓜、黄瓜、西瓜等。在日常食物中,瓜类食物占有一定份额,含有大量的营养素,非常有利于人体的养生与保健。

刮 拼音 guā 注音 ㄍㄨㄚ，部首 刂 笔画数 8 结构 左右结构 造字法 会意；从刂、从舌 笔顺编号 31225122 笔顺读写 撇横竖竖折横竖竖 部外 6 字义五行 金

刮指用有锋刃的器具挨着物体的表面移动，以清除附着在上面的东西，诸如刮刀、刮脸、刮痧、刮削、搜刮、刮目相看等。中医刮痧疗法在民间颇为流行，具有良好的活血、通络、排毒作用。

剐 拼音 guǎ 注音 ㄍㄨㄚˇ，部首 刂 笔画数 9 结构 左右结构 造字法 形声；从刂、呙声 笔顺编号 251253422 笔顺读写 竖折横竖折撇捺竖竖 部外 7 字义五行 金

剐即划破的意思，又指古代的一种酷刑，就像人们所说的千刀万剐，是一种令人毛骨悚然的可怕刑罚，按照这种酷刑的规定，要将人身上的肉一块块地割下来，实在是惨不忍睹，让人闻而丧胆，不寒而栗。

寡 拼音 guǎ 注音 ㄍㄨㄚˇ，部首 宀 笔画数 14 结构 上下结构 造字法 会意 笔顺编号 44513251113453 笔顺读写 捺捺折横撇竖折横横横撇捺折撇 部外 11 字义五行 水

寡即少的意思，又指淡而无味，还指死了丈夫的妇女，诸如寡合、寡人、寡头、孤寡、寡妇、寡居、寡情、守寡等。从心理健康的角度讲，寡的三个意义都有一定的负面反应，特别是寡妇，更为显著。

卦 拼音 guà 注音 ㄍㄨㄚˋ，部首 卜 笔画数 8 结构 左右结构 造字法 形声；从卜、圭声 笔顺编号 12112124 笔顺读写 横竖横横竖横竖捺 部外 6 字义五行 水

卦指古代占卜用的一组具有象征意义的符号，即八卦，这是中国最为神秘的文化之一，源自《易经》，包括乾、坤、震、巽、离、坎、艮、兑，分别代表天、地、雷、风、火、水、山、泽八方面。

乖 拼音 guāi 注音 ㄍㄨㄞ，部首 丿 笔画数 8 结构 单一结构 造字法 会意；从千、从北 笔顺编号 31221135 笔顺读写 撇横竖竖横横撇折 部外 7 字义五行 木

乖指机灵、不淘气，一般是指小孩而言，诸如乖舛、乖蹇、乖巧、乖张、卖乖、嘴乖等。乖的本义是听话、顺从，这从心理养生的角度来说，自然是一种有利儿童身心健康的好习惯，但不可过于懦弱。

拐 拼音 guǎi 注音 ㄍㄨㄞˇ，部首 扌 笔画数 8 结构 左右结构 造字法 会意；从扌、从另 笔顺编号 12125153 笔顺读写 横竖横竖折横折撇 部外 5 字义五行 火

拐的本义就是拐杖，表示腿脚伤残者走路时所依靠的东西，如拐棍、拐杖、拐脚、拐脖、拐逃、拐肘等。拐的两层含义均有养生保健意义，前者能够发挥帮助行走作用；后者是人们，特别是老人应当预防发生的事情。

怪 拼音 guài 注音 ㄍㄨㄞˋ，部首 忄 笔画数 8 结构 左右结构 造字法 形声；从忄、圣声 笔顺编号 44254121 笔顺读写 捺捺竖折捺横竖横 部外 5 字义五行 金

怪指奇异的、不常见的事情，还有错怪的意思，诸如怪才、怪诞、怪癖、怪事、怪罪、古怪、诡怪、鬼怪、魔怪、奇怪、神怪等。许多怪异的事通常都夹杂一些迷信色彩，不可过于相信，否则影响身心健康。

鳏 拼音 guān 注音 ㄍㄨㄢ，部首 鱼 笔画数 18 结构 左右结构 造字法 形声；左形右声 笔顺编号 352512112522123344 笔顺读写 撇折竖折横竖横横竖折竖竖横竖撇撇捺捺 部外 10 字义五行 木

鳏指没有妻子或者妻子过世的男人，即鳏寡孤独、鳏夫。在人生之中，幼年丧母、中年丧妻、老年丧子是公认的三大不幸，鳏夫上有父母、下有子女，独自承担沉重的生活负担，确实不利于人体的健康与长寿。

管

拼音 guǎn 注音 ㄍㄨㄢˇ 部首 竹 笔画数 14 结构 上下结构 造字法 形声;从竹、官声 笔顺编号 31431444525151 笔顺读写 撇横捺撇横捺捺捺折竖折横折横 部外 8 字义五行 木

管指笛、箫、号等吹奏的乐器,还有管理、管辖之意,诸如管护、管家、管见、管理、保管、代管、管弦等。各种乐器能给人们带来快乐,诸多管护可以保证人体的基本生活,自然有利于健康长寿。

G

贯

拼音 guàn 注音 ㄍㄨㄢˋ 部首 贝 笔画数 8 结构 上下结构 造字法 会意 笔顺编号 55212534 笔顺读写 折折竖横竖折撇捺 部外 4 字义五行 木

贯的本义是指穿通、连通、连接,诸如贯彻、贯穿、贯口、贯通、贯入、横贯、恶贯、气贯长虹等。从中医理论来讲,经络的贯通对人体健康非常重要,一旦经络堵塞,人体就会发生疾病。

惯

拼音 guàn 注音 ㄍㄨㄢˋ 部首 忄 笔画数 11 结构 左右结构 造字法 形声;从忄、贯声 笔顺编号 44255212534 笔顺读写 捺捺竖折折竖横竖折撇捺 部外 8 字义五行 土

惯指习以为常,经常接触而逐渐适应,变成常态,诸如惯犯、惯匪、惯量、惯例、惯性、惯养、习惯、惯纵等。良好的习惯能使人自觉保持身心健康状态,相反,不良的习惯则会在一定程度上影响健康水平。

罐

拼音 guàn 注音 ㄍㄨㄢˋ 部首 缶 笔画数 23 结构 左右结构 造字法 形声;左形右声 笔顺编号 31125212225125132411121 笔顺读写 撇横竖折竖横竖竖竖折横竖折横撇竖捺横横横竖横 部外 17 字义五行 土

罐即罐子,是盛东西用的器皿,多为圆口如筒状,比如玻璃罐、瓦罐、竹罐、罐头、罐子等。中医针灸中的火罐疗法,通常就是用玻璃罐或者竹罐作为治疗工具的,能够祛瘀除湿、通经活络。

光 拼音 guāng 注音 《ㄨㄤ，部首 儿 笔画数 6 结构 上下结构 造字法 会意;从小、从兀 笔顺编号 243135 笔顺读写 竖捺撇横撇折 部外 4 字义五行 火

光通常是指照在物体上、能使人看见物体的物质,诸如光彩、光滑、光缆、光亮、光线、光明、光芒、光荣、光头、光圈、光影、光泽、阳光等。中医把心比作天空中的太阳,阳光就像心阳,不可虚弱。

gui

归 拼音 guī 注音 《ㄨㄟ，部首 彐 笔画数 5 结构 左右结构 造字法 原为形声 笔顺编号 23511 笔顺读写 竖撇折横横 部外 2 字义五行 木

归指返回,回到原处,比如归队、归公、归国、归口、归来、归宿、归入、归位、归属、归乡、归罪等。中药中的当归是一味著名的养生佳品,善于养血活血、调经止痛,当归治病疗疾的典故闻名古今。

龟 拼音 guī jūn qiū 注音 《ㄨㄟ，ㄐㄩㄣ，ㄑㄧㄡ 部首 刀 笔画数 7 结构 上下结构 造字法 原为象形;像龟的形 笔顺编号 3515115 笔顺读写 撇折横折横横折 部外 5 字义五行 木

龟的本义就是乌龟,为背部带有甲壳的爬行动物,头、尾和四肢能够自如地出入甲壳内外,多生活在水边,寿命很长,如海龟、乌龟、龟背、龟甲、龟缩、龟鹤延年等。从养生角度讲,人们应当学习龟的静养特点。

规 拼音 guī 注音 《ㄨㄟ，部首 见 笔画数 8 结构 左右结构 造字法 会意;从见、从夫 笔顺编号 11342535 笔顺读写 横横撇捺竖折撇折 部外 4 字义五行 木

规指画圆的工具,亦指法度及准则,诸如规程、规定、规格、规矩、规范、规律、规则、常规、法规、军规、正规等。无规矩难以成方圆,中医辨证分型就是给临床治疗各种各样疾病制定的规矩。

G

诡 拼音 guǐ 注音 ㄍㄨㄟˇ，部首 讠 笔画数 8 结构 左右结构 造字法 形声；从讠、危声 笔顺编号 45351355 笔顺读写 捺折撇折横撇折折 部外 6 字义五行 木

诡指狡诈、虚伪、怪异、奇异，诸如诡辩、诡称、诡计、诡秘、诡奇等。从中医心理养生的角度讲，无论哪种形式的诡计，都是人体身心健康的致命杀手，难以获得应有的健康与长寿。

鬼 拼音 guǐ 注音 ㄍㄨㄟˇ，部首 鬼 笔画数 9 结构 单一结构 造字法 象形；像怪物形 笔顺编号 325113554 笔顺读写 撇竖折横横撇折折捺 字义五行 木

鬼是一种迷信说法，指人死之后能够离开躯体而存在的灵魂，诸如鬼堡、鬼才、鬼道、鬼斧、鬼怪、鬼哭、鬼脸、鬼魔、鬼片、鬼气、鬼神、鬼胎、鬼屋、鬼仙、鬼影等，所有这些，均为邪气，常常会伤及人体。

癸 拼音 guǐ 注音 ㄍㄨㄟˇ，部首 癶 笔画数 9 结构 上下结构 造字法 象形 笔顺编号 543341134 笔顺读写 折捺撇撇捺横横撇捺 部外 4 字义五行 木

癸指十天干中排在最后一位，即第十，用以计数。在中医基本理论中，天癸是一个非常重要的概念，指内藏于肾中，具有生殖、繁衍功能的原始之精，滋补肾精则能强化天癸的基本功能。

贵 拼音 guì 注音 ㄍㄨㄟˋ，部首 贝 笔画数 9 结构 上下结构 造字法 形声 笔顺编号 251212534 笔顺读写 竖折横竖横竖折撇捺 部外 5 字义五行 木

贵即珍贵，包括价格或价值高、社会地位高，值得珍视或者珍爱，诸如贵宾、贵重、贵贱、贵妃、贵族、宝贵、华贵、富贵、高贵、权贵等。尊贵的生活，在一般情况下可给人们的身心健康带来正能量。

桂 拼音 guì 注音 ㄍㄨㄟˋ，部首 木 笔画数 10 结构 左右结构 造字法 形声；从木、圭声 笔顺编号 1234121121 笔顺读写 横竖撇捺横竖横横竖横 部外 6 字义五行 木

桂指三种带有桂子的树木，即肉桂树、桂花树、月桂树，均有芳香气味，常作为香料或者药材，诸如桂皮、桂圆、桂枝、丹桂、肉桂等。中医学认为桂有芳香化湿、温中暖胃之功，常常用于脾胃虚寒之人。

gun

滚 拼音 gǔn 注音 ㄍㄨㄣˇ，部首 氵 笔画数 13 结构 左右结构 造字法 形声；从氵、衮声 笔顺编号 4414134543534 笔顺读写 捺捺横捺横撇捺折捺撇折撇捺 部外 10 字义五行 水

滚的本义是指翻转、转动，诸如滚床、滚动、滚进、滚开、滚落、滚木、滚球、滚屏、滚热、滚石、滚筒、滚珠等。中医按摩疗法中的滚法能够迅速缓解人体疲劳状态，提高健康水平，较符合滚字本义。

guo

锅 拼音 guō 注音 ㄍㄨㄛ，部首 钅 笔画数 12 结构 左右结构 造字法 形声；从钅、呙声 笔顺编号 311152512534 笔顺读写 撇横横横竖折横竖折撇捺 部外 7 字义五行 金

锅指用来烹饪的工具，多为半球形或浅圆筒形，诸如锅巴、锅盖、锅炉、火锅等。锅是人们最常用的烹调工具之一，能够将食物由生变熟，极大地丰富了人们的健康饮食谱，提高了人体的健康水平。

国 拼音 guó 注音 ㄍㄨㄛˊ，部首 囗 笔画数 8 结构 全包围结构 造字法 会意；从囗、从玉 笔顺编号 25112141 笔顺读写 竖折横横竖横捺横 部外 5 字义五行 木

国即国家、代表国家的，特别是指我国，诸如国宝、国产、国道、国防、国际、国库、国力、国贸、国难、国庆、国人、国税、国土、国威、国学、国资等。中国是世界文化强国，中医养生文化根植于中国文化，具有厚重的价值。

腘 拼音 guó 注音 ㄍㄨㄛˊ，部首 月 笔画数 12 结构 左右结构 造字法 形声；从月、国声 笔顺编号 351125112141 笔顺读写 撇折横横竖折横横竖横捺横 部外 8 字义五行 土

腘指腘窝，是连接大腿和小腿的部位，位于人体膝盖的后边，中医学认为其既为气血聚集之地，又是外界邪气易于入侵之处，且为委中、委阳、阴谷等重要腧穴的所在部位，具有一定的养生保健价值。

G

果

拼音 guǒ 注音 ㄍㄨㄛˇ，部首 木 笔画数 8 结构 嵌套结构 造字法 象形 笔顺编号 25111234 笔顺读写 竖折横横横竖撇捺 部外 4 字义五行 木

果的本义是植物上的果实，诸如果茶、果地、果脯、果酱、果壳、果篮、果苗、果农、果盘、果仁、果实、果糖、果园、果汁等，水果对人体健康有很重要的养护作用，国内设有不少水果养生保健机构。

裹

拼音 guǒ 注音 ㄍㄨㄛˇ，部首 衣 笔画数 14 结构 上中下结构 造字法 形声；从衣，果声 笔顺编号 41251112343534 笔顺读写 捺横竖折横横横竖撇捺撇折撇捺 部外 8 字义五行 火

裹是包扎、缠绕的意思，比如包裹、卷裹、裹扎、裹腿、裹胁等。人体在出现外伤之际，首先要进行的工作就是裹扎止血，不但可以防止生命受到威胁，而且也能为进一步诊疗提供前提条件。

H

h

ha

哈 拼音 hā hǎ hà 注音 ㄏㄚ,ㄏㄚˇ,ㄏㄚˋ,部首 口 笔画数 9 结构 左右结构 造字法 形声;从口、合声 笔顺编号 251341251 笔顺读写 竖折横撇捺横竖折横 部外 6 字义五行 水

哈的本义是鱼口开合的样子,引申为张嘴呼吸,或模拟笑的声音等意思,诸如哈气、哈欠、哈腰、哈哈镜等,通常表示得意或者惊喜,这种心情对人体健康来说常常是一种有益无损的情况。

hai

孩 拼音 hái 注音 ㄏㄞˊ,部首 子 笔画数 9 结构 左右结构 造字法 形声;从子、亥声 笔顺编号 521415334 笔顺读写 折竖横撇横折撇撇捺 部外 6 字义五行 水

孩指儿童,或者儿女、子女,比如孩童、孩子、孩子气、孩子王等。对于儿童的养生与保健,有着不同于成人的方法,中医学认为应当注意保护孩童的稚阴、稚阳,强化健脾及补肾。

海 拼音 hǎi 注音 ㄏㄞˇ,部首 氵 笔画数 10 结构 左右结构 造字法 会意;从水、从每 笔顺编号 4413155414 笔顺读写 捺捺横撇横折折捺横捺 部外 7 字义五行 水

海指靠近大陆的、比洋面积小一点的水域,诸如海岸、海拔、海豹、海潮、海港、海关、海军、海湾、海鲜、海洋、沿海等。与自然界相似,人体也有海,包括气海、血海、髓海、水谷之海,均有养生学意义。

亥 拼音 hài 注音 ㄏㄞˋ，部首 亠 笔画数 6 结构 单一结构 造字法 象形 笔顺编号 415334 笔顺读写 捺横折撇撇捺 部外 4 字义五行 水

亥是中华文化中地支的最后一位，即第十二位，与属相中的猪相对应。从中医十二时辰养生理论来讲，亥时为晚上九点至十一点，是正式入眠前夫妻进行嬉戏性保健的最好时间，有利于后代身体健康。

骇 拼音 hài 注音 ㄏㄞˋ，部首 马 笔画数 9 结构 左右结构 造字法 形声；从马、亥声 笔顺编号 551415334 笔顺读写 折折横捺横折撇撇捺 部外 6 字义五行 水

骇的本义是马受到惊吓，引申为惊吓、可怕，诸如骇愕、骇然、骇朗、惊骇等。惊为中医七情之一，通常与恐合并伤害人体，直接损伤心肾两脏，使心神紊乱、肾精失守，影响人体身心健康及长寿。

害 拼音 hài 注音 ㄏㄞˋ，部首 宀 笔画数 10 结构 上中下结构 造字法 形声；从宀、口、丰声 笔顺编号 4451112251 笔顺读写 捺捺折横横横竖竖折横 部外 7 字义五行 水

害指祸患、灾祸、患病之意，诸如害虫、害处、残害、利害、祸害、迫害、伤害、贻害等。不管是哪种伤害，对人的身心健康而言，都是非常不利的，中医学认为趋利避害、扶正祛邪是养生的基本原则之一。

---
han

酣 拼音 hān 注音 ㄏㄢ，部首 酉 笔画数 12 结构 左右结构 造字法 形声；从酉、甘声 笔顺编号 125351112211 笔顺读写 横竖折撇折横横横竖竖横横 部外 5 字义五行 水

酣指尽兴、畅快，有时也形容战斗激烈，诸如酣畅、酣眠、酣梦、酣睡、酣饮、酣战、酣醉等。酣是一种痴迷的状态，具有这种情形的人通常处于心理满足状态，能够获得一定的快乐，有利于身心健康。

憨 拼音 hān 注音 ㄏㄢ，部首 心 笔画数 15 结构 上下结构 造字法 形声；从心、敢声 笔顺编号 512211131344544 笔顺读写 折横竖竖横横横撇横撇捺捺折捺捺 部外 11 字义五行 水

　　憨的本义是傻、痴呆，也指朴实，比如憨痴、憨厚、憨实、憨态、憨笑、憨直等。从这个字的本义来讲，应当加以调养，提高并激发其智力水平，但也应当尽可能保持憨厚无邪的品质。

齁 拼音 hān 注音 ㄏㄢ，部首 鼻 笔画数 17 结构 左右结构 造字法 形声；从鼻、干声 笔顺编号 32511125121132112 笔顺读写 撇竖折横横横竖折横竖横横撇竖横横竖 部外 3 字义五行 水

　　齁指熟睡时所发出的粗重的呼吸声，如齁睡、齁声、打齁。打齁是一种常见情况，一般不用理会，但如出现严重情形，则表明呼吸道有病变，气体通行不畅，久而久之会影响大脑供氧，应当加以调治。

寒 拼音 hán 注音 ㄏㄢˊ，部首 宀 笔画数 12 结构 上下结构 造字法 会意 笔顺编号 445112213444 笔顺读写 捺捺折横横竖竖横撇捺捺捺 部外 9 字义五行 水

　　寒指寒冷，既指一年中最冷的季节，又指贫困的状况，诸如寒痹、寒冬、寒风、寒假、寒苦、寒流、寒气、寒热、寒酸、寒暄、寒意等。寒邪亦为中医六淫之一，常常导致诸多伤寒、寒痹病证，应加以防治。

喊 拼音 hǎn 注音 ㄏㄢˇ，部首 口 笔画数 12 结构 左右结构 造字法 形声；从口、咸声 笔顺编号 251131251534 笔顺读写 竖折横横撇横竖折横折撇捺 部外 9 字义五行 水

　　喊即大声呼叫，也有招呼人醒来的意思，诸如喊话、喊叫、喊醒、叫喊、哭喊、呐喊、喊冤等。中医学认为大喊在一定程度上能提高人体肺司呼吸的作用，但如果超过一定的范围，则反而损伤人体健康，应量力而行。

汗 拼音 hàn hán 注音 ㄏㄢˋ，ㄏㄢˊ，部首 氵 笔画数 6 结构 左右结构 造字法 形声；从氵、干声 笔顺编号 441112 笔顺读写 捺捺横横横竖 部外 3 字义五行 水

　　汗指汗液，是指由皮肤表面排出的液体，诸如汗斑、汗滴、汗孔、汗毛、汗衫、汗腺、汗液、发汗、流汗、冒汗、虚汗等。中医学认为血汗同源，汗出异常会直接引起人体发病。

旱 拼音 hàn 注音 ㄏㄢˋ，部首 日 笔画数 7 结构 上下结构 造字法 形声；从日、干声 笔顺编号 2511112 笔顺读写 竖折横横横横竖 部外 3 字义五行 木

旱指旱灾，即长时间不下雨或者雨量太小而致田地缺水，诸如旱冰、旱井、旱柳、旱路、旱年、旱情、旱烟、干旱、抗旱、受旱等。与人体相应，机体津液匮乏，亦类似于自然界的旱灾，必须滋阴以润燥。

汉 拼音 hàn 注音 ㄏㄢˋ，部首 氵 笔画数 5 结构 左右结构 造字法 原为形声 笔顺编号 44154 笔顺读写 捺捺横折捺 部外 2 字义五行 水

汉的本义是汉水，源自陕西，融入长江，泛指大汉民族，是我国人数最多的民族，诸如汉服、汉化、汉奸、汉民、汉南、汉文、汉水、汉学、汉医、汉族等。中医文化源至大汉文化，因而又别称为汉医。

悍 拼音 hàn 注音 ㄏㄢˋ，部首 忄 笔画数 10 结构 左右结构 造字法 形声；从忄、旱声 笔顺编号 4422511112 笔顺读写 捺捺竖竖折横横横横竖 部外 7 字义五行 木

悍的本义是勇猛精干、无所畏惧，当然也有凶悍的含义，诸如悍将、悍勇、刁悍、精悍、强悍、剽悍、骁悍等。应该说，悍的正义符合中医养生理念，有利于健康长寿，而贬义则有害于健康，应当减除。

憾 拼音 hàn 注音 ㄏㄢˋ，部首 忄 笔画数 16 结构 左右结构 造字法 形声；从忄、感声 笔顺编号 4421312515344544 笔顺读写 捺捺竖横撇横竖折横折撇捺捺折捺捺 部外 13 字义五行 水

憾的意思是不满意、失望，即遗憾、抱憾、缺憾、憾然之意。失望心理是日常生活中较为多见的一种心理失常性疾患，会给当事人的心里世界带来乌云，直接影响生活质量及健康长寿。

hang

夯 拼音 hāng bèn 注音 ㄏㄤ、ㄅㄣˋ，部首 大 笔画数 5 结构 上下结构 造字法 会意 笔顺编号 13453 笔顺读写 横撇捺折撇 部外 2 字义五行 水

夯是扎实地基的工具，引申为用力打好基础，诸如打夯、木夯、石夯、铁夯、夯地、夯歌、夯机、夯具、夯实、夯土等。中医养生的基本任务是夯实人体的脏腑、经络、精气神，保证健康，追求长寿。

吭 拼音 háng kēng 注音 ㄏㄤˊ，ㄎㄥ，部首 口 笔画数 7 结构 左右结构 造字法 形声；左形右声 笔顺编号 2514135 笔顺读写 竖折横捺横撇折 部外 4 字义五行 火

吭指喉咙、嗓子，另一意思是出声、说话，诸如引吭高歌、吭哧、吭气、吭声、一声不吭等。喉咙是人重要的发音器官，凡因各种原因导致咽喉肿痛、声音嘶哑，甚至失音失语等病，均与吭字有关。

航 拼音 háng 注音 ㄏㄤˊ，部首 舟 笔画数 10 结构 左右结构 造字法 形声；从舟、亢声 笔顺编号 3354144135 笔顺读写 撇撇折捺横捺捺横撇折 部外 4 字义五行 水

航指航行、航空、航船，诸如航班、航标、航测、航程、航迹、航空、航路、航速、航天、航务、航校、航运等。航空医学是医学中的重要分支，涉及人体诸多健康、疾病问题，值得系统研究。

hao

蒿 拼音 hāo 注音 ㄏㄠ，部首 艹 笔画数 13 结构 上下结构 造字法 形声；从艹、高声 笔顺编号 1224125125251 笔顺读写 横竖竖捺横竖折横竖折竖折横 部外 10 字义五行 木

蒿指蒿子，为草本植物，包括茼蒿、青蒿、艾蒿、蓬蒿等。中药材中有很多蒿类药物，其中最为著名的是青蒿及艾蒿，从青蒿中提取出了闻名于世的抗疟新药青蒿素，艾蒿则是中医艾灸疗法的主要原材料。

毫 拼音 háo 注音 ㄏㄠˊ，部首 毛 笔画数 11 结构 上下结构 造字法 形声；从毛、高省声 笔顺编号 41251453115 笔顺读写 撇横竖折横撇折撇横横折 部外 7 字义五行 水

　　毫指动物身上既细又长的毛，中医针灸所使用的毫针与其较为相近，俗称毫针。针灸疗法在中医养生中具有举足轻重的地位，能够发挥通经活络、调节脏腑、平衡阴阳的保健治疗作用。

豪 拼音 háo 注音 ㄏㄠˋ，部首 豕 笔画数 14 结构 上下结构 造字法 形声；从豕、高省声 笔顺编号 41251451353334 笔顺读写 撇横竖折横撇折横撇折撇撇撇捺 部外 7 字义五行 水

　　豪指才能出众的人，代表气魄大、势力强盛，诸如豪放、豪华、豪杰、豪迈、豪情、豪爽、豪绅、豪言、豪宅等。具有豪放性格的人，大多数是心理素养健全的人，能够抵御各种各样的情绪侵袭，保持身心健康。

好 拼音 hǎo hào 注音 ㄏㄠˇ，ㄏㄠˋ，部首 女 笔画数 6 结构 左右结构 造字法 会意；从女、从子 笔顺编号 531521 笔顺读写 折撇横折竖横 部外 3 字义五行 水

　　好的本义是女子貌美，泛指优点多的或令人满意的人或事，诸如好比、好吃、好多、好感、好话、好看、好评、好强、好玩、好笑、好友、好在、最好等。无论什么事，只要是好，就对人体健康有利。

号 拼音 hào háo 注音 ㄏㄠˋ，ㄏㄠˊ，部首 口 笔画数 5 结构 上下结构 造字法 会意 笔顺编号 25115 笔顺读写 竖折横折 部外 2 字义五行 水

　　号指大声喊叫，又指用军号、乐器吹出来的声音，还指中医的按脉。从养生的角度来看，通过大声呼号可以发泄内心的郁怒，听到激奋的号角能够鼓舞自己的士气，经过中医专家的号脉能够判断疾病的状况。

耗 拼音 hào 注音 ㄏㄠˋ，部首 耒 笔画数 10 结构 左右结构 造字法 形声；从耒、毛声 笔顺编号 1112343115 笔顺读写 横横横竖撇捺撇横横折 部外 4 字义五行 水

　　耗即消耗、减损、拖延，还指死讯、坏消息，诸如耗材、耗电、耗费、耗竭、耗尽、耗神、耗损、耗用、耗油等。对人体而言，精气只宜储藏不宜耗损，特别是过于耗损可直接影响健康与长寿。

浩 拼音 hào 注音 ㄏㄠˋ，部首 氵 笔画数 10 结构 左右结构 造字法 形声；从氵、告声 笔顺编号 4413121251 笔顺读写 捺捺横撇横竖横竖折横 部外 7 字义五行 水

浩即大和多的意思，比如浩大、浩荡、浩繁、浩瀚、浩劫、浩然、浩气、浩如烟海等。中医学历史悠久、文献众多，养生保健经验丰富、名家如云，中医养生浩如烟海，从不同角度展示了中医学的博大精深。

he

呵 拼音 hē kē 注音 ㄏㄜ，ㄎㄜ，部首 口 笔画数 8 结构 左右结构 造字法 形声；从口、可声 笔顺编号 25112512 笔顺读写 竖折横横竖折横竖 部外 5 字义五行 木

呵指呼气或者哈气，有时也指大声斥责，诸如呵斥、呵护、呵气、呵责等，在这些含义之中，对我们自己身体无微不至的呵护是最符合中医养生学观点的，人命至贵逾千金，必须细心呵护。

禾 拼音 hé 注音 ㄏㄜˊ，部首 禾 笔画数 5 结构 单一结构 造字法 象形 笔顺编号 31234 笔顺读写 撇横竖撇捺 字义五行 水

禾的本义是谷类农作物的幼苗，特指以水稻为代表的各种谷物，诸如禾谷、禾苗、禾穗、稻禾等。粮食类食物是中医食疗学中的重要食材，可发挥补中益气、健脾和胃等保健作用。

合 拼音 hé gě 注音 ㄏㄜˊ，ㄍㄜˇ，部首 口 笔画数 6 结构 上下结构 造字法 形声 笔顺编号 341251 笔顺读写 撇捺横竖折横 字义五行 水

合指合拢、关闭，引申为结合、符合、折合等意义，诸如合并、合办、合伙、合计、合剂、合谋、合适、合同、合区、合拍、合影、合作、场合、集合配合、综合等。中医讲求脉证相合、方证和合，正是此意。

和 拼音 hé hè huó huò hú 注音 ㄏㄜˊ,ㄏㄜˋ,ㄏㄨㄛˊ,ㄏㄨㄛˋ,ㄏㄨˊ,部首 口 笔画数 8 结构 左右结构 造字法 形声;从口、禾声 笔顺编号 31234251 笔顺读写 部外 5 字义五行 水

和指配合或相处合适、态度温和、气候暖和等,诸如和合、和好、和美、和气、饱和、共和、缓和、平和、柔和、祥和、人和等,和是中医平衡、协调思想的具体体现。

荷 拼音 hé 注音 ㄏㄜˊ,部首 艹 笔画数 10 结构 上下结构 造字法 形声;从艹、何声 笔顺编号 1223212512 笔顺读写 横竖竖撇竖横竖折横竖 部外 7 字义五行 木

荷指莲,也指承担,诸如荷花、荷塘、荷叶、荷包、荷抢、荷载、荷重等。荷的全身都是宝,其中荷叶、荷花、荷梗、莲子均可入药,分别发挥清暑、宽胸、行气、安神的作用,莲藕既可做菜,也可保健。

核 拼音 hé hú 注音 ㄏㄜˊ,ㄏㄨˊ,部首 木 笔画数 10 结构 左右结构 造字法 形声;左形右声 笔顺编号 1234415334 笔顺读写 部外 6 字义五行 木

核的本义是果实中包裹果仁的坚硬壳,特指原子核,还指仔细对照,诸如桃核、杏核、枣核、核心、细胞核、核对、核电、核弹、核能、核对、核实、核心、核验、核准等,包括荔枝核在内的许多果核均作药用。

涸 拼音 hé 注音 ㄏㄜˊ,部首 氵 笔画数 11 结构 左右结构 造字法 形声;从氵、固声 笔顺编号 44125122511 笔顺读写 捺捺横竖折横竖竖折横横 部外 8 字义五行 水

涸指干涸、枯竭之意,诸如干涸、枯涸等,多因水分干少而导致河溪断流,地面干裂。对人体而言,体内津液不足也是导致机体干涸的基本原因,应当采取滋补阴津的方法加以治疗。

颌 拼音 hé gé 注音 ㄏㄜˊ,ㄍㄜˊ,部首 页 笔画数 12 结构 左右结构 造字法 形声;从页、合声 笔顺编号 341251132534 笔顺读写 撇捺横竖折横横撇竖折撇捺 部外 6 字义五行 水

颌是构成人体口腔上部和下部的骨骼及肌肉等组织,通常分为上颌和下颌两部分,上下颌在人体咀嚼、说话等方面均发挥着至关重要的作用,如果运动不当,常常会发生颌骨脱位等。

贺 拼音 hè 注音 ㄏㄜˋ 部首 贝 笔画数 9 结构 上下结构 造字法 会意;从贝、从加 笔顺编号 532512534 笔顺读写 折撇竖折横竖折撇捺 部外 5 字义五行 水

贺的本义是送礼物进行祝贺,即对别人的喜事表示庆祝,诸如贺词、贺电、贺函、贺卡、贺礼、贺联、贺喜、贺信、电贺、恭贺等。大凡受到恭贺之事均为令人开心的好事,绝对有利于人体的身心健康。

鹤 拼音 hè 注音 ㄏㄜˋ 部首 鸟 笔画数 15 结构 左右结构 造字法 形声;左形右声 笔顺编号 453241112135451 笔顺读写 捺折撇竖捺横横横竖横撇捺折折横 部外 10 字义五行 水

鹤指一类头小、颈腿都很长的鸟,常见的有丹顶鹤、白鹤、灰鹤等。松鹤延年是人们对健康长寿的一种美好祝福,其中古人用鹤来比喻人延年益寿的美好愿景,足见其与健康长寿之间的密切关系。

壑 拼音 hè 注音 ㄏㄜˋ 部首 土 笔画数 17 结构 上下结构 造字法 会意 笔顺编号 21451343425154121 笔顺读写 竖横捺折横撇捺撇捺竖折横折捺横竖横 部外 14 字义五行 土

壑的本义是山沟、大水坑,引申为欲望,诸如沟壑、丘壑、欲壑难填、千山万壑等。欲望对人而言,在一定范围之内,就是美好的希望,而超出限度,则是奢望,会成为身心健康的危险杀手。

---

hei

黑 拼音 hēi 注音 ㄏㄟ 部首 黑 笔画数 12 结构 上下结构 造字法 会意 笔顺编号 254312114444 笔顺读写 竖折捺撇横竖横横捺捺捺捺 字义五行 土

黑指像煤或者墨一样的颜色,还有黑夜、恶毒及不合法的意思,诸如黑暗、黑板、黑客、黑脸、黑马、黑屏、黑枪、黑窝、黑色、黑线、黑夜、黑猪等。黑在五行分属中属水,与肾相应,黑豆以补肾为长。

hen

痕 拼音 hén 注音 ㄏㄣˊ，部首 疒 笔画数 11 结构 半包围结构
造字法 形声；从疒、艮声 笔顺编号 41341511534 笔顺读写 捺
横撇捺横折横横折撇捺 部外 6 字义五行 水

痕即瘢痕，指伤口或者疮口痊愈后留下的印迹，也泛指事物留下
的印迹，诸如瘢痕、创痕、弹痕、泪痕、裂痕、条痕、污痕、印痕、皱痕等。
伤痕对人体而言，无论身心哪个方面都是难以完全消失的。

狠 拼音 hěn 注音 ㄏㄣˇ，部首 犭 笔画数 9 结构 左右结构 造
字法 形声；从犭、艮声 笔顺编号 353511534 笔顺读写 撇折撇
折横横折撇捺 部外 6 字义五行 水

狠指凶残、残暴，又指坚决、坚定，比如狠毒、狠命、狠心、凶狠等。
从第一个方面而言，凶残、残暴会给自己或对方带来极大的痛苦，除
非是敌人，均应避免；另一方面，坚决、坚定对于困难或者工作则应
提倡。

恨 拼音 hèn 注音 ㄏㄣˋ，部首 忄 笔画数 9 结构 左右结构 造
字法 形声；从忄、艮声 笔顺编号 442511534 笔顺读写 捺捺竖
折横横折撇捺 部外 6 字义五行 水

恨是怨恨或者仇恨、遗憾或者后悔，诸如大恨、抱恨、愤恨、怀恨、
可恨、离恨、痛恨等。仇恨心理是一种很常见的心理现象，会给人的
身心健康埋下可怕的种子，产生许许多多的疾病。

heng

亨 拼音 hēng pēng 注音 ㄏㄥ，ㄆㄥ，部首 亠 笔画数 7 结构 上
中下结构 造字法 象形；像盛祭品之器形 笔顺编号 4125152
笔顺读写 捺横竖折横折竖 部外 5 字义五行 水

亨的本义是顺利、通达，比如亨通、亨途等，可以说是世界万事万
物健康成长的最佳状态。中医养生的基本目标是人体经络畅通、脏
腑通达、阴阳平衡，均符合亨之本义。

哼

拼音 hēng 注音 ㄏㄥ 部首 口 笔画数 10 结构 左右结构 造字法 形声;从口、亨声 笔顺编号 2514125152 笔顺读写 竖折横捺横竖折横折竖 部外 7 字义五行 水

哼指从鼻中发出的声音,通常是表示怨恨、轻蔑或者威胁,也有自娱自乐的哼唱等意思。站在中医养生学的角度来说,无论是怨恨还是轻蔑,都是不健康的情绪,应当加以克制,以求利人利己。

恒

拼音 héng 注音 ㄏㄥˊ 部首 忄 笔画数 9 结构 左右结构 造字法 会意;从忄、从亘 笔顺编号 442125111 笔顺读写 捺捺竖横竖折横横横 部外 6 字义五行 水

恒指持久不变、经常保持的,诸如恒邦、恒昌、恒定、恒发、恒辉、恒康、恒量、恒美、恒温、恒生、恒通、恒星、恒友、恒真等。人体如果想要健康,体内各项重要指标保持相对恒定自然是非常重要的。

衡

拼音 héng 注音 ㄏㄥˊ 部首 行 笔画数 16 结构 左中右结构 造字法 形声;从角、从大、行声 笔顺编号 3323525121134112 笔顺读写 撇撇竖撇折竖折横竖横横撇捺横横竖 部外 10 字义五行 土

衡即称量东西重量的秤杆,泛指平衡而不倾斜,诸如衡量、衡器、均衡、平衡、权衡等。中医看待人体健康问题特别讲求平衡,阴阳要平衡,脏腑要平衡,经络要平衡,气血要平衡,总之,有衡则健,失衡则病。

hong

轰

拼音 hōng 注音 ㄏㄨㄥ 部首 车 笔画数 8 结构 上下结构 造字法 会意;从三车 笔顺编号 15125454 笔顺读写 横折横竖折捺折捺 部外 4 字义五行 水

轰的本义是众多车子一齐出发时发出的声响,泛指巨大响声,诸如轰动、轰赶、轰击、轰开、轰隆、轰鸣、轰轰烈烈等。对一个人而言,在自己力所能及的情况下干一番影响颇大的事情,有利于身心康健。

哄 拼音 hōng hǒng hòng 注音 ㄏㄨㄥ，ㄏㄨㄥˇ，ㄏㄨㄥˋ，部首 口 笔画数 9 结构 左右结构 造字法 形声；从口、共声 笔顺编号 251122134 笔顺读写 竖折横横竖竖横撇捺 部外 6 字义五行 木

哄除了有大笑或者喧哗之意外，还有用假话骗人、用笑话逗人高兴的意思。以中医养生的角度讲，一切有利于人开心的话语都是好的；相反，用来骗人的话语则绝不可取，无论出于何种目的，都应当摒弃。

烘 拼音 hōng 注音 ㄏㄨㄥ，部首 火 笔画数 10 结构 左右结构 造字法 形声；从火、共声 笔顺编号 4334122134 笔顺读写 捺撇撇捺横竖竖横撇捺 部外 6 字义五行 火

烘指烤、烘焙等，还有衬托之意。在饮食保健过程中，对食物进行烘烤加工常常是确保能够长时间储藏的有效方法，能够快速消除水湿，防止食物霉变与腐烂，保证科学、安全食用。

弘 拼音 hóng 注音 ㄏㄨㄥˊ，部首 弓 笔画数 5 结构 左右结构 造字法 形声；从弓、厶声 笔顺编号 51554 笔顺读写 折横折折捺 部外 2 字义五行 水

弘指光大、扩充，诸如弘图、弘扬、弘愿、弘旨、恢弘等。中医学历史悠久、名医辈出，中医养生文化深厚、经验丰富，作为当今医界后学，理应不断弘扬国医，不断充实完善，加以光大。

红 拼音 hóng 注音 ㄏㄨㄥˊ，部首 纟 笔画数 6 结构 左右结构 造字法 形声；从纟、工声 笔顺编号 551121 笔顺读写 折折横横竖横 部外 3 字义五行 火

红的本义是用粉红色来染丝锦，后泛指红色，象征喜庆、顺利、成功及企业利润，诸如红尘、红火、红娘、红色、红心、红叶、红军、火红、通红、枣红等。红色的五行应脏为心，多与心脏和开心相关。

宏 拼音 hóng 注音 ㄏㄨㄥˊ，部首 宀 笔画数 7 结构 上下结构 造字法 形声；上形下声 笔顺编号 4451354 笔顺读写 捺捺折横撇折捺 部外 4 字义五行 水

宏指广大、广博的意思，比如宏大、宏观、宏图、宏伟、宏旨等。华夏民族历史悠久、中华文化博大精深、中医养生内容丰富，所有这些，都奠定了我国文化大厦的宏伟和壮观，必须进一步加以发扬。

泓 拼音 hóng 注音 ㄏㄨㄥˊ，部首 氵 笔画数 8 结构 左右结构
造字法 形声;从氵、弘声 笔顺编号 44151554 笔顺读写 捺捺
横折横折折折捺 部外 5 字义五行 水

泓指水深而广的样子,常常用于形容湖水、江水、海水,诸如泓
宏、泓量、一泓、渊泓等。按照天人合一的理论,人体的津液就像自然
界的水一样,应当泓量而充足,方能充分滋养机体,确保健康长寿。

虹 拼音 hóng 注音 ㄏㄨㄥˊ，部首 虫 笔画数 9 结构 左右结构
造字法 形声;从虫、工声 笔顺编号 251214121 笔顺读写 竖折
横竖横捺横竖横 部外 3 字义五行 木

虹的本义为彩虹,是大气中一种光的现象,这条弧形彩带从外至
内呈现红、橙、黄、绿、蓝、靛、紫七种颜色,非常鲜艳夺目,诸如彩虹、
长虹、副虹、虹桥等,人的健康心理也应当像彩虹一样七色俱全、五彩
缤纷。

洪 拼音 hóng 注音 ㄏㄨㄥˊ，部首 氵 笔画数 9 结构 左右结构
造字法 形声;从氵、共声 笔顺编号 441122134 笔顺读写 捺捺
横横竖竖横撇捺 部外 6 字义五行 水

洪指大水、浩大的意思,比如洪大、洪恩、洪峰、洪福、洪荒、洪流、
洪炉、洪灾、防洪等。洪的本义是多处的水汇集到一起,与中医经络
的井、荥、输、经、合的含义比较吻合。

| hou |

侯 拼音 hóu hòu 注音 ㄏㄡˊ,ㄏㄡˋ，部首 亻 笔画数 9 结构
左右结构 造字法 象形 笔顺编号 325131134 笔顺读写 撇竖
折横撇横横撇捺 部外 7 字义五行 水

侯指我国古代贵族宫、侯、伯、子、男五等爵位中的第二等,泛指
古代封国的君王或高官贵族,诸如侯爵、侯门、封侯、王侯、诸侯等。
无论从哪个角度来讲,王侯将相均需要进行更高层次的养生与保健
活动。

喉 拼音 hóu 注音 ㄏㄡˊ 部首 口 笔画数 12 结构 左右结构
造字法 形声;从口、侯声 笔顺编号 251325131134 笔顺读写
竖折横撇竖折横撇横横撇捺 部外 9 字义五行 木

喉指喉咙,是介于咽与气管之间的器官,有通气和发音的功能,比如歌喉、咽喉、喉舌等。喉对人体身心健康较为重要,通气状况的好坏直接影响心肺功能;引吭高歌又能直接抒发情怀,延年益寿。

猴 拼音 hóu 注音 ㄏㄡˊ 部首 犭 笔画数 12 结构 左右结构
造字法 形声;从犭、侯声 笔顺编号 353325131134 笔顺读写
撇折撇撇竖折横撇横横撇捺 部外 9 字义五行 木

猴即猴子,是高等的哺乳动物,具有很高的灵性。华佗所创建的五禽戏中的一戏就是猿猴戏,通过模仿猿猴的动作而达到强身健体的目的。

H

吼 拼音 hǒu 注音 ㄏㄡˇ 部首 口 笔画数 7 结构 左中右结构
造字法 形声;从口、孔声 笔顺编号 2515215 笔顺读写 竖折横
折竖横折 部外 4 字义五行 木

吼指人或动物在发怒或情绪激动时大声叫喊,泛指一切巨大的声响,诸如吼叫、吼声、河东狮吼等。当人或动物的愤怒情绪达到一定程度时,压抑在心底的愤恨通过吼可以迅速得以发泄,有一定的保护健康作用。

厚 拼音 hòu 注音 ㄏㄡˋ 部首 厂 笔画数 9 结构 半包围结构
造字法 会意 笔顺编号 132511521 笔顺读写 横撇竖折横横折
竖横 部外 7 字义五行 水

厚的本义是扁平物体上下两面的距离较大,引申为多、重、深、浓等意义,诸如厚爱、厚度、厚礼、厚重、醇厚、丰厚、宽厚、厚禄、厚意等。站在心理健康角度讲,浓厚的感情有助于人体长寿。

候 拼音 hòu 注音 ㄏㄡˋ 部首 亻 笔画数 10 结构 左右结构
造字法 形声 笔顺编号 3225131134 笔顺读写 撇竖竖折横撇
横横撇捺 部外 8 字义五行 水

候的意义较多,本义是指人瞄准箭靶,暗指等待,还指看望、问好、照料、服侍等意思,诸如候审、候诊、恭候、守候、伺候等。候的养生学意义在气象学中,每五天为一候,应以候按季进行保健。

hu

呼 拼音 hū 注音 ㄏㄨ，部首 口 笔画数 8 结构 左右结构 造字法 形声；从口、乎声 笔顺编号 25134312 笔顺读写 竖折横撇捺撇横竖 部外 5 字义五行 水

呼的本义比较专一，是指通过口鼻把肺里的气排出体外，与吸相对，引申义包括大喊、叫人来等，诸如呼吸、呼喊、呼唤、呼救、呼吁、呼应及高呼、欢呼、称呼等。呼吸是人体的基本生命活动之一，主要由肺来完成。

忽 拼音 hū 注音 ㄏㄨ，部首 心 笔画数 8 结构 上下结构 造字法 形声；从心、勿声 笔顺编号 35334544 笔顺读写 撇折撇撇捺折捺捺 部外 4 字义五行 木

忽指漫不经心、不加注意，诸如忽略、忽视、疏忽、悠忽及玩忽职守等。对于包括中医养生保健在内的诸多活动中，一定要注意克服粗疏大意的缺点，从细节入手，才能使自身获得最大的收益。

惚 拼音 hū 注音 ㄏㄨ，部首 忄 笔画数 11 结构 左右结构 造字法 形声；从忄、忽声 笔顺编号 44235334544 笔顺读写 捺捺竖撇折撇撇捺折捺捺 部外 8 字义五行 水

惚的本义较为单纯，是指人的精神不集中，甚至出现神志不清，或者在意识及感觉方面出现不真切、不清楚的情况。从中医的角度讲，恍惚是人体心神失常的直接表现，必须及时加以保健和养护，以防神思飘荡不定。

囫 拼音 hú 注音 ㄏㄨˊ，部首 口 笔画数 7 结构 全包围结构 造字法 形声；从口、勿声 笔顺编号 2535331 笔顺读写 竖折撇折撇撇横 部外 4 字义五行 水

囫的原意是一个完整的方框，表示全部、整体，如囫囵吞枣。囫代表整个的意思，通常形容对某一问题不加思考，粗枝大叶，如果反映在中医养生保健方面，当然是一个必须加以剔除的缺点和不足，以免妨害健康。

狐 拼音 hú 注音 ㄏㄨˊ，部首 犭 笔画数 8 结构 左右结构 造字法 形声;从犭、瓜声 笔顺编号 35333544 笔顺读写 撇折撇撇撇折捺捺 部外 5 字义五行 水

狐为哺乳动物的一种,其形状有点像狼,性情狡猾,不受人们喜欢,诸如狐媚、狐骚、狐朋狗友、狐疑、狐群狗党等。从心理保健的角度讲,应当尽可能消除狐的狡猾特性,堂堂正正走大道。

弧 拼音 hú 注音 ㄏㄨˊ，部首 弓 笔画数 8 结构 左右结构 造字法 形声;从弓、瓜声 笔顺编号 51533544 笔顺读写 折横折撇撇折捺捺 部外 5 字义五行 水

弧指圆周或者曲线上的任何一段,诸如弧光、弧线及弧形等。站在调神养生的角度去看待弧线,人与人之间的交流方式,有的时候采取圆弧式方法会收到更好的效果,可以减少不必要的误会和矛盾。

胡 拼音 hú 注音 ㄏㄨˊ，部首 月 笔画数 9 结构 左右结构 造字法 形声;从月、古声 笔顺编号 122513511 笔顺读写 横竖竖折横撇折横横 部外 5 字义五行 土

胡的本义是指我国北方或西方的民族的人或者物,另有随意无拘的意思,诸如胡来、胡说、胡言、胡作等,中医养生保健活动均有一定的规矩可循,不可按照自己的喜好而随意而为。

壶 拼音 hú 注音 ㄏㄨˊ，部首 士 笔画数 10 结构 上下结构 造字法 象形;像壶形 笔顺编号 1214522431 笔顺读写 横竖横捺折竖竖捺撇横 部外 7 字义五行 金

壶是一种盛器,古代尤指装药的药葫芦,传说在某地流行瘟疫,一位神秘老者开了一药店,于门口悬挂一药葫芦,内装有小药丸,专治此种瘟疫,凡有人来求医,壶翁就从葫芦里拿出一小粒药丸,治人无数,因而"悬壶济世"便成为中医行业的专用名词。

葫

拼音 hú 注音 ㄏㄨˊ，部首 艹 笔画数 12 结构 上下结构 造字法 形声；从艹、胡声 笔顺编号 122122513511 笔顺读写 横竖竖横竖竖折横撇折横横 部外 9 字义五行 木

葫即葫芦瓜，是一种一年生的草本植物，其果实也叫葫芦，在它嫩绿时可以当作菜品食用，成熟之后通常作为容器使用。古代的许多医者常常随身携带装着急救药物的"宝葫芦"，因此葫芦成为保护健康、挽救生命的"护身符"。

湖

拼音 hú 注音 ㄏㄨˊ，部首 氵 笔画数 12 结构 左中右结构 造字法 形声；从氵、胡声 笔顺编号 441122513511 笔顺读写 捺捺横竖竖折横撇折横横 部外 9 字义五行 水

湖指湖泊，即四周都是陆地的大片水域，诸如太湖、西湖、淡水湖、洞庭湖，以及湖滨、湖畔、湖水、湖泽等。湖滨河畔的养生价值不庸小觑，能够有效解除人体的烦躁和虚热状态，特别适合阴虚之人保健防衰。

蝴

拼音 hú 注音 ㄏㄨˊ，部首 虫 笔画数 15 结构 左中右结构 造字法 形声；从虫、胡声 笔顺编号 251214122513511 笔顺读写 竖折横竖横撇横竖竖折横撇折横横 部外 9 字义五行 土

蝴指蝴蝶，具有两对大翅膀，颜色非常美丽，通常吸食花蜜，种类较多。蝴蝶的养生保健作用集中体现在调神养生方面，当人处于烦躁或者郁闷状态时，可以置身于花海之中，与蝴蝶相伍，自可解郁除烦。

糊

拼音 hú hū hù 注音 ㄏㄨˊ，ㄏㄨ，ㄏㄨˋ，部首 米 笔画数 15 结构 左中右结构 造字法 形声；从米、胡声 笔顺编号 431234122513511 笔顺读写 捺撇横竖撇捺横竖竖折横撇折横横 部外 9 字义五行 火

糊的本义是用米做成的能够充饥的食物，引申为糊状物、不清晰等，诸如糊涂、含糊、模糊、迷糊、黏糊、糊里糊涂等。营养米糊的种类不少，芝麻糊、大米糊及小米糊等的养生保健价值不可低估。

虎 拼音 hǔ 注音 ㄏㄨˇ，部首 虍 笔画数 8 结构 半包围结构 造字法 象形 笔顺编号 21531535 笔顺读写 竖横折撇横折撇折 部外 2 字义五行 水

虎是一种听觉嗅觉灵敏、性情凶猛的扑食动物，又是勇猛威武的代名词，尤其以东北虎和华南虎为代表，诸如虎胆、虎口、虎威、虎头、狼吞虎咽及生龙活虎等，虎气生威的风貌对人们的心理健康而言，也有一定的借鉴作用。

唬 拼音 hǔ 注音 ㄏㄨˇ，部首 口 笔画数 11 结构 左右结构 造字法 形声；从口、虎声 笔顺编号 25121531535 笔顺读写 竖折横竖横折撇横折撇折 部外 8 字义五行 水

唬的本义是虚张声势地故意吓人或者蒙人，从养生保健的角度来看，这种举动不论是对自己还是对他人都会直接损伤身心健康，在心理和道德方面均是不善良的言行，理应在日常生活中加以戒除。

琥 拼音 hǔ 注音 ㄏㄨˇ，部首 王 笔画数 12 结构 左右结构 造字法 形声；从王、虎声 笔顺编号 112121531535 笔顺读写 横横竖横竖横折撇横折撇折 部外 8 字义五行 水

琥专指琥珀，是一种黄褐色透明的固体矿物质，是古代松树、柏树的树脂经过长时间变化而形成的矿石，也是一味疗效显著的中药材，善于治疗失眠健忘、夜间梦多，甚至思绪混乱、神魂颠倒等病证。

户 拼音 hù 注音 ㄏㄨˋ，部首 户 笔画数 4 结构 单一结构 造字法 象形 笔顺编号 4513 笔顺读写 捺折横撇 字义五行 水

户的本义是门，诸如户籍、户头、户主、窗户、用户、户枢及家喻户晓等，此外还有人家、账册及门第的意思。从中医养生的角度来讲，门户首先是保证一家人安全生活的地方，同时也是营造温暖和幸福之地，不可忽视。

护 拼音 hù 注音 ㄏㄨˋ，部首 扌 笔画数 7 结构 左右结构 造字法 形声；从扌、户声 笔顺编号 1214513 笔顺读写 横竖横捺折横撇 部外 4 字义五行 水

护指保护、保卫、包庇及偏袒之意，诸如护持、护送、护卫、保护、防护、看护、守护、掩护、养护及拥护等。对人体而言，中医所说的正气必须得到最大程度的保护，只有正气充足才能抵御邪气，保证健康。

hua

花 拼音 huā 注音 ㄏㄨㄚ，部首 艹 笔画数 7 结构 上下结构 造字法 形声；从艹、化声 笔顺编号 1223235 笔顺读写 横竖竖撇竖撇折 部外 4 字义五行 木

花的本义为花朵，由花瓣、花蕊、花托、花萼组成，引申为像花的、精华、色彩艳丽的、好看等，诸如花环、花瓶、花盆、花絮、花园及鲜花等，花卉养生法是中医养生的重要内容之一，具有理想的药用及养神作用。

华 拼音 huá huà huā 注音 ㄏㄨㄚˊ，ㄏㄨㄚˋ，ㄏㄨㄚ，部首 十 笔画数 6 结构 上下结构 造字法 形声；从十、化声 笔顺编号 323512 笔顺读写 撇竖撇折横竖 部外 4 字义五行 水

华指繁荣、光彩、美好及中华的古称，诸如华表、华发、华盖、华贵、华侨、华夏、才华、风华及年华等。华字包含中华民族的正能量，从内心里会给人以精神振奋的感觉，也有一定的心理养生作用。

哗 拼音 huá huā 注音 ㄏㄨㄚˊ，ㄏㄨㄚ，部首 口 笔画数 9 结构 左右结构 造字法 形声；从口、华声 笔顺编号 251323512 笔顺读写 竖折横撇竖撇折横竖 部外 6 字义五行 水

哗指人声嘈杂、喧杂吵闹。如果喧哗的声音过于繁杂，则会对人产生较强的噪声污染，轻则导致心烦意乱、睡眠障碍，重则出现精神错乱、头晕头痛，彻夜不眠，一旦因为喧哗引起如此严重的问题，那就要高度重视了。

猾 拼音 huá 注音 ㄏㄨㄚˊ，部首 犭 笔画数 12 结构 左右结构 造字法 形声；从犭、骨声 笔顺编号 353255452511 笔顺读写 撇折撇竖折折捺折竖折横横 部外 9 字义五行 水

猾即狡猾，指奸诈、不诚实，诸如奸猾、狡猾、老奸巨猾等。狡猾是一种与诚实相悖的不良品质，品行狡猾的人经常受到人们的指责，甚至唾骂，从道德修养的角度来看，同样是极不利于心理养生保健的。

滑 拼音 huá 注音 ㄏㄨㄚˊ，部首 氵 笔画数 12 结构 左右结构 造字法 形声；从氵、骨声 笔顺编号 441255452511 笔顺读写 捺捺横竖折折捺折竖折横横 部外 9 字义五行 水

滑的本义是光滑，指表面光滑，或在光滑的物体表面快速移动，诸如滑溜、滑冰、滑动、滑行、滑雪及滑翔等。中医诊脉中的滑脉具有特殊的生理意义，通常是新生命得以孕育的突出特征。

化 拼音 huà huā 注音 ㄏㄨㄚˋ，ㄏㄨㄚ，部首 亻 笔画数 4 结构 左右结构 造字法 会意 笔顺编号 3235 笔顺读写 撇竖撇折 部外 2 字义五行 水

化指改变原来的状态或者性质，还有感化、融化、烧为灰烬等意义，诸如化合、化名、化身、丑化、淡化、毒化、分化、风化、激化等。中医所说的气化也属于化字的本义范围，只有气化作用正常，人体方可健康。

划 拼音 huà huá 注音 ㄏㄨㄚˋ，ㄏㄨㄚˊ，部首 刂 笔画数 6 结构 左右结构 造字法 会意；从刂、从戈 笔顺编号 153422 笔顺读写 横折撇捺竖竖 部外 4 字义五行 金

划的本义是将整体的东西分开，并有设计、谋算等含义，诸如划船、划分、划界、筹划、计划、谋划、划拨及划账等，其中划船运动是一项很有益于身体健康的项目，也是中医运动养生的重要内容之一，值得坚持。

画 拼音 huà 注音 ㄏㄨㄚˋ，部首 田 笔画数 8 结构 半包围结构 造字法 会意 笔顺编号 12512152 笔顺读写 横竖折横竖横折竖 部外 3 字义五行 土

画就是绘画，诸如画册、画幅、画家、画卷、画框、画面、版画、插画、漫画、油画等。书画养生在中医养生保健中的作用不庸低估，可有效陶冶性情，提高人体身心健康水准。

话 拼音 huà 注音 ㄏㄨㄚˋ，部首 讠 笔画数 8 结构 左右结构 造字法 形声；从讠、舌声 笔顺编号 45312251 笔顺读写 捺折撇横竖竖折横 部外 6 字义五行 土

话的本义是说出来能够表达自己思想的声音，也指记录这种声音的文字，诸如话柄、话费、话剧、话音、搭话、电话、对话、喊话、谎话等。话语是充分表达人们思想的有效工具，直接有益于人体的日常保健活动。

huai

怀 拼音 huái 注音 ㄏㄨㄞˊ，部首 忄 笔画数 7 结构 左右结构 造字法 形声；从忄、不声 笔顺编号 4421324 笔顺读写 捺捺竖横撇竖捺 部外 4 字义五行 水

怀指胸怀、胸襟，在心中存有、思念及想念等意义，诸如怀抱、怀恨、怀旧、怀柔、怀想、怀疑、感怀、关怀及忘怀等。中医养生特别注重对人体心态的调理，就是要不断修炼，开阔心胸，提高生活质量，延年益寿。

徊 拼音 huái 注音 ㄏㄨㄞˊ，部首 彳 笔画数 9 结构 左右结构 造字法 形声；从彳、回声 笔顺编号 332252511 笔顺读写 撇撇竖竖折竖折横横 部外 6 字义五行 水

徊的本义是徘徊，指内心矛盾，犹豫不决。从心理养生的角度来说，徘徊不定的状态是直接影响身心健康的重要原因，对人体长寿颇为不利，作为智者，理应尽最大努力加以克服，培养自己独立决断的习惯。

槐 拼音 huái 注音 ㄏㄨㄞˊ，部首 木 笔画数 13 结构 左右结构 造字法 形声；从木、鬼声 笔顺编号 1234325113554 笔顺读写 横竖撇捺撇竖折横横撇折折捺 部外 9 字义五行 木

槐指槐树，为我国大部分地区均可种植的一种落叶乔木，其花蕾、花及种子均可入药，对人体具有良好的保健及治疗作用。其花和荚果有清凉收敛、止血降压的作用；叶和根皮有清热解毒的作用，特别对痔疮有佳效。

踝 拼音 huái 注音 ㄏㄨㄞˊ，部首 足 笔画数 15 结构 左右结构 造字法 会意；从足、从果 笔顺编号 251212125111234 笔顺读写 竖折横竖横竖横竖折横横竖撇捺 部外 8 字义五行 水

踝是脚踝，是指脚与小腿之间的关节部位，诸如内踝、外踝、踝关节及踝骨等。从中医针灸养生的角度来看，踝的养生学价值在于其周围的重要腧穴，包括解溪、昆仑、太溪、照海、丘墟及大钟等。

坏 拼音 huài 注音 ㄏㄨㄞˋ, 部首 土 笔画数 7 结构 左右结构 造字法 形声；从土、不声 笔顺编号 1211324 笔顺读写 横竖横横撇竖捺 部外 4 字义五行 土

坏的本义是建筑物倒塌损毁，引申为令人不满的、恶劣的，或者是害人的主意和手段，诸如坏处、坏话、坏事、坏人、败坏、破坏、损坏及吓坏等。无论是人是物，坏对人体身心健康都是有损无益的，不利于养生保健。

---

huan

欢 拼音 huān 注音 ㄏㄨㄢ, 部首 欠 笔画数 6 结构 左右结构 造字法 形声；从欠、又声 笔顺编号 543534 笔顺读写 折捺撇折撇捺 部外 2 字义五行 水

欢的本义是喜悦、开心，还有活跃的含义，诸如欢唱、欢畅、欢呼、欢送、欢腾、欢笑、欢欣、狂欢及联欢等，这一情绪非常有利于人体的健康与长寿，愉悦的心情能够营造理想的人体内环境，从而使气血通畅。

还 拼音 huán hái 注音 ㄏㄨㄢˊ, ㄏㄞˊ, 部首 辶 笔画数 7 结构 半包围结构 造字法 会意 笔顺编号 1324454 笔顺读写 横撇竖捺捺折捺 部外 4 字义五行 水

还指返回，恢复原状，以及回报、回敬，把借来的钱物归还原主等，诸如还价、还礼、还愿、还债、还嘴、归还、交还等。从养生的角度看，还字的意义在于返璞归真，回归自然，按道家思想进行修行。

环 拼音 huán 注音 ㄏㄨㄢˊ, 部首 王 笔画数 8 结构 左右结构 造字法 形声；从王、不声 笔顺编号 11211324 笔顺读写 横横竖横横撇竖捺 部外 4 字义五行 金

环的本义是圆圈形状的中空东西，引申为围绕、四周或环节等含义，诸如环节、环境、环形、连环、套环、指环等。对人体来说，无论经络、气血、津液，均有如环无端的循行特点，一通百通，百病不生。

寰 拼音 huán 注音 ㄏㄨㄢˊ，部首 宀 笔画数 16 结构 上下结构 造字法 形声；上形下声 笔顺编号 4452522112513534 笔顺读写 捺捺折竖折竖竖横横竖折横撇折撇捺 部外 13 字义五行 水

寰指广大的地域，包括寰球、寰宇及尘寰等。中医养生特别讲究人与自然界之间的和谐统一，周围环境的变化会直接影响人体内部脏腑、经络、气血的功能状态，进而关乎人体健康及寿命的好与坏。

缓 拼音 huǎn 注音 ㄏㄨㄢˇ，部首 纟 笔画数 12 结构 左右结构 造字法 形声；从纟、爰声 笔顺编号 551344311354 笔顺读写 折折横撇捺撇横横撇折捺 部外 9 字义五行 火

缓指慢，与急相反，也指宽松、不紧张、延缓等，诸如缓坡、缓行、缓和、减缓、平缓、舒缓及刻不容缓等。从心理养生的角度说，心情舒缓能够有效减除焦虑急躁情绪给人体带来的消极影响，有利于益寿延年。

幻 拼音 huàn 注音 ㄏㄨㄢˋ，部首 幺 笔画数 4 结构 左右结构 造字法 会意 笔顺编号 5545 笔顺读写 折折捺折 部外 1 字义五行 水

幻指不可能实现的、不真实的、过于虚缈离奇的感觉，诸如幻觉、幻想、幻景、幻灭、幻听、变幻、梦幻、虚幻等。人不能总是生活在虚幻之中，久而久之便会产生各种各样的疾病，影响身心健康。

换 拼音 huàn 注音 ㄏㄨㄢˋ，部首 扌 笔画数 10 结构 左右结构 造字法 形声；从扌、奂声 笔顺编号 1213525134 笔顺读写 横竖横撇折竖折横撇捺 部外 7 字义五行 水

换指向别人给出物品的同时获得别人的物品，以及发生更改或者改变，诸如换代、换岗、变换、轮换、替换、退换、置换、转换及换取等。在心理养生过程中，换位思考对保持心理健康具有非凡的意义。

唤 拼音 huàn 注音 ㄏㄨㄢˋ，部首 口 笔画数 10 结构 左右结构 造字法 形声；从口、奂声 笔顺编号 2513525134 笔顺读写 竖折横撇折竖折横撇捺 部外 7 字义五行 水

唤的本义是呼唤，包括叫唤、召唤、唤起、唤醒及使唤等意思。在发生诸多昏迷不醒的情况之后，除了采取切实有效的抢救措施之外，唤醒之法也会发挥意想不到的疗效，可使处于深度昏迷的患者恢复意识。

涣 拼音 huàn 注音 ㄏㄨㄢˋ，部首 氵 笔画数 10 结构 左右结构 造字法 形声;从氵、奂声 笔顺编号 4413525134 笔顺读写 捺捺横撇折竖折横撇捺 部外 7 字义五行 水

涣指消散、涣散之意,这是一种负面的情绪状态,提示人体的精、气、神均处于衰弱状况,虽然与焕字同音,但其意义截然相反,必须通过各种方法加以消除,尽快恢复人体应有的心理健康状态。

患 拼音 huàn 注音 ㄏㄨㄢˋ，部首 心 笔画数 11 结构 上下结构 造字法 形声;从心、串声 笔顺编号 25125124544 笔顺读写 竖折横竖折横竖捺折捺捺 部外 7 字义五行 水

患的本义是忧虑、担忧,也指生病、害病、遇到灾祸等,诸如患难、后患、水患、外患、隐患、灾患及遗患等。对人体而言,罹患疾病是经常发生、让人忧虑的事情,特别是疑难杂病更是如此,不可不防。

焕 拼音 huàn 注音 ㄏㄨㄢˋ，部首 火 笔画数 11 结构 左右结构 造字法 形声;从火、奂声 笔顺编号 43343525134 笔顺读写 捺撇撇捺撇折竖折横撇捺 部外 7 字义五行 火

焕指光亮、鲜明,光芒四射的意思,诸如换发、焕然等,与涣字不同,焕然一新的精神风貌对自己和别人都饱含着足够的正能量,从中医养生保健的角度来讲,自然是特别值得提倡的,有利于健康与长寿。

痪 拼音 huàn 注音 ㄏㄨㄢˋ，部首 疒 笔画数 12 结构 半包围结构 造字法 形声;从疒、奂声 笔顺编号 413413525134 笔顺读写 捺横撇捺横撇折竖折横撇捺 部外 7 字义五行 水

痪即瘫痪,是指人体因为种种原因导致肢体活动不灵,瘫软难以活动的一类常见病证,属于中医学中风后遗症的范畴,此病对人体身心健康影响极大,直接降低人的生活质量,也给患者家庭和整个社会带来负担。

huang

肓 拼音 huāng 注音 ㄏㄨㄤ，部首 月 笔画数 7 结构 上下结构 造字法 形声；从月、亡声 笔顺编号 4152511 笔顺读写 捺横折竖折横横 部外 3 字义五行 木

肓指人体心脏和膈膜之间的部位，传统医学认为此处是疾病深藏之地，采取常规的治疗方法难以到达，疾病也难以获愈，即病入膏肓、病染膏肓，根据中医治未病理论，人们应当采取各种有效方法防止这种情况的发生。

荒 拼音 huāng 注音 ㄏㄨㄤ，部首 艹 笔画数 9 结构 上下结构 造字法 形声 笔顺编号 122415325 笔顺读写 横竖竖捺横折撇竖折 部外 6 字义五行 木

荒的本义为荒芜，地上长满野草，引申为粮食欠收、水源缺乏、不合情理等意思，诸如荒漠、荒诞、荒滩、荒唐、荒凉、荒野、饥荒、水荒、粮荒等。无论哪种情况，对人体的健康而言，荒的危害都是不可低估的。

慌 拼音 huāng 注音 ㄏㄨㄤ，部首 忄 笔画数 12 结构 左右结构 造字法 形声；从忄、荒声 笔顺编号 442122415325 笔顺读写 捺捺竖横竖竖捺横折撇竖折 部外 9 字义五行 木

慌指慌乱，心中犹如杂草丛生，其本义是急迫、慌张，诸如慌促、慌恐、慌乱、慌忙、慌张等。人的精神、心理状态通常会直接影响体内气血的正常运行，内心慌乱往往会出现这样或那样的问题，影响身心健康。

皇 拼音 huáng 注音 ㄏㄨㄤˊ，部首 白 笔画数 9 结构 上下结构 造字法 象形；像灯火辉煌形 笔顺编号 325111121 笔顺读写 撇竖折横横横横竖横 部外 4 上下结构 字义五行 水

皇的本义是灯火辉煌，转指古代帝王、天子、君主，诸如皇朝、皇家、皇历、皇粮、皇权、皇室、皇位、皇族及女皇、天皇等。皇字中饱含着诸多正能量，可以驱除内心的寒冷和不安，有利于人体的心理健康。

黄 拼音 huáng 注音 ㄏㄨㄤˊ，部首 黄 笔画数 11 结构 上下结构 造字法 象形 笔顺编号 12212512134 笔顺读写 横竖竖横竖折横竖横撇捺 字义五行 土

黄的本义是黄颜色的玉，后引申专指黄色，又指黄河，还指计划落空、事情失败，诸如黄柏、黄河、黄昏、黄金、枯黄、黄粱美梦等。中医学认为黄色属脾胃之色，如果过于外露，则是脾胃真气衰败的表现。

惶 拼音 huáng 注音 ㄏㄨㄤˊ，部首 忄 笔画数 12 结构 左右结构 造字法 形声;从忄、皇声 笔顺编号 442325111121 笔顺读写 捺捺竖撇竖折横横横横竖横 部外 9 字义五行 水

惶指恐惧、害怕，是一种常见的心神失调现象，诸如惶惶、惶惑、惶急、惶恐，所有这些，均为人体遭受各种精神打击，气血逆乱、脏腑失养，特别是引起肾气下沉、精气流失之后，直接影响人体的健康与长寿。

蝗 拼音 huáng 注音 ㄏㄨㄤˊ，部首 虫 笔画数 15 结构 左右结构 造字法 形声;从虫、皇声 笔顺编号 251214325111121 笔顺读写 竖折横竖横捺撇竖折横横横横竖横 部外 9 字义五行 木

蝗即蝗虫，俗称蚂蚱，是一种绿色或黄褐色的昆虫，善于跳跃飞行，破坏农作物，大面积出现时通常引起严重灾害，早在一百年前我国便发生过惨绝人寰的蝗灾，导致成千上万的民众被饿死，不堪回首。

簧 拼音 huáng 注音 ㄏㄨㄤˊ，部首 竹 笔画数 17 结构 上下结构 造字法 形声;从竹、黄声 笔顺编号 31431412212512134 笔顺读写 撇横捺撇横捺横竖竖横竖折横竖横撇捺 部外 11 字义五行 木

簧指乐器里用来震动发声的金属薄片，也指器物中有弹力的部件，诸如单簧、双簧、弹簧等。簧作为乐器中的关键部分，通过演奏者高水平的演奏，让人获得美妙的音乐享受，间接发挥了娱乐养生的效果。

恍 拼音 huǎng 注音 ㄏㄨㄤˇ，部首 忄 笔画数 9 结构 左右结构 造字法 形声；从忄、光声 笔顺编号 442243135 笔顺读写 捺捺竖竖捺撇横撇折 部外 6 字义五行 火

恍的本义是模糊不清，其主要含义是指内心恍惚不定，还有猛然醒悟之意，诸如恍惚、恍如、恍若、恍然、恍恍惚惚等。从中医学的角度讲，人体如果出现恍惚情况，多为心神失常的结果，应当予以高度重视。

晃 拼音 huǎng huàng 注音 ㄏㄨㄤˇ，ㄏㄨㄤˋ，部首 日 笔画数 10 结构 上下结构 造字法 形声；从日、光声 笔顺编号 2511243135 笔顺读写 竖折横横竖撇横撇折 部外 6 字义五行 火

晃是光亮、明亮的意思，一般指很快地闪过，诸如晃荡、晃动、晃手、晃脑、晃悠及摇晃等。站在中医的视角来看晃字，应该与肝风内动息息相关，无论是阴虚火旺还是风邪内扰，均可导致头晕眼花的晃动症状。

谎 拼音 huǎng 注音 ㄏㄨㄤˇ，部首 讠 笔画数 11 结构 左右结构 造字法 形声；从讠、荒声 笔顺编号 45122415325 笔顺读写 捺折横竖竖捺横折撇竖折 部外 9 字义五行 木

谎指假话、谎言，本义是凭空想象出来的话，泛指一切假的东西，诸如谎报、谎话、谎价、谎信、说谎、弥天大谎等。说谎无论从道德层面还是心理层面都是非常不健康的习惯和行为，直接影响自身的健康。

---

huī

灰 拼音 huī 注音 ㄏㄨㄟ，部首 火 笔画数 6 结构 半包围结构 造字法 会意；从火、从又 笔顺编号 134334 笔顺读写 横撇捺撇撇捺 部外 2 字义五行 土

灰的本义是用火燃烧之后余留的粉状物，也指介于黑白之间类似于灰的颜色，诸如灰暗、灰白、灰色、灰心、石灰、烟灰、纸灰、灰头土脸、吹灰之力等，灰色状态与养生学中的亚健康状态有颇多一致。

诙 拼音 huī 注音 ㄏㄨㄟ，部首 讠 笔画数 8 结构 左右结构 造字法 形声;从讠、灰声 笔顺编号 45134334 笔顺读写 捺折横撇捺撇撇捺 部外 6 字义五行 火

诙指引人发笑的幽默话语,诸如诙谐。一般来说,采用诙谐的语言能够有效激发人体的愉悦情怀,特别是运用绘声绘色的夸张表情会赢得大家的满堂喝彩,提高人们的舒心程度,间接提高身心健康水平。

挥 拼音 huī 注音 ㄏㄨㄟ，部首 扌 笔画数 9 结构 左右结构 造字法 形声;从扌、军声 笔顺编号 121451512 笔顺读写 横竖横捺折横折横竖 部外 6 字义五行 水

挥的本义是舞动、摇动,还有甩掉或者抹去的意思,诸如挥鞭、挥动、挥毫、挥霍、挥泪、挥拳、挥手、挥舞、挥师及指挥等。挥的养生学意义除了运动健身之外,尚能让自己的心灵得以尽情地放飞。

恢 拼音 huī 注音 ㄏㄨㄟ，部首 忄 笔画数 9 结构 左右结构 造字法 形声;从忄、灰声 笔顺编号 442134334 笔顺读写 捺捺竖横撇捺撇撇捺 部外 6 字义五行 木

恢的本义是宏大、宽广,通常转指恢复、复原的意思,诸如恢弘、恢廓等。在医学方面,人体由于种种原因出现疾病状态时,经过各种方法使人体恢复健康便显得非常重要。

晖 拼音 huī 注音 ㄏㄨㄟ，部首 日 笔画数 10 结构 左右结构 造字法 形声;从日、军声 笔顺编号 2511451512 笔顺读写 竖折横横捺折横折横竖 部外 6 字义五行 水

晖的意思是太阳的色泽、阳光,比如春色、朝晖、余晖等。从养生学的角度讲,凡是与阳光有关的字词都会给人内心带来一种温暖的感觉,晖字也不例外,人无论在任何不良状况下,都应保持阳光的心理状态。

辉 拼音 huī 注音 ㄏㄨㄟ，部首 车 笔画数 12 结构 左右结构 造字法 形声;从光、军声 笔顺编号 243135451512 笔顺读写 竖捺撇横撇折捺折横折横竖 部外 8 字义五行 水

辉的本义是闪射的光彩,照射或闪耀,诸如光辉、生辉、争辉、增辉、辉煌、辉映等。辉的含义较为广泛,除了太阳的光辉之外,其他物体所发出的光辉也在其中,均可给人们带来温暖和快乐,增强身心健康。

回 拼音 huí 注音 ㄏㄨㄟˊ，部首 口 笔画数 6 结构 全包围结构 造字法 象形 笔顺编号 252511 笔顺读写 竖折竖折横横 部外 3 字义五行 水

回的本义是旋转、回旋,引申意义较多,但均与回旋相关,诸如回报、回答、回电、回访、回归、回来、回收、回味、回音、驳回、返回、退回及回心转意等。回字本身含有辩证法观念,符合中医学养生思想。

茴 拼音 huí 注音 ㄏㄨㄟˊ，部首 艹 笔画数 9 结构 上下结构 造字法 形声;从艹、回声 笔顺编号 122252511 笔顺读写 横竖竖竖折竖折横横 部外 6 字义五行 木

茴指茴香,是一种多年生的草本植物,既可为菜,又可药用。中医学认为,小茴香性味辛温,入肝、肾、脾、胃经,具有散寒止痛、理气和胃的功效,盐制小茴香有暖肾散寒止痛的功效,特别善治腹痛及疝气等病。

蛔 拼音 huí 注音 ㄏㄨㄟˊ，部首 虫 笔画数 12 结构 左右结构 造字法 从虫、回声 笔顺编号 251214252511 笔顺读写 竖折横竖横捺竖折竖折横横 部外 6 字义五行 水

蛔即蛔虫,为人体常见的寄生虫,多寄生于小肠及胆道之中,引起寄生虫病。这种疾病对人体的健康影响较大,除了导致剧烈疼痛之外,还可引起严重的营养不良及肠胃功能紊乱,应当积极加以防治。

悔 拼音 huǐ 注音 ㄏㄨㄟˇ，部首 忄 笔画数 10 结构 左右结构 造字法 形声;从忄、每声 笔顺编号 4423155414 笔顺读写 捺捺竖撇横折折捺横捺 部外 7 字义五行 水

悔的本义是悔恨,指心里对以前所做过的事或说过的话感到自恨,诸如悔改、悔过、悔恨、悔悟、悔约、懊悔、忏悔、反悔、后悔及追悔等。从心理健康的角度讲,悔恨心理是一种常见的心理失常状态,应当戒除。

毁 拼音 huǐ 注音 ㄏㄨㄟˇ，部首 殳 笔画数 13 结构 左右结构 造字法 形声 笔顺编号 3215111213554 笔顺读写 撇竖横折横横横竖撇折折捺 部外 9 字义五行 水

毁的本义是瓦器缺损，引申为破坏、损坏，诸如毁灭、毁弃、毁伤、毁约、摧毁、捣毁、撕毁及坠毁等。人体的健康，与其说慢慢老化，不如说慢慢毁坏，只有有效地延缓身体毁坏的进程，才能直接阻止衰老的过早到来。

卉 拼音 huì 注音 ㄏㄨㄟˋ，部首 十 笔画数 5 结构 上下结构 造字法 会意 笔顺编号 12132 笔顺读写 横竖横撇竖 部外 3 字义五行 木

卉指花卉，是各种草，特别是观赏类草的总称，诸如花卉、奇花异卉等。中医早有"神农尝百草"的传说，说明许许多多的草可能是中药的主要来源，而中药又在人体养生保健、防病治病过程中发挥着重要作用。

汇 拼音 huì 注音 ㄏㄨㄟˋ，部首 氵 笔画数 5 结构 左右结构 造字法 原为形声；从匚、淮声 笔顺编号 44115 笔顺读写 捺捺横横折 部外 2 字义五行 水

汇的本义是一种盛器，引申为聚合，指水流汇合在一起，诸如汇编、汇集、汇寄、汇聚、汇拢、交汇、融汇及总汇等，按照中医经络学说，人体经脉的气血运行过程也同样是一个由小到大汇聚的过程，颇为相似。

会 拼音 huì kuài 注音 ㄏㄨㄟˋ，ㄎㄨㄞˋ，部首 人 笔画数 6 结构 上下结构 造字法 会意；从人、从云 笔顺编号 341154 笔顺读写 撇捺横横折捺 部外 4 字义五行 水

会的本义是会合，指聚集在一起、会面、结成团体或组织，还有中心城市、掌握、有可能等意思，诸如会谈、会心、会议、集会、领会、商会、社会、舞会、约会、照会等。从医学的角度讲，会能使人的身心更强大。

讳 拼音 huì 注音 ㄏㄨㄟˋ，部首 讠 笔画数 6 结构 左右结构 造字法 形声;从讠、韦声 笔顺编号 451152 笔顺读写 捺折横 横折竖 部外 4 字义五行 水

讳指因有顾忌而不便直说,这是一种内心隐忍难耐的不正常状态,对人体的身心健康极其不利,在日常生活中,这样的情况并不少见,可能会给当事人带来显而易见的心理障碍,不利于人的健康长寿。

绘 拼音 huì 注音 ㄏㄨㄟˋ，部首 纟 笔画数 9 结构 左右结构 造字法 形声;从纟、会声 笔顺编号 551341154 笔顺读写 折折横撇捺横横折捺 部外 6 字义五行 水

绘的本义是画,指创作美术作品,引申为用言词对人或事进行描述,诸如绘画、彩绘、描绘、绘影、绘色等。在养生方法中,美术绘画养生也是一种行之有效的调神方法,一副美妙的画能够让人心旷神怡,神清气爽。

贿 拼音 huì 注音 ㄏㄨㄟˋ，部首 贝 笔画数 10 结构 左右结构 造字法 形声;从贝、有声 笔顺编号 2534132511 笔顺读写 竖折撇捺横撇竖折横横 部外 6 字义五行 水

贿指采取不正当的方法买通别人为自己做事,或者买通别人的财物,诸如贿赂、贿选、行贿、受贿、索贿等。不管从哪个方面讲,行贿和受贿都是一种不良行为,常常会受到法律的制裁,直接威胁当事人的身心健康。

烩 拼音 huì 注音 ㄏㄨㄟˋ，部首 火 笔画数 10 结构 左右结构 造字法 形声;从火、会声 笔顺编号 4334341154 笔顺读写 捺撇撇捺撇捺横横折捺 部外 6 字义五行 火

烩指在炒菜时加入少量水和一些主食一起煮的烹调方法,这种食物通常是北方群众喜欢食用的美味佳肴,特别是在秋冬季节,温暖可口,营养丰富,对人体健康较为有益,值得推荐食用。

晦 拼音 huì 注音 ㄏㄨㄟˋ，部首 日 笔画数 11 结构 左右结构 造字法 形声；从日、每声 笔顺编号 25113155414 笔顺读写 竖折横横撇横折折捺横捺 部外 7 字义五行 水

晦的本义是农历每月的最后一天，引申为昏暗、黑夜、隐藏等意思，诸如晦暝、晦日、晦涩、养晦、隐晦等。无论是讲气候状况还是描述心情，晦对人体而言都是负面影响，理应尽可能加以排解。

秽 拼音 huì 注音 ㄏㄨㄟˋ，部首 禾 笔画数 11 结构 左右结构 造字法 形声；从禾、岁声 笔顺编号 31234252354 笔顺读写 撇横竖撇捺竖折竖撇折捺 部外 6 字义五行 金

秽的本义是长满杂草的粮田，引申为肮脏、不干净的东西，也指丑恶的、下流的意思，诸如秽土、秽迹、秽气、秽语、淫秽等。秽对人体健康而言是有害无益的，理应加以改变和消除。

惠 拼音 huì 注音 ㄏㄨㄟˋ，部首 心 笔画数 12 结构 上下结构 造字法 会意 笔顺编号 125112144544 笔顺读写 横竖折横横竖横捺捺折捺捺 部外 8 字义五行 水

惠的本义是仁爱，引申为给予别人或自己接受的好处，也指态度温和、性格柔顺等意思，诸如恩惠、实惠、优惠、惠存、惠顾、惠赠、施惠及贤惠等。从中医养生的角度来看，仁爱是人体健康长寿之源。

---

hun

昏 拼音 hūn 注音 ㄏㄨㄣ，部首 日 笔画数 8 结构 上下结构 造字法 会意 笔顺编号 35152511 笔顺读写 撇折横折竖折横横 部外 4 字义五行 木

昏的原始意思是指黄昏时分光线暗淡，引申为模糊不清、头脑糊涂，甚至失去知觉，诸如昏沉、昏黑、昏花、昏黄、昏乱、昏迷、昏厥等，对人体而言，如果出现这些情况，说明机体已明显产生病变，应立即救治。

荤 拼音 hūn 注音 ㄏㄨㄣ，部首 艹 笔画数 9 结构 上下结构 造字法 形声;从艹、军声 笔顺编号 122451512 笔顺读写 横竖竖捺折横折横竖 部外 6 字义五行 木

荤指肉类食物,也指葱、姜、蒜等刺激性蔬菜,以及粗俗淫秽的话语。从饮食养生来说,过食荤腥食物不利于人体健康,对别人使用粗俗、下流的语言同样是不文明、不礼貌的行为,会直接影响人的身心健康。

婚 拼音 hūn 注音 ㄏㄨㄣ，部首 女 笔画数 11 结构 左右结构 造字法 形声;从女、昏声 笔顺编号 53135152511 笔顺读写 折撇横撇折横折竖折横横 部外 8 字义五行 水

婚的本义就是结婚,指男女结为夫妻关系,自然也包括婚姻,诸如婚恋、婚龄、婚姻、复婚、结婚、金婚、离婚、求婚、退婚及再婚等。婚姻质量的好坏直接关乎夫妻的幸福程度,影响家庭成员的身心健康。

浑 拼音 hún 注音 ㄏㄨㄣˊ，部首 氵 笔画数 9 结构 左右结构 造字法 形声;从氵、军声 笔顺编号 441451512 笔顺读写 捺捺横捺折横折横竖 部外 6 字义五行 水

浑的本义是大水涌流声,引申为浑浊不清、糊涂不明等意思,诸如浑蛋、浑话、浑然、雄浑、浑浊等。从饮食养生角度来讲,大凡浑浊之物均对人体健康不利,凡是糊涂的想法或者做法同样不利于修身养性。

馄 拼音 hún 注音 ㄏㄨㄣˊ，部首 饣 笔画数 11 结构 左右结构 造字法 形声;从饣、昆声 笔顺编号 35525111535 笔顺读写 撇折折竖折横横横折撇折 部外 8 字义五行 水

馄指馄饨,是一种用薄面片包裹内陷的常见面食,在我国绝大多数地方都可以吃到这种食物,通常是用水煮熟之后加入各种各样的配菜,调以各种各样的佐料,连汤带水一起用餐,对人体有较好的营养作用。

魂 拼音 hún 注音 ㄏㄨㄣˊ，部首 鬼 笔画数 13 结构 左右结构 造字法 形声；从鬼、云声 笔顺编号 1154325113554 笔顺读写 横横折撇竖折横横撇折折捺 部外 4 字义五行 水

魂的本义是灵魂，在宗教中指附在人体上的一种非物质的东西，能够离开肉体而独立存在，也指人的精神和情绪，诸如鬼魂、还魂、惊魂、神魂、亡魂、英魂、冤魂、招魂等。魂隶属于中医神的范围，与肝关系密切。

混 拼音 hùn hún 注音 ㄏㄨㄣˋ，ㄏㄨㄣˊ，部首 氵 笔画数 11 结构 左右结构 造字法 形声；从氵、昆声 笔顺编号 44125111535 笔顺读写 捺捺横竖折横横横折撇折 部外 8 字义五行 水

混指各种各样的东西掺杂在一体，还有不清洁及将就着过日子的意思，诸如混编、混充、混沌、混乱、混同、混杂、混淆等。混的这些含义对人体养生来说都是比较有害的，应当加以注意和改变。

---

huo

豁 拼音 huō huò huá 注音 ㄏㄨㄛ，ㄏㄨㄛˋ，ㄏㄨㄚˊ，部首 谷 笔画数 17 结构 左右结构 造字法 形声；从谷、害声 笔顺编号 44511122513434251 笔顺读写 捺捺折横横横竖竖折横撇捺撇捺竖折横 部外 10 字义五行 木

豁的本义是畅通的山谷，引申为开阔、开朗，诸如豁达、豁亮、豁然开朗等。从调神养生的角度来说，豁字具有很好的寓意，人首先应当心胸豁达，只有宽容他人，才能愉悦自己，从而达到健康长寿的目的。

活 拼音 huó 注音 ㄏㄨㄛˊ，部首 氵 笔画数 9 结构 左右结构 造字法 形声；从氵、舌声 笔顺编号 441312251 笔顺读写 捺捺横撇横竖竖折横 部外 6 字义五行 水

活的本义是水流声，引申为喝水以求生存，具有生命、活动的含义，诸如复活、快活、灵活、死活、活水及活蹦乱跳等。活着是生命存在的标志，养生的目的在于保养生命，生命的价值对人体具有根本性作用。

火 拼音 huǒ 注音 ㄏㄨㄛˇ，部首 火 笔画数 4 结构 单一结构 造字法 象形；像火焰形 笔顺编号 4334 笔顺读写 捺撇撇捺 字义五行 火

火的本义是燃烧物体所发出的光和焰，其引申意思较多，大多与火有关，诸如火海、火坑、火热、火星等。火的最大作用是能够直接或间接地强化对人体的温热效应，有效缓解人体产生的阳虚病变。

伙 拼音 huǒ 注音 ㄏㄨㄛˇ，部首 亻 笔画数 6 结构 左右结构 造字法 形声；从亻、火声 笔顺编号 324334 笔顺读写 撇竖捺撇撇捺 部外 4 字义五行 火

伙的最初意义是同伴、一起做事的人，引申为共同、联合、伙食等意思，诸如伙夫、伙计、伙同、结伙等。从中医养生的角度去看，伙食的好坏直接影响着人体的身体状况，在日常生活中不可忽视。

获 拼音 huò 注音 ㄏㄨㄛˋ，部首 艹 笔画数 10 结构 上下结构 造字法 会意 笔顺编号 1223531344 笔顺读写 横竖竖撇折撇横撇捺捺 部外 7 字义五行 木

获的本义是捉住、抓住，引申为得到、收割庄稼等意思，诸如获得、获救、获取、获胜、获释、获许、获知、获准等。人们通过劳动获得食物、财产及知识，从而提高人们的生活水平和身体素质，以确保健康。

祸 拼音 huò 注音 ㄏㄨㄛˋ，部首 礻 笔画数 11 结构 左右结构 造字法 形声；从礻、呙声 笔顺编号 45242512534 笔顺读写 捺折竖捺竖折横竖折撇捺 部外 7 字义五行 水

祸指祸事、灾难，引申为危害、损害，诸如祸端、祸根、祸害、祸乱、祸水及灾祸等。对人体养生而言，不伤即养，如果在一生中能够把各种灾祸排除在外，那么就不会对人体产生身心伤害，自然可求长寿。

惑 拼音 huò 注音 ㄏㄨㄛˋ，部首 心 笔画数 12 结构 上下结构 造字法 形声；从心、或声 笔顺编号 125115344544 笔顺读写 横竖折横横折撇捺折捺捺 部外 8 字义五行 水

惑指疑惑、不明白，被迷惑，诸如困惑、迷惑、疑惑、诱惑、蛊惑、惑乱等。中医学认为人体出现迷惑的情况为气血不足、心神失养所致，应当采取相应的治疗方法，尽可能使脏腑功能恢复以求健康。

霍 拼音 huò 注音 ㄏㄨㄛˋ，部首 雨 笔画数 16 结构 上下结构 造字法 会意 笔顺编号 1452444432411121 笔顺读写 横捺折竖捺捺捺捺撇竖捺横横横竖横 部外 8 字义五行 水

　　霍的本义是小鸟疾飞，引申为迅速、快速的意思。在医学中有一种传染性较强的疾病叫作霍乱，起病迅速，发病无常，对人体健康威胁较大，主张采取中西医结合的方法加以及时治疗，以防病情恶化。

H

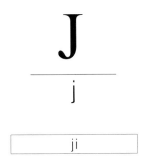

jī

讥 拼音 jī 注音 ㄐㄧ，部首 讠 笔画数 4 结构 左右结构 造字法 形声；左形右声 笔顺编号 4535 笔顺读写 捺折撇折 部外 2 字义五行 木

讥的本义为旁敲侧击地批评、讽刺，如讥讽、讥笑等。讥讽会给人带来压抑、愤恨、羞愧等不良的情绪变化，严重者甚至会导致心理崩溃，产生心理疾患，不利于健康。情志因素对健康十分重要，平时应注意调节以维护健康。

击 拼音 jī 注音 ㄐㄧ，部首 凵 笔画数 5 结构 单一结构 造字法 象形 笔顺编号 11252 笔顺读写 横横竖折竖 部外 3 字义五行 木

击的本义为敲打、拍打，如敲击、击鼓等。敲法是经络按摩的方法之一，以手指指腹或虚拳小鱼际轻轻敲打经络或身体的某些部位，如敲头法、敲胆经等，有行气活血、疏通经络的作用，对提神醒脑、消除疲劳有很好的帮助。

叽 拼音 jī 注音 ㄐㄧ，部首 口 笔画数 5 结构 左右结构 造字法 形声；从口、几声 笔顺编号 25135 笔顺读写 竖折横撇折 部外 2 字义五行 木

叽的本义为稍微吃一点，也有悲哀的意思，现多做拟声词，模拟鸟声、说话声或各种嘈杂声，如叽叽喳喳、叽咕等。中医学认为悲哀过度损伤肺气，可能会出现气短乏力、声音低弱、咳嗽等症状，是一种不利于健康的情绪变化。

饥 拼音 jī 注音 ㄐㄧ，部首 饣 笔画数 5 结构 左右结构 造字法 形声；从饣、几声 笔顺编号 35535 笔顺读写 撇折折撇折 部外 2 字义五行 木

饥的本义为荒年、五谷不收，如饥荒、饥馑等；多引申为饿、吃不饱，如饥寒交迫、饥饿等。五谷化生水谷精微滋养人体，若长期处于饥饿状态会造成身体营养不良，脏腑功能减退，消瘦、无力、疾病丛生，甚至有生命危险。

圾 拼音 jī 注音 ㄐㄧ，部首 土 笔画数 6 结构 左右结构 造字法 形声；从土、及声 笔顺编号 121354 笔顺读写 横竖横撇折捺 部外 3 字义五行 土

圾的本义为危险，后常用于词语"垃圾"，指秽物、尘土及被弃的东西。人体新陈代谢会产生很多废物，通过汗液、尿液、粪便等排出体外，若这些通道闭阻，体内垃圾留存，则会影响脏腑功能，人也容易生病、衰老。

几 拼音 jī jǐ 注音 ㄐㄧ，ㄐㄧˇ，部首 几 笔画数 2 结构 单一结构 造字法 象形 笔顺编号 35 笔顺读写 撇折 字义五行 木

几的本义为古人席地而坐时有靠背的坐具，如茶几、几杖等；还表示非常接近，如几乎等。古代赐几杖，即供老人依靠的小桌子和支撑用的手杖，表示敬老的礼节，给老人的日常生活带来方便，有助于维护其健康长寿。

机 拼音 jī 注音 ㄐㄧ，部首 木 笔画数 6 结构 左右结构 造字法 形声；从木、几声 笔顺编号 123435 笔顺读写 横竖撇捺撇折 部外 2 字义五行 木

机的本义为弓弩上的发射机关，如机括；常比喻事物发生变化的关键、枢纽，如机门、枢机等。社会上流传的养生理论与方法众多，往往让人莫衷一是，其实只要掌握了养生的枢机，即平衡，就会事半功倍，取得好的效果。

肌 拼音 jī 注音 ㄐㄧ，部首 月 笔画数 6 结构 左右结构 造字法 形声；从月、几声 笔顺编号 351135 笔顺读写 撇折横横撇折 部外 2 字义五行 木

肌的本义为人的肉，如肌肉、肌肤等。人体有 600 余块肌肉，能够保护内脏、主司运动、抵御邪气，是人体的重要组织。脾主肌肉，肌肉功能的强弱反映了脾胃功能的好坏，增强肌肉功能除了运动锻炼外，关键是要养护好脾胃。

鸡 拼音 jī 注音 ㄐㄧ，部首 鸟 笔画数 7 结构 左右结构 造字法 会意；从又、鸟声 笔顺编号 5435451 笔顺读写 折捺撇折捺折横 部外 2 字义五行 木

鸡的本义为家禽名，其肉富含蛋白质，营养价值高，能够提高人体免疫功能，常用于食疗。不同种类的鸡肉食疗作用也不尽相同，如老母鸡肉补虚作用好，多用于孕产妇、体质虚弱者等；乌鸡肉可以滋阴养血，常用于女性。

积 拼音 jī 注音 ㄐㄧ，部首 禾 笔画数 10 结构 左右结构 造字法 形声；从禾、只声 笔顺编号 3123425134 笔顺读写 撇横竖撇捺竖折横撇捺 部外 5 字义五行 火

积的本义为堆积谷物，如积仓、积谷等；常常引申为聚集、堆叠，如累积、积蓄等。养生是一个逐渐积累的过程，不是一蹴而就的，只有从小事做起、从细节做起，养成良好的养生习惯，才能由量变达到质变，保证身心健康。

屐 拼音 jī 注音 ㄐㄧ，部首 尸 笔画数 10 结构 半包围结构 造字法 形声；外形内声 笔顺编号 5133321254 笔顺读写 折横撇撇撇竖横竖折捺 部外 7 字义五行 木

屐的本义为一种笨重的木底鞋，如木屐；后泛指鞋子，如草屐、屐履等。鞋子可以起到保护脚与人体的作用，一来可以避免地面石子等硬物对脚底的损伤，二来可以帮助预防地面湿气进入人体，选择好合适的鞋子有助于健康。

姬

拼音 jī 注音 ㄐㄧ，部首 女 笔画数 10 结构 左右结构 造字法 会意 笔顺编号 5311225125 笔顺读写 折撇横横竖竖折横竖折 部外 7 字义五行 木

姬的本义为古姓之一，后来多用于古代对女性的美称，如仙姬、艳姬等。相传黄帝就是以姬为姓，托黄帝之名而成的医学巨著《黄帝内经》同时也是一部养生名著，蕴含丰富的养生理论与方法。

基

拼音 jī 注音 ㄐㄧ，部首 土 笔画数 11 结构 上下结构 造字法 形声；从土、其声 笔顺编号 12211134121 笔顺读写 横竖竖横横横撇捺横竖横 部外 8 字义五行 土

基的本义为墙基，即建筑物的根脚，如地基、基建等；常引申为基础、根本。长寿是人类的美好愿望与追求，而长寿就是建立在健康的基础上；只有基础打好了，五脏六腑功能协调、身心和谐，才是健康的人，才有可能长寿。

犄

拼音 jī 注音 ㄐㄧ，部首 牛 笔画数 12 结构 左右结构 造字法 形声；从牛、奇声 笔顺编号 312113412512 笔顺读写 撇横竖横横撇捺横竖折横竖 部外 8 字义五行 木

犄的本义为牛角，泛指兽角，如犄角等。牛、羊、鹿等头顶长出的坚硬的角可以入药，如水牛角、犀牛角、羚羊角等，多偏寒凉，具有清热解毒、镇惊息风的功效，常用于高热、抽搐、小儿惊风等病证的治疗，特别是急救。

缉

拼音 jī qī 注音 ㄐㄧ，ㄑㄧ，部首 纟 笔画数 12 结构 左右结构 造字法 形声；左形右声 笔顺编号 551251122111 笔顺读写 折折横竖折横横竖竖横横横 部外 9 字义五行 木

缉的本义为绩，把麻搓成线，如缉绩、缉麻等；也有搜捕之意，如缉拿、缉捕等。在人的一生中，遵纪守法是每一个公民的基本要求，一旦违纪犯法，受到法律的制裁而有牢狱之灾，就会直接降低生活质量，危及身心健康。

畸 拼音 jī 注音 ㄐㄧ，部首 田 笔画数 13 结构 左右结构 造字法 形声；从田、奇声 笔顺编号 2512113412512 笔顺读写 竖折横竖横横撇横竖折横竖 部外 8 字义五行 木

　　畸的本义为零散的田地，如畸余、畸零等；也指不规则的、不正常的，如畸形、畸态等。畸形往往意味着内在发生了异常变化，因此，孕妇要优生优育以尽量减少畸胎，日常要避免食用畸形的动植物，这样才有利于维护健康。

跻 拼音 jī 注音 ㄐㄧ，部首 足 笔画数 13 结构 左右结构 造字法 形声；从足、齐声 笔顺编号 2512121413432 笔顺读写 竖折横竖横竖横撇横撇捺撇竖 部外 6 字义五行 火

　　跻的本义为登、升，有达到的意思，如跻身、跻攀等。健康不仅仅是躯体上没有疾病，精神萎靡不振也是一种不健康的状态；跻具有向上努力攀爬的积极意义，有助于让人保持精神振奋、目光精彩的状态，这也是健康的体现。

箕 拼音 jī 注音 ㄐㄧ，部首 竹 笔画数 14 结构 上下结构 造字法 形声；从竹；其声 笔顺编号 31431412211134 笔顺读写 撇横捺撇横捺横竖竖横横横撇捺 部外 8 字义五行 木

　　箕的本义为簸箕，即扬去米糠的器具；也指用竹篾、柳条编制的清除垃圾的器具，如箕帚。箕是去除杂质的器具，留下洁净；清洁的环境既可呼吸到新鲜空气，又让人心情愉悦；清洁的食物可避免肠胃疾病等，从而维护身心健康。

稽 拼音 jī qǐ 注音 ㄐㄧ，ㄑㄧˇ，部首 禾 笔画数 15 结构 左右结构 造字法 形声；左形右声 笔顺编号 312341354352511 笔顺读写 撇横竖撇捺横撇折捺撇折竖折横横 部外 10 字义五行 木

　　稽的本义为停留、阻滞，如稽欠、稽留等；也指考核、核查，如稽查、稽度等。随着社会养生热，市场上出现越来越多的养生产品，良莠不齐，消费者在选择的时候定要经过仔细核查，甄选出确实有效的产品才能维护健康。

激 拼音 jī 注音 ㄐㄧ，部首 氵 笔画数 16 结构 左右结构 造字法 形声；从氵、敫声 笔顺编号 4413251141533134 笔顺读写 捺捺横撇竖折横横捺横折撇撇横撇捺 部外 13 字义五行 木

激的本义为水势受阻后腾涌或飞溅，如激浪、激射等；后多引申为急剧、猛烈或感情冲动，如激动、激烈等。养生强调恬淡虚无，讲求中和之道，过激的行为或情感波动容易扰乱气血，造成身体或精神的伤害，要注意调节。

羁 拼音 jī 注音 ㄐㄧ，部首 罒 笔画数 17 结构 上下结构 造字法 会意 笔顺编号 25221122125112551 笔顺读写 竖折竖竖横横竖竖横竖折横横竖折折横 部外 12 字义五行 木

羁的本义为马笼头，常引申为束缚、拘束、拘禁，如羁绊、羁押等。身体上的束缚会阻碍气血运行，气血紊乱就会产生各种疾病，精神上的束缚会让人情绪压抑，二者都会有损健康，因此，养生不要给自己设置太多的边框束缚。

及 拼音 jí 注音 ㄐㄧˊ，部首 又 笔画数 3 结构 单一结构 造字法 象形 笔顺编号 354 笔顺读写 撇折捺 部外 1 字义五行 木

及的本义为追赶上、抓住，有达到的意思，如及格、及早、及时等。养生就必须要及时、及早，在年轻的时候打好基础，加强身体素质的锻炼，能够延缓衰老；疾病发生时能够及早治疗，有助于康复，如此才能维护身心健康。

吉 拼音 jí 注音 ㄐㄧˊ，部首 口 笔画数 6 结构 上下结构 造字法 会意；从口、从士 笔顺编号 121251 笔顺读写 横竖横竖折横 部外 3 字义五行 木

吉的本义为善，顺利、祥和，如吉祥、吉利等。古人认为，养正则吉，即是说能够遵循养生之道则吉利；吉利的事或物能够带给人精神上的愉悦，吉祥的东西也备受人们的喜爱，使身心处于愉悦、舒展的状态，有助于维护健康。

汲

拼音 jí 注音 ㄐㄧˊ，部首 氵 笔画数 6 结构 左右结构 造字法 形声；从氵、及声 笔顺编号 441354 笔顺读写 捺捺横撇折捺 部外 3 字义五行 水

汲的本义为从井里打水、取，如汲水、汲古等；汲还有急剧的意思。古人认为"汲汲所欲，伤也"，即急切地追求私欲，身体会受到伤害，所以，我们需要保持一颗平静、淡泊的心，不要被欲望所驱使，才能获得身心的健康。

级

拼音 jí 注音 ㄐㄧˊ，部首 纟 笔画数 6 结构 左右结构 造字法 形声；从纟、及声 笔顺编号 551354 笔顺读写 折折横撇折捺 部外 3 字义五行 木

级的本义为丝的次第，常引申为等级，特别是官阶爵位的品级。古代等级制度严格，生活在最底层的人民多受到残酷的剥削与压榨，生活艰辛、精神受压，更别提注重养生，可见养生要建立在一定的经济、社会发展条件之上。

极

拼音 jí 注音 ㄐㄧˊ，部首 木 笔画数 7 结构 左右结构 造字法 形声；从木、及声 笔顺编号 1234354 笔顺读写 横竖撇捺撇折捺 部外 3 字义五行 木

极的本义为房屋的正梁，引申为最高处、顶点，如极限、登峰造极、物极必反等。中医学认为世间所有事物皆可分阴阳，而阴阳在达到极点时会相互转换，即寒极会生热，热极会生寒，所以，维持人体阴阳平衡对身体健康至关重要。

即

拼音 jí 注音 ㄐㄧˊ，部首 卩 笔画数 7 结构 左右结构 造字法 会意 笔顺编号 5115452 笔顺读写 折横横折捺折竖 部外 5 字义五行 水

即的本义为走近吃东西，常指接近、靠近，如若即若离；还有立刻、马上的意思，如即日、立即等。很多人觉得养生是老年人的事，其实不然，养生应贯穿于人的一生，有了养生意识要立即执行，不能拖拉，否则会延误健康。

亟 拼音 jí qì 注音 ㄐㄧˊ，ㄑㄧˋ，部首 二 笔画数 8 结构 单一结构 造字法 会意 笔顺编号 52251541 笔顺读写 折竖竖折横折捺横 部外 6 字义五行 木

亟的本义为快速、迅速，含有急迫、急切的意思，如亟需、亟待解决等。如果身体出现不适，要迅速调理或就医解决，而不是等到疾病加重、恶化才去就诊，这样不利于疾病的预后，要有危机意识，积极保护自己的身体健康。

急 拼音 jí 注音 ㄐㄧˊ，部首 心 笔画数 9 结构 上下结构 造字法 会意；从心、从刍 笔顺编号 355114544 笔顺读写 撇折折横横捺折捺捺 部外 5 字义五行 木

急的本义为狭窄，引申为迫切、疾速，如着急、急性子、急躁等。急多与性格、心情等有关，着急或者焦急容易令人情绪产生波动，如烦躁、动怒等，影响气血运行，不利于身心健康，因此，养生要静心养神，积极调整心态。

疾 拼音 jí 注音 ㄐㄧˊ，部首 疒 笔画数 10 结构 半包围结构 造字法 会意；从疒、从矢 笔顺编号 4134131134 笔顺读写 捺横撇捺横撇横横撇捺 部外 5 字义五行 火

疾的本义为受兵伤，泛指疾病。疾病的发生往往令人痛苦不堪，即使可以治愈也会对身体造成损伤；尤其是一些难以治愈的、慢性的疾病，不仅会给患者带来身心痛苦，也会给患者家庭带来沉重负担，所以养生防病至关重要。

棘 拼音 jí 注音 ㄐㄧˊ，部首 木 笔画数 12 结构 左右结构 造字法 会意 笔顺编号 125234125234 笔顺读写 横竖折竖撇捺横竖折竖撇捺 部外 8 字义五行 木

棘的本义为丛生的小枣树，有刺，称为酸枣树；酸枣种子可入药，即酸枣仁，可以宁心安神，用于虚烦不眠、惊悸多梦等失眠症状；棘也多指有刺的草木，如荆棘、棘刺等，常比喻生活中的艰难，若无法调节也会影响到健康。

集 拼音 jí 注音 ㄐㄧˊ，部首 隹 笔画数 12 结构 上下结构 造字法 会意;从木、从隹 笔顺编号 324111211234 笔顺读写 撇竖捺横横横竖横竖撇捺 部外 4 字义五行 木

集的本义为在树木上的一群鸟,引申为汇合、汇聚,如集合、集聚、集中等。精气汇聚能够正常发挥功能、运动变化,则可充形养神,使得身体健康;若精气耗散,不按规律循行、变化,就会影响脏腑功能,发生疾病。

辑 拼音 jí 注音 ㄐㄧˊ，部首 车 笔画数 13 结构 左右结构 造字法 形声;左形右声 笔顺编号 1521251122111 笔顺读写 横折竖横竖折横横竖竖横横横 部外 9 字义五行 金

辑的本义为车舆,即车厢,泛指车子,现多指搜集资料汇编成书籍、报刊等,如编辑、专辑等。古今流传的很多养生书籍都是集合先人智慧,从医学著作、生活经验等方面聚集资料,最后合辑为书,从而为大众提供养生指导。

嫉 拼音 jí 注音 ㄐㄧˊ，部首 女 笔画数 13 结构 左右结构 造字法 形声;从女、疾声 笔顺编号 5314134131134 笔顺读写 折撇横捺横撇捺横撇横横撇捺 部外 10 字义五行 木

嫉的本义为忌妒才德、地位等良好的人,如嫉妒、嫉恨等。易产生嫉妒之心的人,心胸狭隘,对比自己强的人充满怨恨、憎恶,这不仅会让自己陷入悲苦的境地,同时也不利于健康,养生要学会以宽容博爱的心来对待万事万物。

瘠 拼音 jí 注音 ㄐㄧˊ，部首 疒 笔画数 15 结构 半包围结构 造字法 形声 笔顺编号 413414134342511 笔顺读写 捺横撇捺横捺横撇捺撇捺竖折横横 部外 10 字义五行 木

瘠的本义为身体瘦弱,如瘠疲、瘠弱等;瘠也多指土地缺少养分、不肥沃,如贫瘠、瘠田等。身体瘦弱多由于先天不足,或后天饮食不当、大病等因素影响脾胃功能,导致营养不良,身体虚弱消瘦,易生病,养生要注重脾胃。

籍 拼音 jí 注音 ㄐㄧˊ，部首 竹 笔画数 20 结构 上下结构 造字法 形声;上形下声 笔顺编号 31431411123412212511 笔顺读写 撇横捺撇横捺横横竖撇捺横竖竖横竖折横横 部外 14 字义五行 木

籍的本义为登记册、户口册,如户籍、军籍、党籍等;还泛指书,成册的著作,如书籍、古籍等。古代很多实用、有效的养生方法都是依靠编辑成册的书籍流传下来,且读书还能陶冶情操、调节精神情志,有利于健康。

己 拼音 jǐ 注音 ㄐㄧˇ，部首 己 笔画数 3 结构 单一结构 造字法 象形 笔顺编号 515 笔顺读写 折横折 字义五行 土

己的本义为相对别人而言,即自己、本人,如知己、舍己为人、克己等。世界上的每个人都是一个独立的个体,有着不同的外貌、性格等,生理、心理方面都不尽相同,在养生过程中一定要根据自己的特点选取适合的养生方法。

挤 拼音 jǐ 注音 ㄐㄧˇ，部首 扌 笔画数 9 结构 左右结构 造字法 形声;从扌、齐声 笔顺编号 121413432 笔顺读写 横竖横捺横撇捺撇竖 部外 6 字义五行 木

挤的本义为推开、除去,如排挤、挤兑等;也有簇聚、紧紧地挨在一起的意思,如拥挤、挤满等。人多的地方多显拥挤,空气不流通,容易头晕、传播疾病,不利于健康,特别是在流感高发季节应少去拥挤的地方,避免染病。

脊 拼音 jǐ 注音 ㄐㄧˇ，部首 月 笔画数 10 结构 上下结构 造字法 会意 笔顺编号 4134342511 笔顺读写 捺横撇捺撇捺竖折横横 部外 6 字义五行 土

脊的本义为背中间的骨头,如背脊、脊梁、脊椎等。脊骨具有支撑躯干、保护内脏、保护脊髓和进行运动的作用,若长期负荷过重或长时间不活动,容易造成脊椎疾病,如颈椎病、腰椎间盘突出等,要注意防护并加以保养。

戟 拼音 jǐ 注音 ㄐㄧˇ，部首 戈 笔画数 12 结构 左右结构 造字法 会意 笔顺编号 122511121534 笔顺读写 横竖竖折横横横竖横折撇捺 部外 8 字义五行 金

戟的本义为古代一种兵器，长柄，既可以直刺，也可以横击，如戟戈、戟盾、戟吏等。中药中有一味药物名大戟，其根味辛、苦，可逐水消肿，治疗胸水、腹水等顽固性水肿，但因其有毒，不宜滥用。

计 拼音 jì 注音 ㄐㄧˋ，部首 讠 笔画数 4 结构 左右结构 造字法 会意；从讠、从十 笔顺编号 4512 笔顺读写 捺折横竖 部外 2 字义五行 水

计的本义为算账、总合，如计算、计度等；还有谋划、商议的意思，如计划、计谋、商计等。做事如果先计划再行事，往往会事半功倍；在健康方面，我们也可以为自己制定养生保健计划，持之以恒，定能维护身心健康。

记 拼音 jì 注音 ㄐㄧˋ，部首 讠 笔画数 5 结构 左右结构 造字法 形声；从讠、己声 笔顺编号 45515 笔顺读写 捺折折横折 部外 3 字义五行 木

记的本义为识、记住，如记忆、牢记等；也有书写的意思，如记录、笔记等。记忆力可以反映出大脑的衰老程度，阿尔茨海默病，即老年性痴呆，往往在记忆近事方面出现障碍，这是衰老的一种表现，可通过书写、自我按摩、做精细活儿等来预防。

伎 拼音 jì qí 注音 ㄐㄧˋ，ㄑㄧˊ，部首 亻 笔画数 6 结构 左右结构 造字法 形声；从亻、支声 笔顺编号 321254 笔顺读写 撇竖横竖折捺 部外 4 字义五行 木

伎的本义为同党，旧指医卜历算之类的方术，如伎坊、伎数等；现常引申为技巧、手段，多含有投机取巧的意思，如伎俩、故伎重演等。有伎能的人尽管聪明，但若一味投机取巧，不能脚踏实地，最终也不会取得良好的养生效果。

纪 拼音 jì jǐ 注音 ㄐㄧˋ,ㄐㄧˇ 部首 纟 笔画数 6 结构 左右结构 造字法 形声;从纟、己声 笔顺编号 551515 笔顺读写 折折横折横折 部外 3 字义五行 木

纪的本义为散丝的头绪,常引申为开端,还有法则、准则的意思,如法纪、纪律、纲纪等。中医理论认为,阴阳是天地万物发展的共同纲纪、准则,世间万物无论如何变化,都要维持阴阳动态平衡,这也是身体健康的真谛。

技 拼音 jì 注音 ㄐㄧˋ 部首 扌 笔画数 7 结构 左右结构 造字法 形声;从扌、支声 笔顺编号 1211254 笔顺读写 横竖横横竖折捺 部外 4 字义五行 木

技的本义为才艺、才能、本领,如技巧、技艺、技术等。养生除了要汲取古人的传统养生智慧外,也要结合现代科学技术的发展,利用现代的一些工具、设备,不断丰富养生方法,增强养生产品效果,从而更好地为健康服务。

忌 拼音 jì 注音 ㄐㄧˋ 部首 心 笔画数 7 结构 上下结构 造字法 形声;从心、己声 笔顺编号 5154544 笔顺读写 折横折捺折捺捺 部外 3 字义五行 木

忌的本义为憎恨、憎恶,如忌恨、忌愤等,是一种不利于健康的情绪变化,要适时调节;还有戒、禁止之意,如禁忌、忌口等。由于疾病或体质等因素,养生要注意禁忌,避免一些不该做的事或饮食,如此才不会损害健康。

际 拼音 jì 注音 ㄐㄧˋ 部首 阝 笔画数 7 结构 左右结构 造字法 形声;从阝、示声 笔顺编号 5211234 笔顺读写 折竖横横竖撇捺 部外 5 字义五行 火

际的本义为两墙相合的缝,泛指合缝的地方;还有交会、会和的意思,如交际、春夏之际等。季节的交际是阴阳消长变化的时候,气候多不稳定,外界自然环境邪气易侵犯人体,导致疾病,因此,季节交替之时尤其要注意防范。

J

妓

拼音 jì 注音 ㄐㄧˋ，部首 女 笔画数 7 结构 左右结构 造字法 形声;从女、支声 笔顺编号 5311254 笔顺读写 折撇横横竖折捺 部外 4 字义五行 木

妓的本义为古代歌舞的女子,后多指以卖淫为业的女子,如妓女、妓院等。现代多数国家禁止卖淫,将妓女列为不正当行业,既可传播良好的社会风气,也可减少性传播疾病,以维护大众的身心健康。

季

拼音 jì 注音 ㄐㄧˋ，部首 子 笔画数 8 结构 上下结构 造字法 会意;从禾、从子 笔顺编号 31234521 笔顺读写 撇横竖撇捺折竖横 部外 5 字义五行 木

季的本义为排行最后的,如季女、季春等;也指时间单位,一年分为春夏秋冬四季,一季为三个月。不同季节,气候、万物生长等都有不同的变化、特点,中医保健方法需要跟随季节的变换而改变,也就是所谓的因时养生。

剂

拼音 jì 注音 ㄐㄧˋ，部首 刂 笔画数 8 结构 左右结构 造字法 形声;从刀、齐声 笔顺编号 41343222 笔顺读写 捺横撇捺撇竖竖竖 部外 6 字义五行 木

剂的本义为剪齐、割,现多指配制、调和而成的药,如方剂、汤剂、剂量等。很多人听信一些民间偏方来养生防病,存在很大健康隐患,因中药方剂是建立在辨证论治及药物配伍的基础之上,不可滥用,否则会威胁生命安全。

荠

拼音 jì qí 注音 ㄐㄧˋ,ㄑㄧˊ，部首 艹 笔画数 9 结构 上下结构 造字法 形声;从艹、齐声 笔顺编号 122413432 笔顺读写 横竖竖捺横撇捺撇竖 部外 6 字义五行 木

荠的本义为野菜名,荠菜;荠菜嫩茎叶可食用,做粥、菜、馅等。荠菜味道鲜美,营养价值高,是春季的应季野菜,其性味甘、平,可以利肝,有助于春季肝气升发、条达;还可以明目,适合儿童防治近视及老年人预防白内障等。

J

济

拼音 jì jǐ 注音 ㄐㄧˋ,ㄐㄧˇ,部首 氵 笔画数 9 结构 左右结构 造字法 形声;从氵、齐声 笔顺编号 441413432 笔顺读写 捺捺横捺横撇捺撇竖 部外 6 字义五行 水

济的本义为水名,即济水,古四渎之一。读 jǐ,有众多的意思,如人才济济等;读 jì,还有渡过河流、救助的意思,如济贫、救世济人等。修德是调神养生中的重要内容,救助有困难之人是德行高尚的体现,有助于修心养性。

既

拼音 jì 注音 ㄐㄧˋ,部首 无 笔画数 9 结构 左右结构 造字法 会意 笔顺编号 511541535 笔顺读写 折横横折捺横折撇折 部外 5 字义五行 木

既的本义为吃罢、吃过,引申为完毕、完了,如既济、既冠之后等。既济有已结束、已达到之意,是六十四卦之一,为上坎下离,坎卦属水,离卦属火,火得水制,水得火用,意味着阴阳交合、各安其所,是健康的一种体现。

继

拼音 jì 注音 ㄐㄧˋ,部首 纟 笔画数 10 结构 左右结构 造字法 形声 笔顺编号 5514312345 笔顺读写 折折横捺撇横竖撇捺折 部外 7 字义五行 木

继的本义为续,把断了的丝接上,泛指接着、连续,如继续、继承等。中医养生是中华民族传统文化中的瑰宝,历代医家、养生家都极为重视,留下了宝贵的资料与经验,我们要将其继承下去,并发扬光大,才能发挥其价值。

祭

拼音 jì zhài 注音 ㄐㄧˋ,ㄓㄞˋ,部首 示 笔画数 11 结构 上下结构 造字法 会意 笔顺编号 35445411234 笔顺读写 撇折捺捺折捺横横竖撇捺 部外 6 字义五行 金

祭的本义为牲祭,即祭祀,供奉神灵或祖先等;现泛指对死者表示追悼和崇敬的仪式,如祭奠、祭扫等。祭祀是华夏礼典的一部分,古时人们常通过祭祀来祈祷身体健康或祝福,有一定心理安慰作用,某种程度上有利于健康。

悸

拼音 jì 注音 ㄐㄧˋ，部首 忄 笔画数 11 结构 左右结构 造字法 形声；从忄、季声 笔顺编号 44231234521 笔顺读写 捺捺竖撇横竖撇捺折竖横 部外 8 字义五行 木

悸的本义为心慌、心动，多因害怕、紧张而心惊肉跳，如心悸、惊悸等。心悸是指患者自觉心中悸动、惊惕不安，甚则不能自主的一种病证，多因体虚劳倦、情志内伤、外邪侵袭等导致心神失宁而发病，严重者要及早就诊。

寄

拼音 jì 注音 ㄐㄧˋ，部首 宀 笔画数 11 结构 上下结构 造字法 形声；从宀、奇声 笔顺编号 44513412512 笔顺读写 捺捺折横撇捺横竖折横竖 部外 8 字义五行 木

寄的本义为托付，依靠别人或事物，如寄居、寄托、邮寄等。很多老人如果突然闲下来，身心无法适应，很容易发生疾病；若是能去发展一些自己感兴趣的业余爱好，如琴棋书画、旅游等，使精神有所寄托，则非常利于健康。

寂

拼音 jì 注音 ㄐㄧˋ，部首 宀 笔画数 11 结构 上下结构 造字法 会意；从宀、从叔 笔顺编号 44521123454 笔顺读写 捺捺折竖横横竖撇捺折捺 部外 8 字义五行 金

寂的本义为静悄悄、没有声音，引申为冷清、冷落、孤单，如孤寂、寂静、寂寞等。寂然是一种心态，安详闲静，心志淡泊，不追求名利，没有过多杂虑，将心境维持在平和安稳的状态，精神守于内，才有利于身心健康。

绩

拼音 jì 注音 ㄐㄧˋ，部首 纟 笔画数 11 结构 左右结构 造字法 形声；从纟、责声 笔顺编号 55111212534 笔顺读写 折折横横横竖横竖折撇捺 部外 8 字义五行 火

绩的本义为缉，将麻纤维加工、搓成线，如绩坊、绩绪等；还有成就、功业的意思，如功绩、成绩等。成绩是对所做事情的肯定，而养生的成绩就体现在良好的身心健康状态上，这需要不懈地努力与坚持才能达到目的。

稷 拼音 jì 注音 ㄐㄧˋ，部首 禾 笔画数 15 结构 左右结构 造字法 会意 笔顺编号 312342512134354 笔顺读写 撇横竖撇捺竖折横竖横撇捺撇折捺 部外 10 字义五行 木

稷的本义为古老的农作物，为百谷之长；常引申为庄稼和粮食的总称，如稷黍、社稷、稷神等。各种粮食能为人体提供能量，是生命赖以生存的基础。粮食分为粗粮、细粮，粗细搭配有利于营养均衡，促进健康。

鲫 拼音 jì 注音 ㄐㄧˋ，部首 鱼 笔画数 15 结构 左右结构 造字法 形声；从鱼、即声 笔顺编号 352512115115452 笔顺读写 撇折竖折横竖横横折横折捺折竖 部外 7 字义五行 木

鲫的本义为鱼名，即鲫鱼，其背脊隆起，生活在淡水中，是常见的食用鱼，肉质细嫩，营养价值高。鲫鱼味甘、性平，具有健脾开胃、利水通乳的功效，常用于水肿患者、产妇少乳、身体虚弱者，感冒发热者注意不宜食用。

冀 拼音 jì 注音 ㄐㄧˋ，部首 八 笔画数 16 结构 上中下结构 造字法 形声 笔顺编号 2113525121122134 笔顺读写 竖横横撇折竖折横竖横竖竖横撇捺 部外 14 字义五行 木

冀的本义为冀州，古九州之一，常假借为觊，指希望、期望，如希冀、冀愿等。健康长寿是每个人的美好期望，随着经济的发展，生活水平的提高，医疗水平的进步，人的寿命越来越长，但离天年还有很大距离，养生对此至关重要。

骥 拼音 jì 注音 ㄐㄧˋ，部首 马 笔画数 19 结构 左右结构 造字法 形声；从马、冀声 笔顺编号 5512113525121122134 笔顺读写 折折横竖横横撇折竖折横竖横横竖横撇捺 部外 16 字义五行 金

骥的本义为好马、千里马，常用来比喻杰出的人才，如骐骥、老骥伏枥等。我们常用"老骥伏枥"来比喻有志之士，年纪虽老而仍有雄心壮志；老年人是社会的宝贵财富，拥有一个健康的身体是实现所有壮志雄心的基础条件。

jia

加 拼音 jiā 注音 ㄐㄧㄚ，部首 力 笔画数 5 结构 左右结构 造字法 会意;从力、从口 笔顺编号 53251 笔顺读写 折撇竖折横 部外 3 字义五行 木

加的本义为添枝加叶说假话、虚报,引申为添上去,在原有的基础上增多、扩大或提高,如增加、加强等。重视养生就是为健康做加法,不断增强体魄,加强自身抵御邪气的能力以及心理情绪的调节能力等,从而获得健康长寿。

夹 拼音 jiā jiá gā 注音 ㄐㄧㄚ,ㄐㄧㄚˊ,ㄍㄚ,部首 大 笔画数 6 结构 单一结构 造字法 会意 笔顺编号 143134 笔顺读写 横捺撇横撇捺 部外 3 字义五行 木

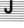

夹的本义为从左右两方相持、从两旁限制,含有用力固定住的意思,如夹拥、夹道、夹板等。夹多使人活动受限,当发生骨折时,以夹板加以固定,使骨折断端在相对静止的条件下愈合,有利于促进骨折愈合和恢复肢体功能。

伽 拼音 jiā qié gā 注音 ㄐㄧㄚ,ㄑㄧㄝˊ,ㄍㄚ,部首 亻 笔画数 7 结构 左右结构 造字法 形声;从亻、加声 笔顺编号 3253251 笔顺读写 撇竖折撇竖折横 部外 5 字义五行 木

伽的本义为名字用字。读 qié,常用于植物、兽、鸟以及佛教用字等,如摩伽、伽蓝等;现多读 jiā,音译用字,如伽利略、瑜伽等。瑜伽由印度流传而来并大为流行,有运动身体、调控呼吸及情绪的作用,有助于保持身心健康。

佳 拼音 jiā 注音 ㄐㄧㄚ,部首 亻 笔画数 8 结构 左右结构 造字法 会意;从亻、从圭 笔顺编号 32121121 笔顺读写 撇竖横竖横横竖横 部外 6 字义五行 木

佳的本义为好、美好,如佳境、佳人、佳酿、佳肴等。佳多是指一些美好、吉祥的东西。美好的东西往往是人们所向往和追求的,因为它能给人带来身体或者精神上的愉悦,让人身心舒展、气血流通,从而能够促进身心健康。

枷

拼音 jiā 注音 ㄐㄧㄚ，部首 木 笔画数 9 结构 左右结构 造字法 形声；从木、加声 笔顺编号 123453251 笔顺读写 横竖撇捺折撇竖折横 部外 5 字义五行 木

　　枷的本义为连枷，即脱粒用的农具；也指刑具名，套在脖子上，有时也连手套上，以作为惩罚，如枷锁、枷楔等。枷锁多与刑罚相关，既限制身体活动，对精神上也是一种打击，损害健康。

浃

拼音 jiā 注音 ㄐㄧㄚ，部首 氵 笔画数 9 结构 左右结构 造字法 形声；从水、夹声 笔顺编号 441143134 笔顺读写 捺捺横横捺撇横撇捺 部外 6 字义五行 水

　　浃的本义为湿透，如汗流浃背、浃髓沦肤等；还有融洽的意思，如浃和、欢浃等。流汗过多或淋雨等导致衣物湿透，要及时擦干、更换，否则风、寒、湿等邪气易侵犯人体，导致外感、痹病等疾病的发生，不利于健康。

痂

拼音 jiā 注音 ㄐㄧㄚ，部首 疒 笔画数 10 结构 半包围结构 造字法 形声；从疒、加声 笔顺编号 4134153251 笔顺读写 捺横撇捺横折撇竖折横 部外 5 字义五行 木

　　痂的本义为痂壳，即伤口或疮口愈合后形成的块状物，如结痂、痂癞等。痂癞是一种疾病，初起皮肤出现边缘清楚的红色或浅色皮疹，继则形成环状斑片样，如同结痂，有腥臭，甚至可致肌肉萎缩、骨骼变形，发现要及早就诊。

家

拼音 jiā jia jie 注音 ㄐㄧㄚ，·ㄐㄧㄚ，·ㄐㄧㄝ，部首 宀 笔画数 10 结构 上下结构 造字法 会意；从宀、从豕 笔顺编号 4451353334 笔顺读写 捺捺折横撇折撇撇撇捺 部外 7 字义五行 木

　　家的本义为屋内、住所，引申为住宅、房屋。有房子、父母、子女才是一个完整的家庭，夫妻和睦、子女孝顺、尊老爱幼，良好的家庭关系能让人生活愉快轻松，减少烦恼，从而维护心理的平衡与稳定，有利于身心健康。

袈 拼音 jiā 注音 ㄐㄧㄚ，部首 衣 笔画数 11 结构 上下结构 造字法 形声；从加、衣声 笔顺编号 53251413534 笔顺读写 折撇竖折横捺横撇折撇捺 部外 5 字义五行 木

袈的本义为袈裟，即和尚披在身上的法衣，由许多不同的方形小布块拼缀而成。传说袈裟是阿难尊者奉佛指点，模拟水田阡陌状缝制而成。田地之粮可以颐养生命，而法衣之田可长养法身慧命，也代表了对生命健康的祝福。

嘉 拼音 jiā 注音 ㄐㄧㄚ，部首 口 笔画数 14 结构 上下结构 造字法 形声；从喜、加声 笔顺编号 12125143153251 笔顺读写 横竖横竖折横捺撇横折撇竖折横 部外 11 字义五行 木

嘉的本义为善、美，代表着幸福、吉祥，如嘉言、嘉祥等；也常用来表示赞美、夸奖，如嘉许、嘉奖等。对他人多一些赞美、夸奖，可以使人充满自信、活力，心情愉快有助于维护良好的人际关系，也有益于身心健康。

荚 拼音 jiá 注音 ㄐㄧㄚˊ，部首 艹 笔画数 9 结构 上下结构 造字法 形声；从艹、夹声 笔顺编号 122143134 笔顺读写 横竖竖横捺撇横撇捺 部外 6 字义五行 木

荚的本义为植物的果实，即荚果，多为豆科植物的果实，如豆荚、皂荚等。有些荚果可食用，如豆荚，富含蛋白质，营养价值高；有些还可入药，如皂荚，具有祛痰止咳、利尿的功效，可用于治疗咳嗽痰多、小便不利等病证。

颊 拼音 jiá 注音 ㄐㄧㄚˊ，部首 页 笔画数 12 结构 左右结构 造字法 形声；从页、夹声 笔顺编号 143134132534 笔顺读写 横捺撇横撇捺横撇竖折撇捺 部外 6 字义五行 木

颊的本义为面旁，即脸的两侧，从眼到下颌的部分，如面颊、口颊等。中医诊断中，左颊反映肝的状况，右颊反映肺的功能，当相应脏腑发生病变或者异常时，也会在相应面颊部位有所表现，通过诊察有助于及早发现病情，维护健康。

甲 拼音 jiǎ 注音 ㄐㄧㄚˇ，部首 田 笔画数 5 结构 单一结构 造字法 指事 笔顺编号 25112 笔顺读写 竖折横横竖 部外 字义五行 木

甲的本义为种子萌芽后所戴的种壳，也是天干的第一位，还有第一的意思，后多泛指一些坚硬的外壳，如铠甲、龟甲等。甲具有防御保护的作用，养生就是要给身心增加一层防护甲，帮助抵御邪气，维护健康，减少疾病发生。

贾 拼音 jiǎ gǔ 注音 ㄐㄧㄚˇ，ㄍㄨˇ，部首 贝 笔画数 10 结构 上下结构 造字法 形声；从贝、西声 笔顺编号 1252212534 笔顺读写 横竖折竖竖横竖折撇捺 部外 6 字义五行 水

贾的本义做买卖，泛指商人。读 gǔ，如商贾、贾贸等；读 jiǎ，为古国名，在现山西省襄汾县东，现多做姓用。商人在社会经济发展中的作用也不可低估，通过合情、合理、合法的辛勤劳动，能够丰富人们的物质生活。

钾 拼音 jiǎ 注音 ㄐㄧㄚˇ，部首 钅 笔画数 10 结构 左右结构 造字法 形声；从钅、甲声 笔顺编号 3111525112 笔顺读写 撇横横横折竖折横横竖 部外 5 字义五行 金

钾的本义为甲，指铠甲；现多指一种金属元素，其化合物工业用途很广。人体内也含有钾，钾有助于维护神经健康、保持心跳正常、协助肌肉收缩、预防中风等。香蕉、葡萄干、蔬菜、瘦肉等含有丰富的钾，但肾病患者要防止高钾。

假 拼音 jiǎ jià 注音 ㄐㄧㄚˇ，ㄐㄧㄚˋ，部首 亻 笔画数 11 结构 左中右结构 造字法 形声；从亻、叚声 笔顺编号 32512115154 笔顺读写 撇竖折横竖横横折横折捺 部外 9 字义五行 木

假的本义为不是真的，如虚假、假局等。由于经济利益的驱使，市场上存在许多虚假或者质量低劣的保健产品，存在很大的健康隐患，保健产品本是为了促进健康，最后反而造成不好的结果，因此，在购买养生产品的时候要仔细筛选。

价 拼音 jià jiè jie 注音 ㄐㄧㄚˋ,ㄐㄧㄝˋ,ㄐㄧㄝ 部首 亻 笔画数 6 结构 左右结构 造字法 形声;从亻、介声 笔顺编号 323432 笔顺读写 撇竖撇捺撇竖 部外 4 字义五行 木

价的本义为物值,即价格、价值。物欲横流的社会,很多人不断地追求名利,而实际上拥有健康的身体才是价值连城的资本。一个人拥有了健康才能拥有财富、名誉等,而失去健康也就失去了一切,所以说健康是无价之宝。

驾 拼音 jià 注音 ㄐㄧㄚˋ,部首 马 笔画数 8 结构 上下结构 造字法 形声;从马、加声 笔顺编号 53251551 笔顺读写 折撇竖折横折折横 部外 5 字义五行 木

驾的本义为以轭加于马上,如驾驭、驾马等;现多泛指操纵、骑、乘,如驾驶、驾飞机等。由于生活水平的提高、交通的发达,越来越多的人选择驾驶汽车出行,为生活带来了便利,但也应注意小心驾驶,避免意外事故的发生。

架 拼音 jià 注音 ㄐㄧㄚˋ,部首 木 笔画数 9 结构 上下结构 造字法 形声;从木、加声 笔顺编号 532511234 笔顺读写 折撇竖折横横竖撇捺 部外 5 字义五行 木

架的本义为棚架,有举物、支撑的作用,如三脚架、框架、衣架等;现还指殴打、争吵,如吵架、打架等。吵架甚至打架的行为极度令人不愉快,甚至会导致意外,威胁到生命健康,良好的人际关系才有利于维护身心的健康。

嫁 拼音 jià 注音 ㄐㄧㄚˋ,部首 女 笔画数 13 结构 左右结构 造字法 形声;从女、家声 笔顺编号 5314451353334 笔顺读写 折撇横捺捺折横撇折撇撇撇捺 部外 10 字义五行 木

嫁的本义为女子结婚,如婚嫁、嫁女、嫁妆等。封建社会的女子出嫁、生育多较早,身体尚未发育成熟,过早耗损精气,留下健康隐患,甚至会早衰、早夭。因此,女子出嫁应该在 20 岁之后,肾气充实才更有利于身体健康。

稼 拼音 jià 注音 ㄐㄧㄚˋ，部首 禾 笔画数 15 结构 左右结构 造字法 形声；从禾、家声 笔顺编号 312344451353334 笔顺读写 撇横竖撇捺捺捺折横撇折撇撇撇捺 部外 10 字义五行 木

稼的本义为种植五谷，泛指农业生产，如稼穑、稼事等；也指禾谷结的果实，如庄稼、禾稼等。我国是农业大国，五谷收成关系着民众的生命，解决了温饱问题，生命才能得以延续；且五谷化生的精微也是身体最重要的滋养。

jian

尖 拼音 jiān 注音 ㄐㄧㄢ，部首 小 笔画数 6 结构 上下结构 造字法 会意；从小、从大 笔顺编号 234134 笔顺读写 竖撇捺横撇捺 部外 3 字义五行 火

尖的本义为物体细小而锐利的一端，如尖锐、塔尖、针尖等。尖锐的东西产生的刺激性较强，一般可用于刺激经络、穴位等作为急救手段，如血压升高时以尖锐物刺激太冲穴、高热时针刺指尖放血等，可以为治疗争取时间。

奸 拼音 jiān 注音 ㄐㄧㄢ，部首 女 笔画数 6 结构 左右结构 造字法 会意 笔顺编号 531112 笔顺读写 折撇横横横竖 部外 3 字义五行 木

奸的本义为虚伪狡诈，如奸诈、奸险等；常形容犯法作乱、作恶的人，如奸商、汉奸等；奸还有犯淫、私通的意思，如强奸、奸淫等。奸带给人的是一些负面的情绪与影响，不利于心性的修养，会对人体健康造成不好的影响。

歼 拼音 jiān 注音 ㄐㄧㄢ，部首 歹 笔画数 7 结构 左右结构 造字法 形声；从歹、千声 笔顺编号 1354312 笔顺读写 横撇折捺撇横竖 部外 3 字义五行 木

歼的本义为消灭、灭尽，如歼灭、歼击、歼除等。人们对待外界的邪气就好像对待敌人一样，只是敌人可以歼灭，外邪却是无法灭尽的。因此，要想维护健康，最重要的是提高自身的正气，加强防御能力，这样才能抗邪防病。

坚 拼音 jiān 注音 ㄐㄧㄢ，部首 土 笔画数 7 结构 上下结构 造字法 会意 笔顺编号 2254121 笔顺读写 竖竖折捺横竖横 部外 4 字义五行 木

坚的本义为泥土硬，泛指牢固、不易摧毁的东西，如坚硬、坚冰、坚如磐石等。只有通过养生为身体建立牢固的防御系统，人体才能够五脏坚固、血脉和调，这是正气充足、身体健康的体现；若感受外邪，多为防御不够牢固。

间 拼音 jiān jiàn 注音 ㄐㄧㄢ，ㄐㄧㄢˋ，部首 门 笔画数 7 结构 半包围结构 造字法 会意；从门、从日 笔顺编号 4252511 笔顺读写 捺竖折竖折横横 部外 4 字义五行 木

间的本义为门缝，泛指缝隙、空隙。读 jiàn，如间谍、亲密无间等；后也读 jiān，常用来表示物质存在的一种客观形式，如空间、时间等。养生保健不是一蹴而就的事情，坚持下去，随着时间、空间的改变，会逐渐显现效果。

肩 拼音 jiān 注音 ㄐㄧㄢ，部首 月 笔画数 8 结构 半包围结构 造字法 会意；从月、从户 笔顺编号 45132511 笔顺读写 捺折横撇竖折横横 部外 4 字义五行 木

肩的本义为膊，即肩膀，人的上臂或四足动物的前肢和躯干相连的部分，如肩臂、肩胛等。肩关节是全身最灵活的关节，可做屈、伸、收、展、旋转及环转运动，但若负重太过或缺乏正确的锻炼等，则可能发生肩周炎等疾病。

艰 拼音 jiān 注音 ㄐㄧㄢ，部首 艮 笔画数 8 结构 左右结构 造字法 会意；从又、从艮 笔顺编号 54511534 笔顺读写 折捺折横横折撇捺 部外 2 字义五行 木

艰的本义为较难治理，引申为困难、不容易，如艰难、艰苦、艰辛等。生活中总是会遇到很多艰难困苦，对人的身心都是考验，若是没有强健的体魄和良好的心理素质，则容易被击垮，不利于身心健康，日常养生锻炼很重要。

监 拼音 jiān jiàn 注音 ㄐㄧㄢ,ㄐㄧㄢˋ,部首 皿 笔画数 10 结构 上下结构 造字法 会意 笔顺编号 2231425221 笔顺读写 竖竖撇横捺竖折竖竖横 部外 5 字义五行 土

监的本义为察看、督促,从旁严密注视,如监察、监督等;后也指牢狱、关押,如监狱、监室等。养生需要有良好的自制能力才能贯彻实施,对于自制能力差者,从旁适当监督也可以起到一定作用,但终不若自己主动养生。

兼 拼音 jiān 注音 ㄐㄧㄢ,部首 丷 笔画数 10 结构 上下结构 造字法 会意 笔顺编号 4315112234 笔顺读写 捺撇横折横横竖竖撇捺 部外 8 字义五行 木

兼的本义为一手持两禾,引申为同时进行几桩事情或占有几样东西,如兼备、兼容、兼并等。中医养生兼容了儒、释、道及医家诸多思想理念,最终融会贯通,形成独具特色的中医养生,指导人们养生实践,促进人类的健康。

菅 拼音 jiān 注音 ㄐㄧㄢ,部首 艹 笔画数 11 结构 上下结构 造字法 形声;从艹、官声 笔顺编号 12244525151 笔顺读写 横竖竖捺捺折竖折横折横 部外 8 字义五行 木

菅的本义为菅茅,是一种多年生草本植物,很坚韧,可做炊帚、刷子等,杆、叶可造纸;后泛指茅草,比喻微贱,如草菅人命。人的生命无贵贱高低之分,都是宝贵的,珍惜生命、珍惜健康,最基本的就是要注重日常养生。

笺 拼音 jiān 注音 ㄐㄧㄢ,部首 竹 笔画数 11 结构 上下结构 造字法 形声;从竹、戋声 笔顺编号 31431411534 笔顺读写 撇横捺撇横捺横横折撇捺 部外 5 字义五行 木

笺的本义为书写、注释,如笺疏、笺训等;后也指写信或题词用的纸,如笺纸、便笺、信笺等。信笺为人们交流想法、表达情感等提供了很好的工具,创造了与言语沟通不同的条件,有利于情感的抒发和表达,促进心理调节。

犍 拼音 jiān qián 注音 ㄐㄧㄢ,ㄑㄧㄢˊ,部首 牛 笔画数 12 结构 左右结构 造字法 形声;左形右声 笔顺编号 312151111254 笔顺读写 撇横竖横折横横横竖折捺 部外 8 字义五行 木

犍的本义为阉割过的公牛,如犍牛。公牛阉割过睾丸之后会变得比较驯顺,容易驾驭。睾丸为雄性的生殖器官,能分泌雄性激素,维持雄性特征,关系着雄性生物的性功能。因此,男性养生要注意通过按摩等方式保养睾丸。

缄 拼音 jiān 注音 ㄐㄧㄢ,部首 纟 笔画数 12 结构 左右结构 造字法 形声;从纟、咸声 笔顺编号 551131251534 笔顺读写 折折横横撇横竖折横折撇捺 部外 9 字义五行 金

缄的本义为捆东西的绳索,如缄绳;后也指信函,如缄书;现常引申为封、闭,如缄默、缄口等。祸从口出,言语过多,一来会耗气,有损健康,二来容易与人引起争端,带来负面情绪或发生意外,因此,缄默少语也利于健康。

煎 拼音 jiān 注音 ㄐㄧㄢ,部首 灬 笔画数 13 结构 上下结构 造字法 形声;从灬、前声 笔顺编号 4312511224444 笔顺读写 捺撇横竖折横横竖竖捺捺捺捺 部外 9 字义五行 火

煎的本义为熬煮,如煎药、煎服等;也指一种烹饪方法,油热后,将食物放入使变得焦黄,如煎鱼、煎蛋等。煎煮中药讲求一定的方法,先煎、后煎还是包煎,煎煮时间长短等都有严格要求,如此才能使药效充分发挥,治疗疾病。

拣 拼音 jiǎn 注音 ㄐㄧㄢˇ,部首 扌 笔画数 8 结构 左右结构 造字法 形声;从扌、柬声 笔顺编号 12115534 笔顺读写 横竖横横折折撇捺 部外 5 字义五行 木

拣的本义为挑选、选择,如挑拣、拣选、分拣等。中医养生保健方法及产品众多,我们需要根据个人的体质、疾病状况等仔细筛选,从中选择最为适合自己的方式及产品,如此才能达到最好的养生效果,维护自己的身心健康。

茧 拼音 jiǎn 注音 ㄐㄧㄢˇ，部首 艹 笔画数 9 结构 上下结构 造字法 会意；从艹、虫声 笔顺编号 122251214 笔顺读写 横竖竖竖折横竖横撇 部外 6 字形分析 木

茧的本义为蚕衣，即蚕变成蛹前吐丝做成的包裹自己的外皮，如蚕茧、茧丝等；茧也指手脚因摩擦而生成的硬皮，如老茧。蚕茧可缫丝，纺织丝绸，细腻光滑，透气性好，穿着对身体有益；另外蚕茧也可入药，治疗痈肿、出血等。

柬 拼音 jiǎn 注音 ㄐㄧㄢˇ，部首 木 笔画数 9 结构 单一结构 造字法 会意 笔顺编号 125431234 笔顺读写 横竖折捺撇横竖撇捺 部外 5 字义五行 火

柬的本义为挑选，从事物中分别出好坏，如柬择、柬拔等；现多指信札、名帖，如请柬、寄柬等。古代名门望族拜访或邀请别人都会投递请柬，以示尊重，有利于维系人与人之间的和谐关系，这也是影响健康的社会因素之一。

俭 拼音 jiǎn 注音 ㄐㄧㄢˇ，部首 亻 笔画数 9 结构 左右结构 造字法 形声；从亻、佥声 笔顺编号 323414431 笔顺读写 撇竖撇捺横捺捺撇横 部外 7 字义五行 木

俭的本义为自我约束、不放纵，泛指节省、节约，如节俭、俭朴等。老子养生三宝之一就强调"俭"，所谓俭，不是说要少用财物，而是在饮食、言语、房事等各方面都要节省，不要消耗太过，以调养精、气、神，维护健康。

捡 拼音 jiǎn 注音 ㄐㄧㄢˇ，部首 扌 笔画数 10 结构 左右结构 造字法 形声；从扌、佥声 笔顺编号 1213414431 笔顺读写 横竖横撇捺横捺捺撇横 部外 7 字义五行 木

捡的本义为拱手，有约束的意思，如捡局、捡押等；现多指拾取，如捡拾、捡漏等。中医养生历史悠久，流传下来的养生理论与方法非常繁多，从医学典籍、养生著作随手可以捡取，但要注意辨别，取其精华，才能维护健康。

检

拼音 jiǎn 注音 ㄐㄧㄢˇ，部首 木 笔画数 11 结构 左右结构 造字法 形声；从木、佥声 笔顺编号 12343414431 笔顺读写 横竖撇捺撇捺横捺捺撇横 部外 7 字义五行 木

检的本义为书匣上的标签，如检封；也有考察、查验的意思，如检测、体检等。健康体检是预防疾病的有效手段之一，特别是 40 岁以上的中老年人，可以通过体检了解自身健康状况，及早发现疾病萌芽，以便及时干预治疗。

减

拼音 jiǎn 注音 ㄐㄧㄢˇ，部首 冫 笔画数 11 结构 左右结构 造字法 形声；从冫、咸声 笔顺编号 41131251534 笔顺读写 捺横横撇横竖折横折撇捺 部外 9 字义五行 木

减的本义为损，由全体中去掉一部分，如减少、衰减等。青壮年之后，随着年龄的增长，身体各脏腑功能也在逐渐衰减、不断耗损，最终走向死亡；如果在身体盛壮时期做好养生，打好基础，机体就会衰减得慢些，利于长寿。

剪

拼音 jiǎn 注音 ㄐㄧㄢˇ，部首 刀 笔画数 11 结构 上下结构 造字法 形声；从刀、前声 笔顺编号 43125112253 笔顺读写 捺撇横竖折横横竖竖折撇 部外 9 字义五行 金

剪的本义为铰断，如剪裁、剪纸、剪辑等，也指铰东西的用具剪刀。生活中有很多烦恼或烦琐的事情，或多或少总会影响到人的情绪及健康，养生维护健康就是像剪刀一样去剪断理不清的事物，将烦琐的事情修剪成型。

睑

拼音 jiǎn 注音 ㄐㄧㄢˇ，部首 目 笔画数 12 结构 左右结构 造字法 形声；从目、佥声 笔顺编号 251113414431 笔顺读写 竖折横横横撇捺横捺捺撇横 部外 7 字义五行 木

睑的本义为眼皮，眼睑是保护眼球的忠诚卫士，当有异物或强光等刺激来袭，眼睑就会在神经的指挥下闭合，以防止外界刺激对眼球的伤害；另外，眼睑为脾所主，可反映脾的功能状况，有助于及早发现异常，及早防治。

简

拼音 jiǎn 注音 ㄐㄧㄢˇ 部首 竹 笔画数 13 结构 上下结构 造字法 形声;从竹、间声 笔顺编号 3143144252511 笔顺读写 撇横捺撇横捺捺竖折竖折横横 部外 7 字义五行 木

简的本义为古代写字用的狭长竹片,如竹简、简书等;也指少而易,如简洁、简单、简便等。养生其实是一件简单的事,不需要太复杂,最主要的是养成良好的生活方式,将养生融入日常生活,能避免或减少很多疾病的发生。

碱

拼音 jiǎn 注音 ㄐㄧㄢˇ 部首 石 笔画数 14 结构 左右结构 造字法 形声;从石、咸声 笔顺编号 13251131251534 笔顺读写 横撇竖折横横撇横竖折横折撇捺 部外 9 字义五行 土

碱的本义为盐卤,现多是含氢氧化根的化合物统称,如酸碱、碱性等。人体内各种体液都具有适宜的酸碱度,酸碱平衡是维持正常生理活动的重要条件之一,当人体处于正常弱碱性,机体免疫功能强,自然会减少疾病发生率。

翦

拼音 jiǎn 注音 ㄐㄧㄢˇ 部首 羽 笔画数 15 结构 上下结构 造字法 形声;从前、羽声 笔顺编号 431251122541541 笔顺读写 捺撇横竖折横横竖折捺横折捺横 部外 9 字义五行 木

翦的本义为新生的羽毛,引申为长度整齐的羽毛,常指剪整齐,翦还有削减的意思,如翦弃、翦弱等。对于中医养生而言,我们应当尽可能地削减或剪除一些不良的生活习惯,以免影响人体的气血运行和抵抗能力,诱发疾病的产生。

见

拼音 jiàn xiàn 注音 ㄐㄧㄢˋ,ㄒㄧㄢˋ,部首 见 笔画数 4 结构 上下结构 造字法 会意 笔顺编号 2535 笔顺读写 竖折撇折 字义五行 木

见的本义为视,看到,如看见、视而不见等;也有看法、见解的意思,如见识、主见等。人们常常会因为所见而产生心理上的感情变化,甚至刺激情绪产生剧烈的变化,以致影响心理健康,养生要学会修心养性,不因所见而动。

件 拼音 jiàn 注音 ㄐㄧㄢˋ，部首 亻 笔画数 6 结构 左右结构 造字法 会意；从亻、从牛 笔顺编号 323112 笔顺读写 撇竖撇横横竖 部外 4 字义五行 木

件的本义为分解、分开，如件别、件举等；也作量词，计量某些个体事物，如件数、件件等；件还有物件、文书的意思，如零件、文件等。养生保健关乎生活中的每一件事，饮食、起居、运动、环境、心理等都会影响健康。

饯 拼音 jiàn 注音 ㄐㄧㄢˋ，部首 饣 笔画数 8 结构 左右结构 造字法 形声 笔顺编号 35511534 笔顺读写 撇折折横横折撇捺 部外 5 字义五行 金

饯的本义为设酒食送行，如饯行、饯别等；后也指以蜜、浓糖浆浸渍的果品，如蜜饯等。蜜饯又称果脯，古称蜜煎，其历史悠久，很多食疗方也选择蜜饯的形式，如蜜饯百合、糖渍柠檬等，既可改良口感，又可发挥清润的功效。

建 拼音 jiàn 注音 ㄐㄧㄢˋ，部首 廴 笔画数 8 结构 半包围结构 造字法 会意 笔顺编号 51111254 笔顺读写 折横横横横竖折捺 部外 6 字义五行 木

建的本义为立朝律，如建法、建极等；后引申为修筑、创立，如修建、建设、建立等。中医养生理论是历代养生家和医家在反复实践的基础上建立起来的，又经历了漫长岁月的检验和验证，需要我们好好揣摩，以为健康服务。

荐 拼音 jiàn 注音 ㄐㄧㄢˋ，部首 艹 笔画数 9 结构 上下结构 造字法 会意；从艹、从存 笔顺编号 122132521 笔顺读写 横竖竖横撇竖折竖横 部外 6 字义五行 木

荐的本义为草垫子，如草荐、荐席等；也指介绍进献人才，如推荐、举荐、引荐等。当今社会养生市场混乱，特别是养生产品良莠不齐，高校、科研机构专家有责任利用所学知识甄别好坏，向大众推荐科学可靠的养生方法。

贱 拼音 jiàn 注音 ㄐㄧㄢˋ，部首 贝 笔画数 9 结构 左右结构 造字法 形声；从贝、戋声 笔顺编号 253411534 笔顺读写 竖折撇捺横横折撇捺 部外 5 字义五行 木

贱的本义为价格低或地位低下，如贱卖、卑贱、贱民、贫贱等。养生保健不分富贵贫贱，各有各的养生之法，侧重不同；地位低下的人饮食多较为清淡、常年劳作，利于健康，若再注意劳逸结合，不过度劳累，亦可健康长寿。

剑 拼音 jiàn 注音 ㄐㄧㄢˋ，部首 刂 笔画数 9 结构 左右结构 造字法 形声；从刂、佥声 笔顺编号 341443122 笔顺读写 撇捺横捺捺撇横竖竖 部外 7 字义五行 金

剑的本义为古代的一种兵器，如剑客、剑拔弩张、刀剑等。刀剑为金刃，可割伤或刺破身体，造成伤害，甚至是死亡，是威胁身体健康的因素之一，现代虽对刀剑加以管制，但还是要严加管理，注意安全，避免意外的发生。

健 拼音 jiàn 注音 ㄐㄧㄢˋ，部首 亻 笔画数 10 结构 左右结构 造字法 形声；从亻、建声 笔顺编号 3251111254 笔顺读写 撇竖折横横横横竖折捺 部外 8 字义五行 木

健的本义为强有力，如健康、健壮、矫健等。健康是每一个人的梦想，而健康不仅仅是身体上没有疾病，还要有良好的品德、心态和社会适应能力等，这才是真正的健康，所以，养生既要养形又要养神，如此才能获得健康。

舰 拼音 jiàn 注音 ㄐㄧㄢˋ，部首 舟 笔画数 10 结构 左右结构 造字法 形声；从舟、见声 笔顺编号 3354142535 笔顺读写 撇撇折捺横捺竖折撇折 部外 4 字义五行 木

舰的本义为大型战船，如军舰、舰艇、巡洋舰等。各种军舰在一定程度上反映了一个国家的军事防御能力，起到维护国家安全与稳定的重责；太平之世多长寿，只有在和平稳定的社会，人们才能安居乐业，获得健康长寿。

涧 拼音 jiàn 注音 ㄐㄧㄢˋ，部首 氵 笔画数 10 结构 左右结构 造字法 形声；从氵、间声 笔顺编号 4414252511 笔顺读写 捺捺横捺竖折竖折横横 部外 7 字义五行 水

涧的本义为夹在两山间的水沟，即山谷，如溪涧、深涧、山涧等。溪涧是一种动态的流水美景，溪水清浅，弯曲蔓延，山与水相依，美不胜收；很多建筑中人工创造溪涧，给人美丽的享受，增加环境的舒适度，有利于健康长寿。

渐 拼音 jiàn jiān 注音 ㄐㄧㄢˋ，ㄐㄧㄢ，部首 氵 笔画数 11 结构 左中右结构 造字法 形声；从氵、斩声 笔顺编号 44115213312 笔顺读写 捺捺横横折竖横撇撇横竖 部外 8 字义五行 水

渐的本义为古水名，即今新安江及其下游钱塘江；又有渐次、事物慢慢发生变化的意思，如渐渐、渐变等。不良生活方式对人体健康的影响是一个逐渐积累的过程，养生就是要防微杜渐，改善身心，从而达到健康长寿的目标。

谏 拼音 jiàn 注音 ㄐㄧㄢˋ，部首 讠 笔画数 11 结构 左右结构 造字法 形声；从讠、柬声 笔顺编号 45125431234 笔顺读写 捺折横竖折捺撇横竖撇捺 部外 9 字义五行 木

谏的本义为直言规劝，如谏书、谏言、劝谏等，可引申为匡正、挽回。日常生活中，我们需要聆听周边亲朋好友或医生等的劝谏，做出正确的选择，改变不利于健康的生活习惯，建立良好的生活方式，以保证身心的健康。

践 拼音 jiàn 注音 ㄐㄧㄢˋ，部首 足 笔画数 12 结构 左右结构 造字法 形声；从足、戋声 笔顺编号 251212111534 笔顺读写 竖折横竖横竖横横横折撇捺 部外 5 字义五行 火

践的本义为踩、踏，如践踏、践冰等；常引申为履行、实现，如践行、实践等。无论学习、掌握多少养生保健理论与方法，如果不去亲自实践都是起不到任何效果的，只有亲力亲为去践行适合自己的养生方法，才可获得健康。

毽 拼音 jiàn 注音 ㄐㄧㄢˋ，部首 毛 笔画数 12 结构 半包围结构 造字法 形声;从毛、建声 笔顺编号 311551111254 笔顺读写 撇横横折折横横横横竖折捺 部外 8 字义五行 木

毽的本义为毽子,是一种用脚踢的玩具。踢毽子是古老的民间体育活动,至今已有两千多年的历史。踢毽子花样繁多,还可以锻炼和改善大脑的反应能力、眼睛视觉、腰腿的转动屈伸功能等,是一项简便易行、有趣的健身活动。

溅 拼音 jiàn jiān 注音 ㄐㄧㄢˋ,ㄐㄧㄢ，部首 氵 笔画数 12 结构 左右结构 造字法 形声;从氵、贱声 笔顺编号 441253411534 笔顺读写 捺捺横竖折撇捺横横折撇捺 部外 9 字义五行 水

溅的本义为用污水挥洒,后多指液体受到冲击而向四外飞射,如溅落、溅水、飞溅等。在正常的饮食养生保健活动中,古人有"食不语"之训诫,但不少人在吃饭时常常边吃边说,飞沫四溅,非常不利于健康,应当注意。

鉴 拼音 jiàn 注音 ㄐㄧㄢˋ，部首 金 笔画数 13 结构 上下结构 造字法 形声 笔顺编号 2231434112431 笔顺读写 竖竖撇横捺撇捺横横竖捺撇横 部外 5 字义五行 金

鉴的本义为古代用来盛水或冰的青铜大盆,也指镜子,如鉴台等;常引申为可作为警戒或引以为训的事,如鉴戒、借鉴等。生活中有太多因不注重养生而导致大病缠身、英年早逝的案例让我们引以为鉴,不要重蹈覆辙。

键 拼音 jiàn 注音 ㄐㄧㄢˋ，部首 钅 笔画数 13 结构 左右结构 造字法 形声;从钅、建声 笔顺编号 3111551111254 笔顺读写 撇横横横折折横横横竖折捺 部外 8 字义五行 金

键的本义为鼎上贯通两耳的横杠,也指安在车轴两端,管住车轮不脱离轴的铁棍,常用来比喻事物中最紧要、起决定性作用的因素,如关键。很多人觉得养生复杂,其实只要抓住关键、核心内容,养生也是一件很简单的事情。

槛 拼音 jiàn kǎn 注音 ㄐㄧㄢˋ,ㄎㄢˇ 部首 木 笔画数 14 结构 左右结构 造字法 形声;从木、监声 笔顺编号 12342231425221 笔顺读写 横竖撇捺竖竖撇横捺竖折竖竖横 部外 10 字义五行 木

槛的本义为囚罪人的牢笼,也指关牲畜野兽的栅栏,如槛车、槛兽等;后泛指栏杆,如窗槛、门槛等。槛具有一定的防护作用,将危险的人或兽局限在栏笼里,或是将外邪拦阻于身外,避免对人造成伤害,维护生命与健康。

箭 拼音 jiàn 注音 ㄐㄧㄢˋ 部首 竹 笔画数 15 结构 上下结构 造字法 形声;从竹、前声 笔顺编号 314314431251122 笔顺读写 撇横捺撇横捺捺撇横竖折横横竖竖 部外 9 字义五行 木

箭的本义为竹名,即箭竹;后指搭在弓弩上发射的竹制武器,如弓箭、射箭等。射箭历史悠久,最初用于打猎和战争,现也出现在竞技体育中。射箭除要求眼力、臂力外,更要求心境平和,适当练习,也是对身心的一种修养。

---

jiāng

江 拼音 jiāng 注音 ㄐㄧㄤ 部首 氵 笔画数 6 结构 左右结构 造字法 形声;从氵、工声 笔顺编号 441121 笔顺读写 捺捺横横竖横 部外 3 字义五行 水

江的本义为长江的专称,后泛指大河,如江河、江流、江南等。江河流域水源充足,自古以来是居住、农业、经济发展的聚集地,江南还被称为鱼米之乡,人类在这种环境下生活,可以解决温饱问题,生活舒适,有利于健康。

将 拼音 jiāng jiàng 注音 ㄐㄧㄤ,ㄐㄧㄤˋ 部首 寸 笔画数 9 结构 左右结构 造字法 形声;从寸、酱省声 笔顺编号 412354124 笔顺读写 捺横竖撇折横横竖捺 部外 6 字义五行 火

将的本义为帅,即带兵的人,如将领、将军等;也有扶持、保养之意,如将助、将养等;还有快要的意思,如将来、将要等。肝被称为将军之官,主谋虑,若经常熬夜、大怒等会损伤肝的功能,影响大脑思维,人也容易衰老。

姜 拼音 jiāng 注音 ㄐㄧㄤ，部首 女 笔画数 9 结构 上下结构 造字法 形声 笔顺编号 431121531 笔顺读写 捺撇横横竖横折撇横 部外 6 字义五行 木

姜的本义为水名，即姜水，也指生姜。生姜为多年生草本植物，味辛辣、性温，可做调味品，亦可入药，可温胃散寒、止呕，常用于感冒发汗、胃寒呕吐、食欲不佳等病证，被历代养生家视为养生食疗佳品，但在晚上及秋季应少食。

豇 拼音 jiāng 注音 ㄐㄧㄤ，部首 豆 笔画数 10 结构 左右结构 造字法 形声；从豆、工声 笔顺编号 1251431121 笔顺读写 横竖折横捺撇横横竖横 部外 3 字义五行 木

豇的本义为豆名，即豇豆，是常见的食物，可清炒、煮粥、做点心馅等。豇豆性平、味甘咸，具有理中益气、健胃补肾的功效，可以用于呕吐、痢疾、尿频等病证；因其含有磷脂，可以促进胰岛素分泌，是糖尿病患者的食疗佳品。

浆 拼音 jiāng jiàng 注音 ㄐㄧㄤ，ㄐㄧㄤˋ，部首 水 笔画数 10 结构 上下结构 造字法 形声；从水、酱省声 笔顺编号 4123542534 笔顺读写 捺横竖撇折捺竖折撇捺 部外 6 字义五行 水

浆的义为酢浆，是古代的一种饮料，也指水米相合煎煮的汁液，如米浆等，现泛指浓稠的汁液，如豆浆、浆果等。果实中含的浆汁或谷物加水制成的浆汁富含营养物质，既可解渴，又利于吸收，适合老人、儿童等体弱者食用。

僵 拼音 jiāng 注音 ㄐㄧㄤ，部首 亻 笔画数 15 结构 左右结构 造字法 形声；从亻、畺声 笔顺编号 321251211251211 笔顺读写 撇竖横竖折横竖横横折横竖横横 部外 13 字义五行 木

僵的本义为仰面向后倒下，引申为死去，如僵死、僵落等；也指难以活动、不灵活，如僵直、僵硬等。当人体受寒或长时间没有活动，气血瘀滞，肢体就会僵硬、麻木，保持适当的运动可以使气血运行舒畅，避免肢体僵硬。

缰 拼音 jiāng 注音 ㄐㄧㄤ，部首 纟 笔画数 16 结构 左右结构 造字法 形声；从纟、畺声 笔顺编号 5511251211251211 笔顺读写 折折横横竖折横竖横横竖折横竖横横 部外 13 字义五行 木

缰的本义为牵马的绳子,后泛指拴牲口的绳子,如缰绳、脱缰、信马由缰等。生活中我们虽然强调自由,但并非毫无节制,也需要缰绳一类的规则将各类行为控制在一定的规律之内,不违背生命规律,才能够保证身心的健康。

讲 拼音 jiǎng 注音 ㄐㄧㄤˇ，部首 讠 笔画数 6 结构 左右结构 造字法 形声；从讠、井声 笔顺编号 451132 笔顺读写 捺折横横撇竖 部外 4 字义五行 木

讲的本义为和解,如讲息、讲和等;后泛指说、评议,如讲学、讲授等。中医养生不是看几本书、吃点儿保健品,自己闭门造车就可以了,而是需要多听一些专家、学者的讲授,才能真正领悟养生的真谛,明白科学养生的方法。

奖 拼音 jiǎng 注音 ㄐㄧㄤˇ，部首 大 笔画数 9 结构 上下结构 造字法 形声；从大、将声 笔顺编号 412354134 笔顺读写 捺横竖撇折捺横撇捺 部外 6 字义五行 火

奖的本义为驱使狗猛进,后指赏识、鼓励,如奖赏、奖励等。奖励是对人或事的肯定,常常可以鼓舞人的斗志,让人坚定向前,朝着某一目标努力。养生保健活动最大的奖励便是可以让人维护健康,少生病,接近长寿的目标。

桨 拼音 jiǎng 注音 ㄐㄧㄤˇ，部首 木 笔画数 10 结构 上下结构 造字法 形声；从木、将声 笔顺编号 4123541234 笔顺读写 捺横竖撇折捺横竖撇捺 部外 6 字义五行 木

桨的本义为划船用具,较短小,如船桨、划桨等,现代船只多用发动机代替划桨,一些水上运动还需要划桨,如龙舟、皮划艇等。划桨需要掌握一定技巧,既可以锻炼大脑的思维能力,也有利于锻炼手臂肌肉,强壮身体素质。

蒋 拼音 jiǎng 注音 ㄐㄧㄤˇ，部首 艹 笔画数 12 结构 上下结构 造字法 形声；从艹、将声 笔顺编号 122412354124 笔顺读写 横竖竖捺横竖撇折捺横竖捺 部外 9 字义五行 木

蒋的本义为植物名，即菰蒋，也就是茭白。唐以前茭白主要作为粮食，食用种子，称为菰米，后经培育食用茎部，即现在的茭白。茭白可以生津止渴、利尿、催乳，常用于黄疸、小便不利、水肿等病证，然因其性质寒凉，不可多食。

匠 拼音 jiàng 注音 ㄐㄧㄤˋ，部首 匚 笔画数 6 结构 左包围结构 造字法 会意 笔顺编号 133125 笔顺读写 横撇撇横竖折 部外 4 字义五行 火

匠的本义为木工，泛指有专门技术、有手艺的人，如工匠、匠心等。匠者在保健的普及中起着促进作用，他们可以将一些养生理论转换制作为用具或产品，并不断改良，使这些东西可以更好地用于日常养生保健中，为健康服务。

降 拼音 jiàng xiáng 注音 ㄐㄧㄤˋ，ㄒㄧㄤˊ，部首 阝 笔画数 8 结构 左右结构 造字法 形声 笔顺编号 52354152 笔顺读写 折竖撇折捺横竖竖 部外 6 字义五行 木

降的本义为下、下落，如降低、降温、降落、空降等。由高往低掉落，若是疾病发生率那自然是不错的，但若是身体脏腑功能或其他健康因素降低，则需要引起重视，寻找原因，加以调整、改善，如此才可以维持身体的健康。

酱 拼音 jiàng 注音 ㄐㄧㄤˋ，部首 酉 笔画数 13 结构 上下结构 造字法 形声；从酉、桨省声 笔顺编号 4123541253511 笔顺读写 捺横竖撇折捺横竖撇折横横 部外 6 字义五行 木

酱的本义为用盐、醋等调料腌制肉、菜而成的配食，或用豆、麦等发酵制成的调味品，如肉酱、豆酱、酱瓜等。各种酱料是餐桌上搭配不同食物的极好调味品，能够开胃、增加食欲。一般鱼子酱、肉酱等多食用，陈豆酱既可食用还可入药。

犟 拼音 jiàng 注音 ㄐㄧㄤˋ，部首 牛 笔画数 16 结构 上下结构 造字法 形声；从强、牛声 笔顺编号 5152512512143112 笔顺读写 折横折竖折横竖折横竖横撇撇横横竖 部外 12 字义五行 木

犟的本义为迫、勉强，多指脾气固执、倔强，如犟嘴、犟脾气等。这种性格的人一旦开始养生就不会轻易放弃，能坚持到底；但这类人也有弊端，可能无法接受别人好的建议，一意孤行，反而走入养生误区，常常有损身心健康。

jiāo

交 拼音 jiāo 注音 ㄐㄧㄠ，部首 亠 笔画数 6 结构 上下结构 造字法 象形；像人两腿交叉之形 笔顺编号 413434 笔顺读写 捺横撇捺撇捺 部外 4 字义五行 木

交的本义为互相交叉、错杂，也指结交、交往，如交错、交集、绝交等。人的一生，与周围的人、环境都存在着错综复杂的关系，交往伴随着每天的生活，良好的交际往往令人神采飞扬，而良好的心情有利于维持身心的健康。

郊 拼音 jiāo 注音 ㄐㄧㄠ，部首 阝 笔画数 8 结构 左右结构 造字法 形声；从阝、交声 笔顺编号 41343452 笔顺读写 捺横撇捺撇捺折竖 部外 6 字义五行 木

郊的本义为上古时国都以外百里以内的地区称郊，后泛指田野、城市四周的地区，如郊区、郊外等。郊区相对于市区来说，环境更加优美，人口密集度低，交通相对山区较为便利，是一个适合养生的地方，能促进身心健康。

浇 拼音 jiāo 注音 ㄐㄧㄠ，部首 氵 笔画数 9 结构 左右结构 造字法 形声；从氵、尧声 笔顺编号 441153135 笔顺读写 捺捺横横折撇横撇折 部外 6 字义五行 水

浇的本义为沃洒、灌溉，如浇花、浇灌、浇铸等。植物的生长需要雨露的浇灌，才能苗壮成长，获得丰收；人体也需要水谷精微的浇灌、滋养，才能使脏腑功能协调、气血充盈，维护健康，因此，食养是保证健康的重要基础。

J

娇 拼音 jiāo 注音 ㄐㄧㄠ，部首 女 笔画数 9 结构 左右结构 造字法 形声；从女、乔声 笔顺编号 531313432 笔顺读写 折撇横撇横撇捺撇竖 部外 6 字义五行 木

娇的本义为妩媚可爱，引申为柔弱、柔嫩，如娇羞、娇怯、娇生惯养等。温室里的花朵经不起风雨吹打，娇生惯养的孩子也承受不起充满压力的社会生活，对孩子不能太过溺爱，加强历练，才能使其摆脱娇柔，保证身心健康。

骄 拼音 jiāo 注音 ㄐㄧㄠ，部首 马 笔画数 9 结构 左右结构 造字法 形声；从马、乔声 笔顺编号 551313432 笔顺读写 折折横撇横撇捺撇竖 部外 6 字义五行 木

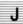

骄的本义为六尺高的马，泛指高大雄壮，如骄马、骄阳等，后引申为傲慢、轻视，如傲娇、骄傲、骄纵等。调养心性要从小开始，为少年儿童灌输正确的思想观念，从小知礼、识礼，不骄纵妄为，为保证心理健康而打好基础。

胶 拼音 jiāo 注音 ㄐㄧㄠ，部首 月 笔画数 10 结构 左右结构 造字法 形声；左形右声 笔顺编号 3511413434 笔顺读写 撇折横横捺横撇捺撇捺 部外 6 字义五行 木

胶的本义为黏性物质，由动物的皮角熬制而成，如橡胶、鹿角胶、阿胶、胶漆等。胶质较黏稠，动物皮、脚筋等中含量丰富，对人体有很好的滋养作用；有些还可入药，如阿胶、鹿角胶等，能够补养气血，历来被称为滋补上品。

椒 拼音 jiāo 注音 ㄐㄧㄠ，部首 木 笔画数 12 结构 左右结构 造字法 形声；从木、叔声 笔顺编号 123421123454 笔顺读写 横竖撇捺竖横竖撇捺折捺 部外 8 字义五行 木

椒的本义为花椒，后泛指某些长有刺激性味道果实或种子的植物，如辣椒、胡椒等。花椒种子可做调味品，亦可入药，有温中散寒、杀虫止痒的功效，可用于寒性疼痛、呕吐、腹泻、蛔虫病等，外用可治疗皮肤瘙痒。

蛟 拼音 jiāo 注音 ㄐㄧㄠ，部首 虫 笔画数 12 结构 左右结构 造字法 形声；从虫、交声 笔顺编号 251214413434 笔顺读写 竖折横竖横撇撇横撇捺撇捺 部外 6 字义五行 木

蛟的本义为龙的一种，即蛟龙，传说中能兴风作浪、引发大水的龙。无论是哪一种龙，都具有积极向上、不畏艰难的精神风貌，作为任何一个人，不管境遇如何，都要具有这种气概，保持良好的心理素养，有益于健康长寿。

焦 拼音 jiāo 注音 ㄐㄧㄠ，部首 灬 笔画数 12 结构 上下结构 造字法 会意 笔顺编号 324111214444 笔顺读写 撇竖捺横横横竖横捺捺捺捺 部外 8 字义五行 火

焦的本义为物经火烧后变黄、变黑，引申为干燥，如烧焦、焦枯、焦脆等，也有着急之意，如焦急、焦虑等。三焦是中医藏象学说中一个特有名词，即上、中、下三焦，是人体运行元气、水谷的通道，关系着人体的健康。

跤 拼音 jiāo 注音 ㄐㄧㄠ，部首 足 笔画数 13 结构 左右结构 造字法 形声；从足、交声 笔顺编号 2512121413434 笔顺读写 竖折横竖横竖横捺横撇捺撇捺 部外 6 字义五行 木

跤的本义为跟头，如摔跤、跌跤等。摔跤往往容易引起身体的损伤，因为身体素质，幼儿或者年老者尤其需注意避免摔跤，否则小则肌肉、皮肤破损，大则伤筋动骨，更有甚者直接导致生命安全受到威胁，直接影响身体健康。

蕉 拼音 jiāo 注音 ㄐㄧㄠ，部首 艹 笔画数 15 结构 上下结构 造字法 形声；从艹、焦声 笔顺编号 122324111214444 笔顺读写 横竖竖撇竖捺横横横竖横捺捺捺捺 部外 12 字义五行 木

蕉的本义为生麻，麻未沤称蕉，如蕉衣、蕉布等，现多为芭蕉、香蕉等芭蕉科植物的统称。香蕉可清肠胃、止烦渴，用于防治便秘、解酒毒等；另外，香蕉富含钾，能补充运动后钾的流失，预防腿抽筋，但香蕉性寒，不宜多食。

礁 拼音 jiāo 注音 ㄐㄧㄠ，部首 石 笔画数 17 结构 左右结构 造字法 形声;从石、焦声 笔顺编号 13251324111214444 笔顺读写 横撇竖折横撇竖捺横横横竖捺捺捺捺 部外 12 字义五行 土

礁的本义为江海中隐现于水面上下的岩石,如礁石、暗礁、珊瑚礁等。暗礁常会造成船只沉没,比喻暗含的危险,生活中总有这样或那样的意外可能会伤害到健康,防不胜防,关键是要养生,以健康的身心应对生活中的变化。

嚼 拼音 jiáo jué jiào 注音 ㄐㄧㄠˊ，ㄐㄩㄝˊ，ㄐㄧㄠˋ，部首 口 笔画数 20 结构 左右结构 造字法 形声;从口、爵声 笔顺编号 25134432522151154124 笔顺读写 竖折横撇捺捺撇竖折竖竖横折横横折捺横竖捺 部外 17 字义五行 火

嚼的本义为用牙齿磨碎食物,如咀嚼、嚼蜡等。细嚼慢咽是养生长寿的方法之一,食物在口腔中充分咀嚼是消化的第一步,嚼得极细的食物有助于减轻脾胃负担,可预防脾胃病的发生;而且不论粥、饭、点心,都宜嚼得极细咽下。

僥 拼音 jiǎo yáo 注音 ㄐㄧㄠˇ,ㄧㄠˊ，部首 亻 笔画数 8 结构 左右结构 造字法 形声;从亻、尧声 笔顺编号 32153135 笔顺读写 撇竖横折撇横撇折 部外 6 字义五行 木

僥的本义为求利不止、贪求,引申为希望意外成功或幸免,如僥幸、僥望等。有因必有果,养生不存在僥幸一说,日常的养生保健态度就决定了身体的健康状态和寿命的长短,或者说生命的质量,重视养生才能拥有健康。

佼 拼音 jiǎo 注音 ㄐㄧㄠˇ，部首 亻 笔画数 8 结构 左右结构 造字法 形声;从亻、交声 笔顺编号 32413434 笔顺读写 撇竖捺横撇捺撇捺 部外 6 字义五行 木

佼的本义为美好、健壮,如佼佼者、佼好等。美好的事物是人们普遍的追求,无论是美人、美景,还是美物,都在人的追求之中,因为可以带来美的享受,促进视觉与精神上的欢欣,令人身心愉悦,气血通畅,从而有利于健康。

狡 拼音 jiǎo 注音 ㄐㄧㄠˇ，部首 犭 笔画数 9 结构 左右结构 造字法 形声；从犭、交声 笔顺编号 353413434 笔顺读写 撇折撇捺横撇捺撇捺 部外 6 字义五行 木

狡的本义为小狗，如狡犬；也用来形容奸猾、诡诈，如狡辩、狡猾、狡诈等。奸诈、狡猾之人在与人相处时多有欺瞒、蒙蔽或者坑蒙，令人厌恶，容易关系恶化、引起争端，不利于身心健康；养生一定要养德，才能利于长寿。

饺 拼音 jiǎo 注音 ㄐㄧㄠˇ，部首 饣 笔画数 9 结构 左右结构 造字法 形声；从饣、交声 笔顺编号 355413434 笔顺读写 撇折折捺横撇捺撇捺 部外 6 字义五行 木

饺的本义为饺子，是一种传统面食，以面粉为皮，菜、肉等为馅儿，也是北方大部分地区春节必吃的年节食物。随着养生观念的加强，饺子的花样也越来越多，如以菠菜汁或胡萝卜汁和面，以荞麦面为皮等，使其更趋向健康化。

绞 拼音 jiǎo 注音 ㄐㄧㄠˇ，部首 纟 笔画数 9 结构 左右结构 造字法 形声；从纟、交声 笔顺编号 551413434 笔顺读写 折折横捺横撇捺撇捺 部外 6 字义五行 木

绞的本义为用两绳相交绑紧，有扭、拧、缠绕的意思，如绞缠、绞汁、绞痛等。心绞痛是一种因冠状动脉供血不足，心肌急剧、暂时缺血与缺氧引起的一种病证，以剧烈绞痛或胸部不适为主要表现，要及时就医以免危险发生。

铰 拼音 jiǎo 注音 ㄐㄧㄠˇ，部首 钅 笔画数 11 结构 左右结构 造字法 形声；从钅、交声 笔顺编号 31115413434 笔顺读写 撇横横横折捺横撇捺撇捺 部外 6 字义五行 金

铰的本义为剪刀，也指用剪刀剪，如铰刀、铰链、铰头发等。此字在日常生活中不太多用，也较难与中医养生保健直接联系在一起，似乎可以从心理养护的角度考虑，尽可能剪除内心的烦扰，从而保持心态的平和。

矫 拼音 jiǎo jiáo 注音 ㄐㄧㄠˇ,ㄐㄧㄠˊ,部首 矢 笔画数 11 结构 左右结构 造字法 形声;从矢、乔声 笔顺编号 31134313432 笔顺读写 撇横横撇捺撇横撇捺撇竖 部外 6 字义五行 木

矫的本义为把箭杆揉直的一种器具,也指把弯曲的弄直,常引申为纠正、匡正,如矫形、矫正等。人的健康长寿很大程度上取决于生活方式,如饮食、运动、起居、用品等,日常养生首先要做的就是矫正不良的生活习惯。

皎 拼音 jiǎo 注音 ㄐㄧㄠˇ,部首 白 笔画数 11 结构 左右结构 造字法 形声;从白、交声 笔顺编号 32511413434 笔顺读写 撇竖折横横捺横撇撇捺捺 部外 6 字义五行 木

皎的本义为像月亮一样洁白明亮,引申为清楚、明白,如皎洁、皎月、皎然等。皎洁的月光驱走黑暗,带来希望,常令人心旷神怡,让心境趋于平静、柔和,心神安守于内,精神愉悦,则脏腑功能协调,有利于身心健康。

脚 拼音 jiǎo 注音 ㄐㄧㄠˇ,部首 月 笔画数 11 结构 左中右结构 造字法 会意 笔顺编号 35111215452 笔顺读写 撇折横横横竖横折捺折竖 部外 7 字义五行 木

脚的本义为胫、小腿,后常指足,如脚步、脚底等。地面寒湿之气常从脚底进入人体,每天晚上睡觉之前泡脚有助于放松疲劳,祛除湿气,利于健康;且脚离心脏较远,循环欠佳,容易发凉,要注意保暖,避免感受寒邪。

搅 拼音 jiǎo 注音 ㄐㄧㄠˇ,部首 扌 笔画数 12 结构 左右结构 造字法 形声;从扌、觉声 笔顺编号 121443452535 笔顺读写 横竖横捺捺撇捺折竖折撇折 部外 9 字义五行 木

搅的本义为扰乱、打乱,常引申为混合、拌和,如打搅、搅拌、搅动等,搅还有胡闹、嬉戏的意思。几种液体或粉状食物一起食用时,搅拌可以使其均匀地混合在一起,能保证口感及营养的均衡,在食疗中也是一种常用的方法。

剿 拼音 jiǎo chāo 注音 ㄐㄧㄠˇ ㄔㄠ 部首 刂 笔画数 13 结构 左右结构 造字法 形声；从刂、巢声 笔顺编号 5551511123422 笔顺读写 折折折横折横横横竖撇捺竖竖 部外 11 字义五行 金

剿的本义为劳累，也有消灭、灭绝的意思，如剿匪、剿灭等。过去社会不太平时常有土匪出没，给人的生命和财产安全造成了极大的威胁；只有剿灭匪患，消灭不安稳因素，社会稳定，才能维护生命与健康。

缴 拼音 jiǎo zhuó 注音 ㄐㄧㄠˇ ㄓㄨㄛˊ 部首 纟 笔画数 16 结构 左右结构 造字法 形声；从纟、敫声 笔顺编号 5513251141533134 笔顺读写 折折横撇竖折横横捺横折撇撇横撇捺 部外 13 字义五行 木

缴的本义为生丝线，也有缠绕、纠缠不清的意思，如缴绕、缴缠等；现多指交付、交纳，如缴纳、缴税等。缴纳多含有履行义务或被迫的意思，若税赋等过重往往会给人们带来沉重的负担，影响到生活质量，也不利于健康。

叫 拼音 jiào 注音 ㄐㄧㄠˋ 部首 口 笔画数 5 结构 左右结构 造字法 形声；左形右声 笔顺编号 25152 笔顺读写 竖折横折竖 部外 2 字义五行 木

叫的本义为呼、喊，如叫唤、号叫、呼叫等。养生忌长时间大声喊叫，否则会破坏声带、损伤咽喉，且容易伤肺，影响健康；但在心情极度郁闷低落时，可以适当喊叫以发泄心中不满，放松心情，调整心理平衡，但不可过久。

轿 拼音 jiào 注音 ㄐㄧㄠˋ 部首 车 笔画数 10 结构 左右结构 造字法 形声；从车、乔声 笔顺编号 1521313432 笔顺读写 横折竖横撇横撇捺撇竖 部外 6 字义五行 木

轿的本义为肩舆，即轿子，如花轿、轿夫等。古代达官贵人出门常以轿代步，缺乏运动和锻炼，用进废退，长此以往，容易发生下肢痿弱等疾病；现代社会以车代步、上下楼乘电梯，很多人缺乏运动，同样存在这类健康隐患。

较

拼音 jiào 注音 ㄐㄧㄠˋ，部首 车 笔画数 10 结构 左右结构 左右结构 造字法 形声；从车、交声 笔顺编号 1521413434 笔顺读写 横折竖横捺横撇捺撇捺 部外 6 字义五行 水

较的本义为古代车箱两旁板上的横木，如重较；也指通过对比，分出事物的异同或高下，有衡量、检验的意思，如校勘、较量、比较等。养生保健的理论及方法众多，需要通过比较和鉴别选出最适合自己的才能取得好效果。

教

拼音 jiào jiāo 注音 ㄐㄧㄠˋ，ㄐㄧㄠ，部首 攵 笔画数 11 结构 左右结构 造字法 形声；从攵、孝声 笔顺编号 12135213134 笔顺读写 横竖横撇折竖横撇横撇捺 部外 7 字义五行 木

教的本义为指导、训诫，把知识、技能传给别人，如教育、教诲等。养生理念的培养需要教育，特别是要从小学生开始，教导科学的饮食观念、合理的起居习惯、正确的运动方式等，从小养成良好的生活方式，打好健康基础。

窖

拼音 jiào 注音 ㄐㄧㄠˋ，部首 穴 笔画数 12 结构 上下结构 造字法 形声；从穴、告声 笔顺编号 445343121251 笔顺读写 捺捺折撇捺撇横竖横竖折横 部外 7 字义五行 木

窖的本义为方形地穴，用以储藏物品，如地窖、酒窖、菜窖等。古代没有冰箱，为预防蔬菜、水果、酒等食物腐烂变质，将这类食物放在地窖中，能够延长保鲜期，从而保证饮食的洁净安全，避免肠胃疾病、食物中毒等的发生。

酵

拼音 jiào 注音 ㄐㄧㄠˋ，部首 酉 笔画数 14 结构 左右结构 造字法 形声；从酉、孝声 笔顺编号 12535111213521 笔顺读写 横竖折撇折横横横竖横撇折竖横 部外 7 字义五行 木

酵的本义为酒母，泛指发酵。很多食物的制作需要依靠酶或者某些微生物进行发酵，如馒头、酒、酸奶等，有助于消化。现代社会上流行的酵素养生就是通过酶的作用，促进机体的新陈代谢，调节生理功能，从而有效地维护人体健康。

阶

拼音 jiē 注音 ㄐㄧㄝ，部首 阝 笔画数 6 结构 左右结构 左右结构 造字法 形声;从阝、介声 笔顺编号 523432 笔顺读写 折竖撇捺撇竖 部外 4 字义五行 木

阶的本义为台阶、梯子，如阶梯、阶级、阶段等;阶还有官方的头衔的意思，如官阶、品阶等。养生就像爬台阶一样，一步步循序渐进，成效或许不会立竿见影，但坚持下去就会感觉到不同，最终达到健康、长寿的目标。

疖

拼音 jiē 注音 ㄐㄧㄝ，部首 疒 笔画数 7 结构 半包围结构 造字法 象形 笔顺编号 4134152 笔顺读写 捺横撇捺横折竖 部外 2 字义五行 木

疖的本义为痈之小者，即疖子，是一种局限性皮肤和皮下组织化脓性炎症，主要表现为局部皮肤硬块、化脓、红肿、疼痛。皮肤是人体毛囊及皮脂腺、汗腺最丰富的部位之一，接触外界尘土、污物、细菌机会多，要注意皮肤清洁。

痎

拼音 jiē 注音 ㄐㄧㄝ，部首 疒 笔画数 11 结构 半包围结构 造字法 形声 笔顺编号 41341415334 笔顺读写 捺横撇捺横捺横折撇撇捺 部外 6 字义五行 木

痎的本义为二日一发的疟疾，如痎疟，即疟疾的通称。疟疾是由于蚊虫叮咬或输入带疟原虫的血液，从而感染疟原虫而引起的一类虫媒传染性疾病，从中药黄花蒿中提取的青蒿素可有效治疗，平常做好灭蚊、防止叮咬在一定程度上也可预防。

秸

拼音 jiē 注音 ㄐㄧㄝ，部首 禾 笔画数 11 结构 左右结构 造字法 形声;从禾、吉声 笔顺编号 31234121251 笔顺读写 撇横竖撇捺横竖横竖折横 部外 6 字义五行 木

秸的本义为谷物收割后的茎秆，如秸秆、麦秸、豆秸等。以往秸秆多作为燃料焚烧，产生的气体含有大量二氧化碳及颗粒，影响空气质量，不利于健康;现多以高科技将秸秆加工转化为生物油、发酵饲料等，避免了这一状况。

揭 拼音 jiē qì 注音 ㄐㄧㄝ,ㄑㄧˋ 部首 扌 笔画数 12 结构 左右结构 造字法 形声;从扌、曷声 笔顺编号 121251135345 笔顺读写 横竖横竖折横横撇折撇捺折 部外 9 字义五行 木

揭的本义为高举,如揭竿起义、揭厉等;后引申为披露、发布,如揭露、揭示、揭发等。揭是将隐藏的事物显露,有助于人们去发现真相。传统养生理念与方法中还有许多我们没有完全领悟的,需要不断去发现,以服务健康。

街 拼音 jiē 注音 ㄐㄧㄝ 部首 行 笔画数 12 结构 左中右结构 造字法 形声;从彳、圭声 笔顺编号 332121121112 笔顺读写 撇撇竖横竖横横竖横横横竖 部外 6 字义五行 木

街的本义为四路相通的大道,形容两边有房屋、比较宽阔的道路,如街道、街市、街坊等。居住环境伴随着人的一生,与周围街坊邻居关系融洽,则容易保持愉悦的心情,生活较为舒心、放松,充满幸福感,有利于身心健康。

孑 拼音 jié 注音 ㄐㄧㄝˊ 部首 子 笔画数 3 结构 单一结构 造字法 象形 笔顺编号 521 笔顺读写 折竖横 字义五行 木

孑的本义为缺少右臂,后延伸为孤单、孤独,如茕茕孑立、孑然一身等。现代社会人们的心理问题越来越多,多由太过孤独、无人诉说而导致,特别是一些留守的老人、儿童,需要引起重视和关注,以尽量预防和减少心理疾病。

节 拼音 jié jiē 注音 ㄐㄧㄝˊ,ㄐㄧㄝ 部首 艹 笔画数 5 结构 上下结构 造字法 形声 笔顺编号 12252 笔顺读写 横竖竖折竖 部外 2 字义五行 金

节的本义为竹约,即竹节,泛指草木枝干间坚实结节的部分,也形容骨与骨之间的连接,如关节;还有管束、限制的意思,如节制等。饮食有节制,保证定时、定量,既保护脾胃,又保证身体营养供应,是养生的重要原则之一。

劫 拼音 jié 注音 ㄐㄧㄝˊ，部首 力 笔画数 7 结构 左右结构 造字法 会意；从去、从力 笔顺编号 1215453 笔顺读写 横竖横折捺折撇 部外 5 字义五行 木

劫的本义为以强力使对方欲去而不得，多指威胁、强取，如抢劫、劫机等；后人常借指天灾人祸，如劫难、浩劫等。劫难是对人身心的考验，需要摆正心态应对，不能被苦难压垮，否则将严重影响身心健康，甚至出现生命危险。

杰 拼音 jié 注音 ㄐㄧㄝˊ，部首 木 笔画数 8 结构 上下结构 造字法 原为形声；从亻、桀声 笔顺编号 12344444 笔顺读写 横竖撇捺捺捺捺捺 部外 4 字义五行 木

杰的本义为才智出众的人，泛指各类优秀、出色的人，如杰出、俊杰、英雄豪杰等。杰出的人总会受到大家的追捧，但真正杰出又品德高尚的人才会受到人的爱戴与尊敬，大德者必有大寿，杰出不仅仅要在才华上还包括品德。

诘 拼音 jié jí 注音 ㄐㄧㄝˊ，ㄐㄧˊ，部首 讠 笔画数 8 结构 左右结构 造字法 形声；左形右声 笔顺编号 45121251 笔顺读写 捺折横竖横竖折横 部外 6 字义五行 木

诘的本义为询问、追问，如诘问、诘责、反诘等，含有责备、质问的意思。养生要多与人为善，得饶人处且饶人，若因一些琐事而不停地诘问别人，往往会给别人带来许多负面情绪，甚至让人精神崩溃，十分不利于身心健康。

拮 拼音 jié jiá 注音 ㄐㄧㄝˊ，ㄐㄧㄚˊ，部首 扌 笔画数 9 结构 左右结构 造字法 形声；从扌、吉声 笔顺编号 121121251 笔顺读写 横竖横横竖横竖折横 部外 6 字义五行 木

拮的本义为手口一起用，后比喻缺钱、经济情况不好，如拮据。生活上的拮据往往会让人不断拼搏，甚至透支健康以期改变经济状况，虽精神可嘉，却不值得提倡。健康才是生命中最宝贵的东西，失去了健康也就失去了一切。

洁 拼音 jié 注音 ㄐㄧㄝˊ，部首 氵 笔画数 9 结构 左右结构 造字法 形声；从氵、吉声 笔顺编号 441121251 笔顺读写 捺捺横横竖横竖折横 部外 6 字义五行 水

　　洁的本义为干净，如清洁、整洁等，常比喻操行清白、品德高尚，如洁身自好、廉洁等。很多疾病的发生与环境不洁、不注意个人卫生有紧密联系，因此保持良好的卫生习惯、使环境干净整洁是预防病从口入的有效措施。

结 拼音 jié jiē 注音 ㄐㄧㄝˊ，ㄐㄧㄝ，部首 纟 笔画数 9 结构 左右结构 造字法 形声；从纟、吉声 笔顺编号 551121251 笔顺读写 折折横横竖横竖折横 部外 6 字义五行 木

　　结的本义为系，指用线、绳等打疙瘩，如打结、结绳等；另外含完了的意思，如结束、结案等；也常用来比喻心情郁闷，如心结、郁结等。内心郁结常表现为情绪低落，容易导致气血壅滞不行，既不利于心理健康，也有损身体健康。

桔 拼音 jié jú 注音 ㄐㄧㄝˊ，ㄐㄩˊ，部首 木 笔画数 10 结构 左右结构 造字法 形声；从木、吉声 笔顺编号 1234121251 笔顺读写 横竖撇捺横竖横竖折横 部外 6 字义五行 木

　　桔的本义为药名，即桔梗，花可供观赏，根可入药。桔梗味苦、辛，性平，具有宣肺祛痰、利咽排脓的功效，可防治咳嗽痰多、咽喉肿痛、声音嘶哑、肺痈吐脓等病证。桔梗食疗可泡茶、煲汤、煮粥，新鲜桔梗还可做菜。

桀 拼音 jié 注音 ㄐㄧㄝˊ，部首 木 笔画数 10 结构 上下结构 造字法 会意 笔顺编号 3541521234 笔顺读写 撇折捺横折竖横竖撇捺 部外 6 字义五行 木

　　桀的本义为坏人嗜杀成性，比喻凶暴、凶悍，如桀骜不驯、桀逆等。社会大环境的安稳是健康长寿的基础条件之一，凶暴、残忍的人会造成社会动荡不安，威胁生命安全，也会给人的心理造成压力、带来惶恐，影响身心健康。

捷

拼音 jié 注音 ㄐㄧㄝˊ，部首 扌 笔画数 11 结构 左右结构 造字法 形声;从扌、建声 笔顺编号 12115112134 笔顺读写 横竖横横折横横竖横撇捺 部外 8 字义五行 金

捷的本义为战利品,比喻胜利,如捷报、告捷等,胜利是对付出的肯定,往往令人精神振奋、心情愉悦,能够促进身心健康;另外,捷还有迅速、灵敏的意思,如敏捷、捷才等,动作敏捷、思绪反应灵敏也是健康的表现之一。

睫

拼音 jié 注音 ㄐㄧㄝˊ，部首 目 笔画数 13 结构 左右结构 造字法 形声;从目、建声 笔顺编号 2511115112134 笔顺读写 竖折横横横横折横横竖横撇捺 部外 8 字义五行 木

睫的本义为眼睛旁边的毛,即眼睫毛。睫毛是眼睛的第二道防线,有遮光、防止灰尘与汗水等异物入眼的作用,当有异物接近眼睛、触碰睫毛,就会立即引起闭眼反射,保护眼球不受外来的侵犯。

截

拼音 jié 注音 ㄐㄧㄝˊ，部首 戈 笔画数 14 结构 半包围结构 造字法 形声;从戈、雀声 笔顺编号 12132411121534 笔顺读写 横竖横撇竖捺横横竖横折撇捺 部外 10 字义五行 木

截的本义为断绝、切断,如截断、截肢等;常延伸为拦阻,如截阻、截杀等。由于车祸等意外或某些疾病因素,需要截掉身体某部分以使生命延续,这虽可保全生命,却降低了生命质量,养生就是要趋吉避凶,尽量避免此类情况的发生。

碣

拼音 jié yà 注音 ㄐㄧㄝˊ,ㄧㄚˋ，部首 石 笔画数 14 结构 左右结构 造字法 形声;从石、曷声 笔顺编号 13251251135345 笔顺读写 横撇竖折横竖折横横撇折撇捺折 部外 9 字义五行 土

碣的本义为高大的岩石,如碣石,后也指圆顶的石碑,如碑碣、石碣等。高耸的山岩常给人以壮观的感觉,使人精神振奋、情绪激昂,特别是对于内心胆小、没有自信的人来说,经常到山峦高耸的地方旅游有助于心理平衡,进而增进自身的健康。

J

姐 拼音 jiě 注音 ㄐㄧㄝˇ 部首 女 笔画数 8 结构 左右结构 造字法 形声;从女、且声 笔顺编号 53125111 笔顺读写 折撇横竖折横横横 部外 5 字义五行 火

姐的本义为方言中母亲的别称,后指女兄,尊称年龄比自己大的女子,如姐弟、姐妹等。姐姐作为同辈中的长者,往往起着关心爱护弟妹、帮助承担家庭重担等维系家庭融洽和谐关系的重任,良好的榜样作用能促进家庭成员的健康长寿。

解 拼音 jiě jiè xiè 注音 ㄐㄧㄝˇ,ㄐㄧㄝˋ,ㄒㄧㄝˋ 部首 角 笔画数 13 结构 左右结构 造字法 会意;从刀、从牛、从角 笔顺编号 3535112533112 笔顺读写 撇折撇折横横竖折撇撇横横竖 部外 6 字义五行 木

解的本义为分开,如分解、解剖等;还有说明、明白的意思,如解释、解悟等。人体解剖学的发展使人们能够了解人体从器官、组织到血管、细胞等的基本构造,有助于通晓脏腑的生理功能,明白病理改变,从而防治疾病。

介 拼音 jiè 注音 ㄐㄧㄝˋ 部首 人 笔画数 4 结构 上下结构 造字法 象形 笔顺编号 3432 笔顺读写 撇捺撇竖 部外 2 字义五行 木

介的本义为铠甲,一种用来防身的武器,如介士、介卒、介胄等;还有在两者之间的意思,如介入、介于等。人体在健康与疾病之间还存在第三种状态,即介于两者之间的亚健康状态,一种没有明确疾病却又不舒适的状态。

戒 拼音 jiè 注音 ㄐㄧㄝˋ 部首 戈 笔画数 7 结构 半包围结构 造字法 会意;从戈、从廾 笔顺编号 1132534 笔顺读写 横横撇竖折撇捺 部外 3 字义五行 水

戒的本义为警备,如戒守、警戒、戒备等;还有去除的意思,如戒脱、戒烟、戒酒等。生活中很多不良嗜好会危害人体健康,如吸烟、酗酒等,甚至还会危害到家人及周围朋友的健康,应当及早戒除这些不良嗜好,维护健康。

芥 拼音 jiè gài 注音 ㄐㄧㄝˋ,ㄍㄞˋ, 部首 艹 笔画数 7 结构 上下结构 造字法 形声;从艹、介声 笔顺编号 1223432 笔顺读写 横竖竖撇捺撇竖 部外 4 字义五行 木

芥的本义为菜名,即芥菜,其茎、叶、种子皆可食用。芥菜营养丰富,可通便、补充钙质,适合便秘、骨质疏松者食疗用;种子磨粉称为芥末,是一种调味品,可开胃、杀菌,常配合三文鱼等海鲜食用;芥子油还有美容养颜的功效。

届 拼音 jiè 注音 ㄐㄧㄝˋ, 部首 尸 笔画数 8 结构 半包围结构 造字法 会意;从尸、从由 笔顺编号 51325121 笔顺读写 折横撇竖折横竖横 部外 5 字义五行 木

届的本义为人行路不便,也指穷极、极限,如靡有夷届等;现多指到达、结束,如届时、届满等。从届的本义而言,无论因为什么原因导致行走不便,均会给人带来身体和心理上的不良影响,直接降低健康水平。

界 拼音 jiè 注音 ㄐㄧㄝˋ, 部首 田 笔画数 9 结构 上下结构 造字法 形声;从田、介声 笔顺编号 251213432 笔顺读写 竖折横竖横撇捺撇竖 部外 4 字义五行 木

界的本义为边陲、边境,如边界、界约等,泛指一定的范围或限度,如界线、境界等。中医养生学的界限并不明显,实际上它包括了医学、传统哲学、环境学、心理学等多学科的内容,可以说与健康有关的内容都包括在内。

疥 拼音 jiè 注音 ㄐㄧㄝˋ, 部首 疒 笔画数 9 结构 半包围结构 造字法 形声;从疒、介声 笔顺编号 413413432 笔顺读写 捺横撇捺横撇捺撇竖 部外 4 字义五行 木

疥的本义为疥疮,是一种传染性皮肤病,局部起丘疹,非常刺痒。疥疮是由于疥螨虫与人体密切接触而传染发病,可通过衣物、毛巾等传播。预防疥疮首先要注意个人卫生,衣被要勤洗晒;生疥疮后要积极治疗,以防止扩大传染。

诚 拼音 jiè 注音 ㄐㄧㄝˋ，部首 讠 笔画数 9 结构 左右结构 造字法 形声；从讠、戒声 笔顺编号 451132534 笔顺读写 捺折横横撇竖折撇捺 部外 7 字义五行 木

诚的本义为警告、劝人警惕，如告诚、警诚等。很多养生著作及现实案例都反复强调失去健康的痛苦，告诚我们养生的重要性，应当引起重视，并结合自己的实际情况，通过正确的方法养生且持之以恒，从而达到健康长寿的目标。

藉 拼音 jiè jí 注音 ㄐㄧㄝˋ，ㄐㄧˊ，部首 艹 笔画数 17 结构 上下结构 造字法 形声；上形下声 笔顺编号 12211123412212511 笔顺读写 横竖竖横横横竖撇捺横竖竖横竖折横横 部外 14 字义五行 木

藉的本义为做衬垫的东西，如藉茅、藉子等，后有抚慰的意思，如慰藉、藉在等。当受到重大挫折或磨难时，亲朋好友的慰藉、安抚可以说是一剂心灵良药，能帮助减轻不良情绪的影响，重燃斗志，积极面对，促进身心健康。

借 拼音 jiè 注音 ㄐㄧㄝˋ，部首 亻 笔画数 10 结构 左右结构 造字法 会意；从亻、从昔 笔顺编号 3212212511 笔顺读写 撇竖横竖竖横竖折横横 部外 8 字义五行 金

借的本义为借进、借出，即暂时使用别人的财物或将财物给别人用，如借钱、借用等；还有假托、依靠之意，如借口、凭借等。很多人不重视养生，总是找很多借口，或倚仗自己年轻，或说工作繁忙，最终只能是后悔莫及，使自己失去健康与长寿。

jīn

巾 拼音 jīn 注音 ㄐㄧㄣ，部首 巾 笔画数 3 结构 单一结构 造字法 象形 笔顺编号 252 笔顺读写 竖折竖 字义五行 木

巾的本义为拭布，相当于现在的手巾，原本用来擦拭物品，后也用来包头，如毛巾、头巾等。手巾可以用来擦拭污渍，或者擦洗食物、用具等，保证清洁卫生，起到保护健康的作用；另外，头巾包裹头部也可预防外邪致病。

斤 拼音 jīn 注音 ㄐㄧㄣ，部首 斤 笔画数 4 结构 造字法 象形 笔顺编号 3312 笔顺读写 撇撇横竖 字义五行 木

斤的本义为斧子一样的工具，如斤斧、斤墨等，后也指重量单位，如斤两、斤重等。古代十六两为一斤，现代多以 500 克为一斤；中药用药剂量多较小，不以斤为单位，但在制作养生保健类膏方时常用量较大，会以斤为单位。

今 拼音 jīn 注音 ㄐㄧㄣ，部首 人 笔画数 4 结构 上下结构 造字法 会意 笔顺编号 3445 笔顺读写 撇捺捺折 部外 2 字义五行 木

今的本义为现在、当前，如当今、现今等。很多人总是沉溺于对往事的追悔或是对未来的担忧中，导致心神焦虑不安，甚至影响身心健康，其实人最主要的是活在当下，把握好现在，就不会对过去或未来担忧，有利于健康。

金 拼音 jīn 注音 ㄐㄧㄣ，部首 金 笔画数 8 结构 上下结构 造字法 象形 笔顺编号 34112431 笔顺读写 撇捺横横竖捺撇横 字义五行 金

金的本义为五色金，即黄金、白银、赤铜、青铅、黑铁，泛指金属，后也代指货币，如金戈、金钱、佣金等。五行学说认为金曰从革，主肃杀、变革、收敛，与肺相应，与秋气相通。秋季养生要注意滋润肺金，保持心神平和。

津 拼音 jīn 注音 ㄐㄧㄣ，部首 氵 笔画数 9 结构 左右结构 造字法 会意；从氵、从聿 笔顺编号 441511112 笔顺读写 捺捺横折横横横横竖 部外 6 字义五行 水

津的本义为渡口，如津渡、津门等，也指汁、液，如津液、津泽等。中医所称的津是组成人体的重要物质基础之一，是人体中体液清而稀薄者，由饮食化生而成，可温养肌肉、充润肌肤，若津代谢失常，会表现出汗、尿异常。

矜 拼音 jīn qín guān 注音 ㄐㄧㄣ,ㄑㄧㄣˊ,ㄍㄨㄢ 部首 矛 笔画数 9 结构 左右结构 造字法 形声;从矛、今声 笔顺编号 545233445 笔顺读写 折捺折竖撇撇捺捺折 部外 4 字义五行 木

矜的本义为矛柄;也有骄傲、自夸的意思,如矜浮、矜功等;还有端庄、庄重的意思,如矜庄、矜重等。在人的一生中,难免会有起起落落的情况,过于骄傲或自责都是不对的,采取端庄的态度来解决问题弥足珍贵,有益健康。

筋 拼音 jīn 注音 ㄐㄧㄣ 部首 竹 笔画数 12 结构 上下结构 造字法 会意;从竹、从肉、从力 笔顺编号 314314351153 笔顺读写 撇横捺撇横捺撇折横折撇 部外 6 字义五行 木

筋的本义为附着在骨上的韧带,如筋脉、筋骨等,筋被称为肉之力,辅助肌肉做各种动作,与肢体运动有关。中医学认为,肝主全身筋膜,若肝血充盛,筋膜能够得到滋养,则筋力强健、运动灵活;反之,则会出现一系列疾病。

襟 拼音 jīn 注音 ㄐㄧㄣ 部首 衤 笔画数 18 结构 左右结构 造字法 形声;从衤、禁声 笔顺编号 452341234123411234 笔顺读写 捺折竖撇捺横竖撇捺横竖撇捺横横竖撇捺 部外 13 字义五行 木

襟的本义为古时胸前交叠的衣领,后指衣的前幅,如衣襟、襟带等,常比喻胸怀,如胸襟、襟怀等。胸襟宽广、坦荡的人能够对一些事情大而化小、小而化无,少一些烦琐的事情困扰,心态保持平和,自然容易获得健康长寿。

仅 拼音 jǐn jìn 注音 ㄐㄧㄣˇ,ㄐㄧㄣˋ 部首 亻 笔画数 4 结构 左右结构 造字法 原为形声;从亻、堇声 笔顺编号 3254 笔顺读写 撇竖折捺 部外 2 字义五行 木

仅的本义为仅能、只能,如仅仅、仅是、仅此等。仅往往表示数量极少或限制在某一范围,而有关人体健康涉及的影响因素广泛,养生保健方法也十分齐备,要想维护健康就要从多方面着手,不能仅是局限强调某一方面。

紧 拼音 jǐn 注音 ㄐㄧㄣˇ，部首 糸 笔画数 10 结构 上下结构 造字法 会意 笔顺编号 2254554234 笔顺读写 竖竖折捺折折捺竖撇捺 部外 4 字义五行 木

紧的本义为缠丝急，引申为物体受拉力或压力后呈现的紧张状态，如绷紧、紧张等。当代社会发展迅速，很多人处于紧张的状态，身心承受过多压力，身体处于疲劳状态，无法缓解，久而久之，就会发展为疾病，甚至过劳死。

锦 拼音 jǐn 注音 ㄐㄧㄣˇ，部首 钅 笔画数 13 结构 左右结构 造字法 形声；从帛、金声 笔顺编号 3111532511252 笔顺读写 撇横横横折撇竖折横竖折竖 部外 8 字义五行 金

锦的本义为有彩色花纹的纺织品，如织锦、锦缎等，常来比喻鲜艳华美，如锦绣、锦文等。华美的东西常带给人视觉的美感，令人心情愉悦，但若整日沉迷于锦衣玉食的生活，反而会致心神外浮，也不利于健康，要把握好度。

谨 拼音 jǐn 注音 ㄐㄧㄣˇ，部首 讠 笔画数 13 结构 左右结构 造字法 形声；从讠、堇声 笔顺编号 4512212511121 笔顺读写 捺折横竖竖横竖折横横竖横 部外 11 字义五行 木

谨的本义为慎重、小心，如谨慎、谨言等，后也指恭敬、严格，如严谨、谨启等。历代养生家反复强调，保养身体、修养性情，务必要注意那些细小的事情，不能认为事情小而不重视；事无大小均应谨慎对待，才能促进健康。

馑 拼音 jǐn 注音 ㄐㄧㄣˇ，部首 饣 笔画数 14 结构 左右结构 造字法 形声；从饣、堇声 笔顺编号 35512212511121 笔顺读写 撇折折横竖竖横竖折横横横竖横 部外 11 字义五行 木

馑的本义为菜没有成熟，泛指农作物欠收、荒年，如饥馑、荒馑等。古时生产技术落后，靠天吃饭，多饥荒之年，人吃不饱，得不到五谷滋养，无法充盈机体气血，身体逐渐消瘦、虚弱，甚至死亡，故饮食是维持生命的基础。

瑾 拼音 jǐn 注音 ㄐㄧㄣˇ，部首 王 笔画数 15 结构 左右结构 造字法 形声；从王、堇声 笔顺编号 112112212511121 笔顺读写 横横竖横横竖竖横竖折横横竖横 部外 11 字义五行 火

瑾的本义为美玉，如瑾瑜、瑾瑕等，常比喻美德。中医养生特别强调德行对健康的重要性，只有品德高尚的人才能长寿；有美德的人心胸坦荡，容易心境平和；有美德的人，易与人相处，关系融洽，这些都是促进健康的因素。

尽 拼音 jìn jǐn 注音 ㄐㄧㄣˋ，ㄐㄧㄣˇ，部首 尸 笔画数 6 结构 上下结构 造字法 指事 笔顺编号 513444 笔顺读写 折横撇捺捺捺 部外 3 字义五行 火

尽的本义为器物中空，如尽觞；泛指完、终止，达到极限，如尽力、尽心、物尽其用等。中医养生保健强调中和，使身体达到一个平衡状态，而不是追求达到极限；一切都要做到适度，符合养生之道，才能维持健康长寿。

进 拼音 jìn 注音 ㄐㄧㄣˋ，部首 辶 笔画数 7 结构 半包围结构 造字法 形声；从辶、井声 笔顺编号 1132454 笔顺读写 横横撇竖捺折捺 部外 4 字义五行 火

进的本义为登，向前或向上走，如进步、前进、进击等，也有向里去的意思，如进见、进货等。社会的发展总是不断向前进步的，人的平均预期寿命也是越来越长的，这与生活、医疗条件的改善和社会的进步有很大关系。

近 拼音 jìn 注音 ㄐㄧㄣˋ，部首 辶 笔画数 7 结构 半包围结构 造字法 形声；从辶、斤声 笔顺编号 3312454 笔顺读写 撇撇横竖捺折捺 部外 4 字义五行 木

近的本义为靠，如走近、接近、邻近等，泛指时间或空间的间隔短。相互邻近的事物或人总是或多或少会相互影响，生活中经常接近那些积极开朗、阳光活泼的人，自己的情绪也会受到渲染，有利于调整心态，维护心理健康。

劲

拼音 jìn jìng 注音 ㄐㄧㄣˋ,ㄐㄧㄥˋ,部首 力 笔画数 7 结构 左右结构 造字法 形声;从力、声 笔顺编号 5412153 笔顺读写 折捺横竖横折撇 部外 5 字义五行 木

劲的本义为强有力、健壮,如用劲、带劲等;也读 jìng,意义接近,词性不同,如劲敌、强劲等。力量的体现与筋骨、肌肉的强健有很大关系,经常健身锻炼者的力气要强于不运动的人,运动养生可以强身健骨。

晋

拼音 jìn 注音 ㄐㄧㄣˋ,部首 日 笔画数 10 结构 上下结构 造字法 会意 笔顺编号 1224312511 笔顺读写 横竖竖捺撇横竖折横横 部外 6 字义五行 火

晋的本义为前进、上升,如晋级、晋见、晋升等。地位或级别的晋升常能给人带来愉悦的心情,让人精神焕发,有助于促进健康,但不能将名利地位看得过重,否则当这些发生变化时,对人的打击也十分沉重,甚至有损健康。

烬

拼音 jìn 注音 ㄐㄧㄣˋ,部首 火 笔画数 10 结构 左右结构 造字法 形声;从火、尽声 笔顺编号 4334513444 笔顺读写 捺撇撇捺折横撇捺捺捺 部外 6 字义五行 火

烬的本义为物体燃烧后的残迹,如灰烬、余烬等。灰烬常被认为是废物或脏东西,而某些植物燃烧后的灰烬可用来入药,木柴或杂草燃烧后在灶底形成的土块称为灶心土,有止血、止泻功效,治疗脾寒出血、泄泻等病证。

浸

拼音 jìn 注音 ㄐㄧㄣˋ,部首 氵 笔画数 10 结构 左右结构 造字法 形声;从氵、寖声 笔顺编号 4415114554 笔顺读写 捺捺横折横横捺折折捺 部外 7 字义五行 水

浸的本义为古水名,即浸水,也指泡在水里、被水渗入,如浸湿、浸泡等。在煎煮中药时,特别是一些名贵中药材,一般需要先浸泡一定的时间再进行煎煮,以使有效成分充分析出,促进药效更好地发挥,防治疾病效果更好。

禁 拼音 jìn jīn 注音 ㄐㄧㄣˋ,ㄐㄧㄣ,部首 示 笔画数 13 结构 上下结构 造字法 形声;从示、林声 笔顺编号 1234123411234 笔顺读写 横竖撇捺横竖撇捺横横竖撇捺 部外 8 字义五行 木

禁的本义为忌、戒,如禁忌、禁止、禁令等,含有不准许、约束的意思。养生强调趋利避害,对于任何违背生命规律、有损生命健康的行为都要有所禁忌,不能妄意为之,如此才能维护气血充盈、心理平衡,促进健康长寿。

觐 拼音 jìn 注音 ㄐㄧㄣˋ,部首 见 笔画数 15 结构 左右结构 造字法 形声;从见、堇声 笔顺编号 122125111212535 笔顺读写 横竖竖横竖折横横横竖横竖折撇折 部外 11 字义五行 木

觐的本义为古代诸侯秋天朝见帝王,泛指诸侯朝见天子,如觐见、朝觐等,后指进见、访谒,现也指朝拜圣地。虔诚的佛教徒常会三步九叩,历经千辛万苦到达圣地,这是一种信仰,从某种程度上说有助于内心平静,能够修心养性。

噤 拼音 jìn 注音 ㄐㄧㄣˋ,部首 口 笔画数 16 结构 左右结构 造字法 形声;从口、禁声 笔顺编号 2511234123411234 笔顺读写 竖折横横竖撇捺横竖撇捺横横竖撇捺 部外 13 字义五行 木

噤的本义为闭口,如噤声、噤若寒蝉等。中医所讲的噤口痢属于痢疾的一种,即患有痢疾且有饮食不能进,或呕吐不能食的症状;噤口痢属于痢疾中的重症,需要及早治疗;夏秋季节注意不要贪凉、不要过食瓜果可以预防痢疾。

---

jing

茎 拼音 jīng 注音 ㄐㄧㄥ,部首 艹 笔画数 8 结构 上下结构 造字法 形声;从艹、圣声 笔顺编号 12254121 笔顺读写 横竖竖折捺横竖横 部外 5 字义五行 木

茎的本义为植物主干,如根茎、茎秆等,后泛指长条形物体,如阴茎、金茎等。茎主要用来输送养料,富含多种营养物质,特别是一些对人体有益的微量元素,如硒、铁、锌等,适当食用根茎类食物有助于维持身体营养平衡。

京 拼音 jīng 注音 ㄐㄧㄥ 部首 亠 笔画数 8 结构 上中下结构
造字法 象形 笔顺编号 41251234 笔顺读写 捺横竖折横竖撇
捺 部外 6 字义五行 木

京的本义为人工筑起的高土堆,如京丘、京陵等,后多指国都,如
京都、京城等。京都是一个国家的政治、经济、文化中心,医疗资源也
十分丰富,人的平均寿命相对较高,可见提高医疗水平也是促进健康
长寿的因素之一。

泾 拼音 jīng 注音 ㄐㄧㄥ 部首 氵 笔画数 8 结构 左右结构 造
字法 形声;左形右声 笔顺编号 44154121 笔顺读写 捺捺横折
捺横竖横 部外 5 字义五行 水

泾的本义为泾水,发源于宁夏,流入陕西境内的渭河,泾渭分明
常比喻是非明了、界限清楚。养生与否,人体会展现出明显不同的健
康状况,懂得养生之道的人身体健壮、精力充沛,不善养生的人往往
疾病缠身、面显老态。

经 拼音 jīng 注音 ㄐㄧㄥ 部首 纟 笔画数 8 结构 左右结构 造
字法 形声;从纟、圣声 笔顺编号 55154121 笔顺读写 折折横
折捺横竖横 部外 5 字义五行 木

经的本义为织物的纵线,泛指南北为经,如经纬、经途等;经也指
妇女的月经,月经的正常与否直接影响女性的生殖发育和衰老程度;
经还指经脉,是人体内气血运行的通道,十二经脉的通畅与否与人体
健康关系密切。

荆 拼音 jīng 注音 ㄐㄧㄥ 部首 艹 笔画数 9 结构 左右结构 造
字法 形声;从艹、刑声 笔顺编号 122113222 笔顺读写 横竖竖
横横撇竖竖竖 部外 6 字义五行 水

荆的本义为一种灌木,种类多,如紫荆、黄荆等,枝条柔韧,可编
筐篮、做刑具等,如荆棘、荆条等。荆棘常比喻困难、纷乱等,苦难是
一种考验,可以磨炼意志力,也可以压垮一个人,加强身心调节能力
是维护健康的根本。

菁 拼音 jīng 注音 ㄐㄧㄥ 部首 艹 笔画数 11 结构 上下结构 造字法 形声;从艹、青声 笔顺编号 12211212511 笔顺读写 横竖竖横横竖竖横竖折横横 部外 8 字义五行 木

　　菁的本义为韭菜花,泛指盛开的花,形容繁盛的样子,如菁华、菁菁等。自然界中阳气旺盛,草木呈现一派郁郁葱葱、生机盎然的景象;人的阳气旺盛,脏腑功能协调,人体才能展现健康的状态,养生要注重保护身体的阳气,保持春天的状态。

旌 拼音 jīng 注音 ㄐㄧㄥ 部首 方 笔画数 11 结构 左右结构 造字法 形声 笔顺编号 41533131121 笔顺读写 捺横折撇撇横撇横横竖横 部外 7 字义五行 金

　　旌的本义为古代用牦牛尾或五彩羽毛饰竿头的旗子,如旌旗、旌旆等,泛指旗,还有表彰的意思,如旌书、旌表等。获得成绩受表彰是对自己所付出的一种肯定,常可令人心情愉悦,有利于人体气血流通,维护身心健康。

惊 拼音 jīng 注音 ㄐㄧㄥ 部首 忄 笔画数 11 结构 左右结构 造字法 形声;从忄、京声 笔顺编号 44241251234 笔顺读写 捺捺竖捺横竖折横竖撇捺 部外 8 字义五行 木

　　惊的本义为马受惊,如惊尘、惊马等,后泛指由于受到突然的刺激而精神紧张、恐惧不安的情绪变化,如惊吓、惊恐、惊惧等。惊则气乱,导致心气紊乱,出现心悸、心烦、气短,甚则精神错乱等症状,要注意调节七情以养生。

晶 拼音 jīng 注音 ㄐㄧㄥ 部首 日 笔画数 12 结构 品字结构 造字法 会意;从日、从日、从日,指天上的星星 笔顺编号 251125112511 笔顺读写 竖折横横竖折横横竖折横横 部外 8 字义五行 火

　　晶的本义为光亮、明亮,如晶亮、晶莹剔透、晶明等。水晶莹洁晶光、清澈透明,既可以带来视觉上的美感,又不会过于奢靡而扰乱心神,能够让人心生喜悦、心情舒畅而又心态平和,有助于脏腑气血的流通,维护身心健康。

睛 拼音 jīng 注音 ㄐㄧㄥ，部首 目 笔画数 13 结构 左右结构 造字法 形声；从目、青声 笔顺编号 2511111212511 笔顺读写 竖折横横横横竖横竖折横横 部外 8 字义五行 木

睛的本义为眼珠，如画龙点睛、眼睛等。眼睛为肝所主，五脏六腑之精气上注于此，观察眼睛可以诊察五脏疾病；另外，眼睛是心灵的窗户，神栖于目，通过观察眼睛还可以判断人的精神状态等，可以说眼睛是反映健康与否的镜子。

粳 拼音 jīng 注音 ㄐㄧㄥ，部首 米 笔画数 13 结构 左右结构 造字法 形声；从米、更声 笔顺编号 4312341251134 笔顺读写 捺撇横竖撇捺横竖折横横撇捺 部外 7 字义五行 水

粳的本义为粳稻，稻之不黏者，米粒短而粗。粳米是大米的一种，最常见的主食，能够补养脾胃，为人体提供营养，是生命赖以生存的根本。粳米食疗常做粥食，如茯苓粥、山药粥、羊肉粥等，搭配不同食物而有不同养生功效。

兢 拼音 jīng 注音 ㄐㄧㄥ，部首 儿 笔画数 14 结构 左右结构 造字法 会意 笔顺编号 12251351225135 笔顺读写 横竖竖折横撇折横竖折横撇折 部外 12 字义五行 木

兢的本义为小心谨慎的样子，如战战兢兢、兢兢业业等。人最宝贵的是生命，而生命的长短、质量受环境、饮食、医疗等多种因素的影响，稍不注意就会有损健康，因此，生活中要注重养生，小心谨慎，尽可能减少危险因素。

精 拼音 jīng 注音 ㄐㄧㄥ，部首 米 笔画数 14 结构 左右结构 造字法 形声；从米、青声 笔顺编号 43123411212511 笔顺读写 捺撇横竖撇捺横横竖横竖折横横 部外 8 字义五行 金

精的本义为挑选过的好米，即上等细米，如食不厌精、精米等，也指精气，被称为人身三宝之一，即精、气、神。精是构成及维持人体生命活动的物质基础，特别是肾精是人体生长、发育、生殖的基础，保养肾精能够延缓衰老。

鲸 拼音 jīng 注音 ㄐㄧㄥ 部首 鱼 笔画数 16 结构 左右结构 造字法 形声；从鱼、京声 笔顺编号 3525121141251234 笔顺读写 撇折竖横竖横横捺横竖折横竖撇捺 部外 8 字义五行 木

　　鲸的本义为鲸鱼。鲸鱼为哺乳动物，生活在海洋中，鲸鱼的脂肪可炼油、食用及做其他化工原料；鲸体内形成的龙涎香可入药，有化痰散结、活血的作用。现很多种类鲸鱼濒临灭绝，不能随意猎杀。

井 拼音 jǐng 注音 ㄐㄧㄥˇ 部首 二 笔画数 4 结构 单一结构 造字法 象形 笔顺编号 1132 笔顺读写 横横撇竖 部外 2 字义五行 火

　　井的本义为能够出水的洞穴，如水井、井盖、井口、井华水等；井还用来比喻有条理，如井然有序等。井华水是早晨第一次汲取的井水，清纯甘冽，被认为是水中精华，有清热解毒的功效，适合醉酒、热淋等病证及煮粥等使用。

阱 拼音 jǐng 注音 ㄐㄧㄥˇ 部首 阝 笔画数 6 结构 左右结构 造字法 形声；从阝、井声 笔顺编号 521132 笔顺读写 折竖横横撇竖 部外 4 字义五行 木

　　阱的本义为捕野兽用的陷坑，如陷阱、阱机等，比喻害人的圈套。人生漫漫，必然会遇到许多阻碍健康的陷阱，稍不注意就可能会深陷其中，危害健康。只有了解生命规律，懂得科学养生之法，才能辨明陷阱，切实保证身心健康。

颈 拼音 jǐng gěng 注音 ㄐㄧㄥˇ，ㄍㄥˇ 部首 页 笔画数 11 结构 左右结构 造字法 形声；从页、圣声 笔顺编号 54121132534 笔顺读写 折捺横竖横横竖折撇捺 部外 5 字义五行 木

　　颈的本义为头茎，即项部，如颈椎、颈项、刎颈等。随着电脑等电子产品的普及，很多人会发生颈椎病，出现颈肩疼痛、头晕、头痛、手麻等症状，严重者可影响脑供血，预防颈椎疾病关键是要注意劳逸结合、适当运动。

景 拼音 jǐng yǐng 注音 ㄐㄧㄥˇ、ㄧㄥˇ 部首 日 笔画数 12 结构 上下结构 造字法 形声；从日、京声 笔顺编号 251141251234 笔顺读写 竖折横横捺竖折横竖撇捺 部外 8 字义五行 木

景的本义为日光，如光景、景辉等，后也指环境的风光，如景象、风景、美景、景色等。旅游养生就是通过游山玩水，欣赏各地不同的景色，这样既可以增加阅历，陶冶情操，还能带给人以舒适愉悦的心情，调节精神，有益健康。

儆 拼音 jǐng 注音 ㄐㄧㄥˇ 部首 亻 笔画数 14 结构 左右结构 造字法 形声；从亻、敬声 笔顺编号 32122352513134 笔顺读写 撇竖横竖撇折竖折横撇横撇捺 部外 12 字义五行 木

儆的义为警戒、戒备，如儆诫、儆悟等，有告诫、警告的意思，如以儆效尤、杀一儆百等。现实生活中很多英年早逝的惨痛案例都应该让我们儆畏，提高警惕，引起我们对养生、对健康的重视，不要给家人、自己留下遗憾。

憬 拼音 jǐng 注音 ㄐㄧㄥˇ 部首 忄 笔画数 15 结构 左右结构 造字法 形声；从忄、景声 笔顺编号 442251141251234 笔顺读写 捺捺竖竖折横横捺横竖折横竖撇捺 笔顺读写 部外 12 字义五行 木

憬的本义为觉悟，如憬悟、憬然等，如憧憬。很多人都怀着对未来美好的憧憬而生活，一场突来的疾病总会打破这一美好，给自己和家人造成痛苦，因此，保养生命至关重要，未来是建立在健康的基础上的。

警 拼音 jǐng 注音 ㄐㄧㄥˇ 部首 言 笔画数 19 结构 上下结构 造字法 形声；从言、敬声 笔顺编号 1223525131344111251 笔顺读写 横竖竖撇折竖折横撇横撇捺捺横横横竖折横 部外 12 字义五行 木

警的本义为戒备，如警告、预警、警惕等，比喻随时注意可能发生的危险。养生的目的即是如此，很多事情虽不是一定会影响健康，但要做到时刻小心防备身体、心理可能会出现的各种问题，保持警惕，未病先防，以防万一。

径 拼音 jìng 注音 ㄐㄧㄥˋ，部首 彳 笔画数 8 结构 左右结构 造字法 形声;从彳、圣声 笔顺编号 33254121 笔顺读写 撇撇竖折捺横竖横 部外 5 字义五行 木

径的本义为步行的小路,如路径、捷径、途径等。林间小径一般都细小狭长,不容车行,路边多有绿树、花草等植物,空气清新,比较适合步行,尤其是饭后去小路上散散步,有助于消化、促进胃肠运动,改善脾胃功能。

净 拼音 jìng chēng 注音 ㄐㄧㄥˋ，彳ㄥ，部首 冫 笔画数 8 结构 左右结构 造字法 形声 笔顺编号 41355112 笔顺读写 捺横撇折折横横竖 部外 6 字义五行 金

净的本义是干净、洁净,即清洁、明净,诸如干净、洁净等。养成良好的卫生习惯、保持干净整洁的生活环境能够减少某些传染性疾病的发生,同时让人心情愉悦;洁净的饮食也可避免病从口入,这都是养生的要点。

痉 拼音 jìng 注音 ㄐㄧㄥˋ，部首 疒 笔画数 10 结构 半包围结构 造字法 形声;外形内声 笔顺编号 4134154121 笔顺读写 捺横撇捺横折捺横竖横 部外 5 字义五行 木

痉的本义为肌肉紧张、难以屈伸,如痉挛、痉病等。中医的痉病有虚实之分,实证多因风、寒、湿、痰、火邪壅滞经络而成;虚证多因过汗、失血,或素体虚弱,气虚血少,津液不足,筋失濡养,虚风内动所致,应当辨证防治。

竞 拼音 jìng 注音 ㄐㄧㄥˋ，部首 立 笔画数 10 结构 上中下结构 造字法 会意 笔顺编号 4143125135 笔顺读写 捺横捺撇竖折横撇折 部外 5 字义五行 木

竞的本义为相争、比赛,如竞争、竞赛、竞拍等。竞字往往与输赢联系在一起,赢了会令人充满自信心,获得心理上的愉悦,而输了也常会令人感到沮丧,甚则影响心理健康,所以在人生竞争中也要保持一颗平常心才能健康。

竟 拼音 jìng 注音 ㄐㄧㄥˋ，部首 立 笔画数 11 结构 上中下结构 造字法 会意 笔顺编号 41431251135 笔顺读写 捺横捺撇横竖折横撇折 部外 6 字义五行 木

竟的本义为奏乐完毕，泛指结束、完毕，如未竟之业、事竟等。养生保健是永无止境的，因其关系到人类的身心健康，自然需要政府的大力支持、业界专家人士的宣传推广，以及个人的不断努力，贯穿生命及社会发展的始终。

敬 拼音 jìng 注音 ㄐㄧㄥˋ，部首 攵 笔画数 12 结构 左右结构 造字法 会意 笔顺编号 122352513134 笔顺读写 横竖竖撇折竖折横横撇捺 部外 8 字义五行 木

敬的本义为恭敬、端肃，多指态度严肃而有礼貌，如恭敬、尊敬、敬仰等。恭在外表、敬存内心，对人恭敬谦虚，对于双方来说，在心理上都享受着一种融洽、协调、舒适的感觉，有利于建立良好人际关系，维护自己的身心健康。

靖 拼音 jìng 注音 ㄐㄧㄥˋ，部首 青 笔画数 13 结构 左右结构 造字法 形声；从立、青声 笔顺编号 4143111212511 笔顺读写 捺横捺撇横横横竖横竖折横横 部外 5 字义五行 金

靖的本义为立容安静，也指安定、和平，如靖安、靖默等，还有细小的意思，如靖人等。人类的健康长寿需要一个和平安定的社会环境来实现，如此，才有助于保持人心的平和安定，利于安神静气，从而有益于身心健康。

静 拼音 jìng 注音 ㄐㄧㄥˋ，部首 青 笔画数 14 结构 左右结构 造字法 会意 笔顺编号 11212511355112 笔顺读写 横横竖横竖折横撇折折横横竖 部外 6 字义五行 金

静的本义为彩色分布适当、疏密有章，常用义为静止不动，也指言行、处事有章法、无纷乱，如静言、安静等。中医养生学认为静以养阴，静以养神，精神情志保持宁静而不躁动的状态，无过多的欲望，可以达到健康的目的。

境 拼音 jìng 注音 ㄐㄧㄥˋ 部首 土 笔画数 14 结构 左右结构 造字法 形声;从土、竟声 笔顺编号 12141431251135 笔顺读写 横竖横撇横撇横撇横竖折横横撇折 部外 11 字义五行 土

境的本义为疆界、领土,如边境、境内等。境有明显的界线,如国与国、省与省之间等界线分明;养生并无明显的境域,包含传统的医、史、文、哲知识及现代运动学、环境学等理念,多学科交叉,涉及方方面面,综合应用。

镜 拼音 jìng 注音 ㄐㄧㄥˋ 部首 钅 笔画数 16 结构 左右结构 造字法 形声;从钅、竟声 笔顺编号 3111541431251135 笔顺读写 撇横横横折撇横撇撇横竖折横横撇折 部外 11 字义五行 金

镜的本义为照形取影的器具,如镜子、铜镜、眼镜等;常引申为明察、借鉴的意思,如镜鉴、镜机等。镜子能够映照出一个人的形态容貌,及时提醒自己注意仪表整洁;养生也是要以人为镜、以己为镜,以取长补短,维护健康。

---

jiong

迥 拼音 jiǒng 注音 ㄐㄩㄥˇ 部首 辶 笔画数 8 结构 半包围结构 造字法 形声;外形内声 笔顺编号 25251454 笔顺读写 竖折竖折横撇捺捺 部外 5 字义五行 木

迥的本义为遥远,如迥远、迥迥等;现也多形容差别大,如迥异、迥若两人等。中医养生之所以强调个性化,就是由于个体生理、病理存在差异,甚至是迥然不同,因此,中医养生一定要辨体辨证,因人而异,方有保健成效。

炯 拼音 jiǒng 注音 ㄐㄩㄥˇ 部首 火 笔画数 9 结构 左右结构 造字法 形声;从火、同声 笔顺编号 433425251 笔顺读写 捺撇撇捺竖折竖折横 部外 5 字义五行 火

炯的本义为光明、光亮,如炯然、炯炯有神等。中医诊断中的望神就是通过观察一个人的精神状态和功能状态,包括精神意识、面目表情、形体动作等具体情况,尤其是重视双目眼神的变化,来判断人的健康水平及状况。

窘 拼音 jiǒng 注音 ㄐㄩㄥˇ，部首 穴 笔画数 12 结构 上下结构 造字法 形声；从穴、君声 笔顺编号 445345113251 笔顺读写 捺捺折撇捺折横横撇竖折横 部外 7 字义五行 木

窘的本义为生活或处境困迫，没有办法，如窘境、窘迫、窘困等。人的一生不可能是一帆风顺，当处于窘境时，要学会从中寻找快乐，贫富有别，生活状态各不相同，但养生理念无异，只要调节好心态，既可摆脱窘境，又利于健康。

---

jiu

纠 拼音 jiū 注音 ㄐㄧㄡ，部首 纟 笔画数 5 结构 左右结构 造字法 形声；从纟、丩声 笔顺编号 55152 笔顺读写 折折横折竖 部外 2 字义五行 木

纠的本义为三股的绳子，多指缠绕、集合，如纠缠、纠合等；也有矫正的意思，如纠察、纠正等。很多疾病的发生多是由于人们错误的生活方式，一切不利于身心健康的习惯或行为都需要纠正，通过改变从而保持身心健康。

鸠 拼音 jiū 注音 ㄐㄧㄡ，部首 鸟 笔画数 7 结构 左右结构 造字法 形声；从鸟、九声 笔顺编号 3535451 笔顺读写 撇折撇折捺折横 部外 2 字义五行 水

鸠的本义为鸟名，古代将鸠分为五类，即祝鸠、鹘鸠、鳲鸠、爽鸠、睢鸠。鸠体型较小，与鸽子相似，肉有养心安神功效，可用于食疗。鸠性拙，不善筑巢，鸠占鹊巢常用来比喻强占他人地方，这种行为是不利于身心健康的。

究 拼音 jiū 注音 ㄐㄧㄡ，部首 穴 笔画数 7 结构 上下结构 造字法 形声；从穴、九声 笔顺编号 4453435 笔顺读写 捺捺折撇捺撇折 部外 2 字义五行 木

究的本义为穷、尽，也有谋划之意，强调深入探求、钻研，如深究、研究等。中医养生看似简单，实则内涵深厚，需要不断地去探究、摸索，在前人的基础上进行理论和实践的研究，才能更好地引导人们养生保健及疾病治疗。

赳 拼音 jiū 注音 ㄐㄧㄡ，部首 走 笔画数 9 结构 半包围结构 造字法 形声；外形内声 笔顺编号 121213452 笔顺读写 横竖横竖横撇折折竖 部外 2 字义五行 木

　　赳的本义为雄壮威武的样子，如赳赳武夫、雄赳赳等。赳给人以雄壮威武的气势，能够振奋精神，令自己信心倍增，使身心处于一种积极向上的状态，有助于推动事情的成功，也可以促进良好的精神状态，维护身心健康。

阄 拼音 jiū 注音 ㄐㄧㄡ，部首 门 笔画数 10 结构 半包围结构 造字法 会意 笔顺编号 4253525115 笔顺读写 捺竖折撇折竖折横横折 部外 7 字义五行 木

　　阄的本义为手取做好记号的纸团，供赌胜负或决定事情，如抓阄等。抓阄具有偶然性，是将事情的决定权交给命运，但不一定会得到想要的结果；健康要靠自己去努力和争取，积极实施一些的养生方法，不能一味地听天由命。

揪 拼音 jiū 注音 ㄐㄧㄡ，部首 扌 笔画数 12 结构 左右结构 造字法 形声；从扌、秋声 笔顺编号 121312344334 笔顺读写 横竖横撇横竖撇捺捺撇撇捺 部外 9 字义五行 木

　　揪的本义为收聚，也有抓、扯住的意思，如揪紧、揪出、揪心、揪痧等。揪痧是我国民间治疗一些疾病的有效方法，通常用手指揪颈部、咽喉部、额部，使局部皮肤充血，从而起到活血化瘀、疏通经络、理筋整复等作用。

啾 拼音 jiū 注音 ㄐㄧㄡ，部首 口 笔画数 12 结构 左右结构 造字法 形声；从口、秋声 笔顺编号 251312344334 笔顺读写 竖折横撇横竖撇捺捺撇撇捺 部外 9 字义五行 木

　　啾的本义为小儿发出的声音；现多为拟声词，模拟虫、鸟等细碎的声音，如啾啾鸟鸣、啾唧等。鸟儿在表达自己愉悦的心情时常常会用声音来诉说，时不时的啾鸣声也会令听到的人心情愉悦，从而有利于维护人体的心理健康。

九

拼音 jiǔ 注音 ㄐㄧㄡˇ，部首 丿 笔画数 2 结构 单一结构 造字法 象形 笔顺编号 35 笔顺读写 撇折 部外 1 字义五行 木

九的本义为数词，如九月、九天、九个等。古人认为九为最大，为阳之数，故九月初九为重阳节。冬季最冷的时节，从冬至起每九天为一个"九"，到九个九为止，共八十一天，此一阶段养生需注意潜藏，有助于春季阳气的升发。

久

拼音 jiǔ 注音 ㄐㄧㄡˇ，部首 丿 笔画数 3 结构 单一结构 造字法 象形 笔顺编号 354 笔顺读写 撇折捺 部外 2 字义五行 木

久的本义为用艾灸灼，现多指时间长，如长久、久远等。生活中很多不受重视的细微恶习，日积月累之后往往会出现大爆发，导致某些疾病的发生；而一些好的习惯也会在一段时间后显现成效，养生的奥妙关键在于长久坚持。

玖

拼音 jiǔ 注音 ㄐㄧㄡˇ，部首 王 笔画数 7 结构 左右结构 造字法 形声；从王、久声 笔顺编号 1121354 笔顺读写 横横竖横撇折捺 部外 3 字义五行 木

玖的本义为似玉的黑色美石，如佩玖、琼玖等，现多指数词九的大写，如玖拾、玖佰等。玖为美玉，多用来做漂亮的佩饰，令人赏心悦目。我国古代胎教提倡多欣赏美玉，原因大概如此，可以保持心情愉悦，有利于身心健康。

灸

拼音 jiǔ 注音 ㄐㄧㄡˇ，部首 火 笔画数 7 结构 上下结构 造字法 形声；从火、久声 笔顺编号 3544334 笔顺读写 撇折捺捺撇撇捺 部外 3 字义五行 火

灸的本义为灼，属于中医的一种疗法，指用艾叶或艾绒烧灼或熏烤人体穴位，如艾灸、针灸等，可疏通经络、调和气血、温经散寒。灸法是人们常用的养生保健方法，如灸足三里、关元、气海等穴位等可起到保健长寿的作用。

韭 拼音 jiǔ 注音 ㄐㄧㄡˇ，部首 韭 笔画数 9 结构 单一结构 造字法 象形 笔顺编号 211121111 笔顺读写 竖横横横竖横横横横 字义五行 木

　　韭的本义为菜名，即韭菜，是日常生活中常用的蔬菜之一。其性温味辛，熟食有温补肾阳的作用，可用于肾虚阳痿、寒结腹痛等；生食或榨汁可活血化瘀，可用于胸痹疼痛（如冠心病等）的日常食疗，有较好的养生保健作用。

酒 拼音 jiǔ 注音 ㄐㄧㄡˇ，部首 酉 笔画数 10 结构 左右结构 造字法 会意；从氵、从酉 笔顺编号 4411253511 笔顺读写 捺捺横横竖折撇折横横 部外 3 字义五行 水

　　酒的本义为粮食或水果发酵后制成的饮品，如葡萄酒、米酒等。酒被称为百药之长，可活血化瘀、助行药势，常配合其他药物做成药酒，如当归酒、人参酒，适量饮用，有防病治病的功效，但不可饮酒过度，否则会导致疾病，甚至死亡。

旧 拼音 jiù 注音 ㄐㄧㄡˋ，部首 日 笔画数 5 结构 左右结构 造字法 原为形声，后为会意 笔顺编号 22511 笔顺读写 竖竖折横横 部外 1 字义五行 木

　　旧的本义为鸟名，后多指原有的、过时的，如怀旧、旧衣、陈旧等。长期放置的衣物会发霉、虫蛀，长期放置的食物会变质、腐败，很多旧有的东西可能会影响到健康，在养生生活中要懂得取舍，陈旧不能用的东西要及时舍弃。

臼 拼音 jiù 注音 ㄐㄧㄡˋ，部首 臼 笔画数 6 结构 单一结构 造字法 象形 笔顺编号 321511 笔顺读写 撇竖横折横横 字义五行 木

　　臼的本义为中部下凹的舂米或捣物的器具，如臼杵、药臼、臼窠等。臼是生活中常用的一种器具，可以捣碎某些食物或药物，从而使其能更容易被消化或者吸收，充分发挥其作用，在制作日常饮食及食疗药膳中较为常用。

咎 拼音 jiù 注音 ㄐㄧㄡˋ，部首 口 笔画数 8 结构 上下结构 造字法 会意；从处、从口 笔顺编号 35424251 笔顺读写 撇折捺竖捺竖折横 部外 5 字义五行 火

咎的本义为灾祸、灾殃，也指过错、罪过，如咎由自取、引咎辞职等。做了错事会造成不良后果，有的可以弥补，而有的则不可挽回；对身体的损害也是如此，有些行为过失经过纠正可以避免损害健康，但有些则会威胁到生命。

疚 拼音 jiù 注音 ㄐㄧㄡˋ，部首 疒 笔画数 8 结构 半包围结构 造字法 形声；从疒、久声 笔顺编号 41341354 笔顺读写 捺横撇捺横撇折捺 部外 3 字义五行 木

疚的本义为长期生病，如疚疾，是不健康的一种状态；疚还有因过失而感到内心不安或惭愧的意思，如愧疚、内疚等。心中有内疚的情绪会影响到气机运行，要学会调节心情，勇于面对，及时纠正，使身心保持平稳状态。

柩 拼音 jiù 注音 ㄐㄧㄡˋ，部首 木 笔画数 9 结构 左右结构 造字法 形声；左形右声 笔顺编号 123413545 笔顺读写 横竖撇捺横撇折捺折 部外 5 字义五行 木

柩的本义为装着尸体的棺材，如棺柩、灵柩等。对于这种情况，往往会给生者带来无尽的忧伤，特别是去世者的亲人们，因为人的生命只有一次，无限宝贵，一旦失去了生命，一切都立刻归零，化为乌有，中医养生的目的在于延年。

救 拼音 jiù 注音 ㄐㄧㄡˋ，部首 攵 笔画数 11 结构 左右结构 造字法 形声；从攵、求声 笔顺编号 12413443134 笔顺读写 横竖捺横撇捺捺撇横撇捺 部外 7 字义五行 木

救的本义为禁止、阻止，如救止、救祸等，也指帮助、救助，如救命、救援等。人在发生危险的时候多希望别人能够帮助自己，除了寄望于他人救助之外，更应提倡自救，防患于未然，注重养生保健，就是对健康、对生命的自救。

厩 拼音 jiù 注音 ㄐㄧㄡˋ，部首 厂 笔画数 11 结构 半包围结构 造字法 形声；从厂、既声 笔顺编号 13511541535 笔顺读写 横撇折横横折捺横折撇折 部外 9 字义五行 木

厩的本义为马圈、马栅，泛指牲口棚，如马厩、厩肥等。厩为圈养马、牛等动物所用，使其不乱跑，能处于掌控之中。对于猪、马、牛、羊等家养动物，按照常规的要求，都应当在圈栏中喂养，既可保持环境卫生，又能保证肉品质量。

就 拼音 jiù 注音 ㄐㄧㄡˋ，部首 尢 笔画数 12 结构 左右结构 造字法 会意；从京、从尤 笔顺编号 412512341354 笔顺读写 捺横竖折横竖撇捺横撇折捺 部外 9 字义五行 火

就的本义为到高处去住，也有靠近、趋向的意思，如就利、就近等，引申为担任、从事之意，如就业、就医等。古代洪水横流，人们选择到高地居住以避免洪水对生命的侵犯与威胁，属于择境养生的一种，有利于保护健康和生命。

鹫 拼音 jiù 注音 ㄐㄧㄡˋ，部首 鸟 笔画数 17 结构 上下结构 造字法 形声；从鸟、就声 笔顺编号 41251234135435451 笔顺读写 捺横竖折横竖撇捺横撇折捺撇折捺折横 部外 12 字义五行 木

鹫的本义为鸟名，亦名雕，是一种大型猛禽，嘴成钩状，视力很强，性凶猛，捕食野兔、小羊等。在动物世界中普遍存在弱肉强食的现象，对人而言，同样也要加强自身保健，否则就会被生活"淘汰"，当重视养生，增强体质。

---

ju

拘 拼音 jū gōu 注音 ㄐㄩ、ㄍㄡ，部首 扌 笔画数 8 结构 左右结构 造字法 形声；从扌、句声 笔顺编号 12135251 笔顺读写 横竖横撇折竖折横 部外 5 字义五行 木

拘的本义为止，束缚、限制，如拘留、拘束等。从养生保健角度来说，我们要懂得拘束自己的各种言语和行为，注意把握尺度，"过则百病生"，不管是外在的衣食住行，还是内在的精神情志，都要有所限制，自然不能为所欲为。

狙 拼音 jū 注音 ㄐㄩ，部首 犭 笔画数 8 结构 左右结构 造字法 形声;从犭、且声 笔顺编号 35325111 笔顺读写 撇折撇竖折横横横 部外 5 字义五行 木

狙的本义为猿类的一种，如狙猿、狙狯等，也有窥伺、伏伺的意思，如狙击、狙刺等。狙是在暗处的行为，带有隐蔽性，往往让人防不胜防;生活中也有很多隐藏的危险，稍不注意就会影响到健康乃至生命，需要时时警惕。

居 拼音 jū 注音 ㄐㄩ，部首 尸 笔画数 8 结构 半包围结构 造字法 象形;像人屈胫蹲踞形 笔顺编号 51312251 笔顺读写 折横撇横竖竖折横 部外 5 字义五行 木

居的本义为蹲着，也指居住、住所、处于，如居民、隐居、居安思危等。居住环境直接影响着人的身心健康，要选择自然环境优美、清爽干燥、避风向阳、空气新鲜、水质优良、树木花草茂盛的地方，以利于身心健康的维护。

驹 拼音 jū 注音 ㄐㄩ，部首 马 笔画数 8 结构 左右结构 造字法 形声;从马、句声 笔顺编号 55135251 笔顺读写 折折横撇折竖折横 部外 5 字义五行 木

驹的本义为两岁以下的马，泛指少壮的马，如千里驹、白驹过隙等。驹为马的年轻力壮阶段，相当于人的青少年时期，人在此时期也需要养成良好的生活习惯，尽早保健，为健康打好基础，这样才能对抗早衰老，预防疾病，延长寿命。

疽 拼音 jū 注音 ㄐㄩ，部首 疒 笔画数 10 结构 半包围结构 造字法 形声;从疒、且声 笔顺编号 4134125111 笔顺读写 捺横撇捺横竖折横横横 部外 5 字义五行 木

疽的本义为毒疮，长在皮肉深处，如痈疽、炭疽等。疽是由于邪气阻滞气血而发于肌肉筋骨间的一种疮肿，或有红肿，或有溃脓，或疼痛彻骨，症状多样，容易发生感染，出现危象，患有此类疾病者应当及时治疗，避免恶化。

掬 拼音 jū 注音 ㄐㄩ 部首 扌 笔画数 11 结构 左右结构 造字法 形声;从扌、匊声 笔顺编号 12135431234 笔顺读写 横竖横撇折捺撇横竖撇捺 部外 8 字义五行 木

掬的本义为两手相合捧物,如掬水、笑容可掬等。在诸多词汇之中,笑容可掬的美好状态是最能让人陶醉的情景,具有很强的养生保健作用,一般来说,生活中都存在不同程度的困惑和烦恼,如能保持乐观心态,则对健康大有裨益。

鞠 拼音 jū 注音 ㄐㄩ 部首 革 笔画数 17 结构 左右结构 造字法 形声;从革、匊声 笔顺编号 12212511235431234 笔顺读写 横竖竖横竖折横横竖撇折捺撇横竖撇捺 部外 8 字义五行 木

鞠的本义为古时一种用来踢打玩耍的皮球,最早结毛而成,后来用毛填充皮囊而成,宋代以后出现充气的皮球,类似于现在的足球,如蹴鞠,其为古代一种运动,可以锻炼人的灵活性和反应能力,愉悦心情,维护身心健康。

局 拼音 jú 注音 ㄐㄩˊ,部首 尸 笔画数 7 结构 半包围结构 造字法 会意;从口、从尺 笔顺编号 5135251 笔顺读写 折横撇折竖折横 部外 4 字义五行 木

局的本义为拘束、不舒展,如局限、局促等,还有弯曲、部分、官署等意,如局背、局部、尚药局等。无论是身体还是心理受到限制,都会影响自身健康:身体无法舒展,气血不通,易出现疼痛;心情得不到舒展,会导致心理疾病。

菊 拼音 jú 注音 ㄐㄩˊ,部首 艹 笔画数 11 结构 上下结构 造字法 形声;从艹、匊声 笔顺编号 12235431234 笔顺读写 横竖竖撇折捺撇横竖撇捺 部外 8 字义五行 木

菊的本义为菊花,如黄菊、贡菊等,可入药。菊花可清热解毒、清肝明目,不同品种的菊花效用略有不同,如白菊平肝力强,常用于明目;黄菊泻热较强,常用于风热感冒、夏季中暑;而野菊花解毒力强。另外,菊花还有长寿的含义。

橘

拼音 jú 注音 ㄐㄩˊ，部首 木 笔画数 16 结构 左右结构 造字法 形声；从木、矞声 笔顺编号 1234545232534251 笔顺读写 横竖撇捺折捺折竖撇竖折撇捺竖折横 部外 12 字义五行 木

橘的本义为橘子，是一种水果，广泛应用于糖果、点心、蜜饯和烹调等方面。橘肉、橘皮、橘络、橘核皆可入药。橘肉可生津和胃，可用于口干渴、食欲不佳等；橘皮、橘络、橘核可理气、止痛，常用于咳嗽、肿块等症状。

咀

拼音 jǔ zuǐ 注音 ㄐㄩˇ，ㄗㄨㄟˇ，部首 口 笔画数 8 结构 左右结构 造字法 形声；从口、且声 笔顺编号 25125111 笔顺读写 竖折横竖折横横横 部外 5 字义五行 木

咀的本义为品味或者细细地嚼，如咀嚼。大家在进食物的时候要尽量多咀嚼，让食物在牙齿的帮助下磨成非常细小的颗粒，这不仅有利于吞咽，也有助于脾胃运化，促进对水谷精微的吸收，充养身体肌肉，使气血充盛，维护健康。

沮

拼音 jǔ jù 注音 ㄐㄩˇ，ㄐㄩˋ，部首 氵 笔画数 8 结构 左右结构 造字法 形声；从氵、且声 笔顺编号 44125111 笔顺读写 捺捺横竖折横横横 部外 5 字义五行 水

沮的本义为古水名，在今陕西省；也有阻止、终止之意，常形容丧气、颓丧或灰心失望，如沮丧、沮气等。沮丧是一种非常消极的情志因素，会导致气机运行不畅，影响到人的身心健康，要注意调节，遇事当积极应对，不可灰心丧气。

矩

拼音 jǔ 注音 ㄐㄩˇ，部首 矢 笔画数 9 结构 左右结构 造字法 形声；从矢、巨声 笔顺编号 311341515 笔顺读写 撇横横撇捺横折横折 部外 4 字义五行 木

矩的本义为画直角或画方形用的曲尺，如矩尺、规矩、循规蹈矩等，常引申为法度之意。无规矩难以成方圆，万事万物都有自己运行的规矩，人的生、长、壮、老、已也是生命的基本规律，破坏其规矩，就会直接威胁人体健康。

举 拼音 jǔ 注音 ㄐㄩˇ，部首 丶 笔画数 9 结构 上下结构 造字法 形声 笔顺编号 443134112 笔顺读写 捺捺撇横撇捺横横竖 部外 8 字义五行 木

举的本义为双手托物，指向上抬、向上托，如举手、举重、升阳举陷等。举托重物不能过度用力，否则会损伤筋骨肌肉，伤及身体；中医对于脏器下垂一类的病证，如子宫下垂、脱肛等，经常会采取益气升举的方法使其恢复原位。

巨 拼音 jù 注音 ㄐㄩˋ，部首 工 笔画数 4 结构 单一结构 造字法 指事 笔顺编号 1515 笔顺读写 横折横折 部外 1 字义五行 木

巨的本义为矩，即画直角方形的工具；也指非常大、非常多，如巨大、巨浪等。人的欲望永无止境，总是会去追寻更多的财富、名利，但对于人的健康来说，这些却并非越多越好，过多的名利需耗费更多的精力去谋划，反而影响身心健康。

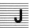

句 拼音 jù gōu 注音 ㄐㄩˋ，ㄍㄡ，部首 口 笔画数 5 结构 半包围结构 造字法 象形 笔顺编号 35251 笔顺读写 撇折竖折横 部外 2 字义五行 木

句的本义为弯曲，如句弓等；也指句子，如单句、分句、复句、诗句、句号等。句代表着一个完整的意思，养生也要具有完整性，要能够坚持下来，贯穿生命的始终，不能半途而废或三天打鱼两天晒网，只有这样才能维护身心健康。

拒 拼音 jù 注音 ㄐㄩˋ，部首 扌 笔画数 7 结构 左右结构 造字法 形声；从扌、巨声 笔顺编号 1211515 笔顺读写 横竖横横折横折 部外 4 字义五行 木

拒的本义为抵抗、抵御，如拒绝、抗拒、拒之门外等。中医常用闭拒来形容抵御邪气，当人体正气充足、心境淡泊宁静，肌肉皮肤毛孔收敛，正气存内，能够抵御邪气侵犯，从而避免外邪太盛所导致的疾病，进而保持身体的健康。

苣 拼音 jù qǔ 注音 ㄐㄩˋ、ㄑㄩˇ 部首 艹 笔画数 7 结构 上下结构 造字法 形声；从艹、巨声 笔顺编号 1221515 笔顺读写 横竖竖横折横折 部外 4 字义五行 木

苣的本义为芦苇扎的火把，同炬，后常用于植物名，如莴苣、苦苣、白苣等。以苣为名的蔬菜性多寒凉，可用于食疗，如常见的莴苣利尿、通乳，适合小便不利、乳汁不通者食用；苦苣即苦菜，可清热解毒，适合湿热之人食用。

具 拼音 jù 注音 ㄐㄩˋ 部首 八 笔画数 8 结构 上下结构 造字法 会意 笔顺编号 25111134 笔顺读写 竖折横横横横撇捺 部外 6 字义五行 木

具的本义为准备饭食或酒席，泛指准备、备办，如具备、具状等；具还指器械，如刑具、家具等。提前做好准备工作可以保证诸多事情顺利进行，养生就是为健康做准备工作；生活用具的质量好坏也与人体健康密切相关。

炬 拼音 jù 注音 ㄐㄩˋ 部首 火 笔画数 8 结构 左右结构 造字法 形声；从火、巨声 笔顺编号 43341515 笔顺读写 捺撇撇捺横折横折 部外 4 字义五行 水

炬的本义为火把，如目光如炬、火炬等。人类发明火种后就结束了茹毛饮血的生活，熟食更能保证营养物质的吸收；火把帮助驱逐野兽，减少生命意外；火把带给人们温暖，可抵御寒邪，防治寒性疾病，是人类健康史上的一大飞跃。

俱 拼音 jù 注音 ㄐㄩˋ 部首 亻 笔画数 10 结构 左右结构 造字法 形声；从亻、具声 笔顺编号 3225111134 笔顺读写 撇竖竖折横横横横撇捺 部外 8 字义五行 木

俱的本义为走在一起、在一起，有全、都的意思，如百废俱兴、声色俱厉、俱全等。中医养生的理论和方法很多，虽然我们不可能面面俱到、每一种都熟练掌握，但要始终保持努力学习的心，尽可能综合利用，全面养生以保证成效。

剧

拼音 jù 注音 ㄐㄩˋ，部首 刂 笔画数 10 结构 左右结构 造字法 形声；从刂、居声 笔顺编号 5131225122 笔顺读写 折横撇横竖竖折横竖竖 部外 8 字义五行 金

剧的本义为甚，厉害、猛烈，诸如剧药、剧烈等，还有繁多的意思，如剧烦、剧事等。药物养生要尽量选择药食两用之品，因为中药里也有许多性质猛烈或带有毒性的药物，不能任意妄为，否则会引起中毒反应，甚至伤害性命。

据

拼音 jù jū 注音 ㄐㄩˋ，ㄐㄩ 部首 扌 笔画数 11 结构 左右结构 造字法 形声；从扌、居声 笔顺编号 12151312251 笔顺读写 横竖横折横撇横竖竖折横 部外 8 字义五行 木

据的本义为手靠着，引申为依靠、凭借，如借据、凭据、依据等；据还有手按着地的意思，如根据地。东晋养生家葛洪记了一种"猿据兔惊"的聪耳方法，即像猿猴那样往下按压，像野兔那样向上惊跳，每天应练一千两百余次。

距

拼音 jù 注音 ㄐㄩˋ 部首 足 笔画数 11 结构 左右结构 造字法 形声；从足、巨声 笔顺编号 25121211515 笔顺读写 竖折横竖横竖横横折横折 部外 4 字义五行 木

距的本义为鸡爪，爪子后面突起像脚趾的部分，现多指相隔的时间和空间，如差距、距离等。距离产生美，也能够保障健康，特别是房屋的建造要留有一定的空间距离，这样才能保证良好的通风及采光性，以保证良好的居室环境。

惧

拼音 jù 注音 ㄐㄩˋ，部首 忄 笔画数 11 结构 左右结构 造字法 形声；从忄、具声 笔顺编号 44225111134 笔顺读写 捺捺竖竖折横横横横撇捺 部外 8 字义五行 木

惧的本义为害怕，如惧怕、惧怯、恐惧、惊惧等。惧属于情志变化，过于恐惧会折伤肾气，出现大小便失禁、耳鸣耳聋等症状；同时若肾气不足，也会容易受惊而产生恐惧的心理。因此，养生要注意调节情绪，尽可能避免身心受损。

飓 拼音 jù 注音 ㄐㄩˋ，部首 风 笔画数 12 结构 半包围结构 造字法 形声;从风、具声 笔顺编号 353425111134 笔顺读写 撇折撇捺竖折横横横横撇捺 部外 8 字义五行 木

飓的本义为四面都有风，多发生在海上的灾风，如飓风，现俗称台风。飓风多发生在五、六月及初秋，常伴有暴雨，属于自然灾害，对于人类的生命安全、自然环境等都存在巨大的威胁，常导致人畜发生死亡，要积极做好防灾工作。

锯 拼音 jù 注音 ㄐㄩˋ，部首 钅 笔画数 13 结构 左右结构 造字法 形声;从钅、居声 笔顺编号 3111551312251 笔顺读写 撇横横横折折横撇横竖竖折横 部外 8 字义五行 金

锯的本义为割断木石的齿形工具，如电锯、锯齿等。锯子的断面形状类似牙齿，可以锯断木头或石头等质地坚硬的东西，若锯齿断裂则功能减退;人的牙齿同样也很坚硬，可以磨碎食物，但应注意保护，少咬食硬物，以免折断。

聚 拼音 jù 注音 ㄐㄩˋ，部首 耳 笔画数 14 结构 上下结构 造字法 形声 笔顺编号 12211154323334 笔顺读写 横竖竖横横横折捺撇竖撇撇撇捺 部外 8 字义五行 金

聚的本义为村落，如聚落;也指会集、集合，如聚集、聚会、聚餐、团聚等。亲朋好友之间的团聚常常令人开怀放松、心情愉悦，良好的家庭关系及人际关系更容易让人心境平和，维护心理平衡是健康长寿的重要枢纽。

踞 拼音 jù 注音 ㄐㄩˋ，部首 足 笔画数 15 结构 左右结构 造字法 形声;从足、居声 笔顺编号 251212151312251 笔顺读写 竖折横竖横竖横折横撇横竖竖折横 部外 8 字义五行 木

踞的本义为蹲坐，如蹲踞、踞坐等。坐姿的正确与否关系到外表形态的健美，也与健康息息相关。长时间蹲坐会导致气血运行不畅，无法滋养全身肌肉，尤其是四肢，会出现肢体麻木，甚则影响到骨骼健康，因此要注意劳逸结合。

juan

捐 拼音 juān 注音 ㄐㄩㄢ，部首 扌 笔画数 10 结构 左右结构 造字法 形声；从扌、肙声 笔顺编号 1212512511 笔顺读写 横竖横竖折竖折横横 部外 7 字义五行 木

捐的本义为舍弃，如捐世，后多指贡献、献助，如捐献、捐助等。捐助行为是一种助人为乐的事情，尽自己所能帮助有需要的人，对于本人来说可以修德怡神，对于他人来说能够尽快解决困难，避免身心压力过重引致疾病。

涓 拼音 juān 注音 ㄐㄩㄢ，部首 氵 笔画数 10 结构 左右结构 造字法 形声；从氵、肙声 笔顺编号 4412512511 笔顺读写 捺捺横竖横竖折竖折横横 部外 7 字义五行 水

涓的本义为细小的流水，如涓细、涓浅等。上善若水，水是天下至柔之物，涓涓细流看似柔弱，却可以滴水石穿；假如在生活中遇到困难、挫折等，不能硬碰硬，一定要找准方法和切入点，以柔胜刚，避免损伤，这是养生的原则之一。

娟 拼音 juān 注音 ㄐㄩㄢ，部首 女 笔画数 10 结构 左右结构 造字法 形声；从女、肙声 笔顺编号 5312512511 笔顺读写 折撇横竖折折横竖折横横 部外 7 字义五行 木

娟的本义为美好，多指姿态美，如娟丽、娟秀等。任何人都喜欢美好的事物，美好的事物令人赏心悦目、心情轻松愉快，情志畅达则百脉疏通，气血调和，另外还可怡情养性，长此以往，能够达到怡神养心、益寿延年的目的。

鹃 拼音 juān 注音 ㄐㄩㄢ，部首 鸟 笔画数 12 结构 左右结构 造字法 形声；右形左声 笔顺编号 251251135451 笔顺读写 竖折横竖折横横撇折捺折横 部外 7 字义五行 木

鹃的本义为鸟名，即杜鹃。杜鹃吃毛虫，是益鸟，因其叫声哀切凄苦，常用来形容悲怨极深，如鹃血、鹃啼等。这种悲怨的情绪十分不利于健康，既不利于维持心境平和，也会对脏腑功能，尤其是肺造成损伤，出现咳嗽、吐血等病证。

镌 拼音 juān 注音 ㄐㄩㄢ，部首 钅 笔画数 15 结构 左右结构 造字法 形声；从钅、隽声 笔顺编号 255452511415334 笔顺读写 竖折折捺折竖折横横捺横折撇撇捺 部外 10 字义五行 金

镌的本义为破木的工具，做动词还有凿、刻之意，如镌刻、雕镌等。凿刻会留下印记，让人加深记忆，难以忘怀；养生的理论和方法很多，只有反复的记忆、践行，就像镌刻的过程一样，时间久了，自然会印象深刻，成为一种习惯。

卷 拼音 juàn juǎn 注音 ㄐㄩㄢˋ，ㄐㄩㄢˇ，部首 笔画数 8 结构 上下结构 造字法 形声；下形上声 笔顺编号 43113455 笔顺读写 捺撇横横撇捺折折 部外 6 字义五行 木

卷的本义是蜷曲，为膝盖弯曲，引申为把物品弯成圆筒形，如卷尺、卷宗、卷舒、胶卷、画卷、试卷等。在中医学及中医养生学方面，从古到今有非常丰富的文献资料可供人们学习和参考，特别是中医古籍汗牛充栋，内容丰富。

隽 拼音 juàn jùn 注音 ㄐㄩㄢˋ，ㄐㄩㄣˋ，部首 隹 笔画数 10 结构 上下结构 造字法 形声 笔顺编号 3241112153 笔顺读写 撇竖捺横横横竖横折撇 部外 2 字义五行 木

隽的本义为鸟肉肥美、味道好，泛指美味，如山人隽味；现多指言论、诗文等含义深刻、意味深长，如隽永、隽德等。养生要从养德开始，大德者才能长寿，而德行的修养非一时即兴，而是发自内心、深长久远的为善，隽德者寿。

倦 拼音 juàn 注音 ㄐㄩㄢˋ，部首 亻 笔画数 10 结构 左右结构 造字法 形声；从亻、卷声 笔顺编号 3243113455 笔顺读写 撇竖捺撇横横撇捺折折 部外 8 字义五行 木

倦的本义为疲劳、劳累，如困倦、疲倦等。人体处于疲倦劳累状态，免疫力也随之下降，即所说的亚健康状态，若疲倦状况得不到缓解，则容易发生各种疾病，甚至出现过劳死，所以要时刻注意劳逸结合，保持身体良好的健康状态。

绢 拼音 juàn 注音 ㄐㄩㄢˋ，部首 纟 笔画数 10 结构 左右结构 造字法 形声 笔顺编号 5512512511 笔顺读写 折折横竖折横竖折横横 部外 7 字义五行 木

绢的本义为生丝织物，厚而疏者称为绢，如绢丝、绢布等。绢制衣服比麻制衣服质地要轻柔舒适，不容易损伤皮肤，使肌肤保持丝滑洁嫩，延缓皮肤衰老。古代还以黄丝绢入药，黄丝绢由蚕吐黄丝织成，非染色，煅灰可用于妇科血崩。

眷 拼音 juàn 注音 ㄐㄩㄢˋ，部首 目 笔画数 11 结构 上下结构 造字法 形声 笔顺编号 43113425111 笔顺读写 捺撇横横撇捺竖折横横横 部外 6 字义五行 木

眷的本义为回头看，引申为思慕、器重，如眷恋、眷顾等，现多指亲属，如家眷、眷属等。亲情是人世间最美好的感情之一，一个家庭氛围和谐融洽，自然会对人的精神及情绪产生良好的影响，对于人的身心健康起积极作用。

---

jue

撅 拼音 juē jué 注音 ㄐㄩㄝ,ㄐㄩㄝˊ，部首 扌 笔画数 15 结构 左右结构 造字法 形声；从扌、厥声 笔顺编号 121134315233534 笔顺读写 横竖横横撇捺撇横折竖撇撇折撇捺 部外 12 字义五行 火

撅的本义为用手把东西拢在一起，现多指翘起，如撅起等。人在不高兴或委屈的情况下，常常会不由自主地撅起嘴巴来表达自己内心不满的情绪，希望他人能够安慰自己，保持快乐愉悦的心情自当是健康长寿的秘诀之一。

孑 拼音 jué 注音 ㄐㄩㄝˊ，部首 子 笔画数 3 结构 单一结构 造字法 象形 笔顺编号 524 笔顺读写 折竖捺 字义五行 火

孑的本义为没有左臂，现常用于孑孓，指蚊子的幼虫。许多疾病的发生都是由于蚊虫的叮咬，从而把一些细菌或病毒传染给人类，尤其是夏天蚊虫繁多时，因此要注意居住环境的干净卫生，不要储存积水，尽量避免蚊虫传播疾病。

决

拼音 jué 注音 ㄐㄩㄝˊ，部首 冫 笔画数 6 结构 左右结构 造字法 形声;左形右声 笔顺编号 415134 笔顺读写 捺横折横撇捺 部外 4 字义五行 火

决的本义为疏通水道,使水流出去,如决汨、决泄等,也指大水冲垮堤岸。人体正气犹如防护堤坝,若邪气过盛,如同洪水一样,正不胜邪,则会冲毁机体防御系统,导致疾病,因此养生强调在提升自身正气同时还要注意回避外邪。

诀

拼音 jué 注音 ㄐㄩㄝˊ，部首 讠 笔画数 6 结构 左右结构 造字法 形声;从讠、夬声 笔顺编号 455134 笔顺读写 捺折折横撇捺 部外 4 字义五行 火

诀的本义为告别、辞别,特别指长别,如诀别等,现常指高明或关键性的方法,如诀窍、秘诀等。盲目信奉社会上流传的养生秘诀很容易进入误区或盲区,养生需要踏踏实实从日常点滴做起,不能投机取巧,否则会适得其反。

抉

拼音 jué 注音 ㄐㄩㄝˊ，部首 扌 笔画数 7 结构 左右结构 造字法 形声 笔顺编号 1215134 笔顺读写 横竖横折横撇捺 部外 4 字义五行 火

抉的本义为挑出、挖出,如抉目,泛指挑选、选取,如抉择、抉剔等。人生存在各种各样的诱惑,如美食、美色、名利、地位等,都挑战着人们的自控力,需要慎重挑选什么可做、什么不可做,适可而止,才能保持身心健康。

觉

拼音 jué jiào 注音 ㄐㄩㄝˊ,ㄐㄧㄠˋ，部首 见 笔画数 9 结构 上下结构 造字法 形声 笔顺编号 443452535 笔顺读写 捺捺撇捺折竖折撇折 部外 5 字义五行 木

觉的本义为醒悟、明白,如觉察、觉悟等,也指睡醒,如觉卧、觉寝等。很多人在失去健康之后才会醒悟,明白健康的重要性,往往后悔莫及,无法挽回,要想维护健康,首先要觉醒养生意识,从思想上重视,才能真正实现长寿。

绝 拼音 jué 注音 ㄐㄩㄝˊ，部首 纟 笔画数 9 结构 左右结构 造字法 会意；从纟、从色 笔顺编号 551355215 笔顺读写 折折横撇折折竖横折 部外 6 字义五行 金

　　绝的本义为把丝弄断，引申为断、断绝，也有穷尽之意，如精气乃绝。世间万物均有阴阳两个方面，两者相互依存，不能脱离对方而单独存在，无论是阴还是阳，失常都会导致疾病甚至死亡，只有阴阳基本平衡才能保持健康的状态。

倔 拼音 jué juè 注音 ㄐㄩㄝˊ，ㄐㄩㄝˋ，部首 亻 笔画数 10 结构 左右结构 造字法 形声；从亻、屈声 笔顺编号 3251352252 笔顺读写 撇竖折横撇折竖竖折竖 部外 8 字义五行 火

　　倔的本义为性情刚强不屈、固执，如倔强、倔巴等。性情刚强不屈之人大多有一股坚韧不拔的冲劲，对各种恶劣环境的承受能力也比较强，有利于保持良好的心态，但若执念太深，也容易耗损心脾及肝气郁结，又不利于身体健康。

掘 拼音 jué 注音 ㄐㄩㄝˊ，部首 扌 笔画数 11 结构 左右结构 造字法 形声；从扌、屈声 笔顺编号 12151352252 笔顺读写 横竖横折横撇折竖竖折竖 部外 8 字义五行 木

　　掘的本义为刨、挖，如掘窖、掘墓、掘土、掘穴、开掘等。中华养生文化历史悠久、丰富多彩，其中许许多多的瑰宝均深藏在浩瀚的古代文献之中，作为后人，必须对其进行深入挖掘，寻根探宝，方可得以完善，造福黎民百姓。

崛 拼音 jué 注音 ㄐㄩㄝˊ，部首 山 笔画数 11 结构 左右结构 造字法 形声；从山、屈声 笔顺编号 25251352252 笔顺读写 竖折竖折横撇折竖竖折竖 部外 8 字义五行 土

　　崛的本义为突起、高起，如崛起、崛兴等。中医养生文化源远流长，养生理论和方法十分丰富，但随着社会环境和自然环境的改变，也需要与时俱进，不断开拓创新，在继承的基础上吸取精华，弃其糟粕，获取养生事业的再次崛起。

厥 拼音 jué 注音 ㄐㄩㄝˊ，部首 厂 笔画数 12 结构 半包围结构 造字法 形声；外形内声 笔顺编号 134315233534 笔顺读写 横撇捺撇横折竖撇撇折撇捺 部外 10 字义五行 火

厥的本义为石块，后专指厥证，是一种突然晕倒、不省人事、四肢厥冷的病证，多由于情绪刺激、体虚劳倦、亡血失津、痰瘀阻滞等因素导致人体气机不畅，甚至清窍闭塞，而出现昏厥等一系列病理变化，在平时就要对因预防。

蕨 拼音 jué 注音 ㄐㄩㄝˊ，部首 艹 笔画数 15 结构 上下结构 造字法 形声；从艹、厥声 笔顺编号 122134315233534 笔顺读写 横竖竖横撇捺撇横折竖撇撇折撇捺 部外 12 字义五行 木

蕨的本义为菜名，即蕨菜，幼嫩叶芽可供食用，根茎可入药。蕨菜性味甘寒，有清热、利湿、滑肠的作用，可在夏季食用，或用于湿热体质、发热、便秘者的食疗，但因其性质寒凉，脾胃虚寒、容易腹泻者最好不要食用或少食为佳。

獗 拼音 jué 注音 ㄐㄩㄝˊ，部首 犭 笔画数 15 结构 左右结构 造字法 形声；从犭、厥声 笔顺编号 353134315233534 笔顺读写 撇折撇横撇捺撇横折竖撇撇折撇捺 部外 12 字义五行 火

獗的本义为凶猛而放肆，如猖獗，多形容贼势等。恶势力猖獗，正邪斗争就会激烈；疾病发展也是一个正邪斗争的过程，若邪不胜正，疾病会趋向好转，而若正不胜邪，则疾病恶化，日益猖獗，扶正御邪才能恢复健康。

镢 拼音 jué 注音 ㄐㄩㄝˊ，部首 钅 笔画数 17 结构 左右结构 造字法 形声；从钅、厥声 笔顺编号 31115134315233534 笔顺读写 撇横横横折撇捺撇横折竖撇撇折撇捺 部外 12 字义五行 金

镢的本义为一种刨地用的农具，如镢头、锹镢等。镢的出现是农业发展里程中的重要工具，用镢刨松土地更有利于种子的发芽，可以提高粮食产量，解决人们的温饱问题，甚至减少因饥饿而导致的死亡。

爵 拼音 jué 注音 ㄐㄩㄝˊ，部首 爫 笔画数 17 结构 上下结构 造字法 形声 笔顺编号 34432522151154124 笔顺读写 撇捺捺撇竖折竖竖横折横横折捺横竖捺 部外 13 字义五行 火

爵的本义为古代一种青铜制的饮酒器皿,有三足,常作为礼器;也指官位、爵号,如伯爵、爵位等。酒有两性,适量饮酒有利于促进气血运行、发散体内寒气,但过量饮酒则会对人体的健康造成较大影响,生活中要注重饮酒有节。

jun

军 拼音 jūn 注音 ㄐㄩㄣ，部首 冖 笔画数 6 结构 上下结构 造字法 会意 笔顺编号 451512 笔顺读写 捺折横折横竖 部外 4 字义五行 木

军的本义为围成营垒,也指武装部队,如军队、军纪等。部队中有军令和纪律,军人必须严格遵守;而人要想维护身体健康,也必须遵循自然界的规律,顺应自然,这是中医养生保健的重要环节,若违背规律则会影响健康。

均 拼音 jūn 注音 ㄐㄩㄣ，部首 土 笔画数 7 结构 左右结构 造字法 形声;从土、匀声 笔顺编号 1213541 笔顺读写 横竖横撇折捺横 部外 4 字义五行 土

均的本义为平分、公平,如均一、均衡、平均等。中医养生保健不仅在饮食上强调均衡,各个方面都要追求均衡状态,无论哪个方面都不可太过或不及,否则会对健康不利,所以养生不可偏颇,尤其要注重阴阳的均衡。

君 拼音 jūn 注音 ㄐㄩㄣ，部首 口 笔画数 7 结构 上下结构 造字法 会意 笔顺编号 5113251 笔顺读写 折横横撇竖折横 部外 4 字义五行 木

君的本义为君主,即国家的最高统治者,如明君、暴君等。君主要统治管理国家,君主不明则社会不稳;人体也有君主之官,即心,心神清明则脏腑协调,心神失养则人体也会疾病丛生、不能长寿,所以养心是养生的高层次要求。

菌 拼音 jūn jùn 注音 ㄐㄩㄣ,ㄐㄩㄣˋ,部首 艹 笔画数 11 结构 上下结构 造字法 形声;上形下声 笔顺编号 12225312341 笔顺读写 横竖竖竖折撇横竖撇捺横 部外 8 字义五行 木

菌的本义为地蕈,指蘑菇等高等菌类植物,大多营养价值较高,可养护脾胃、补益气血、充养身体;菌的另一个意思指细菌、真菌,种类较多,其中很多菌类会对人体健康造成影响,在日常生活中要保持良好的卫生习惯,加以预防。

俊 拼音 jùn 注音 ㄐㄩㄣˋ,部首 亻 笔画数 9 结构 左右结构 造字法 形声;左形右声 笔顺编号 325434354 笔顺读写 撇竖折捺撇捺撇折捺 部外 7 字义五行 火

俊的本义为才智超群的人,也用于形容貌美,如俊美、俊俏等。古人认为相由心生,人的面容与心态有很大关系,心情愉悦有助于调和气血,五脏得安,自然使人满面荣光,所以保持良好的心态是养生美容的重要因素之一。

峻 拼音 jùn 注音 ㄐㄩㄣˋ,部首 山 笔画数 10 结构 左右结构 造字法 形声;左形右声 笔顺编号 2525434354 笔顺读写 竖折竖折捺撇捺撇折捺 部外 7 字义五行 金

峻的本义为高而陡峭,形容山的挺拔险陡,如峻岭、峻绝等;现也有猛烈的意思,如峻剂、峻烈等。中医方药中有峻猛之药,常用于对证治疗某些疾病,需要在医生指导下服用,不适合日常养生使用,这是药物养生需要注意的。

浚 拼音 jùn xùn 注音 ㄐㄩㄣˋ,ㄒㄩㄣˋ,部首 氵 笔画数 10 结构 左右结构 造字法 形声;左形右声 笔顺编号 4415434354 笔顺读写 捺捺横折捺撇捺撇折捺 部外 7 字义五行 水

浚的本义为从水中挹取,引申为疏通、挖深水道,如疏浚、浚治等。人体疾病的发生往往与经络不通、痰瘀阻滞等密切相关,针刺、按摩等养生方法可疏通气血,使其运行流畅,从而治愈疾病,保持身体健康。

J

骏 拼音 jùn 注音 ㄐㄩㄣˋ，部首 马 笔画数 10 结构 左右结构 造字法 形声；左形右声 笔顺编号 5515434354 笔顺读写 折折横折捺撇捺撇折捺 部外 7 字义五行 金

骏的本义为良马，含有高大的意思，如骏骁、骏骑、骏驹等，也常用来比喻才能出众的人，如骏足、骏贤等。从中医养生角度来说，一个人仅有才能是不行的，还要注意修身养性，培养良好的道德品质，德能俱佳，才能健康长寿。

竣 拼音 jùn 注音 ㄐㄩㄣˋ，部首 立 笔画数 12 结构 左右结构 造字法 形声；左形右声 笔顺编号 414315434354 笔顺读写 捺横捺撇横折捺撇捺撇折捺 部外 7 字义五行 金

竣的本义为退位，现常用于指完成某项工作，如竣工、竣事等，象征着某项工作的完成，会令人产生一种成就感，有利于使人的精神达到愉悦状态，而人在生活中能拥有成功的喜悦，并保持这种快乐积极的心态，非常有利于身心健康。

K

k

---

ka

咯 拼音 kā 注音 ㄎㄚ，部首 口 笔画数 12 结构 左右结构 造字法 形声；从口、客声 笔顺编号 251445354251 笔顺读写 竖折横捺捺折撇折捺竖折横 部外 9 字义五行 木

咯为模拟咳嗽或呕吐的声音，一般是指咳出肺中的异物、呕出胃中的东西，这两种情况都是人体出现疾病之后的保护性反应，中医多认为是肺胃之气不降的结果，治疗当从宣肺降逆、理气和胃入手，方可恢复健康状态。

咯 拼音 kǎ luò lo gē 注音 ㄎㄚˇ，ㄌㄨㄛˋ，˙ㄌㄛ，ㄍㄜ，部首 口 笔画数 9 结构 左右结构 造字法 形声；从口、各声 笔顺编号 251354251 笔顺读写 竖折横撇折捺竖折横 部外 6 字义五行 木

咯指用力把嗓子里的东西咳出来，这些东西往往是异物，如果存留其间，可能会阻塞食道或气管，造成生命危险，如咯痰、咯血。咯是人体的生理反射，也是祛邪的动作，但如长久不愈则需医生进行规范性治疗。

---

kai

开 拼音 kāi 注音 ㄎㄞ，部首 廾 笔画数 4 结构 单一结构 造字法 会意 笔顺编号 1132 笔顺读写 横横撇竖 部外 1 字义五行 木

开的本义指开门，给人的感觉是向外的、愿与人沟通的，比如打开心扉，与别人交流，而不是郁结于心里，这有助于舒解烦闷，舒畅情怀。开也有融化、舒展的意思，比如开冻、开心，都是积极向上的有利于健康的因素。

揩 拼音 kāi 注音 ㄎㄞ，部首 扌 笔画数 12 结构 左右结构 造字法 形声；从扌、皆声 笔顺编号 121153532511 笔顺读写 横竖横横折撇折撇竖折横横 部外 9 字义五行 木

揩的本义为擦抹、摩擦，常常是指使用抹布来打扫家庭及环境卫生或擦除汗水等，诸如揩汗、揩泪、揩油、揩鼻涕等。揩的这种行为举措大多与保持良好的卫生习惯有关，应当说是有益于人体健康的行为。

凯 拼音 kǎi 注音 ㄎㄞˇ，部首 几 笔画数 8 结构 左右结构 造字法 形声；从几、岂声 笔顺编号 25251535 笔顺读写 竖折竖折横折撇折 部外 6 字义五行 木

凯的本义为军队得胜所奏的乐曲，如凯歌、凯旋等，象征着胜利、成功，带给人的是喜悦、积极的乐观情绪，有助于振奋精神，享受成功的喜悦。良好的心情可以让人体的身心处于完好的状态，促进健康。

铠 拼音 kǎi 注音 ㄎㄞˇ，部首 钅 笔画数 11 结构 左右结构 造字法 形声；从钅、岂声 笔顺编号 31115252515 笔顺读写 撇横横折竖折竖折横折 部外 6 字义五行 金

铠指古代的战衣，可以保护身体。在战争中，人们用铠甲防护身体免受外伤，而平时人体也有"铠甲"以防邪气伤害，即人体正气，"正气存内，邪不可干"，通过科学养生，可以起到扶助正气、减少疾病发生的防护作用。

慨 拼音 kǎi 注音 ㄎㄞˇ，部首 忄 笔画数 12 结构 左中右结构 造字法 形声；从忄、既声 笔顺编号 442511541535 笔顺读写 捺捺竖折横横折捺横折撇折 部外 9 字义五行 木

慨的本义为不得志而愤激，如愤慨，也有情绪激昂的意思，如慷慨。而从养生角度来说，无论愤慨或慷慨激昂，都属于比较激烈的情绪变化，不利于心神的静养、思想的安定，特别对于心态不良的人，易导致疾病的发生。

楷 拼音 kǎi jiē 注音 ㄎㄞˇ,ㄐㄧㄝ 部首 木 笔画数 13 结构 左右结构 造字法 形声;从木、皆声 笔顺编号 1234153532511 笔顺读写 横竖撇捺横折撇折竖折横横 部外 9 字义五行 木

楷的本义是楷树,即黄连木,引申为楷模、典范、模范。从中医养生的角度讲,与其他任何事情一样,树立标准模式及规范是至关重要的,包括各种养生保健的方法,都应该有其遵守原则,以利于具体应用。

忾 拼音 kài xì 注音 ㄎㄞˋ,ㄒㄧˋ,部首 忄 笔画数 7 结构 左右结构 造字法 形声;左形右声 笔顺编号 4423115 笔顺读写 捺捺竖撇横横折 部外 4 字义五行 木

忾的本义为叹息、感慨,常常带有愤恨、愤怒的情绪,如同仇敌忾。愤怒是人的情绪变化之一,但如果过于愤怒或长期处于愤怒的状态则容易损伤肝脏,导致五脏六腑功能失调,引发多种疾病,是养生之大忌。

K

---

kan

刊 拼音 kān 注音 ㄎㄢ,部首 刂 笔画数 5 结构 左右结构 造字法 形声;从刂、干声 笔顺编号 11222 笔顺读写 横横竖竖竖 部外 3 字义五行 金

刊的本义为砍削,引申为删除、修改,诸如刊发、刊行、刊印、报刊、特刊、周刊、增刊等。知识的传播在很大程度上有赖于报刊及杂志,中医养生也不例外,人们可以从中汲取很多有益的知识,增进自身健康。

勘 拼音 kān 注音 ㄎㄢ,部首 力 笔画数 11 结构 左右结构 造字法 会意 笔顺编号 12211134553 笔顺读写 横竖竖横横横撇捺折折撇 部外 9 字义五行 金

勘的本义为校订、核对,诸如勘误、校勘、勘测、勘正等。在中医养生知识的学习及研究过程中,不断地完善已有理论知识、补充修改相关方法及技术,使新知识更加实用有效,则更有利于人们的养生保健。

龛 拼音 kān 注音 ㄎㄢ，部首 龙 笔画数 11 结构 上下结构 造字法 形声;从龙、合声 笔顺编号 34125113534 笔顺读写 撇捺横竖折横横撇折撇捺 部外 6 字义五行 火

龛的本义为龙的样子,多指供奉佛像的小格子或石室,与佛教信仰有关,佛教有助于保持心神宁静、精神内守,特别是佛家宣扬积德、向善,更利于人们保持健康的心理状态,是养生保健的重要方面。

堪 拼音 kān 注音 ㄎㄢ，部首 土 笔画数 12 结构 左右结构 造字法 形声;从土、甚声 笔顺编号 121122111345 笔顺读写 横竖横横竖竖横横横撇捺折 部外 9 字义五行 土

堪的本义为地面高起,现多用来指忍受或承受困难、痛苦等,如狼狈不堪、疲惫不堪等。隐忍是对一个人精神毅力的磨炼,但是人如果承受太多苦难,往往会引发机体脏腑功能失调,导致疾病发生,故当及时调节放松。

戡 拼音 kān 注音 ㄎㄢ，部首 戈 笔画数 13 结构 造字法 左右结构 会意 笔顺编号 1221113451534 笔顺读写 横竖竖横横横撇捺折横折撇捺 部外 9 字义五行 木

戡的本义为刺杀,与武力、战争有关,如戡乱、戡夷。战争常给人们带来别离、死亡等悲凉、惊恐的情绪,有损于生命及健康。"太平之世,多长寿人",社会的安定与和谐发展也是人们健康长寿的重要因素之一。

坎 拼音 kǎn 注音 ㄎㄢˇ，部首 土 笔画数 7 结构 左右结构 造字法 会意;从土、从欠 笔顺编号 1213534 笔顺读写 横竖横撇折撇捺 部外 4 字义五行 土

坎的本义为坑、穴,常用来形容坏运气或窘迫处境,如坎坷等。坎坷的事情经历太多,容易给人带来心理创伤、造成疾病,需加强心理素质及学会自我疏导加以防范。坎亦为八卦之一,代表水,与肾相应。

侃 拼音 kǎn 注音 ㄎㄢˇ，部首 亻 笔画数 8 结构 左右结构 造字法 会意 笔顺编号 32251325 笔顺读写 撇竖竖折横撇竖折 部外 6 字义五行 金

侃的本义为刚直，现多指闲谈、聊天，如侃侃而谈。与知己聊天令人心情愉悦，特别是对于闲居在家的老人们来说，也不失为一种养生休闲的方式，但切忌谈笑太过，时间太久，容易造成疲劳，又不利于健康。

瞰 拼音 kàn 注音 ㄎㄢˋ，部首 目 笔画数 16 结构 左中右结构 造字法 形声；从目、敢声 笔顺编号 2511151221113134 笔顺读写 竖折横横横折横竖竖横横横撇横撇捺 部外 11 字义五行 木

瞰的本义从高处往下看，如俯瞰、鸟瞰，可以得到整体信息，利于把握全局，中医特别强调在临床诊疗过程中不能就症论症，应当对全身情况整体把握，避免一叶障目、以点带面，从而影响治疗效果。

---

kang

康 拼音 kāng 注音 ㄎㄤ，部首 广 笔画数 11 结构 半包围结构 造字法 象形 笔顺编号 41351124134 笔顺读写 捺横撇折横横竖捺横撇捺 部外 8 字义五行 木

康即身体强健，健康是每个人的美好愿望，而世界卫生组织对健康的定义不仅仅是没有疾病和虚弱状态，还要有良好的心理素质和社会适应能力，这才是中医养生学特别强调和追求的真正健康状态。

慷 拼音 kāng 注音 ㄎㄤ，部首 忄 笔画数 14 结构 左右结构 造字法 形声；从忄、康声 笔顺编号 44241351124134 笔顺读写 捺捺竖捺横撇折横横竖捺横撇捺 部外 11 字义五行 木

慷的本义为情绪激昂，形容意气激昂或待人热诚；慷也有性格豪爽、大方的意思，如慷慨、慷爽、慷达。这种性格的人一般善于交友，有助于心情舒畅，利于健康，但应注意情绪不可过于激动，以免伤及身心健康。

糠 拼音 kāng 注音 ㄎㄤ，部首 米 笔画数 17 结构 左右结构 造字法 形声；从米、康声 笔顺编号 43123441351124134 笔顺读写 捺撇横竖撇捺撇横撇折横横竖捺横撇捺 部外 11 字义五行 木

糠指稻、麦等谷物籽实脱下来的皮或壳，又名米皮糠、米秕，其可入药，性味甘、平，可益气健脾，现代营养学研究其含有丰富的维生素，是精米所缺失的，故平常饮食注意粗细搭配，方可保持身体营养均衡。

扛 拼音 káng gāng 注音 ㄎㄤˊ，ㄍㄤ，部首 扌 笔画数 6 结构 左右结构 造字法 形声；从扌、工声 笔顺编号 121121 笔顺读写 横竖横横竖横 部外 3 字义五行 木

扛指用肩膀承担物体，一则对身体而言，肩膀经常扛重物容易造成肌肉劳损，对机体健康造成影响；另外，扛也含有扛起责任的意思，如果责任太重、太多，也会给人的心理造成压力，不利于健康，应劳逸结合。

亢 拼音 kàng 注音 ㄎㄤˋ，部首 亠 笔画数 4 结构 上下结构 造字法 象形 笔顺编号 4135 笔顺读写 捺横撇折 部外 2 字义五行 木

亢的本义为高，有过度、极的意思，如亢奋。养生讲求平衡、中和，任何过度的事情都会影响到健康，如暴饮暴食、过度运动等，故中医有"亢则害"的说法，一旦出现过度情况，都会破坏阴阳动态平衡，导致疾病发生。

伉 拼音 kàng 注音 ㄎㄤˋ，部首 亻 笔画数 6 结构 左右结构 造字法 形声；从亻、亢声 笔顺编号 324135 笔顺读写 撇竖捺横撇折 部外 4 字义五行 木

伉的本义为匹敌、相当，生活中常以伉俪尊称夫妇，这也说明在家庭关系中夫妻是对等的地位，平等的夫妻关系有助于家庭的和睦，要少一些争吵，多一些理解，而和睦、舒适的家庭关系也是维护健康长寿的重要因素。

抗

拼音 kàng 注音 丂尢ˋ，部首 扌 笔画数 7 结构 左右结构 造字法 形声；从扌、亢声 笔顺编号 1214135 笔顺读写 横竖横捺横撇折 部外 4 字义五行 木

抗的本义为抵挡、抵御，如抗洪、抗邪。正常自然环境下存在六淫的异常变化，很容易导致疾病的发生，而人体之所以能够维护健康，不受邪气侵犯，靠的就是机体的抗邪能力，即正气充足，才能抵抗邪气，保证健康。

炕

拼音 kàng 注音 丂尢ˋ，部首 火 笔画数 8 结构 左右结构 造字法 形声；从火、亢声 笔顺编号 43344135 笔顺读写 捺撇撇捺捺横撇折 部外 4 字义五行 火

炕指用砖、坯等砌成的睡觉的台，下面有洞，连通烟囱，可以烧火取暖，是北方冬季抵御寒冷的主要手段之一，但长期处于这样的室内环境应注意防止取暖太过，出现口干、干咳等热燥之象，可多食用水果等以预防。

K

---

kao

考

拼音 kǎo 注音 丂ㄠˇ，部首 耂 笔画数 6 结构 上下结构 造字法 象形兼会意 笔顺编号 121315 笔顺读写 横竖横撇横折 部外 2 字义五行 木

考的本义为老、年纪大的意思，考在甲骨文中的形状好像一位偻背老人扶杖而行，象征着老、长寿，如考寿就是长寿的意思、考终年就是享尽天年的意思；一般也将逝去的老父亲称为考，暗示与健康长寿直接相关。

拷

拼音 kǎo 注音 丂ㄠˇ，部首 扌 笔画数 9 结构 左右结构 造字法 形声；从扌、考声 笔顺编号 121121315 笔顺读写 横竖横横竖横撇横折 部外 6 字义五行 木

拷指打、拷打，用刑具逼问，是战争时期对一些俘虏常会采取的措施，一般都会对人的躯体造成一些伤害，甚则有生命危险。而在长期的严刑拷打下，对人的精神意志也是一种摧残，最终会影响到人的身心健康。

烤 拼音 kǎo 注音 ㄎㄠˇ，部首 火 笔画数 10 结构 左右结构 造字法 形声；从火、考声 笔顺编号 4334121315 笔顺读写 捺撇撇捺横竖横撇横折 部外 6 字义五行 火

烤的本义为用火烘熟或烤干，在寒湿的环境下，烤火有利于祛除寒湿之邪，避免寒伤阳气，但在养生过程中，刚烤过的衣服不宜马上着身，以防火热邪气侵犯人体。另外，烤过的食物不宜多食，否则容易酿生燥热，有损健康。

铐 拼音 kào 注音 ㄎㄠˋ，部首 钅 笔画数 11 结构 左右结构 造字法 形声；从火、考声 笔顺编号 31115121315 笔顺读写 撇横横横折横竖横撇横折 部外 6 字义五行 金

铐的本义是手铐，即镣铐，是束缚犯人的刑具。无论古今，镣铐都是极端限制人身自由的残酷行为，在对犯人强制实行惩罚的同时，也对其日常生活、身体健康、心理变化带来了极大的危害，影响非常严重。

犒 拼音 kào 注音 ㄎㄠˋ，部首 牛 笔画数 14 结构 左右结构 造字法 形声；从牛、高声 笔顺编号 31214125125251 笔顺读写 撇横竖横捺横竖折横竖折竖折横 部外 10 字义五行 木

犒的本义为用酒食或财物慰劳，如犒劳、犒赏，主要体现了一种精神上的慰藉。针对一些特殊情况，对有功者进行犒劳，有助于安抚人心、鼓舞士气、振奋精神，所有这些，均有利于人体的身心健康与长寿。

靠 拼音 kào 注音 ㄎㄠˋ，部首 非 笔画数 15 结构 上下结构 造字法 形声 笔顺编号 312125121112111 笔顺读写 撇横竖横竖折横竖横横横竖横横横 部外 7 字义五行 木

靠的本义为相违背，转指相依，有仰仗、依赖的意思，诸如靠岸、靠边、靠背、停靠、依靠等。人要获得健康与长寿，需要依靠的东西很多，但最重要的还是要靠正确的养生理念、科学的养生保健方法与技巧。

ke

坷 拼音 kē kě 注音 ㄎㄜ,ㄎㄜˇ 部首 土 笔画数 8 结构 左右结构 造字法 形声;从土、可声 笔顺编号 12112512 笔顺读写 横竖横横竖折横竖 部外 5 字义五行 土

坷的本义是土块,常与坎一起组词。坎坷比喻波折多、不得志,人的一生,大多坎坷不平,有些人咬紧牙关,走过风雨,有些人可能就此沉沦,自暴自弃,其关键在于自己对不良境遇的有效疏导和自我调节。

苛 拼音 kē hē 注音 ㄎㄜ,ㄏㄜ 部首 艹 笔画数 8 结构 上下结构 造字法 形声;从艹、可声 笔顺编号 12212512 笔顺读写 横竖竖横竖折横竖 部外 5 字义五行 木

苛的本义是小草,后多指过于严格、繁重而难以忍受,如苛求、苛捐杂税。中医学常用其形容致病性很强的病邪,如"大风苛毒",这时单凭自身正气很难抵御,因此一定要"避其毒气",注意隔离以防止疾病蔓延。

科 拼音 kē 注音 ㄎㄜ 部首 禾 笔画数 9 结构 左右结构 造字法 会意;从斗、从禾 笔顺编号 312344412 笔顺读写 撇横竖撇捺捺捺横竖 部外 4 字义五行 木

科的本义为品类、等级,常指学术和业务的类别,诸如科技、科目、科普、科研、内科、妇科等。科学的内涵极其丰富,中医学、中医养生学均有其科学内容,值得大家予以高度重视,严格加以执行。

颏 拼音 kē 注音 ㄎㄜ 部首 页 笔画数 12 结构 左右结构 造字法 形声;从页、亥声 笔顺编号 415334132534 笔顺读写 捺横折撇撇捺横撇竖折撇捺 部外 6 字义五行 木

颏指脸的最下部门,通称下巴。在中医学中颏候肾,即人的下巴可以反映出肾的功能,通过观察这一区域的色泽、形态等有助于判断疾病的变化,当然,疾病的最终确诊还需要四诊合参,结合其他症状综合判定。

K

稞 拼音 kē 注音 ㄎㄜ，部首 禾 笔画数 13 结构 左右结构 造字法 形声；从禾、果声 笔顺编号 3123425111234 笔顺读写 撇横竖撇捺折横横横竖撇捺 部外 8 字义五行 木

稞即青稞，粒大皮薄，主产于西藏、青海等地，可做糌粑或酿酒。青稞味咸，有下气宽中、壮筋益力的作用，现代营养学研究其含有膳食纤维、多种维生素及微量元素，有助于预防结肠癌、心血管疾病、糖尿病等。

窠 拼音 kē 注音 ㄎㄜ，部首 穴 笔画数 13 结构 上下结构 造字法 形声；从穴、果声 笔顺编号 4453425111234 笔顺读写 捺捺折撇捺竖折横横横竖撇捺 部外 8 字义五行 木

窠的本义为筑在地洞里的鸟窝，诸如蜂窠、鸟窠等。其中蜂窠又叫蜂巢，是一味较为常用的中药材，性味甘平，可治小儿吐泻、妇人难产、咽喉肿毒、疔疮、蜘蛛痣及恶性肿瘤等病，有一定的临床疗效。

磕 拼音 kē 注音 ㄎㄜ，部首 石 笔画数 15 结构 左右结构 造字法 形声；从石、盍声 笔顺编号 132511215425221 笔顺读写 横撇竖折横横竖横折捺竖折竖竖横 部外 10 字义五行 土

磕的本义为石头撞击的声音，多指碰撞在较硬的物体上，常用来形容事情进展得不是很顺利，如磕磕绊绊，如果遇到不顺利的时候，一定是要努力保持良好的心态，勇于面对困难，以免对健康造成影响。

瞌 拼音 kē 注音 ㄎㄜ，部首 目 笔画数 15 结构 左右结构 造字法 形声；从目、盍声 笔顺编号 251111215425221 笔顺读写 竖折横横横竖横折捺竖折竖竖横 部外 10 字义五行 木

瞌即瞌睡，指困倦想睡或进入半睡眠状态。打瞌睡是人体疲劳的一种信号，提示需要休息。睡眠是人体脏腑器官休养生息的重要手段，包括短时间打瞌睡在内的高质量的睡眠能够消除疲劳、恢复精力，利于健康长寿。

蝌 拼音 kē 注音 ㄎㄜ 部首 虫 笔画数 15 结构 左右结构 造字法 形声;从虫、科声 笔顺编号 251214312344412 笔顺读写 竖折横竖横撇撇横竖撇捺捺捺横竖 部外 9 字义五行 木

　　蝌即蝌蚪,是蛙或蟾蜍的幼体,黑色,像小鱼,身体椭圆,有尾巴,生活在水中。古人将蝌蚪入药,可清热解毒,如将其捣碎外敷,可治疗热疮、疥疮等皮肤病;将其与青核桃皮一起捣烂为泥,可用于染须染发。

壳 拼音 ké qiào 注音 ㄎㄜˊ,ㄑㄧㄠˋ 部首 士 笔画数 7 结构 上下结构 造字法 会意兼象形 笔顺编号 1214535 笔顺读写 横竖横捺折撇折 部外 4 字义五行 木

　　壳即坚硬的外壳,如贝壳。很多动物的外壳可以入药,常常发挥重镇、沉降的作用,如牡蛎外壳可重镇安神、收敛固涩,用于心慌失眠、烦躁不安;鲍鱼外壳石决明可平肝息风、清热明目,用于头晕目眩等病证。

咳 拼音 ké hāi 注音 ㄎㄜˊ,ㄏㄞ 部首 口 笔画数 9 结构 左右结构 造字法 形声;从口、亥声 笔顺编号 251415334 笔顺读写 竖折横捺横折撇撇捺 部外 6 字义五行 木

　　咳的本义为小儿笑,现多指咳嗽。咳指有声无痰,多由于外感风寒、风热、燥邪或痰湿蕴肺、肺阴不足等原因所致,具体治疗或食疗要注意辨证施治,总体要注意饮食清淡,少吃油腻、腥膻、辛辣刺激性食物,以免加重。

渴 拼音 kě 注音 ㄎㄜˇ 部首 氵 笔画数 12 结构 左右结构 造字法 形声;从氵、曷声 笔顺编号 441251135345 笔顺读写 捺捺横竖折横横撇折撇捺折 部外 9 字义五行 水

　　渴的本义为水干,指口干想喝水。中医养生特别强调饮水养生,指出口渴不利于健康,"不欲极渴而饮",即不要等到很渴的时候才想起喝水,正确的做法是每天至少喝四次水,总量约两千毫升以上,应少量频饮。

克 拼音 kè 注音 ㄎㄜˋ，部首 十 笔画数 7 结构 上中下结构 造字法 象形 笔顺编号 1225135 笔顺读写 横竖竖折横撇折 部外 5 字义五行 木

克的本义为胜任、战胜，如攻克；克也有克制、抑制的意思。养生的过程就是一个节制、克制的过程，避免欲望过多过杂、避免暴饮暴食、避免纵欲过度等，这样才能维护身心健康。克还是重量单位，现在中药剂量多以克为单位。

恪 拼音 kè 注音 ㄎㄜˋ，部首 忄 笔画数 9 结构 左右结构 造字法 形声；从忄、各声 笔顺编号 442354251 笔顺读写 捺捺竖撇折捺竖折横 部外 6 字义五行 木

恪的本义为谨慎、恭敬，诸如恪勤、恪慎、恪守、俨恪等。中医养生，特别是中医精神调养，非常重视以德养生，要求具有严于律己、宽以待人的优良品德，其中恪慎便显得较为重要，善待他人就是善待自己。

客 拼音 kè 注音 ㄎㄜˋ，部首 宀 笔画数 9 结构 上下结构 造字法 形声；从宀、各声 笔顺编号 445354251 笔顺读写 捺捺折撇折捺竖折横 部外 6 字义五行 木

客是指被邀请的人或来访的人，如客人；或指在外旅行、寄居在外地的人，如客居。客居他乡的人往往多有思乡的情绪，凡事要靠自己，相对而言更加劳心劳力，容易发生疾病，故应当注意劳逸结合，维护健康。

课 拼音 kè 注音 ㄎㄜˋ，部首 讠 笔画数 10 结构 左右结构 造字法 形声；从讠、果声 笔顺编号 4525111234 笔顺读写 捺折竖折横横横竖撇捺 部外 8 字义五行 木

课的本义为考核，现指有计划地分段教学，完成课堂教学科目。中医养生学是一门新兴学科，对于各种各样的理论知识首先应当是从课本里学习得到的，通过课堂传授让更多的人了解养生知识，保护自身健康。

嗑 拼音 kè kē 注音 ㄎㄜˋ,ㄎㄜ 部首 口 笔画数 13 结构 左右结构 造字法 形声;从口、盍声 笔顺编号 2511215425221 笔顺读写 竖折横横竖横折捺竖折竖竖横 部外 10 字义五行 木

嗑的本义为多话,如唠嗑儿。历代养生家崇尚"寡言语以养气",说话太多容易耗损肺气,出现气短、乏力、疲劳等征象,因此,与友人相聚或日常生活中,闲聊应适可而止,以免耗气太过,影响到健康。

ken

肯 拼音 kěn 注音 ㄎㄣˇ 部首 月 笔画数 8 结构 上下结构 造字法 会意;从止、从月 笔顺编号 21212511 笔顺读写 竖横竖横竖折横横 部外 4 字义五行 木

肯的本义为附着在骨头上的肉,现多指愿意、乐意,诸如肯定、宁肯等。从心理养生的角度讲,肯定自己就是拥有自信,在内心里相信自己能够运用心理保健知识来保护自己的身心健康,身体自然就会强壮。

垦 拼音 kěn 注音 ㄎㄣˇ 部首 土 笔画数 9 结构 上下结构 造字法 形声;从土、艮声 笔顺编号 511534121 笔顺读写 折横横折撇捺横竖横 部外 6 字义五行 土

垦的意思是翻耕土地、开垦荒地。在食物紧缺的年代,开垦对增加农业粮食收成、确保食物供应发挥着至关重要的作用,特别是在饥荒岁月,鼓励和组织人们积极开荒种田,争取丰收,能够保护健康与生命。

恳 拼音 kěn 注音 ㄎㄣˇ 部首 心 笔画数 10 结构 上下结构 造字法 形声;从心、艮声 笔顺编号 5115344544 笔顺读写 折横横折撇捺捺折捺捺 部外 6 字义五行 木

恳的本义是诚恳、真诚、一心一意,良好的人际关系有助于人们减少生活中的挫折、困难,保持心情的愉悦是调神养生的重要一环,人与人之间诚恳相待,将心比心,才有助于维护良好的人际关系,促进健康。

啃

拼音 kěn 注音 ㄎㄣˇ，部首 口 笔画数 11 结构 左右结构 造字法 形声；从口、肯声 笔顺编号 25121212511 笔顺读写 竖折横竖横竖横竖折横横 部外 8 字义五行 木

啃的本义是一点一点地往下咬，用牙齿剥食坚硬的东西，诸如啃馒头、啃骨头、啃书本等。在进食之时，切记应当保护牙齿不受伤害；至于清心静气认真学习，自然是值得提倡的好事，应该发扬钉子精神。

keng

坑

拼音 kēng 注音 ㄎㄥ，部首 土 笔画数 7 结构 左右结构 造字法 形声；从土、亢声 笔顺编号 1214135 笔顺读写 横竖横捺横撇折 部外 4 字义五行 土

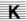

坑的本义为地面凹下去的地方，如水坑；也用来形容想办法害人，如坑蒙拐骗。历代养生家均提倡要修德、行善，才有利于修心养性，凡是坑人、害人的人往往也不得善终，心有恶念，神浮于外，也不利于自身健康。

铿

拼音 kēng 注音 ㄎㄥ，部首 钅 笔画数 12 结构 左右结构 造字法 形声；从钅、坚声 笔顺编号 311152254121 笔顺读写 撇横横横折竖竖折捺横竖横 部外 7 字义五行 金

铿为象声词，形容金石相击的声音，现在多形容非常响亮的声音。中医讲究通过四诊来判断患者的基本情况，其中听声音是重要的内容之一，凡是声音洪亮的人大多身体强壮，但过于高亢则为病态，需要分辨。

kong

空

拼音 kōng kòng kǒng 注音 ㄎㄨㄥ，ㄎㄨㄥˋ，ㄎㄨㄥˇ，部首 穴 笔画数 8 结构 上下结构 造字法 形声；从穴、工声 笔顺编号 44534121 笔顺读写 捺捺折撇捺横竖横 部外 3 字义五行 木

空的义是洞穴，引申为空虚、内无所有。道家养生讲求虚无，认为人保持一种清虚无欲的状态才能健康；中医养生讲求"空"，即不要把太多的烦恼、仇恨、忧愁、名利等放在心里，保持一种恬淡状态，有益健康。

孔 拼音 kǒng 注音 ㄎㄨㄥˇ，部首 子 笔画数 4 结构 左右结构 造字法 会意;从乙、从子 笔顺编号 5215 笔顺读写 折竖横折 部外 1 字义五行 木

孔的本义是乳穴，泛指窟窿、小洞，还指孔姓，特别是孔丘，为我国春秋战国时期伟大的思想家、教育家，他所传授的诸多知识深受华夏子孙的喜爱，在其代表著作中论述的许许多多的养生保健知识至今恒用。

恐 拼音 kǒng 注音 ㄎㄨㄥˇ，部首 心 笔画数 10 结构 上下结构 造字法 形声;从心、巩声 笔顺编号 1213544544 笔顺读写 横竖横撇折捺捺折捺捺 部外 6 字义五行 木

恐指严重害怕、畏惧，为七情之一，与肾相应，"恐则气下"，惊恐过度会损伤肾的功能，导致气机紊乱，如出现大小便失禁、耳鸣耳聋、阳痿等，影响到健康，平时应尽量避免人被吓之事情的发生。

控 拼音 kòng 注音 ㄎㄨㄥˋ，部首 扌 笔画数 11 结构 左右结构 造字法 形声;从扌、空声 笔顺编号 12144534121 笔顺读写 横竖横捺捺折撇捺横竖横 部外 8 字义五行 木

控的本义是开弓，引申为掌握、驾驭、操纵等。对人体健康而言，尽管有许多生理活动是不可控的，但也有很多方面是可以调控的，诸如自我保养、饮食调节、动静结合等，应当主动协调，力求平衡。

kou

抠 拼音 kōu 注音 ㄎㄡ，部首 扌 笔画数 7 结构 左右结构 造字法 形声;从扌、区声 笔顺编号 1211345 笔顺读写 横竖横横撇捺折 部外 4 字义五行 木

抠的本义为抓、提，也有吝啬小气的含义。从心理保健的角度讲，吝啬心理是一种常见的心理失常类疾病，虽然对人小气并不能上升到法律层面，但在道德层面而言，吝啬有碍于自己的身心健康，应加以修正。

口 拼音 kǒu 注音 ㄎㄡˇ，部首 口 笔画数 3 结构 单一结构 造字法 象形 笔顺编号 251 笔顺读写 竖折横 字义五行 木

口的本义就是嘴，我们常说的"病从口入"是指吃得不洁净，导致上吐下泻等胃肠疾病的发生；"祸从口出"是指因为语言不当，导致人际关系失和，产生各种矛盾。因此，人要健康，一定要管住自己的嘴。

叩 拼音 kòu 注音 ㄎㄡˋ，部首 口 笔画数 5 结构 左右结构 造字法 形声；从卩、口声 笔顺编号 25152 笔顺读写 竖折横折竖 部外 2 字义五行 木

叩的本义是敲打、击打，还有磕头的意思。这两个方面的含义均有一定的养生保健学意义：叩击疗法是中医按摩学中的常用技法，有助于疏通经络；向前辈叩首致谢，特别是给祖辈磕头感恩，亦利于身心健康。

K

寇 拼音 kòu 注音 ㄎㄡˋ，部首 宀 笔画数 11 结构 上下结构 造字法 会意 笔顺编号 44511352154 笔顺读写 捺捺折横横撇折竖横折捺 部外 8 字义五行 木

寇的本义为入侵、侵犯，也指侵略者。中医上有"闭门留寇"之说，即指在有邪气尚留体内的时候却用了大量的补益滋腻之品，导致病邪郁留体内不易排出，诸如在感冒初期，患者不宜食用滋补、黏滞之品，以防恋邪。

---

ku

枯 拼音 kū 注音 ㄎㄨ，部首 木 笔画数 9 结构 左右结构 造字法 形声；从木、古声 笔顺编号 123412251 笔顺读写 横竖撇捺横竖竖折横 部外 5 字义五行 金

枯的本义为枯槁、草木失去水分。当人体气血不足，不能够濡养机体，就会出现皮肤干枯皲裂、指甲无泽而易脆裂、身体枯瘦等，这时应注意养成良好的饮食、睡眠习惯，养护好气血津液，这样人体自然会润泽、健康。

哭 拼音 kū 注音 ㄎㄨ，部首 口 笔画数 10 结构 上下结构 造字法 会意；从犬、从口 笔顺编号 2512511344 笔顺读写 竖折横竖折横横撇捺捺 部外 7 字义五行 木

哭指悲痛出声,声泪俱下。哭是人体一种情绪的表达,当遇到悲伤、痛苦的事情,适当的哭泣可以抒发悲伤之情,避免情绪压抑对人体的损伤,但如悲伤太过则容易伤肺耗气,甚则损伤脏腑,导致疾病的发生。

骷 拼音 kū 注音 ㄎㄨ，部首 骨 笔画数 14 结构 左右结构 造字法 形声；从骨、古声 笔顺编号 25545251112251 笔顺读写 竖折折捺折竖折横横横竖竖折横 部外 5 字义五行 木

骷即骷髅,指没有皮肉、毛发的全副骨骼或头骨。当人体生命结束之后,随着时间的迁移,尸体腐化仅存骨骼骷髅,会对生者产生一种发自内心的恐惧和害怕,尤其是对少年儿童,直接影响人们的心理健康。

K

苦 拼音 kǔ 注音 ㄎㄨˇ，部首 艹 笔画数 8 结构 上下结构 造字法 形声；从艹、古声 笔顺编号 12212251 笔顺读写 横竖竖横竖竖折横 部外 5 字义五行 木

苦指苦味,为五味之一。中医学认为苦入心,夏季暑热过盛,适当食用一些苦味食物,如苦瓜、苦菜等,有清心火、解暑热的作用;然而苦味太过也容易伤胃、损伤心阳,出现喘满、胀闷等症状,又不利于人体健康。

库 拼音 kù 注音 ㄎㄨˋ，部首 广 笔画数 7 结构 半包围结构 造字法 会意；从广、从车 笔顺编号 4131512 笔顺读写 捺横撇横折横竖 部外 4 字义五行 木

库的本义为收藏兵车或兵器的地方,诸如宝库、仓库、车库、粮库、国库、库存等。在中医理论中,人体的仓库是脾胃,号称"仓廪之官"。脾胃为人体后天之本、气血化生之源,仓库充足则身体健康。

裤 拼音 kù 注音 ㄎㄨˋ，部首 衤 笔画数 12 结构 左右结构 造字法 形声；从衤、库声 笔顺编号 452344131512 笔顺读写 捺折竖撇捺捺横横折横竖 部外 7 字义五行 木

裤即裤子，是穿在腰部以下的衣服，除了可以遮羞外，对维护人体健康也起着一定的作用。穿裤应宽松、舒适、保暖，常穿低腰裤者容易发生腰痛、痛经等病证，常穿紧身裤者易发生泌尿系感染，应当注意。

酷 拼音 kù 注音 ㄎㄨˋ，部首 酉 笔画数 14 结构 左右结构 造字法 形声；从酉、告声 笔顺编号 12535113121251 笔顺读写 横竖折撇折横撇横竖横竖折横 部外 7 字义五行 木

酷的本义为酒味浓、香气浓，现多形容程度深或残暴到极点，如酷暑、酷寒、酷爱。恶劣的气候环境容易导致邪气入侵，发生疾病或意外；而酷爱指非常喜爱，也容易让人沉迷，在养生中，情绪变化不可过偏，要适可而止。

---

kua

夸 拼音 kuā kuà 注音 ㄎㄨㄚ，ㄎㄨㄚˋ，部首 大 笔画数 6 结构 上下结构 造字法 形声；从大、亏声 笔顺编号 134115 笔顺读写 横撇捺横横折 部外 3 字义五行 木

夸的本义为奢侈，也指用话语奖励、表扬。在生活中，多对别人说一些赞扬、夸奖的话有助于人与人之间的和睦相处，如古人所言"善言莫离口"，多说好话、多行善事有助于修身养性，也可使自己心情愉悦，利于健康。

跨 拼音 kuà 注音 ㄎㄨㄚˋ，部首 足 笔画数 13 结构 左右结构 造字法 形声；从足、夸声 笔顺编号 2512121134115 笔顺读写 竖折横竖横竖横撇捺横横折 部外 6 字义五行 木

跨的本义为倒塌、崩溃瓦解，也常用来指身体支持不住，病倒了。堤坝的垮毁、政权的垮台往往由于外力冲击，超过自身承受能力所致；而身体的垮倒往往也是由于劳心劳力，超出自我机体的负荷，导致疾病丛生。

胯 拼音 kuà 注音 ㄎㄨㄚˋ，部首 月 笔画数 10 结构 左右结构 造字法 形声；从月、夸声 笔顺编号 3511134115 笔顺读写 撇折横横撇捺横横折 部外 6 字义五行 木

胯指两股之间，即腰部两侧和大腿之间的部分。胯骨由髂骨、坐骨和耻骨所组成，在人体主要起着承重作用。当胯骨受到外伤或发生炎症时容易引起疼痛，影响行走，应注意运动过量及感受寒湿以防病强身。

跨 拼音 kuà 注音 ㄎㄨㄚˋ，部首 足 笔画数 13 结构 左右结构 造字法 形声；从足、夸声 笔顺编号 2512121134115 笔顺读写 竖折横竖横竖横横撇捺横横折 部外 6 字义五行 木

跨的本义为迈步、越过。跨往往给人一种越过障碍的感觉，克服各种各样的困难能够带来一定的成就感，从心理上激发积极、喜悦的情绪，有利于舒展压抑、挫败等不良情绪的负面影响，提高抵御疾病的能力。

K

kuai

快 拼音 kuài 注音 ㄎㄨㄞˋ，部首 忄 笔画数 7 结构 左右结构 造字法 形声；左形右声 笔顺编号 4425134 笔顺读写 捺捺竖折横撇捺 部外 4 字义五行 木

快的本义为高兴、痛快，如快乐等。愉悦的情绪是人不可缺少的原则之一，快乐则对生活充满情趣、积极进取，有助于促进身心健康。快也有速度高的意思，与慢相对，如吃饭快，这是不可取的，容易加重脾胃负担，影响健康。

侩 拼音 kuài 注音 ㄎㄨㄞˋ，部首 亻 笔画数 8 结构 左右结构 造字法 形声；从亻、会声 笔顺编号 32341154 笔顺读写 撇竖撇捺横横折捺 部外 6 字义五行 木

旧时专门替别人介绍买卖而从中取利的人，如市侩；现在这个词多偏向于贬义，市侩也泛指唯利是图的人。急功近利、欲望过多则心神不能安宁，劳心劳力，使得五脏六腑陷入疲惫，功能紊乱，容易导致疾病的发生。

脍 拼音 kuài 注音 ㄎㄨㄞˋ，部首 月 笔画数 10 结构 左右结构 造字法 形声;从月、会声 笔顺编号 3511341154 笔顺读写 撇折横横撇捺横横折捺 部外 6 字义五行 木

脍指切得很细的鱼或肉,如鱼脍。食用此类食物容易消化,可以减轻脾胃负担,尤其适合于老年人。老人牙齿松动脱落,又难以嚼得极细,故只能依靠烹饪,把食物切碎、炖熟烂,这样才能充分吸收营养。

筷 拼音 kuài 注音 ㄎㄨㄞˋ，部首 竹 笔画数 13 结构 上下结构 造字法 形声;从竹、快声 笔顺编号 3143144425134 笔顺读写 撇横捺撇横捺捺捺竖折横撇捺 部外 7 字义五行 木

筷子是指用竹子、木头所制作的夹取饭菜的细长棍儿。筷子是我们日常饮食必不可少的用具,除了用于进食外,其长度亦有寓意,暗含阴阳平衡、七情六欲之意,告诫人们平时理应时刻重视养生,以保健康。

kuan

宽 拼音 kuān 注音 ㄎㄨㄢ，部首 宀 笔画数 10 结构 上下结构 造字法 形声 笔顺编号 4451222535 笔顺读写 捺捺折横竖竖竖折撇折 部外 7 字义五行 木

宽的本义是房屋宽敞,令人居住舒适、心情愉悦,是环境养生的一个方面。宽也有宽容宽厚、不苛求别人的意思,对别人的缺点、错误宽容对待,这样才能保持良好的人际关系,保持舒畅的情绪,有利于健康长寿。

款 拼音 kuǎn 注音 ㄎㄨㄢˇ，部首 欠 笔画数 12 结构 左右结构 造字法 会意 笔顺编号 121112343534 笔顺读写 横竖横横横竖撇捺撇折撇捺 部外 8 字义五行 木

款的本义为真诚、诚恳,如款语温言。人与人之间的交往贵在真诚,诚心诚意对人也会获得别人的同样对待,有利于人与人之间建立和谐的人际关系,增进心情的愉悦程度,自然利于自己的身心健康。

kuang

匡 拼音 kuāng 注音 ㄎㄨㄤ，部首 匚 笔画数 6 结构 半包围结构 造字法 形声；从匚、王声 笔顺编号 111215 笔顺读写 横横横竖横折 部外 4 字义五行 木

匡的本义为盛饭的方形竹器，也有纠正、粗略计算的意思，诸如匡谬、匡助、匡算等。在日常保健过程中，经常会出现这样或那样的不规范情况，就必须按照中医养生的正确方法加以修正，以利长寿。

诓 拼音 kuāng 注音 ㄎㄨㄤ，部首 讠 笔画数 8 结构 左右结构 造字法 形声；从讠、匡声 笔顺编号 45111215 笔顺读写 捺折横横横竖横折 部外 6 字义五行 木

诓的本义为欺骗、哄骗。欺骗有时虽然会给自己带来一点点的好处，但从长远来说，欺骗他人总有一天会被识破，在人际交往、家庭关系等方面埋下祸根，导致人际关系恶化，直接影响人体的身心健康。

哐 拼音 kuāng 注音 ㄎㄨㄤ，部首 口 笔画数 9 结构 左右结构 造字法 形声；从口、匡声 笔顺编号 251111215 笔顺读写 竖折横横横横竖横折 部外 6 字义五行 木

哐为拟声词，模拟撞击震动的声音。突然响亮的震动声常会给人带来惊吓，特别是声音巨大或发生突然，甚则会导致气机紊乱、心神失养，出现心慌、气喘、失眠等症状，在日常生活中应尽量避免发生此种情况。

筐 拼音 kuāng 注音 ㄎㄨㄤ，部首 竹 笔画数 12 结构 上下结构 造字法 形声；从竹、匡声 笔顺编号 314314111215 笔顺读写 撇横捺撇横捺横横横竖横折 部外 6 字义五行 木

筐的本义为盛东西的方形竹器，特别是用于偏远山区群众在收获季节搬运粮食或蔬菜。对人体来说，饮食养生至关重要，而粮食、蔬菜等物品是必不可少的基本要素，所以竹筐也在其中发挥了一定的作用。

狂 拼音 kuáng 注音 ㄎㄨㄤˊ，部首 犭 笔画数 7 结构 左右结构 造字法 形声；从犭、王声 笔顺编号 3531121 笔顺读写 撇折撇横横竖横 部外 4 字义五行 木

狂的本义指狗发疯，后指人精神失常。中医学认为狂病是一类神志失常，以精神亢奋、毁物打骂为特征的一类病证，相当于精神分裂症一类的疾病。狂病多迁延日久，较难治疗，所以注重精神调护是预防狂病的重要措施。

诳 拼音 kuáng 注音 ㄎㄨㄤˊ，部首 讠 笔画数 9 结构 左中右结构 造字法 形声；从讠、狂声 笔顺编号 453531121 笔顺读写 捺折撇折撇横横竖横 部外 7 字义五行 木

诳的本义为欺骗、迷惑，诸如诳惑、诳骗、诳语等，与骗、诓等字的含义相似。欺骗他人本身就是一种道德缺失表现，会在人际交往、家庭关系等方面导致人际关系恶化，严重影响人体的身心健康。

旷 拼音 kuàng 注音 ㄎㄨㄤˋ，部首 日 笔画数 7 结构 左右结构 造字法 形声；从日、广声 笔顺编号 2511413 笔顺读写 竖折横横捺横撇 部外 3 字义五行 木

旷的本义为光明、明朗，也有心境开阔、开朗的意思，如心旷神怡。心境开阔的人在遇到一些困难挫折时能够调节好自己的情绪变化，渡过难关，避免不良情绪刺激对脏腑及精神的损伤，减缓情志致病的程度。

况 拼音 kuàng 注音 ㄎㄨㄤˋ，部首 冫 笔画数 7 结构 左右结构 造字法 形声 笔顺编号 4125135 笔顺读写 捺横竖折横撇折 部外 5 字义五行 水

况的意思是情况、情景、情形，还有表示递进关系及举例子的含义，诸如概况、近况、情况、状况、比况及况且等。中医诊疗疾病或养生保健的第一个关键环节在于详细分析患者情况，然后准确加以防治。

矿 拼音 kuàng 注音 ㄎㄨㄤˋ，部首 石 笔画数 8 结构 左右结构 造字法 形声;从石、广声 笔顺编号 13251413 笔顺读写 横撇竖折横捺横撇 部外 3 字义五行 土

矿的本义为矿产、矿物。古人在养生时有服食保健之法,认为从矿石中可以提炼出长生不老之药,故道家有炼丹养生,但现今研究表明矿石中含有较多重金属,容易造成人体慢性中毒,反而有损生命,故弃而不用。

眶 拼音 kuàng 注音 ㄎㄨㄤˋ，部首 目 笔画数 11 结构 左右结构 造字法 形声;从目、匡声 笔顺编号 25111111215 笔顺读写 竖折横横横横横竖横折 部外 6 字义五行 木

眶指眼眶,眼眶周围分布了很多穴位,如攒竹、鱼腰、丝竹空、瞳子髎、球后、承泣等,故眼保健操中有"轮刮眼眶"的动作,可以刺激到这些穴位,起到明目的作用,能够缓解眼睛疲劳,预防近视的发生或加重。

kui

亏 拼音 kuī 注音 ㄎㄨㄟ，部首 二 笔画数 3 结构 单一结构 造字法 形声兼象形 笔顺编号 115 笔顺读写 横横折 部外 1 字义五行 木

亏的本义为气损、不足。身体的亏虚表现在多个方面,如脏腑亏虚、气血亏虚等,主要表现为虚弱、乏力、疲倦、易病等各种不足,多由于日常生活中不注重养生,过度劳损所致,在治疗中多采用辨证进补进行调理。

盔 拼音 kuī 注音 ㄎㄨㄟ，部首 皿 笔画数 11 结构 上下结构 造字法 形声;从皿、灰声 笔顺编号 13433425221 笔顺读写 横撇捺撇撇捺竖折竖竖横 部外 6 字义五行 木

盔的本义为钵,是一种器皿,后指用来保护头部的帽子。在发生战争、交通、灾害之际,以及某些特殊工作中,戴上头盔可以有效防止意外情况对头部造成的损伤,起到直接保护头脑和人体生命的重要作用。

K

窥 拼音 kuī 注音 ㄎㄨㄟ，部首 穴 笔画数 13 结构 上下结构 造字法 形声；从穴、规声 笔顺编号 4453411342535 笔顺读写 捺捺折撇捺横撇撇捺竖折撇折 部外 8 字义五行 木

窥的本义是从小孔或缝里看，诸如窥测、窥视、窥探、窥伺、窥见一斑等。站在中医养生学的角度来说，窥视这种行为对人体的身心健康有一定的负面影响，无论任何事情，均应坦然相对，不必小心过慎。

逵 拼音 kuí 注音 ㄎㄨㄟˊ，部首 辶 笔画数 11 结构 半包围结构 造字法 形声 笔顺编号 12134121454 笔顺读写 横竖横撇捺横竖横捺折捺 部外 8 字义五行 土

逵的本义是四通八达的道路，泛指大路。对人体健康而言，尽管决定身体健康的要素很多，但十四经脉的通畅程度直接关乎机体的健康水平，与逵所代表的大路的含义有相通之处，不可不通。

葵 拼音 kuí 注音 ㄎㄨㄟˊ，部首 艹 笔画数 12 结构 上下结构 造字法 形声；从艹、癸声 笔顺编号 122543341134 笔顺读写 横竖竖折捺撇撇捺横横撇捺 部外 9 字义五行 木

葵的本义指冬葵，是古代重要蔬菜之一，以其幼苗及嫩茎叶入食，性味甘、寒，可导积滞、滑大肠，适合于便秘之人食用，孕妇慎食，否则容易造成滑胎；现在常指向日葵，其子可食，亦可榨油食用，也可驱虫治痢。

魁 拼音 kuí 注音 ㄎㄨㄟˊ，部首 鬼 笔画数 13 结构 半包围结构 造字法 形声 笔顺编号 3251135544412 笔顺读写 撇竖折横横撇折折捺捺横竖 部外 4 字义五行 木

魁的本义为长柄大勺，引申为为首的人或事物，诸如魁首、夺魁、罪魁、党魁、花魁等。天文学中的魁星乃北斗星中的第一星；人无论能力大小，一定要有积极夺魁的勇气和信心。

睽 拼音 kuí 注音 ㄎㄨㄟˊ，部首 目 笔画数 14 结构 左右结构 造字法 形声；从目、癸声 笔顺编号 25111543341134 笔顺读写 竖折横横横折捺撇撇捺横横撇捺 部外 9 字义五行 木

睽的本义是为两只眼睛不能集中地看一个地方，引申为违背、不合，诸如睽异、睽疑、众目睽睽等。中医养生说起来容易，做起来就不容易了，关键是会自觉不自觉地违背了有关养生保健原则，值得注意。

傀 拼音 kuǐ guī 注音 ㄎㄨㄟˇ，ㄍㄨㄟ，部首 亻 笔画数 11 结构 左右结构 造字法 形声；从亻、鬼声 笔顺编号 32325113554 笔顺读写 撇竖撇竖折横横撇折折捺 部外 9 字义五行 木

傀的本义为伟岸、高大，后借指被看作像木偶一样被人操纵的人或组织，诸如傀儡、傀然等。从心身健康的角度讲，无论是当作傀儡的个人还是集体成员，其扭曲的人格均危害其身心健康。

匮 拼音 kuì guì 注音 ㄎㄨㄟˋ，ㄍㄨㄟˋ，部首 匚 笔画数 11 结构 半包围结构 造字法 形声；从匚、贵声 笔顺编号 12512125345 笔顺读写 横竖折横竖横竖折撇捺折 部外 9 字义五行 木

匮(guì)的本义为柜子，现多指缺乏、空乏之意。中医经典著作《金匮要略》，即以"金匮"来比喻此书的重要和珍贵，书中记载了许多中医摄生养慎、饮食卫生、饮食禁忌的内容，为养生学的发展贡献颇多。

馈 拼音 kuì 注音 ㄎㄨㄟˋ，部首 饣 笔画数 12 结构 左右结构 造字法 形声；从饣、贵声 笔顺编号 355251212534 笔顺读写 撇折折竖折横竖横竖折撇捺 部外 9 字义五行 木

馈的意思是赠送，表示将自己珍贵的物品赠送给贵宾，诸如馈送、馈赠、反馈等。在现实生活中，人与人之间的友谊常常是颇为珍贵的养生补品，其中发自内心地馈赠一些信物可以发挥良好的心理保健作用。

K

溃 拼音 kuì huì 注音 ㄎㄨㄟˋ，ㄏㄨㄟˋ，部首 氵 笔画数 12 结构 左右结构 造字法 形声；从氵、贵声 笔顺编号 441251212534 笔顺读写 捺捺横竖折横竖横竖折撇捺 部外 9 字义 五行 水

溃的本义为水冲破堤岸，现也多指肌肉组织腐烂。皮肤溃烂多由于外伤、微生物感染所致，故当皮肤破损时要注意清洁消毒，以防感染；消化道溃疡多由于饮食不节、药物刺激、情绪影响等因素造成，应注意调治。

愧 拼音 kuì 注音 ㄎㄨㄟˋ，部首 忄 笔画数 12 结构 左右结构 造字法 形声；从忄、鬼声 笔顺编号 442325113554 笔顺读写 捺捺竖撇竖折横横撇折折捺 部外 9 字义五行 木

愧的本义为惭愧，即当人做错事情时内心所产生的一种自责情绪变化。懂得惭愧，表明内心存在良知、善念，但也不应沉迷于这种情绪中，做错事情应及时纠正，从羞愧当中走出来，积极面对，才有利于身心健康。

聩 拼音 kuì 注音 ㄎㄨㄟˋ，部首 耳 笔画数 15 结构 左右结构 造字法 形声；从耳、贵声 笔顺编号 122111251212534 笔顺读写 横竖竖横横横竖横竖横竖折撇捺 部外 9 字义 五行 木

聩的本义为先天性耳聋，后泛指耳聋。中医学认为，肾开窍于耳，耳聋的发生多与肾有关，特别是中老年人，元气日渐虚衰，耳鸣、耳聋时有发生，平时应注意房室有节，并采取按摩点穴、食养食疗等方法加以防治。

---

kun

坤 拼音 kūn 注音 ㄎㄨㄣ，部首 土 笔画数 8 结构 左右结构 造字法 形声；从土、申声 笔顺编号 12125112 笔顺读写 横竖横竖折横横竖 部外 5 字义五行 土

坤为八卦之一，乃六十四卦的第二卦，有柔顺伸展之义。坤代表阴，象征地，也指代女性，土为万物之母，厚德以载物，在中医养生中，坤代表着养静、修德，无论是精神修为还是形体修炼，坤越柔越有生命力。

昆 拼音 kūn 注音 ㄎㄨㄣ，部首 日 笔画数 8 结构 上下结构 造字法 会意；从日、从比 笔顺编号 25111535 笔顺读写 竖折横横横折撇折 部外 4 字义五行 火

昆的本义为兄，表示兄弟在一起、共同，诸如昆仲、昆哥、昆弟、昆虫、昆仑山、昆布等。从中医学方面而言，昆布是一味较为常用的中药，性味咸寒，入肝、胃、肾经，有软坚散结、消痰利水之功，为治疗瘿瘤的要药。

捆 拼音 kǔn 注音 ㄎㄨㄣˇ，部首 扌 笔画数 10 结构 左右结构 造字法 形声；从扌、困声 笔顺编号 1212512341 笔顺读写 横竖横竖折横竖撇捺横 部外 7 字义五行 木

捆的本义为用绳子打结，把人或者东西绑起来。站在人体养生保健的角度来说，如果因为诸多原因被别人用绳索捆绑，失去人身自由，自然是一种特别损害人体身心健康的痛苦事，直接威胁健康，应当尽力予以避免。

困 拼音 kùn 注音 ㄎㄨㄣˋ，部首 口 笔画数 7 结构 全包围结构 造字法 会意 笔顺编号 2512341 笔顺读写 竖折横竖撇捺横 部外 4 字义五行 木

困的本义为废弃的房屋，现多指贫困、艰难。生活困苦往往带给人压力及挫折，对于心理素质较差的人来说，很容易被不良的情绪刺激而导致疾病发生，养护关键是要加强自身的应对能力，调节好情绪，避免损伤。

| kuo |

扩 拼音 kuò 注音 ㄎㄨㄛˋ，部首 扌 笔画数 6 结构 左右结构 造字法 会意；从扌、从广 笔顺编号 121413 笔顺读写 横竖横捺横撇 部外 3 字义五行 木

扩的本义为扩大、张开，从拥有知识的视角出发，人们对包括中医养生学在内的诸多理论知识，应当是学习和掌握得越多越好，理应不断地扩大自己的知识范围，更有效地运用于自身的养生保健活动之中。

括 拼音 kuò guā 注音 ㄎㄨㄛˋ、ㄍㄨㄚ，部首 扌 笔画数 9 结构 半包围结构 造字法 形声 笔顺编号 121312251 笔顺读写 横竖横撇横竖竖折横 部外 6 字义五行 木

括本义为扎束，指把各方面的东西合在一起，也就是综合起来。中医养生特别讲究综合养生，即全方位养生保健，含有括的基本内涵，按照"木桶理论"来根据各自情况因人施养，自然可以获得满意的效果。

阔 拼音 kuò 注音 ㄎㄨㄛˋ，部首 门 笔画数 12 结构 半包围结构 造字法 形声；从门、活声 笔顺编号 425441312251 笔顺读写 捺竖折捺捺横撇横竖竖折横 部外 9 字义五行 水

阔的本义为阔大、开阔，开阔的视野也会给人带来心境上的豁达，当人情绪压抑或者心情低落时，可到开阔的地方调节情绪，如海边一望无际会使人的心胸开阔，舒展情怀，有益于自己的身心健康与长寿。

廓 拼音 kuò 注音 ㄎㄨㄛˋ，部首 广 笔画数 13 结构 半包围结构 造字法 形声；从广、郭声 笔顺编号 4134125152152 笔顺读写 捺横撇捺横竖折横折竖横折竖 部外 10 字义五行 木

廓的本义通"郭"，指外城，现多指物体的边缘；廓有广大、空阔的意思，诸如廓开、廓土、寥廓、胸廓等。从心理保健的角度讲，宽阔胸怀的人大多性格温和，与人为善，易获健康与长寿。

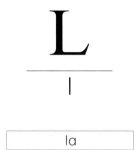

L

l

la

垃 拼音 lā 注音 ㄌㄚ 部首 土 笔画数 8 结构 左右结构 造字法 形声;从土、立声 笔顺编号 12141431 笔顺读写 横竖横捺横捺撇横 部外 5 字义五行 土

　　垃的本义为平整地面上多余的土块,现多指脏土或可扔掉的废物,如垃圾。由于不当饮食、缺乏运动、熬夜等多种因素影响,人体内也有很多代谢垃圾,如宿便、结石、自由基、尿酸等,日积月累会导致各种疾病及加速衰老。

拉 拼音 lā lá 注音 ㄌㄚ,ㄌㄚˊ 部首 扌 笔画数 8 结构 左右结构 造字法 形声;从扌、立声 笔顺编号 12141431 笔顺读写 横竖横捺横捺撇横 部外 5 字义五行 火

　　拉的本义为折断,如拉杀、摧枯拉朽等;后多指牵、扯、拽,如拉手、拉车、拉伸等。某些拉伸动作能够促进健康,如背后拉手,或做一上一下拉绳动作,可以帮助活动肩关节,防治肩周炎。但要注意,过度拉扯可能会导致肌肉损伤。

啦 拼音 lā la 注音 ㄌㄚ,˙ㄌㄚ 部首 口 笔画数 11 结构 左中右结构 造字法 形声;从口、拉声 笔顺编号 25112141431 笔顺读写 竖折横横竖横捺横捺撇横 部外 8 字义五行 火

　　啦的本义为语气词,放在句末表示喜悦、赞叹、惊奇、气愤等。啦语音轻快,在歌词高潮或副歌中也常出现用以抒发情感,能够感染别人,带给人欢快的感觉,让人心情放松、愉悦,有助于排解不良情绪,维护心理健康。

喇 拼音 lǎ 注音 ㄌㄚˇ，部首 口 笔画数 12 结构 左中右结构 造字法 形声；从口、剌声 笔顺编号 251125123422 笔顺读写 竖折横横竖折横竖撇捺竖竖 部外 9 字义五行 火

喇的本义为言急，形容突然发出声音，如哔喇、呼喇等，读 lā；现多读 lǎ，如喇叭、喇嘛等。喇嘛在藏语中又称为上师，是对僧侣的尊称，担负着传播佛教思想的重责，而佛教思想对修德养神、修心养性有很好的指导作用。

腊 拼音 là xī 注音 ㄌㄚˋ，ㄒㄧ，部首 月 笔画数 12 结构 左右结构 造字法 形声；从月、昔声 笔顺编号 351112212511 笔顺读写 撇折横横横竖竖横折横横 部外 8 字义五行 火

腊的本义为年终祭祀，即古代农历十二月，冬至后的第三个戌日要祭祀众神；后多做月令，即农历十二月，即腊月。腊月属寒冬季节，养生当注重养藏，保养肾精，如勿食寒凉滑利之品、适当运动勿大汗淋漓、勿触冒寒邪等。

蜡 拼音 là 注音 ㄌㄚˋ，部首 虫 笔画数 14 结构 左右结构 造字法 形声；从虫、昔声 笔顺编号 25121412212511 笔顺读写 竖折横竖横捺横竖竖横竖折横横 部外 8 字义五行 火

蜡的本义为蝇虫等产生的物质，如蜂蜡；后拓展为动植物或矿物产生的某些油质，如蜡烛、蜡笔等。蜂蜡是蜜蜂分泌的蜡质，将取出蜂蜜后的蜂巢加热熔化，去杂质、过滤、放凉而成，用于久泻不止、下痢脓血、水火烫伤等。

辣 拼音 là 注音 ㄌㄚˋ，部首 辛 笔画数 14 结构 左右结构 造字法 形声；从辛、束声 笔顺编号 41431131251234 笔顺读写 捺横捺撇横横撇横竖折横竖撇捺 部外 7 字义五行 火

辣的本义为辛味，辛甚为辣。辛辣发散，能够开胃刺激食欲，还可祛除寒湿，适合寒湿地区，如四川、湖南等地都偏食辣味，然而湿热地区或体质湿热、患有消化系统疾病等人群不宜食辣，以免加重病情。

lái

来 拼音 lái 注音 ㄌㄞˊ，部首 木 笔画数 7 结构 单一结构 造字法 象形 笔顺编号 1431234 笔顺读写 横捺撇横竖撇捺 部外 3 字义五行 火

来的本义为麦，是大小麦的统称，如来牟；来也有至的意思，即由彼至此，如来到、来犯等。麦为主食，为生命活动提供能量，同时可用于养生食疗，如小麦对失眠、口干渴有一定帮助，大麦健胃消食，用于消化不良、胃胀等病。

莱 拼音 lái 注音 ㄌㄞˊ，部首 艹 笔画数 10 结构 上下结构 造字法 形声；从艹、来声 笔顺编号 1221431234 笔顺读写 横竖竖横捺撇横竖撇捺 部外 7 字义五行 木

莱的本义为草名，即蔓华，又名藜，茎叶可入药。莱的性平味甘，叶可以杀虫、去癫风，干品煮水漱口可以防治龋齿，鲜品捣烂涂抹患处可以治疗各类虫蚁叮咬及白癜风；茎可蚀恶肉，煎汤浓缩成膏，可以消除赘疣、黑痣等。

睐 拼音 lài 注音 ㄌㄞˋ，部首 目 笔画数 12 结构 左右结构 造字法 形声；从目、来声 笔顺编号 251111431234 笔顺读写 竖折横横横横捺撇横竖撇捺 部外 7 字义五行 火

睐的本义为瞳仁不正，有旁视、斜视的意思，如明眸善睐、青睐等。睐所包含的斜视之义，非是鄙视、轻视，而是表示一种左顾右盼，展现出人的灵性，人在清醒状态下，神栖于目，眼睛流露的灵动性代表着有神的健康状态。

赖 拼音 lài 注音 ㄌㄞˋ，部首 贝 笔画数 13 结构 左右结构 造字法 形声 笔顺编号 1251234352534 笔顺读写 横竖折横竖撇捺撇折竖折捺捺 部外 9 字义五行 火

赖的本义为利益、赢利，如赖利；还有依恃、依靠的意思，如依赖、仰赖等。有了支持、依靠，事情的成功进行才能有所保障；同样，健康也需要依赖一定力量的支持才能实现，这就是正确的养生理念和科学的养生方法。

癞 拼音 lài 注音 ㄌㄞˋ，部首 疒 笔画数 18 结构 半包围结构 造字法 形声；从疒、赖声 笔顺编号 413411251234352534 笔顺读写 捺横撇捺横横竖折横竖撇捺撇折折撇捺 部外 13 字义五行 火

癞的本义为一种恶性疾病，即麻风病。麻风病是一种慢性、接触性、传染性疾病，已有三千多年的历史，主要侵犯皮肤及外周神经，严重者可毁坏容貌或致肢体畸形，麻风病可通过控制传染病源，改善自身免疫功能来预防。

籁 拼音 lài 注音 ㄌㄞˋ，部首 竹 笔画数 19 结构 上下结构 造字法 形声；从竹、赖声 笔顺编号 3143141251234352534 笔顺读写 撇横捺撇横捺横竖折横竖撇捺撇折竖折撇捺 部外 13 字义五行 木

籁的本义为古代一种三孔管乐器，属于箫。天籁常被形容音乐的最高境界，而音乐用其特殊的语言形式可以抒发情感，怡养心神，调剂精神生活，防治精神情志疾病，例如箫的声音婉转舒缓，能够让人的心情平静下来。

---

lan

兰 拼音 lán 注音 ㄌㄢˊ，部首 丷 笔画数 5 结构 上下结构 造字法 形声 笔顺编号 43111 笔顺读写 捺撇横横横 部外 3 字义五行 木

兰的本义为一种香草，现在是指兰属植物的泛称，如君子兰、蝴蝶兰等，供观赏用。泽兰，叶、花略有香味，常在沐浴时用。泽兰可入药，有活血化瘀、利水消肿的作用，常用于月经不调、产后瘀血腹痛、水肿等病证的治疗。

岚 拼音 lán 注音 ㄌㄢˊ，部首 山 笔画数 7 结构 上下结构 造字法 会意 笔顺编号 2523534 笔顺读写 竖折竖撇折撇捺 部外 4 字义五行 土

岚的本义为山林中的雾气，如山岚瘴气、岚雾等。岚气多分布于低洼、潮湿、闷热、杂草丛生、山林密集的区域，是一种邪气，侵犯人体正气，导致寒热头痛、胸闷、恶心等症状，甚至威胁生命，多用芳香辟秽类的药物预防。

拦 拼音 lán 注音 ㄌㄢˊ，部首 扌 笔画数 8 结构 左右结构 造字法 形声；从扌、兰声 笔顺编号 12143111 笔顺读写 横竖横捺撇横横横 部外 5 字义五行 木

拦的本义为阻挡、遮拦，如拦截、阻拦、拦路虎等。拦多为设置一些障碍或限制，使不能顺利进行；我们在生活中也常会遇到这样的阻拦，有些人疲于应对，出现身心疾患，所以要学会调整心态，苦中作乐，避免被挫折压垮。

栏 拼音 lán 注音 ㄌㄢˊ，部首 木 笔画数 9 结构 左右结构 造字法 形声；从木、兰声 笔顺编号 123443111 笔顺读写 横竖撇捺捺撇横横横 部外 5 字义五行 木

栏的本义为栅杆护围，如栏杆、栅栏、围栏等。栏杆具有一定的防护作用；人体健康也需要建立一道防护网，除了加强自身正气防御外邪外，还要注意衣食住行、生活习惯等，以加强防护，避免外邪侵犯。

婪 拼音 lán 注音 ㄌㄢˊ，部首 女 笔画数 11 结构 上下结构 造字法 会意 笔顺编号 12341234531 笔顺读写 横竖撇捺横竖撇捺折撇横 部外 8 字义五行 木

婪的本义为贪心，如贪婪、婪酣等。人的欲望是无穷尽的，多数人存在贪婪的本性，得到了还想要得到更多，如果不加以调控，欲望只会越来越多，让自己身心疲惫，甚至衰老早亡，所以养生一定要修心养性，不被物欲所控。

阑 拼音 lán 注音 ㄌㄢˊ，部首 门 笔画数 12 结构 半包围结构 造字法 形声；从门、柬声 笔顺编号 425125431234 笔顺读写 捺竖折横竖折捺撇横竖撇捺 部外 9 字义五行 火

阑的本义为门前的栅栏，如阑槛、阑楯等；阑还指残、将近，如夜阑、阑暑等，含有衰减、零落的意思，如阑珊、阑散等。人的生命在达到鼎盛之后也会逐渐走向衰退，直到生命的尽头，要以平和的心态正确对待生长壮老已。

蓝 拼音 lán 注音 ㄌㄢˊ，部首 艹 笔画数 13 结构 上下结构 造字法 形声；从艹、监声 笔顺编号 1222231425221 笔顺读写 横竖竖竖竖撇横捺竖折竖竖横 部外 10 字义五行 木

蓝的本义为蓼蓝。是可以加工为靛青做染料用的植物；多指一种颜色，如蓝天、蓝湛湛等。蓝色是一种纯净的颜色，让人联想到干净的海洋、晴朗的天空，代表着大自然的原生态、无污染，这样的自然环境有利于人的身心健康。

谰 拼音 lán 注音 ㄌㄢˊ，部首 讠 笔画数 14 结构 左右结构 造字法 形声；从讠、阑声 笔顺编号 45425125431234 笔顺读写 捺折捺竖折横竖折捺撇横竖撇捺 部外 12 字义五行 火

谰的本义为抵赖、诬陷，如谰言、期谰等。人与人的交往贵在真诚，抵赖、诬陷都是不负责任的表现，也是一个人道德素质低下的体现，不利于人际关系的发展，更不利于修心养性，内心充满阴暗，往往也会影响到身体健康。

澜 拼音 lán 注音 ㄌㄢˊ，部首 氵 笔画数 15 结构 左右结构 造字法 形声；从氵、阑声 笔顺编号 441425125431234 笔顺读写 捺捺横捺竖折横竖折捺撇横竖撇捺 部外 12 字义五行 水

澜的本义为大波浪，如波澜、狂澜等。我们常把人生的挫折、磨难比喻为生活中的风浪，对人的身心都是一种考验，有人在风浪中耗磨了健康，有人在风浪中心力交瘁，只有不断增强心理素质，提升身体素质，方能应对风浪。

褴 拼音 lán 注音 ㄌㄢˊ，部首 衤 笔画数 15 结构 左右结构 造字法 形声；从衤、监声 笔顺编号 452342231425221 笔顺读写 捺折竖撇捺竖竖撇横捺竖折竖竖横 部外 10 字义五行 火

褴的本义为无边饰的破旧短衣，如褴褛等。衣物破烂常意味着生活境遇较差，经济状况、社会地位等都处于较低层次，这些通常也是影响健康长寿的重要因素，但并非决定因素，只要调节得当，这部分人群依然可以获得健康。

篮 拼音 lán 注音 ㄌㄢˊ，部首 竹 笔画数 16 结构 上下结构 造字法 形声；从竹、监声 笔顺编号 3143142231425221 笔顺读写 撇横捺撇横捺竖竖撇横捺竖折竖竖横 部外 10 字义五行 木

　　篮的本义为用竹子编制的有提梁的盛器，也可以用藤条、柳条编制，如竹篮、摇篮等。篮球也是因球筐似无底的篮子而得名，篮球是一项可以增强体质的运动，还可以促进动作的协调性、团队的协作性，坚持锻炼可促进健康。

斓 拼音 lán 注音 ㄌㄢˊ，部首 文 笔画数 16 结构 左右结构 造字法 形声；从文、阑声 笔顺编号 4134425125431234 笔顺读写 捺横撇捺捺竖折横竖折捺撇横竖撇捺 部外 12 字义五行 火

　　斓的本义为色杂，形容灿烂多彩，如斑斓。自然界色彩多样能够带给人向上、兴奋、愉悦的情绪，利于调节心情，促进健康；但卧室或家庭中的装饰切忌色彩过多、过杂，否则易扰乱心神，使神气浮于外，不利于修心养性。

览 拼音 lǎn 注音 ㄌㄢˇ，部首 见 笔画数 9 结构 上下结构 造字法 会意；从见、从监省声 笔顺编号 223142535 笔顺读写 竖竖撇横捺竖折撇折 部外 5 字义五行 火

　　览的本义为观看，如一览无余、浏览等。对外界事物多看、多想，汲取知识养分，以丰富自己的阅历，提升应变能力，也是一种修心养性，在遇到困难、挫折时，能够保持镇定，从容应对，从而避免或减轻对身心健康的影响。

揽 拼音 lǎn 注音 ㄌㄢˇ，部首 扌 笔画数 12 结构 左右结构 造字法 形声；从扌、览声 笔顺编号 121223142535 笔顺读写 横竖横竖竖撇横捺竖折撇折 部外 9 字义五行 火

　　揽的本义为把持，如总揽、揽持、揽权等。揽有将事物或权力往自己身边拉拢的含义，这有利于自己掌控全局，便于统筹规划，更好地为他人服务，但也应注意不可过度沉迷于权力的掌控，否则易迷失心性，不利于心理健康。

缆 拼音 lǎn 注音 ㄌㄢˇ 部首 纟 笔画数 12 结构 左右结构 造字法 形声;从纟、览声 笔顺编号 551223142535 笔顺读写 折折横竖竖撇横捺竖折撇折 部外 9 字义五行 火

缆的本义为系船用的粗绳子,也常指许多股拧成的像缆的东西,如缆绳、船缆、电缆等。缆的特点是粗壮、结实,不容易断裂,经久耐用;人的寿命也是如此,想要长寿,尽享天年,首先要有一个强健的体魄,养生至关重要。

榄 拼音 lǎn 注音 ㄌㄢˇ 部首 木 笔画数 13 结构 左右结构 造字法 形声;从木、览声 笔顺编号 1234223142535 笔顺读写 横竖撇捺竖竖撇横捺竖折撇折 部外 9 字义五行 木

榄的本义为木名,即橄榄,又名青榄。橄榄果味酸、甘,性平,可生食或煲汤,初尝苦涩,有回甘,有生津液、解鱼蟹毒、利咽的功效。青榄炖螺片即是岭南一道食疗佳品,可清利咽喉,适合声音嘶哑或日常说话多者食用。

懒 拼音 lǎn 注音 ㄌㄢˇ 部首 忄 笔画数 16 结构 左中右结构 造字法 形声;从忄、赖声 笔顺编号 4421251234352534 笔顺读写 捺捺竖横竖折横竖撇捺撇折竖折撇捺 部外 13 字义五行 火

懒的本义为懈怠,不勤力,如懒惰、懒散等。懒是一种不利于健康的行为,首先表现在精神上的松懈,不能够守于内;其次懒人常缺乏运动,饮食起居往往也无规律,违背生命健康规律,最终身心俱损,不利于健康长寿。

烂 拼音 làn 注音 ㄌㄢˋ 部首 火 笔画数 9 结构 左右结构 造字法 形声;从火、兰声 笔顺编号 433443111 笔顺读写 捺撇撇捺捺撇横横横 部外 5 字义五行 火

烂的本义为用火煮松软,如烂煮、烂饭等。煮烂的食物松软易消化,适合老人、儿童等脾胃功能差者食用,利于保护脾胃。烂还有腐败的意思,如腐烂等,特别是食物腐烂,不能食用,容易导致肠胃疾病,甚至引发中毒死亡。

滥 拼音 làn 注音 ㄌㄢˋ，部首 氵 笔画数 13 结构 左右结构 造字法 形声;从氵、监声 笔顺编号 4412231425221 笔顺读写 捺捺横竖竖撇横捺竖折竖竖横 部外 10 字义五行 水

滥的本义为泛起、溢出,常引用为过度、无节制、任意等,如泛滥、宁缺毋滥等。养生要懂得科学方法,生活中存在很多滥用的现象,如不分体质滥用补药、过服保健品、运动过度等,往往造成很多隐患,反而有损身心健康。

lang

啷 拼音 lāng 注音 ㄌㄤ，部首 口 笔画数 11 结构 左中右结构 造字法 形声;从口、郎声 笔顺编号 25145115452 笔顺读写 竖折横捺折横横折捺折竖 部外 8 字义五行 火

啷的本义为拟声词,模拟器物撞击的声音,如当啷、哐啷等。器物之间的碰撞会发出不同的声音,击打好的话可以形成美妙的音乐,令人心情愉悦;但若突然撞击发出的巨响,则多易扰动心神,使人心慌,反而不利于健康。

郎 拼音 láng làng 注音 ㄌㄤˊ，ㄌㄤˋ，部首 阝 笔画数 8 结构 左右结构 造字法 形声 笔顺编号 45115452 笔顺读写 捺折横横折捺折竖 部外 6 字义五行 火

郎的本义为古代地名,位于山东;也多作官名,如侍郎、中郎等;同时也是对男子的称呼,如伴郎、郎才女貌等。郎中既是古代的一种官名,也是宋代以后南方对医生的称呼,郎中尽力治疗人的疾病,维护着人们的健康。

狼 拼音 láng 注音 ㄌㄤˊ，部首 犭 笔画数 10 结构 左右结构 造字法 形声;从犭、良声 笔顺编号 3534511534 笔顺读写 撇折撇捺横横折撇捺 部外 7 字义五行 火

狼的本义为动物名,就是狼,从其本身来说,狼肉可补益身体,狼牙可辟秽除邪,有一定养生功效;但因狼生性狡猾、贪婪,常用狼子野心、恶狼猛虎等比喻凶残、狠毒的人,具有这类性格特征的人不易静心养神,易发生意外事故,不利于养生。

琅 拼音 láng 注音 ㄌㄤˊ，部首 王 笔画数 11 结构 左右结构 造字法 形声；从王、良声 笔顺编号 11214511534 笔顺读写 横横竖横撇折横横折撇捺 部外 7 字义五行 火

琅的本义为似玉的美石或珊瑚，如琳琅、珐琅等，比喻优美珍贵的东西，常带给人美好的享受，有助于心情愉悦，维护心理健康；琅后也多形容清朗、响亮的声音，如书声琅琅等，象征着人体正气充盈，也是健康的一种体现。

廊 拼音 láng 注音 ㄌㄤˊ，部首 广 笔画数 11 结构 半包围结构 造字法 形声；从广、郎声 笔顺编号 41345115452 笔顺读写 捺横撇捺折横横折捺折竖 部外 8 字义五行 火

廊的本义为厅堂周围的屋，如廊屋、廊房等；后多指屋檐下的过道或独立有顶的通道，如走廊、廊庑等。日常生活中廊可遮风避雨，对人体健康起到一定保护作用；但也应注意避免走廊的穿堂风，以免感受外邪，影响健康。

榔 拼音 láng 注音 ㄌㄤˊ，部首 木 笔画数 12 结构 左中右结构 造字法 形声；从木、郎声 笔顺编号 123445115452 笔顺读写 横竖撇捺捺折横横折捺折竖 部外 8 字义五行 木

榔的本义为高木，也为树名，指桃榔、槟榔树，皆属于棕榈科树木。桃榔子磨粉可制点心等食品，有补益虚损的功效；槟榔皮晒干为中药大腹皮，是常用的利水消肿中药；槟榔也可食用，有驱虫作用，但应注意过多食用可致病。

螂 拼音 láng 注音 ㄌㄤˊ，部首 虫 笔画数 14 结构 左中右结构 造字法 形声；从虫、郎声 笔顺编号 25121445115452 笔顺读写 竖折横竖横捺捺折横横折捺折竖 部外 8 字义五行 火

螂的本义为虫名，即螳螂。螳螂捕食蚊蝇等害虫，有利于维持自然界的生态平衡，自然界以螂为名的虫类还有蚨螂、蟑螂等。中药桑螵蛸即是螳螂的卵鞘，有解毒消肿、定惊止痉的作用，可治疗小儿惊痫抽搐、咽喉肿痛等。

朗 拼音 lǎng 注音 ㄌㄤˇ，部首 月 笔画数 10 结构 左右结构 造字法 形声;从月、良声 笔顺编号 4511543511 笔顺读写 捺折横横折捺撇折横横 部外 6 字义五行 火

朗的本义为明亮,如明朗、晴朗、朗润等。明亮在阴阳属性中归属于阳,象征着积极、向上等,能够振奋精神,给人带来希望,帮助摆脱阴暗、低落、抑郁等不利于心理平衡的情绪,是一种促进心理健康的外在因素条件。

浪 拼音 làng 注音 ㄌㄤˋ，部首 氵 笔画数 10 左右结构 左右结构 造字法 形声;从氵、良声 笔顺编号 4414511534 笔顺读写 捺捺横捺折横横折撇捺 部外 7 字义五行 水

浪的本义为水名,即沧浪;也形容水流动的样子;后指水因风吹、石激等形成的涌动,如风浪、浪花等。浪花涌动能带给人一种激情澎湃的感觉,带动积极向上的情绪;但心潮也不宜太过,常有潜在危险,注意趋利避害,维护健康。

---

lao

捞 拼音 lāo 注音 ㄌㄠ，部首 扌 笔画数 10 结构 左右结构 造字法 形声;从扌、劳声 笔顺编号 1211224553 笔顺读写 横竖横横竖竖捺折折撇 部外 7 字义五行 火

捞的本义为没入水中取物,如捕捞、大海捞针等;后引申为用不正当手段获取,如捞好处、捞一把等。这样的行为多建立在利欲熏心的基础之上,追名逐利,虽可获得一时的好处,但从长远看,被过多欲望牵制,终会有损健康。

劳 拼音 láo 注音 ㄌㄠˊ，部首 力 笔画数 7 结构 上下结构 造字法 会意 笔顺编号 1224553 笔顺读写 横竖竖捺折折撇 部外 5 字义五行 火

劳的本义为用力、辛勤,如劳动、劳力等。适当的劳作有助于锻炼筋骨肌肉,维持身体的康健;但若过于劳累,无论是精神,还是形体,或是房事方面,都会对人体身心造成损伤,因此养生中关键的原则之一即为不妄作劳。

牢 拼音 láo 注音 ㄌㄠˊ，部首 牛 笔画数 7 结构 上下结构 造字法 会意；从宀、从牛 笔顺编号 4453112 笔顺读写 捺捺折撇横横竖 部外 3 字义五行 火

牢的本义为关养牛、马等牲畜的圈，常引申为监狱，如牢房、监狱等。监牢限制了人的身心自由，尤其在精神上是残酷的打击与考验，很多情况下会导致身心疾患的出现，因此，平常要注意道德及心性的修养，避免犯罪以预防被伤害。

唠 拼音 láo lào 注音 ㄌㄠˊ，ㄌㄠˋ，部首 口 笔画数 10 结构 左右结构 造字法 形声；从口、劳声 笔顺编号 2511224553 笔顺读写 竖折横横竖竖捺折折撇 部外 7 字义五行 火

唠的本义为喧哗、说起来没完，如唠叨、唠噪等。长辈对晚辈的唠叨常体现了一种关心与爱护，是亲情的一种表达，能够抚慰心灵上的需求；但从养生角度来说，过于唠叨，多言耗气，不利于身体的健康，应适可而止。

崂 拼音 láo 注音 ㄌㄠˊ，部首 山 笔画数 10 结构 左右结构 造字法 形声；从山、劳声 笔顺编号 2521224553 笔顺读写 竖折竖横竖竖捺折折撇 部外 7 字义五行 土

崂的本义为山险峻，又指山名，即崂山，位于山东省青岛市。崂山是道教的发祥地之一，自春秋时期开始就有致力于养生的方士在山中修行，经久不衰，其自然环境较为优越，崂山是研究道家养生的重要文化历史资源。

痨 拼音 láo 注音 ㄌㄠˊ，部首 疒 笔画数 12 结构 半包围结构 造字法 形声；从疒、劳声 笔顺编号 413411224553 笔顺读写 捺横撇捺横横竖竖捺折折撇 部外 7 字义五行 火

痨的本义为积劳瘦削，痨病是结核病的俗称，是一种慢性、缓发性传染疾病，多发生在肺部，颈淋巴、脑膜、皮肤、骨骼等也可发生继发感染，以低热、咯血、消瘦、乏力为主要症状，要注意接种疫苗、与患者隔离等以预防。

老

拼音 lǎo 注音 **ㄌㄠˇ**,部首 耂 笔画数 6 结构 上下结构 造字法 象形 笔顺编号 121335 笔顺读写 横竖横撇撇折 部外 2 字义五行 火

老的本义为年老,古人将70岁以上称为老,如老年、衰老等。老是生命发展的规律,这一阶段身体各方面功能出现退化,更易发生各类疾病,甚至死亡,我们虽不可逆转这一过程,但可通过养生延缓衰老的到来,维护健康。

佬

拼音 lǎo 注音 **ㄌㄠˇ**,部首 亻 笔画数 8 结构 左右结构 造字法 形声;从亻、老声 笔顺编号 32121335 笔顺读写 撇竖横竖横撇撇折 部外 6 字义五行 火

佬的本义为方言对男子的称呼,如阔佬、外国佬等。佬多含有蔑视、轻视之意,用于称呼他人不利于人际交往,容易引起对方的反感、厌恶,甚则引发冲突,造成身心伤害;从自身来说也不利于修心养性,有碍身心健康。

姥

拼音 lǎo mǔ 注音 **ㄌㄠˇ,ㄇㄨˇ**,部首 女 笔画数 9 结构 左右结构 造字法 形声;从女、老声 笔顺编号 531121335 笔顺读写 折撇横横竖横撇撇折 部外 6 字义五行 水

姥的本义为老年妇女的俗称,本读 mǔ,又读 lǎo,姥姥,即外祖母,另也是对老年女性的尊称;也作山名,即天姥山,位于浙江绍兴,为道教七十二福地中的第十六福地,气势不凡,是一座文化名山、道教名山,也是养生福地。

烙

拼音 lào luò 注音 **ㄌㄠˋ,ㄌㄨㄛˋ**,部首 火 笔画数 10 结构 左右结构 造字法 形声;从火、各声 笔顺编号 4334354251 笔顺读写 捺撇撇捺撇折捺竖折横 部外 6 字义五行 火

烙的本义为烧灼,读 lào,常用来指以高温将食物焙熟或为事物留下印记,如烙饼、烙刻、烙印等,在应用时要注意避免烫伤;烙也读 luò,炮烙,是古代一种非常残酷的刑罚,对人的身心健康造成严重损伤,现已废除。

涝 拼音 lào 注音 ㄌㄠˋ，部首 氵 笔画数 10 结构 左右结构 造字法 形声；从氵、劳声 笔顺编号 4411224553 笔顺读写 捺捺横横竖竖折折折撇 部外 7 字义五行 水

涝的本义为水名，读 láo，涝水，位于陕西境内；也读 lào，大水之义，如洪涝、涝灾等。水为万物之源，但若过多则会酿成洪涝灾害，破坏农田、房屋等，甚至危害到人的生命，况且涝灾过后往往容易发生传染性疾病，应注意预防。

酪 拼音 lào 注音 ㄌㄠˋ，部首 酉 笔画数 13 结构 左右结构 造字法 形声；从酉、各声 笔顺编号 1253511354251 笔顺读写 横竖折撇折横横撇折捺竖折横 部外 6 字义五行 火

酪的本义为乳浆，如干酪、酥酪、醴酪等。牛、马、羊、骆驼等的乳汁皆可以做酪，酪是一种半发酵的食品，有润泽、养血的功效，适合有皮肤干燥、肠燥便秘、口干渴等症状者食用，是女性、老人、儿童滋养身体之佳品。

le

乐 拼音 lè yuè 注音 ㄌㄜˋ，ㄩㄝˋ，部首 丿 笔画数 5 结构 单一结构 造字法 象形 笔顺编号 35234 笔顺读写 撇折竖撇捺 部外 4 字义五行 火

乐的本义为五声八音的总名，即音乐，读 yuè，音乐可以抒发内心情感，调节情绪，促进健康；乐也读 lè，愉悦、喜悦的意思，养生以行乐为先，快乐的情绪能促进气血运行，气血流通则正气充盈，有助于抗邪防病，维护健康。

勒 拼音 lè lēi 注音 ㄌㄜˋ，ㄌㄟ，部首 力 笔画数 11 结构 左右结构 造字法 形声；从革、力声 笔顺编号 12212511253 笔顺读写 横竖竖横竖折横横竖折撇 部外 9 字义五行 火

勒的本义为套在马头上带嚼子的笼头，如马勒、勒面等，常引申为约束的意思，如勒令、勒兵等。人的生活要有一定的约束，特别是自我约束，衣食住行等各方面行为不任意妄为，才能按照生命发展规律进行，获得身心健康。

了 拼音 le liǎo 注音 ·ㄌㄜ,ㄌㄧㄠˇ 部首 乙 笔画数 2 结构 单一结构 造字法 象形 笔顺编号 52 笔顺读写 折竖 部外 1 字义五行 火

了的本义为束婴儿两臂;读 liǎo,如了却;读 le 时,放句末为语气助词;还有聪慧、明白的意思,如了慧、了然等。很多养生方法都是古人在了悟自然界生命规律中总结出来的,养生要多观察生活,汲取养分。

léi

雷 拼音 léi 注音 ㄌㄟˊ 部首 雨 笔画数 13 结构 上下结构 造字法 会意;从雨、从田 笔顺编号 1452444425121 笔顺读写 横捺折竖捺捺捺捺竖折横竖横 部外 5 字义五行 水

雷的本义为云层放电时发出的巨响,如雷闪、雷雨等。打雷时,电流可能会通过人、畜、树木、建筑等而造成杀伤或破坏,因此,雷雨天要避免站在高处,避免树下躲雨,避免接触金属、易燃物品等,以减少生命意外的发生。

擂 拼音 léi lèi 注音 ㄌㄟˊ,ㄌㄟˋ 部首 扌 笔画数 16 结构 左右结构 造字法 形声;从扌、雷声 笔顺编号 1211452444425121 笔顺读写 横竖横横捺折竖捺捺捺捺竖折横竖横 部外 13 字义五行 火

擂的本义为研磨,如擂捶、擂钵等。客家地区有饮用擂茶的习俗,即将茶叶、芝麻、花生、炒米、盐等放进擂钵,磨成糊状,冲开水饮用,还可根据需要添加中草药。擂茶既可以充饥,又可提神、生津,是一道特色养生食品。

镭 拼音 léi 注音 ㄌㄟˊ 部首 钅 笔画数 18 结构 左右结构 造字法 形声;从钅、雷声 笔顺编号 311151452444425121 笔顺读写 撇横横横折横捺竖捺捺捺捺竖折横竖横 部外 13 字义五行 金

镭的本义为古代的一种瓶,现多用来指一种化学元素。镭具有很强的放射性,是原子弹的原料之一,人及动物吸收之后有损健康。治疗恶性肿瘤中的放疗,即是利用镭的放射性造成细胞功能障碍,从而达到治疗的目的。

羸 拼音 léi 注音 为ㄟˊ，部首 羊 笔画数 19 结构 上中下结构 造字法 形声 笔顺编号 4152513511431112354 笔顺读写 捺横折竖折横撇折横横捺撇横横横竖撇折捺 部外 13 字五行 火

羸的本义为瘦弱，如羸弱、羸老等。身体的羸瘦多由于先天不足，或大病体虚、后天失养等因素造成，除要及时治疗外，更要注意日常养生，尤其要注意饮食养生，以健脾护胃为主，脾胃健运才能使气血充盈，改善羸弱状态。

耒 拼音 léi 注音 为ㄟˊ，部首 耒 笔画数 6 结构 单一结构 造字法 象形 笔顺编号 111234 笔顺读写 横横横竖撇捺 字义五行 火

耒的本义为古代的一种农具，形状像木叉，如耕耒、耒耜等。民以食为天，食物是人类赖以生存的基本保障；农具的广泛使用，极大地推动了农业的发展，增加了粮食产量，为人类解决了温饱问题，从而为健康长寿保驾护航。

垒 拼音 lěi 注音 为ㄟˇ，部首 土 笔画数 9 结构 上下结构 造字法 原为形声 笔顺编号 545454121 笔顺读写 折捺折捺折捺横竖横 部外 6 字义五行 土

垒的本义为军壁，是防护军营的墙壁或建筑，如堡垒、对垒等。球类运动中的垒球即含有此意，球场呈直角扇形，四个角各设一个垒包，在投手投球前跑垒员不得离垒，能够锻炼人的思维、反应能力，也是一项很好地健身运动。

磊 拼音 lěi 注音 为ㄟˇ，部首 石 笔画数 15 结构 品字结构 造字法 会意 笔顺编号 132511325113251 笔顺读写 横撇竖折横横撇竖折横横撇竖折横 部外 10 字义五行 土

磊的本义为石头多，如磊块、磊磊等，常用来形容心地光明坦荡，如磊落等。内心坦荡者做事问心无愧，少忧愁、恐惧等不良情绪，容易保持七情调畅中和，且内心坦荡者与人相处关系多融洽、和谐，这些都有利于健康长寿。

蕾 拼音 lěi 注音 ㄌㄟˇ，部首 艹 笔画数 16 结构 上下结构 造字法 形声；从艹、雷声 笔顺编号 1221452444425121 笔顺读写 横竖竖横捺折竖捺捺捺捺竖折横竖横 部外 13 字义五行 木

蕾的本义为含苞未开的花朵，如蓓蕾、花蕾等。花朵含苞待放，代表着生机始发，就像儿童一样需要呵护，养生并不是老年人的专属，更应从小抓起，尤其在婴幼儿时期，如果父母喂养得当，就可以为未来打下坚实的健康基础。

儡 拼音 lěi 注音 ㄌㄟˇ，部首 亻 笔画数 17 结构 左右结构 造字法 形声 笔顺编号 32251212512125121 笔顺读写 撇竖竖折横竖横竖折横竖横竖折横竖横 部外 15 字义五行 火

儡的本义为败坏、破败，读 lěi，如儡儡、儡然等；读 lèi，指木偶戏中的木头人。儡然形容颓丧、疲惫的样子，神是人体生命力的体现，精神萎靡的失神状态，往往意味着身心健康存在问题，需要注意调整，避免疾病发生。

肋 拼音 lèi lē 注音 ㄌㄟˋ，ㄌㄜ，部首 月 笔画数 6 结构 左右结构 造字法 形声；从月、力声 笔顺编号 351153 笔顺读写 撇折横横折撇 部外 2 字义五行 火

肋的本义为骨骼名，即肋骨，位于胸部两侧。人有肋骨12对，左右对称，支撑胸腔，保护内在的肺、心、肝等脏腑器官。婴幼儿常常出现肋骨外翻的情况，要辨别是生理性的还是病理性的，其中病理性的肋骨外翻需要进行治疗。

泪 拼音 lèi 注音 ㄌㄟˋ，部首 氵 笔画数 8 结构 左右结构 造字法 形声；从氵、戾声 笔顺编号 44125111 笔顺读写 捺捺横竖折横横横 部外 5 字义五行 水

泪的本义为眼睛流出的液体，即眼泪。中医学认为，泪从目出，为肝之液。适当的泪液有濡润眼睛的作用，若泪液分泌减少、两目干涩，多为肝血不足；若迎风流泪或泪液自流，多为肝经受邪，应注意及时防治，避免疾病发展。

类 拼音 lèi 注音 ㄌㄟˋ，部首 米 笔画数 9 结构 上下结构 造字法 形声 笔顺编号 431234134 笔顺读写 捺撇横竖撇捺横撇捺 部外 3 字义五行 火

类的本义为种类相似，如类似、归类等。取类比象是古人认识中医药的一种方法，首先要抓住事物的共性，例如以动物脏器治疗人体相同或相似部位的疾病等，并在实践中不断纠正以趋完善，这才逐渐丰富了中医养生的内容。

累 拼音 lèi léi lěi 注音 ㄌㄟˋ，ㄌㄟˊ，ㄌㄟˇ，部首 纟 笔画数 11 结构 上下结构 造字法 会意 笔顺编号 25121554234 笔顺读写 竖折横竖横折折竖撇捺 部外 5 字义五行 火

累的本义为绳索，读 léi，如系累、累囚等；读 lěi，有堆积、积聚的意思，如累积、累卵等；读 lèi，为操劳的意思，如劳累、受累等。中医养生特别强调劳逸结合，切忌操劳过度，无论是累心还是累形，都是对健康的损伤，甚则危害生命。

leng

棱 拼音 léng lēng líng 注音 ㄌㄥˊ，ㄌㄥ，ㄌㄥˊ，部首 木 笔画数 12 结构 左右结构 造字法 形声；从木、夌声 笔顺编号 123412134354 笔顺读写 横竖撇捺横竖横撇捺撇折捺 部外 8 字义五行 木

棱的本义为有四角的木，如瓦棱、棱角等。我们常用棱角比喻一个人有自己的个性，中医养生也需要个性化，不能千篇一律，每个人的生理、心理特点都有不同，因人而异，采用各自不同的保健方法，才能起到更好的养生作用。

楞 拼音 léng 注音 ㄌㄥˊ，部首 木 笔画数 13 结构 左右结构 造字法 形声；从木、罗声 笔顺编号 1234252214153 笔顺读写 横竖撇捺竖折竖竖横捺横折撇 部外 9 字义五行 木

楞的本义为四方木，同棱，读 léng，如楞角、楞缘等；也读 lèng，为失神、莽撞的意思，如楞然、楞伙子等。莽撞者为人处事多不细加考虑，不能沉着应对，容易手忙脚乱或发生意外等，造成情绪的波动，不利于人的身心健康。

冷 拼音 lěng 注音 ㄌㄥˇ 部首 冫 笔画数 7 结构 左右结构 造字法 形声;从冫、令声 笔顺编号 4134454 笔顺读写 捺横撇捺捺折捺 部外 5 字义五行 水

冷的本义为寒凉,如冰冷、冷水等。中医学认为阳气具有推动、防御作用,对人的健康至关重要,而寒冷易伤阳气,人们养生保健时要不食冷物、注意保暖等,以保护阳气,维护健康;而当阳热过盛时,也需要寒凉药物以维护平衡。

愣 拼音 lèng 注音 ㄌㄥˋ 部首 忄 笔画数 12 结构 左右结构 造字法 形声;左形右声 笔顺编号 442252214153 笔顺读写 捺捺竖竖折竖横捺横折撇 部外 9 字义五行 火

愣的本义为失神、发呆,也有冒失之意,同时也是楞的异体字,如愣神、愣头愣脑等。愣常展现出一个人的憨厚、不灵活,虽在思想上更容易淡泊名利,少一些杂乱,但在行为等方面则欠缺一些灵活性,要注意平衡,方能维护健康。

---

lí

哩 拼音 lī li lǐ 注音 ㄌㄧ、ㄌㄧ、ㄌㄧˇ 部首 口 笔画数 10 结构 左右结构 造字法 形声;从口、里声 笔顺编号 2512511211 笔顺读写 竖折横竖折横横竖横横 部外 7 字义五行 火

哩的本义为语余词,多无实质含义,如哩哩啰啰、叽哩咕噜等,用于陈述句末,常表示肯定、夸张、强调等语气。很多歌曲以哩为副歌,表达欢快的情绪;适当的情绪宣泄,有利于保持心理稳定,也是维护人体健康的一种方法。

厘 拼音 lí 注音 ㄌㄧˊ 部首 厂 笔画数 9 结构 半包围结构 造字法 形声;从厂、里声 笔顺编号 132511211 笔顺读写 横撇竖折横横竖横横 部外 7 字义五行 火

厘的本义为家福、幸福,如恭祝新厘、祝厘等;厘现多用作单位名,如厘米、毫厘等。家庭的幸福是人体健康的重要基础,一个幸福、和睦的家庭对调节情绪、消除疲劳等都会发挥积极的作用,有助于保持良好的身心健康。

狸 拼音 lí 注音 ㄌｌˊ，部首 犭 笔画数 10 结构 左右结构 造字法 形声;从犭、里声 笔顺编号 3532511211 笔顺读写 撇折撇竖折横横竖横横 部外 7 字义五行 火

狸的本义为动物名，形似猫，善潜伏，又称为山猫、狸猫。狸的种类很多，如虎狸、猫狸、玉面狸等，肉可食用，脂肪可用于美容产品，现多列入野生动物保护名录，禁止食用，从养生角度来说，少食也可减少传染性疾病的发生。

离 拼音 lí 注音 ㄌｌˊ，部首 亠 笔画数 10 结构 繁体为左右结构 造字法 会意 笔顺编号 4134522554 笔顺读写 捺横撇捺折竖竖折折捺 部外 8 字义五行 火

离的本义为山神兽，还有分、散之意，如离别、离合等。分离总是会带有悲伤的情绪，甚至影响心理，应该及时加以调节，使情绪变化不要过激，特别是年老体衰者，自我调节能力较差，应尽量避免离别，以免影响自己的身心健康。

骊 拼音 lí 注音 ㄌｌˊ，部首 马 笔画数 10 结构 左右结构 造字法 形声;从马、丽声 笔顺编号 5511254254 笔顺读写 折折横横竖折捺竖折捺 部外 7 字义五行 火

骊的本义为深黑色的马，如骊驹、骊黄、盗骊等。盗骊为古代关外名马，体格健壮，堪称千里马;人与动物相似，一匹千里马的健壮受品种、喂养等内外诸多因素影响，人的健康长寿也与自身素质、环境、生活起居等因素息息相关。

梨 拼音 lí 注音 ㄌｌˊ，部首 木 笔画数 11 结构 上下结构 造字法 形声;从木、利声 笔顺编号 31234221234 笔顺读写 撇横竖撇捺竖竖横竖撇捺 部外 7 字义五行 火

梨的本义为果名，如秋梨、鸭梨等。梨为秋果，性味甘、凉，有清肺热、止咳的作用，适合秋季燥咳、干咳少痰者食用，如川贝炖雪梨、雪梨菊花糖水等;应注意梨性寒凉，寒性咳嗽或体质虚寒者不要食用，以免加重不适的感觉。

犁 拼音 lí 注音 ㄌㄧˊ，部首 牛 笔画数 11 结构 上下结构 造字法 形声；从牛、利声 笔顺编号 31234223112 笔顺读写 撇横竖撇捺竖竖撇横竖 部外 7 字义五行 火

犁的本义为耕，如犁地、犁耕等；也指耕地的农具，如犁锄。犁地翻松土壤是为了农作物更好地生长，做好充分的准备工作才能有所收获；健康也需要用心经营，从生活起居到环境的选择、心理的调节等，都要认真对待。

鹂 拼音 lí 注音 ㄌㄧˊ，部首 鸟 笔画数 12 结构 左右结构 造字法 形声；从鸟、丽声 笔顺编号 125425435451 笔顺读写 横竖折捺竖折捺撇折捺折横 部外 7 字义五行 火

鹂的本义为鸟名，又名黄鹂鸟，黄鹂羽毛颜色亮丽，声音悦耳动听。休闲在家的老人养一养黄鹂，一方面可以打发空余时间，使精神有所寄托，另一方面也可以陶冶性情，令心情愉悦，从而促进身心健康，属中医休闲娱乐养生法。

喱 拼音 lí 注音 ㄌㄧˊ，部首 口 笔画数 12 结构 左右结构 造字法 形声；从口、厘声 笔顺编号 251132511211 笔顺读写 竖折横横撇竖折横横竖横横 部外 9 字义五行 火

喱的本义为英美制重量单位的旧译，相当于0.0648克；后多与咖连用，即咖喱，是由多种香料调配成的一种酱料，常见于东南亚菜系。咖喱多以辛味香料为主，能够增进食欲、促进血液循环、改善便秘，但胃炎、胃溃疡患者应慎食。

漓 拼音 lí 注音 ㄌㄧˊ，部首 氵 笔画数 13 结构 左右结构 造字法 形声；从氵、离声 笔顺编号 4414134522554 笔顺读写 捺捺横捺横撇捺折竖竖折折捺 部外 10 字义五行 水

漓的本义为雨声，指水渗入地，如淋漓、渗漓等。漓有慢慢湿透、浸润的意思，我们常用淋漓来形容痛快、酣畅的感觉，无论是运动之后，还是笔墨挥洒，这种感觉都是对身体、情绪的舒展，有助于气血条达，维护自己的身心健康。

璃 拼音 lí 注音 ㄌㄧˊ，部首 王 笔画数 14 结构 左右结构 造字法 形声；从王、离声 笔顺编号 11214134522554 笔顺读写 横横竖横捺横撇捺折竖竖折折捺 部外 10 字义五行 火

璃的本义为珠子，即琉璃，是光洁如玉的石珠，与现代的玻璃特点接近。琉璃也好，玻璃也好，都会带给人整洁、明亮的美感，有助于心境的开阔。养生要多欣赏美的事物，利于开阔心胸、愉悦心情，从而达到修心养性的目的。

黎 拼音 lí 注音 ㄌㄧˊ，部首 黍 笔画数 15 结构 上下结构 造字法 形声；从黍、利声 笔顺编号 312343533424134 笔顺读写 撇横竖撇捺撇折撇撇捺竖捺横撇捺 部外 3 字义五行 火

黎的本义为用黍米制成的胶，用来粘黏鞋子；也有黎民、黎庶等含义；还有等到的意思，如黎明，即是天刚亮的时候。中医学认为黎明之时阳气刚刚生发，尚不强盛，气温相对偏低，特别是在冬天，要注意防寒保暖，避免感邪而病。

篱 拼音 lí 注音 ㄌㄧˊ，部首 竹 笔画数 16 结构 上下结构 造字法 形声；从竹、离声 笔顺编号 3143144134522554 笔顺读写 撇横捺撇横捺捺横撇捺折竖竖折折捺 部外 10 字义五行 木

篱的本义为用竹子做成的器物或屏障，如笊篱、篱笆等。中医常常用藩篱来形容人体外围抵御病邪的力量，与太阳膀胱经及卫气的生理功能基本一致，养生保健的目的在于使人体的正气越来越强，邪气难以入侵，自可健康与长寿。

黧 拼音 lí 注音 ㄌㄧˊ，部首 黑 笔画数 20 结构 上下结构 造字法 形声 笔顺编号 31234353253431211444 笔顺读写 撇横竖撇捺撇折撇竖折捺撇横竖横横捺捺捺捺 部外 8 字义五行 火

黧的本义为黑中带黄的颜色，如黧黑、黧牛等。若人的面色黧黑，多是由于阳气不足而致体内寒湿过盛，或气血不通、瘀血阻滞所致；黑为肾色，若面部色黧黑，要多注意肾的功能，应及时就医，并要注意保养肾精、活血除瘀。

礼 拼音 Ⅱ̌ 注音 ㄌㄧˇ 部首 礻 笔画数 5 结构 左右结构 造字法 会意 笔顺编号 45245 笔顺读写 捺折竖捺折 部外 1 字义五行 火

礼的本义为举行仪式,祭神祈福,表示敬意、尊敬,如礼佛、礼待、礼貌等。人只有对人对事心存敬意,以礼相待,才能获得别人的尊敬,有利于人际关系的和谐,有助于事情的顺利发展,从而减少外来阻碍,以维护身心健康。

李 拼音 Ⅱ̌ 注音 ㄌㄧˇ 部首 木 笔画数 7 结构 上下结构 造字法 会意;从木、从子 笔顺编号 1234521 笔顺读写 横竖撇捺折竖横 部外 3 字义五行 火

李的本义为果名,即李子。李子味酸,有开胃消食、促进食欲的作用;酸能生津,且其性质偏凉,适合口干、热性体质者食用;李子还有通便、美容等功效;但李子不可多食,否则易伤脾生湿,令人腹胀,故脾胃虚弱者、老人、小孩应少食。

里 拼音 Ⅱ̌ 注音 ㄌㄧˇ 部首 里 笔画数 7 结构 上下结构 造字法 会意 笔顺编号 2511211 笔顺读写 竖折横横竖横横 字义五行 火

里的本义为居邑、街巷,如里门、邻里、里长、乡里等。古代以 25 户、72 户或 80 户为一里,里内居民较为集中,关系较为紧密,往往会相互影响,因此,如果邻里之间的关系和睦则情绪舒畅条达、心态平和,有利于健康长寿。

娌 拼音 Ⅱ̌ 注音 ㄌㄧˇ 部首 女 笔画数 10 结构 左右结构 造字法 形声;从女、里声 笔顺编号 5312511211 笔顺读写 折撇横竖折横横竖横横 部外 7 字义五行 火

娌的本义为两人并肩,特指妯娌,即兄弟妻子的合称。在诸多亲情关系之中,妯娌之间是相对难以处理的家庭关系,如果妯娌融洽则全家轻松快乐,相反,假如妯娌之间内心失和,则会直接导致兄弟矛盾,举家不安,影响身心健康。

理 拼音 lǐ 注音 ㄌㄧˇ，部首 王 笔画数 11 结构 左右结构 造字法 形声；从王、里声 笔顺编号 11212511211 笔顺读写 横横竖横竖折横横竖横横 部外 7 字义五行 火

理的本义为加工雕琢玉石，引申为使有秩序，即治理、管理的意思。健康需要管理，只有针对个人或群体可能存在的、经常威胁健康的危险因素进行检测、分析、干预，才有可能有效预防和控制疾病的发生与发展，维护健康。

鲤 拼音 lǐ 注音 ㄌㄧˇ，部首 鱼 笔画数 15 结构 左右结构 造字法 形声；从鱼、里声 笔顺编号 352512112511211 笔顺读写 撇折竖折横竖横横竖折横横竖横横 部外 7 字义五行 火

鲤的本义为鱼名，即鲤鱼，是一种淡水鱼。鲤鱼味甘性平，可以健脾、利水、安胎、通乳，营养价值高，所以适合营养不良性水肿、妊娠水肿、胎动不安、产后乳汁不足等人群食用，冬瓜鲤鱼汤就是古人流传下来的食疗名方。

力 拼音 lì 注音 ㄌㄧˊ，部首 力 笔画数 2 结构 单一结构 造字法 象形 笔顺编号 53 笔顺读写 折撇 字义五行 火

力的本义为力气、体力。力气与筋的关系密切，筋是力气的所在，筋骨健壮的人气力就充盛；肝主筋，以血为用，故要想增强气力就要调养好气血，八段锦中"攒拳怒目增气力"就是很好的锻炼筋骨、增强气力的养生方法。

历 拼音 lì 注音 ㄌㄧˋ，部首 厂 笔画数 4 结构 半包围结构 造字法 形声；从厂、力声 笔顺编号 1353 笔顺读写 横撇折撇 部外 2 字义五行 火

历的本义为经过，如经历、身历等。养生是一项行之有效的实践活动，不仅存在于理论上，更多体现在应用方面，只有亲身去经历、体会各种养生方法，才能明白其真正的内涵，筛选出适合自己的方法，熟练掌握，达到养生的目的。

厉 拼音 lì 注音 ㄌㄧˋ，部首 厂 笔画数 5 结构 半包围结构 造字法 会意 笔顺编号 13153 笔顺读写 横撇横折撇 部外 3 字义五行 火

厉的本义为磨刀石，引申为磨、磨炼的意思，还有威严不随和的意思，如严厉、声色俱厉、厉兵、厉操等。人生在世会经历很多磨难，或从形体上，或从精神上，但如超出承受能力则会导致疾病发生，因此必须培养自我调节能力。

立 拼音 lì 注音 ㄌㄧˋ，部首 立 笔画数 5 结构 独体 造字法 象形 笔顺编号 41431 笔顺读写 捺横捺撇横 字义五行 火

立的本义为笔直地站立，如直立、肃立等。站得笔直会给人一种精神抖擞的感觉，体现了健康、活力，但久立伤骨，如果保持站立时间过久，也会损伤到机体的筋骨、气血，引发静脉曲张、下肢疼痛等疾病，因此要注意劳逸结合。

吏 拼音 lì 注音 ㄌㄧˋ，部首 口 笔画数 6 结构 上下结构 造字法 会意；从手、从中 笔顺编号 125134 笔顺读写 横竖折横撇捺 部外 3 字义五行 金

吏的本义为管理百姓的官员，级别较低，如官吏、吏卒等。官、吏都属于手中握有权力的人群，生活条件相对较好，但若一味追求权力、贪图享乐，就会使自己迷失本性，心神浮躁，亦会影响脏腑功能，最终导致身心健康受损。

丽 拼音 lì lí 注音 ㄌㄧˋ，ㄌㄧˊ，部首 一 笔画数 7 结构 上下结构 造字法 象形 笔顺编号 1254254 笔顺读写 横竖折捺竖折捺 部外 6 字义五行 火

丽的本义为成对、结伴，如丽偶、丽泽等；也有美好的意思，如瑰丽、秀丽、风和日丽等。美丽的人、美丽的景、美丽的气候，以及美好的事物总能让人赏心悦目，有助于保持心情的愉悦，让精神放松，从而促进身心健康。

励 拼音 lì 注音 ㄌㄧˋ，部首 力 笔画数 7 结构 左右结构 造字法 形声;从力、厉声 笔顺编号 1315353 笔顺读写 横撇横折撇折撇 部外 5 字义五行 火

励的本义为努力、勉力,如励志、勉励等。养生讲求淡泊名利,但并不是说让大家不求上进、得过且过,中医养生同样鼓励努力奋斗,保持向上的积极精神状态,这样更能促进气血的运行,引领健康,不过应当强调身心不可过劳。

利 拼音 lì 注音 ㄌㄧˋ，部首 刂 笔画数 7 结构 左右结构 造字法 会意;从刂、从禾 笔顺编号 3123422 笔顺读写 撇横竖撇捺竖竖 部外 5 字义五行 火

利的本义为刀口快,如锋利、其利断金等;还有好处、赢利的意思,如利益、暴利、名利等。过度追求名利是养生的大忌,逐利的欲望一旦占据心头,就容易让人心神浮越,整日为利奔波,劳心劳力,最终导致身心健康受损。

沥 拼音 lì 注音 ㄌㄧˋ，部首 氵 笔画数 7 结构 左右结构 造字法 形声;从氵、历声 笔顺编号 4411353 笔顺读写 捺捺横横撇折撇 部外 4 字义五行 水

沥的本义为液体慢慢下滴,如沥血、淅沥等,引申为竭尽全力。中药竹沥就是淡竹茎经火烤后所流出的液体,色青黄或黄棕,有竹香气,性味甘寒,有很好的清肺降火、化痰利窍功效,可用于治疗发热、痰多、咳嗽、心烦等病证。

例 拼音 lì 注音 ㄌㄧˋ，部首 亻 笔画数 8 结构 左中右结构 造字法 形声;从亻、列声 笔顺编号 32135422 笔顺读写 撇竖横撇折捺竖竖 部外 6 字义五行 火

例的本义为比照,如照例等,常指可做依据的事物,如例子、病例等。现实中很多事例可提供养生参考,有忽视健康、追悔莫及的反面事例引以为戒,有注重养生、创造奇迹的正面事例作为向导,从正反两面让人掌握正确养生方法。

隶 拼音 lì 注音 ㄌㄧˋ，部首 隶 笔画数 8 结构 单一结构 造字法 会意 笔顺编号 51124134 笔顺读写 折横横竖捺横撇捺 字义五行 火

隶的本义为追及、跟从，如隶属、隶从等；隶也是古代对奴隶或职位低微的差役的称呼，如隶人、隶仆等。隶多含有附属、地位低下等意思，这一人群没有充分的自主权，无论是身体还是心理都饱受压抑，常常忙于生计，却谈不上养生。

荔 拼音 lì 注音 ㄌㄧˋ，部首 艹 笔画数 9 结构 上下结构 造字法 形声；从艹、力声 笔顺编号 122535353 笔顺读写 横竖竖折撇折撇折撇 部外 6 字义五行 木

荔的本义为草名。马荔，又名马蔺，其根系发达，能贮水保土、净化空气，是保护环境的好帮手。马蔺的花蕾、种子、根茎皆可入药，花可清热、利尿，治疗小便不通等；种子、根有解毒、止血的功效，善治咽喉肿痛、出血等。

栎 拼音 lì 注音 ㄌㄧˋ，部首 木 部首笔画 4 笔画数 9 结构 左右结构 造字法 形声；从木、乐声 笔顺编号 123435234 笔顺读写 横竖撇捺撇折竖撇捺 字义五行 木

栎的本义为树名，即栎木，又称为柞树。柞树既可绿化环境，又可观赏以愉悦心情，其树干奇特苍劲，树形优美多姿，耐修剪，易造型，是常用的园林景观树；且柞树皮可以入药，有收敛止泻的作用，常用于治疗腹泻、痢疾等。

俪 拼音 lì 注音 ㄌㄧˋ，部首 亻 笔画数 9 结构 左右结构 造字法 形声；从亻、丽声 笔顺编号 321254254 笔顺读写 撇竖横竖折捺竖折捺 部外 7 字义五行 火

俪的本义为配偶，如伉俪、俪影等。夫妻关系和谐与否关系到家庭关系的稳定性，这是影响健康的因素之一；同时夫妻长期一起生活，饮食习惯、居住环境相似，疾病发生也有共通性，因此，夫妻相互配合养生会效果更好。

莉 拼音 lì 注音 ㄌㄧˋ, 部首 艹 笔画数 10 结构 上下结构 造字法 形声;从艹、利声 笔顺编号 1223123422 笔顺读写 横竖竖撇横竖撇捺竖竖 部外 7 字义五行 木

莉的本义为花名,即茉莉。茉莉的花、叶、根均可入药,茉莉花气味芳香,可理气开郁、辟秽和中,用于心情不舒、胸闷、下痢腹痛等病证,加工为茉莉花茶,还可减轻绿茶的涩感;叶可清热解表,用于外感发热,根可止痛。

莅 拼音 lì 注音 ㄌㄧˋ, 部首 艹 笔画数 10 结构 上下结构 造字法 形声;从艹、位声 笔顺编号 1223241431 笔顺读写 横竖竖撇竖捺横捺撇横 部外 7 字义五行 木

莅的本义为走到近处察看,有来到之意,如莅临、莅止等,还有治理、管理的意思,如莅政、莅民等。人体犹如一个国家,国家需要治理,健康同样需要管理,在健康时就要评估危险因素并加以干预,以获得最大健康效果。

栗 拼音 lì 注音 ㄌㄧˋ, 部首 木 笔画数 10 结构 上下结构 造字法 象形 笔顺编号 1252211234 笔顺读写 横竖折竖竖横横竖撇捺 部外 6 字义五行 木

栗的本义为木名,还有谷实饱满的意思,如栗然等。栗子可健脾补肾,营养价值高,风干生食则补肾作用好,可防治肾虚所致的腰腿疼痛、夜尿多等;炖食可健养脾胃、补充气血,用于气血虚弱者进行补养。

笠 拼音 lì 注音 ㄌㄧˋ, 部首 竹 笔画数 11 结构 上下结构 造字法 形声;从竹、立声 笔顺编号 31431441431 笔顺读写 撇横捺撇横捺捺横捺撇横 部外 5 字义五行 木

笠的本义为用竹箬或棕皮等编制而成的无柄的帽子,如斗笠、笠帽、蓑笠等。笠帽主要用来遮风挡雨,使身体免受外邪的侵犯;虽然人体具有自我防御能力,但也要注意采取各种防护措施,减少感冒等各类疾病的发生。

粒 拼音 lì 注音 ㄌㄧˋ，部首 米 笔画数 11 结构 左右结构 造字法 形声;从米、立声 笔顺编号 43123441431 笔顺读写 捺撇横竖撇捺捺横捺撇横 部外 5 字义五行 火

粒的本义为米一颗,如米粒、谷粒等。每一粒米都是用辛勤的汗水浇灌而来,都可以发挥补充身体营养的作用,需要爱惜;同样,身体的每一点精、气、神都是构成和维持生命的基础,不能肆意浪费,懂得爱惜才能健康长寿。

雳 拼音 lì 注音 ㄌㄧˋ，部首 雨 笔画数 12 结构 上下结构 造字法 形声;从雨、历声 笔顺编号 145244441353 笔顺读写 横捺折竖捺捺捺捺横撇折撇 部外 4 字义五行 火

雳的本义为霹雳,形容又急又响的雷,能对人、畜、植物、建筑物造成极大的伤害。响雷时,一般不要站立在树木、高坡、建筑物等的下方,以免遭受雷击,威胁生命;对年老体弱者、婴幼儿等还需要精神安抚,避免受惊致病。

傈 拼音 lì 注音 ㄌㄧˋ，部首 亻 笔画数 12 结构 左右结构 造字法 形声;从亻、栗声 笔顺编号 321252211234 笔顺读写 撇竖横竖折竖横横竖撇捺 部外 10 字义五行 火

傈的本义为古代制作庙堂神主用的栗木,同栗,现指少数民族傈僳族。栗木质地均匀、致密,纹理美丽、独特,而且耐腐蚀、耐磨损,用以制作神主,表达了对神明的敬意;信仰可以寄托人的精神思绪,促进心理平衡与健康。

痢 拼音 lì 注音 ㄌㄧˋ，部首 疒 笔画数 12 结构 半包围结构 造字法 形声;从疒、利声 笔顺编号 413413123422 笔顺读写 捺横撇捺横撇横竖撇捺竖竖 部外 7 字义五行 火

痢的本义为病名,即痢疾。痢疾是夏秋常见的一种疾病,以大便次数增多、腹痛、里急后重、下赤白脓血为主要症状,多由于嗜食肥甘厚味等酿生湿热,或夏季恣食生冷瓜果损伤脾胃等致病,平素应注意合理饮食以预防。

蜊 拼音 lì 注音 ㄌㄧˋ，部首 虫 笔画数 13 结构 左右结构 造字法 形声；从虫、利声 笔顺编号 2512143123422 笔顺读写 竖折横竖横撇撇横竖撇捺竖竖 部外 7 字义五行 火

蜊的本义为海蚌，即蛤蜊。蛤蜊为生活在浅海底的贝壳类，肉质鲜美，是一种高蛋白、高钙、高铁、高微量元素、低脂肪的食物，营养价值高，用作食疗可滋阴、消肿，适合水肿、瘿瘤、痰积者，但其性质寒凉，不宜多食。

---

lia

俩 拼音 liǎ liǎng 注音 ㄌㄧㄚˇ，ㄌㄧㄤˇ，部首 亻 笔画数 9 结构 左右结构 造字法 形声；从亻、两声 笔顺编号 321253434 笔顺读写 撇竖横竖折撇捺撇捺 部外 7 字义五行 火

俩的本义为两个，如爷俩、他俩等；也读 liǎng，手段、花招的意思，如伎俩，多含有欺骗的意味。有的人凭着小聪明，耍手段虽可获得一时的利益，但往往失去的更多。

---

lian

连 拼音 lián 注音 ㄌㄧㄢˊ，部首 辶 笔画数 7 结构 半包围结构 造字法 会意 笔顺编号 1512454 笔顺读写 横折横竖捺折捺 部外 4 字义五行 火

连的本义为人拉的车，也指相互衔接、不停止，如连续、藕断丝连、连手等。生命是一个连续的过程，养生应该要贯穿生命的始终，一生都要注意调养，才能维护健康、达到长寿的目标，断断续续地进行是不能取得效果的。

怜 拼音 lián 注音 ㄌㄧㄢˊ, 部首 忄 笔画数 8 结构 左右结构 造字法 形声;从忄、令声 笔顺编号 44234454 笔顺读写 捺捺竖撇捺捺折捺 部外 5 字义五行 火

怜的本义为哀惜、同情,如怜悯、可怜、怜惜等。被重病缠身、折磨的人总是会让人心生怜悯,可这并不能减轻患者的痛苦;养生就是在身体还处于健康状态时就主动采取措施去调养身体,尽可能避免疾病发生,减少痛苦。

帘 拼音 lián 注音 ㄌㄧㄢˊ, 部首 巾 笔画数 8 结构 上下结构 造字法 会意;从巾、从穴 笔顺编号 44534252 笔顺读写 捺捺折撇捺竖折竖 部外 5 字义五行 火

帘的本义为遮蔽门户的用具,如门帘、窗帘等;也指旧时酒家、茶馆做店招的旗帜。老年人等体弱者正气不足,易感受外邪而致疾病发生;冬季严寒季节,门帘具有一定的防护作用,卧室门窗可增加帘子类遮蔽物以帮助防邪。

莲 拼音 lián 注音 ㄌㄧㄢˊ, 部首 艹 笔画数 10 结构 上下结构 造字法 形声;从艹、连声 笔顺编号 1221512454 笔顺读写 横竖竖横折横竖捺折捺 部外 7 字义五行 木

莲的本义为荷的种子,即莲子,后泛指莲这种植物。莲子是常见的药食同源之品,性味甘、平,有健脾益胃的作用,常和芡实同用,煮粥、煲汤皆可;莲子中间有莲子心,性偏凉,可清心火,适合夏季,或舌尖红痛者泡茶饮用。

涟 拼音 lián 注音 ㄌㄧㄢˊ, 部首 氵 笔画数 10 结构 左右结构 造字法 形声;从氵、连声 笔顺编号 4411512454 笔顺读写 捺捺横横折横竖捺折捺 部外 7 字义五行 水

涟的本义为风吹水面形成的波纹,如涟漪、涟纹等;也形容泪流不断的样子,如涟落、涟涟等。人体的身心健康常常受到各种不良因素的影响,导致心情波动,进而出现各种各样的心理问题,直接影响到自己的健康和长寿。

联 拼音 lián 注音 ㄌㄧㄢˊ，部首 耳 笔画数 12 结构 左右结构 造字法 形声；从耳、关声 笔顺编号 122111431134 笔顺读写 横竖竖横横横捺撇横横撇捺 部外 6 字义五行 木

联的本义为联结，如联合、联系等。人与外界环境是个统一的整体，存在着相互的联系；自然环境、社会环境发生变化，人体的生理、病理状况也会有相应改变；同时人的活动对自然、社会也有影响，与健康密切相关。

廉 拼音 lián 注音 ㄌㄧㄢˊ，部首 广 笔画数 13 结构 半包围结构 造字法 形声；从广、兼声 笔顺编号 4134315112234 笔顺读写 捺横撇捺撇横折横横竖竖撇捺 部外 10 字义五行 木

廉的本义为厅堂的侧边，泛指边、棱角，如廉正、廉角等；比喻有节操、正直、品行方正，如廉洁、孝廉等。德行一直是历代养生家强调的重要因素，品行廉洁刚正，不易被外界事物干扰，更能保持精神内守，有利于健康。

鲢 拼音 lián 注音 ㄌㄧㄢˊ，部首 鱼 笔画数 15 结构 左右结构 造字法 形声；从鱼、连声 笔顺编号 352512111512454 笔顺读写 撇折竖折横竖横横横折横竖捺折捺 部外 7 字义五行 火

鲢的本义为鱼名，即鲢鱼。鲢鱼肉质鲜嫩，营养丰富，特别是蛋白质含量高，易吸收，是著名的四大家鱼之一。鲢鱼常用于食疗，性味甘、平，可补中益气、利水，适合体质虚弱、水肿者食用。

镰 拼音 lián 注音 ㄌㄧㄢ 部首 金 笔画数 18 结构 左右结构 造字法 形声；从金、廉声 笔顺编号 21311154134315112234 笔顺读写 撇横横横折捺横撇捺撇横折横横竖竖撇捺 部首 5 字义五行 金

镰的本义为农具名，即收割谷物或割草的工具，如镰刀、开镰等；常用来比喻锋利的棱角，如镰利等。锋利的镰刀能很快收获庄稼或割除杂草，养生过程也要保持镰刀的雷厉风行，快速割除对身体有害因素，选择有益因素，维护健康。

敛

拼音 liǎn 注音 ㄌㄧㄢˇ 部首 攵 笔画数 11 结构 左右结构 造字法 会意 笔顺编号 34144313134 笔顺读写 撇捺横捺捺撇横撇横撇捺 部外笔画 4 字义五行 木

敛的本义为收、聚集,如收敛、敛财等。酸涩味的东西具有收敛作用,慢性腹泻患者可用酸涩味的食物或药物调养,如五味子、乌梅、石榴皮等,可以止泻、止痢;但要注意,若是急性腹泻,邪气未去,勿使用酸涩收敛之品。

脸

拼音 liǎn 注音 ㄌㄧㄢˇ 部首 月 笔画数 11 结构 左右结构 造字法 形声;从月、佥声 笔顺编号 35113414431 笔顺读写 撇折横横撇捺横撇捺撇横 部外 7 字形分析 字义五行 火

脸的本义为两颊上部,后泛指整个面孔,如脸颊、脸面等。手足三阳经在面部交接,反映着人体气血的变化,通过脸颊颜色、形态等的改变可以推测相应脏腑发生的异常,也可通过脸面部的经络穴位调节脏腑功能,维护健康。

练

拼音 liàn 注音 ㄌㄧㄢˋ 部首 纟 笔画数 8 结构 左右结构 造字法 形声;从纟、柬声 笔顺编号 55115534 笔顺读写 折折横横折折撇捺 部外 5 字义五行 火

练的本义为把生丝煮熟,或把麻、织品煮得柔而洁白,如练帛、练丝等;后指反复操作,形容经验多、精熟,如操练、熟练等。很多养生方法,特别是运动方法,需要反复多次练习,熟练掌握,才能逐渐发挥出养生保健效果。

炼

拼音 liàn 注音 ㄌㄧㄢˋ 部首 火 笔画数 9 结构 左右结构 造字法 形声;从火、柬声 笔顺编号 433415534 笔顺读写 捺撇撇捺横折折撇捺 部外 5 字义五行 火

炼的本义为冶金,泛指用加热的方法使物质更纯净、坚韧,如提炼、锤炼、炼丹等;引申为精修、造就,如修炼、炼气、炼性等。养生的过程是一个不断锤炼精、气、神的过程,使得精盈、气充、神满,自然可维护身心健康。

恋

拼音 liàn 注音 ㄌㄧㄢˋ 部首 心 笔画数 10 结构 上下结构 造字法 会意；从心、从亦 笔顺编号 4122344544 笔顺读写 捺横竖竖撇捺捺折捺捺 部外 6 字义五行 火

恋的本义为形容爱慕、依依不舍的感情，如依恋、眷恋等。父母与子女、恋人之间都存在千丝万缕的深切情感，这些情感会给人带来美好、温暖，维系着人与人之间的关系，能够让人心里踏实，维护得当更是能够促进心理健康。

殓

拼音 liàn 注音 ㄌㄧㄢˋ 部首 歹 笔画数 11 结构 左右结构 造字法 形声；从歹、佥声 笔顺编号 13543414431 笔顺读写 横撇折捺撇捺横捺捺撇横 部外 7 字义五行 火

殓的本义为给尸体穿衣下棺，如殡殓、入殓等。入殓是代表生命结束的一个仪式，生、长、壮、老、已是生命的规律，每个人都有走向死亡的一天，只是来到这一天的年龄早晚不同，而懂得养生之道者可以延迟死亡的到来。

链

拼音 liàn 注音 ㄌㄧㄢˋ 部首 钅 笔画数 12 结构 左右结构 造字法 形声；从钅、连声 笔顺编号 311151512454 笔顺读写 撇横横横折横折横竖捺折捺 部外 7 字义五行 金

链的本义为环环相连的金属索，如铁链、链条等。各式链条都是环环相扣发挥作用，若是断裂一节就会影响功能；健康也是如此，脏腑组织、形体心理等都紧密联系在一起，一方面出现问题就会出现连锁反应，影响健康。

---

liang

良

拼音 liáng 注音 ㄌㄧㄤˊ 部首 艮 笔画数 7 结构 单一结构 造字法 象形 笔顺编号 4511534 笔顺读写 捺折横横折撇捺 部外 1 字义五行 火

良的本义为善、美好、优秀，如良辰、良心、贤良、良好等。一个良好的习惯、一种良好的方法、一种良好的性格都对身心有益，养生就是要趋利避害，选用好的方法，养成良好的习惯，修养良好的心性，以促进健康。

凉 拼音 liáng liàng 注音 ㄌㄧㄤˊ，ㄌㄧㄤˋ，部首 冫 笔画数 10 结构 左右结构 造字法 形声；从冫、京声 笔顺编号 4141251234 笔顺读写 捺横捺横竖折横竖撇捺 部外 8 字义五行 火

凉的本义为微寒、稍冷，如清凉、凉风、寒凉等。性质偏凉的食物或药物多有清热、生津的作用，如雪梨、黄瓜、西洋参等，适合夏季及体质偏热者等食用；但要注意体质虚寒或阳气虚弱者应慎食，以免损伤阳气，影响健康。

梁 拼音 liáng 注音 ㄌㄧㄤˊ，部首 木 笔画数 11 结构 上下结构 造字法 形声；从木、水、刃声 笔顺编号 44153441234 笔顺读写 捺捺横折撇捺捺横竖撇捺 部外 7 字义五行 火

梁的本义为水桥，后泛指水平方向的长条形承重构件，如桥梁、房梁、栋梁等。健康如同梁柱一般承载着生命的重量，失去了健康，生命也会黯然失色，甚至崩然倒塌，不复存在；拥有健康的生命才有活力，才是圆满的人生。

量 拼音 liáng liàng 注音 ㄌㄧㄤˊ，ㄌㄧㄤˋ，部首 里 笔画数 12 结构 上下结构 造字法 会意；从旦、从里 笔顺编号 251112511211 笔顺读写 竖折横横竖折横横竖横横 部外 5 字义五行 火

量的本义为用器具计算容积或长度，如比量、计量等，也有比较的意思，如衡量、较量等。人的生命既有长度也有重量，寿命是生命的长度，活力是生命的重量，而衡量这一切的就是健康，保障这一切的就是养生。

粮 拼音 liáng 注音 ㄌㄧㄤˊ，部首 米 笔画数 13 结构 左右结构 造字法 形声；从米、良声 笔顺编号 4312344511534 笔顺读写 捺撇横竖撇捺捺折横横折撇捺 部外 7 字义五行 火

粮的本义为谷类食物，如粮食、粮草、粮仓等。五谷化生的水谷之气是充养气血、滋养生命的重要基础，有了谷物滋养，才能为生命提供能量；若是不进食谷物，人体会逐渐虚弱；无论在何时何地，粮食都是保障生命的根本。

梁 拼音 liáng 注音 ㄌㄧㄤˊ，部首 米 笔画数 13 结构 上下结构 造字法 会意 笔顺编号 4415344431234 笔顺读写 捺捺横折撇捺捺捺撇横撇捺捺 部外 7 字义五行 水

梁的本义为粟的优良品种，如黄粱一梦等，也比喻精美的主食，如膏粱、粱肉等。饮食养生强调荤素搭配，若膏粱厚味吃得过多，容易损伤胃肠功能，造成肥胖、高血压、糖尿病等多种疾病。粱现多指高粱，可帮助消化，也可以酿酒。

两 拼音 liǎng 注音 ㄌㄧㄤˇ，部首 一 笔画数 7 结构 单一结构 造字法 象形 笔顺编号 1253434 笔顺读写 横竖折撇捺撇捺 部外 6 字义五行 火

两的本义为重量单位，古代二十四铢为一两，现一两为五十克；也指数字二，如两军、两人等。事物总是分两面，有阴阳、上下、男女、好坏等属性的不同，凡事有利有弊，养生不是强调某一方面，而保持平衡才是健康。

魉 拼音 liǎng 注音 ㄌㄧㄤˇ，部首 鬼 笔画数 16 结构 半包围结构 造字法 形声；从鬼、两声 笔顺编号 3251135541253434 笔顺读写 撇竖折横横撇折折捺横竖折撇捺撇捺 部外 7 字义五行 火

魉的本义为传说中的鬼怪，魍魉。鬼怪多存在于神话传说中，让人心存敬畏与恐惧，尤其是胆小者，易被惊恐情绪影响，甚则有碍气血，损害身心健康，平日应尽量避免接触这一类的影片、书籍。

亮 拼音 liàng 注音 ㄌㄧㄤˋ，部首 亠 笔画数 9 结构 上下结构 造字法 会意；从商、从几 笔顺编号 412514535 笔顺读写 捺横竖折横捺折撇折 部外 7 字义五行 火

亮的本义为明、有光，如明亮、月亮、亮晶晶等。有光照耀的地方才会明亮，阳气充足、充满生机，才能抵御阴邪侵袭；特别是人的心里要亮堂，坦坦荡荡为人处事，不要存在阴暗的想法，修养德行，品德高尚是长寿的重要保障。

谅 拼音 liàng 注音 ㄌㄧㄤˋ，部首 讠 笔画数 10 结构 左右结构 造字法 形声；从讠、京声 笔顺编号 4541251234 笔顺读写 捺折捺横竖折横竖撇捺 部外 8 字义五行 火

谅的本义为诚信、真诚，如谅直、谅节等，也指宽恕，如谅解、原谅等。无论是诚信还是宽恕，都是一种美好的品德，对人真诚，能够宽恕谅解别人的错误，心里就会少一些怨恨，而维持情绪稳定，保证心理平衡，维护健康。

晾 拼音 liàng 注音 ㄌㄧㄤˋ，部首 日 笔画数 12 结构 左右结构 造字法 形声；从日、京声 笔顺编号 251141251234 笔顺读写 竖折横横捺横竖折横竖撇捺 部外 8 字义五行 火

晾的本义为晒干，如晾衣服、晾晒等。潮湿的衣物容易使人体感受湿邪，也容易发霉，给身体带来健康隐患，故洗完的衣物，或潮湿环境下的生活用品等需要经常在阳光下晾晒，可以防御寒湿之邪对人体的影响，减少疾病的发生。

踉 拼音 liàng liáng 注音 ㄌㄧㄤˋ，ㄌㄧㄤˊ，部首 足 笔画数 14 结构 左右结构 造字法 形声；从足、良声 笔顺编号 25121214511534 笔顺读写 竖折横竖竖横捺折横横折撇捺 部外 7 字义五行 火

踉的本义为走路不快、不稳，如踉跄。年老、体弱多病者，筋骨不健、腿脚无力，走路多踉踉跄跄；或者当心理、情绪受到巨大刺激，气血失调，也会导致走路不稳。因此，腰腿强壮，走路快速、有力是身心康健的表现之一。

---

liao

撩 拼音 liāo liáo 注音 ㄌㄧㄠ，ㄌㄧㄠˊ，部首 扌 笔画数 15 结构 左右结构 造字法 形声；左形右声 笔顺编号 121134432511234 笔顺读写 横竖横横撇捺捺撇竖折横横竖撇捺 部外 12 字义五行 火

撩的本义为整理、取物，如撩理、撩治等，常引申为挑逗、逗引，如撩拨、撩逗等。撩拨常常带有戏弄的意思，显得不够庄重，容易使人与人之间的关系、情感发生变化，情绪的波动也会影响到气血的运行，关系到身心健康。

辽 拼音 liáo 注音 ㄌㄧㄠˊ，部首 辶 笔画数 5 结构 半包围结构 造字法 形声；从辶、了声 笔顺编号 52454 笔顺读写 折竖捺折捺 部外 2 字义五行 火

辽的本义为遥远、开阔，如辽远、辽阔、辽原等。辽阔的环境能够让人心境开阔，长期在辽阔环境下生活的人其性格也多较为豪爽、豁达，不会过度拘泥于一些琐碎的小事，有利于修心养性、气血条达，从而影响到身心健康。

疗 拼音 liáo 注音 ㄌㄧㄠˊ，部首 疒 笔画数 7 结构 半包围结构 造字法 形声；从疒、了声 笔顺编号 4134152 笔顺读写 捺横撇捺横折竖 部外 2 字义五行 火

疗的本义为医治，如医疗、治疗等。养生可以预防疾病，但不能杜绝，人生病了就要及时治疗，但生活中不乏讳疾忌医或是不舍钱财者，一拖再拖，导致病情延误加重，甚至有生命危险；疾病治疗的最好时机是在萌芽状态。

聊 拼音 liáo 注音 ㄌㄧㄠˊ，部首 耳 笔画数 11 结构 左右结构 造字法 形声；从耳、卯声 笔顺编号 12211135352 笔顺读写 横竖竖横横横撇折撇折竖 部外 5 字义五行 火

聊的本义为耳鸣，也有依赖、凭借的意思，还有闲谈的意思，如聊天、民不聊生、聊赖等。生命要想得以生存延续下去，依赖的因素很多，环境、饮食、心理、医疗水平等，任何一个环节出现问题都会影响到健康。

寥 拼音 liáo 注音 ㄌㄧㄠˊ，部首 宀 笔画数 14 结构 上下结构 造字法 形声；上形下声 笔顺编号 44554154134333 笔顺读写 捺捺折折捺横折捺横撇捺撇撇撇 部外 11 字义五行 火

寥的本义为空虚、寂静，含有冷清、稀少的意思，如寥廓、寥然、寥落等。寂静的环境有利于心境平和，利于修心养性，但若过于空阔、冷清，也易让人心生悲凉情绪，影响气血运行，威胁健康，养生调节心理、情绪至关重要。

嘹 拼音 liáo 注音 ㄌㄧㄠˊ，部首 口 笔画数 15 结构 左右结构 造字法 形声；左形右声 笔顺编号 251134432511234 笔顺读写 竖折横横撇捺捺撇竖折横横竖撇捺 部外 12 字义五行 火

嘹的本义为声音响亮而漫长，如嘹亮、嘹朗等。肺主发声，肺气充足则声音嘹亮、悠长，若肺气不足则声音低微，甚则嘶哑、不能发声；坚持适当的运动锻炼、合理饮食等能够调养肺气，使声音嘹亮，也是身体康健的体现。

獠 拼音 liáo 注音 ㄌㄧㄠˊ，部首 犭 笔画数 15 结构 左右结构 造字法 形声；左形右声 笔顺编号 353134432511234 笔顺读写 撇折撇横撇捺捺竖折横横竖撇捺 部外 12 字义五行 火

獠的本义为打猎，如獠猎、獠杀等；后常形容凶恶的样子，如獠牙、獠面等。外表的凶恶常会给人带来心理的震撼、恐惧，使心神外浮，不能守于内，导致心理失衡，出现健康问题；只有提高心理素质，增强应变能力，才可避免。

潦 拼音 liáo lǎo lào 注音 ㄌㄧㄠˊ，ㄌㄠˇ，ㄌㄠˋ，部首 氵 笔画数 15 结构 左右结构 造字法 形声 笔顺编号 441134432511234 笔顺读写 捺捺横横撇捺捺撇竖折横横竖撇捺 部外 12 字义五行 水

潦的本义为雨水大，后指颓废、失意，或不精细，如潦倒、潦草等。生活上的困苦潦倒既会带来身体上的磨难，也会消耗一个人的意志，身心的双重打击常会导致疾病发生；只有保持乐观的心态，才能走出困境，维护健康。

缭 拼音 liáo 注音 ㄌㄧㄠˊ，部首 纟 笔画数 15 结构 左右结构 造字法 形声；左形右声 笔顺编号 551134432511234 笔顺读写 折折横横撇捺捺撇竖折横横竖撇捺 部外 12 字义五行 火

缭的本义为缠绕，如缭绕、缭乱等。生活中存在着五花缭乱的诱惑，吃喝玩乐，无一不带来身心的享受，若不知节制，沉迷于其中，久之则耗损精气，疾病丛生。养生首先要有一定的自制力，理清缭乱，才能达到保健的效果。

燎

拼音 liǎo liáo 注音 ㄌㄧㄠˇ,ㄌㄧㄠˊ,部首 火 笔画数 16 结构 左右结构 造字法 形声;左形右声 笔顺编号 4334134432511234 笔顺读写 捺撇撇捺横撇捺捺撇竖折横横竖撇捺 部外 12 字义五行 火

燎的本义为放火焚烧草木,泛指燃烧、烧,如燎原、火燎等。"星星之火,可以燎原",很多人不重视养生,认为生活中一些看似不起眼的坏习惯无伤大雅,不及时加以纠正,最终往往导致重大疾病的发生,酿成悲剧,后悔晚矣。

蓼

拼音 liǎo lù 注音 ㄌㄧㄠˇ,ㄌㄨˋ,部首 艹 笔画数 14 结构 上下结构 造字法 形声;上形下声 笔顺编号 12254154134333 笔顺读写 横竖竖折捺横折捺横撇捺撇撇撇 部外 11 字义五行 木

蓼的本义为植物名,如水蓼、红蓼、蓼蓝等。其叶茎可提取颜料;古代种蓼做蔬菜,烹饪鸡、鸭、鱼等多以蓼调味,但多食有毒,后渐渐不用;蓼亦可入药,性质偏温,以其苗叶取汁酿酒,可以治疗胃脘寒痛等病证。

料

拼音 liào 注音 ㄌㄧㄠˋ,部首 斗 笔画数 10 结构 左右结构 造字法 会意;从斗、从米 笔顺编号 4312344412 笔顺读写 捺撇横竖捺捺捺捺横竖 部外 6 字义五行 火

料的本义为称量、计量,如料算等;引申为揣度、估计,如料想、预料等;还有安排、管理的意思,如照料、料理等。在未病的健康阶段或是疾病时期,如果能得到良好的照料、护理更利于促进健康,有助于身体的康复。

撂

拼音 liào 注音 ㄌㄧㄠˋ,部首 扌 笔画数 14 结构 左右结构 造字法 形声;从扌、略声 笔顺编号 12125121354251 笔顺读写 横竖横竖折横竖横撇折捺竖折横 部外 11 字义五行 火

撂的本义为搁下、放下,如撂担子、撂倒等。撂是将身上的重担放下,有时对身心来说是一种解脱,当身上背负的重担越来越重,超出自身的承受能力时,会导致疾病的发生,适时撂下一部分事务,放松身心,才能保证健康。

瞭 拼音 liào liǎo 注音 ㄌㄧㄠˋ,ㄌㄧㄠˇ, 部首 目 笔画数 17 结构 左右结构 造字法 形声 笔顺编号 25111134432511234 笔顺读写 竖折横横横横撇捺撇捺竖折横横竖撇捺 部外 12 字义五行 木

瞭的本义为眼珠明亮,如瞭然、视瞭等,后指远望,如瞭望、瞭哨等。瞭与眼睛、视力有关,人在向远处瞭望时,眼部各肌肉可得到放松,有助于调节视力,保护眼睛,但远望也不可过久,否则会耗损肝血,不利于保护眼睛。

镣 拼音 liào 注音 ㄌㄧㄠˋ, 部首 钅 笔画数 17 结构 左右结构 造字法 形声;左形右声 笔顺编号 31115134432511234 笔顺读写 撇横横横折横撇捺捺撇竖折横横竖撇捺 部外 12 字义五行 金

镣的本义为成色好的银子,后指套在脚腕使不能快跑的刑具,如镣铐、脚镣等。镣铐限制了人身自由,给身心带来折磨,影响气血运行,有损健康;平日修养德行,不肆意妄为,避免触犯法律,生活自由是维护健康的前提。

---

lie

咧 拼音 liě liē lié lie 注音 ㄌㄧㄝˇ,ㄌㄧㄝ,ㄌㄧㄝˊ,ㄌㄧㄝˋ, 部首 口 笔画数 9 结构 左右结构 造字法 形声;从口、列声 笔顺编号 251135422 笔顺读写 竖折横撇横折捺竖竖 部外 6 字义五行 火

咧的本义为形容鸟叫声,后指口微张,嘴角向两边伸展,如咧嘴、咧扯等。咧在日常生活中常常会出现,诸如骂骂咧咧等,不管什么原因,如果发生这种情况,对人体的健康与长寿均有一定的危害,应当尽最大努力戒除。

列 拼音 liè 注音 ㄌㄧㄝˋ, 部首 刂 笔画数 6 结构 左右结构 造字法 会意 笔顺编号 135422 笔顺读写 横撇折捺竖竖 部外 4 字义五行 金

列的本义为分割、分解,如列断、列缺等。人体手腕桡骨茎突上方有一凹陷,有一穴位在此,因其如裂开的缝隙、缺口,故名列缺穴。列缺是人体保健常用穴位之一,每天以指腹按揉列缺,可以防治咳嗽、头痛、颈项痛等多种疾病。

劣 拼音 liè 注音 ㄌ丨ㄝˋ 部首 力 笔画数 6 结构 上下结构 造字法 会意;从少、从力 笔顺编号 234353 笔顺读写 竖撇捺撇折撇 部外 2 字义五行 火

劣的本义为弱、小、不好,如恶劣、劣弱、劣质等。恶劣的环境会对身心健康造成损伤,劣质的食物也会影响肠胃功能,甚至是整体健康;养生就要选择优美的环境、优质的食物,能够对身心起促进作用,而保证身体的强壮。

冽 拼音 liè 注音 ㄌ丨ㄝˋ,部首 冫 笔画数 8 结构 左右结构 造字法 形声;从冫、列声 笔顺编号 41135422 笔顺读写 捺横横撇折捺竖 部外 6 字义五行 火

冽的本义为寒气、寒冷,如冽风、冽厉等,还有清澈、清澄的意思,如清冽、冽香等。寒伤阳气,冬日阳气潜藏于体内,寒冽的气候最容易损伤人体阳气,导致感冒、哮喘、心脏疾病等的发作,要注意采取保暖措施以预防。

洌 拼音 liè 注音 ㄌ丨ㄝˋ,部首 氵 笔画数 9 结构 左右结构 造字法 形声;从氵、列声 笔顺编号 441135422 笔顺读写 捺捺横横撇折捺竖竖 部外 6 字义五行 水

洌的本义为水清、酒清,如清洌、甘洌等。优质、清洁的水源才会有清洌的水,人与自然界的万物都要依赖水的滋养,水质清洌有利于人体健康,水质浑浊则会导致各类疾病,故历代养生家择地养生多选择优质水源附近。

烈 拼音 liè 注音 ㄌ丨ㄝˋ 部首 灬 笔画数 10 结构 上下结构 造字法 形声;从火、列声 笔顺编号 1354224444 笔顺读写 横撇折捺竖竖捺捺捺捺 部外 4 字义五行 火

烈的本义为火势猛,多引申为猛、厉害,如烈火、猛烈、轰轰烈烈等。养生讲求中和之道,过于猛烈的事物都有可能对身心造成损伤,如烈日、烈寒、烈药等,应尽量避免,注意防护,特别是性质猛烈的药物不能随意妄用。

猎 拼音 liè 注音 ㄌㄧㄝˋ，部首 犭 笔画数 11 结构 左右结构 造字法 形声 笔顺编号 35312212511 笔顺读写 撇折撇横竖竖横竖折横横 部外 8 字义五行 水

猎的本义为捕捉禽兽，如狩猎、猎人等。远古时期，人们食物短缺，多以狩猎维生。畜牧业也是从狩猎的基础上发展而来，丰富了人们的食物，逐渐解决温饱问题，维持生命延续。现代出于动物保护，很多打猎行为受到限制。

裂 拼音 liè liě 注音 ㄌㄧㄝˋ，ㄌㄧㄝˇ，部首 衣 笔画数 12 结构 上下结构 造字法 形声；从衣、列声 笔顺编号 135422413534 笔顺读写 横撇折捺竖竖捺横撇折撇捺 部外 6 字义五行 火

裂的本义为裁剪后的丝绸残余，也指分开、割，如裂口、分裂、冻裂等。皮肤皲裂多由于感受寒、燥之邪，或体内气血不足等因素造成，要对证用药；另外，平日可通过保暖，使用银耳、百合、杏仁等滋阴润肺之品加以预防。

趔 拼音 liè 注音 ㄌㄧㄝˋ，部首 走 笔画数 13 结构 半包围结构 造字法 形声；从走、列声 笔顺编号 1212134135422 笔顺读写 横竖横竖横撇捺横撇折捺竖竖 部外 6 字义五行 火

趔的本义为身体歪斜、脚不稳的样子，如趔趄。趔趄多形容脚步不稳，或因情绪刺激，或因身体肝肾不足、筋骨不健等因素而致，应当注意调节情绪，保养身体勿劳损太过，同时注意锻炼身体，身轻体健自然可防止此情况发生。

---

līn

拎 拼音 līn 注音 ㄌㄧㄣ，部首 扌 笔画数 8 结构 左右结构 造字法 形声；从扌、令声 笔顺编号 12134454 笔顺读写 横竖横撇捺捺折捺 部外 5 字义五行 火

拎的本义为手悬提物，如拎水、拎包等。长时间拎重物容易造成肩肘关节劳损，增加腰椎压力，造成腰椎间盘突出等疾病，故日常生活中应注意劳逸结合，保护颈肩、腰椎等，特别是腰痛患者不要拎重物，避免复发或加重。

邻 拼音 lín 注音 ㄌㄧˊ，部首 阝 笔画数 7 结构 左右结构 造字法 形声；从阝、令声 笔顺编号 3445452 笔顺读写 撇捺捺折捺折竖 部外 5 字义五行 火

邻的本义为古代的一种居民组织，五家为邻，常用来形容住得较临近，如邻居、比邻等。俗话说，远亲不如近邻，邻里之间相互联系较多，若关系和谐融洽则人的心情舒畅，反之则会影响人的情绪，甚则影响到身心健康。

林 拼音 lín 注音 ㄌㄧˊ，部首 木 笔画数 8 结构 左右结构 造字法 会意；从二木 笔顺编号 12341234 笔顺读写 横竖撇捺横竖撇捺 部外 4 字义五行 木

林的本义为丛聚的树木，如树林、森林、丛林等。森林是养生优良环境的基本条件之一，茂密的树林可以说是一个天然大氧吧，郁郁葱葱，可以提供新鲜氧气，缓解疲劳、提神醒脑，甚至可以改善鼻炎等呼吸系统疾病，促进健康。

临 拼音 lín 注音 ㄌㄧˊ，部首 丨 笔画数 9 结构 左右结构 造字法 原为会意；从臣、从品 笔顺编号 223142521 笔顺读写 竖竖撇横捺竖折竖横 部外 8 字义五行 火

临的本义为从高处往低处察看，如居高临下、临深渊等，也有到来、挨着的意思，如莅临、降临、临近等。养生的关键在预防，在疾病还未到来就采取措施加以防范；若等疾病临到才醒悟，往往为时已晚，失去了最佳时机。

淋 拼音 lín lìn 注音 ㄌㄧˊ，ㄌㄧˋ，部首 氵 笔画数 11 结构 左中右结构 造字法 形声；从氵、林声 笔顺编号 44112341234 笔顺读写 捺捺横横竖撇捺横竖撇捺 部外 8 字义五行 水

淋的本义为水浇，如淋浴等，也形容水、汗等连续下滴的样子，如淋漓等。中医所说的淋证是以小便频数、淋沥涩痛为主症，日常要多饮水、不憋尿、清淡饮食、注意清洁卫生等以预防。淋证与淋病不同，淋病是一种性传播疾病。

琳 拼音 lín 注音 ㄌㄧㄣˊ，部首 王 笔画数 12 结构 左中右结构 造字法 形声；从王、林声 笔顺编号 112112341234 笔顺读写 横横竖横横竖撇捺横竖撇捺 部外 8 字义五行 木

琳的本义为美玉，如琳珪、琳琅等。美玉明润亮丽，适当欣赏把玩能给人带来美的感觉，让人心情愉悦、舒畅，能够促进健康；但若一味追求琳琅满目的豪华，反而会失去其本身的美好意义，扰乱心神，追求名利，不利健康。

粼 拼音 lín 注音 ㄌㄧㄣˊ，部首 米 笔画数 14 结构 左右结构 造字法 形声；右形左声 笔顺编号 43123435415255 笔顺读写 捺撇横竖撇捺撇折捺横折竖折折 部外 8 字义五行 火

粼的本义为形容山石间水流清澈，如粼粼、清粼等。山间水流清澈往往也意味着周围环境的优良，一个好的环境要有新鲜的空气、葱郁的植被、清洁的水源、充足的阳光等，如此才会给生命带来足够的能量，保障身心健康。

嶙 拼音 lín 注音 ㄌㄧㄣˊ，部首 山 笔画数 15 结构 左右结构 造字法 形声；从山、粦声 笔顺编号 252431234354152 笔顺读写 竖折竖捺撇横竖撇捺撇折捺横折竖 部外 12 字义五行 土

嶙的本义为山崖重深、险峻，如嶙峋、嶙嶙等，后形容身体瘦削，如瘦骨嶙峋。疾病消耗、劳损太过或营养不良会导致机体气血不足，无法滋养筋骨、肌肉，久而久之，人体瘦削虚弱，健康受损，可见日常养生防病的重要。

霖 拼音 lín 注音 ㄌㄧㄣˊ，部首 雨 笔画数 16 结构 上下结构 造字法 形声；从雨、林声 笔顺编号 1452444412341234 笔顺读写 横捺折竖捺捺捺捺横竖撇捺横竖撇捺 部外 8 字义五行 水

霖的本义为久下不停的雨，如霖雨、洪霖等，也用甘霖形容久旱之后的及时雨。养生保健就如同久旱之后遇到的甘霖，将岁月、环境、人为等因素对身体造成的过度消耗慢慢滋润、改善，延缓衰老的到来，维护身心的健康。

磷 拼音 lín 注音 ㄌㄧㄣˊ，部首 石 笔画数 17 结构 左右结构 造字法 形声；从石、粦声 笔顺编号 13251431234354152 笔顺读写 横撇竖折横捺撇横捺撇捺撇折捺横折竖 部外 12 字义五行 火

磷的本义为薄石，也常形容石头、水明净亮，如磷烂等；现多指化学元素磷。磷广泛存在于人体细胞内，是维持骨骼和牙齿的重要物质，还能够促进心脏规律跳动、维持肾脏代谢等，瘦肉、蛋、豆类等食物中富含磷。

鳞 拼音 lín 注音 ㄌㄧㄣˊ，部首 鱼 笔画数 20 结构 左右结构 造字法 形声；从鱼、粦声 笔顺编号 35251211431234354152 笔顺读写 撇折竖折横竖横捺撇横竖撇捺撇折捺横折竖 部外 12 字义五行 火

鳞的本义为鱼甲，泛指似鱼鳞的片状物，如鱼鳞、龙鳞等。鱼鳞是种特殊食物，富含蛋白质、铁、锌、钙、卵磷脂等多种营养素，油煎食用可预防动脉硬化、高血压等心血管疾病，增强大脑记忆力，滋润肌肤，烹饪食用可美容保健。

麟 拼音 lín 注音 ㄌㄧㄣˊ，部首 鹿 笔画数 23 结构 左右结构 造字法 形声；从鹿、粦声 笔顺编号 41352211535431234354152 笔顺读写 捺横撇折竖竖横横折撇折捺撇横竖撇捺撇折捺横折竖 部外 12 字义五行 火

麟的本义为大鹿，特指麒麟，是传说中一种鹿身牛尾、狼额马蹄、五彩的高大动物，常用来比喻稀有之物，如凤毛麟角等。稀有的东西多较珍贵，如冬虫夏草等价格昂贵，但养生不是求奇、求贵，更重要的是要选对合适的东西。

凛 拼音 lǐn 注音 ㄌㄧㄣˇ，部首 冫 笔画数 15 结构 左右结构 造字法 形声；从冫、禀声 笔顺编号 414125251111234 笔顺读写 捺横捺横竖折竖折横横横横竖撇捺 部外 13 字义五行 水

凛的本义为刺骨的寒冷，如凛冽、凛寒等，也形容严肃而可敬畏，如凛然、凛严等。凛寒的气候最易损伤人体阳气，导致或诱发各类痛证、心脑血管疾病、哮喘等发作，要注意防寒保暖，如增添衣物、适当运动、食用温补食物等。

檩 拼音 lǐn 注音 ㄌㄧㄣˇ，部首 木 笔画数 17 结构 左右结构 造字法 形声；从木、禀声 笔顺编号 12344125251111234 笔顺读写 横竖撇捺捺横竖折竖折横横横横竖撇捺 部外 13 字义五行 木

檩的本义为架跨在房梁上的小梁，有承托作用，如脊檩、檩条等。一个屋顶除了主要的房梁，还需要很多其他小木头加以承托才能坚固；一个人的健康除了饮食、环境、运动等主要因素影响外，还有很多其他小细节也不容忽视。

吝 拼音 lìn 注音 ㄌㄧㄣˋ，部首 口 笔画数 7 结构 上下结构 造字法 形声；从口、文声 笔顺编号 4134251 笔顺读写 捺横撇捺竖折横 部外 4 字义五行 火

吝的本义为顾惜、舍不得，如吝啬、吝惜等。吝指当用的财物舍不得用；而从另一个角度来说，养生就是要小气，不是指财物方面小气，而是在精神、气血等方面当省则省，不过度消耗，如此才能保养精、气、神，维护健康。

赁 拼音 lìn 注音 ㄌㄧㄣˋ，部首 贝 笔画数 10 结构 上下结构 造字法 形声；从贝、任声 笔顺编号 3231212534 笔顺读写 撇竖撇横竖横竖折撇捺 部外 6 字义五行 火

赁的本义为给别人做雇工，也指用财物租物，如租赁、出赁等。生活中很多没有的东西可以去租赁使用，但健康却是自己的，无法租借，每个人都要珍惜自己的健康，注重养生，小心呵护，因为一旦失去，可能就再难回来。

蔺 拼音 lìn 注音 ㄌㄧㄣˋ，部首 艹 笔画数 14 结构 上下结构 造字法 形声；上形下声 笔顺编号 12242532411121 笔顺读写 横竖竖捺竖折撇竖捺横横横竖横 部外 11 字义五行 木

蔺的本义为草名，即马蔺。马蔺耐旱、生命力强，能净化空气、保护水土，可用作绿化植物；同时，马蔺的花、种子、根等也可入药用，性凉，可清热解毒、止血、利尿，用于治疗咽喉肿痛、各类出血证、小便不通等病证。

躏 拼音 lìn 注音 ㄌㄧㄣˋ，部首 足 笔画数 21 结构 左右结构 造字法 形声;从足、蔺声 笔顺编号 25121211224253241121 笔顺读写 竖折横竖横竖横横竖竖捺竖横撇竖捺横横横竖横 部外 14 字义五行 火

躏的本义为用力碾踏，形容欺压、伤害，如蹂躏、躏践等。以强凌弱，对弱小者的欺压、蹂躏既可能带来身体上的损伤，也会影响心理、情绪的变化，是对人体身心的双重伤害。不崇上、不躏下，维持和谐的关系才有助健康。

líng

伶 拼音 líng 注音 ㄌㄧㄥˊ，部首 亻 笔画数 7 结构 左右结构 造字法 形声;从亻、令声 笔顺编号 3234454 笔顺读写 撇竖撇捺捺折捺 部外 5 字义五行 火

伶的本义为古乐官名，泛指表演歌舞的艺人，如名伶、伶优等，还有聪明、孤独的意思，如伶俐、孤伶、伶仃等。歌舞是发自内心情感的表达，优秀的歌舞乐者能够利用歌舞抒发情绪，维持心理平衡，同时还可以活动肢体，锻炼形体。

灵 拼音 líng 注音 ㄌㄧㄥˊ，部首 火 笔画数 7 结构 上下结构 造字法 形声 笔顺编号 5114334 笔顺读写 折横横捺撇撇捺 部外 3 字义五行 火

灵的本义为巫，古代称跳舞降神的巫为灵，如灵符、巫灵等。在古代缺医少药的环境下，人们常将巫奉为神灵，认为可以解决病痛、烦恼等，虽然最后结果不尽人意，但当时却能给人以希望，有所寄托，在一定程度上可保障健康。

囵 拼音 líng 注音 ㄌㄧㄥˊ，部首 囗 笔画数 8 结构 全包围结构 造字法 形声;从囗、令声 笔顺编号 25344541 笔顺读写 竖折撇捺捺折捺横 部外 5 字义五行 火

囵的本义为监狱，如囹圄等。个别人由于违法乱纪，或受人诬陷而身陷囹圄，遭受身心打击，往往容易一蹶不振，乃至失去健康、生命。只要真心悔悟，痛改前非，真正地从头做起，也可能会重获新生，进而达到身心平衡与身体健康。

玲 拼音 líng 注音 ㄌㄧㄥˊ，部首 王 笔画数 9 结构 左右结构 造字法 形声；从王、令声 笔顺编号 112134454 笔顺读写 横横竖横撇捺捺折捺 部外 5 字义五行 火

　　玲的本义为玉石相互撞击的声音，如玲珑、玲玲等，常用来形容明亮或美好的样子。玉石撞击声音清脆，犹如美妙的音乐，可舒展情绪，令气血条达、舒畅，有利于健康。

瓴 拼音 líng 注音 ㄌㄧㄥˊ，部首 瓦 笔画数 9 结构 左右结构 造字法 形声；从瓦、令声 笔顺编号 344541554 笔顺读写 撇捺捺折捺横折折捺 部外 5 字义五行 火

　　瓴的本义为古代一种盛水的陶瓶，如高屋建瓴、揭瓴等，常用来比喻居高临下、不可阻挡之势。人最宝贵的是生命，随着社会经济的发展、生活条件的改善，健康也越来越被重视，养生保健的发展已经是一种高层次追求的必然趋势。

L

铃 拼音 líng 注音 ㄌㄧㄥˊ，部首 钅 笔画数 10 结构 左右结构 造字法 形声；从钅、令声 笔顺编号 3111534454 笔顺读写 撇横横横折撇捺捺折捺 部外 5 字义五行 金

　　铃的本义为金属做成的响器，如铃铛、风铃等。铃声可以作为一种信号，给人以警示、提醒；其实人的身体也会发出许多无声的警铃，如疲劳、睡眠差、小病不断等，就是在提醒自己健康已透支，应该要注意调节、重视养生保健了。

凌 拼音 líng 注音 ㄌㄧㄥˊ，部首 冫 笔画数 10 结构 左右结构 造字法 形声；左形右声 笔顺编号 4112134354 笔顺读写 捺横横竖横撇捺撇折捺 部外 8 字义五行 火

　　凌的本义为冰，如凌冰、凌室等，后也有压倒、欺侮的意思，如凌越、欺凌等。自然界存在优胜劣汰的规律，处于弱小状态往往容易被强大者欺凌；同样，若是身体瘦弱、正气不足，则容易被强盛的外邪所侵犯而威胁健康。

陵 拼音 líng 注音 ㄌㄧㄥˊ，部首 阝 笔画数 10 结构 左右结构 造字法 形声；左形右声 笔顺编号 5212134354 笔顺读写 折竖横竖横撇捺撇折捺 部外 8 字义五行 火

陵的本义为大土山，如丘陵、高陵、山陵等，也常常引申为帝王的墓穴，如陵墓、陵庙等。丘陵地带一般具有一定的海拔，但又不会很高，气候宜人，降水较为充沛，能够种植各类经济作物，是适合人类居住的地区。

聆 拼音 líng 注音 ㄌㄧㄥˊ，部首 耳 笔画数 11 结构 左右结构 造字法 形声；从耳、令声 笔顺编号 12211134454 笔顺读写 横竖竖横横横撇捺捺折捺 部外 5 字义五行 火

聆的本义为细听，如聆听、聆训等。聆听是一种姿态、一种艺术，聆听他人的倾诉，对他人来说可以得到宣泄、调节情绪；聆听自己心灵的声音，可以让自己更清楚心里的信念，避免出现差错，内心的坚定是保持心理健康的基础。

菱 拼音 líng 注音 ㄌㄧㄥˊ，部首 艹 笔画数 11 结构 上下结构 造字法 形声；上形下声 笔顺编号 12212134354 笔顺读写 横竖竖横竖横撇捺撇折捺 部外 8 字义五行 木

菱的本义为植物名，其果实有硬壳、有角，名菱角，可食用。菱角含有丰富的蛋白质、不饱和脂肪酸、维生素等营养素，味道鲜美，可煮粥、做菜、磨粉做点心食用，能够利尿、通乳、防癌，但性偏凉，不宜多食。

蛉 拼音 líng 注音 ㄌㄧㄥˊ，部首 虫 笔画数 11 结构 左右结构 造字法 形声；从虫、令声 笔顺编号 25121434454 笔顺读写 竖折横竖横捺撇捺捺折捺 部外 5 字义五行 火

蛉的本义为虫名，如螟蛉、白蛉等。蛉虫多为害虫，或危害农作物，或危害人体健康，如白蛉是一种似蚊子的吸血昆虫，人被叮咬后，可能出现痒、局部红疹、水疱等症状，甚至可引起黑热病，平常要保持环境清洁干爽以预防。

L

翎 拼音 líng 注音 ㄌㄧㄥˊ，部首 羽 笔画数 11 结构 左右结构 造字法 形声；从羽、令声 笔顺编号 34454541541 笔顺读写 撇捺捺折捺折捺横折捺横 部外 5 字义五行 火

翎的本义为鸟翅和尾巴上的长羽毛，泛指鸟羽，如翎羽、孔雀翎等。清代官员的帽子以孔雀翎为饰，称为花翎，不同官吏等级的翎眼不同。古代等级制度明显，生活在最底层的阶层往往食不果腹，健康更加得不到保障。

羚 拼音 líng 注音 ㄌㄧㄥˊ，部首 羊 笔画数 11 结构 左右结构 造字法 形声；从羊、令声 笔顺编号 43111334454 笔顺读写 捺撇横横横撇撇捺捺折捺 部外 5 字义五行 火

羚的本义为羊名，即羚羊。羚羊角可入药，多磨粉使用，味咸、性寒，有清肝明目、平肝息风的功效，用于高热惊厥、癫痫、头痛眩晕、痈肿疮毒等病证，一般用于急症治疗，不用于慢病调理。羚羊角粉用量少，0.3～0.6 克即可。

绫 拼音 líng 注音 ㄌㄧㄥˊ，部首 纟 笔画数 11 结构 左右结构 造字法 形声；左形右声 笔顺编号 55112134354 笔顺读写 折折横横竖横撇捺撇折捺 部外 8 字义五行 火

绫的本义为布帛中的细腻者，如白绫、绫罗等。绫多以蚕丝为原料纺织而成，光滑柔软，质地轻薄，透气性好，可以制作衬衣、睡衣等。养生体现在生活的方方面面，包括日常衣饰，要选择舒适、透气性好的衣物才有利于健康。

零 拼音 líng 注音 ㄌㄧㄥˊ，部首 雨 笔画数 13 结构 上下结构 造字法 形声；从雨、令声 笔顺编号 1452444434454 笔顺读写 横捺折竖捺捺捺撇捺捺折捺 部外 5 字义五行 火

零的本义为下细雨，引申为降落，如零雨、感激涕零等，也有凋落的意思，如凋零、飘零等。万物凋零带给人萧条、悲伤的情绪，特别是对于性格内向或悲观的人，可能会引起情绪的波动，妨碍气血运行，而影响到健康状况。

龄 拼音 líng 注音 ㄌㄧㄥˊ，部首 齿 笔画数 13 结构 左右结构 造字法 形声；从齿、令声 笔顺编号 2121345234454 笔顺读写 竖横竖横撇捺折竖撇捺捺折捺 部外 5 字义五行 火

　　龄的本义为年岁、年数，如年龄、高龄、党龄等。人的寿命是指从出生到死亡机体生存的时间，通常以年龄作为衡量寿命的尺度，人活得年龄越大，也就意味着寿命越长；特别是通过养生，可使心理年龄小于实际年龄，延缓衰老。

岭 拼音 lǐng líng 注音 ㄌㄧㄥˇ，ㄌㄧㄥˊ，部首 山 笔画数 8 结构 左右结构 造字法 形声；从山、令声 笔顺编号 25234454 笔顺读写 竖折竖撇捺捺折捺 部外 5 字义五行 土

　　岭的本义为山道，泛指山峰，如越岭、五岭等。我国山岭众多，南方有五岭，五岭以南称为岭南，包括今广东、广西及海南。古时岭南地区气候湿热，生存环境恶劣，当地常煲汤及凉茶来维护健康，形成了深厚的养生文化底蕴。

领 拼音 lǐng 注音 ㄌㄧㄥˇ，部首 页 笔画数 11 结构 左右结构 造字法 形声；从页、令声 笔顺编号 34454132534 笔顺读写 撇捺捺折捺横撇竖折撇捺 部外 5 字义五行 火

　　领的本义为脖子，也有引导、统治、管理的意思，如统领、领导、带领等。随着人们健康意识的增强，国家陆续颁布了一系列政策引领养生发展方向，中医养生事业的发展也越来越规范，养生市场的逐渐规范才能真正保障健康。

另 拼音 lìng 注音 ㄌㄧㄥˋ，部首 口 笔画数 5 结构 上下结构 造字法 会意；从口、从刀 笔顺编号 25153 笔顺读写 竖折横折撇 部外 2 字义五行 火

　　另的本义为分开、分居，比喻两件事物有差异，如另外、另起炉灶、另眼相看等。中医养生既有普遍性的一面，也有个性化的一面，在制定养生方案时要注意辨证施养，即使相同的疾病，影响因素不同，都需要另外制定，不可相混。

令 拼音 lìng líng lǐng 注音 ㄌㄧㄥˋ,ㄌㄧㄥˊ,ㄌㄧㄥˇ,部首 人 笔画数 5 结构 上下结构 造字法 会意 笔顺编号 34454 笔顺读写 撇捺捺折捺 部外 3 字义五行 火

令的本义为发号、发布,如命令、号令、令牌等,还有时节的意思,如时令等。中医养生特别强调因时养生,不同的时令季节,其外界环境的气候、食物等都不尽相同,根据时令来养生,使人体阴阳变化与外界一致,方可维护健康。

liu

溜 拼音 liū liù 注音 ㄌㄧㄡ,ㄌㄧㄡˋ,部首 氵 笔画数 13 结构 左右结构 造字法 形声;从氵、留声 笔顺编号 4413545325121 笔顺读写 捺捺横撇折捺折撇竖折横竖横 部外 10 字义五行 火

溜的本义为水名,即溜水,位于今广西省境内;后也指滑动、光滑无阻碍,如溜冰、溜圆等;引申为偷偷走开、奉承,如溜走、溜须等。养生需要坚持一定的原则,脚踏实地深入践行,不能一溜而过,否则就达不到良好的效果。

熘 拼音 liū 注音 ㄌㄧㄡ,部首 火 笔画数 14 结构 左右结构 造字法 形声;从火、留声 笔顺编号 43343545325121 笔顺读写 捺撇撇捺撇折捺折撇竖折横竖横 部外 10 字义五行 火

熘的本义为一种烹饪方法,即多加淀粉勾芡汤汁,这样制成的菜品滑嫩鲜香,易消化吸收。食物用于食疗,除与本身的性质、功效有关外,与烹饪法也关系密切,熘、煮、蒸、炖等多易消化,有利健康,而煎、炸、烧、烤则多阻碍脾胃运化。

刘 拼音 liú 注音 ㄌㄧㄡˊ,部首 刂 笔画数 6 结构 左右结构 造字法 原为形声 笔顺编号 413422 笔顺读写 捺横撇捺竖竖 部外 4 字义五行 火

刘的本义为杀、戮,特别是大规模的杀戮,现在多做姓用。大规模的杀戮带来的是社会的动乱、人心的恐慌,这些都会影响到人的形体、精神稳定,是影响身心健康的因素,只有维护社会稳定、安全,才能保障健康长寿。

浏

拼音 liú 注音 ㄌㄧㄡˊ，部首 氵 笔画数 9 结构 左中右结构 造字法 形声；从氵、刘声 笔顺编号 441413422 笔顺读写 捺捺横捺横撇捺竖竖 部外 6 字义五行 水

浏的本义为水深而清澈，如浏溧等，后引申为大略地看，如浏览等。古往今来，养生书籍众多，不能一一细读，可以进行筛选，有的内容可以精读，细细琢磨体会，而有些则可以浏览，了解大概即可。

留

拼音 liú 注音 ㄌㄧㄡˊ，部首 田 笔画数 10 结构 上下结构 造字法 会意；从田、从卯 笔顺编号 3545325121 笔顺读写 撇折捺折撇竖折横竖横 部外 5 字义五行 火

留的本义为停止，如停留、逗留等，引申为保存，如留存、保留等。当今社会节奏快、压力大，很多人无论在工作还是生活中都匆匆忙忙，身心承受着巨大压力，有时候停留下来，放慢脚步，是对身心的放松，也是健康的保障。

流

拼音 liú 注音 ㄌㄧㄡˊ，部首 氵 笔画数 10 结构 左右结构 造字法 形声；左形右声 笔顺编号 4414154325 笔顺读写 捺捺横捺横折捺撇竖折 部外 7 字义五行 水

流的本义为水行，如流动、流水等。流动的水也称为活水，不断地新旧交替，通常没有腐败变质的气味；人体也是如此，只有经常活动，才能促进气血运行通畅，加强新陈代谢，人体才不会蓄积过多有害物质，才会健康少病。

琉

拼音 liú 注音 ㄌㄧㄡˊ，部首 王 笔画数 11 结构 左右结构 造字法 形声；从王、流省声 笔顺编号 11214154325 笔顺读写 横横竖横捺横折捺撇竖折 部外 7 字义五行 火

琉的本义为有光的石头，即琉璃石。古代琉璃是用琉璃石加琉璃母煅烧而成，非常珍贵，多在王室贵族中流传；同时琉璃也是佛教七宝之一，被当作可以消灾避邪的宝物，常用来制作饰品摆放或佩戴，有吉祥寓意，有利于健康。

硫 拼音 liú 注音 ㄌㄧㄡˊ，部首 石 笔画数 12 结构 左右结构 造字法 形声；从石、流省声 笔顺编号 132514154325 笔顺读写 横撇竖折横捺横折捺撇竖折 部外 7 字义五行 火

硫的本义为硫黄。硫黄用途广泛，既可用于制造火药、农药、火柴、燃料等，同时还可入药。硫黄入药主要外用，可杀虫止痒，用于疥癣、皮肤瘙痒等；另外，含有硫黄的温泉或添加硫黄的香皂对防治皮肤病也有一定的效果。

馏 拼音 liú liù 注音 ㄌㄧㄡˊ，ㄌㄧㄡˋ，部首 饣 笔画数 13 结构 左右结构 造字法 形声；从饣、留声 笔顺编号 3553545325121 笔顺读写 撇折折撇折捺撇竖折横竖横 部外 10 字义五行 火

馏的本义为蒸饭，读 liù，如馏馒头等；后读 liú，指加热使物质分离或分解，如蒸馏、干馏等。馏可得到更纯净的物质，避免与其他成分相互干扰。实际上，水中也含有多种营养物质，蒸馏后只留下水，长期饮用也不利于健康。

榴 拼音 liú 注音 ㄌㄧㄡˊ，部首 木 笔画数 14 结构 左右结构 造字法 形声；从木、留声 笔顺编号 12343545325121 笔顺读写 横竖撇捺折折捺折撇竖折横竖横 部外 10 字义五行 木

榴的本义为木名，即石榴。石榴多子，被视为吉祥物，是多子多福的象征；石榴中富含维生素及多种微量元素，营养价值高，还有美容功效；另外，石榴的皮、叶、花等均可入药，可收敛、止泻，治疗久泻、久痢等。

瘤 拼音 liú 注音 ㄌㄧㄡˊ，部首 疒 笔画数 15 结构 半包围结构 造字法 形声；从疒、留声 笔顺编号 413413545325121 笔顺读写 捺横撇捺横撇折捺折撇竖折横竖横 部外 10 字义五行 火

瘤的本义为肿块，如肿瘤、血管瘤等。瘤是发生在体表或某组织中的一类肿块病变，发展缓慢，长期不消散，多为良性，但若生长在重要器官或发生癌变会有生命危险，大部分瘤可通过手术切除，但最关键的还是日常预防。

柳 拼音 liǔ 注音 ㄌㄧㄡˇ，部首 木 笔画数 9 结构 左右结构 造字法 形声；从木、卯声 笔顺编号 123435352 笔顺读写 横竖撇捺撇折撇折竖 部外 5 字义五行 木

柳的本义为木名，即柳树，其枝条柔韧，是常见的观赏遮阴树木。柳亦可入药，例如柳树皮中可提取乙酰水杨酸，是常用解热镇痛药阿司匹林的主要成分；柳子做枕芯可安神助眠；柳芽泡茶可防治黄疸水肿、筋骨疼痛等疾病。

六 拼音 liù lù 注音 ㄌㄧㄡˋ，ㄌㄨˋ，部首 八 笔画数 4 结构 上下结构 造字法 象形 笔顺编号 4134 笔顺读写 捺横撇捺 部外 2 字义五行 火

六的本义为数字，自古被认为是一个吉祥的数字。中医理论中很多与六相关，如六腑，是胆、胃、小肠、大肠、膀胱、三焦的合称，其共同作用是受盛和传化水谷，以通、降为顺，否则会导致疾病发生。

遛 拼音 liù 注音 ㄌㄧㄡˋ，部首 辶 笔画数 13 结构 半包围结构 造字法 形声；从辶、留声 笔顺编号 3545325121454 笔顺读写 撇折捺折撇竖折横竖横捺折捺 部外 10 字义五行 火

遛的本义为散步、慢慢走，如遛弯、遛鸟等。遛弯、散步是最简单的一种运动方式，能够促进机体血液循环，预防心血管疾病；同时可以让人逐渐放松，消除疲劳。饭后散步还可以促进胃肠蠕动，帮助消化，特别适合年老体弱者。

---

long

龙 拼音 lóng 注音 ㄌㄨㄥˊ，部首 龙 笔画数 5 结构 单一结构 造字法 象形 笔顺编号 13534 笔顺读写 横撇折撇捺 字义五行 火

龙的本义为古代传说中一种有鳞、能兴云作雨的动物，封建时代常作为皇帝的象征。龙也是我们华夏民族的图腾，代表着包容、腾飞、和谐的精神，能够给人们带来积极向上的精神激励，应该说是一个颇具养生价值的字词。

茏 拼音 lóng 注音 ㄌㄨㄥˊ，部首 艹 笔画数 8 结构 上下结构 造字法 形声；从艹、龙声 笔顺编号 12213534 笔顺读写 横竖竖横撇折撇捺 部外 5 字义五行 木

茏的本义为草名，即天蓼，又名荭草，可入药，现多形容草木青翠茂盛，如葱茏等。荭草有祛风除湿、活血止痛的功效，用于治疗风湿性关节炎，但因其有小毒，要在医生指导下使用，不可随意滥用，以免贻误病情或中毒。

咙 拼音 lóng 注音 ㄌㄨㄥˊ，部首 口 笔画数 8 结构 左右结构 造字法 形声；左形右声 笔顺编号 25113534 笔顺读写 竖折横横撇折撇捺 部外 5 字义五行 火

咙的本义为喉，即喉咙，是咽部和喉部的统称。喉咙是人体呼吸要道，还有助于发声，故当喉咙感邪肿胀，常出现呼吸不畅、吞咽困难、不能说话等症状。日常保护喉咙要注意少辛辣煎炸及寒凉饮食，勿大声说话，喝温开水等。

珑 拼音 lóng 注音 ㄌㄨㄥˊ，部首 王 笔画数 9 结构 左右结构 造字法 形声；从王、龙声 笔顺编号 112113534 笔顺读写 横横竖横横撇折撇捺 部外 5 字义五行 火

珑的本义为古代祈雨用的玉，上刻有龙纹，后也形容玉器撞击的声音，如玲珑、瓦珑等。古代人们常用珑玉来祭祀求雨，祈求风调雨顺、农作物丰收；只有解决人们的温饱问题，生命才能得以延续，这是保障生命的基础条件。

胧 拼音 lóng 注音 ㄌㄨㄥˊ，部首 月 笔画数 9 结构 左右结构 造字法 形声；从月、龙声 笔顺编号 351113534 笔顺读写 撇折横横横撇折撇捺 部外 5 字义五行 火

胧的本义为月色不明的样子，引申为模糊不清，如朦胧、胧月等。朦胧也是一种美，生活中有时需要一些模糊不清，对一些事情不可强求、钻牛角尖，不发生过激的情绪变化，从而维护心理平衡与健康。

眬 拼音 lóng 注音 ㄌㄨㄥˊ，部首 目 笔画数 9 结构 左右结构 造字法 形声；从月、龙声 笔顺编号 351113534 笔顺读写 撇折横横横撇折撇捺 部外 5 字义五行 火

眬的本义为将睡时眼睛欲闭又张的样子，如蒙眬。在将睡或刚醒时，人的精神尚未振奋，会表现出蒙眬状态。若在生活中常出现睡眼蒙眬的样子，多是疲劳过度，身心消耗太过，气血不足，不能够滋养神气所致，要注意休息。

聋 拼音 lóng 注音 ㄌㄨㄥˊ，部首 耳 笔画数 11 结构 上下结构 造字法 形声；从耳、龙声 笔顺编号 13534122111 笔顺读写 横撇折撇捺横竖竖横横横 部外 5 字义五行 火

聋的本义为丧失听觉能力，如耳聋、聋哑等。耳聋有先天与后天因素的不同，先天性耳聋多不可逆转，后天性失聪与湿热、肾虚及外伤等因素密切相关。老年性耳聋、听力下降多与肾虚有关，养生保健要特别注意保养肾精以预防。

笼 拼音 lóng lǒng 注音 ㄌㄨㄥˊ，ㄌㄨㄥˇ，部首 龙 笔画数 11 结构 上下结构 造字法 形声；从竹、龙声 笔顺编号 31431413534 笔顺读写 撇横捺撇横捺横撇折撇捺 部外 6 字义五行 木

笼的本义为竹片编制的盛物器具，如竹笼、灯笼等。笼子可以盛物，但对于活的生物来说则是一种束缚，如鸟笼、牢笼等。将生命困缚在一个狭小空间，虽可生存，却丧失了自由，对于心灵也是一种打击，长此以往不利健康。

隆 拼音 lóng 注音 ㄌㄨㄥˊ，部首 阝 笔画数 11 结构 左右结构 造字法 会意；从生、从降 笔顺编号 52354131121 笔顺读写 折竖撇折横横撇横横竖横 部外 9 字义五行 火

隆的本义为高大、丰厚，如隆恩、隆岳等，也指国家蓬勃发展，如隆盛、兴隆等。国家的昌盛兴隆给予人民美好的生活基础，国家富足，人们能够过上安康幸福的生活，有利于健康长寿，也为养生保健提供一个优良的大环境。

陇 拼音 lǒng 注音 ㄌㄨㄥˇ，部首 阝 笔画数 7 结构 左右结构 造字法 形声；左形右声 笔顺编号 5213534 笔顺读写 折竖横撇折撇捺 部外 5 字义五行 火

陇的本义为古地名，在今甘肃省东部，也有盛、多的意思。中医学认为，日中而阳陇为重阳，中午是阳气最旺盛的时候；阳气在人体发挥着重要作用，阳气虚弱或年老者可利用中午享受阳光以补充自身阳气，能起到保健效果。

拢 拼音 lǒng 注音 ㄌㄨㄥˇ，部首 扌 笔画数 8 结构 左右结构 造字法 形声；从扌、龙声 笔顺编号 12113534 笔顺读写 横竖横横撇折撇捺 部外 5 字义五行 火

拢的本义为聚合、合计，如合拢、聚拢、拢账等。生活要有一定的规划，特别是养生活动，可以定期将以往的行为记下来，聚拢到一起，反省一下哪些是有利健康的、哪些是有损健康的，并加以修正，趋利避害，以维护健康。

垄 拼音 lǒng 注音 ㄌㄨㄥˇ，部首 土 笔画数 8 结构 上下结构 造字法 形声；从土、龙声 笔顺编号 13534121 笔顺读写 横撇折撇捺横竖横 部外 5 字义五行 土

垄的本义为坟，也指成行种植农作物的田埂，如田垄、垄亩等。田园生活虽然清苦，却也能给人带来无穷乐趣，且环境清幽，自给自足，可以让身心得到放松，利于健康，很多长寿老人都生活在农村，且坚持适当的田间劳作。

lou

娄 拼音 lóu 注音 ㄌㄡˊ，部首 女 笔画数 9 结构 上下结构 造字法 会意；从毌、从中、从女 笔顺编号 431234531 笔顺读写 捺撇横竖撇捺折撇横 部外 6 字义五行 火

娄的本义为物体中空，也用来比喻虚弱，多用作姓。物体中空，受到外力很容易折断受损；而若人体脏腑气血不足，出现亏虚，可能会发展为一些重病、大病，稍有不慎，也会影响到生命，故日常重视养生防病至关重要。

偻 拼音 lóu lǚ 注音 ㄌㄡˊ，ㄌㄩˇ 部首 亻 笔画数 11 结构 左右结构 造字法 形声；从亻、娄声 笔顺编号 32431234531 笔顺读写 撇竖捺撇横竖撇捺折撇横 部外 9 字义五行 火

偻的本义为弯腰，如偻背、偻行、偻步等。平时站坐姿势习惯不当，或长期背负重物，可能会导致脊柱变形，出现佝偻、驼背，不仅影响形体美观，而且会造成脊椎疾病，要注意站坐姿、合理运动锻炼、晒太阳等方面以预防。

喽 拼音 lóu lou 注音 ㄌㄡˊ，ㄌㄡ 部首 口 笔画数 12 结构 左右结构 造字法 形声 笔顺编号 251431234531 笔顺读写 竖折横捺撇横竖撇捺折撇横 部外 9 字义五行 火

喽的本义为语气词，放在句末，表示肯定、感叹等语气。人在说话的时候经常带有一些语气词的辅助，可以更好地表达自己的意思或情感，七情能得到适当的宣泄，则气血条达通畅、心理平衡，身心健康可以得到维护。

楼 拼音 lóu 注音 ㄌㄡˊ 部首 木 笔画数 13 结构 左右结构 造字法 形声；从木、娄声 笔顺编号 1234431234531 笔顺读写 横竖撇捺捺撇横竖撇捺折撇横 部外 9 字义五行 木

楼的本义为重屋，即两层以上的房屋，如楼房、黄鹤楼等。楼越高，人的视野越广阔；而养生保健事业是一项利国、利民、利己的大事业，需要许许多多的人一起为之努力不懈，才能让其更上一层楼，得到更大发展，造福更多人。

蝼 拼音 lóu 注音 ㄌㄡˊ 部首 虫 笔画数 15 结构 左右结构 造字法 形声；从虫、娄声 笔顺编号 251214431234531 笔顺读写 竖折横竖横捺捺撇横竖撇捺折撇横 部外 9 字义五行 火

蝼的本义为虫名，即蝼蛄。蝼蛄破坏农作物的根茎，会造成粮食、蔬菜大面积减产，是一种害虫；但蝼蛄可入药，若正确运用也可维护人体健康，其味咸、性寒，有利水消肿、通便的功效，可用来治疗水肿、小便不利等疾病。

髅 拼音 lóu 注音 ㄌㄡˊ，部首 骨 笔画数 18 结构 左右结构 造字法 形声；从骨、娄声 笔顺编号 255452511431234531 笔顺读写 竖折折捺折竖折横横捺撇横竖撇捺折撇横 部外 9 字义五行 火

髅的本义为死人头骨，亦泛指骸骨，如骷髅等。骷髅常会令人心里感到恐惧，甚则影响到脏腑功能，造成身心受损，胆小或心理脆弱者应注意调节；从另一方面来说，骷髅能让人更直观地了解人体骨骼，为实施医疗打下基础。

搂 拼音 lǒu lōu 注音 ㄌㄡˇ、ㄌㄡ，部首 扌 笔画数 12 结构 左右结构 造字法 形声；从扌、娄声 笔顺编号 121431234531 笔顺读写 横竖横捺撇横竖撇捺折撇横 部外 9 字义五行 火

搂的本义为引、拉拢；后多指两臂合抱，或用臂膀抱住，如挽搂、搂抱等。人在悲伤难过的时候，情绪低落，朋友亲人的搂抱能够给予安慰、鼓励和勇气，让人重新振作精神，使心情变得明朗，从而调节心理，利于身心健康。

篓 拼音 lǒu 注音 ㄌㄡˇ，部首 竹 笔画数 15 结构 上下结构 造字法 形声；从竹、娄声 笔顺编号 314314431234531 笔顺读写 撇横捺撇横捺捺撇横竖撇捺折撇横 部外 9 字义五行 木

篓的本义为竹笼，是盛东西的器具，多用竹或荆条编制而成，如背篓、竹篓等。古时上山采药常需翻山越岭、弯腰寻找等，用一个大背篓来装草药，解放双手，十分便利，从一定程度上说，这也促进了中药以及药物养生的发展。

陋 拼音 lòu 注音 ㄌㄡˋ，部首 阝 笔画数 8 结构 左右结构 造字法 形声；左形右声 笔顺编号 52125345 笔顺读写 折竖横竖折撇捺折 部外 6 字义五行 火

陋的本义为狭窄、狭小，如简陋、陋室等。居住环境的简陋、狭小常会影响一个人的心境，也会影响心理健康，但我们要学会适应生活中的困苦和贫穷，学会苦中作乐，不为简陋的环境所干扰，淡然对待，才有利于身心健康。

镂 拼音 lòu 注音 ㄌㄡˋ，部首 钅 笔画数 14 结构 左右结构 造字法 形声；从钅、娄声 笔顺编号 31115431234531 笔顺读写 撇横横横折捺撇横竖撇捺折撇横 部外 9 字义五行 金

镂的本义为可供雕刻的坚铁；亦指雕刻，如镂刻、雕镂等；常用来形容铭记、牢记不忘，如镂骨铭心等。养生保健的技术、方法很多，只有不断反复实践，才能牢牢铭记在心，不会遗忘、错漏，才能指导他人和自己维护健康。

漏 拼音 lòu 注音 ㄌㄡˋ，部首 氵 笔画数 14 结构 左右结构 造字法 形声；左形右声 笔顺编号 44151312524444 笔顺读写 捺捺横折横撇横竖折竖捺捺捺捺 部外 11 字义五行 水

漏的本义为古代滴水计时的仪器，即漏壶；也指病名，一种流脓或流血不止的病，如痔漏、崩漏等。崩漏是妇女非周期性子宫出血，多由于脾肾亏虚、气血不足所致，要注意饮食营养、及早治疗月经病、调节心情等以预防。

lu

噜 拼音 lū 注音 ㄌㄨ，部首 口 笔画数 15 结构 左右结构 造字法 形声；从口、鲁声 笔顺编号 251352512112511 笔顺读写 竖折横撇折竖折横竖横横竖折横横 部外 12 字义五行 火

噜的本义为发出的声音，如咕噜、呼噜等。长期睡觉打呼噜的人身体或多或少存在一些健康隐患，如鼻炎、咽炎、肥胖、疲劳过度者睡觉时都易打呼噜，有的甚至有睡眠呼吸暂停综合征，时间久了还会影响到记忆力，要及时治疗相关疾病。

卢 拼音 lú 注音 ㄌㄨˊ，部首 卜 笔画数 5 结构 上下结构 造字法 形声 笔顺编号 21513 笔顺读写 竖横折横撇 部外 3 字义五行 火

卢的本义为饭器，饭器既有利于盛放饭菜，也能保证卫生健康。现在饭器种类越来越多，外形美观、大方，令人赏心悦目，尤其对于小朋友来说有助于增加食欲，饮食养生也可以既好吃又好看，集色、香、味、形为一体。

芦 拼音 lú 注音 ㄌㄨˊ，部首 艹 笔画数 7 结构 上下结构 造字法 形声;上形下声 笔顺编号 1224513 笔顺读写 横竖竖捺折横撇 部外 4 字义五行 木

芦的本义为植物名,即芦菔,就是现在的萝卜,有理气、生津、助消化的作用,适合糖尿病、嗳气泛酸、胃胀者等食用,可生食或做菜用。芦也指中药藜芦,藜芦根可入药,有祛痰、催吐、杀虫的功效,但体虚气弱、孕妇忌用。

庐 拼音 lú 注音 ㄌㄨˊ，部首 广 笔画数 7 结构 半包围结构 造字法 形声 笔顺编号 4134513 笔顺读写 捺横撇捺折横撇 部外 4 字义五行 火

庐的本义为田中看守庄稼的小屋,泛指简陋的居室,如庐舍、茅庐等。无论是居住在简陋的茅庐,还是住在精美的楼房,关键是人的心境要平和,不受环境优劣的干扰,精神守于内,正气充足,抵御邪气,则有利于身心健康。

炉 拼音 lú 注音 ㄌㄨˊ，部首 火 笔画数 8 结构 左右结构 造字法 形声;从火、户声 笔顺编号 43344513 笔顺读写 捺撇撇捺捺折横撇 部外 4 字义五行 火

炉的本义为贮火的器具,做冶炼、烹饪、取暖等用,如炉灶、炉具、炉火等。寒冷的冬季,炉火能帮助人们取暖,祛除寒气,保护阳气;但在取暖的同时也要注意,不宜离炉火太近烘烤,否则可能会导致体内燥热,不利健康。

栌 拼音 lú 注音 ㄌㄨˊ，部首 木 笔画数 9 结构 左右结构 造字法 形声;从木、卢声 笔顺编号 123421513 笔顺读写 横竖撇捺竖横折横撇 部外 5 字义五行 木

栌的本义为柱头承托栋梁的短木,如欂栌、栌栱等;也指树名,即黄栌。黄栌是一种观赏树种,深秋叶子色彩鲜艳,美丽壮观,是休闲旅游、放松心情常欣赏的景观;黄栌的根茎、枝叶还可入药,可清热解毒,治疗感冒、黄疸等疾病。

轳 拼音 lú 注音 ㄌㄨˊ，部首 车 笔画数 9 结构 左右结构 造字法 形声；从车、卢声 笔顺编号 152121513 笔顺读写 横折竖横竖横折横撇 部外 5 字义五行 火

轳的本义为圆转木，即辘轳，是安在井上用以汲水的用具。辘轳利用了滑轮原理，使汲水变得更轻松；其实，养生活动也要善于利用一些好的工具或器械，这样既能够省时、省力，而且还能够事半功倍，发挥出更好的养生效果。

鸬 拼音 lú 注音 ㄌㄨˊ，部首 鸟 笔画数 10 结构 左右结构 造字法 形声；从卢、鸟声 笔顺编号 2151335451 笔顺读写 竖横折横撇撇折捺折横 部外 5 字义五行 火

鸬的本义为水鸟名，即鸬鹚，渔人常用其来捕鱼。因结伴的鸬鹚从营巢、孵卵到哺育等都共同进行，古人常将其作为美满婚姻的象征，夫妻和睦是家庭关系的枢纽，也关系着健康长寿；另外，鸬鹚肉有利尿功效，可治疗水肿等。

颅 拼音 lú 注音 ㄌㄨˊ，部首 页 笔画数 11 结构 左右结构 造字法 形声；从页、卢声 笔顺编号 21513132534 笔顺读写 竖横折横撇横撇竖折撇捺 部外 5 字义五行 火

颅的本义为头盖骨，如头颅、颅脑、颅腔等。颅腔是由头部的皮肤、肌肉和 8 块脑颅骨围成的腔；颅腔内脑与脊髓相连，是指挥、调节人体各种生理活动的中枢，是生命的重要支撑；颅骨起着保护和支持脑、感觉器官等作用。

鲈 拼音 lú 注音 ㄌㄨˊ，部首 鱼 笔画数 13 结构 左右结构 造字法 形声；从鱼、卢声 笔顺编号 3525121121513 笔顺读写 撇折竖折横竖横横竖横折横撇 部外 5 字义五行 火

鲈的本义为鱼名，即鲈鱼。鲈鱼为常见的食用鱼类，富含蛋白质、维生素、磷、铁等营养物质。从食疗来说，鲈鱼能补肝肾、健脾胃，对体质虚弱的人有很好的补益作用；鲈鱼还可以安胎、催乳，适合孕妇、哺乳期妇女食用。

卤 拼音 lǔ 注音 ㄌㄨˇ，部首 卜 笔画数 7 结构 单一结构 造字法 象形 笔顺编号 2125341 笔顺读写 竖横竖折撇捺横 部外 5 字义五行 火

卤的本义为盐碱地，如卤田、卤地等，也指天然生成的盐，泛指食盐，如盐卤、卤汁等。盐碱地难以生长农作物，成为不利于人类生存的环境；随着现代农业的发展，对盐碱地加以治理，同样可以种植一些经济作物来改善环境，发挥保健作用。

虏 拼音 lǔ 注音 ㄌㄨˇ，部首 虍 笔画数 8 结构 半包围结构 造字法 形声；从力、虍(hū)声 笔顺编号 21531553 笔顺读写 竖横折撇横折折撇 部外 2 字义五行 火

虏的本义为俘获，如虏囚、虏役、俘虏等。古时候战争胜利方不仅获得土地，还包括战争中的俘虏，很多俘虏被残忍杀害，即使生存下来也备受折磨。战争、社会动荡总是会给人们带来苦难、恐慌，给身心健康造成严重伤害。

掳 拼音 lǔ 注音 ㄌㄨˇ，部首 扌 笔画数 11 结构 左右结构 造字法 形声；左形右声 笔顺编号 12121531553 笔顺读写 横竖横竖横折撇横折折撇 部外 8 字义五行 火

掳的本义为掠夺、抢取，如掳夺、掳掠等。有好逸恶劳者以掳掠别人的财物为生，既会给他人造成身心上的伤害，也会给自己带来危险，同样不利于健康。依靠自己的辛勤劳作生活，与人和睦相处，才是维护生命健康的基础。

鲁 拼音 lǔ 注音 ㄌㄨˇ，部首 鱼 笔画数 12 结构 上下结构 造字法 会意；从鱼、从日 笔顺编号 352512112511 笔顺读写 撇折竖折横竖横横竖折横横 部外 4 字义五行 火

鲁的本义为鱼味美、嘉；也指愚钝、莽撞，如鲁钝、鲁莽、粗鲁等。粗鲁的方式或者态度总会令人感觉到不舒服，不仅不能很好地解决问题，反而还会加深矛盾，闹得不愉快，甚至还会因此发生肢体冲突而伤害到身体健康。

橹 拼音 lǔ 注音 ㄌㄨˇ，部首 木 笔画数 16 结构 左右结构 造字法 形声；从木、鲁声 笔顺编号 1234352512112511 笔顺读写 横竖撇捺撇折竖折横竖横横竖折横横 部外 12 字义五行 木

橹的本义为大盾牌，如橹楯等；也指比桨长、大的划船工具，安在船尾或船旁，如摇橹、橹棹等。橹桨可以推动船向前行进，保持平衡；养生也是生命这艘大船的推动力，如果不养生，生命健康也就失去了动力、失去了保障。

陆 拼音 lù 注音 ㄌㄨˋ，部首 阝 笔画数 7 结构 左右结构 造字法 会意 笔顺编号 5211252 笔顺读写 折竖横横竖折竖 部外 5 字义五行 火

陆的本义为高而平的地方，如陆地、大陆等。陆地是人类居住的地方，人类在陆地上繁衍生息，用智慧和双手创造文明，建设美好的家园，但陆地环境也不尽相同，只有选择优良的生存环境，能够维护生命，才有利于健康长寿。

录 拼音 lù 注音 ㄌㄨˋ，部首 彐 笔画数 8 结构 上下结构 造字法 形声 笔顺编号 51124134 笔顺读写 折横横竖捺横撇捺 部外 5 字义五行 火

录的本义为绿色金属，也指记载言行事物的册籍，如言行录等，还有抄写的意思，如记录、抄录等。养生的理念与方法众多，各类养生书籍也是百家争鸣，可以在阅读的时候记录下来，并进行分析、归纳，总结出最适合自己的方法。

赂 拼音 lù 注音 ㄌㄨˋ，部首 贝 笔画数 10 结构 左右结构 造字法 形声；从贝、各声 笔顺编号 2534354251 笔顺读写 竖折撇捺撇折捺竖折横 部外 6 字义五行 火

赂的本义为赠送财物，如贿赂、行赂等。一些官员在拥有一些权力后，利用官职给人方便，从而接受各种贿赂，或者自己敛财贪污，结果每天过着提心吊胆的生活，唯恐东窗事发，食不安、寝不眠，极其不利于身心健康。

鹿 拼音 lù 注音 ㄌㄨˋ，部首 鹿 笔画数 11 结构 半包围结构 造字法 象形 笔顺编号 41352211535 笔顺读写 捺横撇折竖竖横横折撇折 字义五行 火

鹿的本义为动物名，是鹿科动物的总称。雄鹿头上有树枝状的角，可入药。鹿角生用则行血消肿，用于瘀血肿痛；熟用则温肾阳、强筋骨，用于阳痿遗精、腰脊冷痛等；用鹿角炼霜熬膏，专于滋补。另外，鹿肉亦可温肾补虚。

禄 拼音 lù 注音 ㄌㄨˋ，部首 礻 笔画数 12 结构 左右结构 造字法 形声；从礻、录声 笔顺编号 452451124134 笔顺读写 捺折竖捺折横横竖捺横撇捺 部外 8 字义五行 火

禄的本义为福气、福运，如福禄、禄命、禄气等。古人认为，人的福祸、寿夭等由上天决定，故常通过各种方式向上天祈求福禄；而实践证明，人的福气、健康、寿命等关键在个人的努力，懂得并坚持养生，修心养性就可达到。

碌 拼音 lù lù 注音 ㄌㄨˋ，ㄌㄧㄡˋ，部首 石 笔画数 13 结构 左右结构 造字法 形声；从石、录声 笔顺编号 1325151124134 笔顺读写 横撇竖折横折横横竖捺横撇捺 部外 8 字义五行 土

碌的本义为石青色，也指矿物名，即石碌，又名孔雀石，现也作平庸无能、繁忙的意思，如忙碌、庸碌等。石碌可入药，内服多入丸散，治疗痰迷惊痫；亦可研末外敷，治疗疳疮等；但因其有小毒，不可妄用，以免中毒伤身。

路 拼音 lù 注音 ㄌㄨˋ，部首 足 笔画数 13 结构 左右结构 造字法 形声；从足、各声 笔顺编号 2512121354251 笔顺读写 竖折横竖横竖横撇折捺竖折横 部外 6 字义五行 火

路的本义为道、途，如路途、路程等，引申为思想或行动的途径，如思路、心路等。生命之路很长，随时都可能会出现一些岔路口，出现健康隐患，但只要我们坚定养生信念，运用科学合理的养生方法，生命之路就会走得更远。

漉 拼音 lù 注音 ㄌㄨˋ，部首 氵 笔画数 14 结构 左右结构 造字法 形声；从氵、鹿声 笔顺编号 44141352211535 笔顺读写 捺捺横捺横撇折竖竖横横折撇折 部外 11 字义五行 水

漉的本义为疏通，即水慢慢渗下，如渗漉、漉网等。水慢慢渗入，看似缓慢，却能够最大限度地滋润、发挥作用；养生也是如此，虽然很多时候不会立即显现效果，但随着时间的慢慢推移，养生对健康的维护作用就会慢慢显现。

辘 拼音 lù 注音 ㄌㄨˋ，部首 车 笔画数 15 结构 左右结构 造字法 形声；从车、鹿声 笔顺编号 152141352211535 笔顺读写 横折竖横捺横撇折竖竖横横折撇折 部外 11 字义五行 火

辘的本义为纺车，泛指可以转动的器具，如辘轳、轱辘等。随着社会的发展，逐渐出现了很多实用的工具，极大地提高了生产、工作效率；同样，现代科技的发展，养生用品也与以往有很大不同，很多好的产品可以促进健康。

戮 拼音 lù 注音 ㄌㄨˋ，部首 戈 笔画数 15 结构 左右结构 造字法 形声；右形左声 笔顺编号 541541343331534 笔顺读写 折捺横折捺横撇捺撇撇撇横折撇捺 部外 11 字义五行 火

戮的本义为斩、杀，如杀戮、戮害、屠戮等。杀戮总是很残忍的，并且会给人带来恐惧，不仅残害人的身体，还会给周围的人带来精神上的创伤，留下难以抚平的伤痕，有损于身心的健康。

鹭 拼音 lù 注音 ㄌㄨˋ，部首 鸟 笔画数 18 结构 上下结构 造字法 形声；从鸟、路声 笔顺编号 251212135425135451 笔顺读写 竖折横竖横竖横撇折捺竖折横撇折捺折横 部外 13 字义五行 火

鹭的本义为鸟名，即白鹭，为一种水鸟，生活在水边。白鹭肉有健脾益气的功效，煮熟食用，可改善虚劳、消瘦等病证。现代有些鹭种濒临灭绝，故列入保护行列，白鹭不作食用，多用于观赏，警示人们注意生态平衡，维护健康。

麓 拼音 lù 注音 ㄌㄨˋ，部首 鹿 笔画数 19 结构 上下结构 造字法 形声；从林、鹿声 笔顺编号 1234123441352211535 笔顺读写 横竖撇捺横竖撇捺捺横撇折竖竖横横折撇折 部外 8 字义五行 木

麓的本义为生长在山脚的林木，也指山脚，如山麓、林麓等。山麓林木葱郁、风景秀丽、空气清新，常是宜人的旅游景区，一路欣赏下来令人心情愉悦、精神放松，可以缓解工作、学习上的压力，从而维护身心健康。

露 拼音 lù lòu 注音 ㄌㄨˋ，ㄌㄡˋ，部首 雨 笔画数 21 结构 上下结构 造字法 形声；从雨、路声 笔顺编号 145244442512121354251 笔顺读写 横捺折竖捺捺捺捺竖折横竖横竖横撇折捺竖折横 部外 13 字义五行 水

露的本义为润泽，是水气遇冷凝结而成的小水珠，如白露、露珠、霜露等。露有润泽作用，以水果、鲜花提炼的汁液饮品，如玫瑰露、枇杷露等有润肺止咳、滋润肌肤的养生功效，但也应注意雾露天气，要避免感受湿邪而病。

---

lǘ

驴 拼音 lǘ 注音 ㄌㄩˊ 部首 马 笔画数 7 结构 左右结构 造字法 形声；从马、户声 笔顺编号 5514513 笔顺读写 折折横捺折横撇 字义五行 火

驴的本义为动物名，即驴子，比马小。驴全身是宝，驴肉可用于食疗，有补血益气、滋肾养肝的功效；驴皮柔韧厚实，可用于制革，又有药用价值，是名贵中药阿胶的原料，特别是黑驴皮熬制阿胶效果更佳，有很好的养血作用。

闾 拼音 lǘ 注音 ㄌㄩˊ 部首 门 笔画数 9 结构 半包围结构 造字法 形声;从门、吕声 笔顺编号 425251251 笔顺读写 捺竖折竖折竖折横 部外 6 字义五行 金

　　闾的本义为里巷的大门。中国古代以二十五家为闾,泛指乡里,如闾伍、闾亭等。古代建立闾制是为了让邻里乡亲相互帮助,如果邻里乡亲处于一个和谐友爱的环境,自然少一些烦恼,遇事容易解决,心情舒畅,有利于身心健康。

榈 拼音 lǘ 注音 ㄌㄩˊ 部首 木 笔画数 13 结构 左右结构 造字法 形声;从木、闾声 笔顺编号 1234425251251 笔顺读写 横竖撇捺竖折竖折横竖折横 部外 4 字义五行 木

　　榈的本义为木名,花榈,即花梨木,有花纹,多做家具或雕刻装饰品。榈也指棕榈树,适于四季观赏,叶可制作扇、帽等工艺品;根可入药,如棕榈炭,有收敛止血的功效,常用于治疗吐血、咯血、便血、崩漏等各类出血证。

吕 拼音 lǚ 注音 ㄌㄩˇ 部首 口 笔画数 6 结构 上下结构 造字法 象形 笔顺编号 251251 笔顺读写 竖折横竖折横 部外 3 字义五行 火

　　吕的本义为脊梁骨;也指古代音乐十二律种的阴律,有六种,称为六吕。五音入五脏,不同的音律给人带来心灵上的感觉不同,对脏腑的刺激不同,相应地对人体身心也具有不同的调节作用,合理运用音律也可以起到养生功效。

侣 拼音 lǚ 注音 ㄌㄩˇ 部首 亻 笔画数 8 结构 左右结构 造字法 形声;从亻、吕声 笔顺编号 32251251 笔顺读写 撇竖竖折横竖折横 部外 6 字义五行 火

　　侣的本义为伴、同伴,如伴侣、情侣等。人生路上能遇到相伴一生的伴侣是非常幸福的事,伴侣之间和谐相处,生活中相互帮助,精神上相互鼓励,无论顺境还是逆境,都能够相互扶持度过,能使身心协调一致,有利于健康。

旅

拼音 lǚ 注音 ㄌㄩˇ 部首 方 笔画数 10 结构 左右结构 造字法 会意 笔顺编号 4153313534 笔顺读写 捺横折撇撇横撇折撇捺 部外 6 字义五行 火

旅的本义为古代军队编制,五百人为一旅;也指在外、游玩,如旅行、旅途等。旅行是当代人喜欢的一种休闲方式,到一个风景优美的地方,呼吸新鲜空气,放松身心状态,同时四处行走,又增加了运动锻炼,有利于身心健康。

铝

拼音 lǚ 注音 ㄌㄩˇ 部首 钅 笔画数 11 结构 左右结构 造字法 形声;从钅、吕声 笔顺编号 31115251251 笔顺读写 撇横横横折竖折横竖折横 部外 5 字义五行 金

铝的本义为金属元素铝。铝广泛存在于水、食物中,含量较低,但在一些加工食品中含量高,如油条、粉丝等。人体摄入过量的铝会影响营养物质吸收,损伤肝肾及大脑功能,应少食铝添加剂制成的食品,少用铝制炊具等。

屡

拼音 lǚ 注音 ㄌㄩˇ 部首 尸 笔画数 12 结构 半包围结构 造字法 形声;从尸、娄声 笔顺编号 513431234531 笔顺读写 折横撇捺撇横竖撇捺折撇横 部外 9 字义五行 火

屡的本义为多次,如屡次、屡试不爽、屡屡等。很多人对有损健康的小习惯不以为然,认为无伤大雅,但反复屡次刺激就会对人体身心健康造成影响,久而久之导致疾病发生。维护健康,要减少有害行为对身体的刺激频次。

缕

拼音 lǚ 注音 ㄌㄩˇ 部首 纟 笔画数 12 结构 左右结构 造字法 形声;从纟、娄声 笔顺编号 551431234531 笔顺读写 折折横捺撇横竖撇捺折撇横 部外 3 字义五行 火

缕的本义为麻线,泛指细而长的东西,如金缕、丝缕等;缕也用来形容连续不断、详尽,如缕续、缕细等。养生对健康是慢慢渗透的改变,就像丝缕一样细长而又连续不断,不能急于求成,只要坚持下去,日积月累,就能发现改变。

褛 拼音 lǚ 注音 为ㄩˇ 部首 衤 笔画数 14 结构 左右结构 造字法 形声;从衤、娄声 笔顺编号 45234431234531 笔顺读写 捺折竖撇捺捺撇横撇撇捺折撇横 部外 5 字义五行 火

褛的本义为衣襟,如褴褛、褛裂等。人生活在当今文明的社会里,既要享受物质文明的快乐,也要享受精神文明的幸福,其中着装情况也是一个重要的方面,无论什么原因,如果衣服褴褛不整,则会影响自己的身心健康。

履 拼音 lǚ 注音 为ㄩˇ 部首 尸 笔画数 15 结构 半包围结构 造字法 会意 笔顺编号 513332312511354 笔顺读写 折横撇撇撇竖撇横竖折横横撇折捺 部外 12 字义五行 水

履的本义为践踏,也指鞋子,如革履、如履薄冰等,还有实行、担任职务之意,如履行、履职等。鞋子能够保护足部免受外界杂物的损伤,而且有保暖作用;鞋底较厚的鞋子还能减缓剧烈运动对脊柱的冲击,维护脊柱健康。

律 拼音 lǜ 注音 为ㄩˋ 部首 彳 笔画数 9 结构 左右结构 造字法 形声;从彳、聿声 笔顺编号 332511112 笔顺读写 撇撇竖折横横横横竖 部外 6 字义五行 火

律的本义为法令、规则、条文,如定律、纪律、规律等。大自然有着自身的变化规律,人生活在天地间,与自然是一个统一的整体,日常的养生保健需要遵循自然规律,以达到天人相应的境界,从而维护身体健康,延年益寿。

虑 拼音 lǜ 注音 为ㄩˋ 部首 虍 笔画数 10 结构 半包围结构 造字法 形声 笔顺编号 2153154544 笔顺读写 竖横折撇横折捺折捺捺 部外 4 字义五行 火

虑的本义为思考、谋划,也指忧思,如思虑、忧虑等。有些人平日杞人忧天,思虑过多,易出现腹胀、食欲不振等症状,这是由于忧虑太过伤脾所致。脾胃为历代养生家所重视,放松心情,勿被思虑所扰,也是养脾方法之一。

绿 拼音 lǜ lù 注音 ㄌㄩˋ,ㄌㄨˋ,部首 纟 笔画数 11 结构 左右结构 造字法 形声;从纟、录声 笔顺编号 55151124134 笔顺读写 折折横折横竖捺横撇捺 部外 8 字义五行 火

绿的本义为青中带黄的颜色,如绿叶、绿树、绿色等。绿色是春天的象征,代表着清新、希望。春天草木萌发,嫩绿的芽叶给人生机勃勃的感觉,有助于肝气条达舒畅;在绿色环境锻炼,更能放松精神、缓解疲劳,利于健康。

氯 拼音 lǜ 注音 ㄌㄩˋ 部首 气 笔画数 12 结构 半包围结构 造字法 形声;从气、录声 笔顺编号 311551124134 笔顺读写 撇横横折折横横竖捺横撇捺 部外 4 字义五行 火

氯的本义为一种气体元素,用于消毒、漂白,经过消毒的自来水中往往含有一定量的氯。氯也是人体必需常量元素之一,有维持体液和电解质平衡的作用。人体所需的氯主要来源于氯化钠,即食盐,但食盐的摄入量不可太过,否则会影响到健康。

滤 拼音 lǜ 注音 ㄌㄩˋ 部首 氵 笔画数 13 结构 左右结构 造字法 形声;从氵、虑声 笔顺编号 4412153154544 笔顺读写 捺捺横竖横折撇横折捺折捺捺 部外 3 字义五行 水

滤的本义为用纱、布等过水,使水清洁,如滤汁、滤器、过滤等。水是生命之源,是每天的必需品,饮用水必须经过严格的过滤、清洁,滤去杂质及一些对人体有害的物质,保证饮用水的安全,才能有利于维护人们的身体健康。

> luan

峦 拼音 luán 注音 ㄌㄨㄢˊ,部首 山 笔画数 9 结构 上下结构 造字法 原为形声 笔顺编号 412234252 笔顺读写 捺横竖竖撇捺竖折竖 部外 6 字义五行 土

峦的本义为小而尖的山,泛指山,如山峦、峰峦等。古代隐士或养生家多选择人烟稀少的山峦居住修行,这主要是由于山中空气清新、水源清洁,较为有利于修心养性,保持平和心态,从而有利于身心健康。

孪 拼音 luán 注音 ㄌㄨㄢˊ，部首 子 笔画数 9 结构 上下结构 造字法 原为形声 笔顺编号 412234521 笔顺读写 捺横竖竖撇捺折竖横 部外 6 字义五行 火

孪的本义为一乳两子、双胞胎，如孪生、孪子等。血聚养胎，怀有双生子的孕妇需要消耗更多的精血来滋养胚胎，因此更应注意孕期饮食营养，而且要做好孕期检查，及早筛查连体畸形儿等，以保障孕妇和新生儿的身体健康。

挛 拼音 luán 注音 ㄌㄨㄢˊ，部首 手 笔画数 10 结构 上下结构 造字法 原为形声 笔顺编号 4122343112 笔顺读写 捺横竖竖撇捺撇横横竖 部外 6 字义五行 火

挛的本义为维系、牵系，如挛系、挛结等，也指抽搐、手足蜷曲不能伸直，如痉挛、拘挛等；痉挛是指肌肉突然紧张，不受意志控制，有疼痛感，俗称抽筋，平日应注意保暖、坚持锻炼、补充钙质、按摩放松肌肉等以预防。

鸾 拼音 luán 注音 ㄌㄨㄢˊ，部首 鸟 笔画数 11 结构 上下结构 造字法 原为形声 笔顺编号 41223435451 笔顺读写 捺横竖竖撇捺撇折捺折横 部外 6 字义五行 火

鸾的本义为神鸟名，为凤凰的一种，如鸾鸟、鸾凤、青鸾等。传说中鸾为爱情而生，鸾凤合鸣常来形容夫妻感情和谐，是一种美好的寓意。夫妻和睦，家庭关系稳定，生活在这样的环境下自然心情舒畅，是健康长寿的因素之一。

滦 拼音 luán 注音 ㄌㄨㄢˊ，部首 氵 笔画数 13 结构 左右结构 造字法 形声；从氵、栾声 笔顺编号 4414122341234 笔顺读写 捺捺横捺横竖竖撇捺横竖撇捺 部外 10 字义五行 水

滦的本义为水名，即滦河，又名濡水，位于河北省东北部。滦河绵延流长，终入渤海，为所流经的区域带来了有利的灌溉条件，提升了农作物产量。民以食为天，特别是在古代生产力落后的条件下，更是直接关系到民生温饱问题。

銮

拼音 luán 注音 ㄌㄨㄢˊ，部首 金 笔画数 14 结构 上下结构 造字法 会意 笔顺编号 41223434112431 笔顺读写 捺横竖竖撇捺撇捺横横竖捺撇横 部外 6 字义五行 金

銮的本义为古时皇帝车驾所用的铃，常作帝王的代称，如金銮、銮驾等。古代帝王位于社会最顶层，享有最好的资源，但长寿者却很少；究其原因，与劳心耗神太过，或纵欲过度、耗损肾精等又很大关系，寿命受多种因素影响。

卵

拼音 luán 注音 ㄌㄨㄢˇ，部首 卩 笔画数 7 结构 左右结构 造字法 象形 笔顺编号 3543524 笔顺读写 撇折捺撇折竖捺 部外 5 字义五行 火

卵的本义为卵子，特指蛋，如卵生、鸡卵等。动物的卵可食用，多具有补养气血的功效，适合体虚、年老者调养身体用。卵现多指动植物的雌性生殖细胞，如卵子、卵巢等，保养卵巢对维护女性健康、延缓衰老来说极其重要。

乱

拼音 luàn 注音 ㄌㄨㄢˋ，部首 乙 笔画数 7 结构 左右结构 造字法 会意 笔顺编号 3122515 笔顺读写 撇横竖竖折横折 部外 6 字义五行 火

乱的本义为理丝，引申为弄混、没有秩序，如扰乱、烦乱、紊乱等。繁乱的事情会影响到人的情绪，使人心情烦躁，失去理智，这样不但于事无益，反而会导致身体功能紊乱，疾病丛生，心平气和治理乱况才能拨乱反正，维护健康。

lüè

掠

拼音 lüè 注音 ㄌㄩㄝˋ 部首 扌 笔画数 11 结构 左右结构 造字法 形声；从扌、京声 笔顺编号 12141251234 笔顺读写 横竖横捺横竖折横竖撇捺 部外 8 字义五行 火

掠的本义为抢劫、夺取，如掠夺、掠取等。鸡鸣狗盗之辈总想着不劳而获，从他人处掠夺财物；然而健康却是自己的，无法从别人身上掠取，必须在生活的点点滴滴中切实践行养生，保护自身精、气、神，才能防病维护健康。

略 拼音 lüè 注音 ㄌㄩㄝˋ 部首 田 笔画数 11 结构 左右结构 造字法 形声；从田、各声 笔顺编号 25121354251 笔顺读写 竖折横竖横撇折捺竖折横 部外 6 字义五行 火

略的本义为封疆土地，如经略、略界等；也指计谋，如谋略、策略等；略还有大约、简洁的意思，如大略、省略等。肝主谋略、脾主思、心主神明、肾通于髓海等，只有脏腑功能正常，人体健康，才能以谋略应对外界的变化。

---

lun

抡 拼音 lūn lún 注音 ㄌㄨㄣ，ㄌㄨㄣˊ，部首 扌 笔画数 7 结构 左右结构 造字法 形声；从扌、仑声 笔顺编号 1213435 笔顺读写 横竖横撇捺撇折 部外 4 字义五行 火

抡的本义为挑选、选拔，如抡材、抡选等，也指手臂用力挥动，如抡铁锤、抡打等。长期用力挥抡重物，易造成肌肉紧张，不能固护肩周关节，出现肩周炎等病证，故体力劳动者要注意按摩或热敷，适当放松肌肉，保护关节。

伦 拼音 lún 注音 ㄌㄨㄣˊ，部首 亻 笔画数 6 结构 左右结构 造字法 形声；从亻、仑声 笔顺编号 323435 笔顺读写 撇竖撇捺撇折 部外 4 字义五行 火

伦的本义为辈、类，如不伦不类、伦辈，也指人与人之间的道德关系，如人伦、伦常、伦理等。没有规矩不成方圆，人在社会中要遵守伦理道德，这是维护社会安稳的基础，也是维护人际关系的基础，如此才能促进身心健康。

囵 拼音 lún 注音 ㄌㄨㄣˊ，部首 囗 笔画数 7 结构 全包围结构 造字法 形声；从囗、仑声 笔顺编号 2534351 笔顺读写 竖折撇捺撇折横 部外 4 字义五行 火

囵的本义为整个，即囫囵，常形容笼统含糊。食物不加咀嚼，囫囵吞下，有损脾胃功能，可能酿生疾病；养生理念及方法不加琢磨分析，也只能得一个模糊印象，不仅不会促进健康，还有可能起到相反的效果而损害身心健康。

沦 拼音 lún 注音 ㄌㄨㄣˊ，部首 氵 笔画数 7 结构 左右结构 造字法 形声;从氵、仑声 笔顺编号 4413435 笔顺读写 捺捺横撇捺撇折 部外 4 字义五行 水

沦的本义为水起微波,也指没落、陷落,如沉沦、沦落等。从优越的环境沦落到苦难中,无论对形体还是精神都是严重的打击,很多人承受不了磨难而身心俱疲,甚至夭亡。提高心理素质,增强应对能力,才能顺利走出逆境。

纶 拼音 lún guān 注音 ㄌㄨㄣˊ，ㄍㄨㄢ，部首 纟 笔画数 7 结构 左右结构 造字法 形声 笔顺编号 5513435 笔顺读写 折折横撇捺撇折 部外 4 字义五行 火

纶的本义为青丝绶带,现多指合成纤维,如腈纶、涤纶等。随着合成纤维在纺织行业中的应用,衣物色彩更为多样;但从健康角度来说,要合理选择面料,如内衣类要选择丝、棉类,不要选择透气性差的锦纶类。

L

轮 拼音 lún 注音 ㄌㄨㄣˊ，部首 车 笔画数 8 结构 左右结构 造字法 形声;从车、仑声 笔顺编号 15213435 笔顺读写 横折竖横撇捺撇折 部外 4 字义五行 火

轮的本义为安在车上可转动的东西,如车轮,引申为依次交替,如轮流、轮回等。长期使用某一物品会造成磨损,缩短其使用寿命;同样,长期不变的动作也可能对身体造成影响,轮流更替可使机体得到调整,延长寿命。

论 拼音 lùn lún 注音 ㄌㄨㄣˋ，ㄌㄨㄣˊ，部首 讠 笔画数 6 结构 左右结构 造字法 形声;从讠、仑声 笔顺编号 453435 笔顺读写 捺折撇捺撇折 部外 4 字义五行 火

论的本义为研究、评议,如议论、讨论、理论等。理论是实践的基础,正确的养生保健需要科学的理论作为指导。只有在正确理论指引下,坚持不懈地努力,将养生贯穿于生活的方方面面,践行养生保健方法,才能真正维护身心健康。

luo

捋 拼音 luō lǚ 注音 ㄌㄨㄛ˙ㄌㄩˇ 部首 扌 笔画数 10 结构 左右结构 造字法 形声;左形右声 笔顺编号 1213443124 笔顺读写 横竖横撇捺捺撇横竖捺 部外 7 字义五行 火

捋的本义为手握着东西向一端抹取,如捋袖子、捋须等。用手来捋发是一种简便易行的日常养生保健方法,能够迅速而有效地缓解大脑疲劳;用心捋顺心中的烦扰和纠结,同样也能够发挥良好的心理养生及保健作用,值得重视。

啰 拼音 luō luó 注音 ㄌㄨㄛ˙ㄌㄨㄛ˙ 部首 口 笔画数 11 结构 左右结构 造字法 形声;从口、罗声 笔顺编号 25125221354 笔顺读写 竖折横竖折竖竖横撇折捺 部外 8 字义五行 火

啰的本义为歌曲中的助声词,没有实质含义,用于情感的表达,使情绪得到宣泄,使歌曲脍炙人口,可用于音乐养生;啰现也指说话絮叨,如啰唆,往往让人抓不住重点,也易心生烦恼,扰乱平和心境,不利于维护身心健康。

罗 拼音 luó 注音 ㄌㄨㄛ˙ 部首 罒 笔画数 8 结构 上下结构 造字法 会意;从网、从隹,简体从夕 笔顺编号 25221354 笔顺读写 竖折竖竖横撇折捺 部外 3 字义五行 火

罗的本义为用绳线结成的捕鸟网,如天罗地网、罗弋;引申为召集、收集,如网罗、收罗等;也指轻软的丝织品,如罗绮、罗衫等。罗还是一种轻薄透孔的丝织物,质地轻盈,又有孔眼,透气性好,适合制作夏季服饰及装饰品。

萝 拼音 luó 注音 ㄌㄨㄛ˙ 部首 艹 笔画数 11 结构 上下结构 造字法 形声;从艹、罗声 笔顺编号 12225221354 笔顺读写 横竖竖竖折竖竖横撇折捺 部外 8 字义五行 木

萝的本义为植物名,即莪蒿,泛指某些蔓生植物,如藤萝、女萝等。莪蒿生在水边,叶针形,茎叶嫩时可做蔬菜食用;女萝又名松萝,可入药,有化痰、止血的功效,用于治疗肺结核、慢性支气管炎、便血、高血压等疾病。

逻

拼音 luó 注音 ㄌㄨㄛˊ，部首 辶 笔画数 11 结构 半包围结构 造字法 形声；从辶、罗声 笔顺编号 25221354454 笔顺读写 竖折竖竖横撇折捺捺折捺 部外 8 字义五行 火

逻的本义为巡察、巡视，如巡逻、逻守等。警察或士兵在各处巡逻，尤其是人来人往的公共场所，有助于保障人民的生命安全和财产安全，维护社会稳定；而社会稳定发展，人们生活平安，也是影响健康长寿的社会因素之一。

锣

拼音 luó 注音 ㄌㄨㄛˊ，部首 钅 笔画数 13 结构 左右结构 造字法 形声；从钅、罗声 笔顺编号 3111525221354 笔顺读写 撇横横横折竖折竖竖横撇折捺 部外 8 字义五行 金

锣的本义为打击乐器，形为带卷边的青铜圆盘，通常用槌子击打，可发出洪亮的声音，能传得很远。喜庆的日子，人们常常敲锣打鼓来表达喜悦的心情，锣声洪亮，能够振奋人心，令人精神焕发，一扫低落情绪，维护心理健康。

箩

拼音 luó 注音 ㄌㄨㄛˊ，部首 竹 笔画数 14 结构 上下结构 造字法 形声；从竹、罗声 笔顺编号 31431425221354 笔顺读写 撇横捺撇横捺竖折竖竖横撇折捺 部外 8 字义五行 木

箩的本义为竹制的盛器，多为方底圆口，如箩斗、箩筐、箩筛等。箩筛是一种专供筛粉状物质或过滤流质的器具，底部比筛子要细密，用绢或细铜丝等材料做成，通过箩筛可以获得细腻的中药粉末，便于制成携带方便的药丸。

骡

拼音 luó 注音 ㄌㄨㄛˊ，部首 马 笔画数 14 结构 左右结构 造字法 形声；从马、累声 笔顺编号 55125121554234 笔顺读写 折折横竖折横竖横折折捺竖撇捺 部外 11 字义五行 火

骡的本义为动物名，即骡子，由驴和马交配而生，腰力强，可驮重物，一般无生殖能力。因骡子来源特殊，古人历来认为其肉有小毒，食用也对人无补益作用，尤其孕妇不宜。由此可见，饮食养生要注意食物来源，才有利健康。

螺 拼音 luó 注音 ㄌㄨㄛˊ，部首 虫 笔画数 17 结构 左右结构 造字法 形声；从虫、累声 笔顺编号 25121425121554234 笔顺读写 竖折横竖横撇竖横竖横折折撇竖撇捺 部外 11 字义五行 火

　　螺的本义为被有旋线硬壳的软体动物，如海螺、田螺等。田螺可用于食疗，性质偏寒，可清热、生津，用于治疗小便湿热不通、消渴多饮、目赤红肿、酒醉不醒等病证，但要注意田螺含有寄生虫，要煮熟食用，且不宜食过多。

裸 拼音 luǒ 注音 ㄌㄨㄛˇ，部首 衤 笔画数 13 结构 左右结构 造字法 形声；从衤、果声 笔顺编号 4523425111234 笔顺读写 捺折竖撇捺竖折横横横竖撇捺 部外 8 字义五行 火

　　裸的本义为赤身露体、无遮盖，如裸露、赤裸等。现在很多年轻人为了追求时尚潮流，将身体部分裸露在外，如露脐装、超短裙、超短裤等，在空调房或寒冷的冬季也依然如此，很容易感受寒湿邪气，导致痛经、关节痛等疾病。

洛 拼音 luò 注音 ㄌㄨㄛˋ，部首 氵 笔画数 9 结构 左右结构 造字法 形声；从氵、各声 笔顺编号 441354251 笔顺读写 捺捺横撇折捺竖折横 部外 6 字义五行 水

　　洛的本义为水名，指洛水，源于陕西省，流经河南省而入黄河；现主要指地名，即洛阳，位于河南省。东汉时期以洛阳为起点的丝绸之路促进了经济、文化的交流，令生活丰富多彩、安康快乐，同时也促进了人们的健康长寿。

骆 拼音 luò 注音 ㄌㄨㄛˋ，部首 马 笔画数 9 结构 左右结构 造字法 形声；从马、各声 笔顺编号 551354251 笔顺读写 折折横撇折捺竖折横 部外 6 字义五行 火

　　骆的本义为尾和鬣毛黑色的白马；现多指骆驼，背有肉峰，能驮负重物在沙漠中远行。近年来，有地区流行饮用骆驼奶，骆驼奶味偏咸，富含钙、维生素 C 等营养元素，能够补虚；尤其是骆驼奶还含有胰岛素成分，适合糖尿病患者饮用。

络 拼音 luò lào 注音 ㄌㄨㄛˋ,ㄌㄠˋ 部首 纟 笔画数 9 结构 左右结构 造字法 形声;从纟、各声 笔顺编号 551354251 笔顺读写 折折横撇折捺竖折横 部外 6 字义五行 木

络的本义为缠绕、捆缚,如缠络等,引申为网状物,如橘络、网络、络脉等。络脉是由经脉分出,网络全身各个部位的分支,纵横交错、网络周身,与经脉一起,将人体内外、脏腑、肢节连为一个整体,为维护健康发挥作用。

珞 拼音 luò 注音 ㄌㄨㄛˋ, 部首 王 笔画数 10 结构 左右结构 造字法 形声;从王、各声 笔顺编号 1121354251 笔顺读写 横横竖横撇折捺竖折横 部外 6 字义五行 火

珞的本义为小玉石,如璎珞、珠珞等。爱美之心,人皆有之,将小小的玉石串为颈饰或其他小饰品,既可以增加美观,又能令人心情愉悦。生活中也可以合理利用这些小小的饰品或装饰物来调节情绪,增添乐趣,促进健康。

落 拼音 luò là lào 注音 ㄌㄨㄛˋ,ㄌㄚˋ,ㄌㄠˋ 部首 艹 笔画数 12 结构 上下结构 造字法 形声;从艹、洛声 笔顺编号 122441354251 笔顺读写 横竖竖捺捺横撇折捺竖折横 部外 9 字义五行 水

落的本义为叶、花等掉下,泛指下坠,如落叶、掉落等,常引申为延伸为衰败、稀疏等,如衰落、落败等。年老之后,常会出现发落、齿摇、耳聋等衰老征象,虽然衰老不可阻止,但若重视养生保健,则可以延缓,推迟到来。

摞 拼音 luò 注音 ㄌㄨㄛˋ, 部首 扌 笔画数 14 结构 左右结构 造字法 形声;从扌、累声 笔顺编号 12125121554234 笔顺读写 横竖横竖折横竖横折折捺竖撇捺 部外 11 字义五行 火

摞的本义为把东西重叠地往上放,如摞起、摞砖、摞碗等。学习养生保健知识就像是向上摞东西一样,是一个不断积累的过程,学习时间越长,叠摞得越高,获得的知识也越多,再配合实践,长期坚持,则可以维护身心健康。

M

m

ma

妈 拼音 mā 注音 ㄇㄚ，部首 女 笔画数 6 结构 左右结构 造字法 形声；从女、马声 笔顺编号 531551 笔顺读写 折撇横折折横 部外 3 字义五行 水

妈的本义为母亲的称呼，与现代同义，如妈妈；妈也是对女性长辈的尊称，如姨妈、舅妈、姑妈等。母亲在家庭关系中承担着孕育、呵护子女的重任，扶助晚辈幼弱心理的成长，对维护身心健康起着不可替代的作用。

麻 拼音 má 注音 ㄇㄚˊ，部首 麻 笔画数 11 结构 半包围结构 造字法 会意；从广、从林 笔顺编号 41312341234 笔顺读写 捺横撇横竖撇捺横竖撇捺 字义五行 水

麻的本义为古时候用来制作绳索的大麻，可用来织布；常代指丧服，如披麻戴孝；麻也指感觉不灵，如麻木，多由保持一个姿势过久或过度劳累导致气血瘀滞或亏虚，不能濡养机体所致，应注意适度运动，劳逸结合。

蟆 拼音 má mò 注音 ㄇㄚˊ，ㄇㄛˋ，部首 虫 笔画数 16 结构 左右结构 造字法 形声；从虫、莫声 笔顺编号 2512141222511134 笔顺读写 竖折横竖横捺横竖竖竖折横横横撇捺 部外 10 字义五行 火

蟆的本义为在黄昏以后出来觅食的虫，现特指蛙类动物，如蛤蟆。蛤蟆体表有疙瘩，分泌的毒液可提炼中药，名蟾酥，治疗疳疾、肿疮等；蛤蟆自然蜕下的角质衣膜称为蟾衣，常用于治疗各种肿瘤。蛤蟆入药有毒，应慎用。

马 拼音 mǎ 注音 ㄇㄚˇ 部首 马 笔画数 3 结构 单一结构 造字法 原为象形 笔顺编号 551 笔顺读写 折折横 字义五行 水

马的本义为马这种动物,四肢强健,善奔跑,古代在军事和农业生产等占重要地位。马肉、马乳都具有一定的食疗价值:马肉辛、苦、凉,有强腰脊、壮筋骨的作用;马乳性味甘凉,有生津止渴的功效,被誉为上品。

玛 拼音 mǎ 注音 ㄇㄚˇ 部首 王 笔画数 7 结构 左右结构 造字法 形声;从王、马声 笔顺编号 1121551 笔顺读写 横横竖横折折横 部外 3 字义五行 水

玛的本义为玛瑙,是一种玉石。玛瑙、翡翠等珠宝色彩多样,带给人愉悦的心情,故古人胎教常令母亲欣赏此类物品,让胎儿多感受美好事物,健康成长。但追求美玉珠宝也要适可而止,过度奢华反致心神外浮,不利健康。

码 拼音 mǎ 注音 ㄇㄚˇ 部首 石 笔画数 8 结构 左右结构 造字法 形声;从石、马声 笔顺编号 13251551 笔顺读写 横撇竖折横折折横 部外 3 字义五行 水

本义为码瑙,即玛瑙,现多用来表示数目的符号,如条码、数码;也表示数目的用具,如筹码、砝码等。从养生保健的角度说,人的健康密码与健康之间息息相关,值得重视和研究。

蚂 拼音 mǎ mā mà 注音 ㄇㄚˇ,ㄇㄚ,ㄇㄚˋ, 部首 虫 笔画数 9 结构 左右结构 造字法 形声;从虫、马声 笔顺编号 251214551 笔顺读写 竖折横竖横捺折折横 部外 3 字义五行 水

蚂的本义为一种虫子,蚂蟥,又名水蛭、马鳖。蚂蟥生活在内陆淡水水域,嗜吸人畜血液,具有较高的药用价值,可以活血、散结,用于治疗跌打损伤、闭经等病证;蚂也有蚂蚁之说,成群穴居于地下,也具有一定药效。

骂 拼音 mà 注音 ㄇㄚˋ，部首 马 笔画数 9 结构 上下结构 造字法 形声;从口、马声 笔顺编号 251251551 笔顺读写 竖折横竖折横折折横 部外 6 字义五行 水

骂的本义为谩骂,形容恶言恶语压迫人。恶毒的语言犹如一张大网,会给人带来紧迫的压力,造成心理伤害。咒骂让人与人之间的关系变得紧张,甚至发展成打架斗殴,酿成悲剧,这对于双方来说都是一种伤害,不利于健康。

吗 拼音 mǎ má 注音 ㄇㄚˇ,ㄇㄚˊ，部首 口 笔画数 6 结构 左右结构 造字法 形声;从口、马声 笔顺编号 251551 笔顺读写 竖折横折折横 部外 3 字义五行 水

吗的本义为骂的俗称,现用作代词指什么,如干吗;也常用于句末,表示疑问或反诘的语气;除此之外,还指吗啡。吗啡具有镇痛麻醉作用,短期使用可迅速缓解急性剧痛,但其有依赖性,易成瘾,过量可致中毒死亡,应遵医嘱使用。

嘛 拼音 ma má 注音 ˙ㄇㄚ,ㄇㄚˊ，部首 口 笔画数 14 结构 左右结构 造字法 形声;从口、麻声 笔顺编号 25141312341234 笔顺读写 竖折横捺横撇横竖撇捺横竖撇捺 部外 11 字义五行 水

嘛的本义为因愤怒大声喊叫的样子,这是养生的禁忌。愤怒的情绪易伤肝胆,导致气血逆乱;大声喊叫易伤肺气,皆能引发多种疾病,不利于健康,应当尽量避免。嘛现多用作助词,表示很明显、显而易见的意思。

---

mai

埋 拼音 mái mán 注音 ㄇㄞˊ,ㄇㄢˊ，部首 土 笔画数 10 结构 左右结构 造字法 形声;从土、里声 笔顺编号 1212511211 笔顺读写 横竖横竖折横横竖横横 部外 7 字义五行 土

埋的本义为将东西藏在土中,现常用义是隐藏,使显露不出来,如埋没等。中医的穴位埋线疗法就是用特制的针将医用羊肠线埋在相应穴位中,产生持续刺激以治疗疾病的,可用于多种慢性疾病及美容、减肥等。

买 拼音 mǎi 注音 ㄇㄞˇ，部首 乙 笔画数 6 结构 上下结构 造字法 会意；从网、从贝 笔顺编号 544134 笔顺读写 折捺捺横撇捺 部外 5 字义五行 水

买的本义为买进、购进，用钱物等交换自己所需的东西。当然不是所有的东西都可以买得到，如健康长寿，健康在很大程度上依赖日常生活中对生命的细心呵护，而不是等肆意消耗之后再靠金钱、药物去换取，追悔难及。

迈 拼音 mài 注音 ㄇㄞˋ，部首 辶 笔画数 6 结构 半包围结构 造字法 形声；从辶、万声 笔顺编号 153454 笔顺读写 横折撇捺折捺 部外 3 字义五行 水

迈的本义为远行，长期远行在外，路途中往往多困难重重，身心易产生疲劳感，应注意适当调节，保证健康。迈现多作行走、跨步之意，如迈步、迈开腿，对于体弱者亦是一种运动锻炼的方式；后常引申为超过、超越的意思。

麦 拼音 mài 注音 ㄇㄞˋ，部首 麦 笔画数 7 结构 单一结构 造字法 会意 笔顺编号 1121354 笔顺读写 横横竖横撇折捺 字义五行 水

麦的本义为粮食作物麦子，最常见就是小麦，是北方主食来源。小麦可养心除烦、生津止渴，常煮粥食用；中药浮小麦，就是未成熟的小麦，可治疗虚汗不止。麦的种类还有很多，如燕麦、大麦、荞麦等，都是较好的食疗佳品。

卖 拼音 mài 注音 ㄇㄞˋ，部首 十 笔画数 8 结构 上下结构 造字法 会意；从出、从买 笔顺编号 12544134 笔顺读写 横竖折捺捺横撇捺 部外 6 字义五行 水

卖的本义为出售货物换取钱财，还有背叛、故意及使劲等意思，诸如卖唱、卖价、卖钱、卖身、卖命、变卖、贩卖、义卖等。在诸多意思之中，卖命和卖国是人身心健康的直接杀手，卖命不可持续而为，卖国更是不可饶恕。

M

脉 拼音 mài mò 注音 ㄇㄞˋ，ㄇㄛˋ，部首 月 笔画数 9 结构 左右结构 造字法 会意；从月、从永 笔顺编号 351145534 笔顺读写 撇折横横捺折折撇捺 部外 5 字义五行 水

　　脉的本义是血管，为人体内的血管分支。在中医学中，脉指经脉，是人体气血运行的通道，若血脉不通，人体多出现疼痛等各类疾病，中医的脉诊就是通过触摸脉象变化以反映脏腑气血的功能，从而辅助诊断疾病，促进健康。

---

man

蛮 拼音 mán 注音 ㄇㄢˊ，部首 虫 笔画数 12 结构 上下结构 造字法 形声兼会意 笔顺编号 412234251214 笔顺读写 捺横竖竖撇捺竖折横竖横捺 部外 6 字义五行 水

　　蛮的本义为中国古代对南方各族的泛称，后来也演变为粗野、未开化之义，如南蛮。古代南方多为山林之地，未进行开发，环境恶劣，人在路途易感受山岚瘴气，影响健康，但现在的环境与往古相比有了很大改变。

馒 拼音 mán 注音 ㄇㄢˊ 注音 ㄇㄢˊ，部首 饣 笔画数 14 结构 左右结构 造字法 形声；从饣、曼声 笔顺编号 35525112522154 笔顺读写 撇折折竖折横横竖折竖竖横折捺 部外 11 字义五行 水

　　馒的本义为以小麦磨粉为原料制成的一种面食，即馒头。馒头为面粉发酵制成的食物，比较容易消化吸收，可以养胃，适合脾胃虚弱者食用。馒头的主要营养成分是糖类，为人体提供能量，但糖尿病患者应根据情况限量食用。

瞒 拼音 mán mén 注音 ㄇㄢˊ，ㄇㄣˊ，部首 目 笔画数 15 结构 左右结构 造字法 形声；左形右声 笔顺编号 251111221253434 笔顺读写 竖折横横横横竖竖横竖折撇捺撇捺 部外 10 字义五行 水

　　瞒的本义为眼睑低，闭眼睛的样子；现多指隐藏实情、欺骗，如隐瞒、欺瞒。人与人之间的交往贵在真诚，欺瞒行为不可取；但对于心理素质较弱或老年人，逢噩耗或重大变故，酌情隐藏，以免其情绪波动太过，也是心理养生。

鳗 拼音 mán 注音 ㄇㄢˊ，部首 鱼 笔画数 19 结构 左右结构 造字法 形声;从鱼、曼声 笔顺编号 3525121125112522154 笔顺读写 撇折竖折横竖横横竖折横横竖折竖竖横折捺 部外 11 字义 五行 水

鳗的本义为鳗鱼，又名鳗鲡，一种外观似长条蛇的鱼类，无鳞。鳗鱼性平味甘，有补虚养血的功效，适合体质虚弱、血虚者食疗;现代营养学指出其含有丰富的维生素、磷脂等营养成分，能够补充精力、营养大脑、养颜美容。

谩 拼音 mán 注音 ㄇㄢˊ，部首 讠 笔画数 13 结构 左右结构 造字法 形声;从讠、曼声 笔顺编号 4525112522154 笔顺读写 捺折竖折横横竖折竖竖横折捺 部外 11 字义五行 水

谩的本义为瞒哄、欺骗，如谩欺、谩语等。欺骗、谎言是对人精神的一种伤害，让人与人之间心存芥蒂、互相猜疑，甚至造成冲突、争执，长此以往，会使人心胸狭隘，做事偏执，影响到心理平衡，是非常不利于健康的言行。

满 拼音 mǎn 注音 ㄇㄢˇ，部首 氵 笔画数 13 结构 左右结构 造字法 形声;左形右声 笔顺编号 4411221253434 笔顺读写 捺捺横竖竖横竖折撇捺撇捺 部外 10 字义五行 水

满的本义为盈溢，现多指全部充实、没有余地，如满足、饱满等。在中医学中，五脏有"满而不实"的特点，满即精气的充满，精、气、血充足是人体健康的标志，消耗太过或大量流失都会造成健康受损。

曼 拼音 màn 注音 ㄇㄢˋ，部首 日 笔画数 11 结构 上中下结构 造字法 形声;从又、冒声 笔顺编号 25112522154 笔顺读写 竖折横横竖折竖竖横折捺 部外 7 字义五行 水

曼的本义为长，如曼寿即为长寿之意;现也多形容柔美，特别是指女子，如曼妙、曼秀等。带给人们视觉及感觉上的美丽对于保持愉悦的心情有一定帮助，从维护心理健康的角度来说，平常应多欣赏美好的事物。

M

蔓 拼音 màn wàn 注音 ㄇㄢˋ,ㄨㄢˋ,部首 艹 笔画数 14 结构 上下结构 造字法 形声;从艹、曼声 笔顺编号 12225112522154 笔顺读写 横竖竖竖折横横竖折竖竖横折捺 部外 11 字义五行 木

　　蔓的本义为藤蔓,即草生蔓本植物的枝茎,如南瓜蔓、瓜蔓儿等;也用来形容像蔓草一样扩展滋生,如蔓延。很多中药都是使用植物的藤蔓部位,藤蔓的特点较为柔软、舒展,常用于一些关节类疾病的治疗,如海风藤、青风藤等。

幔 拼音 màn 注音 ㄇㄢˋ,部首 巾 笔画数 14 结构 左右结构 造字法 形声;从巾、曼声 笔顺编号 25225112522154 笔顺读写 竖折竖竖折横横竖折竖竖横折捺 部外 11 字义五行 水

　　幔的本义为帐幕、帐幔,是以布帛制成用以遮蔽门窗等的帘子。帐幔可以抵御外来的邪气、窥视等威胁,是对内在事物的一种防护;人体也要为自身设置帐幔,采取各种防御措施,抵御外邪,保护内在正气,才能维护健康。

漫 拼音 màn 注音 ㄇㄢˋ,部首 氵 笔画数 14 结构 左右结构 造字法 形声;从氵、曼声 笔顺编号 44125112522154 笔顺读写 捺捺横竖折横横竖折竖竖横折捺 部外 11 字义五行 水

　　漫的本义为水过满而向外流,如漫溢、漫流等。凡事过犹不及,人体健康也是如此,要把握好一个度,无论补品还是饮食、睡眠等,不是越多越好。漫也暗示了一种没有约束、随意的意境,如漫步、漫游,可以让身心放松。

慢 拼音 màn 注音 ㄇㄢˋ,部首 忄 笔画数 14 结构 左右结构 造字法 形声;从忄、曼声 笔顺编号 44225112522154 笔顺读写 捺捺竖折横横竖折竖竖横折捺 部外 11 字义五行 水

　　慢的本义为轻视,对人无礼貌,如傲慢、怠慢等,这种待人处事的方法会影响到人的心情,造成人与人之间的隔阂,不利于心理健康;慢现多指迟缓,如慢条斯理等,对生活节奏快的人来说,慢节拍是维护身心健康的理想方法。

mang

芒 拼音 máng 注音 ㄇㄤˊ，部首 艹 笔画数 6 结构 上下结构 造字法 形声;从艹、亡声 笔顺编号 122415 笔顺读写 横竖竖捺横折 部外 3 字义五行 木

芒的本义是草的尖端,引申为植物上的细刺,多指谷类植物种子壳上或草木上的针状物,如麦芒等;也用来形容像芒一样的东西,如锋芒等。人的性格应以柔为佳,如果过于锋芒毕露,对人对己均能影响身心健康。

忙 拼音 máng 注音 ㄇㄤˊ，部首 忄 笔画数 6 结构 左右结构 造字法 形声;从忄、亡声 笔顺编号 442415 笔顺读写 捺捺竖捺横折 部外 3 字义五行 水

忙的本义为急迫,如慌忙、急忙;现多形容事情多,没空闲,如忙碌、手忙脚乱。忙是对现代人生活的真实写照,也是威胁健康的重要因素,在忙乱的生活里,很多人身心负荷过重,疾病丛生,需要减轻负担以维护自身健康。

盲 拼音 máng 注音 ㄇㄤˊ，部首 目 笔画数 8 结构 上下结构 造字法 形声;从目、亡声 笔顺编号 41525111 笔顺读写 捺横折竖折横横横 部外 3 字义五行 水

盲的本义为眼睛失明。造成目盲的原因有很多,有先天因素,有疾病影响,如白内障、缺血中风等;或由于意外事故,造成视网膜脱落等;或年老体衰,视力下降严重者也会失明。因此,当视力下降明显,应及早就医,避免失明。

氓 拼音 máng méng 注音 ㄇㄤˊ，ㄇㄥˊ，部首 一 笔画数 8 结构 左右结构 造字法 形声;从亡、民声 笔顺编号 41551515 笔顺读写 捺横折折横折横折 部外 6 字义五行 水

氓的本义为自彼来此的民,即外来的百姓,如氓隶、群氓等。古代的社会阶级制度森严,氓多为生活在社会底层的人,深受剥削,生命尚无法保障,更何况是健康。另外,氓也指流氓,即品质恶劣、不务正业、为非作歹的人。

茫 拼音 máng 注音 ㄇㄤˊ，部首 艹 笔画数 9 结构 上下结构 造字法 形声;从氵、芒声 笔顺编号 122441415 笔顺读写 横竖竖捺捺横捺横折 部外 6 字义五行 水

茫的本义为水浩大的样子,如茫无边际;因面积大、遥远而看不清,故常引申为模糊不清,对事理全无所知,如茫然。人常因无知而无畏,不能很好地认识生命,肆意妄为,结果损害健康,故一定要掌握养生知识才能避免如此。

莽 拼音 mǎng 注音 ㄇㄤˇ，部首 艹 笔画数 10 结构 上中下结构 造字法 会意 笔顺编号 1221344132 笔顺读写 横竖竖横撇捺捺横撇竖 部外 7 字义五行 木

莽的本义为草丛,犬跑到草丛中逐兔,如莽原;莽也指粗鲁、冒失,如莽撞。莽撞言行多由于未经细心考虑周全,贸然行事,不少疾病的发生也多由自己粗莽言行所致,因此,对于健康详加呵护,很多疾病是可以预防的。

蟒 拼音 mǎng měng 注音 ㄇㄤˇ,ㄇㄥˇ，部首 虫 笔画数 16 结构 左右结构 造字法 形声;从虫、莽声 笔顺编号 2512141221344132 笔顺读写 竖折横竖横捺横竖竖横撇捺横撇竖 部外 10 字义五行 水

蟒的本义为巨蛇,即蟒蛇,又称蚺蛇,是一种无毒的大蛇,肉可食用,另外蛇胆、蛇肉均可入药。如蟒蛇胆,味甘、苦,性寒,可清热解毒,用于眼睛红肿疼痛、皮肤疮疡等;其肉味甘,性温,可滋补身体,治疗风湿等。

---

mao

猫 拼音 māo máo 注音 ㄇㄠ,ㄇㄠˊ，部首 犭 笔画数 11 结构 左右结构 造字法 形声;从犭、苗声 笔顺编号 35312225121 笔顺读写 撇折撇横竖竖竖折横竖横 部外 8 字义五行 水

猫的本义为猫,系哺乳动物,擅长攀缘、捉鼠。古人常将猫、狸作为同一类来注解,一般来说狸肉可食用,猫肉较少日常食用,据记载,猫肉性温,味甘、酸,亦可入药使用,治疗肿胀溃烂出脓血者。

毛 拼音 máo 注音 ㄇㄠˊ，部首 毛 笔画数 4 结构 单一结构 造字法 象形 笔顺编号 3115 笔顺读写 撇横横折 字义五行 水

　　毛的本义为须发及兽毛之类，如眉毛、汗毛等，中医学认为肺主皮毛，即肺之精气能够润泽人体皮肤、毛发，固护肌表，当肺气虚弱或肺阴干涸，人体毛发也会干枯，没有光泽，甚至脱落，既影响美观，也是健康受损的表现。

矛 拼音 máo 注音 ㄇㄠˊ，部首 矛 笔画数 5 结构 单一结构 造字法 象形 笔顺编号 54523 笔顺读写 折捺折竖撇 部外 5 字义五行 水

　　矛的本义为长矛，是古代用来刺杀敌人的进攻性武器。矛会让人产生尖锐、进攻等压迫感，如矛头，长期处于这样的环境下，容易出现紧张、焦虑的情绪，增加心理负担，因此日常为人处事中要以和为贵，尽力维护身心健康。

茅 拼音 máo 注音 ㄇㄠˊ，部首 艹 笔画数 8 结构 上下结构 造字法 形声；从艹、矛声 笔顺编号 12254523 笔顺读写 横竖竖折捺折竖撇 部外 5 字义五行 木

　　茅的本义为草名，即菅草，又名白茅、茅草。白茅根可入药，味甘性寒，可凉血止血、清热利尿，用于各种血热出血、小便不利、肺热咳嗽等。岭南地区夏季常以白茅根搭配竹蔗、马蹄等煮凉茶解暑，以清热下火、生津止渴。

牦 拼音 máo 注音 ㄇㄠˊ，部首 牛 笔画数 8 结构 左右结构 造字法 形声；从牛、毛声 笔顺编号 31213115 笔顺读写 撇横竖横撇横横折 部外 4 字义五行 水

　　牦的本义为牦牛。牦牛是生活在高寒地区的特有哺乳动物，浑身是宝，牦牛奶营养价值很高，有很好的补虚作用，适合虚弱、久病者调养食用；牦牛角可清热解毒，可用于高热抽搐、出血等；牦牛肉味道鲜美，可强壮身体。

M

锚 拼音 máo 注音 ㄇㄠˊ，部首 钅 笔画数 13 结构 左右结构 造字法 形声；从钅、苗声 笔顺编号 3111512225121 笔顺读写 撇横横横折横竖竖折横竖横 部外 8 字义五行 金

锚的本义为船停泊时所用的设备，一般用金属制成，可以使船停稳。锚为船停泊时的依靠，没有了锚，船也就随波逐流，无法靠岸；同样养生也是健康的依靠，掌握一定的科学养生理念及方法，健康这艘大船才能停得稳。

髦 拼音 máo 注音 ㄇㄠˊ，部首 髟 笔画数 14 结构 上下结构 造字法 形声；从髟、毛声 笔顺编号 12111543333115 笔顺读写 横竖横横横折撇撇撇撇横横折 部外 4 字义五行 水

髦的本义为发中毫者，即毛发中的细长者。毛发是人体气血盛衰的反映，毛发中细长突出者也代表着气血的旺盛，反之则衰，有鉴于此，髦常用来比喻英俊杰出的人士，也有时兴、流行的意思，如时髦、髦俊、髦士等。

卯 拼音 mǎo 注音 ㄇㄠˇ，部首 卩 笔画数 5 结构 左右结构 造字法 象形 笔顺编号 35352 笔顺读写 撇折撇折竖 部外 3 字义五行 木

卯的本义为十二地支中第四，用来表示十二时辰，卯时指早晨 5 点到 7 点，为手阳明大肠经所主。这一时段为起床时间，起床后可饮一杯温开水以促进排便，古人还多采用木梳梳头或干梳头的养生方法来提神醒脑、祛风明目。

茂 拼音 mào 注音 ㄇㄠˋ，部首 艹 笔画数 8 结构 上下结构 造字法 形声；从艹、戊声 笔顺编号 12213534 笔顺读写 横竖竖横撇折撇捺 部外 5 字义五行 木

茂的本义为草木繁盛，展现了草木向上生长，一派勃勃生机、欣欣向荣的景象。草木的生长依靠土壤的滋养，阳光、雨露的滋润；人体的健康要如草木般茂盛，也离不开体内精血的滋养、阳气的推动，同样要养好自己的精气神。

冒 拼音 mào mò 注音 ㄇㄠˋ,ㄇㄛˋ, 部首 冂 笔画数 9 结构 上下结构 造字法 象形 笔顺编号 251125111 笔顺读写 竖折横横竖折横横横 部外 7 字义五行 水

冒的本义为帽子,后指蒙住眼睛往前走,形容不顾周围环境,一意孤行,容易让自己身陷险境,如冒险、冒死等。生活中如果不管不顾,率性而为,易损健康,因此,养生就要细心观察自己的生活,趋利避害,方能维护健康。

贸 拼音 mào 注音 ㄇㄠˋ, 部首 贝 笔画数 9 结构 上下结构 造字法 形声;从贝、卯声 笔顺编号 354532534 笔顺读写 撇折捺折撇竖折撇捺 部外 5 字义五行 水

贸的本义为交换财物、交易,如贸易等。要想获得金钱或某一物品,需要付出相应的劳动或财物进行交换,没有免费的午餐,不劳则无获;同样,健康也不是从天而降的,需要付出努力,外避邪气,内养正气,才能拥有。

帽 拼音 mào 注音 ㄇㄠˋ, 部首 巾 笔画数 12 结构 左右结构 造字法 形声;从巾、冒声 笔顺编号 252251125111 笔顺读写 竖折竖竖折横横竖折横横横 部外 9 字义五行 水

帽的本义为头衣,即帽子。头为诸阳之会,特别是在人体脑后有风池、风府等穴位,极易受风,故老年人、身体虚弱者在冬春严寒或多风时节适当戴帽遮护有助于预防感冒、颈椎病等,然由于头部阳气旺盛,也不适宜保暖太过。

瑁 拼音 mào 注音 ㄇㄠˋ, 部首 王 笔画数 13 结构 左右结构 造字法 形声;从王、冒声 笔顺编号 1121251125111 笔顺读写 横横竖横竖折横横竖折横横横 部外 9 字义五行 水

瑁的本义是古代帝王所执的玉,用以合诸侯的圭;现多与玳连用,即玳瑁,为一种海龟,现存最古老的爬行动物之一,背甲可入药。玳瑁味甘、咸,性寒,有清热解毒、平肝定惊的作用,用于高热神昏、抽搐、眩晕、痈肿疮毒等。

M

貌 拼音 mào 注音 ㄇㄠˋ，部首 豸 笔画数 14 结构 左右结构 造字法 象形 笔顺编号 34435333251135 笔顺读写 撇捺捺撇折撇撇撇竖折横横撇折 部外 7 字义五行 水

　　貌的本义为面容，指面部形状、神情等，如貌容、貌色等；现多指外表的形象、外观，如礼貌、全貌等。无论是面部，还是人整体的外在形态，都可以反映出内在脏腑气血功能，判断疾病发生机制及预后，故称"司外揣内"。

mei

没 拼音 méi mò 注音 ㄇㄟˊ、ㄇㄛˋ，部首 氵 笔画数 7 结构 左右结构 造字法 会意 笔顺编号 4413554 笔顺读写 捺捺横撇折折捺 部外 4 字义五行 水

　　没的本义为沉入水中，如沉没、淹没等；也有表示否定，没有、不存在的意思。中医煎药时水量要多，使药材完全没入水中；另外，游泳的人不可没入水底时间过久，以防危险。

玫 拼音 méi 注音 ㄇㄟˊ，部首 攵 笔画数 8 结构 左右结构 造字法 形声；从王、文声 笔顺编号 11213134 笔顺读写 横横竖横撇横撇捺 部外 4 字义五行 水

　　玫的本义为石之美者，即美玉；现多与瑰连用，即玫瑰，其花香浓郁，可入药。玫瑰花味甘、微苦，性微温，可疏肝理气、活血调经，用于胸闷、月经不调等，可代茶饮。此外，玫瑰花还可提炼精油、做糕点等。

枚 拼音 méi 注音 ㄇㄟˊ，部首 木 笔画数 8 结构 左右结构 造字法 形声；从木、文声 笔顺编号 12343134 笔顺读写 横竖撇捺撇横撇捺 部外 4 字义五行 木

　　枚的本义为枝干、树干，现多用作量词，相当于"个"，用于形体较小的东西，如不胜枚举。树干对整棵树来说起着支撑、运输营养的作用，是不可缺少的重要部分；对人体来说，相当于躯干及五脏六腑中的脾胃，是养生的重点。

眉 拼音 méi 注音 ㄇㄟˊ，部首 目 笔画数 9 结构 半包围结构 造字法 象形 笔顺编号 521325111 笔顺读写 折竖横撇竖折横横横 部外 4 字义五行 水

眉的本义为眼眶上方的毛，即眉毛。眉毛起着保护眼睛、美化五官的作用。通过眉毛还可以反映出一个人的健康状况，若眉毛长粗、浓密、润泽，则表明体内气血旺盛；而若眉毛稀短、细淡、脱落，则说明体内气血不足。

莓 拼音 méi 注音 ㄇㄟˊ，部首 艹 笔画数 10 结构 上下结构 造字法 形声；从艹、每声 笔顺编号 1223155414 笔顺读写 横竖竖撇横折折捺横捺 部外 7 字义五行 木

莓的本义为草名，即山莓，其果实可食用，味甘、酸，性温，有补肾益精、生津止渴的功效，可用于肾虚、体弱、咽干等病证。莓也包括蔷薇科植物中的草莓、蛇莓等，都具有极高的营养价值，具有改善免疫功能、保护心脑血管的作用。

梅 拼音 méi 注音 ㄇㄟˊ，部首 木 笔画数 11 结构 左右结构 造字法 形声；从木、每声 笔顺编号 12343155414 笔顺读写 横竖撇捺撇横折折捺横捺 部外 7 字义五行 木

梅的本义为楠木，后世取其酸果之义，即梅子、青梅。新鲜青梅味甘、酸，可做水果食用，有生津止渴、醒酒的作用，可缓解口燥咽干；入药多用乌梅，常用于烦热口渴、久泻、蛔虫等诸多病证。

媒 拼音 méi 注音 ㄇㄟˊ，部首 女 笔画数 12 结构 左右结构 造字法 形声；从女、某声 笔顺编号 531122111234 笔顺读写 折撇横横竖横横横竖撇捺 部外 9 字义五行 水

媒的本义为撮合男女婚事的人，即媒人。古代婚嫁多为媒妁之言，媒人在保障和谐家庭方面起着重要的作用，只有真正了解双方家庭背景、性格、身体状况进行匹配的婚姻，才能避免或减少因夫妻不和所致的心理伤害。

楣 拼音 méi 注音 ㄇㄟˊ，部首 木 笔画数 13 结构 左右结构 造字法 形声；从木、眉声 笔顺编号 1234521325111 笔顺读写 横竖撇捺折竖横撇竖折横横横 部外 9 字义五行 木

楣的本义为门框上的横梁，如门楣。横梁对整个门户来说起着固定连接的作用，以保证其稳固，其高度也反映了家族的地位和声望；健康可以说是人生命之门楣，有了健康，生命才更有意义，失去健康，生命则会黯然失色。

煤 拼音 méi 注音 ㄇㄟˊ，部首 火 笔画数 13 结构 左右结构 造字法 形声；从火、某声 笔顺编号 4334122111234 笔顺读写 捺撇撇捺横竖竖横横横竖撇捺 部外 9 字义五行 火

煤的本义为烟气凝结的黑灰，是制墨的原料，如松煤；后多指石炭，为黑色可燃烧固体，如煤炭。煤是重要能源，是冶金、化工行业的重要原料，但煤的大量使用也造成了环境污染，增加了呼吸系统疾病甚至癌症的发生率。

酶 拼音 méi 注音 ㄇㄟˊ，部首 酉 笔画数 14 结构 左右结构 造字法 形声；从酉、每声 笔顺编号 12535113155414 笔顺读写 横竖折撇折横横撇横折折捺横捺 部外 7 字义五行 水

酶的本义为酒母，即酒曲，用于发酵酿酒。现代所说的酶主要由蛋白质组成，对于生物化学变化起催化作用，发酵就是靠它的作用。人体内含有千百种酶，是新陈代谢的催化剂，酶的缺失会造成多种疾病的发生，甚至衰老、死亡。

霉 拼音 méi 注音 ㄇㄟˊ，部首 雨 笔画数 15 结构 上下结构 造字法 形声；从雨、每声 笔顺编号 145244443155414 笔顺读写 横捺折竖捺捺捺捺撇横折折捺横捺 部外 7 字义五行 水

霉的本义为面垢黑，后多指物因生菌而变质，如霉变、霉干菜等。温暖、潮湿的气候环境容易促进食物霉变，而霉变的食物往往含有细菌、真菌，易导致胃肠疾病、肿瘤的发生，但有些霉菌也可提取药物，如可从青霉菌中提取青霉素。

美 拼音 měi 注音 ㄇㄟˇ，部首 八 笔画数 9 结构 上下结构 造字法 会意；从羊、从大 笔顺编号 431121134 笔顺读写 捺撇横横竖横横撇捺 部外 7 字义五行 水

美的本义为味道好，如美酒、美食等；美也形容形貌好看，如貌美、美姬等。五味入五脏，味美的食物能够激发食欲，从而摄取充足的营养物质，滋养身体；但也并非大鱼大肉，谷肉果菜皆可烹煮得味美，才利健康。

昧 拼音 mèi 注音 ㄇㄟˋ，部首 日 笔画数 9 结构 左右结构 造字法 会意；从日、从未 笔顺编号 251111234 笔顺读写 竖折横横横竖撇捺 部外 5 字义五行 水

昧的本义为昏暗不明，又引申为隐藏、掩蔽的意思，如幽昧、昧旦、昧心、拾金不昧等。昏暗的环境往往影响身心健康，隐藏着潜在的危险，故古代养生家特别注重在阴雨天、黎明前维护正气，避免邪气侵犯。

寐 拼音 mèi 注音 ㄇㄟˋ，部首 宀 笔画数 12 结构 上下结构 造字法 形声 笔顺编号 445521311234 笔顺读写 捺捺折折竖横撇横横竖撇捺 部外 9 字义五行 水

寐的本义为睡觉，如假寐、梦寐等。历代养生家十分重视睡眠养生，现代快节奏、高压力的生活使少寐、失眠成为健康的一大隐患，要想获得优质睡眠，心理的平和、放松是重要的条件，中医在调节睡眠方面优势独特。

媚 拼音 mèi 注音 ㄇㄟˋ，部首 女 笔画数 12 结构 左右结构 造字法 形声；从女、眉声 笔顺编号 531521325111 笔顺读写 折撇横折竖横撇竖折横横横 部外 9 字义五行 水

媚的本义为悦、喜爱，还有美好的意思，如明媚、妩媚、媚好、媚靥等，后引申为逢迎取悦，如谄媚。中医养生强调与人为善，但并不提倡没有原则的一味谄媚他人，亦要分清善恶，否则只会滋生扭曲心理，不利健康。

M

魅 拼音 mèi 注音 ㄇㄟˋ，部首 鬼 笔画数 14 结构 半包围结构 造字法 形声；从鬼、未声 笔顺编号 32511355411234 笔顺读写 撇竖折横横撇折折捺横横竖撇捺 部外 5 字义五行 水

魅的本义为迷信传说中的鬼怪，如魑魅、鬼魅等，虽现实中不存在，但多带给人精神上的恐惧，造成心理不安，严重者甚至会影响身心健康，心理素质较弱者应减少或避免接触这一类的影视、书籍等，以维护心态的平和。

---

men

门 拼音 mén 注音 ㄇㄣˊ，部首 门 笔画数 3 结构 单一结构 造字法 象形 笔顺编号 425 笔顺读写 捺竖折 字义五行 水

门的本义为双扇门的出入口，古人将一扇称为户，两扇对开称为门；后引申为途径、诀窍，如门道、窍门等。做任何事情都有一定的方法、诀窍，养生也是如此，养生并非高深莫测的学问，它的诀窍就在于日常良好的生活习惯。

扪 拼音 mén 注音 ㄇㄣˊ，部首 扌 笔画数 6 结构 左右结构 造字法 形声；从扌、门声 笔顺编号 121425 笔顺读写 横竖横捺竖折 部外 3 字义五行 水

扪的本义为抚摸、执持，如扪心自问、扪舌等。扪也是中医诊疗的一种方法，用手摸脉或病变部位，了解采集更多病证信息，以助于疾病的诊断；对于一些病证，还可以通过扪循，即按摩的方法，补虚、散结，促进身体康复。

闷 拼音 mèn mēn 注音 ㄇㄣˋ，ㄇㄣ，部首 门 笔画数 7 结构 半包围结构 造字法 形声；从心、门声 笔顺编号 4254544 笔顺读写 捺竖折捺折捺捺 部外 4 字义五行 水

闷的本义同懑，指烦闷、愤懑。由于不良情绪刺激，如愤怒、生气等，或湿热气候阻滞气机，导致气机运行不畅，从而引起身体不舒适，如胸闷、闷热等，影响健康，应注意开阔通风，保持情志舒畅，心态平和以缓解。

焖 拼音 mèn 注音 ㄇㄣˋ，部首 火 笔画数 11 结构 左右结构 造字法 形声;从火、闷声 笔顺编号 43344254544 笔顺读写 捺撇撇捺捺竖折捺折捺捺 部外 7 字义五行 火

焖的本义为一种烹饪方法,盖紧锅盖,用微火把饭菜煮熟,如焖牛肉、焖面等。焖法做出的食物特点是柔嫩酥软,特别是肉类,容易咀嚼、消化,适合老年人、儿童及脾胃功能差者食用,能够减轻脾胃负担,充分吸收营养。

懑 拼音 mèn 注音 ㄇㄣˋ，部首 心 笔画数 17 结构 上下结构 造字法 形声;从心、满声 笔顺编号 44112212534344544 笔顺读写 捺捺横横竖竖横竖折撇捺撇捺捺折捺捺 部外 13 字义五行 水

懑的本义为满心烦闷、生气。中医学认为,烦懑多由于内热郁结导致气机不畅,还可能出现发热、食不下、呕吐等症,治疗应疏肝理气、调和气机,特别要注意情绪的调节,少一些忧愁,保持心情舒畅,有助于康复。

---

meng

蒙 拼音 méng mēng měng 注音 ㄇㄥˊ,ㄇㄥ,ㄇㄥˇ，部首 艹 笔画数 13 结构 上下结构 造字法 形声 笔顺编号 1224511353334 笔顺读写 横竖竖捺折横横撇折撇撇撇捺 部外 10 字义五行 水

蒙的本义为草名,又名菟丝、王女,为一年生寄生植物,种子可入药,名菟丝子。菟丝子可以滋补肝肾、安胎、明目,临床上常用于腰膝筋骨酸痛、耳鸣、视物不清以及胎动不安等征象。蒙还有欺骗、隐瞒的意思,如蒙骗、蒙混等。

虻 拼音 méng 注音 ㄇㄥˊ，部首 虫 笔画数 9 结构 左右结构 造字法 形声;从虫、亡声 笔顺编号 251214415 笔顺读写 竖折横竖横捺捺横折 部外 3 字义五行 水

虻的本义为咬牛的飞虫,即牛虻、虻蚊等。虻虫生活在近水、草丛区域,吮吸人、兽的血液;虻虫叮咬,轻则出现局部红肿、痒痛,甚则传播疾病,如炭疽、土拉弗氏菌病等,危害人畜健康。因此,在野外工作时注意涂抹驱避剂。

萌 拼音 méng 注音 ㄇㄥˊ，部首 艹 笔画数 11 结构 上下结构 造字法 形声；从艹、明声 笔顺编号 12225113511 笔顺读写 横竖竖竖折横横撇折横横 部外 8 字义五行 木

萌的本义为草木的芽，常用来比喻事情刚刚显露的发展趋势或情况，如萌芽、萌兆等。中医强调治未病的理念，重视预防，当疾病处于萌芽状态时就应及早治疗，此时正气未衰，邪气单一，病位较浅，最容易康复，避免加重。

盟 拼音 méng 注音 ㄇㄥˊ，部首 皿 笔画数 13 结构 上下结构 造字法 形声；从皿、明声 笔顺编号 2511351125221 笔顺读写 竖折横横撇折横横竖折竖竖横 部外 8 字义五行 水

盟的本义为歃血发誓，古代要割牲歃血，在神面前发誓缔约结盟，如结盟、盟约等；结盟成员因共同信念或利益缔结在一起，为同一个目标而努力；健康也需要缔结多方的力量，自身的信念、社会医疗的发展、自然的基础等。

檬 拼音 méng 注音 ㄇㄥˊ，部首 木 笔画数 17 结构 左右结构 造字法 形声；从木、蒙声 笔顺编号 12341224511353334 笔顺读写 横竖撇捺横竖竖捺折横横撇折撇撇撇捺 部外 13 字义五行 木

檬的本义为树名，即柠檬。柠檬树所结果实味酸，可食用，有很好的食疗价值，其富含维生素 C、柠檬酸、苹果酸等营养元素，可刺激造血功能、预防感冒等，因适合孕妇食用，又称为益母果。柠檬树根也可入药，治疗咳喘、胃痛等。

朦 拼音 méng 注音 ㄇㄥˊ，部首 月 笔画数 17 结构 左右结构 造字法 形声；从月、蒙声 笔顺编号 35111224511353334 笔顺读写 撇折横横横竖竖捺折横横撇折撇撇撇捺 部外 13 字义五行 水

朦的本义为月不明，引申为模糊不清的样子，如朦胧。朦胧给人一种若隐若现的美感，但在面对生命与健康时却不能朦胧，模糊不清；只有深刻认识生命的本质，了解健康的内涵，当身体发生变化时才能及时发现，尽早治疗。

猛

拼音 měng 注音 ㄇㄥˇ 部首 犭 笔画数 11 结构 左右结构 造字法 形声;从犭、孟声 笔顺编号 35352125221 笔顺读写 撇折撇折竖横竖折竖竖横 部外 8 字义五行 水

猛的本义为健壮的狗,后多形容凶恶可怕,如猛兽、凶猛等;猛还有强烈之义,如猛烈。凶猛的事物会引起人们心理紧张不安、恐惧,造成异常情绪变化,如若刺激太过或长期处于这种压迫下,会导致气机紊乱,影响身心健康。

锰

拼音 měng 注音 ㄇㄥˇ 部首 钅 笔画数 13 结构 左右结构 造字法 形声;从钅、孟声 笔顺编号 3111552125221 笔顺读写 撇横横横折折竖横竖折竖竖横 部外 8 字义五行 金

锰的本义为一种金属元素,质硬而脆。锰是人体必需的微量元素之一,可以促进骨骼的生长发育、维护大脑功能、维持体内代谢等,成年人每天锰的摄入量不超过 5 毫克。锰主要来源于谷类、坚果、叶菜类,茶叶中含量最丰富。

蜢

拼音 měng 注音 ㄇㄥˇ 部首 虫 笔画数 14 结构 左右结构 造字法 形声;从虫、孟声 笔顺编号 25121452125221 笔顺读写 竖折横竖横撇折竖横竖折竖竖横 部外 8 字义五行 水

蜢的本义为虴蜢,一种生活在草丛中的虫,即蚱蜢。蚱蜢属于害虫,危害农作物生长。其肉可以食用,亦可入药,入药多选用个大而青黄者。蚱蜢味甘、性温,性窜烈,能够祛风解痉,可用于小儿惊风、哮喘等病证。

懵

拼音 měng 注音 ㄇㄥˇ 部首 忄 笔画数 18 结构 左右结构 造字法 形声;从忄、瞢声 笔顺编号 442122252214525111 笔顺读写 捺捺竖横竖竖竖折竖竖横捺折竖折横横横 部外 15 字义五行 水

懵的本义为不明、昏昧无知的样子,如懵懂、懵钝等。现代社会掀起养生热潮,不可否认也存在大量养生乱象,很多人分不清养生谣言的真假,走入养生误区,这多是由于对科学及中医知识、养生知识的缺乏,懵懂无知。

M

孟 拼音 mèng 注音 ㄇㄥˋ，部首 子 笔画数 8 结构 上下结构 造字法 形声；从子、皿声 笔顺编号 52125221 笔顺读写 折竖横竖折竖横 部外 5 字义五行 水

孟的本义为长，古代嫡生的长子称为伯，庶生的长子称为孟；孟也有始的意思，如四季中每季的第一个月称作孟春、孟夏、孟秋、孟冬。作为四季的第一个月，也是季节交替、气候多变的时节，更应该要注意预防外邪导致疾病。

梦 拼音 mèng 注音 ㄇㄥˋ，部首 木 笔画数 11 结构 上下结构 造字法 会意；从夕、从林 笔顺编号 12341234354 笔顺读写 横竖撇捺横竖撇捺撇折捺 部外 7 字义五行 木

梦的本义为不明，也指睡眠中的幻象，如做梦、梦语等。梦与精神意识相关，心主藏神，当一个人思虑太过、大脑过度疲劳，就容易多梦，影响睡眠质量，甚则影响健康。现代研究表明，多梦、易做噩梦者发生冠心病的概率较高。

---

mi

眯 拼音 mī mí 注音 ㄇㄧ,ㄇㄧˊ，部首 目 笔画数 11 结构 左右结构 造字法 形声；从目、米声 笔顺编号 25111431234 笔顺读写 竖折横横横捺撇横竖撇捺 部外 6 字义五行 水

眯的本义为物入目中，如沙子眯眼。异物进入眼中会带来疼痛和不适，若直接用手揉搓，容易感染或划伤，引起角膜炎；正确做法应闭目休息，分泌眼泪，利用眼泪冲洗异物，或用清水冲洗。眯还有眼皮合拢的意思，如眯眼睛。

弥 拼音 mí mǐ 注音 ㄇㄧˊ,ㄇㄧˇ，部首 弓 笔画数 8 结构 左右结构 造字法 形声；从弓、尔声 笔顺编号 51535234 笔顺读写 折横折撇折竖撇捺 部外 5 字义五行 水

弥的本义为放松弓弦，弓弦拉得太紧，终将失去弹性，成为无用之物。人体同样需要松弛有度，每天处于精神高度紧张的状态，就像拉紧的弓弦，迟早会出现健康问题，要注意放松心情，劳逸结合。弥也指满、充满，如弥月。

迷

拼音 mí 注音 ㄇㄧˊ，部首 辶 笔画数 9 结构 半包围结构 造字法 形声；从辶、米声 笔顺编号 431234454 笔顺读写 捺撇横竖撇捺捺折捺 部外 6 字义五行 水

迷的本义为惑，分辨不清，如迷惑、迷途等。现代网络科技发达，人们可以从网上获取很多养生知识，但很多内容良莠不齐，容易让非专业人士迷惑不清，因此还是要掌握系统科学的养生知识才能避免进入养生误区。

狝

拼音 mí 注音 ㄇㄧˊ，部首 犭 笔画数 11 结构 左中右结构 造字法 形声；从犭、弥声 笔顺编号 35351535234 笔顺读写 撇折撇折横折撇折竖撇捺 部外 8 字义五行 水

狝的本义为狝猴。狝猴适应性强，容易驯养，且由于其生理功能与人接近，故常用于医学、心理学、生物学等学科的实验研究，帮助人们认识药物的药理毒理作用、研究器官移植与疾病发展等，为人类健康事业做出了突出贡献。

谜

拼音 mí 注音 ㄇㄧˊ，部首 讠 笔画数 11 结构 左右结构 造字法 形声；从讠、迷声 笔顺编号 45431234454 笔顺读写 捺折捺撇横竖撇捺捺折捺 部外 9 字义五行 水

谜的本义为隐言，即谜语；后引申为没有弄清的事物，如谜团。这个世界存在很多未解之谜，包括对于生命本源及人体等认识，都有未弄清楚的地方；随着现代科技的发展，这些谜也会相应得到更深入的认识，从而维护健康。

糜

拼音 mí méi 注音 ㄇㄧˊ，ㄇㄟˊ，部首 米 笔画数 17 结构 半包围结构 造字法 形声；从麻、米声 笔顺编号 41312341234431234 笔顺读写 捺横撇横竖撇捺横竖撇捺捺撇横竖撇捺 部外 11 字义五行 水

糜的本义为糁，即肉粥。大病之后、身体虚弱或老人、小儿，其脾胃功能虚弱或不足，食用坚硬或大块食物，尤其是肉类，会加重脾胃负担，导致虚弱加重；而粥糜为炖得很烂的粥，既容易消化，又可充养脾胃，能够补养身体。

麋 拼音 mí 注音 ㄇㄧˊ，部首 鹿 笔画数 17 结构 半包围结构 造字法 形声；从鹿、米声 笔顺编号 41352211535431234 笔顺读写 捺横撇折竖竖横横折撇折捺撇横竖撇捺 部外 6 字义五行 火

麋的本义为鹿属动物，即麋鹿，又名四不像，是世界珍稀动物。古代麋鹿也用来入药，如麋肉可益气补中，适合身体虚弱者食用；麋茸，比鹿茸大，可以滋补肾精，适合筋骨腰膝酸痛者使用；麋骨煮汁酿酒，有美容的功效。

靡 拼音 mí 注音 ㄇㄧˊ，部首 非 笔画数 19 结构 半包围结构 造字法 形声；从非、麻声 笔顺编号 4131234123421112111 笔顺读写 捺横撇横竖撇捺横竖撇捺竖横横横竖横横横 部外 11 字义五行 水

靡的本义为无、没有，读 mǐ，也有顺风倒下之义，如披靡；读 mí，有浪费、奢侈的意思，如奢靡。生活中奢靡无度，贪图享受，一来会使神气浮于外，不利于修心养性；二来易酒肉过度，损伤脾胃，导致身心健康受损。

米 拼音 mǐ 注音 ㄇㄧˇ，部首 米 笔画数 6 结构 单一结构 造字法 象形 笔顺编号 431234 笔顺读写 捺撇横竖撇捺 字义五行 水

米的本义为粟实，即谷物去壳后的籽实，现在多特指稻米。稻米是人类维护生命的主要食物来源，分为粳米、籼米、糯米等多个品种。米富含糖类、蛋白质等多种营养素，无论是煮粥还是做饭，都能够补养脾胃，提供营养。

觅 拼音 mì 注音 ㄇㄧˋ，部首 见 笔画数 8 结构 上下结构 造字法 会意；从爪、从见 笔顺编号 34432535 笔顺读写 撇捺捺撇竖折撇折 部外 4 字义五行 水

觅的本义为用手和眼去寻找，形容到处寻找，如寻觅等。很多古代帝皇追求长生不老，秦始皇派三千童男童女出海寻觅长生不老方，却也不得结果；现代很多人也四处寻找可以长寿的妙法，殊不知养生的真谛在于自身的努力。

泌 拼音 mì bì 注音 ㄇㄧˋ,ㄅㄧˋ 部首 氵 笔画数 8 结构 左右结构 造字法 形声;从氵、必声 笔顺编号 44145434 笔顺读写 捺捺横捺折捺撇捺 部外 5 字义五行 水

泌的本义为泉水涌出的样子,读 bì;现多读 mì,指液体从细孔排出,如分泌、泌乳等。医学上所说的内分泌,是指机体所产生的物质直接分泌到血液或体液的现象,涉及人体生长发育、适应环境等,与腺体、激素水平等相关。

秘 拼音 mì bì 注音 ㄇㄧˋ,ㄅㄧˋ 部首 禾 笔画数 10 结构 左右结构 造字法 形声;从禾、必声 笔顺编号 3123445434 笔顺读写 撇横竖撇捺捺折捺撇捺 部外 5 字义五行 水

秘的本义为一种香草;也同祕,即神秘;现多形容不可测知、不公开,如秘密、秘法等。很多人的养生过分强调古代养生典籍中所记载的秘法,认为越是神秘、不可测知,越是养生的精华所在,其实养生的关键还是在日常生活。

密 拼音 mì 注音 ㄇㄧˋ 部首 宀 笔画数 11 结构 上下结构 造字法 形声;从山、宓声 笔顺编号 44545434252 笔顺读写 捺捺折捺折捺撇捺竖折竖 部外 8 字义五行 水

密的本义为形状像堂屋的山;也指稠、空隙小,与疏相对,如密布、致密等。我们常形容腠理致密,即言皮肤毛孔细小,能够帮助抵御外邪入侵,减少疾病发生;冬春季节卧室环境要求严密,也是从御外邪的角度来考虑。

幂 拼音 mì 注音 ㄇㄧˋ 部首 巾 笔画数 12 结构 上下结构 造字法 形声;从巾、冥声 笔顺编号 452511134252 笔顺读写 捺折竖折横横横撇捺竖折竖 部外 9 字义五行 水

幂的本义为盖东西用的大巾,如幂首、幂篱等;后指遮盖、蒙,如幂窗、幂历等。将物体用布等遮盖好,可以保持物体的整洁,防止外来邪气的破坏、污染;当人处于虚弱状态时,适当遮盖,如蒙头巾等,也是对机体的防护。

谧 拼音 mì 注音 ㄇㄧˋ，部首 讠 笔画数 12 结构 左右结构 造字法 形声；左形右声 笔顺编号 454543425221 笔顺读写 捺折捺折捺撇捺竖折竖竖横 部外 10 字义五行 水

谧的本义为安静无声，如静谧、谧宁等。静心养神是养生的高级阶段，人很容易为外界很多欲望所迷惑，而致心神外浮，不能守于内，终致疾病丛生；静谧、优美的环境有助于心境平和、精神内守，适合修心养性，有利于身心健康。

蜜 拼音 mì 注音 ㄇㄧˋ，部首 虫 笔画数 14 结构 上下结构 造字法 形声；从虫、宓声 笔顺编号 44545434251214 笔顺读写 捺捺折捺折捺撇捺竖折横竖横捺 部外 8 字义五行 水

蜜的本义为蜂蜜，即蜜蜂采取花液酿成的甜汁。蜂蜜性平味甘，为广大群众常用之保健佳品，能调补脾胃、润燥生津、缓急止痛，适合咳嗽、便秘、皮肤干燥及秋冬养生食用，但湿热地区，尤其是消渴之人不宜大量食用。

---

mian

眠 拼音 mián 注音 ㄇㄧㄢˊ，部首 目 笔画数 10 结构 左右结构 造字法 形声 笔顺编号 2511151515 笔顺读写 竖折横横横折横折横折 部外 5 字义五行 水

眠的本义为闭上眼睛，与寐同义，如睡眠、失眠等。睡眠时间占据了人生的三分之一，因此睡眠的好坏影响着人的生命及生活质量，人每天要保证6~8小时的睡眠时间，且不能熬夜，睡眠时间过长或不足都不利于健康与长寿。

绵 拼音 mián 注音 ㄇㄧㄢˊ，部首 纟 笔画数 11 结构 左右结构 造字法 会意；从纟、从帛 笔顺编号 55132511252 笔顺读写 折折横撇竖折横横竖折竖 部外 8 字义五行 水

绵的本义为丝絮、丝绵，绵也有接连不断的意思，如连绵不绝、绵长等；由茧丝缠延而成，如绵帛、绵软等。绵在古代也用于治疗某些疾病，将绵煅为灰，有止血的功效，用于吐血、衄血、崩漏等各种出血证，现代较少使用。

棉 拼音 mián 注音 ㄇㄧㄢˊ，部首 木 笔画数 12 结构 左右结构 造字法 会意；从木、从帛 笔顺编号 123432511252 笔顺读写 横竖撇捺撇竖折横横竖折竖 部外 8 字义五行 木

棉的本义为植物名，俗称棉花，其成熟的果实长得像桃子，内有白色纤维和黑褐色的种子，白色纤维可纺纱做布，透气性好，面料柔软，适合夏季及皮肤敏感、干燥者；棉籽榨油食用需精炼，若粗制食用易损伤精子，甚则中毒。

免 拼音 miǎn 注音 ㄇㄧㄢˇ，部首 刀 笔画数 7 结构 上下结构 造字法 会意 笔顺编号 3525135 笔顺读写 撇折竖折横撇折 部外 5 字义五行 火

免的本义为去除、脱落，如罢免、免除等；也有不被某种事物所干涉的意思，如避免、免疫等。人体很多疾病的发生会受外界因素所影响，如自然气候的变化、环境的改变等，而这些因素很多是可以避免的，这就需要养生保健。

勉 拼音 miǎn 注音 ㄇㄧㄢˇ，部首 力 笔画数 9 结构 半包围结构 造字法 形声；从力、免声 笔顺编号 352513553 笔顺读写 撇折竖折横撇折折撇 部外 7 字义五行 水

勉的本义为力有不及而强作，如勉强、自勉等。勉有相迫的意思，自勉者自迫，勉人者迫人，从养生角度来说，勉不利于身心健康，无论是体力还是脑力，如果达不到所设定的目标，勉强为之，对身心来说都是一种损伤。

娩 拼音 miǎn 注音 ㄇㄧㄢˇ，部首 女 笔画数 10 结构 左右结构 造字法 形声；从女、免声 笔顺编号 5313525135 笔顺读写 折撇横撇折竖折横撇折 部外 7 字义五行 木

娩的本义为生小孩。分娩是胎儿脱离母体作为独立个体存在的过程，这一过程会大伤气血，对母亲来说是一个考验，常常发生难产，或者出现产后大出血，直接危害到母子的生命，所有这些都需要倍加重视。

冕 拼音 miǎn 注音 ㄇㄧㄢˇ，部首 冂 笔画数 11 结构 上下结构 造字法 形声；从日、免声 笔顺编号 25113525135 笔顺读写 竖折横横撇折竖折横撇折 部外 9 字义五行 水

冕的本义为古代卿大夫以上所戴的礼帽，如冠冕，蛮夷及小儿的帽子则称为冒，后引申为竞赛中上届冠军的称号，如卫冕。古代的社会地位体现在衣帽服饰等方面，不同的社会等级，疾病种类及医疗待遇不同，健康状况也不同。

缅 拼音 miǎn 注音 ㄇㄧㄢˇ，部首 纟 笔画数 12 结构 左右结构 造字法 形声；从纟、面声 笔顺编号 551132522111 笔顺读写 折折横横撇竖折竖竖横横横 部外 9 字义五行 水

缅的本义为微丝；也指遥远，或思考的样子，如缅然、缅怀等。缅体现了一种沉迷于过去的思念情结，与当下所处的环境遥不可及，回忆或许是美好的，但若长期处于这样的情绪下也容易扰乱心神，不利于心理健康。

腼 拼音 miǎn 注音 ㄇㄧㄢˇ，部首 月 笔画数 13 结构 左右结构 造字法 形声；从月、面声 笔顺编号 3511132522111 笔顺读写 撇折横横横撇竖折竖竖横横横 部外 9 字义五行 水

腼的本义为面部表现出害羞的样子，如腼腆。腼腆形容一个人害羞、举止不自然，这类人往往性格较为内向，遇到事情多藏于心中，不轻易向外发表看法，长此以往会加重心理负担，在某些特定条件下可能会影响心理健康。

面 拼音 miàn 注音 ㄇㄧㄢˋ，部首 面 笔画数 9 结构 单一结构 造字法 象形 笔顺编号 132522111 笔顺读写 横撇竖折竖竖横横横 字义五行 木

面的本义为脸，指人的整个面部。人体的经络气血皆行于面部，因此，中医望诊中的重要组成之一即为望面，即通过观察面部，包括五官的色泽、形态等变化，来了解人体健康状态及病情发展，可为确切诊疗疾病提供可靠保障。

miao

苗 拼音 miáo 注音 ㄇㄧㄠˊ，部首 艹 笔画数 8 结构 上下结构 造字法 会意；从田、从艹 笔顺编号 12225121 笔顺读写 横竖竖竖折横竖横 部外 5 字义五行 水

苗的本义为禾苗，即未吐穗的庄稼，现泛指初生的动植物，如树苗、幼苗、鱼苗等。苗意味着新生和希望，代表着朝气蓬勃，同时又比较娇嫩，犹如婴幼儿的生长发育，需要家长从衣食住行各方面细心呵护，保证其健康成长。

描 拼音 miáo 注音 ㄇㄧㄠˊ，部首 扌 笔画数 11 结构 左右结构 造字法 形声；从扌、苗声 笔顺编号 12112225121 笔顺读写 横竖横横竖竖竖折横竖横 部外 8 字义五行 水

描的本义为依样摹写或绘画，如描写、描红等。即使是同一个样板，每个人描出来的也可能不同，这与个体的差异有关；养生的原则和方法是一样的，但每个人的养生效果不同，这也说明养生不是一味地临摹，也需要灵活运用。

瞄 拼音 miáo 注音 ㄇㄧㄠˊ，部首 目 笔画数 13 结构 左右结构 造字法 形声；从目、苗声 笔顺编号 2511112225121 笔顺读写 竖折横横横竖竖竖折横竖横 部外 8 字义五行 水

瞄的本义为眼睛视线集中在一点，注视目标，如瞄准。瞄体现了目标的专一，在追寻健康长寿的道路上，也要专注目标；没有坚定的信念与目标，今天试试这种方法，明天用用那种产品，最终只能是无所收获，谈不上真正的养生。

秒 拼音 miáo 注音 ㄇㄧㄠˇ，部首 禾 笔画数 9 结构 左右结构 造字法 形声；从禾、少声 笔顺编号 312342343 笔顺读写 撇横竖撇捺竖撇捺撇 部外 4 字义五行 水

秒的本义为禾芒，形容比较微细的东西，如秒忽；现多作为时间计量单位，形容时间很短，如秒杀。有时看似微不足道的东西会在事物发展中起到关键作用，而很多微小的事情往往也是影响健康、导致疾病的重要原因。

渺 拼音 miǎo 注音 ㄇㄧㄠˇ，部首 氵 笔画数 12 结构 左右结构 造字法 形声；从氵、眇声 笔顺编号 441251112343 笔顺读写 捺捺横竖折横横横竖撇捺撇 部外 9 字义五行 水

渺的本义为水面辽阔，如浩渺。后形容微小，如渺小、渺不足道等。人的寿命与天地相比非常渺小，古人修道成仙祈求与天地同寿，往往不可得，因为违背了自然规律；但我们却可以尽可能地长寿，虽渺小却不是可有可无的。

藐 拼音 miǎo 注音 ㄇㄧㄠˇ，部首 艹 笔画数 17 结构 上下结构 造字法 形声；从艹、貌声 笔顺编号 12234435333251135 笔顺读写 横竖竖撇捺撇折撇撇撇竖折横横撇折 部外 14 字义五行 木

藐的本义为小、幼稚，后引申为轻视，如藐视。藐为一种不礼貌的态度，心态不正，自我感觉良好，对别人的观点或劝告不以为然，容易让自己做出追悔莫及的事，甚则有损健康与生命；同时这种态度也不利于人际交往，影响修心养性。

妙 拼音 miào 注音 ㄇㄧㄠˋ，部首 女 笔画数 7 结构 左右结构 造字法 会意；从女、从少 笔顺编号 5312343 笔顺读写 折撇横竖撇捺撇 部外 4 字义五行 水

妙的本义为美、好，如妙语、美妙、妙不可言、妙法等。妙可以形容人、事、物、景，也可以形容语言等，好的方法能够帮助解决难题，好的事物、景色能够带给人美好、积极的感觉，让心情愉悦与放松，都有助于健康。

庙 拼音 miào 注音 ㄇㄧㄠˋ，部首 广 笔画数 8 结构 半包围结构 造字法 会意；从广、从朝 笔顺编号 41325121 笔顺读写 捺横撇竖折横竖横 部外 5 字义五行 水

庙的本义为供奉祭祀祖先的地方，另外供奉神佛的地方也称为庙，无论是供奉祖先还是神佛，都是令人敬仰、神圣不可侵犯的，对人的心理来说也是一种安抚，容易让人的心理平静，减少焦虑、紧张的情绪，维护心理健康。

mie

乜 拼音 miē niè 注音 ㄇㄧㄝ，ㄋㄧㄝˋ 部首 乙 笔画数 2 结构 单一结构 造字法 会意 笔顺编号 55 笔顺读写 折折 部外 1 字义五行 水

乜的本义为眯着眼睛斜视，如乜斜，多形容不满意或看不起人的神情，这是一种不礼貌的行为，容易在与人相处中造成矛盾；同时也对他人来说也是一种心理上的伤害，让人内心产生不舒适的情绪变化，从而影响身心健康。

灭 拼音 miè 注音 ㄇㄧㄝˋ 部首 火 笔画数 5 结构 上下结构 造字法 会意 笔顺编号 14334 笔顺读写 横捺撇撇捺 部外 1 字义五行 水

灭的本义为尽、没有、消亡，如消灭、不可磨灭、灭虫等。消灭周围环境中的蛇鼠虫蚁、邪气等，保持环境的整洁，保护身体不受邪气侵犯，可以预防很多疾病的发生，养生的过程就是一个不断清除不利于健康诸因素的过程。

蔑 拼音 miè 注音 ㄇㄧㄝˋ 部首 艹 笔画数 14 结构 上中下结构 造字法 会意；从艹、从四、从戌 笔顺编号 12225221134534 笔顺读写 横竖竖竖折竖竖横横撇捺折撇捺 部外 11 字义五行 木

蔑的本义为劳目无精，由于看东西时间过久，过于劳累，耗损精血，导致眼神茫然，没有精神，这是一种健康受损的表现；蔑也有细小、轻微的意思，如轻蔑、蔑视等，往往带有不重视的意味，同样不利于心理的健康发展。

篾 拼音 miè 注音 ㄇㄧㄝˋ 部首 竹 笔画数 17 结构 上中下结构 造字法 形声 笔顺编号 31431425221134534 笔顺读写 撇横捺撇横捺竖折竖竖横横撇捺折撇捺 部外 11 字义五行 木

篾的本义为薄竹片，如篾席、竹篾、篾笼等。竹篾具有一定的柔韧性，可以根据需要编制篮子、筐子、席子等用品，若过于坚硬则容易折损；人的生命同样也需要柔韧呵护，太偏太强则容易受到伤害，常常有损身心健康。

min

民 拼音 mín 注音 ㄇㄧㄣˊ，部首 乛 笔画数 5 结构 单一结构 造字法 象形 笔顺编号 51515 笔顺读写 折横折横折 部外 4 字义五行 水

民的本义为黎民百姓、平民，如民居、民望等；也泛指人，如民以食为天、民性等。中医养生知识来源于民众的智慧，最终也要服务于民众；养生不是少数人的福利，其最终目的还是要提高民众整体的生命及生活质量。

岷 拼音 mín 注音 ㄇㄧㄣˊ，部首 山 笔画数 8 结构 左右结构 造字法 形声；从山、民声 笔顺编号 25251515 笔顺读写 竖折竖折横折横折 部外 5 字义五行 土

岷的本义为山名，即岷山，位于四川、甘肃交界处，为长江、黄河两大水系的分水岭，峨眉山即为岷山南端的一座山峰。岷山林木葱翠、山清水秀，有大熊猫、金丝猴等多种珍稀动物，其生态环境好，也是追求长寿的重要基地。

皿 拼音 mǐn 注音 ㄇㄧㄣˇ，部首 皿 笔画数 5 结构 单一结构 造字法 象形 笔顺编号 25221 笔顺读写 竖折竖竖横 字义五行 水

皿的本义为饭食用具，泛指碗碟杯盘一类，如器皿等。远古先民早期饮食多用手，随着社会的发展，石器、金属、瓷器等各式各样的器皿陆续走进生活，既方便，又干净、卫生，因而减少了传染性疾病的发生。

抿 拼音 mǐn 注音 ㄇㄧㄣˇ，部首 扌 笔画数 8 结构 左右结构 造字法 形声；从扌、民声 笔顺编号 12151515 笔顺读写 横竖横折横折横折 部外 5 字义五行 水

抿的本义为用手抚摸；现多指稍稍合拢、收敛，如抿嘴、抿酒等。抿体现了一种含蓄内敛的状态，不浮夸、不过度展现于外，是符合养生的一种状态。养生从精神上说要内守不浮于外，从形体上说要动静有度，不过度耗损。

泯 拼音 mǐn 注音 ㄇㄧㄣˇ，部首 氵 笔画数 8 结构 左右结构 造字法 形声；从氵、民声 笔顺编号 44151515 笔顺读写 捺捺横折横折横折 部外 5 字义五行 水

泯的本义为灭、尽，如泯灭、泯除、泯然等。人的精、气、神达到最盛之后会不断流失，直至耗尽，这是生命的自然规律；生命过程中不可泯灭的是自己的良心，心存善念，多行善事，修德养神，才能让生命更长久。

闽 拼音 mǐn 注音 ㄇㄧㄣˇ，部首 门 笔画数 9 结构 半包围结构 造字法 形声；从门、虫声 笔顺编号 425251214 笔顺读写 捺竖折竖折横竖横捺 部外 6 字义五行 水

闽的本义为东南越，为古族名，位于浙江南部和福建一带；现多为福建省的简称。福建位于东南沿海一带，境内有武夷山等崇山峻岭环绕，盛产泽泻、厚朴、青黛等道地药材，另外还有建莲、茶叶等药食两用之品，多用于食疗。

悯 拼音 mǐn 注音 ㄇㄧㄣˇ，部首 忄 笔画数 10 结构 左右结构 造字法 形声，从忄、闵声 笔顺编号 4424254134 笔顺读写 捺捺竖捺竖折捺横撇捺 部外 7 字义五行 水

悯的本义为怜恤，如怜悯、悲天悯人等。历代养生家反复强调人要有怜悯之心，在看到别人处于贫苦、痛苦等逆境时能够心生怜悯，不落井下石，能帮则帮，这实际上是修养德行的基础前提，是在修心养性，利于心理健康。

敏 拼音 mǐn 注音 ㄇㄧㄣˇ，部首 攵 笔画数 11 结构 左右结构 造字法 形声；从攵、每声 笔顺编号 31554143134 笔顺读写 撇横折折捺横捺撇横撇捺 部外 7 字义五行 水

敏的本义为动作快，如敏捷、灵敏；也指思想敏锐，反应快，如聪敏、敏智等。动作敏捷说明身体没有疾病，思维敏捷说明精神状态良好，因此，无论是形体动作的快捷，还是思维反应的迅速，都是身心健康的表现。

M

ming

名 拼音 míng 注音 ㄇㄧㄥˊ，部首 口 笔画数 6 结构 上下结构 造字法 会意 笔顺编号 354251 笔顺读写 撇折捺竖折横 部外 3 字义五行 水

名的本义为动词，自名，即自己起名字；也作名词用，指声望、功业等，如名望、名利、功名等。养生中最忌名利之心过重，过于刻意去追求一些虚名，耗损精血，易致心神疲惫，有损健康，不若顺其自然，修心养性。

明 拼音 míng 注音 ㄇㄧㄥˊ，部首 日 笔画数 8 结构 左右结构 造字法 会意；从日、从月，日月为明 笔顺编号 25113511 笔顺读写 竖折横横撇折横横 部外 4 字义五行 水

明的本义为清晰、光亮，如明亮、明晦、明眸、光明等；明还有清楚、圣明的意思，如明白、明君、明确等。日、月的光亮属阳，给黑暗中的人带来希望，意味着生机；人体生命也需要靠阳气的推动，才能焕发生机、活力。

鸣 拼音 míng 注音 ㄇㄧㄥˊ，部首 鸟 笔画数 8 结构 左右结构 造字法 会意；从口、从鸟 笔顺编号 25135451 笔顺读写 竖折横撇折捺折横 部外 3 字义五行 水

鸣的本义为鸟叫，如凤鸣、鸟鸣等；泛指发声，如鸣玉、马鸣、共鸣等。在中医功法养生中，有一种简便易行的功法叫作鸣天鼓，善于治疗由于各种原因导致的耳鸣、耳聋，尤其是老年耳病患者，疗效较为显著。

冥 拼音 míng 注音 ㄇㄧㄥˊ，部首 冖 笔画数 10 结构 上下结构 造字法 会意 笔顺编号 4525114134 笔顺读写 捺折竖折横横捺横撇捺 部外 8 字义五行 水

冥的本义为幽暗、昏暗，如幽冥、冥暗、冥府等。幽暗的地方一般少见阳光，容易滋生寒、湿等阴邪，长时间处于这样的环境，特别是对老年人及体质虚弱者，会损伤人体阳气，降低身体防御功能，导致邪气入侵，发生疾病。

铭 拼音 míng 注音 ㄇㄧㄥˊ，部首 钅 笔画数 11 结构 左右结构 造字法 形声；从钅、名声 笔顺编号 31115354251 笔顺读写 撇横横横折撇折捺竖折横 部外 6 字义五行 金

铭的本义为记，即在器物上雕刻文字，将重要的事情铭刻下来，表示牢记不忘，如铭刻、铭勒、铭记等。中医养生的很多古文献资料都是通过这种形式流传下来的，例如甲骨文、钟鼎石刻及竹简之文等，确实具有珍贵的价值。

瞑 拼音 míng 注音 ㄇㄧㄥˊ，部首 日 笔画数 14 结构 左右结构 造字法 形声；从日、冥声 笔顺编号 25114525114134 笔顺读写 竖折横横捺折竖折横横捺横撇捺 部外 10 字义五行 水

瞑的本义为夜，即天色昏暗，如晦瞑、瞑暗、瞑色等。日落西山，大自然处于昏暗、寂静的状态；从中医角度来说，夜为阴，阳气潜藏于内，主静，与夜晚的特性相符，故夜晚的养生主要以静为主，不过度劳累，切实保证睡眠。

螟 拼音 míng 注音 ㄇㄧㄥˊ，部首 虫 笔画数 16 结构 左右结构 造字法 形声；从虫、冥声 笔顺编号 2512144525114134 笔顺读写 竖折横竖横捺捺折竖折横横捺横撇捺 部外 10 字义五行 水

螟的本义为螟虫，是一种生活在稻茎中，食其髓部的昆虫，如螟蛾、螟蛉等。螟虫是侵害庄稼的害虫，会导致稻谷等农作物枯萎、死亡，与引起灾荒绝收的蝗虫一样，会威胁人们的生命，都需要未雨绸缪，提前预防虫灾的发生。

酩 拼音 míng 注音 ㄇㄧㄥˇ，部首 酉 笔画数 13 结构 左右结构 造字法 形声；从酉、名声 笔顺编号 1253511354251 笔顺读写 横竖折撇折横横撇折捺竖折横 部外 6 字义五行 水

酩的本义为大醉的样子，如酩酊、酩醉等。酒为百药之长，适度饮酒，尤其是一些药酒，利于健康长寿；同时也应注意，酒宜少饮，不可大醉，否则会损形伤神，导致或加重疾病的发生、发展，甚至会出现酒精中毒而醉亡。

命

拼音 mìng 注音 ㄇㄧㄥˋ，部首 口 笔画数 8 结构 上下结构 造字法 会意；从口、从令 笔顺编号 34125152 笔顺读写 撇捺横竖折横折竖 部外 5 字义五行 水

命的本义为发号口令、指派，如命令等；也指人所禀受的，如命运、性命等。很多人觉得健康、寿命是人的命运定数，不可改变；而道家早就提出"我命在我不在天"，人的健康、寿命要靠自己去努力争取，而不是天意。

---

miu

谬

拼音 miù 注音 ㄇㄧㄡˋ，部首 讠 笔画数 13 结构 左右结构 造字法 形声；左形右声 笔顺编号 4554154134333 笔顺读写 捺折折捺横折捺横撇捺撇撇撇 部外 11 字义五行 火

谬的本义为非常不合情理、极端错误，如谬误、谬论等。随着人们生活水平的提高，养生越来越受到重视，但个别人蓄意宣扬一些养生谬论，误导群众，反致疾病加重，因此，只有掌握科学的养生理念和方法才可以避免。

---

mo

摸

拼音 mō 注音 ㄇㄛ，部首 扌 笔画数 13 结构 左右结构 造字法 形声；从扌、莫声 笔顺编号 1211222511134 笔顺读写 横竖横横竖竖竖折横横横撇捺 部外 10 字义五行 水

摸的本义为用手接触或轻摩物体，如摸牌、抚摸等。在疾病诊断中，摸是一种常用的方法，通过用手触摸，能更确切地感觉人体所发生的病理变化；必要的时候用手轻轻抚摸也是一剂心理安慰良药，有利于恢复心理平衡。

馍

拼音 mó 注音 ㄇㄛˊ，部首 饣 笔画数 13 结构 左右结构 造字法 形声；从饣、莫声 笔顺编号 3551222511134 笔顺读写 撇折折横竖竖折横横横撇捺 部外 10 字义五行 水

馍的本义为一种面食，即馒头，如白面馍、蒸馍等，多用于方言。馍也是由面粉发酵而制成，小麦甘平入脾胃，经过消化吸收，变生气血，特别是经发酵而制成的食物更易消化，能够有效减轻脾胃负担，因而成为人们的主食。

摹

拼音 mó 注音 ㄇㄛˊ 部首 手 笔画数 14 结构 上下结构 造字法 形声;从手、莫声 笔顺编号 12225111343112 笔顺读写 横竖竖竖折横横撇捺撇横横竖 部外 10 字义五行 水

摹的本义为照着样子描画、写字,如临摹、摹拓等,有仿效的意思。很多人在养生中容易进入一个误区,即人云亦云;实际上养生绝不是单纯的摹仿,因为每个人的体质、心理、生活环境等不同,所以养生方法亦不同。

模

拼音 mó mú 注音 ㄇㄛˊ,ㄇㄨˊ 部首 木 笔画数 14 结构 左右结构 造字法 形声;从木、莫声 笔顺编号 12341222511134 笔顺读写 横竖撇捺横竖竖竖折横横横撇捺 部外 10 字义五行 木

模的本义为以木为模,引申为制造器物的标准、法度,如模型、模本等。以模制成的器物多为复制,具有一致性;而养生也有其基本的原则、理论与方法,它们也具有一定的共性,但不可完全复制,每个人的养生方法应因人而异地制订。

膜

拼音 mó 注音 ㄇㄛˊ 部首 月 笔画数 14 结构 左右结构 造字法 形声;从月、莫声 笔顺编号 35111222511134 笔顺读写 撇折横横横竖竖竖折横横横撇捺 部外 10 字义五行 水

膜的本义为皮、肉、脏腑间的隔膜,现多指生物体内的薄皮组织,如细胞膜、鼓膜、视网膜等。膜可以对机体起到保护、交换等生理功能,例如鼓膜可以共振传递声音,视网膜可以感光成像等,这都是健康不可缺少的一部分。

摩

拼音 mó mā 注音 ㄇㄛˊ,ㄇㄚ 部首 手 笔画数 15 结构 半包围结构 造字法 形声;从手、麻声 笔顺编号 413123412343112 笔顺读写 捺横撇横竖撇捺横竖撇捺撇横横竖 部外 11 字义五行 水

摩的本义为摩擦、磨蹭,如摩肩、摩拳擦掌等。摩法是常用的推拿手法,即将掌面或指腹贴附于需要治疗的部位,做环形、有节律的摩动,有理气、消积的作用,如摩腹法可以健脾益胃、帮助消化,为行之有效的中医养生方法。

M

磨 拼音 mó mò 注音 ㄇㄛˊ,ㄇㄛˋ,部首 石 笔画数 16 结构 半包围结构 造字法 形声;从石、麻声 笔顺编号 4131234123413251 笔顺读写 捺横撇横竖撇捺横竖撇捺横撇竖折横 部外 11 字义五行 土

磨的本义为用石头旋转碎物成屑,如磨面、研磨等。现代生活中将很多药食两用之品磨粉,如黑芝麻等用于食疗,方便又实用。磨也有阻碍、困难的意思,如磨难、好事多磨等,需要进行必要的历练,以提高心理素质。

蘑 拼音 mó 注音 ㄇㄛˊ,部首 艹 笔画数 19 结构 上下结构 造字法 形声;从艹、磨声 笔顺编号 1224131234123413251 笔顺读写 横竖竖捺横撇竖撇捺横竖撇捺横撇竖折横 部外 16 字义五行 木

蘑的本义为蘑菇,是一种食用真菌。大部分蘑菇可以食用,营养价值较高,可以健脾开胃、化痰理气,适合脾胃不足、气血虚弱,或咳嗽痰多、高血压、肝炎等患者食用。但一些野蘑菇有毒性,应注意避免中毒。

M

魔 拼音 mó 注音 ㄇㄛˊ,部首 鬼 笔画数 20 结构 半包围结构 造字法 形声;从鬼、麻声 笔顺编号 41312341234325113554 笔顺读写 捺横撇横竖撇捺横竖撇捺撇竖折横横撇折折捺 部外 11 字义五行 水

魔的本义为鬼,指不好的、邪恶的东西,佛教把一切扰乱身心、破坏行善、妨碍修行的心理活动均称为魔,如魔鬼、心魔、病魔等。魔主要影响人的心理情绪,使人失去理智,导致一些负面的变化,久而久之会影响心理健康。

抹 拼音 mǒ mò mā 注音 ㄇㄛˇ,ㄇㄛˋ,ㄇㄚ,部首 扌 笔画数 8 结构 左右结构 造字法 形声;从扌、末声 笔顺编号 12111234 笔顺读写 横竖横横横竖撇捺 部外 5 字义五行 水

抹的本义为涂搽,读 mǒ,如抹粉;读 mā,意为擦,如抹布;读 mò,意为轻按、紧贴。抹法是一种推拿手法,即用拇指指腹或掌面紧贴皮肤,略用力做上下或左右往返移动,常用于头部、颈项,防治头晕、头痛、失眠等病。

末 拼音 mò 注音 ㄇㄛˋ，部首 木 笔画数 5 结构 单一结构 造字法 指事 笔顺编号 11234 笔顺读写 横横竖撇捺 部外 1 字义五行 水

末的本义为树梢，如末梢、末大必折等，泛指事物的末端、末尾。一般中医将四肢或四肢末端称为四末，为脾所主，故吃饱饭后不宜做快速、剧烈的运动，否则影响脾胃运化，会导致气血不能通达于四末，而出现机体不适。

茉 拼音 mò 注音 ㄇㄛˋ，部首 艹 笔画数 8 结构 上下结构 造字法 形声；从艹、末声 笔顺编号 12211234 笔顺读写 横竖竖横横竖撇捺 部外 5 字义五行 木

茉的本义为花名，花开白色，即茉莉。茉莉花可泡茶或做食疗，有化湿和中、理气解郁的功效，用于少食、胸闷、胃胀、腹泻等症状；另外，茉莉花还可以提取茉莉花精油，是制造香精的原料，也具有一定的安神助眠作用。

沫 拼音 mò 注音 ㄇㄛˋ，部首 氵 笔画数 8 结构 左右结构 造字法 形声；从氵、末声 笔顺编号 44111234 笔顺读写 捺捺横横横竖撇捺 部外 5 字义五行 水

沫的本义为古水名，即沫水，发源于四川，隋唐后改名为大渡河；沫也指液体形成的很多细泡，如唾沫、泡沫、飞沫等。沫多浮于表面，很容易消散；中药在熬制过程中，特别讲究要除去浮在表面的泡沫，这其中有一定道理。

陌 拼音 mò 注音 ㄇㄛˋ，部首 阝 笔画数 8 结构 左右结构 造字法 形声；从阝、百声 笔顺编号 52132511 笔顺读写 折竖横撇竖折横横 部外 6 字义五行 水

陌的本义为田间小路，如阡陌、陌路等，还有生疏、不熟悉，如陌生等。田间小路多纵横交错，四通八达，若出现塌方、阻碍，也会影响田地之间的通行；人体的经络如同田间小路一样，交错成网，担负着运行人体气血的通道作用。

M

莫 拼音 mò mù 注音 ㄇㄛˋ,ㄇㄨˋ 部首 艹 笔画数 10 结构 上中下结构 造字法 象形 笔顺编号 1222511134 笔顺读写 横竖竖竖折横横撇捺 部外 7 字义五行 水

莫的本义为太阳快要落山,是外界阳气潜藏于内、阴气兴盛的时段,养生应注意避外邪侵犯;莫也有勿、不要的意思,如莫相忘、爱莫能助等,自古养生十分强调避害,即不利于健康的事情不要做,如莫大愁忧、莫强饮食等。

秣 拼音 mò 注音 ㄇㄛˋ 部首 禾 笔画数 10 结构 左右结构 造字法 形声;从禾、末声 笔顺编号 3123411234 笔顺读写 撇横竖撇捺横横竖撇捺 部外 5 字义五行 水

秣的本义为以谷喂马,有喂养的意思,如厉兵秣马,常用来比喻事先做好准备工作,与中医养生强调的"治未病"有异曲同工之妙。喂饱战马,才有力气上战场;同样,人也要先注重养生,打下良好的身体基础,才能减少疾病发生。

蓦 拼音 mò 注音 ㄇㄛˋ 部首 艹 笔画数 13 结构 上下结构 造字法 形声;从马、莫声 笔顺编号 1222511134551 笔顺读写 横竖竖竖折横横横撇捺折折横 部外 10 字义五行 木

蓦的本义为上马、骑的意思,现多指突然、忽然,如蓦然、蓦地等。从养生角度来说,蓦然发生的很多事情不利于健康,因事发突然,容易影响心理平衡,导致情绪的异常变化,如惊恐、忧虑等,会直接危害到人的心理健康。

漠 拼音 mò 注音 ㄇㄛˋ 部首 氵 笔画数 13 结构 左右结构 造字法 形声;从氵、莫声 笔顺编号 4411222511134 笔顺读写 捺捺横横竖竖竖折横横横撇捺 部外 10 字义五行 水

漠的本义为北方流沙,即沙漠。沙漠中缺乏水分,动植物种类也很稀少,属于恶劣的自然环境,不利于人类生存;同时,沙漠化的扩大还会影响周边地区的气候,如沙尘暴等,使得一些呼吸系统疾病、癌症等的发病率日益上升。

寞 拼音 mò 注音 ㄇㄛˋ，部首 宀 笔画数 13 结构 上下结构 造字法 形声；从宀、莫声 笔顺编号 4451222511134 笔顺读写 捺捺折横竖竖竖折横横横撇捺 部外 10 字义五行 水

寞的本义为寂静、没有声音，如寂寞、孤寞等，暗含冷落、孤单的意思在其中，而这是一种不良的心情状态，感觉寂寞孤单，往往容易表现出情绪低落，心境不开阔，遇事消极对待，气机郁积心中而不舒，不利于心理健康。

墨 拼音 mò 注音 ㄇㄛˋ，部首 土 笔画数 15 结构 上下结构 造字法 会意；从黑、从土 笔顺编号 254312114444121 笔顺读写 竖折捺撇横竖横横捺捺捺捺横竖横 部外 12 字义五行 水

墨的本义为书写用的黑色颜料，如墨汁、笔墨等。以松烟制成的墨可入药，有止血消肿的功效，用于吐血、便血、崩漏等各种出血证。墨还是古代五刑之一，刺刻面额，染以黑色，作为惩罚，也是一种耻辱，会影响到心理健康。

默 拼音 mò 注音 ㄇㄛˋ，部首 黑 笔画数 16 结构 左右结构 造字法 形声；从犬、黑声 笔顺编号 2543121144441344 笔顺读写 竖折捺撇横竖横横捺捺捺横撇捺捺 部外 4 字义五行 水

默的本义为狗突然蹿出来追人；也有静、闭口不说话的意思，如默然、沉默等。肺主发声，历代养生家多主张少言少语以养气，所以给自己留出多一些静默的时间，既有利于养气，保存精力，又可以静养心神，促进身心健康。

貘 拼音 mò 注音 ㄇㄛˋ，部首 豸 笔画数 17 结构 左右结构 造字法 形声；从豸、莫声 笔顺编号 34435331222511134 笔顺读写 撇捺捺撇折撇横竖竖竖折横横横撇捺 部外 10 字义五行 水

貘的本义为动物名，似熊而黑白色，鼻子似短象鼻，眼睛像犀牛，力气大，过去多生活在贵州、四川一带，现在主要生活在拉丁美洲及东南亚一带。貘属于濒危物种，要加以保护，古人常取其皮就寝，认为可驱邪避瘟以养生保康。

mou

牟 拼音 móu mù 注音 ㄇㄡˊ,ㄇㄨˋ,部首 牛 笔画数 6 结构 上下结构 造字法 会意 笔顺编号 543112 笔顺读写 折捺撇横横竖 部外 2 字义五行 水

牟的本义为牛叫声,也指力求得到,如牟利、牟取等。牟体现了费尽心机,甚至不择手段去求得利益,与养生强调的淡泊名利相违背,在自己能力范围内踏实做事、获取名利无可非议,但若一味牟取,只会身心疲惫,有碍健康。

眸 拼音 móu 注音 ㄇㄡˊ,部首 目 笔画数 11 结构 左右结构 造字法 形声;从目、牟声 笔顺编号 25111543112 笔顺读写 竖折横横横折捺撇横横竖 部外 6 字义五行 水

眸的本义为瞳仁、眼珠,如眼眸、明眸等。眼睛是人体的视觉器官,而眼眸更是人们精神状态的体现,通过眼眸可以观察到内心的善恶,可以判断有无灵性、精神,从而帮助诊察身心问题,故眼睛也被称为心灵的窗户。

谋 拼音 móu 注音 ㄇㄡˊ,部首 讠 笔画数 11 结构 左右结构 造字法 形声;从讠、某声 笔顺编号 45122111234 笔顺读写 捺折横竖竖横横横竖撇捺 部外 9 字义五行 水

谋的本义为虑难,即考虑、计划,如谋虑、出谋划策等。谋是在事情发生之前就先去考虑可能会发生的困难,并制订出应对策略;中医特别强调治未病,在还没有发生疾病的时候先养生,对健康进行管理,以减少疾病的发生。

某 拼音 mǒu 注音 ㄇㄡˇ,部首 木 笔画数 9 结构 上下结构 造字法 象形 笔顺编号 122111234 笔顺读写 横竖竖横横横竖撇捺 部外 5 字义五行 水

某的本义为酸果,即梅子;某后来多代指不明确的人、地、事、物,如某人、某年等;某也作为自称词,指代我。酸甘化阴,梅子口感酸甜,可生津液,缓解口干、口渴的症状,如梅子茶、酸梅汤等均为解暑、生津常用的食疗方。

mu

母 拼音 mǔ 注音 ㄇㄨˇ，部首 母 笔画数 5 结构 单一结构 造字法 象形 笔顺编号 55414 笔顺读写 折折捺横捺 字义五行 水

母的本义为可以生育、延续后代者，如母子、父母等；后引申为本源，如酒母、母财等。中医学认为土为万物之母，即认为土地厚重，孕育万物；而从人体来说，脾与土相应，化生气血，滋养全身，因此养生当以脾胃为先。

牡 拼音 mǔ 注音 ㄇㄨˇ，部首 牛 笔画数 7 结构 左右结构 造字法 形声；从牛、土声 笔顺编号 3121121 笔顺读写 撇横竖横横竖横 部外 3 字义五行 土

牡的本义为雄性的鸟兽，如牡牝、玄牡等，特别是黑色的公牛、公马，常用于祭祀。现今的牡丹、牡蛎已脱离牡的本义，两者均可入药，如牡丹皮可清热凉血；牡蛎壳可重镇安神，帮助睡眠，其肉为蚝，可食用，有良好的补虚作用。

亩 拼音 mǔ 注音 ㄇㄨˇ，部首 亠 笔画数 7 结构 上下结构 造字法 会意；从田、从每 笔顺编号 4125121 笔顺读写 捺横竖折横竖横 部外 5 字义五行 水

亩的本义为丈量土地面积的单位名称，如市亩、公亩等；亩也指农田、田地，垅上的称为亩，如亩陇、畎亩等。土地长养万物，人类赖以生存的诸多饮食物均由大地孕育，诸如粮、菜、瓜、果等，其养生保健价值甚巨，无与伦比。

拇 拼音 mǔ 注音 ㄇㄨˇ，部首 扌 笔画数 8 结构 左右结构 造字法 形声；从扌、母声 笔顺编号 12155414 笔顺读写 横竖横折折捺横捺 部外 5 字义五行 水

拇的本义为手脚的大趾，后统一手大指将认作大拇指，竖起大拇指含有赞许、佩服的意思。十二经络中手太阴肺经循行经过拇指，有助于呼吸系统疾病的诊治；少商穴就位于拇指指甲根桡侧，放血可治疗咽喉疼痛、发热等病。

M

姆 拼音 mǔ 注音 ㄇㄨˇ，部首 女 笔画数 8 结构 左右结构 造字法 形声；从女、母声 笔顺编号 53155414 笔顺读写 折撇横折折捺横捺 部外 5 字义五行 水

姆的本义为古代以妇道教育女子的女师，年龄多在 50 岁以上，如姆母、姆师等；现多指受雇的妇女，如保姆。古代强调女子三从四德的礼法制度，女性地位低下，深受压迫，甚则影响到精神心理，多有疾病发生。

木 拼音 mù 注音 ㄇㄨˋ，部首 木 笔画数 4 结构 单一结构 造字法 象形 笔顺编号 1234 笔顺读写 横竖撇捺 字义五行 木

木的本义为树木，五行中木曰曲直，树木主乎笔直生长，树枝曲折向外舒展，即具有生长、生发、条达、舒畅的特性，而凡有类似性质或作用的事物均归属于木，五脏中肝属木，养肝就要气机舒畅，促进其疏泄条达的特性。

目 拼音 mù 注音 ㄇㄨˋ，部首 目 笔画数 5 结构 单一结构 造字法 象形 笔顺编号 25111 笔顺读写 竖折横横横 字义五行 水

目的本义为眼睛，中医学认为肝开窍于目，眼睛视觉功能的发挥有赖于肝气疏泄及肝血濡养，若肝血不足则会出现目涩、视物不清，若肝火上炎则多见目赤多眵，故保护眼睛要注意养肝，如按时休息不久视，食用养肝食物等。

沐 拼音 mù 注音 ㄇㄨˋ，部首 氵 笔画数 7 结构 左右结构 造字法 形声；从氵、木声 笔顺编号 4411234 笔顺读写 捺捺横横竖撇捺 部外 4 字义五行 水

沐的本义为洗头发，如沐浴、沐巾等。沐发既可以保持头发清洁，同时配合一定的手法，如指腹轻敲头皮，还可以促进头发生长、防止头发脱落、提神醒脑；如用中药侧柏叶、芝麻叶、桑白皮等用以洗发，还有乌发、润发的功效。

苜 拼音 mù 注音 ㄇㄨˋ，部首 艹 笔画数 8 结构 上下结构 造字法 形声；从艹、目声 笔顺编号 12225111 笔顺读写 横竖竖竖折横横横 部外 5 字义五行 木

苜的本义为植物名，即苜蓿，可做饲料用以喂养牛马等，嫩苗可食用。苜蓿可清热利尿、通利肠道，可用于湿热黄疸、小便黄、便秘、尿路结石等病证，也适合夏季、湿热地区食疗用。因其属于渗利之品，要注意不宜久食、多食。

牧 拼音 mù 注音 ㄇㄨˋ，部首 牛 笔画数 8 结构 左右结构 造字法 会意；从攵、从牛 笔顺编号 31213134 笔顺读写 撇横竖横撇横撇捺 部外 4 字义五行 水

牧的本义为放养牛羊等牲畜，如牧羊、牧童、牧草等。牛羊等的放养多选择在有草、有水的地方，远离闹市嘈杂地段，环境清静，牲畜可享受大自然的馈赠，不断生长；同样，这样的环境也能让人静心，有助于人的身心健康。

募 拼音 mù 注音 ㄇㄨˋ，部首 力 笔画数 12 结构 上下结构 造字法 形声；从力、莫声 笔顺编号 122251113453 笔顺读写 横竖竖竖折横横撇捺折撇 部外 10 字义五行 木

募的本义为广泛征召，如招募、募选、募捐等。中医经络学中对经穴的分类有募穴之名，募穴属于特定穴一类，位于胸腹部，为脏腑之气结聚的地方，五脏、六腑、心包络各有一个募穴，常用于治疗和诊断相应脏腑发生的病证。

墓 拼音 mù 注音 ㄇㄨˋ，部首 土 笔画数 13 结构 上下结构 造字法 形声；从土、莫声 笔顺编号 1222511134121 笔顺读写 横竖竖竖折横横撇捺横竖横 部外 10 字义五行 木

墓的本义为坟墓，即埋葬死人的地方，如墓地、墓志等。墓地多设置在人烟稀少的偏僻处，阴气浓郁，容易让人产生恐惧的心理，历代养生家多有避忌，如不让老人、儿童去墓地，以免其情绪异常变化，保持心理平衡，避免疾病。

幕 拼音 mù 注音 ㄇㄨˋ，部首 巾 笔画数 13 结构 上下结构 造字法 形声；从巾、莫声 笔顺编号 1222511134252 笔顺读写 横竖竖竖折横横横撇捺竖折竖 部外 10 字义五行 木

　　幕的本义为覆布，即帐篷的顶布，如帷幕、帐幕等，用以遮挡风雨、蚊虫等外界邪气的侵犯，有防护作用。人体也需要这样的屏障帮助抵御邪气侵犯，减少疾病发生的概率；其实人的皮肤就犹如幕布一样，本身就发挥着这样的作用。

睦 拼音 mù 注音 ㄇㄨˋ，部首 目 笔画数 13 结构 左右结构 造字法 形声；左形右声 笔顺编号 2511112134121 笔顺读写 竖折横横横竖横撇捺横竖横 部外 8 字义五行 火

　　睦的本义为和好、亲近，如和睦、睦亲、睦邻等。以人际交往和人际关系为核心的社会环境是影响长寿的因素之一，家庭、邻里关系和睦，少有争吵，尊老爱幼，更容易促进平和、愉悦的心态，有助于维护心理健康。

慕 拼音 mù 注音 ㄇㄨˋ，部首 小 笔画数 14 结构 上下结构 造字法 形声；从心、莫声 笔顺编号 12225111342444 笔顺读写 横竖竖竖折横横横撇捺竖捺捺捺 部外 11 字义五行 水

　　慕的本义为依恋、向往，如仰慕、思慕、羡慕等。一般来说慕的对象多为令人敬佩的或稀缺的人、事、物等，适当仰慕可以促进自身积极向上，但也不可太过，否则一味追求、模仿别人，容易失去自我，身心疲惫，有损健康。

暮 拼音 mù 注音 ㄇㄨˋ，部首 日 笔画数 14 结构 上下结构 造字法 形声；从日、莫声 笔顺编号 12225111342511 笔顺读写 横竖竖竖折横横横撇捺竖折横横 部外 10 字义五行 水

　　暮的本义为傍晚，同莫。傍晚这一时段太阳落山，大自然中的阳气潜藏，人体也是如此，因此养生要做到在傍晚时分尽量保护机体阳气，即注意减少活动，尤其是不要剧烈运动，不要去阴暗潮湿的地方，顺应大自然变化的规律。

穆 拼音 mù 注音 ㄇㄨˋ，部首 禾 笔画数 16 结构 左右结构 造字法 形声；左形右声 笔顺编号 3123432511234333 笔顺读写 撇横竖撇捺撇竖折横横竖撇捺撇撇撇 部外 11 字义五行 金

穆的本义为禾名，也多形容恭敬、肃静，如肃穆、静穆、穆然等。古代宗庙制度中，父居左为昭，子居右为穆，体现出子对父要恭敬的含义，子女对父母等长辈恭敬、孝顺是养老的重要内容，也是老年人长寿的保障之一。

M

N

n

na

拿 拼音 ná 注音 ㄋㄚˊ，部首 手 笔画数 10 结构 上下结构 造字法 会意；从合、从手 笔顺编号 3412513112 笔顺读写 撇捺横竖折横撇横横竖 部外 6 字义五行 火

拿的本义为握持。中医拿法是一种按摩手法，是用拇指和食指、中指或拇指和其余四指的指腹在相应穴位或部位用力紧捏的手法，可疏通经络，能迅速有效缓解身体疼痛、疲劳等，是调理亚健康等病证的常用保健手法之一。

呐 拼音 nà nè 注音 ㄋㄚˋ，ㄋㄜˋ，部首 口 笔画数 7 结构 左右结构 造字法 形声；从口、内声 笔顺编号 2512534 笔顺读写 竖折横竖折撇捺 部外 4 字义五行 火

呐的本义同"讷"，指说话迟钝，现多形容大声喊叫，如呐喊。呐喊是向外表达、宣泄自己情绪的一种方式，有助于排解过激的情绪变化，从而使精神处于稳定状态，有利于心理健康，但应注意发泄亦不可过激，否则适得其反。

纳 拼音 nà 注音 ㄋㄚˋ，部首 纟 笔画数 7 结构 左右结构 造字法 形声；从纟、内声 笔顺编号 5512534 笔顺读写 折折横竖折撇捺 部外 4 字义五行 火

纳的本义为丝被水浸湿，现多指收入、放进，如出纳、吐故纳新等；纳也有享受之义，如纳凉、纳福等意思。人体气机的升降出入是生命的基本动力，吐故纳新有助于呼出浊气，吸入新鲜的自然界清气，从而维持正常的生命活动。

钠

拼音 nà 注音 ㄋㄚˋ，部首 钅 笔画数 9 结构 左右结构 造字法 形声；从钅、内声 笔顺编号 311152534 笔顺读写 撇横横横折竖折撇捺 部外 4 字义五行 金

钠的本义为一种金属元素，质软，以盐的形式广泛分布于陆地和海洋；同时，钠也是维持人体肌肉和神经组织活动的主要电解质之一，能保持体内酸碱平衡、血压正常等，但如果长期高钠饮食，容易造成体内血压升高，又不利于健康。

衲

拼音 nà 注音 ㄋㄚˋ，部首 衤 笔画数 9 结构 左右结构 造字法 形声；从衤、内声 笔顺编号 452342534 笔顺读写 捺折竖撇捺竖折撇捺 部外 4 字义五行 火

衲的本义为补缀，即将废弃的碎布缝补而成，如百衲衣。僧徒的衣服也常如此制成，故僧衣也称为衲衣，体现了节俭的传统美德，养生强调节俭，一来不会对身体精、气、神消耗太过，二来可以修养心性，淡泊名利，利于调神养生。

娜

拼音 nà nuó 注音 ㄋㄚˋ，ㄋㄨㄛˊ，部首 女 笔画数 9 结构 左右结构 造字法 形声；从女、那声 笔顺编号 531511352 笔顺读写 折撇横折横横撇折竖 部外 6 字义五行 火

娜的本义为婀娜、美貌，形容草木柔软细长，或女子姿态优美，象征着美好的事物，带给人美丽、愉悦的心情，以求条达、舒畅情志，有利于维护心理健康。娜字展现的是一种阴柔的美，故多用于女子的名字中。

捺

拼音 nà 注音 ㄋㄚˋ，部首 扌 笔画数 11 结构 左右结构 造字法 形声；从扌、奈声 笔顺编号 12113411234 笔顺读写 横竖横横撇捺横横竖撇捺 部外 8 字义五行 火

捺的本义为用手重按，引申为抑制，如按捺。正常情况下，人有七情变化，喜怒哀乐均需得到及时的疏泄，不可强加抑制、按捺，否则会影响人的精神、心理状态；当情绪过激变化时，则要适当抑制，如此才可促进心理健康。

N

nai

奶 拼音 nǎi 注音 ㄋㄞˇ 部首 女 笔画数 5 结构 左右结构 造字法 形声；从女、乃声 笔顺编号 53153 笔顺读写 折撇横折撇 部外 2 字义五行 火

奶的本义为乳房，是雌性哺乳动物孕育后代的重要器官。中医学认为，乳房与肝、胃直接相关，情志不舒往往会导致乳房疾病，需要积极预防；产后乳房分泌的乳汁称为奶水，由母体气血化生而成，也是下一代的营养来源。

奈 拼音 nài 注音 ㄋㄞˋ 部首 大 笔画数 8 结构 上下结构 造字法 会意 笔顺编号 13411234 笔顺读写 横撇捺横横竖撇捺 部外 5 字义五行 火

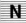

奈的本义为奈果，俗称奈果，是一种与苹果属于同一大类但不同品种的水果，有补益脾胃中焦之气的作用；奈现多意为如何、怎样，如奈何、无奈，表现出一种不得不为之的意思，养生是一种主动行为，若勉强为之则得不到好的效果。

耐 拼音 nài 注音 ㄋㄞˋ 部首 而 笔画数 9 结构 左右结构 造字法 会意；从而、从寸 笔顺编号 132522124 笔顺读写 横撇竖折竖竖横竖捺 部外 3 字义五行 火

耐的本义是指古时剃掉胡须两年的惩罚，现多引申为受得住、经受得起，如耐劳、耐心等，考验的是人的坚强意志力；养生贯穿着人的一生，没有耐心则很容易半途而废，只有经得起诱惑，持之以恒，方能成就健康生活。

nan

男 拼音 nán 注音 ㄋㄢˊ，部首 田 笔画数 7 结构 上下结构 造字法 会意；从田、从力 笔顺编号 2512153 笔顺读写 竖折横竖横折撇 部外 2 字义五行 火

男的本义为在田里耕种时使用的农具，因古人男耕女织的生活，耕种者多为男子，男就变成了丈夫、男性的代称。男字蕴含着力量，象征着阳刚，这也是男性的属性，中医养生重视遵循男性生理特点，采取合理的养生方法。

南 拼音 nán nā 注音 ㄋㄢˊ，ㄋㄚ，部首 十 笔画数 9 结构 上下结构 造字法 象形 笔顺编号 122543112 笔顺读写 横竖竖折捺撇横横竖 部外 7 字义五行 火

南的本义为钟镈之类的乐器，后演变为方位名，与北相对。南在六气中对应火，南方的气候特点多炎热，多发湿热蕴结类疾病，日常生活中应注意防范，岭南地区的凉茶及鸡骨草、土茯苓煲汤等是顺应南方气候的养生方法。

难 拼音 nán nàn nuó 注音 ㄋㄢˊ，ㄋㄢˋ，ㄋㄨㄛˊ，部首 隹 笔画数 10 结构 左右结构 造字法 形声兼会意 笔顺编号 5432411121 笔顺读写 折捺撇竖捺横横竖横 部外 2 字义五行 木

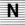

难的本义为被逮住的鸟，后引申为受困、困苦，如困难、灾难等。人生不如意的事十之八九，生活中总会有很多磨难，没有良好的心理素质，往往容易导致各类疾病的发生，理应及时疏泄、调节，正确面对苦难，才可保证健康。

喃 拼音 nán 注音 ㄋㄢˊ，部首 口 笔画数 12 结构 左右结构 造字法 形声；从口、南声 笔顺编号 251122543112 笔顺读写 竖折横横竖竖折捺撇横横竖 部外 9 字义五行 火

喃的本义为低语声，不断小声说话，如喃喃自语等。两人间喃喃细语可示亲密；人若经常独自喃喃自语而不觉，则要考虑可能是心神亏虚，脾不养精，导致中气不足，神不能养，以致精神不守，出现精神疾病，宜尽早治疗。

楠 拼音 nán 注音 ㄋㄢˊ，部首 木 笔画数 13 结构 左右结构 造字法 形声；从木、南声 笔顺编号 1234122543112 笔顺读写 横竖撇捺横竖竖折捺撇横横竖 部外 9 字义五行 木

楠的本义为楠木，是一种常绿樟科乔木，木材纹理致密、质地坚硬、富有香味，常用于造船及宫殿，极其珍贵；楠木及树皮也可入药，削楠木煮水泡脚可消足部水肿，楠木皮煮水可治疗霍乱、吐泻、小儿吐奶、胃寒等病。

---

nang

曩 拼音 nāng 注音 ㄋㄤ，部首 口 笔画数 25 结构 左右结构 造字法 形声；从口、囊声 笔顺编号 2511251245251251112213534 笔顺读写 竖折横横竖折横竖捺折竖折横竖折横横横竖竖横撇折撇捺 部外 22 字义五行 火

曩的本义为小声说话，如嘟曩，常暗含一种不满的情绪，心中有不满，又未正确向外表达，往往会在心里埋下隐患，日积月累造成身心俱损，尽管嘟曩不是解决问题的方法，但从身心健康的角度讲，亦可及时表达出来，益于健康。

囊 拼音 náng nāng 注音 ㄋㄤˊ，ㄋㄤ，部首 口 笔画数 22 结构 上下结构 造字法 形声 笔顺编号 1251245251251112213524 笔顺读写 横竖折横竖捺折竖折横竖折横横横竖竖横撇折竖捺 部外 19 字义五行 火

囊的本义为有底的口袋，且口袋不是空的，装有贝壳和木柴；后也指像口袋的东西，同样具有储存功能。如胆囊，就有浓缩和储存胆汁的作用，用以辅助消化；中空也容易产生其他的东西，如息肉、结石，应当注意预防。

nao

孬 拼音 nāo 注音 ㄋㄠ，部首 子 笔画数 10 结构 上下结构 造字法 会意;从不、从好 笔顺编号 1324531521 笔顺读写 横撇竖捺折撇横竖横 部外 7 字义五行 火

孬的本义为坏、不好,中医养生强调趋利避害,对健康有利的事情要坚持去做,对健康不好的事情要避免,因此,在生活、处事中要注意分清好与孬,不好的东西不吃,不好的事情不做,如此才可以预防疾病发生,维护身心健康。

挠 拼音 náo 注音 ㄋㄠˊ，部首 扌 笔画数 9 结构 左右结构 造字法 形声;从扌、尧声 笔顺编号 121153135 笔顺读写 横竖横横折撇横撇折 部外 6 字义五行 火

挠的本义为扰乱、搅乱,如阻挠,指设置障碍使事情不能顺利进行;挠也有搔、抓的意思,如挠痒痒;挠也可引申为屈服,如百折不挠。阻挠、不顺往往会影响到人的情绪变化,内心不静,心烦意乱,不利于养神,以致损害健康。

铙 拼音 náo 注音 ㄋㄠˊ，部首 钅 笔画数 11 结构 左右结构 造字法 形声;从钅、尧声 笔顺编号 31115153135 笔顺读写 撇横横横折横横撇横撇折 部外 6 字义五行 金

铙的本义为小钲,是一种青铜打击乐器,声音清脆、洪亮,令人精神振奋,多在行军时用以发号施令,中医学认为五音入五脏,不同的声音对人体脏腑功能、精神情绪都有不同的影响,选择合适的乐器、音乐可以促进自身健康。

蛲 拼音 náo 注音 ㄋㄠˊ，部首 虫 笔画数 12 结构 左右结构 造字法 形声;从虫、尧声 笔顺编号 251214153135 笔顺读写 竖折横竖横捺横折撇横撇折 部外 6 字义五行 火

蛲的本义为蛲虫,是一种寄生在人体小肠下端和大肠里的小虫,身体很小,白色,像线头,常见于儿童。雌虫常从肛门爬出来产卵,患者经常会出现肛门奇痒,并有消瘦、食欲不振等症状,应注意个人卫生而加以预防。

恼 拼音 nǎo 注音 ㄋㄠˇ，部首 忄 笔画数 9 结构 左右结构 造字法 形声；左形右声 笔顺编号 442413452 笔顺读写 捺捺竖捺横撇捺竖 部外 6 字义五行 火

恼的本义为有所恨、怨，如恼恨、恼怒，这是一种负面的情绪变化，心中有恼怒，看到周围的人、物也会感觉烦躁不安，不能静心，心不静则神浮于外，难以内守，容易发生各种各样的身心疾患，一旦出现，应注意调节加以预防。

脑 拼音 nǎo 注音 ㄋㄠˇ，部首 月 笔画数 10 结构 左右结构 造字法 形声；从月、卤声 笔顺编号 3511413452 笔顺读写 撇折横横捺横撇捺捺折竖 部外 6 字义五行 火

脑的本义为头脑，诸如脑袋、脑髓等，是生命活动的中枢。中医学认为脑为元神之府，是思想、记忆等心理活动的关键，主宰着生命活动、精神活动及感觉运动，日常可通过合理睡眠、梳头与食用核桃、黑芝麻等方法来健脑益智。

瑙 拼音 nǎo 注音 ㄋㄠˇ，部首 王 笔画数 13 结构 左右结构 造字法 形声；左形右声 笔顺编号 1121555325341 笔顺读写 横横竖横折折撇竖折撇捺横 部外 9 字义五行 火

瑙的本义为玛瑙，是玉石的一种，产于火山岩，美丽多姿，常用于装饰，能给人带来美的感受，令人心情愉悦，有利于健康；同时，玛瑙也是佛教七宝之一，象征着友善的爱心和希望，能够慈爱于物，同样是调神养生的重要方面。

闹 拼音 nào 注音 ㄋㄠˋ，部首 门 笔画数 8 结构 半包围结构 造字法 会意；从门、从市 笔顺编号 42541252 笔顺读写 捺竖折捺横竖折竖 部外 5 字义五行 火

闹的本义为集市讨价还价、嘈杂喧嚣的场景，如闹市。嘈杂、喧扰的环境不利于静养心神，自古养生家在选择养老居处之际，往往会选远离闹市区但又不至于太过偏僻的地方生活，尤其对老年人而言，更有利于修心养性。

---

ne

讷 拼音 nè 注音 ㄋㄜˋ，部首 讠 笔画数 6 结构 左右结构 造字法 会意；从讠、从内 笔顺编号 452534 笔顺读写 捺折竖折撇捺 部外 4 字义五行 火

讷的本义为语言迟钝、困难，如木讷，多形容性格内向、不善言辞者。此类人群应注意多培养开朗、乐观的心态，注意各种情绪的影响，特别是对内心郁积的负面情绪的适当宣泄，调畅情志，预防心理问题，以维护精神健康。

---

nei

馁 拼音 něi 注音 ㄋㄟˇ，部首 饣 笔画数 10 结构 左右结构 造字法 形声；从饣、妥声 笔顺编号 3553443531 笔顺读写 撇折折撇捺捺撇撇折撇横 部外 7 字义五行 火

馁的本义是饥饿，如冻馁，饥饿会使脾胃气血生化乏源，进而影响全身功能，因此饮食养生非常重要；馁也指鱼肉腐烂，食用腐烂变质的鱼类，轻则呕吐、腹泻，重则有生命危险，自孔子时就有"鱼馁而肉败，不食"的说法。

内 拼音 nèi nà 注音 ㄋㄟˋ，ㄋㄚˋ，部首 冂 笔画数 4 结构 单一结构 造字法 会意；从人、从冂 笔顺编号 2534 笔顺读写 竖折撇捺 部外 2 字义五行 火

内的本义为从外面进入里面，现常用词义指里面，如内心、内脏。人体是一个有机统一的整体，在内的脏腑问题会表现于外，通过观察外表形态变化可以判断内在问题；同样，通过某些外用方法，也可解决人体内在健康问题。

N

nen

嫩 拼音 nèn 注音 ㄋㄣˋ，部首 女 笔画数 14 结构 左中右结构 造字法 形声；从女、敕声 笔顺编号 53112512343134 笔顺读写 折撇横横竖折横竖撇捺撇横撇捺 部外 11 字义五行 火

嫩的本义为需要大人扶持、呵护的小女，现多指初生而柔弱、娇嫩，与老相对，如嫩苗、鲜嫩。婴幼儿初生时就处于脏腑柔嫩的阶段，这一阶段的养生主要依靠家长的合理喂养及防避外邪，只有细心呵护，才能茁壮、健康成长。

neng

能 拼音 néng nài 注音 ㄋㄥˊ，ㄋㄞˋ，部首 月 笔画数 10 结构 左右结构 造字法 象形；象熊形 笔顺编号 5425113535 笔顺读写 折捺竖折横横撇折撇折 部外 6 字义五行 火

能的本义为熊一类的野兽，现多指能力、才干。从"熊"演变成"能力"，也从某一角度表明，能力的高低要基于体魄的强健与否，失去了健康，财富、才华等所有的一切也就失去了意义，健康是一切能力的基础。

ni

尼 拼音 ní 注音 ㄋㄧˊ，部首 尸 笔画数 5 结构 半包围结构 造字法 会意；表示关系亲近的两个人 笔顺编号 51335 笔顺读写 折横撇撇折 部外 2 字义五行 火

尼的本义为亲近、亲昵，现多指出家修行的女性佛教徒，如尼姑。以"尼"命名也体现出佛家修行讲求慈爱，与人为善，注重道德修养，这也是调神养生中的一部分，人与人之间关系亲近、和谐，少一些争执，有利于心神宁静。

呢 拼音 ní ne 注音 ㄋㄧˊ，˙ㄋㄜ，部首 口 笔画数 8 结构 左右结构 造字法 形声；从口、尼声 笔顺编号 25151335 笔顺读写 竖折横折横撇撇折 部外 5 字义五行 木

呢为佛家六字大明咒之一，即嗡、嘛、呢、呗、咪、吽，有宝之义。六字大明咒又称为大悲咒之心咒，有助于清心安神，修心养性。呢还指一种纺织品，又称毛料，由各类羊毛、羊绒织成，有很好的抗寒保暖保健作用。

泥 拼音 ní nì 注音 ㄋㄧˊ，ㄋㄧˋ，部首 氵 笔画数 8 结构 左右结构 造字法 形声；从氵、尼声 笔顺编号 44151335 笔顺读写 捺捺横折横撇撇折 部外 5 字义五行 水

泥的本义为水和土的混合物，如泥垢、泥浆、泥泞等，也指像泥一样的东西，如枣泥、蒜泥。泥的黏滞性往往容易束缚人的灵活性，身轻是体健的标志之一，养生要注意摆脱身心中一些不必要的束缚，方可维护健康。

怩 拼音 ní 注音 ㄋㄧˊ，部首 忄 笔画数 8 结构 左右结构 造字法 形声；从忄、尼声 笔顺编号 44251335 笔顺读写 捺捺竖折横撇撇折 部外 5 字义五行 木

怩的本义为烦恼，现多指惭愧、害羞。无论是烦恼还是惭愧、害羞，都是人的一种心理变化，是一种心境不开阔的体现，日久会影响到人的心理健康，因此，日常养生要注意调整心态，做到心中坦荡、大方，有助减少疾病。

倪 拼音 ní 注音 ㄋㄧˊ，部首 亻 笔画数 10 结构 左右结构 造字法 形声；从亻、儿声 笔顺编号 3232151135 笔顺读写 撇竖撇竖横折横横撇折 部外 8 字义五行 金

倪的本义为小孩、弱小，如旄倪，即老人和幼儿。小儿又被称为稚阴稚阳之体，脏腑、气血均处于生长发育的阶段，尤其要注意特殊呵护，避免饮食内伤、外邪侵犯，才能健康成长。霓还有边际、头绪的意思，如端倪。

霓 拼音 ní 注音 ㄋㄧˊ，部首 雨 笔画数 16 结构 上下结构 造字法 形声；从雨、儿声 笔顺编号 1452444432151135 笔顺读写 横捺折竖捺捺捺捺撇竖横折横横撇折 部外 8 字义五行 水

霓的本义为副虹，与彩虹形成原理相同，彩带顺序相反。霓虹灯将夜间装饰得绚丽多彩，也常用来比喻奢侈、颓靡的夜生活；中医养生以俭为本，奢华的生活既易耗损人体阴精，又会导致神浮于外，损形伤神，不利于健康。

鲵 拼音 ní 注音 ㄋㄧˊ，部首 鱼 笔画数 16 结构 左右结构 造字法 形声；从鱼、儿声 笔顺编号 3525121132151135 笔顺读写 撇折竖折横竖横横撇竖横折横横撇折 部外 8 字义五行 木

鲵的本义为刺鱼，是一种两栖动物，外表似蜥蜴，声如小儿，又名娃娃鱼，栖息在山谷溪水中，以小鱼虾为食。鲵肉味鲜美，具有滋阴补肾、益气养血的功效，但因其数量稀少，属于国家二级保护动物，受到保护，现食用的为人工养殖者。

N

拟 拼音 nǐ 注音 ㄋㄧˇ，部首 扌 笔画数 7 结构 左右结构 造字法 形声；从扌、以声 笔顺编号 1215434 笔顺读写 横竖横折捺撇捺 部外 4 字义五行 木

拟的本义为揣度，即在一定范围或规则里面的推测，现多指模仿、打算。中医诊断疾病讲究望、闻、问、切，根据采集来的信息，从而推测内在脏腑气血的健康问题；在日常生活中，要密切注意观察自身的各种变化，以便早发现疾病。

昵 拼音 nì 注音 ㄋㄧˋ，部首 日 笔画数 9 结构 左右结构 造字法 形声；从日、尼声 笔顺编号 251151335 笔顺读写 竖折横横折横撇撇折 部外 5 字义五行 木

昵的本义为冬天晒太阳，后引申为亲近、亲昵。阳气是人体健康长寿的重要守护力量，而冬天阳气潜藏于内，大自然中寒气最盛，因此冬季适当晒晒太阳，与阳光亲密接触，有助于抵御寒邪，减少疾病的发生，促进健康。

逆 拼音 nì 注音 ㄋㄧˋ，部首 辶 笔画数 9 结构 半包围结构 造字法 形声；外形内声 笔顺编号 431523454 笔顺读写 捺撇横折竖撇捺撇捺 部外 6 字义五行 木

逆的本义为不顺利，如逆境。逆境给人带来的多是磨难、挫折，既有筋骨的劳累，也有心理的磨炼，容易造成身心疾患，很多重大疾病的发生多由于此因素，因此，逆境时要尽力保持苦中作乐，以乐观心态对待，方可维护健康。

匿 拼音 nì 注音 ㄋㄧˋ，部首 匚 笔画数 10 结构 半包围结构 造字法 形声；从匚、若声 笔顺编号 1122132515 笔顺读写 横横竖竖横撇竖折横折 部外 8 字义五行 木

匿的本义为将东西藏起来、隐藏。养生强调形神兼养，有些东西要表达于外，如不良情绪的宣泄、动以养形，而有些要隐藏于内，如精神内守；神作为生命活动的统帅，要藏于内，才可发挥作用，若浮于外，则易受邪感病。

腻 拼音 nì 注音 ㄋㄧˋ，部首 月 笔画数 13 结构 左右结构 造字法 会意 笔顺编号 3511111253454 笔顺读写 撇折横横横横横竖折撇捺折捺 部外 9 字义五行 木

腻的本义为肥，指食物油脂过多，肥腻的食物有碍脾胃运化，酿生痰湿，故嗜食肥腻者多体型肥胖或腹部肥大，容易发生心脑血管疾病等，应注意清淡饮食维护健康；腻也有细致、光滑的意思，多指皮肤，是肺气充盈的体现。

溺 拼音 nì niào 注音 ㄋㄧˋ，ㄋㄧㄠˋ，部首 氵 笔画数 13 结构 左右结构 造字法 会意 笔顺编号 4415154151541 笔顺读写 捺捺横折横折捺横折横折捺横 部外 10 字义五行 水

溺的本义为人沉没于水中，如溺亡，属于意外事故造成的死亡，只能是在涉水范围内尽量小心以避免意外；溺也引申为无节制，是养生之大忌，养生强调适可而止，饮食、运动、起居、房事、情志、精神等皆不可太过。

nian

拈 拼音 niān 注音 ㄋㄧㄢ，部首 扌 笔画数 8 结构 左右结构 造字法 形声；从扌、占声 笔顺编号 12121251 笔顺读写 横竖横竖横竖折横 部外 5 字义五行 木

拈的本义为用指取物，如拈阄、信手拈来等。拈体现了恰到好处的用力，多一分太重，少一分又取不上来；养生也是如此，将养生理念融入生活，既不要刻意为之，也不要听之任之，遵循规律，信手拈来，养生效果才会最好。

蔫 拼音 niān 注音 ㄋㄧㄢ，部首 艹 笔画数 14 结构 上下结构 造字法 形声；从艹、焉声 笔顺编号 12212121154444 笔顺读写 横竖竖横竖横竖横横折捺捺捺捺 部外 11 字义五行 木

蔫的本义为枯萎、不新鲜，多指植物失去水分。不新鲜的食物，其营养价值大大降低，也会增加致病的概率，应尽量避免食用。蔫也还比喻人无精打采，没有活力，生活中要注意饮食、起居等以保养精气，充养精神，保证健康。

年 拼音 nián 注音 ㄋㄧㄢˊ，部首 干 笔画数 6 结构 上下结构 造字法 形声；从禾、千声 笔顺编号 311212 笔顺读写 撇横横竖横竖 部外 3 字义五行 火

年的本义是谷物成熟，引申为一年的时间，现多用来表示时间、年龄，与寿命相关，如天年就是指自然寿命可以活到的年龄；年表示五谷成熟，古人将各种农作物大丰收称为"大有年"，预示着生活改善，安居乐业，饥饿、病痛减少。

鲇 拼音 nián 注音 ㄋㄧㄢˊ，部首 鱼 笔画数 13 结构 左右结构 造字法 形声；从鱼、占声 笔顺编号 3525121121251 笔顺读写 撇折竖折横竖横横竖横竖折横 部外 5 字义五行 火

鲇的本义为鲇鱼，又称鲶鱼，含有丰富的蛋白质及多种矿物质、微量元素，无鳞，肉质细嫩；中医学认为其味甘、性温，具有补气益胃、催乳的功效，适合老年人、儿童、产妇及身体虚弱者食用，同时还具有一定的美肤功效。

黏 拼音 nián 注音 ㄋㄧㄢˊ，部首 黍 笔画数 17 结构 左右结构 造字法 形声；从黍、占声 笔顺编号 31234342413421251 笔顺读写 撇横竖撇捺撇捺竖捺横撇捺竖横竖折横 部外 5 字义五行 火

黏的本义为贴着、粘连，像胶或糨糊一样的性质。黏滞的食物不利于消化，有碍脾胃功能，如糯米、奶酪等，一次食用过多，则会造成胃胀、胃痛、便秘等问题，日常应少量食用，尤其老年人、儿童更应注意，以顾护脾胃。

捻 拼音 niǎn niē 注音 ㄋㄧㄢˇ，ㄋㄧㄝ，部首 扌 笔画数 11 结构 左右结构 造字法 形声；从扌、念声 笔顺编号 12134454544 笔顺读写 横竖横撇捺捺折捺折捺捺 部外 8 字义五行 火

捻的本义为用手指搓转，如捻麻绳。中医推拿手法之一就有捻法，即用拇指和食指捏住某一部位对称用力做均匀和缓的搓揉，适用于手指、足趾小关节，可行气活血。另外，针刺之中尚有捻转法，具有行气作用，可提高疗效。

辇 拼音 niǎn 注音 ㄋㄧㄢˇ，部首 车 笔画数 12 结构 上下结构 造字法 会意 笔顺编号 113411341512 笔顺读写 横横撇捺横横撇捺横折横竖 部外 8 字义五行 火

辇的本义为用人拉或推的车，古时多为有钱、富贵之人才可享受到的待遇，这类人群存在缺乏运动的弊端，容易发生痿病、腰腿无力类疾病。现在上下楼有电梯、出入有汽车，也属于此类，用进废退，人们也需要适度运动。

撵 拼音 niǎn 注音 ㄋㄧㄢˇ，部首 扌 笔画数 15 结构 左右结构 造字法 形声；从扌、辇声 笔顺编号 121113411341512 笔顺读写 横竖横横横撇捺横横撇捺横折横竖 部外 12 字义五行 火

撵的本义为驱逐，如撵走。撵的发生往往意味着双方发生了争执或不愉快，无论是撵的一方，还是被撵的一方，精神心理都会遭受伤害，不利于健康，良好的人际关系是维系健康的重要因素之一，要尽量避免与人争执。

碾 拼音 niǎn 注音 ㄋㄧㄢˇ，部首 石 笔画数 15 结构 左右结构 造字法 形声；从石、展声 笔顺编号 132515131221534 笔顺读写 横撇竖折横折横撇横竖横折撇捺 部外 10 字义五行 土

碾的本义为碾压、滚压，如碾米、碾场等。对物体的碾压可使谷物破碎、去皮，或使场地、道路变平；而外界压力对精神的碾压往往会造成沉重的心理负担，日久成疾，因此，生活中应放松身心，减轻压力，维护健康。

念 拼音 niàn 注音 ㄋㄧㄢˋ，部首 心 笔画数 8 结构 上下结构 造字法 形声；从心、今声 笔顺编号 34454544 笔顺读写 撇捺捺折捺折捺捺 部外 4 字义五行 火

念的本义为常想、思念、惦念。心中有所惦念，日思夜想，久思伤脾，容易出现胃胀、不思饮食等脾胃虚弱症状；历代养生家皆重视调养脾胃，老年人脏腑功能减弱，尤应注意，尽量避免其经常思念人或物的情况，以护养脾胃。

niang

娘 拼音 niáng 注音 ㄋㄧㄤˊ，部首 女 笔画数 10 结构 左右结构 造字法 形声；从女、良声 笔顺编号 5314511534 笔顺读写 折撇横捺折横横折撇捺 部外 7 字义五行 火

娘的本义为对妇女的泛称，如厨娘、大娘、姑娘等；另外，娘与母亲同义。母亲孕育后代，耗损气血，万分辛苦，为避免产后出现这样那样的健康问题，应注重益气养血、调和脾胃，特别是为人子女者要有孝心，尊敬照顾好母亲。

酿 拼音 niàng 注音 ㄋㄧㄤˋ，部首 酉 笔画数 14 结构 左右结构 造字法 形声；从酉、良声 笔顺编号 12535114511534 笔顺读写 横竖折撇折横横捺折横横折撇捺 部外 7 字义五行 木

酿的本义为用谷物包裹酒曲的办法造酒，酒为百药之长，可以行药势，酿造业的发展为各种药酒的出现奠定了基础，使得以酒治病、以酒养生十分盛行；除了酒之外，醋、酱等皆为发酵酿造而成，既可调味，又有一定养生功效。

鸟 拼音 niǎo 注音 ㄋㄧㄠˇ，部首 鸟 笔画数 5 结构 单一结构 造字法 象形 笔顺编号 35451 笔顺读写 撇折折折横 字义五行 土

鸟的本义为飞禽的总称，五禽戏中的鸟戏就是模仿鸟伸、鸟飞的动作，拉伸脊柱、躯干、四肢，以活动筋骨；鸟戏还能够调和呼吸，疏通经络，增强肺的呼吸功能，经常练习可以有效缓解鼻塞、胸闷、气短等症状。

尿 拼音 niào suī 注音 ㄋㄧㄠˋ，ㄙㄨㄟ，部首 尸 笔画数 7 结构 半包围结构 造字法 会意；从尸、从水 笔顺编号 5132534 笔顺读写 折横撇竖折撇捺 部外 4 字义五行 水

尿的本义就是小便。小便是新陈代谢的产物，与肾、膀胱功能密切相关，可以排出体内代谢废物。正常小便色淡黄，小便通利是健康的标志之一；若小便色、量、感及气味等发生异常，则为预示身体发生疾病的信号，应当注意。

N

捏 拼音 niē 注音 ㄋㄧㄝ，部首 扌 笔画数 10 结构 左右结构 造字法 形声 笔顺编号 1212511121 笔顺读写 横竖横竖折横横横竖横 部外 7 字义五行 金

捏的本义为用手指将软的东西捻成一定形状，如捏面人，也有夹住的意思，如捏黄豆，后引申为假造、虚构，如捏造。捏造的虚假东西会蒙蔽很多人的感知，养生讲求科学性，不能随意捏造养生方法，否则对健康有害无利。

聂 拼音 niè 注音 ㄋㄧㄝˋ，部首 耳 笔画数 10 结构 上下结构 造字法 会意；从耳、从耳、从耳 笔顺编号 1221115454 笔顺读写 横竖竖横横横折捺折捺 部外 4 字义五行 金

聂的本义为贴着耳朵小声说话，形容两人关系亲密或所说不宜让人所知，不当的言论容易导致人与人之间的关系出现裂痕，所以应当谨言慎行，更应心中坦荡，不传闲话，维持和谐，只有将两者把握得当，才有利于健康。

涅

拼音 niè 注音 ㄋㄧㄝˋ，部首 氵 笔画数 10 结构 左右结构 造字法 形声 笔顺编号 4412511121 笔顺读写 捺捺横竖折横横横竖横 部外 7 字义五行 水

涅的本义为可做黑色染料的矿石，如涅石；也指染黑，如涅字、涅面等。佛教有涅槃一说，指超脱生死的最高境界，这一过程往往充满了磨难。只有乐观、积极面对生活中的磨难，方可取得成功，避免被挫折压垮，身心俱损。

啮

拼音 niè 注音 ㄋㄧㄝˋ，部首 口 笔画数 11 结构 左右结构 造字法 会意；从口、从齿 笔顺编号 25121213452 笔顺读写 竖折横竖横竖横撇捺折竖 部外 8 字义五行 金

啮的本义为用白齿研磨食物，现多为咬、啃。啮字表达的含义皆表现出一种痛苦、折磨，如虫咬鼠啮、啮齿、啮心等，是一种负面的精神心理变化，容易影响到心理健康，应当适时宣泄、排解，从而尽可能维护身心健康。

镊

拼音 niè 注音 ㄋㄧㄝˋ，部首 钅 笔画数 15 结构 左右结构 造字法 形声；从钅、聂声 笔顺编号 311151221115454 笔顺读写 撇横横横折横竖竖横横横折捺折捺 部外 10 字义五行 金

镊的本义为夹取物品，特别是毛发、细刺等细小东西，镊子可以帮助清理细小的东西。从中医养生角度来说，生活中总有很多因素影响到健康，细节常常决定健康，我们需要找准合适的方法去清除细节因素的影响，维护健康。

蹑

拼音 niè 注音 ㄋㄧㄝˋ，部首 足 笔画数 17 结构 左右结构 造字法 形声；从足、聂声 笔顺编号 25121211221115454 笔顺读写 竖折横竖横竖横横竖竖横横横折捺折捺 部外 10 字义五行 金

蹑的本义为踩踏，有意识的踩踏，现在多形容轻步行走的样子，如蹑手蹑脚。公共场合中，轻步行走，不发出声音，是一种美德，不会影响到他人，从养生角度来说，也是调神养生中保持良好人际关系的具体行为。

孽

拼音 niè 注音 ㄋㄧㄝˋ，部首 子 笔画数 19 结构 上中下结构 造字法 形声；从子、薛声 笔顺编号 1223251514143112521 笔顺读写 横竖竖撇竖折横折横捺横捺撇横横竖折竖横 部外 16 字义五行 木

孽的本义为庶出的子孙后代，古代宗法制度下庶子往往不受重视；孽后引申为罪恶、妖怪等，如罪孽、造孽、妖孽等。罪恶的事情会给人的心理带来阴暗面，恼怒、仇恨等不良情绪会影响到心理健康，自当多以善念为先。

nin

您

拼音 nín 注音 ㄋㄧㄣˊ，部首 心 笔画数 11 结构 上下结构 造字法 会意；从你、从心 笔顺编号 32352344544 笔顺读写 撇竖撇折竖撇捺捺折捺捺 部外 7 字义五行 火

您的本义为你的尊称，表示对人尊敬。人与人之间的关系是相互的，对人从心尊敬，同样也会换来别人的同等对待，用心交流，以诚相待，才有助于维持和谐的人际关系，维护心理平衡，这也是健康长寿的重要基础之一。

N

ning

宁

拼音 níng nìng zhù 注音 ㄋㄧㄥˊ，ㄋㄧㄥˋ，ㄓㄨˋ，部首 宀 笔画数 5 结构 上下结构 造字法 会意 笔顺编号 44512 笔顺读写 捺捺折横竖 部外 2 字义五行 火

宁的本义为生活安宁，现多指安静。"太平之世多长寿"，社会安定，少一分动荡，人民的生活安宁，少了饥饿、恐惧等不良因素的影响，身体能够得到充分的滋养，心理能够保持平和，身心和谐，当然就更容易达到长寿的状态。

拧 拼音 níng nǐng nìng 注音 ㄋㄧㄥˊ，ㄋㄧㄥˇ，ㄋㄧㄥˋ，部首 扌 笔画数 8 结构 左右结构 造字法 形声；从扌、宁声 笔顺编号 12144512 笔顺读写 横竖横捺捺折横竖 部外 5 字义五行 金

拧的本义为用拇指和另外一两个手指扭住皮肉用力转动，如拧耳朵；也泛指扭转，后引申为别扭、对立，拧还有倔强的意思。从中医养生角度讲，在生活中知错能改，既是一种美德，也是一种保持心里平静、维护心理健康的方法。

咛 拼音 níng 注音 ㄋㄧㄥˊ，部首 口 笔画数 8 结构 左右结构 造字法 形声；从口、宁声 笔顺编号 25144512 笔顺读写 竖折横捺捺折横竖 部外 5 字义五行 火

咛的本义为嘱咐，常与叮字连用，即叮咛，再三嘱咐。叮咛体现了一种关爱，特别是长辈对晚辈的关爱，在影响健康长寿的因素中，家庭关系是其中重要的一方面，长辈慈爱，晚辈孝顺，家庭稳定和谐的环境更利于健康长寿。

狞 拼音 níng 注音 ㄋㄧㄥˊ，部首 犭 笔画数 8 结构 左右结构 造字法 形声；从犭、宁声 笔顺编号 35344512 笔顺读写 撇折撇捺捺折横竖 部外 5 字义五行 金

狞的本义为面目凶恶，如狰狞、狞笑，多用来形容恶魔或恶魔般的人。面目狰狞会给人的心理带来惊恐等不良情绪变化，特别是对心理尚不成熟的儿童，可能会导致心理疾病，心慌、胸闷、神昏，甚则自闭，危害健康。

柠 拼音 níng 注音 ㄋㄧㄥˊ，部首 木 笔画数 9 结构 左右结构 造字法 形声；从木、宁声 笔顺编号 123444512 笔顺读写 横竖撇捺捺捺折横竖 部外 5 字义五行 木

柠的本义为一种树木，即柠檬。柠檬的果、皮皆可入药，树皮泡酒具有祛风止痒的作用；柠檬果味酸、甘，性凉，可生津解暑、和胃安胎，切片泡水，适合夏季解暑及孕妇饮用，但应注意，因其味酸，胃酸分泌过多者应当慎用。

凝 拼音 níng 注音 ㄋㄧㄥˊ，部首 冫 笔画数 16 结构 左中右结构 造字法 形声;从冫、疑声 笔顺编号 4135322345452134 笔顺读写 捺横撇折撇竖竖撇捺折捺折竖横撇捺 部外 14 字义五行 水

凝的本义为结冰,现多指凝结,气体变成液体或液体变成固体。人体气血以和为贵,气血周而复始的运行也是人体健康的象征;若气血凝结,运行不畅,经络阻滞不通,则容易发生各类疾病,如各类痛证、心脑血管疾病等。

佞 拼音 nìng 注音 ㄋㄧㄥˋ，部首 亻 笔画数 7 结构 左右结构 造字法 会意;从女、信省声 笔顺编号 3211531 笔顺读写 撇竖横横折撇横 部外 5 字义五行 火

佞的本义为用花言巧语谄媚,如奸佞、佞臣等,多为贬义词。人与人之间贵在真诚相待,奸佞之人多伪善,常人前一套,背后一套,混淆是非,埋下隐患,不利于社会关系的和谐、稳定,造成祸乱,甚则危害生命。

泞 拼音 nìng 注音 ㄋㄧㄥˋ，部首 氵 笔画数 8 结构 左右结构 造字法 形声;从氵、宁声 笔顺编号 44144512 笔顺读写 捺捺横捺捺折竖竖 部外 5 字义五行 水

泞的本义为泥浆,如泥泞,意为烂泥。从养生角度来说,诸多影响健康的因素都可以称为身体周围的泥泞,稍不注意即深陷其中,因此,生活中要注意趋利避害,不要让身体长期处于泥泞状态,以维护人体的身心健康。

N

---

niu

牛 拼音 niú 注音 ㄋㄧㄡˊ，部首 牛 笔画数 4 结构 单一结构 造字法 象形 笔顺编号 3112 笔顺读写 撇横横竖 字义五行 木

牛的本义为牛这种动物。牛具有极高的食疗价值,牛肉性味甘平,有补养脾胃的功效,适合身体虚弱、消瘦者食用。另外,脾主肌肉,运动员多食用牛肉有助于增强肌肉力量。牛奶也具有滋阴补虚之效,适合日常食用以补养身体。

扭 拼音 niǔ 注音 ㄋㄧㄡˇ，部首 扌 笔画数 7 结构 左右结构 造字法 形声；从扌、丑声 笔顺编号 1215211 笔顺读写 横竖横折竖横横 部外 4 字义五行 水

扭的本义为用手拧，如扭断，扭的用力是向相反的方向，中医养生讲求顺应自然规律，违逆规律而为之往往会对身心造成一些伤害，不利于健康；扭也有拧伤的意思，如扭腰等，多由于用力不当或遭受外力，需要静养以康复。

忸 拼音 niǔ 注音 ㄋㄧㄡˇ，部首 忄 笔画数 7 结构 左右结构 造字法 形声；从忄、丑声 笔顺编号 4425211 笔顺读写 捺捺竖折竖横横 部外 4 字义五行 水

忸的本义为羞惭的样子，如忸怩，形容害羞或不大方的样子。做事忸怩的人往往性格相对较为内向，从心理养生的角度来说，这类人群应多培养自己乐观积极的精神状态，多参加集体活动，适当加以纠正，以促进心理健康。

纽 拼音 niǔ 注音 ㄋㄧㄡˇ，部首 纟 笔画数 7 结构 左右结构 造字法 形声；从纟、丑声 笔顺编号 5515211 笔顺读写 折折横折竖横横 部外 4 字义五行 水

纽的本义为可解的结，现多比喻事物的关键、根本，如枢纽。中医养生的理论与方法非常多，生命本身也是一个极为复杂的过程，在生活中不可能做到面面俱到，关键是要把握养生的枢纽、关键，即护养脏腑、保养精气神。

钮 拼音 niǔ 注音 ㄋㄧㄡˇ，部首 钅 笔画数 9 结构 左右结构 造字法 形声；从钅、丑声 笔顺编号 311155211 笔顺读写 撇横横横折折竖横横 部外 4 字义五行 金

钮的本义为印鼻，即印章顶部的雕刻装饰；现多指器物上起开关或调节作用的部件，如按钮、电钮、旋钮等。找到了正确的按钮，自然可以让物体运作或改变；养生也是如此，只有选取了正确的养生方法，才能获得成效。

nong

农 拼音 nóng 注音 ㄋㄨㄥˊ，部首 冖 笔画数 6 结构 单一结构 造字法 会意；繁体从田、从辰 笔顺编号 453534 笔顺读写 捺折撇折撇捺 部外 4 字义五行 火

农的本义为耕种庄稼，如农民、务农。"民以食为天"，人要活下去，首先要保证饮食，随着耕种庄稼的普及，人类逐渐解决了温饱问题，身体最基本的需求得到满足，平均寿命也在不断延长，因此说农业的发展是人类健康的基石。

哝 拼音 nóng 注音 ㄋㄨㄥˊ，部首 口 笔画数 9 结构 左右结构 造字法 形声；从口、农声 笔顺编号 251453534 笔顺读写 竖折横捺折撇折撇捺 部外 6 字义五行 火

哝的本义为话多而不得要点，现多指小声说话，如咕哝。人们的养生实践中往往也存在这样的弊端，很多人把握不到养生的要点，人云亦云，结果用的养生方法很多、很杂，却没有实际效果，因此养生要把握关键要点。

浓 拼音 nóng 注音 ㄋㄨㄥˊ，部首 氵 笔画数 9 结构 左右结构 造字法 形声；从氵、农声 笔顺编号 441453534 笔顺读写 捺捺横捺折撇折撇捺 部外 6 字义五行 水

浓的本义为露水多，现多指稠厚、浓密。从饮食养生的角度来说，饮食清淡是基本原则，味道浓厚的食物，如煎炸烧烤之物、五味太过之品，以及浓茶、烈酒等，皆有碍脾胃运化，而脾胃后天之本受损也会产生各类疾病。

脓 拼音 nóng 注音 ㄋㄨㄥˊ，部首 月 笔画数 10 结构 左右结构 造字法 形声；从月、农声 笔顺编号 3511453534 笔顺读写 撇折横横捺折撇折撇捺 部外 6 字义五行 火

脓的本义为从疮口流出的黄绿色黏液，如脓疮等。化脓是一种炎性反应，可服用相应的抗生素或大青叶、蒲公英等清热解毒类中药治疗，需医生对证下药，不可乱服；当有伤口时，注意保持清洁、勿食发物，以预防化脓。

弄 拼音 nòng lòng 注音 ㄋㄨㄥˋ,ㄌㄨㄥˋ,部首 廾 笔画数 7 结构 上下结构 造字法 会意 笔顺编号 1121132 笔顺读写 横横竖横横撇竖 部外 4 字义五行 火

弄的本义为用手把玩玉器,玩弄,还有戏弄、耍弄的意思。在男女双方感情方面,若是玩弄感情,往往会给对方带来极大的精神伤害,影响心理健康;玩弄感情的一方也道德缺失,不利于修心养性,对双方健康来说都有很大的危害。

nu

奴 拼音 nú 注音 ㄋㄨˊ,部首 女 笔画数 5 结构 左右结构 造字法 会意;从女、从又 笔顺编号 53154 笔顺读写 折撇横折捺 部外 2 字义五行 火

奴的本义为女奴隶,也为古代对罪犯的称呼,现常用来比喻卑鄙或下贱的人,如奴颜婢膝等。在中医养生中,我们虽然强调与人为善、维护良好的人际关系,但并非一味退让、讨好别人,如若奴性十足,失去自我,亦有损健康。

努 拼音 nǔ 注音 ㄋㄨˇ,部首 力 笔画数 7 结构 上下结构 造字法 形声;从力、奴声 笔顺编号 5315453 笔顺读写 折撇横折捺折撇 部外 5 字义五行 火

努的本义为勉力、出力,如努力。有付出才有回报,为人处事如此,养生亦是如此,不论饮食、运动、起居,还是按摩导引、药物养生等方法的选用,都需要努力付出,才能得到健康的回报。若平时忽视养生,则易引致疾病。

弩 拼音 nǔ 注音 ㄋㄨˇ,部首 弓 笔画数 8 结构 上下结构 造字法 形声;上形下声 笔顺编号 53154515 笔顺读写 折撇横折捺折横折 部外 5 字义五行 火

弩的本义为用械发射的弓,如弩弓、弩箭等。在古代,弩在保家卫国中发挥了重要作用,但弩是战争中常用的武器,战争带给人的是杀戮、恐慌、饥饿等,这些都严重危害着人的身心健康,维护人类和平有利于人们健康长寿。

怒 拼音 nù 注音 ㄋㄨˋ，部首 心 笔画数 9 结构 上下结构 造字法 形声;从心、奴声 笔顺编号 531544544 笔顺读写 折撇横折捺捺折捺捺 部外 5 字义五行 火

怒的本义为气愤,明显表现于外的生气。大怒为历代养生家之大忌,大怒伤肝,肝为血海,怒则气上,气血郁积于上则有可能出现晕倒、吐血等,特别是有高血压的人在大怒的情况下更易出现危险。

---

nü

女 拼音 nǚ rǔ 注音 ㄋㄩˇ、ㄖㄨˇ，部首 女 笔画数 3 结构 单一结构 造字法 象形 笔顺编号 531 笔顺读写 折撇横 字义五行 火

女的本义为女性、女人,男为阳,女为阴,女性也顶半边天,社会脱离了任何一方都不可,养生强调因人而异,女性因具有独特的经、带、胎、产、乳过程,都与伤血密切相关,所以说女子以血为先天,女性养生,重在养血。

衄 拼音 nù 注音 ㄋㄩˋ 部首 血 笔画数 10 结构 左右结构 造字法 形声;从血、丑声 笔顺编号 3252215211 笔顺读写 撇竖折竖竖横折竖横横 部外 4 字义五行 火

衄的本义为鼻出血,现泛指身体各部位的非外伤性出血,如齿衄、鼻衄等。衄血原因很多,多由于外感风热,或体内有热,或气血亏虚等,应辨证治疗,衄血要注意不要火灸、不宜发汗,避免辛燥饮食,不宜情志过激等,并注意护理。

---

nuan

暖 拼音 nuǎn 注音 ㄋㄨㄢˇ，部首 日 笔画数 13 结构 左右结构 造字法 形声;从日、爱声 笔顺编号 2511344311354 笔顺读写 竖折横横撇捺撇撇横横撇折捺 部外 9 字义五行 火

暖的本义为暖和,尤指冬日的阳光,不冷也不太热。暖是阳气较为旺盛,但又给人躯体带来不热的感觉,适合进行日光浴,可以振奋体内阳气,促进气血运行,同时温暖也可以针对心灵,无论是对躯体还是心灵,都有促进健康作用。

N

nüe

疟 拼音 nüè yào 注音 ㄋㄩㄝˋ,ㄧㄠˋ, 部首 疒 笔画数 8 结构 半包围结构 造字法 会意 笔顺编号 41341151 笔顺读写 捺横撇捺横横折横 部外 3 字义五行 火

疟的本义为疟疾,是一种时热时冷的急性传染病,甚则引起昏迷、抽搐。疟疾多由于蚊虫叮咬或者感染疟原虫所致,中药新鲜青蒿取汁或低温提取的青蒿素药品非常有效,日常可通过防蚊虫、打疫苗、避免到流行病区等来预防。

虐 拼音 nüè 注音 ㄋㄩㄝˋ 部首 虍 笔画数 9 结构 半包围结构 造字法 会意 笔顺编号 215315151 笔顺读写 竖横折撇横折横折横 字义五行 火

虐的本义为凶恶、残暴,如暴虐、虐待等。虐待是对人身心的严重摧残,被虐待的人身体受到伤害,甚则危害到生命,同时心理也受到打击、折磨,身心俱损;而施虐的一方充满暴戾之气,神浮于外,同样不会健康长寿。

nuo

挪 拼音 nuó 注音 ㄋㄨㄛˊ, 部首 扌 笔画数 9 结构 左右结构 造字法 形声;从扌、那声 笔顺编号 121511352 笔顺读写 横竖横折横横撇折竖 部外 6 字义五行 火

挪的本义为揉搓,现多指移动,如挪动、挪开等,引申为移用,如挪用公款。挪用多指把原定某方面的用途移作他用,挪用不符合法律规定,同时自身又心惊胆战,易发生心血管疾病,因此,应当竭力戒除这类念头的产生。

诺

拼音 nuò 注音 ㄋㄨㄛˋ，部首 讠 笔画数 10 结构 左右结构 造字法 形声；从讠、若声 笔顺编号 4512213251 笔顺读写 捺折横竖竖横撇竖折横 部外 8 字义五行 火

诺的本义表示同意，如唯唯诺诺，现多指答应、允许，如承诺、诺言。诺展现的是一种诚信，要说到做到，在中医养生中也应如此，很多人明明知晓某些行为会影响自己的健康，也下决心纠正，却难以做到，正是缺乏这种信念。

懦

拼音 nuò 注音 ㄋㄨㄛˋ，部首 忄 笔画数 17 结构 左右结构 造字法 形声；从忄、需声 笔顺编号 44214524444132522 笔顺读写 捺捺竖横捺折竖捺捺捺捺横撇竖折竖竖 部外 14 字义五行 火

懦的本义为胆小，含有软弱之意，如懦弱、怯懦。性格软弱、胆小者，身心健康也易受到伤害，遇到挫折，往往由于缺乏决断，而选择逃避而无法解决，备受压力，容易导致心理失衡，日常应多一些磨炼，提升意志力加以改变。

糯

拼音 nuò 注音 ㄋㄨㄛˋ，部首 米 笔画数 20 结构 左右结构 造字法 形声；从米、需声 笔顺编号 43123414524444132522 笔顺读写 捺撇横竖撇捺横捺折竖捺捺捺捺横撇竖折竖竖 部外 14 字义五行 火

糯的本义为糯稻，糯米黏性较大，性味甘温，有补中益气、健脾止泻的作用，但因黏性较大，又不太适合过多食用，否则会出现胃胀、便秘等脾胃不运的症状；另外，糯米发酵后的糯米酒补益气血作用好，常用作产后调养身体。

N

O

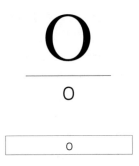

o

o

噢 拼音 ō 注音 ㄛ，部首 口 笔画数 15 结构 左右结构 造字法 形声；从口、奥声 笔顺编号 251325431234134 笔顺读写 竖折横撇竖折捺撇横竖撇捺横撇捺 部外 12 字义五行 火

噢的本义是张口发出声音表示已经明白了有关深奥道理的意思，即了解或者领悟，为叹词。无论对任何知识，都有一个从陌生到熟悉的过程，中医养生的知识亦不例外，而且不少养生误区必须纠正，自然需要我们认真感悟。

哦 拼音 ó ò é 注音 ㄛˊ，ㄛˋ，ㄜˊ，部首 口 笔画数 10 结构 左右结构 造字法 形声；从口、我声 笔顺编号 2513121534 笔顺读写 竖折横撇横竖横折撇捺 部外 7 字义五行 火

哦的本义是张开嘴巴吟诵自己喜欢的文词，诸如吟哦、吟唱、吟诵、吟咏等。作为叹词时，哦表示领会、醒悟的意思，能够尽情抒发自己的内心情怀，对人体发挥一定程度的心理调养和保健作用。

ou

讴 拼音 ōu 注音 ㄡ，部首 讠 笔画数 6 结构 左右结构 造字法 形声；从讠、区声 笔顺编号 451345 笔顺读写 捺折横撇捺折 部外 4 字义五行 土

讴的本义为齐声歌唱，表示歌颂，如讴歌、讴吟，也指民歌。一般而言，讴歌的对象都是对社会做出积极贡献的事件或人物，颂扬一种积极向上的精神；中医养生保健活动同样也提倡正能量，积极进取，实现社会价值。

欧 拼音 ōu 注音 又 ，部首 欠 笔画数 8 结构 左右结构 造字法 形声;从欠、区声 笔顺编号 13453534 笔顺读写 横撇捺折撇折撇捺 部外 4 字义五行 土

欧的本义是呕吐物存放的容器,后转为其他含义,如欧洲、东欧、南欧、欧元等。对人体而言,呕吐往往提示人体胃肠、消化、肝胆、泌尿及代谢系统出现了病理改变,必须加以重视,及时予以诊疗,以保人体健康。

殴 拼音 ōu 注音 又 ，部首 殳 笔画数 8 结构 左右结构 造字法 形声;从殳、区声 笔顺编号 13453554 笔顺读写 横撇捺折撇折折捺 部外 4 字义五行 土

殴的本义是用杖击打,诸如殴打、殴斗、殴伤、斗殴、群殴、痛殴及凶殴等。遭受殴打给人带来的往往是双重伤害,既有躯体的外伤,也有心理内伤,可谓身心俱损;同时,殴打者自身也处于情绪过激状态,同样不利于人体保健,中医养生提倡戒争斗,自可保持身心健康。

鸥 拼音 ōu 注音 又 ，部首 鸟 笔画数 9 结构 左右结构 造字法 形声;从鸟、区声 笔顺编号 134535451 笔顺读写 横撇捺折撇折捺折横 部外 4 字义五行 土

鸥是水鸟的一种,善于飞翔,羽毛多为白色,嘴扁平,前趾有蹼,翼长而尖,生活在湖海上,捕食鱼、螺等。海鸥肉质细嫩,味甘性寒,入肺胃经,具有养阴润燥、止渴除烦的功效,主治消渴、失眠、便秘等病证,多炖服用。

呕 拼音 ǒu ōu òu 注音 又ˇ,又,又ˋ ，部首 口 笔画数 7 结构 左右结构 造字法 形声;从口、区声 笔顺编号 2511345 笔顺读写 竖折横横撇捺折 部外 4 字义五行 土

呕吐多由外感邪气或内伤饮食、情志失调等因素所致,平时应注意避免暴饮暴食、饮食不洁、过寒过热等不良饮食习惯,同时注意心情愉悦、避免外邪以预防。呕吐者应注意少食多餐,勿强食。

藕

拼音 ǒu 注音 ㄡˇ，部首 艹 笔画数 18 结构 上下结构 造字法 形声；从艹、耦声 笔顺编号 122111234251125214 笔顺读写 横竖竖横横横竖撇捺竖折横横竖折竖横捺 部外 15 字义五行 木

藕即莲藕，肥大有节，中间有管状小孔，可以食用，也可入药，性味甘、平，生食或榨汁食用有生津止渴、散瘀活血的作用，蒸熟食用有健脾益胃、补益五脏的功效，通常可制成藕粉食用，是体质虚弱、老幼妇孺皆宜的养生佳品。

沤

拼音 òu ōu 注音 ㄡˋ，ㄡ 部首 氵 笔画数 7 结构 左右结构 造字法 形声；从氵、区声 笔顺编号 4411345 笔顺读写 捺捺横横撇捺折 部外 4 字义五行 水

沤的本义是长时间浸泡，中医用"中焦如沤"来形容中焦脾胃腐熟、运化水谷，进而化生气血的作用；腐熟需要一定的温度，在日常饮食养生中，强调要温热熟软，忌寒凉生冷，这也能减轻中焦脾胃的负担，利于人体健康。

怄

拼音 òu 注音 ㄡˋ，部首 忄 笔画数 7 结构 左右结构 造字法 形声；从忄、区声 笔顺编号 4421345 笔顺读写 捺捺竖横撇捺折 部外 4 字义五行 土

怄指闹别扭，或故意惹人恼怒，如怄气。怄体现的是人的一种心理活动，心里感觉不舒适、别扭，这种不良的情绪变化长时间压抑在人的心里容易损伤心神，伤人精气，引起脏腑气机失调，致人疾病，应当及时疏解、调节。

P

p

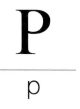

pa

趴 拼音 pā 注音 ㄆㄚ，部首 足 笔画数 9 结构 左右结构 造字法 形声；从足、八声 笔顺编号 251212134 笔顺读写 竖折横竖横竖横撇捺 部外 2 字义五行 土

趴指胸腹向下卧倒，或身体向前靠在东西上，诸如趴伏、趴着、趴窝等。上班一族常常会趴在桌上午休，虽然通过小憩可以缓解疲劳、振奋精神，但长期压迫手臂和脸部容易影响血液循环及神经功能，需加以注意。

爬 拼音 pá 注音 ㄆㄚˊ，部首 爪 笔画数 8 结构 左右结构 造字法 形声；从爪、巴声 笔顺编号 33245215 笔顺读写 撇撇竖捺折竖横折 部外 4 字义五行 土

爬指人胸腹朝下，手和脚一齐向前移动，或指抓着东西往上去，诸如爬行、爬升、爬梯、攀爬等。东汉著名医学家华佗创编的医疗体操五禽戏当中有模仿虎行走的动作，即四肢前爬、后退的运动方式。

琶 拼音 pá 注音 ㄆㄚˊ，部首 王 笔画数 12 结构 上下结构 造字法 形声；上形下声 笔顺编号 112111215215 笔顺读写 横横竖横横横竖横折竖横折 部外 8 字义五行 水

琶的本义是横抱或竖抱弹拨的弦鸣乐器，如琵琶。琵琶作为中国具有代表性的民族乐器，旋律优美，能消除烦恼、畅达情志，使闻者心情畅爽，身心俱健，从而达到保养身体、减少疾病、延年益寿的目的。

帕 拼音 pà 注音 ㄆㄚˋ，部首 巾 笔画数 8 结构 左右结构 造字法 形声；从巾、白声 笔顺编号 25232511 笔顺读写 竖折竖撇竖折横横 部外 5 字义五行 土

帕的本义是洁净的布巾、包裹布，引申为擦手、脸的纺织品，诸如巾帕、头帕、手帕、丝帕等。在日常养生中，提倡人们随身带干净卫生的手帕，少用纸巾，一可减少因砍伐树木导致的环境破坏，二可提高自身的健康意识。

怕 拼音 pà 注音 ㄆㄚˋ，部首 忄 笔画数 8 结构 左右结构 造字法 形声；从忄、白声 笔顺编号 44232511 笔顺读写 捺捺竖撇竖折横横 部外 5 字义五行 土

怕的本义是畏惧，亦可指担心，诸如怕生、害怕、生怕、恐怕、后怕、怕羞等。害怕属于恐的范畴，为中医七情之一，若过度、持久而剧烈地恐惧，直接影响人的情绪变化，可伤及脏腑气机，影响身心健康及长寿。

| pai |

拍 拼音 pāi 注音 ㄆㄞ，部首 扌 笔画数 8 结构 左右结构 造字法 形声；从扌、白声 笔顺编号 12132511 笔顺读写 横竖横撇竖折横横 部外 5 字义五行 水

拍的本义是拍击，诸如拍打、拍手、合拍等。中医的循经络拍打方法属于传统按摩疗法中的一种常规手法，即通过强弱适中、持续不断的拍打人体经络，可以畅通气血，健壮体质，起到延年益寿的作用。

排 拼音 pái pǎi 注音 ㄆㄞˊ，ㄆㄞˇ，部首 扌 笔画数 11 结构 左右结构 造字法 形声；从扌、非声 笔顺编号 12121112111 笔顺读写 横竖横竖横横横竖横横横 部外 8 字义五行 水

排的本义是推挤、推开等，如排斥、排挤、排遣、排放、排除等。从人际交往来讲，排挤是对人的孤立，使被排挤者感到孤独无助，在人体心理保健过程中，这是很常见的心理障碍性疾病，应尽可能避免这一现象发生。

徘 拼音 pái 注音 ㄆㄞˊ，部首 彳 笔画数 11 结构 左右结构 造字法 形声；从彳、非声 笔顺编号 33221112111 笔顺读写 撇撇竖竖横横横竖横横横 部外 8 字义五行 水

徘徊指在一个地方来回走，或比喻犹疑不决。中医学认为，胆主决断，胆气虚者可见胆怯恐惧、遇事易惊，甚或惶恐不安、多疑虑、喜叹息等症，临床治疗常以化痰行气、温胆定志为法，常用温胆汤之类加以调理。

牌 拼音 pái 注音 ㄆㄞˊ，部首 片 笔画数 12 结构 左右结构 造字法 形声；从片、卑声 笔顺编号 321532511312 笔顺读写 撇竖横折撇竖折横横撇横竖 部外 8 字义五行 水

牌的本义是实物模型，转义为用文字描述实物形状功能以代替实物形象展示的形式，亦用指一种赌博或娱乐的用品，诸如车牌、招牌、牌匾、玩牌、纸牌等，一些人过于沉迷于纸牌娱乐，不利于身心健康。

派 拼音 pài 注音 ㄆㄞˋ，部首 氵 笔画数 9 结构 左右结构 造字法 形声；左形右声 笔顺编号 441333534 笔顺读写 捺捺横撇撇撇折撇捺 部外 6 字义五行 水

派的本义指水的支流，引申为见解、信仰、风格等相同而形成的体系、组织或一些人，诸如派别、党派、学派等。中医的学术流派比较繁多，如河间学派、丹溪学派，伤寒学派、温病学派等，各有其长，应互相补充。

P

pan

攀 拼音 pān 注音 ㄆㄢ，部首 手 笔画数 19 结构 上下结构 造字法 形声；从手、樊声 笔顺编号 1234343412341343112 笔顺读写 横竖撇捺撇捺撇捺横竖撇捺横撇捺撇横横竖 部外 15 字义五行 木

攀的本义是拉、牵，指抓住东西往上爬，如攀登、攀树、攀岩、攀爬、攀升等，这些户外运动均有利于增强人的体力，强筋健骨、陶冶情操，但同时也须注意做好安全防护工作，体力或技术有限时，不可过于强求。

盘 拼音 pán 注音 ㄆㄢˊ，部首 皿 笔画数 11 结构 上下结构 造字法 形声兼会意；从皿、般声 笔顺编号 33541425221 笔顺读写 撇撇折捺撇捺竖折竖竖横 部外 6 字义五行 水

盘的本义是盘子，即浅而敞口的盛物器，如茶盘、托盘、果盘等。盘子是人们最常用于承载食物的工具之一，能够将食物装载其中供人们食用，方便了人们的饮食，增强了饮食文化的卫生意识，提高了人们的健康水平。

蹒 拼音 pán 注音 ㄆㄢˊ，部首 足 笔画数 17 结构 左右结构 造字法 形声；左形右声 笔顺编号 25121211221253434 笔顺读写 竖折横竖横竖横横竖竖横竖折撇捺撇捺 部外 10 字义五行 水

蹒跚指走路一瘸一拐的样子，或是走路缓慢、摇摆之态，如蹒跚学步、步履蹒跚等。从中医养生而言，除小儿学步外，成年人长期存在这一行走方式提示人体功能出现障碍，当仔细辨析，查明原因以正确治疗。

判 拼音 pàn 注音 ㄆㄢˋ，部首 刂 笔画数 7 结构 左右结构 造字法 形声；从刂、半声 笔顺编号 4311322 笔顺读写 捺撇横横撇竖竖 部外 5 字义五行 金

判的本义是分、分开，常用指分辨、裁定、评定等，诸如判别、判定、判断、判明、评判、判卷、谈判、批判等。《黄帝内经》中云"善诊者，察色按脉，先别阴阳"，是指中医诊察疾病，首先要判别疾病的阴阳属性。

盼 拼音 pàn 注音 ㄆㄢˋ，部首 目 笔画数 9 结构 左右结构 造字法 形声；从目、分声 笔顺编号 251113453 笔顺读写 竖折横横横撇捺折撇 部外 4 字义五行 水

盼的本义是眼珠乱转，眼睛乱看，引申义为希望、希冀、企望，如期盼、盼望、企盼等。适度的期盼使人们心中充满希望，有利于人的身心健康，但如果长时间得不到满足，反会耗伤人体的精力，不利于身心健康。

叛 拼音 pàn 注音 夂ㄢˋ，部首 又 笔画数 9 结构 左右结构 造字法 形声；从反、半声 笔顺编号 431133354 笔顺读写 捺撇横横撇撇撇折捺 部外 7 字义五行 水

叛的本义是违背自己所属方面的利益，投到敌对方面去，诸如背叛、叛国、叛徒、叛逆、叛变等。养生的最高法则是"天人相应"，理应按照自然法则进行保健，凡叛离自然规律，一意孤行，会受到自然界的惩罚。

pang

乓 拼音 pāng 注音 夂尢，部首 丿 笔画数 6 结构 上下结构 造字法 会意 笔顺编号 321214 笔顺读写 撇竖横竖横捺 部外 5 字义五行 水

乓作为拟声词，模拟枪弹击中金属障碍物时发出的尖锐声，亦可指乒乓球，乒乓运动是一项可以全民普及的运动项目，通过运动能提高机体的新陈代谢，锻炼反应力，放松心情，从而有效延缓衰老。

彷 拼音 páng fǎng 注音 夂尢ˊ，ㄈㄤˇ，部首 彳 笔画数 7 结构 左右结构 造字法 形声；从彳、方声 笔顺编号 3324153 笔顺读写 撇撇竖捺横折撇 部外 4 字义五行 水

彷的本义是徘徊，即走来走去，犹豫不决，如彷徨。这种情愫不利于心理保健，《素问·灵兰秘典论》"胆者，中正之官，决断出焉"，胆气充实则行事果断，脏腑气血功能发挥正常，胆气虚则敏感猜疑，顾左盼右。

庞 拼音 páng 注音 夂尢ˊ，部首 广 笔画数 8 结构 半包围结构 造字法 形声；从广、龙声 笔顺编号 41313534 笔顺读写 捺横撇横撇折撇捺 部外 5 字义五行 火

庞的本义是高屋，亦可指极大、杂乱、脸盘等，诸如庞大、庞杂、庞乱、面庞等。多而杂乱的事物往往给人增添过多的烦恼，学会放下，遵从《黄帝内经》所倡导的"恬淡虚无"的养生法则，方可健康长寿。

旁 拼音 páng bàng 注音 ㄆㄤˊ,ㄅㄤˋ,部首 方 笔画数 10 结构 上中下结构 造字法 形声;上形下声 笔顺编号 4143454153 笔顺读写 捺横捺撇捺折捺横折撇 部外 6 字义五行 水

旁的本义是大、广,亦可指左右两侧、其他、另外等,诸如旁边、旁侧、旁门、旁听、旁人、旁证等。手足少阳经行于人体左右两旁,通过调理少阳经气,可以使人体侧方的经络气血得以疏通,促进健康。

螃 拼音 páng 注音 ㄆㄤˊ,部首 虫 笔画数 16 结构 左右结构 造字法 形声;从虫、旁声 笔顺编号 2512144143454153 笔顺读写 竖折横竖横捺横捺撇捺折捺横折撇 部外 10 字义五行 水

螃蟹为海洋甲壳类动物的一种,横着爬行,肉味鲜美,一般认为药用以河蟹为好,海蟹只可供食用。螃蟹味咸性寒,有小毒,具有散热结、败滞毒、养血益气、舒筋壮骨的功效,螃蟹腿具有良好的抗癌作用。

胖 拼音 pàng pán pàn 注音 ㄆㄤˋ,ㄆㄢˊ,ㄆㄢˋ,部首 月 笔画数 9 结构 左右结构 造字法 形声;从月、半声 笔顺编号 351143112 笔顺读写 撇折横横捺撇横横竖 部外 5 字义五行 水

胖指肉厚,脂肪较多,跟"瘦"相对,诸如肥胖、胖子、虚胖、胖墩、发胖等。肥胖不但有碍美观,更重要的是容易带来各种疾病,乐观的心态、健康的营养、有效的运动均是预防肥胖、防止并发症的有效方法。

---

pao

抛 拼音 pāo 注音 ㄆㄠ,部首 扌 笔画数 7 结构 左右结构 造字法 形声;从扌、尥声 笔顺编号 1213553 笔顺读写 横竖横撇折折撇 部外 4 字义五行 水

抛的本义是丢弃,如抛弃、抛却等。从中医调神养生思想出发,生活在这样一个社会上,努力使自己不言弃、不强求、不妄取,学会懂得取舍,尽可能抛弃烦恼,尽量保持内心平静,是值得提倡的养生方法。

咆 拼音 páo 注音 ㄆㄠˊ，部首 口 笔画数 8 结构 左右结构 造字法 形声;从口、包声 笔顺编号 25135515 笔顺读写 竖折横撇折折横折 部外 5 字义五行 水

咆的本义是野兽吼叫，亦可形容人发怒时的喊叫声，如咆哮。中医调神养生认为，怒为中医七情学说的重要内容之一，过怒伤肝，即大怒导致肝气上逆，血随气而上溢，故伤肝，长久以往，不利于人的健康长寿。

狍 拼音 páo 注音 ㄆㄠˊ，部首 犭 笔画数 8 结构 左右结构 造字法 形声;从犭、包声 笔顺编号 35335515 笔顺读写 撇折撇撇折折横折 部外 5 字义五行 水

狍子，为鹿的一种，颈长尾短。在封建社会，狍子是皇家猎苑的主要狩猎动物，也是皇族贵人最喜食的野味佳肴。狍肉营养保健价值高，味道鲜美，有良好的补虚作用，其皮通常被制成皮衣用来御寒保暖。

庖 拼音 páo 注音 ㄆㄠˊ，部首 广 笔画数 8 结构 半包围结构 造字法 形声;从广、包声 笔顺编号 41335515 笔顺读写 捺横撇撇折折横折 部外 5 字义五行 水

庖的本义是厨房，亦可用于指厨师，从中医的饮食养生来讲，食材的制作和加工均离不开厨房，干净整洁的厨房环境能更好地保证食材的卫生，同时高水平的厨师自然会给人们制作出好的营养食品。

跑 拼音 pǎo páo 注音 ㄆㄠˇ,ㄆㄠˊ，部首 足 笔画数 12 结构 左右结构 造字法 形声;从足、包声 笔顺编号 251212135515 笔顺读写 竖折横竖横竖横撇折折横折 部外 5 字义五行 水

跑指人或动物用腿脚快速向前移动，脚掌可以同时离开地面，如跑步、奔跑、赛跑等。从运动养生角度讲，慢跑是一项有益于人体健康的有氧运动，长期坚持可以增强心肺功能，强健体魄，舒筋健骨，养生益寿。

泡 拼音 pào pāo 注音 ㄆㄠˋ,ㄆㄠ,部首 氵 笔画数 8 结构 左右结构 造字法 形声;从氵、包声 笔顺编号 44135515 笔顺读写 捺捺横撇折折横折 部外 5 字义五行 水

泡本义指水泡,亦指像泡的东西,或是较长时间地放在液体里,诸如泡沫、水泡、泡影、泡饭、泡茶等。饮茶,特别是药茶,能够有效地预防疾病,例如决明子茶有清肝明目、润肠通便的功效。

炮 拼音 pào páo bāo 注音 ㄆㄠˋ,ㄆㄠˊ,ㄅㄠ,部首 火 笔画数 9 结构 左右结构 造字法 形声;从火、包声 笔顺编号 433435515 笔顺读写 捺撇撇捺撇折折横折 部外 5 字义五行 火

炮指能用炸药发射弹头的重型武器,亦指爆竹,诸如火炮、礼炮、炮仗等。作为军事用途的火炮,因其具有极大的杀伤力,严重影响人民的生活,而作为表达欢庆的礼炮,可以增加节日气氛,有利于人的身心健康。

疱 拼音 pào 注音 ㄆㄠˋ,部首 疒 笔画数 10 结构 半包围结构 造字法 形声;从疒、包声 笔顺编号 4134135515 笔顺读写 捺横撇捺横撇折折横折 部外 5 字义五行 水

疱指皮肤上长的像水泡的小疙瘩,如水疱、火疱、脓疱等。当皮肤上出现水泡一样的小疙瘩时,首先要查明病因,审明病机,然后辨证论治,准确用药,患者应忌食辛辣,清淡饮食,同时保持心情舒畅,促进康复。

---

pei

呸 拼音 pēi 注音 ㄆㄟ,部首 口 笔画数 8 结构 左右结构 造字法 形声;从口、丕声 笔顺编号 25113241 笔顺读写 竖折横横撇竖撇横 部外 5 字义五行 水

呸是叹词,表示斥责或唾弃,表示对别人说过的话的否认。这一叹词饱含贬义,用于人与人之间的对话中,不利于人际关系的维系与和谐相处,会给说话双方带来程度不同的不良的精神刺激,在交谈中应尽量避免。

胚 拼音 pēi 注音 ㄆㄟ，部首 月 笔画数 9 结构 左右结构 造字法 形声;从月、丕声 笔顺编号 351113241 笔顺读写 撇折横横横撇竖捺横 部外 5 字义五行 水

胚指发育初期的动、植物幼体,如胚层、胚胎、胚芽等。对人而言,受精后的第3~8周称为胚胎,胚胎的发育过程是一个极为细致复杂的过程,孕期保健非常重要,孕妇当保持良好的心情、均衡的饮食、合理的运动。

陪 拼音 péi 注音 ㄆㄟˊ，部首 阝 笔画数 10 结构 左右结构 造字法 形声;左形右声 笔顺编号 5241431251 笔顺读写 折竖捺横捺撇横竖折横 部外 8 字义五行 水

陪的本义是重叠的土堆,引申为陪伴、伴随,或从旁协助,诸如陪伴、陪侍、陪同、奉陪、陪练等。当人心情低落或遭遇重大灾祸时,如果有人陪伴,善于倾听,是非常好的精神安慰,父母更需陪伴,有利于健康长寿。

培 拼音 péi 注音 ㄆㄟˊ，部首 土 笔画数 11 结构 左右结构 造字法 形声;左形右声 笔顺编号 12141431251 笔顺读写 横竖横捺横捺撇横竖折横 部外 8 字义五行 土

培的本义是给植物或墙堤等的根基垒土,引申为给适当的条件使生物或人发育、成长,如培土、培养、培育、培植、栽培等。目前中医教育的目的就是培养一批全面发展的中医人才,培育养生保健人才也不例外。

赔 拼音 péi 注音 ㄆㄟˊ，部首 贝 笔画数 12 结构 左右结构 造字法 形声;左形右声 笔顺编号 253441431251 笔顺读写 竖折撇捺捺横捺撇横竖折横 部外 8 字义五行 水

赔的本义是增加对方的钱财,特指用钱财补偿对方的损失,亦可用指向人道歉或认错,如赔款、赔钱、赔礼、赔罪、索赔等。遇事有责任心、敢担当是值得提倡的社会风范,有利于人际关系的和谐,对身心健康有利。

P

沛

拼音 pèi 注音 ㄆㄟˊ，部首 氵 笔画数 7 结构 左右结构 造字法 形声;从氵、市声 笔顺编号 4411252 笔顺读写 捺捺横横竖折竖 部外 4 字义五行 水

沛指充足、旺盛,如沛然、丰沛、充沛等。对人而言,文思充沛、精力充沛自然有利于增强健康,对自然界而言,雨水充沛、风调雨顺都是好迹象,具有如此状况,当然对人的健康与长寿均大有裨益。

配

拼音 pèi 注音 ㄆㄟˋ，部首 酉 笔画数 10 结构 左右结构 造字法 会意;从酉、从己 笔顺编号 1253511515 笔顺读写 横竖折撇折横横折横折 部外 3 字义五行 水

配的本义是配制不同的酒,引申为婚配、配合等,亦可指丈夫与妻子结婚、动物的交合等,诸如婚配、搭配、配制等。从养生而言,食材的使用要讲究搭配,搭配好则能养生治病,若搭配不好则会影响身体健康。

pen

盆

拼音 pén 注音 ㄆㄣˊ，部首 皿 笔画数 9 结构 上下结构 造字法 形声;从皿、分声 笔顺编号 345325221 笔顺读写 撇捺折撇竖折竖竖横 部外 4 字义五行 土

盆指盛东西或洗涤东西的用具,亦用于指像盆的,诸如花盆、脸盆、澡盆、盆腔、骨盆等。盆是日常生活中必不可少的生活用具,既可用于盛取食物,方便进食,亦可用以盛取饮水,清洁卫生,有利于健康长寿。

peng

抨

拼音 pēng 注音 ㄆㄥ，部首 扌 笔画数 8 结构 左右结构 造字法 形声;从扌、平声 笔顺编号 12114312 笔顺读写 横竖横横捺撇横竖 部外 5 字义五行 水

抨的本义是用手压物,引申为弹劾、攻击对方的过失等,诸如抨击、抨弹、击抨等。中医理论源远流长,流派众多,相互之间不可过于攻击、互相指责,而应相互尊重、取长补短,共同发展。

怦 拼音 pēng 注音 ㄆㄥ，部首 忄 笔画数 8 结构 左右结构 造字法 形声；从忄、平声 笔顺编号 44214312 笔顺读写 捺捺竖横捺撇横竖 部外 5 字义五行 水

怦的本义是心急，作为拟声词模拟心跳的声音，如情绪激动，心里怦怦直跳。从养生来讲，"恬淡虚无"，即思想静闲，心无杂念才是最高的养生境界，故应尽量避免情绪过于激动的发生。

烹 拼音 pēng 注音 ㄆㄥ，部首 灬 笔画数 11 结构 上下结构 造字法 形声；从灬、亨声 笔顺编号 41251524444 笔顺读写 捺横竖折横折竖捺捺捺捺 部外 7 字义五行 水

烹的本义是烧煮，亦可指烹调方法，如烹饪、烹调等。饮食养生离不开烹饪，烹饪是食材加工的过程，要想取得理想的食疗效果，需要结合不同人的体质，优选上好的食材，再加上精良的烹饪方法。

朋 拼音 péng 注音 ㄆㄥˊ，部首 月 笔画数 8 结构 左右结构 造字法 象形 笔顺编号 35113511 笔顺读写 撇折横横撇折横横 部外 4 字义五行 水

朋的本义是二人相友，如宾朋、朋友、旧朋、亲朋、朋党等。朋友，是人际关系中甚为重要的交际对象，朋友之间可以互相帮助、相互关心，聆听对方烦恼和给出对方建议，对当事人的身心健康有极大的益处。

棚 拼音 péng 注音 ㄆㄥˊ，部首 木 笔画数 12 结构 左中右结构 造字法 形声；从木、朋声 笔顺编号 123435113511 笔顺读写 横竖撇捺撇折横横撇折横横 部外 8 字义五行 木

棚的本义是用竹、木搭成的篷架或小屋，如凉棚、天棚、工棚、牛棚、草棚、车棚等。各种棚均能起到遮风、挡雨、防晒等功能，特别值得一提的是，在环境恶劣古代，棚对劳动人民的健康发挥了重要的积极的作用。

蓬 拼音 péng 注音 ㄆㄥˊ，部首 艹 笔画数 13 结构 上下结构 造字法 形声；从艹、逢声 笔顺编号 1223541112454 笔顺读写 横竖竖撇折捺横横横竖捺折捺 部外 10 字义五行 木

蓬的本义是草名，如飞蓬、蓬蒿等，引申为散乱、松散，诸如蓬乱、蓬松、蓬头垢面等。山东蓬莱素有"仙境"之称，它依山傍水，景色秀丽，自古便是历代帝王寻仙访药之地，也是养生长寿之宝地。

硼 拼音 péng 注音 ㄆㄥˊ，部首 石 笔画数 13 结构 左中右结构 造字法 形声；从石、朋声 笔顺编号 1325135113511 笔顺读写 横撇竖折横撇折横横撇折横横 部外 8 字义五行 土

硼是非金属元素，用于制合金、燃料等，在医药、农业和玻璃工业中应用广泛，如硼砂、硼酸等。硼砂外用可清热解毒、消肿、防腐，内服能清肺化痰，但若摄入过多的硼会引发人体多脏器的蓄积性中毒。

鹏 拼音 péng 注音 ㄆㄥˊ，部首 鸟 笔画数 13 结构 左中右结构 造字法 形声；从鸟、朋声 笔顺编号 3511351135451 笔顺读写 撇折横横撇折横横撇折捺折横 部外 8 字义五行 水

鹏的本义是大鹏，传说中最大的鸟，诸如鹏鸟、鹏力等，常可用于祝福远大的前程，如鹏程万里、鹏鸟高飞等，这是美好的祝福和期待，同时也是生活和学习的动力，推动人们不断前进，对人体心理产生正性作用。

澎 拼音 péng 注音 ㄆㄥˊ，部首 氵 笔画数 15 结构 左中右结构 造字法 形声；从氵、彭声 笔顺编号 441121251431333 笔顺读写 捺捺横横竖横竖折横捺撇横撇撇撇 部外 12 字义五行 水

澎的本义是波涛发出的冲击声，如澎湃。中医养生重视情志变化，提倡情绪应在一定范围内波动，心潮澎湃是形容心情十分激动，长期或过度激动的情绪自然会对身体健康不利。

篷 拼音 péng 注音 ㄆㄥˊ，部首 竹 笔画数 16 结构 上下结构 造字法 形声；从竹、逢声 笔顺编号 3143143541112454 笔顺读写 撇横捺撇横捺撇折捺横横横竖捺折捺 部外 10 字义五行 木

篷的本义是车、船等用以遮蔽风雨和阳光的设备，用竹木、苇席或帆布等制成，如船篷、帐篷、斗篷等。以上各种篷对人的保健作用主要体现在遮风、挡雨、保暖、防晒等方面，尤其体现在风雨时节和烈日之际。

膨 拼音 péng 注音 ㄆㄥˊ，部首 月 笔画数 16 结构 左中右结构 造字法 形声；从月、彭声 笔顺编号 3511121251431333 笔顺读写 撇折横横横竖横竖折横捺撇横撇撇撇 部外 12 字义五行 水

膨的本义是胀大，诸如膨胀、膨化、膨大等。从养生而言，"美其食、任其服、乐其俗"是《黄帝内经》所倡导的养生方法，当人不满足于现状，一味追求物质上的享乐，虚荣心会不断膨胀，直接影响人体的身心健康。

捧 拼音 pěng 注音 ㄆㄥˇ，部首 扌 笔画数 11 结构 左右结构 造字法 形声；从扌、奉声 笔顺编号 12111134112 笔顺读写 横竖横横横撇捺横横竖 部外 8 字义五行 水

捧的本义是两手承托物件在齐眉处，引申为奉承或吹嘘别人，诸如吹捧、捧角、捧场。蓄意吹捧他人并不能有益于人和人之间的和谐相处，相反会使人们之间产生许多本可避免的猜忌，不利于人体的身心健康。

碰 拼音 pèng 注音 ㄆㄥˋ，部首 石 笔画数 13 结构 左右结构 造字法 形声；左形右声 笔顺编号 1325143122431 笔顺读写 横撇竖折横捺撇横竖竖捺撇横 部外 8 字义五行 土

碰的本义是两物相触或相撞，如碰杯、碰撞、碰壁、碰头等。若人与他物进行碰撞，轻则擦伤表皮，重则伤筋动骨，更甚者伤及人体生命，均会给人的身心健康带来较大的影响，必须竭尽全力予以避免。

pi

批 拼音 pī 注音 ㄆㄧ，部首 扌 笔画数 7 结构 左右结构 造字法 形声；从扌、比声 笔顺编号 1211535 笔顺读写 横竖横横折撇折 部外 4 字义五行 水

批指对下级的文件或别人的文章、作业等提出意见或评语，对不妥的或错误的言论、行为等提出否定的意见，诸如批示、批阅、批注、批评、批判等。对于别人善意的批评，任何人都要学会接纳，否则易伤身心健康。

披 拼音 pī 注音 ㄆㄧ，部首 扌 笔画数 8 结构 左右结构 造字法 形声；从扌、皮声 笔顺编号 12153254 笔顺读写 横竖横折撇竖折捺 部外 5 字义五行 水

披的本义为分开、劈开、裂开，通常是指用衣物覆盖人体，如披肩、披风等。披风能够御寒，同时外观美丽的披风还可满足人们，特别是年轻女性的心理需求，对人的身心健康有益，有利于日常生活养生。

皮 拼音 pí 注音 ㄆㄧˊ，部首 皮 笔画数 5 结构 单一结构 造字法 会意 笔顺编号 53254 笔顺读写 折撇竖折捺 字义五行 水

皮指人或生物体表面的一层组织，如牛皮、树皮、皮肤等。中医学认为"肺主皮毛"，即皮毛赖肺的精气以滋养和温煦，皮毛的散气与肺之宣发功能密切相关，当肺气虚则皮毛无泽，卫外不固，且易感冒。

疲 拼音 pí 注音 ㄆㄧˊ，部首 疒 笔画数 10 结构 半包围结构 造字法 形声；从疒、皮声 笔顺编号 4134153254 笔顺读写 捺横撇捺横折撇竖折捺 部外 5 字义五行 水

疲的本义是乏力、困倦，如疲惫、疲倦、疲劳、疲乏等。疲劳归于亚健康范畴，涉及五脏六腑，主要以脾、肝、肾为主，治疗时既要补虚固元、滋养气血，又要调畅心志、舒肝畅意，多方结合，则疲劳可消。

啤 拼音 pí 注音 ㄆㄧˊ，部首 口 笔画数 11 结构 左右结构 造字法 形声；从口、卑声 笔顺编号 25132511312 笔顺读写 竖折横撇竖折横横撇横竖 部外 8 字义五行 水

啤酒是用大麦芽做主要原料制成的酒，适当地饮用啤酒可以刺激胃肠，加强蠕动，帮助消化、促进食欲，增加尿量，滋补脾胃，但如果长时间大量饮酒，则过犹不及，过多地摄入啤酒对人的身体健康反而有害。

琵 拼音 pí 注音 ㄆㄧˊ，部首 比 笔画数 12 结构 上下结构 造字法 形声；从珏、比声 笔顺编号 112111211535 笔顺读写 横横竖横横竖横横折撇折 部外 8 字义五行 水

琵的本义是四弦等列的弹拨乐器，如琵琶。琵琶作为中国具有代表性的民乐器，旋律幽美，音韵低回，能快速消除人的烦恼、畅达情志，使闻者心情畅爽，从而达到保养身体、减少疾病、延年益寿的目的。

脾 拼音 pí 注音 ㄆㄧˊ，部首 月 笔画数 12 结构 左右结构 造字法 形声；从月、卑声 笔顺编号 351132511312 笔顺读写 撇折横横撇竖折横横撇横竖 部外 8 字义五行 水

现代医学认为脾是重要的淋巴器官，有造血、滤血、清除衰老血细胞及参与免疫反应等功能。中医学认为"脾为后天之本""气血生化之源"，脾的主要生理功能有主运化、升清、主统血，保养脾的养生意义十分重要。

痞 拼音 pǐ 注音 ㄆㄧˇ，部首 疒 笔画数 12 结构 半包围结构 造字法 形声；从疒、否声 笔顺编号 413411324251 笔顺读写 捺横撇捺横撇竖捺竖折横 部外 7 字义五行 水

痞指痞块，中医指腹腔内可以摸得到的硬块，如痞积、痞块等，根据痞块的情况，常常采用活血破瘀和软坚散结之法破解体内有形积滞，以治疗顽疾，然此法属祛邪之法，对于纯虚无实之证应慎用、禁用。

癖 拼音 pǐ 注音 ㄆㄧˇ，部首 疒 笔画数 18 结构 半包围结构 造字法 形声；从疒、辟声 笔顺编号 413415132514143112 笔顺读写 捺横撇捺横折横撇竖折横捺横捺撇横横竖 部外 13 字义五行 水

癖是指因长期的习惯而形成的对某种事物的偏好，如癖好、怪癖等。人可以有高雅的爱好，有助于陶冶人心境，保持对生活的兴趣，对健康有利，但不可过于沉迷，否则可能会影响身体健康，自当适可而止。

屁 拼音 pì 注音 ㄆㄧˋ，部首 尸 笔画数 7 结构 半包围结构 造字法 形声；从尸、比声 笔顺编号 5131535 笔顺读写 折横撇横折撇折 部外 4 字义五行 水

屁的本义是人体肠道所排出的气体，即从肛门排出的臭气。屁的气味和多少与食物品种、自身健康状况有密切的关系，同时也能提示人体消化道的功能状况，如果出现异常变化，需要及时诊治，以便恢复正常。

辟 拼音 pì bì 注音 ㄆㄧˋ，ㄅㄧˋ，部首 辛 笔画数 13 结构 左右结构 造字法 会意；从尸、从辛、从口 笔顺编号 5132514143112 笔顺读写 折横撇竖折横捺横捺撇横横竖 部外 6 字义五行 水

辟的本义是法律、法度，亦可指开辟、驳斥等，诸如辟谣等。辟谷是源自道家养生中的"不食五谷"，是古人常用的一种养生方法，我们应在科学的指导下进行辟谷养生，切不可盲目效仿，以免伤及身体。

僻 拼音 pì 注音 ㄆㄧˋ，部首 亻 笔画数 15 结构 左右结构 造字法 形声；从亻、辟声 笔顺编号 325132514143112 笔顺读写 撇竖折横撇竖折横捺横捺撇横横竖 部外 13 字义五行 火

僻的本义是退避、回避，引申为偏远、脾气古怪，诸如僻静、怪僻、孤僻等。孤僻的性格不利于人际交往，容易在人际交往中受挫，不良的人际关系又会进一步加深孤僻的性格，形成恶性循环，应当尽力改善。

譬 拼音 pì 注音 ㄆㄧˋ，部首 言 笔画数 20 结构 上下结构 造字法 形声；从言、辟声 笔顺编号 51325141431124111251 笔顺读写 折横撇竖折横捺横捺撇横横竖捺横横横竖折横 部外 13 字义五行 水

譬指打比方、比喻，诸如譬如、譬喻、设譬、譬方、譬语等。中医宣传养生知识时常常采用打比方的方式，通过举例更加生动活泼地让人们轻松地掌握高深的养生道理，普及养生知识，运用养生方法。

pian

偏 拼音 piān 注音 ㄆㄧㄢ，部首 亻 笔画数 11 结构 左右结构 造字法 形声；从亻、扁声 笔顺编号 32451325122 笔顺读写 撇竖捺折横撇竖折横竖竖 部外 9 字义五行 水

偏的本义是不正、倾斜，跟"正"相对，诸如偏离、偏斜、偏方、偏重、偏见等。中医理论特别讲求中和平衡，中医的养生或治疗的目的是调整体内阴阳的偏盛或偏衰，改善偏向所引起的各种病证，使之回归平衡。

篇 拼音 piān 注音 ㄆㄧㄢ，部首 竹 笔画数 15 结构 上下结构 造字法 形声；从竹、扁声 笔顺编号 314314451325122 笔顺读写 撇横捺撇横捺捺折横撇竖折横竖竖 部外 9 字义五行 木

篇的本义是竹简，引申为结构完整的诗文、写着或印有文字等的单张纸，诸如篇幅、篇章、诗篇、篇目、通篇等。在中医养生保健方面，众多古代医家写下了许许多多的养生名篇，通过阅读可以吸取前人的养生经验。

翩 拼音 piān 注音 ㄆㄧㄢ，部首 羽 笔画数 15 结构 左右结构 造字法 形声；从羽、扁声 笔顺编号 451325122541541 笔顺读写 捺折横撇竖折横竖竖折捺横折捺横 部外 9 字义五行 水

翩的本义是疾飞的样子，诸如翩然、联翩、风度翩翩、翩翩起舞等。当遇到开心的事情，人们常情不自禁地翩翩起舞，通过舞蹈的方式传达喜悦之情，不仅可以畅达情志，还可活动筋骨，有利于身心健康。

P

片 拼音 piàn piān 注音 ㄆㄧㄢˋ,ㄆㄧㄢ,部首 片 笔画数 4 结构 单一结构 造字法 指事;像劈开的木片 笔顺编号 3215 笔顺读写 撇竖横折 字义五行 水

片的本义是劈开树木之类,引申为扁平的东西、影片等,诸如药片、图片、照片、纸片、片约、片酬等。将中医养生的理论和方法制作成公益影片让大众受益,能够从整体上提高人民群众的养生知识,延长寿命。

骗 拼音 piàn 注音 ㄆㄧㄢˋ,部首 马 笔画数 12 结构 左右结构 造字法 形声;从马、扁声 笔顺编号 551451325122 笔顺读写 折折横捺折横撇折横竖竖 部外 9 字义五行 水

骗指用谎言或欺诈手段使人相信、上当,诸如骗局、哄骗、蒙骗、欺骗等。不论是骗人者还是被骗者,这种现象都会使人产生不安,增加彼此的不信任,降低社会诚信度,直接影响双方的身心健康,必须尽力戒除。

---

piāo

剽 拼音 piāo 注音 ㄆㄧㄠ,部首 刂 笔画数 13 结构 左右结构 造字法 形声;从刂、票声 笔顺编号 1252211123422 笔顺读写 横竖折竖竖横横横竖撇捺竖竖 部外 11 字义五行 水

剽的本义是用刀劫掠、窃取,如剽掠、剽窃、剽取等,以上行为均是通过不正当手段,有损社会公平与正义,不但给被剽取者带来极大的身心压力,也会给剽窃者带来内心负累,直接影响身心健康。

漂 拼音 piāo piǎo piào 注音 ㄆㄧㄠ,ㄆㄧㄠˇ,ㄆㄧㄠˋ,部首 氵 笔画数 14 结构 左右结构 造字法 形声;从氵、票声 笔顺编号 44112522111234 笔顺读写 捺捺横横竖折竖竖横横横竖撇捺 部外 11 字义五行 水

漂的本义是与水面轻擦而过,诸如漂浮、漂移、漂流、浮漂、漂泊等。四处漂泊的生活居无定所,风餐露宿,除了对人的身体产生伤害外,在人的心理也存在不安全感,长期害怕和恐惧对人的身心健康非常有害。

飘 拼音 piāo 注音 ㄆㄧㄠ，部首 风 笔画数 15 结构 左右结构 造字法 形声;从风、票声 笔顺编号 125221112343534 笔顺读写 横竖折竖竖横横竖撇捺撇折撇捺 部外 11 字义五行 火

飘的本义是轻风,引申为随风摆动或飞扬,诸如飘拂、飘扬、飘摇、飘落等。风本是自然界正常的气候因素,一旦气候变化急剧、超过限度,就成为使人致病的风邪,风邪多从皮毛而入,具有善动不居的特点。

嫖 拼音 piáo piāo 注音 ㄆㄧㄠˊ，ㄆㄧㄠ，部首 女 笔画数 14 结构 左右结构 造字法 形声;从女、票声 笔顺编号 53112522111234 笔顺读写 折撇横横竖折竖竖横横横竖撇捺 部外 11 字义五行 水

嫖的本义是身体轻捷,后用指嫖妓的行为,诸如嫖娼、嫖妓、嫖客、嫖院、吃喝嫖赌等。以上不良行为均有悖社会道德、行为规范,影响家庭和谐,破坏夫妻关系,同时各种性病也直接危害人的身心健康。

瓢 拼音 piáo 注音 ㄆㄧㄠˊ，部首 瓜 笔画数 16 结构 左右结构 造字法 形声;从瓜、票声 笔顺编号 1252211123433544 笔顺读写 横竖折竖竖横横竖撇捺撇撇折捺捺 部外 11 字义五行 水

瓢的本义是用葫芦制作舀水工具,瓢作为古人常备的生活用具,曾发挥了其保健作用。古人用以煎药的水叫作甘澜水,就是用瓢将水扬起倒下,反复多次,直至看到水面上有无数水珠滚来滚去,药效较好。

瞟 拼音 piǎo 注音 ㄆㄧㄠˇ，部首 目 笔画数 16 结构 左右结构 造字法 形声;从目、票声 笔顺编号 2511112522111234 笔顺读写 竖折横横横竖折竖竖横横横竖撇捺 部外 11 字义五行 水

瞟的本义是扫人一眼,或指斜着眼睛看,这是一种不礼貌的看人方式,会被他人理解成蔑视,容易伤别人的自尊心,引发负面情绪,甚至使当事双方关系出现紧张,造成不必要的矛盾,在日常生活中应尽量避免。

票 拼音 piào piāo 注音 ㄆㄧㄠˋ,ㄆㄧㄠ 部首 示 笔画数 11 结构 上下结构 造字法 会意;从覀、从示 笔顺编号 12522111234 笔顺读写 横竖折竖竖横横横竖撇捺 部外 6 字义五行 水

票的本义是行人来来往往,引申为印刷或手写的作为凭证的纸片、纸币等,诸如车票、戏票、钞票等。人们都向往金钱带来的富足生活,然而"君子爱财,取之有道",若一味沉迷于纸醉金迷的生活,反易伤及自身。

pin

拼 拼音 pīn 注音 ㄆㄧㄣ 部首 扌 笔画数 9 结构 左右结构 造字法 形声;从扌、并声 笔顺编号 121431132 笔顺读写 横竖横捺撇横横撇竖 部外 6 字义五行 水

拼指凑合在一起,或不顾一切,诸如拼凑、拼命、硬拼、拼杀、拼搏等。从人对事业的追求来讲,需要拼搏的精神,但从养生而言,一味地竭力拼命,日夜颠倒,有害身体健康,当需合理规划,方可两全其美。

贫 拼音 pín 注音 ㄆㄧㄣˊ 部首 贝 笔画数 8 结构 上下结构 造字法 形声;从贝、分声 笔顺编号 34532534 笔顺读写 撇捺折撇竖折撇捺 部外 4 字义五行 水

贫的本义是分钱、散财,跟"富"相对,如贫贱、贫苦、贫寒、贫困、贫穷等。尽管短期的贫困生活状态可以历练人的意志,但若是经济长期匮乏,营养摄入不足,或精神生活贫瘠,均对人体健康有较大危害。

频 拼音 pín bīn 注音 ㄆㄧㄣˊ,ㄅㄧㄣ 部首 页 笔画数 13 结构 左右结构 造字法 会意;从步、从页 笔顺编号 2121233132534 笔顺读写 竖横竖横竖撇撇横撇竖折撇捺 部外 7 字义五行 水

频的本义是一步一点头,引申为连续多次、频率等,诸如频繁、频次、尿频等。中医养生提倡"不妄作劳",即不要违背正常的劳作规律,如果因为各种原因,过于频繁的脑力或体力劳动,均有害身体健康。

品 拼音 pǐn 注音 ㄆㄧㄣˇ，部首 口 笔画数 9 结构 品字结构 造字法 会意；从三口 笔顺编号 251251251 笔顺读写 竖折横竖折横竖折横 部外 6 字义五行 水

品的本义是众多，引申为物品和事物的种类、等级等，诸如产品、商品、品种、品类、极品、上品等。无论人或者物，均有上中下之分，中药依据其毒性大小也可分为上品、中品和下品三类，直接关乎治疗的效果。

聘 拼音 pìn 注音 ㄆㄧㄣˋ，部首 耳 笔画数 13 结构 左右结构 造字法 形声；左形右声 笔顺编号 1221112512115 笔顺读写 横竖竖横横横竖折横竖横横折 部外 7 字义五行 水

聘的本义是任职录用前的访谈，引申为请人担任某个职务、参加某项工作或某项活动等，诸如聘请、聘任、聘书、聘用等。当人受聘于某一职位时，是个人能力和社会价值的体现，对自身健康会产生积极的正性作用。

---

ping

乒 拼音 pīng 注音 ㄆㄧㄥ，部首 丿 笔画数 6 结构 上下结构 造字法 会意 笔顺编号 321213 笔顺读写 撇竖横竖横撇 部外 5 字义五行 水

乒是拟声词，模拟打枪、东西碰撞等声音，亦指乒乓球，如乒坛、乒乓、乒协等。从健身的角度而言，乒乓球运动对场地和器材的要求不高，且简单易学，运动量适中，因此是一项适合全民推广的健身运动。

平 拼音 píng 注音 ㄆㄧㄥˊ，部首 干 笔画数 5 结构 单一结构 造字法 会意 笔顺编号 14312 笔顺读写 横捺撇横竖 部外 2 字义五行 水

平的本义是不倾斜，引申为使均等、平整等，诸如平等、平坦、平地等。中医特别讲求平衡，即"谨察阴阳所在而调之，以平为期"，在心理养生方面，大凡遇到不公正的事就要自己想开点，方可化解心里的不平。

P

评 拼音 píng 注音 ㄆㄧㄥˊ，部首 讠 笔画数 7 结构 左右结构 造字法 形声；从讠、平声 笔顺编号 4514312 笔顺读写 捺折横捺撇横竖 部外 5 字义五行 水

评的本义是粮库官吏对农民缴纳的公粮进行称重和目验后报出重量数字和质量等级，引申为议论或判定，诸如评比、评分、评选、评语、批评等。善意的批评或评议可以促进自己不断地改正缺点，继续进步。

坪 拼音 píng 注音 ㄆㄧㄥˊ，部首 土 笔画数 8 结构 左右结构 造字法 形声；从土、平声 笔顺编号 12114312 笔顺读写 横竖横横捺撇横竖 部外 5 字义五行 土

坪的本义是扁形地面，诸如坪坝、草坪等。宽敞平整的草坪增加城市的绿意，给人以良好的视觉感受，同时也有利于开展多项室外运动，诸如踢足球、跑步、健身等诸多有氧运动，对人们的身心健康较为有益。

苹 拼音 píng pēng 注音 ㄆㄧㄥˊ，ㄆㄥ，部首 艹 笔画数 8 结构 上下结构 造字法 形声；从艹、平声 笔顺编号 12214312 笔顺读写 横竖竖横捺撇横竖 部外 5 字义五行 木

苹的本义是浮萍，现常指苹果，苹果味道酸甜适口，香甜多汁，号称水果之王，含有丰富的维生素、矿物质、糖类等，且易于被人体吸收，特别有利于人体养生与保健。

屏 拼音 píng bǐng 注音 ㄆㄧㄥˊ，ㄅㄧㄥˇ，部首 尸 笔画数 9 结构 半包围结构 造字法 形声；从尸、并声 笔顺编号 513431132 笔顺读写 折横撇捺撇横横撇竖 部外 6 字义五行 水

屏指屏风、字画的条幅，亦指遮挡等，诸如画屏、彩屏、持屏、屏风、寿屏等。中医方剂当中有玉屏风散，本方补散兼施，通过补益肺气增强卫外功能，使表固而自汗愈，犹如挡风的屏障保护人体健康。

瓶 拼音 píng 注音 ㄆㄧㄥˊ，部首 瓦 笔画数 10 结构 左右结构 造字法 形声；从瓦、并声 笔顺编号 4311321554 笔顺读写 捺撇横横竖横折折捺 部外 6 字义五行 水

瓶的本义是汲水器，现多指用陶土、瓷土、石英等为原料制成的口小肚大的容器，诸如药瓶、瓶胆、瓷瓶、花瓶等。有些瓶子可用于盛放药物，保健治病；有些又可作为观赏之用，愉悦心情，有益于人的身心健康。

萍 拼音 píng 注音 ㄆㄧㄥˊ，部首 艹 笔画数 11 结构 左右结构 造字法 形声；从氵、苹声 笔顺编号 12244114312 笔顺读写 横竖竖捺捺横横捺撇横竖 部外 8 字义五行 水

浮萍是一种草本植物，浮生水面，叶子扁平，叶下生须根，可作药材、饲料或肥料。浮萍以带根全草入药，性寒，味辛，能发汗透疹、清热利水，主治表邪发热、麻疹、水肿等症，具有较为满意的临床疗效。

---

po

泼 拼音 pō 注音 ㄆㄛ，部首 氵 笔画数 8 结构 左右结构 造字法 形声；从氵、发声 笔顺编号 44153544 笔顺读写 捺捺横折撇折捺捺 部外 5 字义五行 水

泼的本义是水漏出，引申为蛮不讲理，诸如泼墨、泼洒、泼妇、活泼等。活泼开朗的个性值得提倡，相比内向孤僻的性格来说，更容易得到他人的肯定，善于处理个人情绪，有利于人际关系相处，对健康长寿有益。

颇 拼音 pō 注音 ㄆㄛ，部首 页 笔画数 11 结构 左右结构 造字法 形声；从页、皮声 笔顺编号 53254132534 笔顺读写 折撇竖折捺横撇竖折撇捺 部外 5 字义五行 水

颇的本义是头来回晃动，引申为偏、不正，诸如偏颇等。如人际关系中受到不公平对待时，人的心理容易产生抑郁等不良情绪，甚至积郁成疾，属中医七情中"忧"的范畴，长此以往，不利于人的身心健康。

婆 拼音 pó 注音 ㄆㄛˊ，部首 女 笔画数 11 结构 上下结构 造字法 形声;从女、波声 笔顺编号 44153254531 笔顺读写 捺捺横折撇竖折撇撇横 部外 8 字义五行 水

婆的本义是年老的妇女,转indicates丈夫的母亲等,诸如老太婆、婆家、婆婆、婆媳、外婆等。老年女性脏腑功能明显衰退,同时还要承担来自社会、家庭的各种压力,所以在日常养生方面应当特别加以重视。

叵 拼音 pǒ 注音 ㄆㄛˇ，部首 口 笔画数 5 结构 半包围结构 造字法 会意;是"可"字的反写 笔顺编号 12515 笔顺读写 横竖折横折 部外 2 字义五行 水

叵的本义是不可,诸如叵测、叵耐、叵信等。历代思想家、医学家、养生家几乎都倡导"以德养生",居心叵测之人违背了这一原则,很难维持良好的人际关系,常常会产生不良的心理不良变化,应尽量纠正。

迫 拼音 pò pǎi 注音 ㄆㄛˋ,ㄆㄞˇ，部首 辶 笔画数 8 结构 半包围结构 造字法 形声;从辶、白声 笔顺编号 32511454 笔顺读写 撇竖折横横捺折捺 部外 5 字义五行 水

迫的本义是接近,亦指得寸进尺、逼近,诸如迫害、胁迫、迫使、诱迫等。以上各种行为均非出自本人意愿,而是在外力的逼迫下所为,会给人身心以较大的伤害,在内心留下挥之不去的阴云,影响心理健康。

珀 拼音 pò 注音 ㄆㄛˋ，部首 王 笔画数 9 结构 左右结构 造字法 形声;从王、白声 笔顺编号 112132511 笔顺读写 横横竖横撇竖折横横 部外 5 字义五行 水

珀的本义是纯净、透明。琥珀是黄褐色透明的固体矿物,为古代松柏树脂的化石。琥珀粉具有镇静安神、利尿的作用,常用于惊风、癫痫、心悸、失眠、小便不利、尿痛、尿血、闭经等,在临床上较为常用。

破 拼音 pò 注音 ㄆㄛˋ，部首 石 笔画数 10 结构 左右结构 造字法 形声;从石、皮声 笔顺编号 1325153254 笔顺读写 横撇竖折横折撇竖折捺 部外 5 字义五行 土

破的本义是石头表层开裂,即石碎,引申为石头整个碎裂、损坏等,诸如破坏、破损、破碎、破门、破裂等。破会给人以负能量,从养生角度来讲,不管哪种破坏行为对人的身心健康而言都是非常不利的。

粕

拼音 pò 注音 ㄆㄛˋ，部首 米 笔画数 11 结构 左右结构 造字法 形声；从米、白声 笔顺编号 43123432511 笔顺读写 捺撇横竖撇捺撇折横横 部外 5 字义五行 水

粕的本义是酒滓，引申为渣滓。中医所讲的糟粕是指食物经脾胃消化吸收之后所余的废物，而肛门是糟粕排泄的出口，肛门启闭的功能要受五脏六腑的调节，而肛门启闭正常与否又影响着脏腑气机的升降功能。

魄

拼音 pò 注音 ㄆㄛˋ，部首 鬼 笔画数 14 结构 左右结构 造字法 形声；从鬼、白声 笔顺编号 32511325113554 笔顺读写 撇竖折横横撇竖折横横撇折折捺 部外 5 字义五行 水

魄的本义是阴神，指迷信中依附于人的身体而存在的精神，引申为精神、精力、胆识，诸如魄力、魂魄、体魄、气魄等。中医学认为魄属精神活动中有关本能的感觉和支配动作的功能，为五脏精气所化生，为肺所藏。

pou

剖

拼音 pōu 注音 ㄆㄡ，部首 刂 笔画数 10 结构 左右结构 造字法 形声；从刂、音声 笔顺编号 4143125122 笔顺读写 捺横捺撇横竖折横竖竖 部外 8 字义五行 金

剖的本义是破开、中分，如剖面、解剖、剖腹等。早在两千多年前的《黄帝内经》时代，中医就提出了解剖，《灵枢·经水》曰"若夫八尺之士，皮肉在此，外可度量切循而得之，其死可解剖而视之"，可见一斑。

pu

仆

拼音 pū pú 注音 ㄆㄨ，ㄆㄨˊ，部首 亻 笔画数 4 结构 左右结构 造字法 形声；从亻、卜声 笔顺编号 3224 笔顺读写 撇竖竖捺 部外 2 字义五行 水

仆的本义是替主人奔波办事、承受日晒雨淋的人，诸如仆从、仆人、女仆等。主仆关系并非平等的人际关系，作为仆人，常常唯主人之命是从，非常容易产生自卑、委屈等不良心理变化，不利于人体身心健康。

P

扑

拼音 pū 注音 ㄆㄨ，部首 扌 笔画数 5 结构 左右结构 造字法 形声；从扌、卜声 笔顺编号 12124 笔顺读写 横竖横竖捺 部外 2 字义五行 水

扑的本义是击、打，诸如扑打、扑空、反扑等。由东汉华佗所创的五禽戏是中国传统导引养生的一个重要功法，其中之一是虎戏，包括虎举和虎扑两个部分，其中的虎扑是仿效虎的威猛动作，有强身作用。

铺

拼音 pū pù 注音 ㄆㄨ，ㄆㄨˋ，部首 钅 笔画数 12 结构 左右结构 造字法 形声；从钅、甫声 笔顺编号 311151251124 笔顺读写 撇横横横折横竖折横竖捺 部外 7 字义五行 金

铺的本义是衔门环的底座，引申为把东西散开放置、商店和床等，诸如饭铺、卧铺、床铺等。出售中药的商店，即按中医药方配药，称为药铺，中药铺存在历史非常悠久，至今仍为人民群众的身体健康保驾护航。

匍

拼音 pú 注音 ㄆㄨˊ，部首 勹 笔画数 9 结构 半包围结构 造字法 形声；从勹、甫声 笔顺编号 351251124 笔顺读写 撇折横竖折横横竖捺 部外 7 字义五行 水

匍匐是爬，手足并行的意思，诸如匍匐前进。人们可以通过适当的匍匐运动锻炼四肢的协调，使人的肌肉关节得以运动，提高心肌排血量。在华佗所创的五禽戏中，虎戏和鹿戏均要求四肢向下模仿爬行的动作。

菩

拼音 pú 注音 ㄆㄨˊ，部首 艹 笔画数 11 结构 上中下结构 造字法 形声；上形下声 笔顺编号 12241431251 笔顺读写 横竖竖捺横捺撇横折横横 部外 8 字义五行 木

菩萨指释迦牟尼修行尚未成佛前的称号，后指修行到一定程度，地位仅次于佛的人，亦可泛指佛和某些神。佛家养生独具特色，特别强调以善为怀，讲求福报，助人为乐，普度众生，有利于人的身心健康。

葡 拼音 pú 注音 ㄆㄨˊ，部首 艹 笔画数 12 结构 上下结构 造字法 形声；上形下声 笔顺编号 122351251124 笔顺读写 横竖竖撇折横竖折横横竖撇 部外 9 字义五行 木

葡萄是落叶藤本植物，果实圆形或椭圆形，味甜可食。葡萄不仅美味可口，而且营养价值很高，含有多种维生素和人体所必需的氨基酸，能健胃益气、生津解渴、利小便等。

蒲 拼音 pú 注音 ㄆㄨˊ，部首 艹 笔画数 13 结构 上下结构 造字法 形声；从艹、浦声 笔顺编号 1224411251124 笔顺读写 横竖竖撇撇横横竖折横横竖撇 部外 10 字义五行 木

蒲的本义是植物名，如香蒲，可以编席子、扇子等，诸如蒲包、蒲草、蒲团、蒲席等。蒲草所编的席子、扇子能缓解暑热，另外中药蒲公英具有清热解毒、消肿散结之功效，常配金银花等同用，可内服或外敷。

朴 拼音 pǔ pò pō piáo 注音 ㄆㄨˇ，ㄆㄛˋ，ㄆㄛ，ㄆㄧㄠˊ，部首 木 笔画数 6 结构 左右结构 造字法 形声；从木、卜声 笔顺编号 123424 笔顺读写 横竖撇捺竖捺 部外 2 字义五行 木

朴的本义是未加工的木材，引申为纯真的、没有经过修饰的，诸如朴实、朴素、淳朴、简朴、古朴等。《黄帝内经》倡导"美其食，任其服"的生活方式，即吃什么都好，穿什么都行，减少个人欲望，保持心理平衡。

埔 拼音 pǔ bù 注音 ㄆㄨˇ，ㄅㄨˋ，部首 土 笔画数 10 结构 左右结构 造字法 形声；从土、甫声 笔顺编号 1211251124 笔顺读写 横竖横横竖折横横竖撇 部外 7 字义五行 土

埔用于地名，如黄埔。以国共合作为基础的"黄埔精神"实质是以爱国主义为核心的精神力量，维护和捍卫祖国安全的坚强信念，只有祖国不断强大，才能有和平安宁的生活环境，才有保持健康长寿的可能。

普 拼音 pǔ 注音 ㄆㄨˇ，部首 日 笔画数 12 结构 上下结构 造字法 会意兼形声；从日、从并 笔顺编号 431224312511 笔顺读写 捺撇横竖竖捺撇横竖折横横 部外 8 字义五行 水

普指广泛、全面，诸如普遍、普查、普法、普及、普选、普通、科普等。中医养生知识应当不断地推广渗透到百姓中去，要通过中医药文化科普巡讲、各类书籍杂志等形式向大家进行宣传，使人民群众从中获益。

谱 拼音 pǔ 注音 ㄆㄨˇ，部首 讠 笔画数 14 结构 左右结构 造字法 形声；从讠、普声 笔顺编号 45431224312511 笔顺读写 捺折捺撇横竖竖捺撇横竖折横横 部外 12 字义五行 水

谱的本义是记载事物类别或系统的书，如家谱、年谱、食谱、图谱、菜谱等。将食材与养生相结合形成的养生食谱，通常是根据季节的变化、体质的差异，来灵活调整饮食结构，从而达到延年益寿的目的。

瀑 拼音 pù bào 注音 ㄆㄨˋ，ㄅㄠˋ，部首 氵 笔画数 18 结构 左右结构 造字法 形声；从氵、暴声 笔顺编号 441251112213424134 笔顺读写 捺捺横竖折横横横竖竖横撇捺竖捺横撇捺 部外 15 字义五行 水

瀑布，是从悬崖或陡坡上直泻而下的水流。大自然的瀑布形态各异，古今诸多文人墨客留下了许多有关瀑布的千古绝句，欣赏诗句、享受自然风光能荡涤人们的心灵阴影，及时疏解烦恼，有益于人体的身心健康。

曝 拼音 pù bào 注音 ㄆㄨˋ，ㄅㄠˋ，部首 日 笔画数 19 结构 左右结构 造字法 形声；从日、暴声 笔顺编号 2511251112213424134 笔顺读写 竖折横横竖折横横横竖竖横撇捺竖捺横撇捺 部外 15 字义五行 火

曝的本义是晒，如曝露、曝晒等。人适当晒晒太阳能够帮助人体获得维生素D，有利于人体增强对钙的摄取和吸收，有效防止骨质疏松症，但过犹不及，强烈的紫外线长时间直射皮肤会导致皮肤受到伤害。

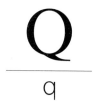

Q

q

qi

七 拼音 qī 注音 ㄑㄧ 部首 一 笔画数 2 结构 单一结构 造字法 会意 笔顺编号 15 笔顺读写 横折 部外 1 字义五行 金

七的本义是切断，后借用指数目字。中医所说的七情指喜、怒、忧、思、悲、恐、惊七种情志活动，正常情况下七情不会致病，而突然、强烈或长期持久的情志刺激则使人体气机紊乱，脏腑阴阳气血失调，就会成为致病因素。

沏 拼音 qī 注音 ㄑㄧ 部首 氵 笔画数 7 结构 左中右结构 造字法 形声；从氵、切声 笔顺编号 4411553 笔顺读写 捺捺横横折折撇 部外 4 字义五行 水

沏的本义是波浪冲击，后指用开水冲泡，如沏茶。中国具有悠久的茶文化历史，饮茶可使人精神愉悦、身体健康，按照传统，茶习惯上又分为花茶、绿茶、红茶、黑茶等，通过开水冲泡，可以发挥不同的养生保健作用。

妻 拼音 qī qì 注音 ㄑㄧ，ㄑㄧˋ 部首 女 笔画数 8 结构 上下结构 造字法 会意 笔顺编号 15112531 笔顺读写 横折横横竖折撇横 部外 5 字义五行 金

妻指男子的配偶，诸如夫妻、妻子、妻妾、妻小等。按照中医阴阳学说的基本理论，夫为阳，妻为阴，夫以气为本，妻以血为根，夫妻之间具有多方面的互补作用，也只有夫妻恩爱、阴阳和谐，才有利于双方的身心健康。

栖 拼音 qī xī 注音 ㄑㄧ,ㄒㄧ 部首 木 笔画数 10 结构 左右结构 造字法 形声;从木、西声 笔顺编号 1234125351 笔顺读写 横竖撇捺横竖折撇折横 部外 6 字义五行 木

栖的本义是指鸟停留在树上,后泛指居住、停留,如栖身。人的栖身之所对自身的保健作用不仅仅体现在遮风挡雨方面,而且还在于人内心的满足感及自身安全等方面,一个安全舒适的栖息之处非常有利于人的身心健康。

凄 拼音 qī 注音 ㄑㄧ 部首 冫 笔画数 10 结构 左右结构 造字法 形声;从冫、妻声 笔顺编号 4115112531 笔顺读写 捺横横折横横竖折撇横 部外 8 字义五行 水

凄本义为云雨兴起的样子,泛指寂寞、冷落、悲伤。中医养生学认为,如果长时间处于这种状态,对人体而言,其危害颇大,极易导致各种身心疾病的发生,当设法尽早加以调治,以免对健康长寿产生各种不良的影响。

戚 拼音 qī 注音 ㄑㄧ 部首 戈 笔画数 11 结构 半包围结构 造字法 形声 笔顺编号 13211234534 笔顺读写 横撇竖横横竖撇捺折撇捺 部外 7 字义五行 火

戚指与自己有姻亲关系或血亲关系的家庭及其成员,诸如亲戚、戚属、戚友等。任何人与家庭成员建立良好的关系将会对自己的身心健康产生良性作用,反之,紧张的家庭关系会对人体的身心健康产生直接危害。

期 拼音 qī jī 注音 ㄑㄧ,ㄐㄧ 部首 月 笔画数 12 结构 左右结构 造字法 形声;从月、其声 笔顺编号 122111343511 笔顺读写 横竖竖横横横撇捺撇折横横 部外 8 字义五行 木

期的本义是指规定的时间,一个朔望月内的各种月相所对应的刻度线,即时间记号,引申为见面办事所约定的时日,诸如期待、期盼、期望、期求、到期、分期、限期、期待等。适度的美好期盼有利于人体的身心健康。

欺 拼音 qī 注音 ㄑㄧ，部首 欠 笔画数 12 结构 左右结构 造字法 形声；从欠、其声 笔顺编号 122111343534 笔顺读写 横竖竖横横横捺撇折撇捺 部外 8 字义五行 木

欺的本义指欺骗，又可指欺负、压迫。不论是欺人者还是被欺者，这种情况都会使人产生不安、恐惧和伤心，直接影响双方的身心健康，必须想方设法予以中止。从中医心理养生的角度讲，欺负他人是极不道德的行为。

漆 拼音 qī 注音 ㄑㄧ，部首 氵 笔画数 14 结构 左右结构 造字法 形声；左形右声 笔顺编号 44112343424134 笔顺读写 捺捺横横竖捺撇捺竖捺横撇捺 部外 11 字义五行 水

漆指用漆树皮的黏汁或其他树脂做成的涂料，如白漆、油漆、清漆、生漆、漆树、漆皮等。因漆中含有甲醛、苯等有害物质，常常直接影响人体的身心健康，长期接触还可引发漆过敏、漆中毒、血液病、皮肤病及肿瘤等。

齐 拼音 qí jì zī zhāi 注音 ㄑㄧˊ，ㄐㄧˋ，ㄗ，ㄓㄞ，部首 齐 笔画数 6 结构 上下结构 造字法 象形 笔顺编号 413432 笔顺读写 捺横撇捺撇竖 字义五行 金

齐指整齐，即大小、长短差不多或达到同样的高度。中医素有"阴平阳秘，精神乃治"之说，即人体各脏腑之间的阴阳必须保持相对的平衡，人才能健康长寿，这种阴平阳秘的关系是维持人体正常生理活动的基础。

奇 拼音 qí jī 注音 ㄑㄧˊ，ㄐㄧ，部首 大 笔画数 8 结构 上下结构 造字法 形声；从大、可声 笔顺编号 13412512 笔顺读写 横撇捺横竖折横竖 部外 5 字义五行 木

奇的本义指奇特、奇异，诸如稀奇、奇怪、奇观、惊奇等。惊奇指内心感到很奇怪，甚至不可思议，这种情绪变化会对人体产生不良的情绪刺激，频繁的情绪刺激不利于人体健康，相反，从容不迫则有利于健康长寿。

Q

歧 拼音 qí 注音 ㄑㄧˊ，部首 止 笔画数 8 结构 左右结构 造字法 形声；从止、支声 笔顺编号 21211254 笔顺读写 竖横竖横横竖折捺 部外 4 字义五行 木

歧的本义指走岔路，诸如歧路、歧途等，引申为不一致、有差别，比如歧视。歧视是指用不平等的眼光看待他人，这种现象经常出现，会让长期遭受歧视的人一直处于不正常的心理状态之中，自然不利于健康长寿。

祈 拼音 qí 注音 ㄑㄧˊ，部首 礻 笔画数 8 结构 左右结构 造字法 形声；从礻、斤声 笔顺编号 45243312 笔顺读写 捺折竖捺撇撇横竖 部外 4 字义五行 木

祈的本义指为了摆脱困境而求神佛保佑，如祈祷、祈福等。从心理慰藉的角度来讲，祈祷、祈福、祈望均有助于缓解人心中的压力，帮助人们战胜艰难困苦，对人体的身心健康有一定的裨益和安抚作用。

脐 拼音 qí 注音 ㄑㄧˊ，部首 月 笔画数 10 结构 左右结构 造字法 形声；从月、齐声 笔顺编号 3511413432 笔顺读写 撇折横横捺横撇捺撇竖 部外 6 字义五行 木

脐指肚子上脐带脱落的痕迹，如肚脐。中医的神阙穴位于脐中部，隶属任脉，为人体重要的强壮穴之一，常用温灸或隔盐灸，有温补元阳、健运脾胃、复苏固脱之效，常用于治疗腹痛、久泻、脱肛、痢疾、水肿、虚脱等。

崎 拼音 qí 注音 ㄑㄧˊ，部首 山 笔画数 11 结构 左右结构 造字法 形声；从山、奇声 笔顺编号 25213412512 笔顺读写 竖折竖横撇捺横竖折横竖 部外 8 字义五行 土

崎的本义指崎岖，形容地面高低不平的样子，可比喻人的处境艰难，如崎岖坎坷的人生。虽然坎坷的人生可以培养人坚强的意志力，但从养生角度而言，长时间处于这种生活状态非常不利于人体的身心健康与长寿。

骑 拼音 qí 注音 ㄑㄧ，部首 马 笔画数 11 结构 左右结构 造字法 形声；从马、奇声 笔顺编号 55113412512 笔顺读写 折折横横撇捺横竖折横竖 部外 8 字义五行 木

骑指两腿跨坐在牲口或自行车等上面，比如骑马、骑射、骑兵、骑车等。目前认为骑车是最能改善人们心肺功能的耐力性锻炼，适度的骑行可以增强体力、健壮身体、延年益寿；骑马也是一项不错的健身方式。

棋 拼音 qí 注音 ㄑㄧˊ，部首 木 笔画数 12 结构 左右结构 造字法 形声；从木、其声 笔顺编号 123412211134 笔顺读写 横竖撇捺横竖竖横横撇捺 部外 8 字义五行 木

棋指棋类，是文体项目的一类，如棋盘、跳棋、五子棋、象棋等。经常下棋可有效锻炼思维、陶冶情操，有利于人体的身心健康，但中医情志学说认为，任何一种娱乐活动均不可过于沉迷其中，均应适可而止。

旗 拼音 qí 注音 ㄑㄧˊ，部首 方 笔画数 14 结构 左右结构 造字法 形声；从方、其声 笔顺编号 41533112211134 笔顺读写 捺横折撇撇横横竖竖横横横撇捺 部外 10 字义五行 木

旗指用布、纸、绸子或其他材料做成的标识，多是长方形或方形，如旗子、旗帜、旗号、旗舰、旗手。旗帜可指人们在做某件事时所持的名义，以发挥振奋精神的作用，如我们应当高举中医旗帜、大力发展中医的养生文化等。

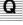

鳍 拼音 qí 注音 ㄑㄧˊ，部首 鱼 笔画数 18 结构 左右结构 造字法 形声；从鱼、耆声 笔顺编号 352512111213352511 笔顺读写 撇折竖折横竖横横横竖横撇撇折竖折横横 部外 10 字义五行 水

鳍是鱼和其他水生脊椎动物适应水中生活的运动器官。鱼鳍一般由皮肤、柔软的鳍条和坚硬不分节的鳍棘构成，含有丰富的钙质，同时富含卵磷脂，属高蛋白质类食物，合理食用鱼鳍对的人体的健康具有一定裨益作用。

麒 拼音 qí 注音 ㄑㄧˊ，部首 鹿 笔画数 19 结构 左右结构 造字法 形声；从鹿、其声 笔顺编号 4135221153512211134 笔顺读写 捺横撇折竖竖横横折撇折横竖竖横横横撇捺 部外 8 字义五行 木

麒麟是传说中一种象征祥瑞的动物，形状像鹿，头上长角，身体有鳞甲、有尾巴，在中国传统民俗礼仪中，常被制成各种饰物和摆件，用于佩戴和安置家中，有祈福和保佑的用意，从养生而言，祈福对人的身心健康有益无损。

乞 拼音 qǐ 注音 ㄑㄧˇ，部首 乙 笔画数 3 结构 单一结构 造字法 象形 笔顺编号 315 笔顺读写 撇横折 部外 2 字义五行 木

乞的本义指向人求讨，诸如乞怜、乞讨、乞求等。对于被乞求者，因担心被他人用不平等的眼光对待，或因长期遭受歧视，常常处于不正常的心理状态，这种状况自然不利于人体的身心健康，理应尽早摆脱困境。

企 拼音 qǐ 注音 ㄑㄧˇ，部首 人 笔画数 6 结构 上下结构 造字法 会意；从人、从止 笔顺编号 342121 笔顺读写 撇捺竖横竖横 部外 4 字义五行 木

企的本义指人踮起脚后跟、停步观望，如企仰、企足而待，引申为希望、盼望，诸如企及、企盼、企求、企图等。适度的盼望有利于人体的身心健康，而长时间的企盼则是对身心的折磨，不利于健康。

杞 拼音 qǐ 注音 ㄑㄧˇ，部首 木 笔画数 7 结构 左右结构 造字法 形声；从木、己声 笔顺编号 1234515 笔顺读写 横竖撇捺折横折 部外 3 字义五行 木

杞指周代诸侯国名，在今河南杞县。中药当中的枸杞是一味著名的药食同用的养生佳品，始载于《神农本草经》，被列为上品，具有滋补肝肾、益精明目之效，以宁夏产为优，用于肝肾阴虚证，常配菊花等，如杞菊地黄丸。

Q

启

拼音 qǐ 注音 ㄑㄧˇ，部首 口 笔画数 7 结构 半包围结构 造字法 会意；从户、从口 笔顺编号 4513251 笔顺读写 捺折横撇竖折横 部外 4 字义五行 木

启的本义是打开，指用手开门，引申为开导、开始、陈述等，诸如启禀、启齿、启动、启封、启蒙、启示等。中医养生本身是一项具有创新性质的活动，需要人们不断地开启智慧之门，获得更多的保健知识和技能。

起

拼音 qǐ 注音 ㄑㄧˇ，部首 走 笔画数 10 结构 左右结构 造字法 形声；从走、己声 笔顺编号 1212134515 笔顺读写 横竖横竖横撇捺折横折 部外 3 字义五行 木

起的本义指由躺而坐、由坐而立，诸如起床、起立。从中医养生而言，能站则不躺，能行则不坐，人的生命在于运动，合理科学的运动有助于人体健康，特别是对脑力劳动者，倡导定时定量的起坐运动，有利于长寿。

绮

拼音 qǐ 注音 ㄑㄧˇ，部首 纟 笔画数 11 结构 左右结构 造字法 形声；从纟、奇声 笔顺编号 55113412512 笔顺读写 折折横横撇捺横竖折横竖 部外 8 字义五行 木

绮指有花纹或图案的丝织品，如绮罗，又指美丽，如绮丽等。适时欣赏这些画面会给人以美好的视觉感觉，这种心情能够在一定程度上缓解和消除抑郁、紧张等不良心境给人所带来的心理伤害，有益于人的身心健康。

Q

气

拼音 qì 注音 ㄑㄧˋ，部首 气 笔画数 4 结构 单一结构 造字法 象形 笔顺编号 3115 笔顺读写 撇横横折 字义五行 木

气的本义指云气，中医学特别重视气，尤其是元气。气指运动不息且极细微的一种精微物质，是构成人体及维持人体生命的基本物质之一，人体的生理及精神思维活动也是以气为物质基础，是气活动的一种表现形式。

弃 拼音 qì 注音 ㄑㄧˋ，部首 廾 笔画数 7 结构 上下结构 造字法 会意 笔顺编号 4154132 笔顺读写 捺横折捺横撇竖 部外 4 字义五行 木

弃的本义指扔掉、抛弃，如丢弃、放弃、遗弃、舍弃等。从中医养生学思想出发，不去强求，懂得取舍，学会放弃，尽最大努力排除外来干扰和诱惑，尽力保持内心的安然与宁静，是道家最提倡的调神养生方法。

泣 拼音 qì 注音 ㄑㄧˋ，部首 氵 笔画数 8 结构 左右结构 造字法 形声；从氵、立声 笔顺编号 44141431 笔顺读写 捺捺横捺横捺撇横 部外 5 字义五行 水

泣的本义指站着哭鼻子，引申为无声或低声地哭，如泣不成声。泣的主要情志因素为悲，悲为中医七情学说的重要内容之一，持续性的悲伤太过常常会直接影响人体肺脏、损伤机体元气，不利于人体健康与长寿。

契 拼音 qì qiè xiè 注音 ㄑㄧˋ，ㄑㄧㄝˋ，ㄒㄧㄝˋ，部首 大 笔画数 9 结构 上下结构 造字法 会意 笔顺编号 111253134 笔顺读写 横横横竖折撇横撇捺 部外 6 字义五行 木

契的本义指刻，引申为符契，又引申为指契约、文卷，当用作动词时则有符合、投合之义，如默契等。如果在日常生活中与他人建立良好的关系，相互产生一种心领神会的默契，则会对人体的身心健康产生正性作用。

器 拼音 qì 注音 ㄑㄧˋ，部首 口 笔画数 16 结构 上下结构 造字法 会意；从口、从犬 笔顺编号 2512511344251251 笔顺读写 竖折横竖折横横撇捺捺竖折横竖折横 部外 13 字义五行 木

器的本义指本器具，为用具的统称，诸如瓷器、器皿、木器、容器。中药和器皿之间有着密切的关系，许多中药细料经过精研细磨之后均需要放置在器具中加以保存，另外，煎煮完的中药汤剂亦需不同器具来存放。

憩 拼音 qì 注音 ㄑㄧˋ，部首 心 笔画数 16 结构 上下结构 造字法 会意 笔顺编号 3122513251114544 笔顺读写 撇横竖竖折横撇竖折横横捺折捺捺 部外 12 字义五行 水

憩指休息，如小憩、少憩等。从中医养生的角度来讲，持续劳累之后短时间的休息，如午休等，可以有效缓解身体的疲劳，改善人的情绪状态。有效的休息可以增强人的体质，维护健康，从而有助于提高人体的寿命。

---

qia

掐 拼音 qiā 注音 ㄑㄧㄚ，部首 扌 笔画数 11 结构 左右结构 造字法 形声；左形右声 笔顺编号 12135321511 笔顺读写 横竖横撇折撇竖横折横横 部外 8 字义五行 木

掐指用指甲顶端用力夹或截断。在我国民间通常采取掐人中穴来抢救昏迷患者，当患者突然出现中风、中暑、中毒、跌仆、过敏时，通过用力掐按人中穴的方法可以帮助患者苏醒。

卡 拼音 qiǎ kǎ 注音 ㄎㄚˇ、ㄑㄧㄚˇ，部首 丨 笔画数 5 结构 上下结构 造字法 会意；从上、从下 笔顺编号 21124 笔顺读写 竖横横竖捺 部外 4 字义五行 木

卡指夹在中间不能活动，如鱼刺卡在喉咙里比较危险，中药威灵仙善治骨鲠咽喉，通常配伍砂仁，威灵仙化骨除鲠，砂仁行气和胃，二者配伍，有化骨和胃之功效，但较大的或扎得较深的鱼刺应当慎用此法。

洽 拼音 qià 注音 ㄑㄧㄚˋ，部首 氵 笔画数 9 结构 左右结构 造字法 形声；从氵合声 笔顺编号 441341251 笔顺读写 捺捺横撇捺横竖折横 部外 6 字义五行 水

洽的本义指沾湿、浸润，引申为融合、和睦、协调，诸如和洽、融洽、洽谈、商洽及融洽等。与他人建立起和谐融洽的社会关系不但是对别人的常规性尊重，同时也会对人体自身的健康产生许多正性健身作用。

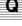

qian

千 拼音 qiān 注音 ㄑㄧㄢ，部首 十 笔画数 3 结构 上下结构 造字法 会意；从十、从人 笔顺编号 312 笔顺读写 撇横竖 部外 1 字义五行 金

　　千指数目字，表示十个百，有时表示很多，常与万同用，诸如千军万马、万水千山等。如《素问·阴阳离合论》曰"阴阳者，数之可十，推之可百，数之可千，推之可万"，此处的"千"字，用以说明阴阳的无限可分性。

迁 拼音 qiān 注音 ㄑㄧㄢ，部首 辶 笔画数 6 结构 半包围结构 造字法 形声；从辶、千声 笔顺编号 312454 笔顺读写 撇横竖捺折捺 部外 3 字义五行 金

　　迁的本义是向高处迁徙，引申为迁移，诸如搬迁、迁居、迁都、迁延、迁流等。古人迫于饥寒、战乱不断迁移，是对身心的折磨，对健康有害无益；今人为改善居住环境而搬迁，身心愉悦，有利于身心健康。

牵 拼音 qiān 注音 ㄑㄧㄢ，部首 牛 笔画数 9 结构 上下结构 造字法 形声；从牛（"冖"像牵牛的绳）、玄声 笔顺编号 134453112 笔顺读写 横撇捺捺折撇横横竖 部外 5 字义五行 土

　　牵的本义是牵牛。中药牵牛子是牵牛花的种子，性寒、味苦，有毒，有泻水通便、消痰涤饮、杀虫攻积之功效，用于水肿胀满、大小便不通、痰饮积聚、气逆喘咳、虫积腹痛、蛔虫、绦虫病等病有较为满意的防治效果。

铅 拼音 qiān yán 注音 ㄑㄧㄢ,ㄧㄢˊ，部首 钅 笔画数 10 结构 左右结构 造字法 形声；左形右声 笔顺编号 3111535251 笔顺读写 撇横横横折撇折竖折横 部外 5 字义五行 金

　　铅是一种金属元素，有毒。慢性铅中毒系重要职业病之一，铅进入人体血液后是十分难以排出，而血铅过高会给人体，尤其是给儿童的身体造成较大的伤害，其所引发的许多疾病是不可逆的，严重影响人的身体健康。

谦

拼音 qiān 注音 ㄑㄧㄢ 部首 讠 笔画数 12 结构 左右结构 造字法 形声;从讠、兼声 笔顺编号 454315112234 笔顺读写 捺折捺撇横折横横竖竖撇捺 部外 10 字义五行 木

谦的本义是谦虚、谦逊。低调不浮夸的为人处事方法,这既是自身良好修养的外在表现,又有利于建立和谐的社会人际关系,无论对人对己都有值得肯定的养生保健作用,我国的诸多古圣特别重视对谦和的修炼。

签

拼音 qiān 注音 ㄑㄧㄢ 部首 竹 笔画数 13 结构 上下结构 造字法 形声;从竹、金声 笔顺编号 3143143414431 笔顺读写 撇横捺撇横捺撇捺横捺捺撇横 部外 7 字义五行 木

签指亲自写上名字或画上记号,以示负责,如签到、签名;又指刻有文字符号用于占卜、赌博或比赛的细竹片或小细棍,如求签。求签将人的未来寄托于外在不可知的力量,一旦未达成心愿,对人的身心健康将产生负性影响。

前

拼音 qián 注音 ㄑㄧㄢˊ 部首 刂 笔画数 9 结构 上下结构 造字法 会意;从止、从舟 笔顺编号 431251122 笔顺读写 捺撇横竖折横横竖竖 部外 7 字义五行 金

前的本义是前进,如前行、勇往直前,也可指次序先后,如名列前茅,无论哪种情况,都会给人带来一股正能量精神,有利于人的身心健康,但如果过于前卫,尤其是沉迷于追求名利,则对人的身心健康带来危害。

Q

虔

拼音 qián 注音 ㄑㄧㄢˊ 部首 虍 笔画数 10 结构 半包围结构 造字法 形声;从虍、文声 笔顺编号 2153154134 笔顺读写 竖横折撇横折捺横撇捺 部外 4 字义五行 木

虔指恭敬,诸如虔诚、虔敬、虔心。恭敬而有诚意的态度能帮助建立良好的人际关系,有利于人的身心健康,另一方面从心理慰藉的角度讲,虔诚、虔心的祷告与祝福也能对人的身心健康发挥一定的有益效应。

钱 拼音 qián 注音 ㄑㄧㄢˊ，部首 钅 笔画数 10 结构 左右结构 造字法 形声；从钅、戋声 笔顺编号 3111511534 笔顺读写 撇横横横折横横折撇捺 部外 5 字义五行 金

钱指货币，如钱币、钱财、赌钱、零钱、找钱，同时钱又指重量单位。钱作为重量单位始于宋，亦作为药物常见的重量单位，宋时，十毫为一厘、十厘为一分、十分为一钱、十钱为一两、十两为一斤。

乾 拼音 qián gān 注音 ㄑㄧㄢˊ，ㄍㄢ，部首 乙 笔画数 11 结构 左右结构 造字法 会意 笔顺编号 12251112315 笔顺读写 横竖竖折横横竖撇横折 部外 10 字义五行 木

乾的本义是冒出，假借指八卦之一，象征为天，是《周易》六十四卦中的第一卦，这个卦的六个爻都是阳，没有阴爻的存在。乾代表天，旧时也指代男性，常和女性的"坤"字组词成"乾坤"，象征着天与地、阴与阳等。

潜 拼音 qián 注音 ㄑㄧㄢˊ，部首 氵 笔画数 15 结构 左右结构 造字法 形声；左形右声 笔顺编号 441113411342511 笔顺读写 捺捺横横横撇捺横横撇捺竖折横横 部外 12 字义五行 水

潜的本义是没入水中，而且在水下活动，引申为隐藏、未显露，如潜伏。长期潜伏、不暴露自己的真实身份，会对当事人造成较大的心理压力，从中医养生角度来讲，如果长时间强行压制自己的言行不利于人的身心健康。

浅 拼音 qiǎn jiān 注音 ㄑㄧㄢˇ，ㄐㄧㄢ，部首 氵 笔画数 8 结构 左右结构 造字法 形声 笔顺编号 44111534 笔顺读写 捺捺横横横折撇捺 部外 5 字义五行 水

浅指从上到下或从外到里的距离短，可引申为学问等不深，如浅薄、肤浅、才疏学浅。浅不利于个人的身心修养，也会给别人带来一定程度的负影响和负能量，从中医养生角度来讲，肤浅不利于人的身心健康。

Q

谴

拼音 qiǎn 注音 ㄑㄧㄢˇ，部首 讠 笔画数 15 结构 左右结构 造字法 形声;从讠、遣声 笔顺编号 452512125151454 笔顺读写 捺折竖折横竖横竖折横折横捺折捺 部外 13 字义五行 金

谴的本义是责备、斥责,如谴责、自谴。无论是谴责别人还是自谴,都会直接降低自己在日常生活中的社会幸福度,而长期遭受谴责的人肯定会处于一种不正常的心理状态,同样不利于人的身心健康。

欠

拼音 qiàn 注音 ㄑㄧㄢˋ，部首 欠 笔画数 4 结构 单一结构 造字法 象形;像人张着口打呵欠 笔顺编号 3534 笔顺读写 撇折撇捺 字义五行 木

欠的本义指打哈欠,人困乏的时候往往是哈欠不断,如果出现这种情况则表示大脑已经疲劳,需要睡眠休息;另则,欠尚有亏欠之含义,是发自内心的自责负疚,这种情绪变化也对人的身心健康极为不利。

纤

拼音 qiàn xiān 注音 ㄑㄧㄢˋ，ㄒㄧㄢ，部首 纟 笔画数 6 结构 左右结构 造字法 形声;左形右声 笔顺编号 551312 笔顺读写 折折横撇横竖 部外 3 字义五行 金

纤的本义是细小,如纤弱,指细小而柔弱。从养生的角度来讲,纤弱的身躯并不是健康的身体,常常可能伴见气虚等证,保持身材姣好固然重要,但不可过于纤弱,只有合理饮食、增加营养、加强锻炼,方可两全其美。

茜

拼音 qiàn 注音 ㄑㄧㄢˋ，部首 艹 笔画数 9 结构 上下结构 造字法 形声;从艹、西声 笔顺编号 122125351 笔顺读写 横竖竖横竖折撇折横 部外 6 字义五行 木

茜的本义是茜草,其既可作为制造染料的原材料,也可作为药用。茜草是一种临床应用较为广泛的中药,具有凉血止血、祛瘀生新的作用,常用于防治月经过多、崩漏、吐血、衄血、便血、尿血及跌打损伤等病证。

倩 拼音 qiàn 注音 ㄑㄧㄢˋ，部首 亻 笔画数 10 结构 左右结构 造字法 形声;从亻、青声 笔顺编号 3211212511 笔顺读写 撇竖横横竖横竖折横横 部外 8 字义五行 金

倩的本义是古代女子的美称,泛指姿容美好。姣好的东西可以给人带来美好的视觉享受,这种良好的心情能够在一定程度上缓解和消除抑郁、紧张、颓废等不良心境给人所带来的心理伤害,有益于人的身心健康。

堑 拼音 qiàn 注音 ㄑㄧㄢˋ，部首 土 笔画数 11 结构 上下结构 造字法 形声;从土、斩声 笔顺编号 15213312121 笔顺读写 横折竖横撇撇横竖横竖横 部外 8 字义五行 土

堑的本义是护城河,引申为挫折。遭受挫折虽然可以增强人的意志力和战斗力,但人在挫折情况下都会产生一定的烦恼、困惑、焦虑、愤怒等负面情绪,其交织而成的心理感受有损于人的身心健康,应当尽可能减少。

歉 拼音 qiàn 注音 ㄑㄧㄢˋ，部首 欠 笔画数 14 结构 左右结构 造字法 形声;从欠、兼声 笔顺编号 43151122343534 笔顺读写 捺撇横折横横竖竖撇捺撇折撇捺 部外 10 字义五行 木

歉指庄稼收成不好,如歉收,亦可指觉得自己对不住别人的内心感受,如抱歉、道歉。真诚而发自内心的道歉可以缓解人心中的压力,使对方舒心、自己也感到释然,道歉能够提高人的道德修养,对人的身心健康有益。

---

qiang

呛 拼音 qiāng qiàng 注音 ㄑㄧㄤ,ㄑㄧㄤˋ，部首 口 笔画数 7 结构 左右结构 造字法 形声;从口、仓声 笔顺编号 2513455 笔顺读写 竖折横撇捺折折 部外 4 字义五行 木

呛指水或食物进入气管引起咳嗽并被喷出。细嚼慢咽不仅是进食的基本礼仪,从中医养生的角度而言,嚼得愈细,唾液的消化作用便发挥得愈充分,食物变得细柔而便于吞咽,这自然有利于胃肠的进一步消化和吸收。

羌

拼音 qiāng 注音 ㄑㄧㄤ，部首 八 笔画数 7 结构 上下结构 造字法 会意；从人、从羊 笔顺编号 4311135 笔顺读写 捺撇横横横撇折 部外 5 字义五行 木

羌指古代西部的民族，以放牧为生，后逐渐与汉族及其他民族融合一起。在中药当中有一味常用药物叫作羌活，性温味辛，能解表散寒、祛湿止痛，常用于外感风寒、头痛无汗、寒湿痹病、上肢风湿疼痛等。

枪

拼音 qiāng 注音 ㄑㄧㄤ，部首 木 笔画数 8 结构 左右结构 造字法 形声；从木、仓声 笔顺编号 12343455 笔顺读写 横竖撇捺撇捺折折 部外 4 字义五行 木

枪指长杆上装着铁尖的旧式兵器或发射子弹的武器，诸如长枪、步枪、手枪、冲锋枪等。枪会对人体身心造成极大威慑，使人感到内心不安，直接影响人的健康和长寿，甚则危及人的生命安全，故应严加管理。

腔

拼音 qiāng 注音 ㄑㄧㄤ，部首 月 笔画数 12 结构 左右结构 造字法 会意兼形声；从月、从空 笔顺编号 351144534121 笔顺读写 撇折横横捺捺折撇捺横竖横 部外 8 字义五行 金

腔的本义是人和动物体内的空处，如人有胸腔、腹腔，内存五脏六腑等重要脏器。五脏六腑是身体强健的根本，五脏以藏为要，六腑以通为用，对人体健康而言，胸、腹腔无疑对人体脏器发挥重要的保护作用。

强

拼音 qiáng qiǎng jiàng 注音 ㄑㄧㄤˊ，ㄑㄧㄤˇ，ㄐㄧㄤˋ，部首 弓 笔画数 12 结构 左右结构 造字法 会意 笔顺编号 515251251214 笔顺读写 折横折竖折横竖折横竖横捺 部外 9 字义五行 木

中医所说的强，有健壮、强盛、有力的含义，与弱相对而言，如《素问·脉要精微论》中曰："观五脏有余不足，六腑强弱，形之盛衰。"中医养生的目的就是要通过养生使人身体保持强健，脏腑强盛则人长寿。

Q

墙 拼音 qiáng 注音 ㄑㅣㄤˊ，部首 土 笔画数 14 结构 左右结构 造字法 形声；从土、啬声 笔顺编号 12112431252511 笔顺读写 横竖横横竖捺撇竖竖折竖折横横 部外 11 字义五行 土

墙指用砖石等砌成承架房顶或隔开内外的建筑物，如墙壁、院墙等，具有保护价值。《灵枢·天年》中将人体的骨骼比作基，将肌肉比作墙，"使道遂以长、基墙高以方"，骨骼肌肉方正、丰满有利于人体的健康长寿。

蔷 拼音 qiáng 注音 ㄑㅣㄤˊ，部首 艹 笔画数 14 结构 上下结构 造字法 形声；从艹、啬声 笔顺编号 12212431252511 笔顺读写 横竖竖横竖捺撇竖竖折竖折横横 部外 11 字义五行 木

蔷薇为落叶灌木，色彩鲜艳，有香味。蔷薇属是世界著名的观赏植物之一，给人以美好的视觉感受，在很大程度上能缓解和消除抑郁、紧张、颓废等不良心境给人所带来的心理伤害，有益于人的身心健康。

抢 拼音 qiǎng qiāng chēng 注音 ㄑㅣㄤˇ，ㄑㅣㄤ，ㄔㄥ，部首 扌 笔画数 7 结构 左右结构 造字法 形声；从扌、仓声 笔顺编号 1213455 笔顺读写 横竖横撇捺折折 部外 4 字义五行 金

抢指抢夺、硬拿，如抢劫、抢夺等。抢劫等犯罪行为不利于社会的安定和谐，常使人们内心增添恐惧。此外，不管是抢劫者还是被抢者，这种现象都会使人感到紧张而不安，直接影响双方的身心健康，缩短寿命。

襁 拼音 qiǎng 注音 ㄑㅣㄤˇ，部首 衤 笔画数 17 结构 左右结构 造字法 形声；从衤、强声 笔顺编号 45234515251251214 笔顺读写 捺折竖撇捺折横折竖折横竖折横竖横捺 部外 12 字义五行 木

襁褓指包裹婴儿的被子和带子，同时也借指婴儿时期。在中医养生学中，儿童分类中的新生儿期要特别注意保暖、喂养、消毒隔离、清洁卫生等细节，名医钱乙论述小儿的生理特点为"稚阳未充，稚阴未长也"。

炝 拼音 qiàng 注音 ㄑㄧㄤˋ 部首 火 笔画数 8 结构 左右结构 造字法 形声；从火、仓声 笔顺编号 43343455 笔顺读写 捺撇撇捺撇捺折折 部外 4 字义五行 火

炝是一种烹调方法，通常将食材放在沸水中略煮，取出后再用酱油、醋等作料来拌，是一种较为科学、健康的烹调方法，与油炸等相比较而言，它是更加理想的饮食养生方法。

跄 拼音 qiāng qiàng 注音 ㄑㄧㄤ，ㄑㄧㄤˋ 部首 足 笔画数 11 结构 左右结构 造字法 形声；从足、仓声 笔顺编号 25121213455 笔顺读写 竖折横竖横竖横撇捺折折 部外 4 字义五行 金

跄的本义是背负粮袋进出粮仓的脚步声，引申义为负重行走有节奏的样子、负重行走的沉重脚步。踉跄指走路不稳，这是一种病态情况，从中医养生而言，这样的行走方式说明肝的功能不足。

---

qiao

跷 拼音 qiāo 注音 ㄑㄧㄠ 部首 足 笔画数 13 结构 左右结构 造字法 形声；从足、尧声 笔顺编号 2512121153135 笔顺读写 竖折横竖横竖横横折撇横撇折 部外 6 字义五行 木

跷的本义是二腿相叠。在中医奇经八脉中，有阳跷脉和阴跷脉两条经脉，主司人体下肢运动，跷脉从下肢内外侧分别上行头面，交会于目内眦，具有交通一身阴阳之气和调节肌肉运动的功能，司眼睑开合和肢体运动。

Q

敲 拼音 qiāo 注音 ㄑㄧㄠ 部首 攴 笔画数 14 结构 左右结构 造字法 形声；从攴、高声 笔顺编号 41251252512154 笔顺读写 捺横竖折横竖横竖折横竖横折捺 部外 10 字义五行 木

敲的本义是敲击、叩打。敲打经络就是用手的不同部位或各种工具对人体经络及其穴位或病变部位进行有规律的击打，以达到疏通经络、活血祛瘀的目的。根据中医养生理论来说，经常敲打经络对身体较为有益。

橇 拼音 qiāo 注音 ㄑㄧㄠ，部首 木 笔画数 16 结构 左右结构 造字法 形声；从木、毳(cuì)声 笔顺编号 1234311531153115 笔顺读写 横竖撇捺撇横横折撇横横折撇横横折 部外 12 字义五行 木

橇的本义是古代在泥路上行走所乘之具，现亦指在冰雪上滑行的交通工具，可用动物牵引，如雪橇。雪橇是一项参与性很强的冰雪运动，既可增强了人们的御寒能力，还可提升内心喜悦度，从而达到放松心情的目的。

乔 拼音 qiáo 注音 ㄑㄧㄠˊ，部首 丿 笔画数 6 结构 上下结构 造字法 形声；从夭、高省声 笔顺编号 313432 笔顺读写 撇横撇捺撇竖 部外 5 字义五行 木

乔的本义是指高而曲，如乔木、乔迁。在养生中药当中，有许多中草药来源于乔木，如合欢树为落叶乔木，合欢树的皮及花均可入药，合欢皮有安神解郁、活血消痈的功效，合欢花有宁神作用，凡此等，不胜枚举。

荞 拼音 qiáo 注音 ㄑㄧㄠˊ，部首 艹 笔画数 9 结构 上下结构 造字法 形声；从艹、乔声 笔顺编号 122313432 笔顺读写 横竖竖撇横撇捺撇竖 部外 6 字义五行 木

荞麦为一年生草本植物，是人们生活中常见的一种粮食。荞麦有防治高血压、冠心病、糖尿病的作用，几乎成为人们公认的降糖佳品，在食疗中将荞麦研末、炒香，加水煮成稀糊服食，还用于治疗肠胃不和、腹痛腹泻等病。

桥 拼音 qiáo 注音 ㄑㄧㄠˊ，部首 木 笔画数 10 结构 左右结构 造字法 形声；从木、乔声 笔顺编号 1234313432 笔顺读写 横竖撇捺撇横撇捺撇竖 部外 6 字义五行 木

桥指架在河、沟、道路等上面供两边通行的建筑物，桥是起到沟通、贯通的作用。从中医养生而言，人体大大小小的经络保持通畅对人体健康非常重要，一旦贯通出现了障碍，人体就会发生疾病，难以长寿。

翘 拼音 qiáo qiào 注音 ㄑㄧㄠˊ,ㄑㄧㄠˋ, 部首 羽 笔画数 12 结构 半包围结构 造字法 形声;从羽、尧声 笔顺编号 153135541541 笔顺读写 横折撇横撇折折捺横折捺横 部外 6 字义 五行 木

翘的本义是指鸟尾的长羽毛,借指举起、抬起、向上,有翘盼、翘首、翘企的意思。从心理学的角度讲,翘盼有助于燃起人心中的希望,对人体的身心健康有一定益处,但长时间的翘盼对身心也是折磨,对健康有害无益。

憔 拼音 qiáo 注音 ㄑㄧㄠˊ, 部首 忄 笔画数 15 结构 左右结构 造字法 形声;从忄、焦声 笔顺编号 442324111214444 笔顺读写 捺捺竖撇竖捺横横横竖横捺捺捺捺 部外 12 字义五行 木

憔即憔悴,是指心里受折磨达到了极点,呈现精疲力尽的样子。无论是身体过于疲劳,还是精神压力过大,均会导致形容憔悴,按照中医养生学精神养生的基本要求,必须尽量避免这种情况的发生。

瞧 拼音 qiáo 注音 ㄑㄧㄠˊ, 部首 目 笔画数 17 结构 左右结构 造字法 形声;从目、焦声 笔顺编号 25111324111214444 笔顺读写 竖折横横横撇竖捺横横横竖横捺捺捺捺 部外 12 字义五行 木

瞧的本义是目力集中于一点仔细观看,如瞧热闹、瞧不起等。瞧病是指生病的人让医生给看看,或医生给人治病,具有保健意义。在中医功法八段锦中有"五劳七伤往后瞧"的锻炼功法,也是瞧字在养生防病中的具体体现。

巧 拼音 qiǎo 注音 ㄑㄧㄠˇ, 部首 工 笔画数 5 结构 左右结构 造字法 形声;左形右声 笔顺编号 12115 笔顺读写 横竖横横折 部外 2 字义 五行 木

巧的本义是技艺高明、精巧,如巧妙、灵巧。相对而言,心思灵敏之人善于学习和接受新的知识,其运用养生知识的能力也会较强,常常具有较高的养生保健造诣,有利于对自己健康的有效保护。

悄 拼音 qiǎo qiāo 注音 ㄑㄧㄠˇ,ㄑㄧㄠ,部首 忄 笔画数 10 结构 左右结构 造字法 形声;从忄、肖声 笔顺编号 4422432511 笔顺读写 捺捺竖竖捺撇竖折横横 部外 7 字义五行 木

悄的本义是从心里边安静下来,引申义是轻声、低声,转义为寂静无声、忧愁。郁闷和忧愁是七情异常当中十分常见的一种情绪变化,若不能及时调节,而将这种不良情绪不断延续,则是身心健康和快乐长寿之大敌。

俏 拼音 qiào xiào 注音 ㄑㄧㄠˋ,ㄒㄧㄠˋ,部首 亻 笔画数 9 结构 左右结构 造字法 形声;从亻、肖声 笔顺编号 322432511 笔顺读写 撇竖竖捺撇竖折横横 部外 7 字义五行 木

俏指相貌姣好,长得很漂亮,惹人喜欢,如俏丽、俊俏等。美丽的外表可以给人以美好的视觉享觉,这种心情能够在一定程度上缓解和消除抑郁、紧张、颓废等不良心境给人所带来的心理伤害,有益于心理保健及养生。

窍 拼音 qiào 注音 ㄑㄧㄠˋ,部首 穴 笔画数 10 结构 上下结构 造字法 形声;从穴、巧声 笔顺编号 4453412115 笔顺读写 捺捺折撇捺横竖横横折 部外 5 字义五行 木

窍指窟窿,特指人体器官上的孔,如人体有五官九窍,九窍即头部七窍及前、后二阴,而中医则以五脏为中心,通过经络系统把九窍及四肢百骸等全身组织器官联系成有机的整体,每窍都有其独特作用,缺一不可。

qie

切 拼音 qiē qiè 注音 ㄑㄧㄝ,ㄑㄧㄝˋ,部首 刀 笔画数 4 结构 左右结构 造字法 形声;从刀、七声 笔顺编号 1553 笔顺读写 横折折撇 部外 2 字义五行 土

切指相合、符合。中国文化讲求以和为贵,这也是中医平衡、协调思想的具体体现;另外中医四诊中的切脉也具有神奇的诊断学价值,通过仔细的体察辨别不同脉象特征,可以提前或即时提示人体的健康状态。

茄

拼音 qié 注音 ㄑㄧㄝˊ，部首 艹 笔画数 8 结构 上下结构 造字法 形声;从艹、加声 笔顺编号 12253251 笔顺读写 横竖竖折撇竖折横 部外 5 字义五行 木

茄即茄子,是一年生草本植物,为人们日常生活中的普通蔬菜。茄子性味甘、凉,归脾、胃、大肠经,善于清热活血、止痛消肿,可用于治疗肠风下血、热毒疮痈、皮肤溃疡,但过多食用易腹泻,故脾胃虚寒者不宜过食。

妾

拼音 qiè 注音 ㄑㄧㄝˋ，部首 女 笔画数 8 结构 上下结构 造字法 会意;表示有罪之女 笔顺编号 41431531 笔顺读写 捺横捺撇横折撇横 部外 5 字义五行 火

妾的本义是服从正妻的女子,其家庭地位在正妻之下,受正妻的管束,如纳妾。妾是中国古代一夫多妾制下的产物,当今文明社会已将其摒弃,否则既不利于家庭和谐,也会因嗜欲过度而损害健康。

怯

拼音 qiè 注音 ㄑㄧㄝˋ，部首 忄 笔画数 8 结构 左右结构 造字法 形声;从忄、去声 笔顺编号 44212154 笔顺读写 捺捺竖横竖横折捺 部外 5 字义五行 金

怯指胆小、害怕,如怯场、怯弱、胆怯等。胆怯是因胆虚所致心中畏惧、不能正常生活之表现。《石室秘录》言:"凡人胆怯不敢见人者,少阳胆经虚也。"从中医养生角度来讲,遇事胆怯是足少阳胆经虚,可从胆经入手调治。

窃

拼音 qiè 注音 ㄑㄧㄝˋ，部首 穴 笔画数 9 结构 上下结构 造字法 形声;从穴、切声 笔顺编号 445341553 笔顺读写 捺捺折撇捺横折折撇 部外 4 字义五行 土

窃的本义是偷盗,如偷窃、行窃等。偷窃行为不利于社会的和谐稳定,如果此现象在人们身边频发,会使人们产生恐惧和不安,直接影响身心健康,另外对于行窃者而言,始终要承受较大的身心压力,同样对健康有害。

惬 拼音 qiè 注音 ㄑㄧㄝˋ，部首 忄 笔画数 11 结构 左右结构 造字法 形声；左形右声 笔顺编号 44211431345 笔顺读写 捺捺竖横横捺撇横撇捺折 部外 8 字义五行 金

惬指心里满足、感到舒畅，如惬怀、惬意等。对任何人来说，如果拥有一个惬意的生活环境，对生活感到满足、快乐和幸福，则能够使人保持良好的心境，更好地去生活，这样自然会对人体的身心健康产生良好的正性作用。

---

qin

钦 拼音 qīn 注音 ㄑㄧㄣ，部首 钅 笔画数 9 结构 左右结构 造字法 形声；从钅、欠声 笔顺编号 311153534 笔顺读写 撇横横横折撇折撇捺 部外 4 字义五行 金

钦指敬佩、尊重，如钦慕、钦佩、钦仰等。在日常生活中，要少一份抱怨，多一份感恩，始终怀有一颗敬畏之心，心存感激，也只有懂得感恩和珍惜生活的人才有可能收获快乐和幸福，有利于"德润身"及健康长寿。

侵 拼音 qīn 注音 ㄑㄧㄣ，部首 亻 笔画数 9 结构 左右结构 造字法 会意；人手拿扫帚扫地 笔顺编号 325114554 笔顺读写 撇竖折横横捺折折捺 部外 7 字义五行 金

侵指侵入。在中医学里，致病原因包括六淫之邪，即风、寒、暑、湿、燥、火，此六淫之邪常常乘虚入侵人体，导致人体发生疾病，而人们在平时日常养护时既要增强人体的正气，亦要懂得回避外界的致病因素。

亲 拼音 qīn qìng 注音 ㄑㄧㄣ、ㄑㄧㄥˋ，部首 亠 笔画数 9 结构 上下结构 造字法 形声兼会意；从立、从木 笔顺编号 414311234 笔顺读写 捺横捺撇横横竖撇捺 部外 7 字义五行 木

亲指亲人、父母。父母对子女无微不至的呵护极其有利于人的身心健康，亲情乃养生的大餐。《素问·阴阳应象大论》认为阴阳是变化之父母，即阴阳是世界一切事物运动变化的本原，所以中医养生保健不离阴阳。

芹 拼音 qín 注音 ㄑㄧㄣˊ，部首 艹 笔画数 7 结构 上下结构 造字法 形声；从艹、斤声 笔顺编号 1223312 笔顺读写 横竖竖撇撇横竖 部外 4 字义五行 木

芹指菜名，为一年生草本植物，夏天开白色花，茎叶可以吃。芹菜性凉、味甘辛，具有清热除烦、平肝、利水消肿、凉血止血之功效，日常饮食保健常吃芹菜，尤其是吃芹菜叶，对预防高血压、动脉硬化等都十分有益。

秦 拼音 qín 注音 ㄑㄧㄣˊ，部首 禾 笔画数 10 结构 上下结构 造字法 会意；从禾、从春 笔顺编号 1113431234 笔顺读写 横横横撇捺撇横竖撇捺 部外 5 字义五行 火

秦指周代诸侯国名，在今陕西中部和甘肃东部，自古以来就是中药的盛产之地，素有"三秦无闲草"的美誉，并以位于黄土高原腹地的陕西、甘肃两省是其地道药材的主产区，在中医药养生保健、防病治病方面功绩非凡。

琴 拼音 qín 注音 ㄑㄧㄣˊ，部首 王 笔画数 12 结构 上下结构 造字法 象形；像乐器之形 笔顺编号 112111213445 笔顺读写 横横竖横横横竖横撇捺捺折 部外 8 字义五行 木

琴指古代弦乐器，最初是五根弦，后加至七根弦，又指乐器的总称。琴可发出五声音阶，其中的角、徵、宫、商、羽五个音级，与肝、心、脾、肺、肾五脏相对应，在中医养生学中，五脏可以影响五音，五音可以调节五脏。

禽 拼音 qín 注音 ㄑㄧㄣˊ，部首 人 笔画数 12 结构 上下结构 造字法 象形；像捕捉鸟兽的网 笔顺编号 344134522554 笔顺读写 撇捺捺横撇捺折竖竖折折捺 部外 10 字义五行 金

禽指鸟类，如飞禽、家禽等，又指鸟兽的总称。最著名的养生功法五禽戏是由东汉著名医学家华佗根据中医原理、模仿虎、鹿、熊、猿、鸟五种动物的动作和神态编创的一套导引术，也是我国最早的医疗健身体操。

勤 拼音 qín 注音 ㄑㄧㄣˊ，部首 力 笔画数 13 结构 左右结构 造字法 形声；从力、堇声 笔顺编号 1221251112153 笔顺读写 横竖竖横竖折横横横竖横折撇 部外 11 字义五行 木

　　勤的本义是短期内格外用力，诸如勤奋、勤俭、勤劳等。从中医养生角度而言，有利于人体健康长寿的劳作方式是不妄作劳，即不违背正常的劳作规律，反之超强度的工作对人体健康不利，会产生五劳七伤之疾。

寝 拼音 qín 注音 ㄑㄧㄣˇ，部首 宀 笔画数 13 结构 上下结构 造字法 形声；上形下声 笔顺编号 4454125114554 笔顺读写 捺捺折捺横竖折横横捺折折捺 部外 10 字义五行 金

　　寝指睡觉，诸如安寝、就寝、入寝等。《黄帝内经》指出"起居有常""卧则血归于肝"，强调规律性作息对人体的重要性，同时指出当人入睡休息时，因所需血量减少而一部分血液回流内藏于肝，有利于肝脏保养。

沁 拼音 qín 注音 ㄑㄧㄣˋ，部首 氵 笔画数 7 结构 左右结构 造字法 形声；从氵、心声 笔顺编号 4414544 笔顺读写 捺捺横捺折捺捺 部外 4 字义五行 水

　　沁指香味、液体等渗入或透出，如沁人心脾的音乐。悦耳动听的音乐能给人以享受，《黄帝内经》将角、徵、宫、商、羽与人的五脏联系在一起，不同的音乐可以增强相应脏腑的功能，调节人的情感，起到防病治病的作用。

---

qing

青 拼音 qīng 注音 ㄑㄧㄥ，部首 青 笔画数 8 结构 上下结构 造字法 会意 笔顺编号 11212511 笔顺读写 横横竖横竖折横横 字义五行 金

　　青指灰白色或植物的青色，诸如青草、青苗、青苔等。青色是青春的象征，中医学认为肝在五色分属上"其色为苍"，这里的苍指的是苍青色，而以五色辨疾病性质，苍青色主风、主惊、主寒、主痛，多与气滞血瘀有关。

Q

轻 拼音 qīng 注音 ㄑㄧㄥ，部首 车 笔画数 9 结构 左右结构 造字法 形声；从车、声 笔顺编号 152154121 笔顺读写 横折竖横折捺横竖横 部外 5 字义五行 木

轻指分量小、程度浅、用力小，又指没有负担，比如轻型、轻便、轻松、轻闲等。轻松愉快的工作、学习有利于经络畅通、气机顺畅，对人体身心健康有利，中医养生特别强调轻松愉快的心理状态。

倾 拼音 qīng 注音 ㄑㄧㄥ，部首 亻 笔画数 10 结构 左右结构 造字法 会意 从人、从顷 笔顺编号 3215132534 笔顺读写 撇竖横折横撇竖折撇捺 部外 8 字义五行 木

倾指斜或偏向，又指用尽力量，诸如倾斜、倾向、倾听、倾诉、倾吐等。当人际关系中受到不公平的对待时，人的心里容易产生抑郁等不良情绪；当向人倾诉心中不快时，有利于舒缓不良情绪，肯定利于身心健康。

清 拼音 qīng 注音 ㄑㄧㄥ，部首 氵 笔画数 11 结构 左右结构 造字法 形声；从氵、青声 笔顺编号 44111212511 笔顺读写 捺捺横横横竖横竖折横横 部外 8 字义五行 水

清指液体、气体纯净，没有混杂别的东西，跟"浊"相对。《黄帝内经》中指出"清气在下，则生飧泄"，说明人体的清阳之气当升，若不升反降，则可出现完谷不化的泄泻等病证，养生理应保养清气。

情 拼音 qíng 注音 ㄑㄧㄥˊ，部首 忄 笔画数 11 结构 左右结构 造字法 形声；从忄、青声 笔顺编号 44211212511 笔顺读写 捺捺竖横横竖横竖折横横 部外 8 字义五行 金

情即情志，是指人体对外界事物变化所引起的心理改变，中医学中所说的七情是指喜、怒、忧、思、悲、恐、惊七种情志活动，当任何一种情志活动超出人体承受范围，都会使气机紊乱，脏腑、阴阳、气血失调，成为致病因素。

Q

晴 拼音 qíng 注音 ㄑㄧㄥˊ，部首 日 笔画数 12 结构 左右结构 造字法 形声;从日、青声 笔顺编号 251111212511 笔顺读写 竖折横横横横竖横竖折横横 部外 8 字义五行 火

晴的本义是夜晴，泛指天晴，即天空中无云或云很少，诸如晴天、晴朗、晴和等。相对阴天而言，晴天更容易给人们带来好心情，但久晴不雨又会致大地缺水，自然界的旱灾类似于人体津液匮乏，养护时应滋阴以润燥。

庆 拼音 qìng 注音 ㄑㄧㄥˋ，部首 广 笔画数 6 结构 半包围结构 造字法 会意;表示庆贺 笔顺编号 413134 笔顺读写 捺横撇横撇捺 部外 3 字义五行 木

庆的本义就是祝贺、庆贺，诸如庆典、庆功、喜庆、庆贺等。当人们遇到值得祝贺或庆贺之事，均为令人开心的好事，会使人喜气洋洋、开开心心，这种心情有利于人体的身心健康，但如果喜乐过极则会损伤心神。

磬 拼音 qìng 注音 ㄑㄧㄥˋ，部首 石 笔画数 16 结构 上下结构 造字法 会意 笔顺编号 1215213355413251 笔顺读写 横竖横折竖横撇撇折折捺横撇竖折横 部外 11 字义五行 木

磬指古代用玉、石等制成的曲尺形的打击乐器，如编磬。美妙的音乐可以陶冶人的心情，给人以美好的听觉享受，这种心情能够在很大程度上缓解和消除抑郁、烦躁、不安等不良心境，有益于人的身心愉悦和健康长寿。

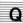

---
qiong

穷 拼音 qióng 注音 ㄑㄩㄥˊ，部首 穴 笔画数 7 结构 上下结构 造字法 形声;从穴、力声 笔顺编号 4453453 笔顺读写 捺捺折撇捺折撇 部外 2 字义五行 木

穷的本义指穷尽，即在金钱或者物质上很贫瘠，如穷苦、穷困、贫穷等。尽管短期的贫困生活状态可以历练人的意志，但若是食物长期匮乏，营养摄入不足，或者精神生活贫瘠，对人体健康的危害则非常显著。

茕 拼音 qióng 注音 ㄑㄩㄥˊ，部首 ⺊ 笔画数 8 结构 上下结构 造字法 形声；上形下声 笔顺编号 12245512 笔顺读写 横竖竖捺折折横竖 部外 5 字义五行 木

茕的本义指鸟盘旋疾飞，后引申为孤独、忧愁。当人遇到困难和挫折，出现忧愁的情绪，这是自然而然的事情，但是如果把这种不良情绪长时间延续，则会成为身心健康之大敌，从中医五行相克的角度而言，喜可以胜忧。

琼 拼音 qióng 注音 ㄑㄩㄥˊ，部首 王 笔画数 12 结构 左右结构 造字法 形声；从王、京声 笔顺编号 112141251234 笔顺读写 横横竖横捺横竖折横竖撇捺 部外 8 字义五行 木

琼指精美的、美好的，如琼楼玉宇、玉液琼浆等。美好的事物可以给人带来愉悦的心情，从心理保健的角度讲，这是一种非常有益的调神养生方法。另外，琼又是海南省的简称，为养生保健之圣地、长寿人群聚集的福地。

---

qiu

丘 拼音 qiū 注音 ㄑㄧㄡ，部首 丿 笔画数 5 结构 单一结构 造字法 象形；像地面上并立着两个小山峰 笔顺编号 32121 笔顺读写 撇竖横竖横 部外 4 字义五行 木

丘的本义指小土山，即小山、土堆，如荒丘、山丘、丘陵等。长期生活在中国丘陵地区的人们，因气候多风多湿，容易出现相应的多发疾病，在养生保健、防病治病方面，应根据其地域特点因地制宜地制订相应方案。

Q

秋 拼音 qiū 注音 ㄑㄧㄡ，部首 禾 笔画数 9 结构 左右结构 造字法 象形 笔顺编号 312344334 笔顺读写 撇横竖撇捺捺撇撇捺 部外 4 字义五行 金

秋的本义是庄稼成熟的季节，指一年四季的第三季，习惯上指农历七月至九月的三个月，中医学认为"秋三月，此谓容平。天气以急，地气以明，早卧早起，与鸡俱兴，使志安宁"，指出了秋季养生的基本原则与方法。

蚯

拼音 qiū 注音 ㄑㄧㄡ，部首 虫 笔画数 11 结构 左右结构 造字法 形声；从虫、丘声 笔顺编号 25121432121 笔顺读写 竖折横竖横撇撇竖横竖横 部外 5 字义五行 木

　　蚯的本义是蚯蚓，即中药中的地龙。地龙作为药用，由来已久，早在《神农本草经》中就有记载，其性寒、味咸，能清热定惊、通络、平喘、利尿，常用于治疗高热狂躁、惊风抽搐、风热头痛、目赤、半身不遂等病证。

鳅

拼音 qiū 注音 ㄑㄧㄡ，部首 鱼 笔画数 17 结构 左右结构 造字法 形声；从鱼、秋声 笔顺编号 35251211312344334 笔顺读写 撇折竖折横竖横横撇横竖捺捺撇撇捺 部外 9 字义五行 木

　　鳅的本义指泥鳅，即鳅鱼，收载于《本草纲目》。泥鳅肉质鲜美，营养丰富，富含蛋白质和维生素，能补脾益气、祛除湿邪，常用于治疗脾虚瘦弱、体倦乏力、黄疸、小便不利等，民间常以泥鳅做补虚佳肴。

囚

拼音 qiú 注音 ㄑㄧㄡˊ，部首 口 笔画数 5 结构 全包围结构 造字法 会意；从人、从口 笔顺编号 25341 笔顺读写 竖折撇捺横 部外 2 字义五行 木

　　囚的本义指拘禁、囚禁、关押，如囚房、囚车、囚犯等。一旦人因为任何原因导致活动被限制自由，则会给当事人的身心健康带来程度不同的严重伤害，因此从养生保健的角度讲，应当无犯王法，尽力避免这种情况的发生。

求

拼音 qiú 注音 ㄑㄧㄡˊ，部首 水 笔画数 7 结构 单一结构 造字法 象形 笔顺编号 1241344 笔顺读写 横竖捺横撇捺捺 部外 3 字义五行 火

　　求的本义是毛皮衣，引申义指表示想要为了达到某个目的而恳求、请求、要求等。学习就是一个寻求知识的过程，中华文化博大精深，中医养生内容丰富多彩，而要具备扎实的中医理论功底，则需要不断求知，精益求精。

Q

泅 拼音 qiú 注音 ㄑㄧㄡˊ，部首 氵 笔画数 8 结构 左右结构 造字法 形声；从氵、囚声 笔顺编号 44125341 笔顺读写 捺捺横竖折撇捺横 部外 5 字义五行 水

泅指游泳，如泅渡等。游泳是一项广受欢迎的健身运动项目，适当地进行游泳锻炼，不仅能给人带来心理上的愉悦，还可以改善心肺功能、增强抗病能力、塑造形体等，坚持游泳锻炼是一项较好的运动项目。

球 拼音 qiú 注音 ㄑㄧㄡˊ，部首 王 笔画数 11 结构 左右结构 造字法 形声；从王、求声 笔顺编号 11211241344 笔顺读写 横横竖横横竖捺横撇捺捺 部外 7 字义五行 木

球指球体或球形的东西，亦指球类运动，如篮球、气球、皮球、台球、网球、乒乓球等。球类运动是一项非常有益于身心健康的锻炼项目，可以增强体质，有部分需要团队合作的球类运动还可以球会友，增进友谊。

裘 拼音 qiú 注音 ㄑㄧㄡˊ，部首 衣 笔画数 13 结构 上下结构 造字法 形声；从衣、求声 笔顺编号 1241344413534 笔顺读写 横竖捺横撇捺捺捺横撇折撇捺 部外 7 字义五行 水

裘指毛皮类的衣服。毛皮类的衣服御寒能力较强，特别是在寒冷的地区，可以保护人体阳气，抵御外邪的侵犯。此外，华丽的毛皮衣服还可以满足很多人的心理需求，但从地球生态环境而言，应自觉抵制过用裘皮制品。

Q

---

qu

区 拼音 qū ōu 注音 ㄑㄩ、ㄡ，部首 匚 笔画数 4 结构 半包围结构 造字法 会意 笔顺编号 1345 笔顺读写 横撇捺折 部外 2 字义五行 木

区多指区域、地区。我国地大物博，有东、西、北、南、中等不同区域，人们的生活方式、体质、发病特征、养生保健亦有不同；人体有不同分区，例如舌诊也有脏腑分区，舌尖候心肺、舌中央候脾胃、舌两侧候肝胆、舌根候肾。

曲 拼音 qū qǔ 注音 ㄑㄩ,ㄑㄩˇ,部首 曰 笔画数 6 结构 单一结构 造字法 象形 笔顺编号 251221 笔顺读写 竖折横竖竖横 部外 2 字义五行 木

　　曲跟直相对,指弯,如曲柄、曲尺等;亦指不正确、不公正,如曲解、歪曲等。人际关系中受到不公平对待时内心非常冤屈,人的心里容易产生抑郁等不良情绪,需要及时化解,否则会直接影响人的身心健康。

岖 拼音 qū 注音 ㄑㄩ,部首 山 笔画数 7 结构 左右结构 造字法 形声;从山、区声 笔顺编号 2521345 笔顺读写 竖折竖横撇捺折 部外 4 字义五行 土

　　崎岖指山路或道路不平,很难通过,常用来比喻处境艰难,有时也比喻人生艰难,处境艰难虽可锻炼人的意志,但不可为时太久,否则很容易消磨人的斗志,使人颓废,甚至产生厌世情绪,对人的身心健康十分不利。

驱 拼音 qū 注音 ㄑㄩ,部首 马 笔画数 7 结构 左右结构 造字法 形声;从马、区声 笔顺编号 5511345 笔顺读写 折折横横撇捺折 部外 4 字义五行 木

　　驱的本义指使马奔驰,引申为驱逐、驱赶,如驱寒等。古人所倡导的养生保健原则,认为对于虚邪贼风需要避之有时,而当外邪一旦入侵人体,则应设法提高人体内在之正气以祛邪外出,这也成为其重要的养生防病原则。

屈 拼音 qū 注音 ㄑㄩ,部首 尸 笔画数 8 结构 半包围结构 造字法 形声;从尸、出声 笔顺编号 51352252 笔顺读写 折横撇折竖竖折竖 部外 5 字义五行 木

　　屈指弯曲,与"伸"相对,引申为屈从、冤屈,诸如屈服、屈辱、委屈等。承受屈辱这种不良感觉常常会令当事人的内心产生极大的不安和痛苦,非常容易形成较为严重的心理阴影,对自身的身心健康极为不利。

躯 拼音 qū 注音 ㄑㄩ，部首 身 笔画数 11 结构 左右结构 造字法 形声；从身、区声 笔顺编号 32511131345 笔顺读写 撇竖折横横横撇横撇捺折 部外 4 字义五行 木

躯指身体，诸如躯干、躯壳、躯体、身躯等。养生的含义就是调养身心和防治疾病，其中身心健康包括身体健康和心理健康，而身体健康是人能够长寿的基础，也只有身体没有不舒服的感觉，人体才称得上基本健康。

趋 拼音 qū cù 注音 ㄑㄩ，ㄘㄨˋ，部首 走 笔画数 12 结构 半包围结构 造字法 形声；从走、刍声 笔顺编号 121213435511 笔顺读写 横竖横竖横撇捺撇折折横横 部外 5 字义五行 木

趋指以短而多的步子快步走，如趋前、趋之若鹜。《黄帝内经》中指出，"人生二十，血气始盛，肌肉方长，故好趋"，另外快走也是一项常见的体育锻炼方式，有助于加快新陈代谢，防止动脉硬化及心脑血管疾病。

渠 拼音 qú jù 注音 ㄑㄩˊ，ㄐㄩˋ，部首 氵 笔画数 11 结构 上下结构 造字法 形声；从氵、榘省声 笔顺编号 44115151234 笔顺读写 捺捺横横折横折横竖撇捺 部外 8 字义五行 水

渠的本义是指由人工开凿的水道，如渠道、沟渠、河渠等。在人体十二脏腑中，三焦为"决渎之官，水道出焉"，即三焦具有疏通水道、运行水液的功能，保持三焦畅通，水液运行正常，人体才能处于健康状态。

娶 拼音 qǔ 注音 ㄑㄩˇ，部首 女 笔画数 11 结构 上下结构 造字法 形声；从女、取声 笔顺编号 12211154531 笔顺读写 横竖竖横横横折捺折撇横 部外 8 字义五行 木

娶指把女子接到家里成婚，诸如娶妻、娶亲、嫁娶等。嫁娶乃人生四大喜事之一，当事人及参加者在婚礼现场都会喜气洋洋、开开心心、快快乐乐，如此可愉悦心志，加强家庭成员之间的感情，有利于人的身心健康。

龋 拼音 qǔ 注音 ㄑㄩˇ，部首 齿 笔画数 17 结构 左右结构 造字法 形声;从齿、禹声 笔顺编号 21213452325125214 笔顺读写 竖横竖横撇捺折竖撇竖折横竖折竖横捺 部外 9 字义五行 木

龋指牙齿被腐蚀而形成的空洞或残缺,如龋齿。龋齿经常造成牙根、牙尖等部位的炎症,严重龋坏时甚则直接影响进食,此外龋齿会影响外在形象,使人感到自卑,从而影响人的身心健康,保持健康应从刷牙开始。

去 拼音 qù 注音 ㄑㄩˋ，部首 厶 笔画数 5 结构 上下结构 造字法 会意兼形声;从厶、土声 笔顺编号 12154 笔顺读写 横竖横折捺 部外 3 字义五行 木

去指离开说话人所在的地方到别的地方,又指失去、去掉。从中医养生的角度而言,外避邪气、内养正气是防病的两大原则,而当外邪入侵人体之后,如何想方设法采取措施去邪外出,则成为颇为重要的养生治疗原则。

趣 拼音 qù cù 注音 ㄑㄩˋ,ㄘㄨˋ，部首 走 笔画数 15 结构 半包围结构 造字法 形声;从走、取声 笔顺编号 121213412211154 笔顺读写 横竖横竖横撇捺横竖竖横横横折捺 部外 8 字义五行 金

趣指趣味或有趣味的,诸如乐趣、情趣、趣闻等。不论是有趣的事还是有趣的人,都可以给人带来喜悦,使人开开心心。其实人的快乐绝大多数都是自己为自己营造回来的,只有自己开心了,才有利于人体的身心健康。

Q

---

quan

权 拼音 quán 注音 ㄑㄩㄢˊ，部首 木 笔画数 6 结构 左右结构 造字法 形声;从木、雚声 笔顺编号 123454 笔顺读写 横竖撇捺折捺 部外 2 字义五行 木

权的本义指黄花木,因其坚硬、难以变形,被用作秤之杆、锤之柄、挂之杖,引申义为衡器。中医对四时的正常脉象形象地概括为"权、衡、规、矩",其中权指的是冬季常脉如秤锤、石沉水中,微微似沉的特征。

全

拼音 quán 注音 ㄑㄩㄢˊ，部首 入 笔画数 6 结构 上下结构 造字法 会意；从人、从王 笔顺编号 341121 笔顺读写 撇捺横横竖横 部外 4 字义五行 火

全指齐全、完整，诸如健全、十全十美，健全而无缺陷的身心对人的心身健康十分有益。在中医方剂中有十全大补汤，由补气的四君子汤和补血的四物汤合方再加温补的黄芪、肉桂组成，是温补气血的养生进补的名方。

泉

拼音 quán 注音 ㄑㄩㄢˊ，部首 水 笔画数 9 结构 上下结构 造字法 象形；像泉水流出之形 笔顺编号 325112534 笔顺读写 撇竖折横横竖折撇捺 部外 5 字义五行 水

泉指从地下流出的水，诸如泉水、源泉、清泉等。泉水因其有益五脏、清肺胃、生津止渴、养阴利尿的功用，常常被用于诸多方剂之中，如半夏秫米汤、百合地黄汤等均以泉水煎药，以发挥利小便而下热气之功效。

拳

拼音 quán 注音 ㄑㄩㄢˊ，部首 手 笔画数 10 结构 上下结构 造字法 形声；下形上声 笔顺编号 4311343112 笔顺读写 捺撇横横撇捺撇横横竖 部外 6 字义五行 木

拳指拳头，亦指拳术，如握拳、拳法、少林拳、太极拳等。在养生保健方面，各种各样的健身拳法均为强壮身体的好方法，其中最为著名的秉承阴阳之理的太极拳法，除可强身健体外，亦可颐养性情、富于观赏。

Q

痊

拼音 quán 注音 ㄑㄩㄢˊ，部首 疒 笔画数 11 结构 半包围结构 造字法 形声；从疒、全声 笔顺编号 41341341121 笔顺读写 捺横撇捺横撇捺横横竖横 部外 6 字义五行 木

痊的本义指疾病完全好了，如痊愈。人在患病之后，最渴盼的就是获得痊愈，让身体完全恢复健康是一件令人愉悦的大事，但同时需要从中医养生角度出发，外避邪气、内养正气，以有效防止疾病复发。

劝 拼音 quàn 注音 ㄑㄩㄢˋ，部首 力 笔画数 4 结构 左右结构 造字法 形声兼会意；从又、从力 笔顺编号 5453 笔顺读写 折捺折撇 部外 2 字义五行 木

劝指鼓励，又指说服、讲道理，诸如劝勉、劝导、劝告、劝解、劝说等。劝有利于排解当事人心中的苦闷、烦躁、悲伤、无助、失望等负性情绪，及时而有效的排解这些问题对人的身心健康是非常有利的。

que

缺 拼音 quē 注音 ㄑㄩㄝ，部首 缶 笔画数 10 结构 左右结构 造字法 形声；左形右声 笔顺编号 3112525134 笔顺读写 撇横横竖折竖折横撇捺 部外 4 字义五行 木

缺指残破、不完美，如残缺、缺乏、欠缺等。在中医理论中，阴阳当保持相对平衡，当任何一方有所缺乏时，另一方则显得相对过亢，如当精血或津液亏虚，阴不敛阳，阳热则会出现相对亢奋而浮越于上的病理变化。

瘸 拼音 qué 注音 ㄑㄩㄝˊ，部首 疒 笔画数 16 结构 半包围结构 造字法 会意 笔顺编号 4134153251253434 笔顺读写 捺横撇捺横折撇竖折横竖折撇捺撇捺 部外 11 字义五行 金

瘸指腿脚有毛病，行走时身体不能正常保持平衡，如瘸腿。瘸腿之人经常会表现出明显的自卑情绪，对此正确对待自己的命运，做到身残志不残，敢于积极与疾病做积极的斗争，从容面对客观存在，学会乐观对待。

却 拼音 què 注音 ㄑㄩㄝˋ，部首 卩 笔画数 7 结构 左右结构 造字法 形声；从卩、去声 笔顺编号 1215452 笔顺读写 横竖横折捺折竖 部外 5 字义五行 木

却指后退，如却步、退却。人们常常因为心里胆怯而思前想后，裹足不前，作为有志之士，要有胆有识，克服盲目畏惧心理，有利于人的身心健康，此外，中医常常说却病而全形，指的就是祛除病邪以保全形体。

Q

雀

拼音 què qiǎo 注音 ㄑㄩㄝˋ,ㄑㄧㄠˇ 部首 隹 笔画数 11 结构 上下结构 造字法 会意 笔顺编号 23432411121 笔顺读写 竖撇捺撇竖捺横横横竖横 部外 3 字义五行 金

雀是鸟类的一科,以吃粮食粒和昆虫为生,特指"麻雀",泛指小鸟。中药材白丁香为文鸟科动物麻雀的粪便,具有消积、明目之功效,常用于积聚、疝气,外用治目翳、痈疽疮疖、扁桃体炎等病。

确

拼音 què 注音 ㄑㄩㄝˋ 部首 石 笔画数 12 结构 左右结构 造字法 形声;从石、角声 笔顺编号 132513535112 笔顺读写 横撇竖折横撇折撇折横横竖 部外 7 字义五行 土

确的本义是坚固、坚定,泛指肯定,诸如确定、确认、确信等。当遇到错综复杂的问题,努力保持内心安定、坚守心中的信念是值得提倡的养生方法,但凡事过犹不及,若一味地钻牛角尖,不晓变通,也不利于健康。

阕

拼音 què 注音 ㄑㄩㄝˋ 部首 门 笔画数 12 结构 半包围结构 造字法 形声;从门、癸声 笔顺编号 425543341134 笔顺读写 捺竖折折捺撇撇捺横横撇捺 部外 9 字义五行 金

阕的本义是祭祀结束而关闭大门,有终了的意思,常常用来表述诗词的段落,诸如乐阕、上阕、下阕等。诗赋歌曲是文人雅士经常抒怀的方式,具有很高的养生保健学价值,从古到今在文坛留下了美好的乐章。

Q

鹊

拼音 què 注音 ㄑㄩㄝˋ 部首 鸟 笔画数 13 结构 左右结构 造字法 形声;从鸟、昔声 笔顺编号 1221251135451 笔顺读写 横竖竖横竖折横横撇折捺折横 部外 8 字义五行 金

鹊指喜鹊,其上体羽色黑褐,具有紫色光泽,其余为白色,尾较长,常群栖于园林树木间,民间认为它的叫声会带来吉祥,所以叫"喜鹊",所以当人们见到喜鹊时,会心情愉悦,给人以美好的期待,有利于身心健康。

群

qun

群 拼音 qún 注音 ㄑㄩㄣˊ，部首 羊 笔画数 13 结构 左右结构 造字法 形声；从羊、君声 笔顺编号 5113251431112 笔顺读写 折横横撇竖折横捺撇横横横竖 部外 7 字义五行 木

群的本义是羊群，表示很多羊聚集在一起，引申为许多人或物聚集在一起，诸如楼群、鸟群、人群、群岛、群众、群体等。人类本身具有群居性，合群对每一个个体来说都非常重要，在养生中能够有效排遣孤独心理。

Q

R
r

---

ran

染 拼音 rǎn 注音 ㄖㄢˇ，部首 木 笔画数 9 结构 上下结构 造字法 形声 笔顺编号 441351234 笔顺读写 捺捺横撇折横竖撇捺 部外 5 字义五行 水

染指把东西放在颜料里使着色、又指感受疾病或沾上坏习惯,诸如染布、印染、传染等。传染病是一种可以在人群相互传播的一类疾病,从中医养生角度而言,内养正气、外避邪气是防止传染病发生的重要原则。

---

rang

瓤 拼音 ráng 注音 ㄖㄤˊ，部首 瓜 笔画数 22 结构 左右结构 造字法 形声字;从瓜、襄声 笔顺编号 4125125111221353433544 笔顺读写 捺横竖折横竖折横横横竖竖横撇折撇捺撇撇折捺捺 部外 17 字义五行 水

瓤指瓜果里面包着种子的果肉或瓣儿,在中药当中,许多瓜果的瓤都具有药用价值,如成熟丝瓜里面的果肉是中药丝瓜络,有通经活络、清热解毒、利尿消肿之功效,因其口感美味,还是食疗方中经常使用的佳品。

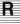

壤 拼音 rǎng 注音 ㄖㄤˇ 部首 土 笔画数 20 结构 左右结构 造字法 形声;从土、襄声 笔顺编号 12141251251112213534 笔顺读写 横竖横捺横竖折横竖折横横横竖竖横撇折撇捺 部外 17 字义五行 土

壤指适于种植作物的泥土或大地,如沃壤、天壤之别。中医理论认为,土具有承载、生化、受纳的功能,脾在五行中属土,主运化水谷,促进饮食物的消化、吸收和营养物的输布,为气血生化之源,犹如大地滋养万物。

攘 拼音 rǎng 注音 ㄖㄤˇ 部首 扌 笔画数 20 结构 左右结构 造字法 形声;从扌、襄声 笔顺编号 12141251251112213534 笔顺读写 横竖横捺横竖折横竖折横横横竖竖横撇折撇捺 部外 17 字义五行 水

攘指排斥、抵抗或抢夺、侵夺,诸如攘除、攘夺等。不管是攘夺者还是被攘夺者,这种现象都会使人产生恐惧和不安,不符合以德养生、以德润身的基本保健原则,如果出现这种情况则会直接影响身心健康。

嚷 拼音 rǎng rāng 注音 ㄖㄤˇ,ㄖㄤ 部首 口 笔画数 20 结构 左右结构 造字法 形声;从口、襄声 笔顺编号 25141251251112213534 笔顺读写 竖折横捺横竖折横竖折横横横竖竖横撇折撇捺 部外 17 字义五行 水

嚷指大声叫喊或争吵,在中医五声配五脏中,肝主呼,呼喊本身是一种正常的生发气象,但若经常与他人争吵,特别是激烈争吵,则会影响人体气机的正常运行,《黄帝内经》指出"怒则气上",吵嚷不利于人体的身体健康。

让 拼音 ràng 注音 ㄖㄤˋ 部首 讠 笔画数 5 结构 左右结构 造字法 形声;从言、襄声 笔顺编号 45211 笔顺读写 捺折竖横横 部外 3 字义五行 火

让指把方便或好处留给别人,诸如让步、礼让、谦让等。从中医养生学的角度讲,人与人之间相互礼让、互相谦让有利于促进和谐的社会环境,对生活在其中的人们而言,以和为贵有利于修养生息、延年益寿。

ráo

饶 拼音 ráo 注音 ㄖㄠˊ，部首 饣 笔画数 9 结构 左右结构 造字法 形声；从饣、尧声 笔顺编号 355153135 笔顺读写 撇折折横折撇横撇折 部外 6 字义五行 木

饶指丰富、富足，诸如丰饶、富饶等。经济的充足、家庭的美满、阅历的广博、情感的丰富对人生来说都是非常宝贵的财富，一个人如果拥有如此状况，那就会使自己心旷神怡，自然对人的健康与长寿大有裨益。

扰 拼音 rǎo 注音 ㄖㄠˇ，部首 扌 笔画数 7 结构 左右结构 造字法 形声；从扌、尤声 笔顺编号 1211354 笔顺读写 横竖横横撇折捺 部外 4 字义五行 水

扰指打搅，使环境混乱或使人不安，诸如扰动、干扰等。中医学认为自然界的冬季是闭藏的季节，需要内存阳气，人与自然相应，在冬季要保养体内阳气，无扰乎阳，避寒就温，不要使阳气频繁损耗则可长寿。

rè

惹 拼音 rě 注音 ㄖㄜˇ，部首 心 笔画数 12 结构 上中下结构 造字法 形声；从心、若声 笔顺编号 122132514544 笔顺读写 横竖竖横撇竖折横捺折捺捺 部外 8 字义五行 水

惹的本义是指招引，又可指挑逗、生事，诸如惹祸、招惹、惹麻烦等。中医理论认为，"正气存内，邪不可干""邪之所凑，其气必虚"，当人体正气虚弱时，容易招惹外邪的入侵，导致疾病的产生，影响健康。

热 拼音 rè 注音 ㄖㄜˋ，部首 灬 笔画数 10 结构 上下结构 造字法 形声；从灬、执声 笔顺编号 1213544444 笔顺读写 横竖横撇折捺捺捺捺捺 部外 6 字义五行 火

热的本义是指在接近太阳的地方边转动物体边加温，转义为物体温度高，跟"冷"相对。对于人体而言，发热是一种许多疾病发展过程中共同具有的症状，需要医者仔细分辨，判断发热的原因，辨证论治，方能取得良效。

ren

人 拼音 rén 注音 ㄖㄣˊ，部首 人 笔画数 2 结构 单一结构 造字法 象形；像侧面站立的人形 笔顺编号 34 笔顺读写 撇捺 字义五行 金

人的本义就是人类，古字的"人"像一个侧面垂手侍立的人。中医学非常强调人的生物、生理、社会属性，人与人之间、人与环境之间的密切关系，人包括左边的男人和右边的女人，阴阳平衡，互相协调，方为常人。

壬 拼音 rén 注音 ㄖㄣˊ，部首 士 笔画数 4 结构 单一结构 造字法 会意，一说象形字；像女子怀孕之形 笔顺编号 3121 笔顺读写 撇横竖横 部外 1 字义五行 水

壬指十天干中的第九位，通常计数排序时表示第九。按照五行归类，壬癸为水，其中壬水属阳，癸水属阴，壬水具有奔腾、流动、趋下的特质，其性寒，形态多变，代表一切变动不居、奔流不息的物象。

仁 拼音 rén 注音 ㄖㄣˊ，部首 亻 笔画数 4 结构 左右结构 造字法 会意；从人、从二 笔顺编号 3211 笔顺读写 撇竖横横 部外 2 字义五行 金

仁的本义是仁爱，指对人与人之间相互友爱，有同情心，如仁爱、仁慈，又指果仁。仁爱可以给人带来正能量，驱散人们心中的寒冷，对身心健康有益；果仁当中有许多具有药用价值，如桃仁、杏仁、瓜蒌仁等。

忍 拼音 rěn 注音 ㄖㄣˇ，部首 心 笔画数 7 结构 上下结构 造字法 形声；从心、刃声 笔顺编号 5344544 笔顺读写 折撇捺捺折捺捺 部外 3 字义五行 金

忍指忍耐、忍受，当人体遭受病邪的入侵时，需要忍受疾病带给身心的损害；忍又指能硬着心肠、狠心，如残忍，诸多过于残忍的言行常常会对别人带来较为严重的打击，危害身心健康，直接影响人体的正常寿命。

刃 拼音 rèn 注音 ㄖㄣˋ，部首 刀 笔画数 3 结构 单一结构 造字法 指事；一点表示刀刃所在 笔顺编号 534 笔顺读写 折撇捺 部外 1 字义五行 金

刃指刀剑等的锋利部分或直指刀剑。虽然刀剑可伤人形体，但同时对于一些疾病的治疗也常常借助于刀，如针灸学中所使用的小针刀则是把现代医学的刀和中医传统的针巧妙结合起来以治疗病痛，快速疗疾，化害为益。

韧 拼音 rèn 注音 ㄖㄣˋ，部首 韦 笔画数 7 结构 左右结构 造字法 形声；从韦、刃声 笔顺编号 1152534 笔顺读写 横横折竖折撇捺 部外 3 字义五行 金

韧指柔软又结实，受外力作用时，虽然变形而不易折断，与"脆"相对，诸如坚韧、柔韧、韧性等。中医学认为人体的韧带属于筋膜组织，五脏当中肝主筋，肝之气血充盛，筋膜得其所养，则筋力强健，运动灵活。

饪 拼音 rèn 注音 ㄖㄣˋ，部首 饣 笔画数 7 结构 左右结构 造字法 形声；从饣、壬声 笔顺编号 3553121 笔顺读写 撇折折撇横竖横 部外 4 字义五行 金

饪指做饭做菜，人每天都需要进食，食物是维系人体生命的根本，每日若能按照中医养生理论遵守食疗原则，合理搭配饮食，注意饮食宜忌，可以增进健康，益寿延年，饮食养生是中医养生文化重要的组成部分。

妊 拼音 rèn 注音 ㄖㄣˋ，部首 女 笔画数 7 结构 左右结构 造字法 形声；从女、壬声 笔顺编号 5313121 笔顺读写 折撇横撇横竖横 部外 4 字义五行 金

妊指怀孕。妊娠期间，由于胎儿在母体内发育成熟，母体除了维持自身机体代谢和消耗的营养外，还要供给胎儿生长发育所必需的一切营养物质，此时的饮食调摄对妊娠非常重要，同时保持良好的心情有利于母婴健康。

reng

扔 拼音 rēng 注音 ㄖㄥ，部首 扌 笔画数 5 结构 左右结构 造字法 形声；从扌、乃声 笔顺编号 12153 笔顺读写 横竖横折撇 部外 2 字义五行 金

扔指投掷出去，亦指抛弃、舍弃，如扔掉、扔弃。大部分人心里都希望拥有知识、经验、能力、学历、人际关系等，结果心理压力越来越重，学会适当舍弃能让人回归悠闲、安宁的心境状态，有利于身心健康。

ri

日 拼音 rì 注音 ㄖˋ，部首 日 笔画数 4 结构 单一结构 造字法 象形 笔顺编号 2511 笔顺读写 竖折横横 字义五行 火

日的本义是指太阳，如日出、日光、红日等。人体中的阳气类似于自然界的太阳，对人体具有温煦推动作用，人体只有阳气充足才能使阴阳得以平衡，进而保持整个身体的健康，一旦阳气虚衰则会导致疾病的产生。

rong

茸 拼音 róng 注音 ㄖㄨㄥˊ，部首 艹 笔画数 9 结构 上下结构 造字法 形声；从艹、聪省声 笔顺编号 122122111 笔顺读写 横竖竖横竖竖横横横 部外 6 字义五行 木

茸形容草初生时又细又软或毛发浓密，诸如蓬茸、茸毛等；同时又专指鹿茸，是一味名贵的中药材，取自梅花鹿或马鹿的雄鹿未骨化而带茸毛的幼角，具有壮元阳、补气血、益精髓、强筋骨之效，是贵重的保健良药。

荣

拼音 róng 注音 ㄖㄨㄥˊ，部首 艹 笔画数 9 结构 上下结构 造字法 形声;从艹、荧省声 笔顺编号 122451234 笔顺读写 横竖竖捺折横竖撇捺 部外 6 字义五行 木

荣指草木茂盛、光荣、兴盛等，诸如欣欣向荣、荣耀、荣誉等。在一年四季之中，春天是一个欣欣向荣、充满希望的季节，而荣耀和荣誉同样可以给人们带来快乐和幸福，两者均会给人体身心健康带来良好的影响。

容

拼音 róng 注音 ㄖㄨㄥˊ，部首 宀 笔画数 10 结构 上下结构 造字法 会意 笔顺编号 4453434251 笔顺读写 捺捺折撇捺撇捺竖折横 部外 7 字义五行 土

容的本义指纳，如容量、容器、无地自容等，特别指宽容。道家尤其强调心胸开阔对人体的正性养生作用，主张以宽容之心对待任何不公之事，要严于律己、宽以待人，换位思考，与人为善，从而以德养生延年。

溶

拼音 róng 注音 ㄖㄨㄥˊ，部首 氵 笔画数 13 结构 左右结构 造字法 形声;从氵、容声 笔顺编号 4414453434251 笔顺读写 捺捺横捺捺折撇捺撇捺竖折横 部外 10 字义五行 水

溶指物质在水或其他液体中化开，如溶洞、溶液、溶剂等。目前由单味中药饮片经提取浓缩制成的中药颗粒剂广泛在临床中使用，每次只需用开水将颗粒剂冲化、搅拌调匀即可，使用方便，更易于推广应用。

R

融

拼音 róng 注音 ㄖㄨㄥˊ，部首 虫 笔画数 16 结构 左右结构 造字法 形声;从虫、鬲声 笔顺编号 1251254312251214 笔顺读写 横竖折横竖折捺撇横竖竖折横竖横捺 部外 10 字义五行 土

融指冰雪等受热化成水，又指融和、调和，诸如融化、融合、融洽。融洽的人际关系会对人体的身心健康产生正性作用，反之，紧张的人际关系会对人体的身心健康产生不良刺激，直接影响健康质量和水准。

冗 拼音 rǒng 注音 ㄖㄨㄥˇ，部首 冖 笔画数 4 结构 上下结构 造字法 会意 笔顺编号 4535 笔顺读写 捺折撇折 部外 2 字义五行 金

冗指多余的、繁杂的、繁忙的事，诸如冗长、冗杂、冗繁等。人如果长时间被过多的杂事烦扰，不仅使身体不堪重负，也会影响自身的内心情绪，不利于人体的身心健康，诱发各种各样的疾病，应当及早摆脱这种情形。

rou

柔 拼音 róu 注音 ㄖㄨˊ，部首 木 笔画数 9 结构 上下结构 造字法 形声；从木、矛声 笔顺编号 545231234 笔顺读写 折捺折竖撇横竖撇捺 部外 5 字义五行 金

柔指不硬、软和，亦指温和，诸如柔韧、柔软、柔和、温柔等。在中医当中养肝又称柔肝，是针对肝阴虚、肝血不足等肝脏的特性而确定的治疗方法，因肝为刚脏，职司疏泄，用药不宜过于刚烈而宜柔，宜和而不宜伐。

揉 拼音 róu 注音 ㄖㄨˊ，部首 扌 笔画数 12 结构 左右结构 造字法 形声；从扌、柔声 笔顺编号 121545231234 笔顺读写 横竖横折捺折竖撇横竖撇捺 部外 9 字义五行 金

揉指反复摩擦、揉搓、按摩。揉法是中医按摩的常用手法之一，用手指螺纹面或掌面吸定于穴位上，做轻而缓和的回旋揉动，具有宽胸理气、消积导滞、活血化瘀、消肿止痛的作用，尚有心理安慰作用，适用于全身各部。

蹂 拼音 róu 注音 ㄖㄨˊ，部首 足 笔画数 16 结构 左右结构 造字法 形声；从足、柔声 笔顺编号 2512121545231234 笔顺读写 竖折横竖横竖横折捺折竖撇横竖撇捺 部外 9 字义五行 金

蹂的本义是踩、践踏，诸如蹂践、蹂躏、蹂踏等。从中医心理养生的角度来说，蹂践他人是一种极损福报的不道德行为，对被欺凌者而言，会产生难以愈合的心灵创伤，甚至引致终生伤痛，极易发生自残等极端事件。

肉 拼音 ròu 注音 ㄖㄡˋ，部首 肉 笔画数 6 结构 单一结构 造字法 象形 笔顺编号 253434 笔顺读写 竖折撇捺撇捺 字义五行 土

肉的本义是动物的肉，根据中医五行理论，脾主肌肉，肉的营养靠脾运化水谷精微而得，脾气健则肉丰满，脾病则肌肉萎缩不用；再则，肉类食物也是人类食物链上的重要部分，可以提供充足的脂肪及蛋白质等能量源。

ru

茹 拼音 rú 注音 ㄖㄨˊ，部首 艹 笔画数 9 结构 上下结构 造字法 形声；上形下声 笔顺编号 122531251 笔顺读写 横竖竖折撇横竖折横 部外 6 字义五行 木

茹的本义是喂牲口，引申义指吃、吞咽，如茹素。吃饭进食是维系生命的基本保证，合理均衡的饮食也是保持健康、追求长寿的关键，中医养生学中的饮食养生为人类四大基本养生之一，意义重大，理应加以重视。

儒 拼音 rú 注音 ㄖㄨˊ，部首 亻 笔画数 16 结构 左右结构 造字法 形声；从亻、需声 笔顺编号 3214524444132522 笔顺读写 撇竖横捺折竖捺捺捺捺横撇竖折竖竖 部外 14 字义五行 金

儒的原意是从巫、史、祝、卜中分化出来的知识分子，其本义是术士，后专指儒家，诸如儒家、儒术、儒教、儒将、儒商等。儒教主张中庸治世，和谐养身，以孔圣人为杰出代表，对中医养生具有极大的指导意义。

孺 拼音 rú 注音 ㄖㄨˊ，部首 子 笔画数 17 结构 左右结构 造字法 形声；从子、需声 笔顺编号 52114524444132522 笔顺读写 折竖横横捺折竖捺捺捺捺横撇竖折竖竖 部外 14 字义五行 金

孺指小孩子，中医理论里常以"稚阴稚阳"和"纯阳之体"来概括了小儿的生理特点，前者指小儿机体柔弱，阴阳二气均较幼稚不足，后者指小儿在生长发育过程中，既是生机蓬勃、发育迅速，又是相对地感到阴常不足。

R

乳 拼音 rǔ 注音 ㄖㄨˇ，部首 乚 笔画数 8 结构 左右结构 造字法 会意；甲骨文像抱婴哺乳形 笔顺编号 34435215 笔顺读写 撇捺捺撇折竖横折 部外 7 字义五行 火

乳指乳房，又指奶汁。乳房为女性重要的象征性器官，乳汁也是养育胎儿的重要营养物质，目前乳房疾病的高发日渐成为女性健康的严重困扰，注意乳房卫生和保健、定期自我检查乳房健康状况有利于防治乳房疾病。

辱 拼音 rǔ 注音 ㄖㄨˇ 部首 辰 笔画数 10 结构 上下结构 造字法 会意 笔顺编号 1311534124 笔顺读写 横撇横横折撇捺横竖捺 部外 7 字义五行 木

辱指声誉上受到损害、侮辱、玷辱，诸如屈辱、羞辱、辱骂等。承受屈辱、侮辱这种不良感觉常常令当事人的内心产生极大的不安、困惑和焦愁，极易形成内在的心理阴影，对人体的身心健康极为不利。

入 拼音 rù 注音 ㄖㄨˋ，部首 入 笔画数 2 结构 单一结构 造字法 象形 笔顺编号 34 笔顺读写 撇捺 字义五行 金

入的本义是进入、进来、进去，指由外向内、由外向里的意思，如食物由口而入。外感之邪由表而入侵犯人体，当病邪由表入里，提示病情加重；反之，当正气来复，病邪由里出表，提示病情减轻，养生重在逼邪外出。

褥 拼音 rù 注音 ㄖㄨˋ，部首 衤 笔画数 15 结构 左右结构 造字法 形声；从衤、辱声 笔顺编号 452341311534124 笔顺读写 捺折竖撇捺横撇横横折撇捺横竖捺 部外 10 字义五行 金

褥指睡觉时垫在身体下面的东西，多用布包裹棉絮而成。尤其在严冬寒冷季节，暖和的被褥能够带给人安全和温暖，保证人体获得高质量的睡眠，从而切实保证身体健康。另外，久卧病榻者还应尽力预防褥疮的发生。

软 拼音 ruǎn 注音 ㄖㄨㄢˇ，部首 车 笔画数 8 结构 左右结构 造字法 形声；从车、欠声 笔顺编号 15213534 笔顺读写 横折竖横撇折撇捺 部外 4 字义五行 火

软指柔软，物体受外力作用易变形，与"硬"相对，诸如柔软、松软等。中医治疗学术语的软坚散结，是指用软坚药物以治疗浊痰瘀血等结聚有形病证的方法，此类药物一般属于咸味药，诸如海藻、昆布、牡蛎等。

瑞 拼音 ruì 注音 ㄖㄨㄟˋ，部首 王 笔画数 13 结构 左右结构 造字法 形声；从王、耑声 笔顺编号 1121252132522 笔顺读写 横横竖横竖折竖横撇竖折竖竖 部外 9 字义五行 金

瑞的本义是玉制的符信，作凭证用，瑞符表示吉祥、好预兆，如祥瑞、瑞兽、瑞雪等。吉祥的事物会使人心情愉悦，这种心情能够在一定程度上缓解和消除抑郁等不良心境，增强战胜困难的信心，有益于人的身心健康。

R

润 拼音 rùn 注音 ㄖㄨㄣˋ，部首 氵 笔画数 10 结构 左右结构 造字法 形声；从氵、闰声 笔顺编号 4414251121 笔顺读写 捺捺横捺竖折横竖横 部外 7 字义五行 水

润的本义是雨水下流、滋润万物。人体的阴津类似于自然界的雨水，当人体出现咽干口渴、午后身热，或干咳少痰、舌红、脉细数等阴虚表现时，可选用滋阴润燥之品，如百合、莲子、山药、银耳、芝麻、豆浆、蜂蜜等。

ruo

弱 拼音 ruò 注音 ㄖㄨㄛˋ，部首 弓 笔画数 10 结构 左右结构 造字法 会意 笔顺编号 5154151541 笔顺读写 折横折捺横折横折捺横 部外 7 字义五行 金

弱的本义是弓力不足，引申义指力量小、实力差，跟"强"相对，诸如弱项、衰弱、弱国等。当人体的脏腑以气血亏虚为主要表现的证候时，可见类似于亚健康一类虚弱证，如肺气虚弱、脾胃虚弱等，治当以补虚为主。

R

S

s

sa

撒 拼音 sā sǎ 注音 ㄙㄚ,ㄙㄚˇ,部首 扌 笔画数 15 结构 左中右结构 造字法 形声;从扌、散声 笔顺编号 121122125113134 笔顺读写 横竖横横竖竖横竖折横横撇横撇捺 部外 12 字义五行 水

撒指放开或尽量施展表现出来,诸如撒手、撒泼、撒气、撒谎。从中医养生学的角度出发,不强求、能撒手,保持内心的安定,是值得提倡的养生方法,但是撒泼、撒气,不能克制情绪,则不利于当事双方身心健康。

洒 拼音 sǎ xǐ 注音 ㄙㄚˇ,ㄒㄧˇ,部首 氵 笔画数 9 结构 左右结构 造字法 形声;从氵、西声 笔顺编号 441125351 笔顺读写 捺捺横横竖折撇折横 部外 6 字义五行 水

洒指使水或其他东西分散地落下,诸如洒水、洒扫、洒泪等,又可指不拘束,如洒脱、洋洋洒洒等。洒脱是一份难得的心境,学会正确对待左右人们的情绪、舍弃不良的精神束缚,非常有利于提升健康的生活状态。

飒 拼音 sà 注音 ㄙㄚˋ,部首 风 笔画数 9 结构 左右结构 造字法 形声;从风、立声 笔顺编号 414313534 笔顺读写 捺横捺撇横撇折撇捺 部外 5 字义五行 水

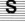

飒的本义是贴地而行、遇着物体向上抬升的风,引申为大风抬拉物体发出的声响,如寒雨飒飒。自然界的风、寒、暑、湿、燥、火六种自然气候因素一旦伤及人体,则为六淫,特别是风邪伤人,善行数变,应尽早防治。

sāi

腮 拼音 sāi 注音 ㄙㄞ，部首 月 笔画数 13 结构 左右结构 造字法 形声；从月、思声 笔顺编号 3511251214544 笔顺读写 撇折横横竖折横竖横撇折捺捺 部外 9 字义五行 金

腮指面颊的下半部，如腮腺。腮腺炎又叫痄腮，中医学认为腮腺炎是由感受风湿邪毒所致，其中有许多有效的治疗腮腺炎的外治方，诸如用鲜马齿苋、仙人掌各等份捣烂外敷，药干即换，可以有效地治疗本病，保护腮腺。

塞 拼音 sài sè sāi 注音 ㄙㄞˋ，ㄙㄜˋ，ㄙㄞ，部首 土 笔画数 13 结构 上中下结构 造字法 会意 笔顺编号 4451122134121 笔顺读写 捺捺折横横竖竖横撇捺横竖横 部外 10 字义五行 金

塞的本义是阻隔、堵住，如塞满。在中医理论中，气血以畅为常、六腑以通为用、以降为顺，水谷及糟粕不能久留，需要不断转输和适时排泄，一旦水谷积滞、血气壅塞，则会产生各种各样的疾病，应及时予以治疗。

鳃 拼音 sāi xǐ 注音 ㄙㄞ，ㄒㄧˇ，部首 鱼 笔画数 17 结构 左右结构 造字法 形声；从鱼、思声 笔顺编号 35251211251214544 笔顺读写 撇折竖折横竖横横竖折横竖横捺折捺捺 部外 9 字义五行 金

鳃指某些水生动物的呼吸器官，用来吸收溶解在水中的氧，如鱼鳃。因为水中存有大量的细菌和寄生虫，通过鳃时被过滤的细菌黏在鳃丝上，因此，某些重金属也主要集中在鱼鳃，故食用鱼类时鱼鳃不宜食用。

赛 拼音 sài 注音 ㄙㄞˋ，部首 贝 笔画数 14 结构 上下结构 造字法 形声；从贝、塞省声 笔顺编号 44511221342534 笔顺读写 捺捺折横横竖竖横撇捺竖折撇捺 部外 10 字义五行 金

赛指比试好坏、强弱、快慢等，诸如赛跑、比赛、球赛等。比赛有利于促进人们锻炼身体、增强体质、交流感情，对人体的身心健康有益，但注意不要过分计较比赛成绩，患得患失、过于焦虑则对身心健康不利。

san

三 拼音 sān 注音 ㄙㄢ，部首 一 笔画数 3 结构 单一结构 造字法 指事 笔顺编号 111 笔顺读写 横横横 部外 2 字义五行 金

三指数目字。在道家理论中,三可生万物;中医学亦有三阴三阳之说,即太阳、阳明、少阳、太阴、少阴、厥阴;陈无择创立三因致病学说,成为后世病因学说的奠基人;方剂中亦有三拗汤、三物白散等名方。

伞 拼音 sǎn 注音 ㄙㄢˇ，部首 人 笔画数 6 结构 上下结构 造字法 象形 笔顺编号 344312 笔顺读写 撇捺捺撇横竖 部外 4 字义五行 金

伞指挡雨或遮太阳的用具,如雨伞、旱伞等。伞对人体的保健作用在于既可在雨天挡风遮雨,又可在晴天阻挡烈日的炙烤,无论阴雨还是烈日,均可以保护人体免受外邪的直接伤害,中医药亦可看作人体健康的保护伞。

散 拼音 sàn sǎn 注音 ㄙㄢˋ，ㄙㄢˇ，部首 攵 笔画数 12 结构 左右结构 造字法 会意 笔顺编号 122125113134 笔顺读写 横竖竖横竖折横横撇横撇捺 部外 8 字义五行 金

散指聚集的人或物分开或排遣、解除,诸如分散、解散、散闷、散心等。散心是一种十分有效的消除烦闷的方式,经常散散心可以有效地释放自身压力、舒畅心情,提高抵御疾病的能力,有助于增强身心健康。

sang

丧 拼音 sāng sàng 注音 ㄙㄤ，ㄙㄤˋ，部首 一 笔画数 8 结构 上下结构 造字法 会意;表示哭已死去的人 笔顺编号 12431534 笔顺读写 横竖捺撇横折撇捺 部外 7 字义五行 金

丧指跟死人有关的事,诸如丧礼、报丧、奔丧、丧服等。人的生命终结无疑是人生的最大悲伤,对生者而言,一定会有悲哀、凄凉之情,中医学认为如果悲哀太过,常常会耗伤肺气,故应当适可而止,以防自伤。

桑 拼音 sāng 注音 ㄙㄤ，部首 木 笔画数 10 结构 上下结构 造字法 象形；像桑树之形 笔顺编号 5454541234 笔顺读写 折捺折捺折捺横竖撇捺 部外 6 字义五行 木

桑指桑树，为落叶灌木，叶子可以喂蚕，果穗味甜可食，木材可制家具或农具，皮可造纸。其叶、果均可入药，其中桑叶性微寒、味甘苦，能疏风清热、清肺止咳、清肝明目，桑椹果也是人们喜欢食用的养生保健佳品。

嗓 拼音 sǎng 注音 ㄙㄤˇ，部首 口 笔画数 13 结构 左右结构 造字法 形声；从口、桑声 笔顺编号 2515454541234 笔顺读写 竖折横折捺折捺折捺横竖撇捺 部外 10 字义五行 木

嗓指喉咙或嗓音，喉是气息出入之要道，又为出音发声之器官。因肺主气，司呼吸，若肺气宣畅，肺阴充足，则呼吸通利、嗓音洪亮；若肺气耗损，则鼓动无力，可见声音低微、懒语少言，因而通过嗓音可测健康。

sao

搔 拼音 sāo 注音 ㄙㄠ，部首 扌 笔画数 12 结构 左右结构 造字法 形声；从扌、蚤声 笔顺编号 121544251214 笔顺读写 横竖横折捺捺竖折横竖横捺 部外 9 字义五行 金

搔指用指甲等抓挠，如搔痒。用手或器具去抓身体痒的部位，可以缓解因痒所带来的不适，当然，仅仅采用搔抓的方法解决瘙痒问题也不是根本之法，若长时间或经常身体瘙痒，则应仔细辨证，予以治疗。

扫 拼音 sǎo sào 注音 ㄙㄠˇ，ㄙㄠˋ，部首 扌 笔画数 6 结构 左右结构 造字法 会意；从手、从帚 笔顺编号 121511 笔顺读写 横竖横折横横 部外 3 字义五行 金

扫指用扫帚、笤帚等清除尘土和垃圾。从中医养生角度出发，健康的饮食、合理的体育锻炼、有效的睡眠、好的心情都有助我们排出体内毒素，清除体内垃圾，通过各种各样的绿色方法来保持身体健康。

色 拼音 sè 注音 ㄙㄜˋ，部首 色 笔画数 6 结构 上下结构 造字法 会意；像一个人驮另一个人仰看其脸色 笔顺编号 355215 笔顺读写 撇折折竖横折 字义五行 金

色的本义为脸色、表情，引申义为颜色。中医的五色指青、赤、黄、白、黑五种颜色，按照五行学说的基本理论，它们的归类是青属肝、赤属心、黄属脾、白属肺、黑属肾，五色应五脏，观色知健康。

涩 拼音 sè 注音 ㄙㄜˋ，部首 氵 笔画数 10 结构 左右结构 造字法 会意 笔顺编号 4415342121 笔顺读写 捺捺横折撇捺竖横竖横 部外 7 字义五行 水

涩的本义是不滑溜，如涩滞，亦指使舌头感到麻木的滋味或文章难读、难懂。中医脉诊中的涩脉，指脉道涩难疏通，往来涩滞似轻刀刮竹，主气滞、血瘀、津亏、血少，对于涩脉，应以活血化瘀之法进行调治。

瑟 拼音 sè 注音 ㄙㄜˋ，部首 王 笔画数 13 结构 上下结构 造字法 象形 笔顺编号 1121112145434 笔顺读写 横横竖横横横竖横捺折捺撇捺 部外 9 字义五行 木

瑟指古代一种像琴的弦乐器，如琴瑟。古人发明和使用琴瑟的目的是顺畅阴阳之气和纯洁人心，音乐是重要的养生活动，通过弹奏或是倾听能够陶冶情趣、舒畅心情，音乐养生法有助于强化人体的身心健康。

森 拼音 sēn 注音 ㄙㄣ，部首 木 笔画数 12 结构 品字结构 造字法 会意；从林、从木 笔顺编号 123412341234 笔顺读写 横竖撇捺横竖撇捺横竖撇捺 部外 8 字义五行 木

森的本义是树木丛生繁密，如森林。森林能产生大量的"负氧离子"，被誉为"空气维生素"，空气中负氧离子浓度是空气质量好坏的标志之一，高负氧离子有益人类健康，主要能促进新陈代谢、改善心脏功能、净化血液等。

S

sha

杀 拼音 shā 注音 ㄕㄚ，部首 木 笔画数 6 结构 上下结构 造字法 形声；从殳、杀声 笔顺编号 341234 笔顺读写 撇捺横竖撇捺 部外 2 字义五行 水

杀指使人、动物结束生命或战斗、搏斗，诸如杀敌、杀戮、冲杀等，所有这些都易导致社会动荡，直接伤害人体生命，甚至危及生命。杀是生命的大敌，养生保健一定要想方设法加以预防，以免出现可怕结局。

沙 拼音 shā shà 注音 ㄕㄚ，ㄕㄚˋ，部首 氵 笔画数 7 结构 左右结构 造字法 会意；从氵、从少 笔顺编号 4412343 笔顺读写 捺捺横竖撇捺撇 部外 4 字义五行 水

沙的本义为水中细碎的石粒，诸如飞沙走石、沙滩、沙尘等。在中药当中，家蚕幼虫的干燥粪便称作蚕沙，具有祛风燥湿、清热活血等良好功用，人们采用蚕沙填充做成的枕头可以防治失眠、风湿、关节疼痛等。

砂 拼音 shā 注音 ㄕㄚ，部首 石 笔画数 9 结构 左右结构 造字法 形声；从石、少声 笔顺编号 132512343 笔顺读写 横撇竖折横竖撇捺撇 部外 4 字义五行 金

砂指细小的石粒或像砂粒一样的东西，诸如砂纸、砂岩、矿砂等。在中药当中丹砂又称朱砂，丹砂是我国古代长生不老药的必备药材，后来逐渐发现丹砂因含有汞等毒性物质，火煅之后毒性增强，故弃而不用。

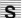

痧 拼音 shā 注音 ㄕㄚ，部首 疒 笔画数 12 结构 半包围结构 造字法 形声；从疒、沙声 笔顺编号 413414412343 笔顺读写 捺横撇捺横捺捺横竖撇捺撇 部外 7 字义五行 金

痧是中医学中的一个病名，指霍乱、中暑等急性病，如刮痧、痧子、发痧、喉痧及揪痧等。刮痧是一种民间常用的保健养生方法，通过特制的刮痧器具在体表进行反复刮拭，而达到活血通经、透痧排毒的目的。

煞

拼音 shā shà 注音 ㄕㄚ，ㄕㄚˋ，部首 灬 笔画数 13 结构 上下结构 造字法 会意 笔顺编号 3551131344444 笔顺读写 撇折折横横撇横撇捺捺捺捺捺 部外 9 字义五行 金

煞的本义是杀，还指迷信中的凶神，诸如煞神、煞气、凶神恶煞等，对于这种情况，人们通常在心理上都会产生极大的恐惧，每每想到恶神煞的传说故事，均会引起阵阵恐慌，长此以往，会直接影响人体身心健康。

傻

拼音 shǎ 注音 ㄕㄚˇ，部首 亻 笔画数 13 结构 左右结构 造字法 会意 笔顺编号 3232534134354 笔顺读写 撇竖撇竖折撇捺横撇捺撇折撇 部外 11 字义五行 金

傻指智力低下或心眼不灵活，诸如傻话、傻气、犯傻等。儿童的智力低下属中医学"痴呆""五迟""五软"等病的范畴，中医常以补肾益精填髓、补心健脾开窍之法治疗，外加心理辅导和生活训练。

厦

拼音 shà xià 注音 ㄕㄚˋ，ㄒㄧㄚˋ，部首 厂 笔画数 12 结构 半包围结构 造字法 形声；从厂、夏声 笔顺编号 131325111354 笔顺读写 横撇横撇竖折横横撇折捺 部外 10 字义五行 木

厦指高大的房子，如高楼大厦。从养生的角度讲，住在高层的居民比低层的居民更有机会走楼梯，运动有助于改善人们的健康状况，避免心脏病，同时也可以减少空气污染和交通噪声的情况，有利于人体的身心健康。

---

shai

S

筛

拼音 shāi 注音 ㄕㄞ，部首 竹 笔画数 12 结构 上下结构 造字法 形声；从竹、师声 笔顺编号 314314231252 笔顺读写 撇横捺撇横捺竖撇横竖折竖 部外 6 字义五行 木

筛指用竹子或金属等做成的一种有孔的器具，可以把细东西漏下去，粗的东西留下来，俗称"筛子"，或用筛子来过滤东西，如筛选。对中药炮制进行加工时，就包括筛，如可筛去葶苈子、槐米、莱菔子等药的灰沙。

晒

拼音 shài 注音 ㄕㄞˋ 部首 日 笔画数 10 结构 左右结构 造字法 形声;从日、西声 笔顺编号 2511125351 笔顺读写 竖折横横横竖折撇折横 部外 6 字义五行 火

晒的本义是在阳光下曝干或取暖,诸如晾晒。人适当地晒太阳能够帮助人体获得维生素D,它可以帮助人体摄取和吸收钙,有效防止骨质疏松症;经常晾晒被子可以利用太阳的紫外线杀死细菌,对人体健康有利。

shan

衫

拼音 shān 注音 ㄕㄢ 部首 衤 笔画数 8 结构 左右结构 造字法 形声;从衤、彡声 笔顺编号 45234333 笔顺读写 捺折竖撇捺撇撇撇 部外 3 字义五行 金

衫指上衣或衣服,诸如衬衫、衣衫、汗衫等。衣服,尤其是内衣对人而言不仅能够御寒,还可增加人的安全感,美观舒适的衣衫还可满足人们的心理需求,特别是柔软舒适的衣服比较有利于人的身心健康。

煽

拼音 shān 注音 ㄕㄢ 部首 火 笔画数 14 结构 左右结构 造字法 形声;从火、扇声 笔顺编号 43344513541541 笔顺读写 捺撇撇捺捺折横撇折捺横折捺横 部外 10 字义五行 火

煽的本义是炽盛,引申义指鼓动别人做不该做的事,如煽动、煽惑、煽情、煽风点火等。从养生角度讲,采取刮阴风、煽阴火的方法挑拨离间会使当事双方产生诸多不安,事后也会懊悔,直接影响身心健康。

闪

拼音 shǎn 注音 ㄕㄢˇ 部首 门 笔画数 5 结构 半包围结构 造字法 会意;从人在门中 笔顺编号 42534 笔顺读写 捺竖折撇捺 部外 2 字义五行 金

闪指迅速避开,诸如闪开,闪避等。在《黄帝内经》中提到对于四时不正伤人之气,人们应当主动地进行闪避,做到"避之有时",即及时避开,不要受到邪气的侵犯,这也是中医病因学思想的重要体现。

讪

拼音 shàn 注音 ㄕㄢˋ 部首 讠 笔画数 5 结构 左右结构 造字法 形声;从讠、山声 笔顺编号 45252 笔顺读写 捺折竖折竖 部外 3 字义五行 金

讪指讥讽,如讪笑。从道德角度来讲,无论别人有多么可笑,都不应该采取讥讽的方式来贬低别人、抬高自己,这理应是做人的基本原则,因为被讥讽者常常会因受人讥讽而出现自卑心理,影响其身心健康。

扇

拼音 shàn shān 注音 ㄕㄢˋ,ㄕㄢ 部首 户 笔画数 10 结构 半包围结构 造字法 会意;从户、从羽 笔顺编号 4513541541 笔顺读写 捺折横撇折捺横折捺横 部外 6 字义五行 金

扇指能摇动或转动生风的用具,诸如电扇、蒲扇、芭蕉扇等。扇子是很好的避暑降温工具,老年人使用扇子扇风能够很好地使手臂得到运动,促进手臂血液循环,但若长时间不恰当地使用电风扇也会给健康带来危害。

善

拼音 shàn 注音 ㄕㄢˋ 部首 口 笔画数 12 结构 上下结构 造字法 会意;从言、从羊 笔顺编号 431112431251 笔顺读写 捺撇横横横竖捺撇横竖折横 部外 9 字义五行 金

善指善良、心肠好,跟"恶"相对。善良是中华民族的优秀美德,是人人都应具备的修养与品质,在我国传统文化中,历来强调心存善良、向善之美、善良宽容可以使人的心情始终处于平和的状态,有利于身心健康。

擅

拼音 shàn 注音 ㄕㄢˋ 部首 扌 笔画数 16 结构 左右结构 造字法 形声;从扌、亶声 笔顺编号 1214125251125111 笔顺读写 横竖横捺横竖折竖折横横竖折横横横 部外 13 字义五行 金

擅的本义是本能的动作,引申为独断的行为,诸如擅权、擅作主张等。从中医理论来讲,胆主决断,具有决断功能,所以胆气充实则行事果断,反之,胆气虚弱则易惊恐、多疑虑、心无定见,不利于健康长寿。

S

膳

拼音 shàn 注音 ㄕㄢˋ，部首 月 笔画数 16 结构 左右结构 造字法 形声;从月、善声 笔顺编号 3511431112431251 笔顺读写 撇折横横捺撇横横横竖撇横竖折横 部外 12 字义五行 金

膳指饭食，人每天都需要进食，食物是维系人体生命的根本，每日若能按照中医养生理论来合理搭配饮食，遵循饮食养生原则，注意饮食宜忌，就可增进健康，益寿延年，膳食养生是中医养生文化重要的组成部分。

赡

拼音 shàn 注音 ㄕㄢˋ，部首 贝 笔画数 17 结构 左右结构 造字法 形声;从贝、詹声 笔顺编号 25343513344111251 笔顺读写 竖折撇捺撇折横撇撇捺捺横横横竖折横 部外 13 字义五行 火

赡指供养，如赡养父母。百善孝为先，我国从古至今讲究尊老爱幼，赡养父母是孝的最基本要求，学会感恩，特别是对父母的孝敬，是人生的最大福报，彰显孝心不仅有利于社会和谐，也能使人延年益寿。

鳝

拼音 shàn 注音 ㄕㄢˋ，部首 鱼 笔画数 20 结构 左右结构 造字法 形声;从鱼、善声 笔顺编号 35251211431112431251 笔顺读写 撇折竖折横竖横横捺撇横横横竖捺撇横竖折横 部外 12 字义五行 金

鳝鱼，又名黄鳝，其肉性温、味甘，入肝、脾、肾经，具有补虚损、祛风湿、强筋骨之功效，特别适合气血不足、身体虚弱、营养不良之人食用，是食疗进补的常见食材。佛家主张鳝鱼为灵性动物，忌食，可参。

shang

伤

拼音 shāng 注音 ㄕㄤ，部首 亻 笔画数 6 结构 左右结构 造字法 形声;从亻、㐃声 笔顺编号 323153 笔顺读写 撇竖撇横折撇 部外 4 字义五行 金

伤的本义是皮肉破损处，诸如创伤、伤口、刀伤、内伤等。无论是外伤还是内伤，也不管是何种伤害，对人的身心健康而言都是不利的，一定要想方设法加以预防，以免伤及人体，这也是中医养生的基本原则之一。

晌 拼音 shǎng 注音 ㄕㄤˇ 部首 日 笔画数 10 结构 左右结构 造字法 形声;从日、向声 笔顺编号 2511325251 笔顺读写 竖折横横撇竖折竖折横 部外 6 字义五行 火

晌指一天内的一段时间或晌午,诸如半晌、晌午等。中医学认为人体中十二条经脉对应着每日的十二个时辰,经脉中的气血在不同的时辰阶段也有盛有衰,平常所说的晌午即十二时辰中的午时,气血流注到心经。

赏 拼音 shǎng 注音 ㄕㄤˇ 部首 贝 笔画数 12 结构 上下结构 造字法 形声;从贝、尚声 笔顺编号 243452512534 笔顺读写 竖捺撇捺折竖折横竖折撇捺 部外 8 字义五行 金

赏的本义指赐给、奖励,指赐给或奖励的东西,亦指宣扬、称赞,诸如赏赐、奖赏、赏罚、奖金、领赏、赏识、赞赏等。无论是奖赏者还是被奖赏者,这都是非常愉快的事,特别是获得奖赏非常有利于身心健康。

上 拼音 shàng shǎng 注音 ㄕㄤˋ,ㄕㄤˇ 部首 一 笔画数 3 结构 单一结构 造字法 指事 笔顺编号 211 笔顺读写 竖横横 部外 2 字义五行 金

上的本义是高处、上面,跟"下"相对,诸如上部、上游、上面等,也有向上求进的含义。从心理学的角度来看,无论哪种情况,向上都会给人以正能量,有利于提升自己的自尊心,对人体的身心健康有利。

尚 拼音 shàng 注音 ㄕㄤˋ 部首 小 笔画数 8 结构 上下结构 造字法 会意;从八、从向 笔顺编号 24325251 笔顺读写 竖捺撇竖折竖折横 部外 5 字义五行 金

尚指崇高、推崇,诸如高尚、崇尚等。从道德养生的角度看,品德的高尚对当事人处世心态及人格修养均有较大裨益,有利于五脏六腑的高度和谐,从而达到阴阳平衡,人与人交往和谐友爱,对人的身心健康有益。

S

裳 拼音 cháng shang 注音 ㄔㄤˊ，˙ㄕㄤ 部首 衣 笔画数 14 结构 上下结构 造字法 形声；从衣、尚声 笔顺编号 24345251413534 笔顺读写 竖撇撇捺折竖折横捺横撇折撇捺 部外 8 字义五行 火

　　裳的本义是指下身的衣服，引申为男女穿着的下衣，现多指衣服。衣裳对人而言不仅能够御寒，还可增加人的幸福感，美观舒适的衣裳不但可满足人们的心理需求，也能有益于人的身心健康，延年益寿。

---

shao

烧 拼音 shāo 注音 ㄕㄠ 部首 火 笔画数 10 结构 左右结构 造字法 形声；从火、尧声 笔顺编号 4334153135 笔顺读写 捺撇撇捺横折撇横撇折 部外 6 字义五行 火

　　烧的本义是点燃木柴堆，引申为燃火，亦指烹调的方法，诸如燃烧、红烧、烧鸡、烧饭等。食疗养生是利用食物来影响机体各方面的功能，而烧煮可提升食物效用，有利于人的吸收，同时通过燃烧加热可杀死细菌、病毒。

芍 拼音 sháo 注音 ㄕㄠˊ 部首 艹 笔画数 6 结构 上下结构 造字法 形声；从艹、勺声 笔顺编号 122354 笔顺读写 横竖竖撇折捺 部外 3 字义五行 木

　　芍药是毛茛植物芍药的根，所得到的药材多以花之颜色取根来命名"赤芍""白芍"，其中白芍具有养血敛阴、柔肝止痛、缓挛急之效，赤芍具有活血通经、凉血散痈肿之效，为中医临证使用率极高的药物。

韶 拼音 sháo 注音 ㄕㄠˊ 部首 音 笔画数 14 结构 左右结构 造字法 形声；从音、召声 笔顺编号 41431251153251 笔顺读写 捺横捺撇横竖折横横折撇竖折横 部外 5 字义五行 金

　　韶的本义是传说舜所作的乐曲名，亦指美好，诸如韶光、韶华、韶秀等。悠扬的乐曲、美好的事物能给人带来好的心情，能够在一定程度上缓解和消除抑郁等不良心境给人所带来的心理伤害，有益于人的身心健康。

少

拼音 shǎo shào 注音 ㄕㄠˇ、ㄕㄠˋ 部首 小 笔画数 4 结构 上下结构 造字法 形声;从小、丿(piě)声 笔顺编号 2343 笔顺读写 竖撇捺撇 部外 1 字义五行 金

少指不多、数量小,跟"多"相对,诸如少量、稀少、减少等。物质的减少、食物的不足对人体而言是颇为不利的,长期的食物摄入不足对人体健康的危害非常显著,应当尽可能加以改变,以确保健康长寿。

哨

拼音 shào 注音 ㄕㄠˋ 部首 口 笔画数 10 结构 左右结构 造字法 形声;从口、肖声 笔顺编号 2512432511 笔顺读写 竖折横竖捺撇竖折横横 部外 7 字义五行 金

哨的本义是风的呼啸声,转义为用人口模拟风的呼啸声,亦指警戒、巡逻而设的岗位,诸如哨兵、岗哨等。从人体的营气和卫气分布来看,营气行于脉中,卫气行于脉外,卫气的主要功能好似哨兵,卫外防御外邪。

---

she

舌

拼音 shé 注音 ㄕㄜˊ 部首 舌 笔画数 6 结构 单一结构 造字法 象形 笔顺编号 312251 笔顺读写 撇横竖竖折横 字义五行 金

舌指人和某些动物口中辨别滋味、帮助咀嚼和发音的器官,诸如舌尖、舌苔、舌头等。从中医诊法来讲,舌象可以反映病况,正常人的舌色泽淡红,舌面荣润,胖瘦老嫩适中,运动灵活自如,正常舌上有一层薄白苔。

蛇

拼音 shé yí 注音 ㄕㄜˊ、丨ˊ 部首 虫 笔画数 11 结构 左右结构 造字法 形声;从虫、它声 笔顺编号 25121444535 笔顺读写 竖折横竖横捺捺捺折撇折 部外 5 字义五行 金

蛇是一种会摆尾游行的虫类,俗称长虫,包括白花蛇、毒蛇、蟒蛇、乌梢蛇等。蛇可入药,善于祛风通络,蛇胆性凉,具有祛风除湿、清凉明目、解毒去痱的功效,蛇多用于治疗脑中风、关节炎及顽固性皮肤病等。

S

社 拼音 shè 注音 ㄕㄜˋ，部首 礻 笔画数 7 结构 左右结构 造字法 会意；从礻、从土 笔顺编号 4524121 笔顺读写 捺折竖捺横竖横 部外 3 字义五行 金

社的本义是土地神，古代指祭拜土地神的地方，后指某些团体、机构，如社稷、社团、报社、旅社等。人活着离不开食物，对土地心存感恩，向神灵祷告求得保佑，客观地讲没有负面作用，对人的身心健康有益无损。

舍 拼音 shě shè 注音 ㄕㄜˇ，ㄕㄜˋ，部首 舌 笔画数 8 结构 上下结构 造字法 象形；上边是屋顶，下边是基础 笔顺编号 34112251 笔顺读写 撇捺横横竖竖折横 部外 2 字义五行 金

舍的本义是客舍，诸如房舍、邻舍、校舍、旅舍等。房子对人的保健作用除了体现在避风防寒方面，还在于心理满足及自身安全等方面，居家养生的作用不可小觑，舒适的居住环境对人体的健康长寿很有益。

射 拼音 shè yè yì 注音 ㄕㄜˋ，丨ㄝˋ，丨ˋ，部首 寸 笔画数 10 结构 左右结构 造字法 会意；像箭在弦上 笔顺编号 3251113124 笔顺读写 撇竖折横横横撇横竖捺 部外 7 字义五行 金

射的本义是拉弓射箭，引申义为借用冲力或者弹力快速发出，诸如发射、反射、扫射、注射等。射击或者射猎活动是人们较为喜欢的户外运动项目，具有较好的体育锻炼及竞赛价值，也有利于人体健康与长寿。

赦 拼音 shè 注音 ㄕㄜˋ，部首 赤 笔画数 11 结构 左右结构 造字法 形声；从攵、赤声 笔顺编号 12132343134 笔顺读写 横竖横撇竖撇捺撇横撇捺 部外 4 字义五行 金

赦的本义是宽免罪过，诸如赦免、赦罪、大赦等，常常是国家出于人道主义的考虑，对具备一定条件的犯罪人员予以宽免，能够有效化解矛盾，更是体现善心，因此站在养生保健的角度讲，有利于人的身心健康。

摄 拼音 shè niè 注音 ㄕㄜˋ,ㄋㄧㄝˋ 部首 扌 笔画数 13 结构 左右结构 造字法 形声;从扌、聂声 笔顺编号 1211221115454 笔顺读写 横竖横横竖横竖横横横折捺折捺 部外 10 字义五行 火

摄的本义是拉起、提起,引申义指吸取、摄影、保养,诸如摄取、摄食、摄像、摄政、摄护、摄生等。中医的养生又叫摄生,就是指通过采取各种方法调养身心和防治疾病,其目的一是防病治病,二是延年益寿。

慑 拼音 shè 注音 ㄕㄜˋ,部首 忄 笔画数 13 结构 左右结构 造字法 形声;从忄、聂声 笔顺编号 4421221115454 笔顺读写 捺捺竖横竖竖横横横折捺折捺 部外 10 字义五行 金

慑指害怕,如慑服、威慑等。对当事人而言,长期在威慑之下对人的身心健康是非常不利的,应当尽量避免担惊受怕情况的屡屡发生。中医学认为躲避伤害,趋利避害,扶正达邪是养生保健的基本原则之一。

麝 拼音 shè 注音 ㄕㄜˋ,部首 鹿 笔画数 21 结构 半包围结构 造字法 形声;从鹿、射声 笔顺编号 413522115353251113124 笔顺读写 捺横撇折竖竖横横折撇折撇竖折横横横撇横竖捺 部外 10 字义五行 金

麝是一种哺乳动物,形状像鹿而小,无角。雄麝的脐部有香腺,能分泌麝香,麝香有特殊的香气,可以制成香料。麝香也是一味特别名贵的中药材,具有开窍醒神、活血通经、行气止痛及催产之救急功效。

---

shen

申 拼音 shēn 注音 ㄕㄣ,部首 田 笔画数 5 结构 单一结构 造字法 象形;像电光闪烁之形 笔顺编号 25112 笔顺读写 竖折横横竖 字义五行 金

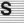

申指陈述、说明,诸如申报、申请、申述等;其在十二地支中排列第九位,与属相中的猴相对应;申时指下午三点到五点,气血运行在膀胱经,膀胱经上分布着与人体五脏六腑相应的穴位,所以具有重要的养生价值。

伸 拼音 shēn 注音 ㄕㄣ，部首 亻 笔画数 7 结构 左右结构 造字法 形声;从亻、申声 笔顺编号 3225112 笔顺读写 撇竖竖折横横竖 部外 5 字义五行 金

伸的本义是展开、舒展,引申为任何事物的延展、扩张,诸如伸缩、伸腿、伸展、延伸等。在保健运动功法当中,伸展运动有助于关节的放松,可以增强身体的柔软度,放松肌肉,减低运动伤害及疲劳。

身 拼音 shēn 注音 ㄕㄣ，部首 身 笔画数 7 结构 单一结构 造字法 象形;像女人怀孕腹大之形 笔顺编号 3251113 笔顺读写 撇竖折横横横撇 字义五行 金

身的本义是身躯的总称,诸如身材、身高、身体、身心健康。中医养生保健就是通过各种方法保养身体,提高身体素质,增强防病抗衰的能力,以达到延年益寿的目的,身躯是人安生立命的根本。

呻 拼音 shēn 注音 ㄕㄣ，部首 口 笔画数 8 结构 左右结构 造字法 形声;从口、申声 笔顺编号 25125112 笔顺读写 竖折横竖折横横竖 部外 5 字义五行 金

呻的本义是呻吟,多指人因各种病痛而发出低微的痛苦声音。中医理论认为五声当中的呻在五行当中属肾,在具体的养生治病之际,医者一定要积极寻找引起呻吟的根本原因,进一步针对病因进行治疗。

深 拼音 shēn 注音 ㄕㄣ，部首 氵 笔画数 11 结构 左右结构 造字法 会意 笔顺编号 44145341234 笔顺读写 捺捺横捺折撇捺横竖撇捺 部外 8 字义五行 水

深的本义是指水面到水底的距离较大,引申为从上到下、从外到内深及感情深厚,诸如深长、深厚、深情、深入、幽深等。从中医养生角度说,只有深刻地理解有关理论和方法,才有可能真正地保护好自己的健康。

神 拼音 shén 注音 ㄕㄣˊ，部首 礻 笔画数 9 结构 左右结构 造字法 形声;从礻、申声 笔顺编号 452425112 笔顺读写 捺折竖捺竖折横横竖 部外 5 字义五行 金

神在古代传说和宗教指天地万物的创造者和统治者,或能力超常的人物。神(上帝)常常可以给人以精神的寄托,从心理慰藉的角度讲,所以向神灵祷告有助于缓解压力,对人的身心健康有一定益处。

审 拼音 shěn 注音 ㄕㄣˇ，部首 宀 笔画数 8 结构 上下结构 造字法 原为会意 笔顺编号 44525112 笔顺读写 捺捺折竖折横横竖 部外 5 字义五行 金

审指仔细地检察核对，诸如审查、审订、审读、审阅等。在中医诊治疾病时，首先要仔细地审查阴阳、病因、病机、病证，特别是原因，正如明代医家张景岳所言，"凡诊脉施治，必先审阴阳，乃为医道之纲领"。

肾 拼音 shèn 注音 ㄕㄣˋ，部首 月 笔画数 8 结构 上下结构 造字法 会意 笔顺编号 22542511 笔顺读写 竖竖折捺竖折横横 部外 4 字义五行 金

肾是人和高等脊椎动物的水液排泄器官，即肾脏。中医理论认为，"肾者，精神之舍，性命之根"，肾的主要生理功能是主水藏精，主生殖与生长发育，还主纳气，中医养生学认为长寿与肾关系极为密切。

慎 拼音 shèn 注音 ㄕㄣˋ，部首 忄 笔画数 13 结构 左右结构 造字法 形声；从忄、真声 笔顺编号 4421225111134 笔顺读写 捺捺竖横竖折横横横横撇捺 部外 10 字义五行 金

慎的本义是抛开头脑中的其他要求一心一意认真地对待，诸如慎重、审慎、谨慎等。小心谨慎的处事原则和方法能够避免出现差错，尤其能够避免意外伤害，但如果过分地谨慎，容易增加身心压力，不利于健康。

---

sheng

升 拼音 shēng 注音 ㄕㄥ，部首 十 笔画数 4 结构 单一结构 造字法 象形 笔顺编号 3132 笔顺读写 撇横撇竖 部外 2 字义五行 金

升指由低向上或高处运动，或提高，诸如上升、提升、升官、升迁、升学、晋升等。无论哪种情况，升都会给人以正能量，有利于健康长寿。另外，升还是容积单位，古代的容量单位主要有升、斗、合等。

S

生 拼音 shēng 注音 ㄕㄥ，部首 生 笔画数 5 结构 单一结构 造字法 会意 笔顺编号 31121 笔顺读写 撇横横竖横 字义五行 金

生指人和动物生育，诸如卵生、胎生等。《黄帝内经》认为，人体的胚胎是父精母血的结晶，阴阳交感，胚胎形成和发育，至脏腑齐全，营卫气血调和畅行，神气藏舍于心，魂魄毕具而生命产生，而养生就是养护生命。

声 拼音 shēng 注音 ㄕㄥ，部首 士 笔画数 7 结构 上下结构 造字法 形声 笔顺编号 1215213 笔顺读写 横竖横折竖横撇 部外 4 字义五行 金

声的本义是声音、声响，诸如歌声、笑声、声音、呼声、声息等。中医将人常发出的声音概括为"呼、笑、歌、哭、呻"五声，并分别对应五脏，即肝、心、脾、肺、肾，以嘘、呵、呼、呬、吹、嘻为代表的中医"六字诀"养生法就是利用五声以养生。

牲 拼音 shēng 注音 ㄕㄥ，部首 牛 笔画数 9 结构 左右结构 造字法 形声；从牛、生声 笔顺编号 312131121 笔顺读写 撇横竖横撇横横竖横 部外 5 字义五行 金

牲的本义是古代供祭祀用的全牛，现指家畜，诸如牲口、献牲等。牲畜是人类主要的肉食来源，肉食主要给身体提供优质蛋白质，如果摄入量过多，能量摄入过高，会导致肥胖，长久下来会引发心脑血管方面的疾病。

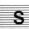

笙 拼音 shēng 注音 ㄕㄥ，部首 竹 笔画数 11 结构 上下结构 造字法 形声；从竹、生声 笔顺编号 31431431121 笔顺读写 撇横捺撇横捺撇横横竖横 部外 5 字义五行 木

笙的本义是簧管乐器，其音色清晰透亮，诸如笙歌、笙管乐、笙磬同音等。悠扬的乐曲给人以美好的视听感觉，这种心情能够在一定程度上缓解和消除抑郁等不良心境给人所带来的心理伤害，有益于人的身心健康。

绳 拼音 shéng 注音 ㄕㄥˊ，部首 纟 笔画数 11 结构 左右结构 造字法 形声；从纟、黾声 笔顺编号 55125125115 笔顺读写 折折横竖折横竖折横横折 部外 8 字义五行 金

绳字的本义是可以无限接续延长的索带，诸如绳子、跳绳、麻绳、草绳、绳索等。跳绳运动是一项简单易行的健身方法，能够增进心肺功能、锻炼肌肉力量及耐力、强健骨骼、促进新陈代谢，利于养生保健。

省 拼音 shěng xǐng 注音 ㄕㄥˇ，ㄒㄧㄥˇ，部首 目 笔画数 9 结构 上下结构 造字法 会意 笔顺编号 234325111 笔顺读写 竖撇捺撇竖折横横横 部外 4 字义五行 金

省指节约、免去，诸如节约、俭省、省心等。节约是一种美德，中医力求人与自然之间的密切联系，我们是自然的一部分，理应减少浪费、保护自然环境，其实爱护环境就是爱护自己，保护自然就是保护人类。

胜 拼音 shèng 注音 ㄕㄥˋ，部首 月 笔画数 9 结构 左右结构 造字法 形声；从月、生声 笔顺编号 351131121 笔顺读写 撇折横横撇横横竖横 部外 5 字义五行 金

胜指胜利，跟"败""负"相对，如胜负、获胜。获胜是一种令人十分喜悦的事，从心理学角度讲，获得胜利可以增强人的信心，给人带来战胜艰难困苦的勇气，树立正能量，保持积极向上，有利于人的身心健康。

盛 拼音 shèng chéng 注音 ㄕㄥˋ，ㄔㄥˊ，部首 皿 笔画数 11 结构 上下结构 造字法 形声；从皿、成声 笔顺编号 13553425221 笔顺读写 横撇折折撇捺竖折竖竖横 部外 6 字义五行 金

盛指兴旺繁荣、丰富、盛大，诸如盛开、盛世、繁盛、兴盛、盛产、盛典、盛会、盛况、盛誉等。无论是哪种盛况，也无论是物质的丰足，或者是情感的丰盛，均能给人们的内心世界带来快乐，有利于人的身心健康。

shi

失 拼音 shī 注音 ㄕ，部首 大 笔画数 5 结构 单一结构 造字法 形声；从手、乙声 笔顺编号 31134 笔顺读写 撇横横撇捺 部外 2 字义五行 金

失的本义是失掉、丢失，如失物、损失、失窃、遗失等。遭受损失会使人产生难以言喻的烦恼，需要及时通过多种途径调整这一不良心态，从心理养护的角度而言，"塞翁失马，焉知非福"，反过来想想，也是较为聪明的应对方法。

师 拼音 shī 注音 ㄕ，部首 巾 笔画数 6 结构 左右结构 造字法 会意 笔顺编号 231252 笔顺读写 竖撇横竖折竖 部外 3 字义五行 金

师的本义是军队，后指某些传授知识或技能的人，如师傅、师长、教师等。中医学不断发展数千年，师徒传承、口口相传是从古到今非常有效的特色传承形式之一，师傅给徒弟的言传身教直接输入了人生的正能量。

诗 拼音 shī 注音 ㄕ，部首 讠 笔画数 8 结构 左右结构 造字法 形声；从讠、寺声 笔顺编号 45121124 笔顺读写 捺折横竖横横竖捺 部外 6 字义五行 金

诗的本义是诗歌，是一种文学体裁，其语言精练，分行押韵，有节奏，可以吟咏朗诵，诸如诗歌、诗集、诗人、诗意等。古人常以诗寄情，抒发情感，从中医养生角度而言，诗词创作和吟诵均有利于人体的身心健康。

虱 拼音 shī 注音 ㄕ，部首 虫 笔画数 8 结构 半包围结构 造字法 会意 笔顺编号 53251214 笔顺读写 折撇竖折横竖横捺 部外 2 字义五行 金

虱子是一种寄生在温血动物身体上的各种无翅且通常扁平的小昆虫，浅黄，或灰白、灰黑色，头小，腹大，吸食血液、能传染疾病。人一旦被虱子寄生，需要及时消灭或治疗，平时也要积极防治，以免影响人体健康。

施

拼音 shī 注音 尸，部首 方 笔画数 9 结构 左右结构 造字法 会意 笔顺编号 415331525 笔顺读写 捺横折撇撇横折竖折 部外 5 字义五行 金

施指给，即把自己的财物送给穷人或出家人，诸如施恩、施礼、施舍、施斋、施主等。施舍就是给予，就是馈赠，是人们传递爱心的体现，从福报的角度讲，好人有好报，积善成德，施舍有利于人的健康及长寿。

湿

拼音 shī 注音 尸，部首 氵 笔画数 12 结构 左右结构 造字法 形声；从氵、显声 笔顺编号 441251122431 笔顺读写 捺捺横竖折横横竖竖捺撇横 部外 9 字义五行 水

湿的本义是潮湿，跟"干"相对，诸如湿地、湿度、湿润、潮湿等。根据中医理论，湿邪为外感六淫病邪的一种，易阻遏气机，损伤阳气，当湿邪侵犯人体，常有小便短涩、大便不爽等症状，可多食薏苡仁、芡实等。

十

拼音 shí 注音 尸ˊ，部首 十 笔画数 2 结构 单一结构 造字法 指事 笔顺编号 12 笔顺读写 横竖 字义五行 金

十指数目字，表示第十，或指达到极点，诸如十成、十分、十全十美、十拿九稳等。中医有十全大补汤等养生名方，此方可温补气血，治诸虚劳不足，从中医心理养生角度而言，人不可强求十全十美。

石

拼音 shí dàn 注音 尸ˊ，ㄉㄢˋ，部首 石 笔画数 5 结构 半包围结构 造字法 象形 笔顺编号 13251 笔顺读写 横撇竖折横 字义五行 金

石指岩石、石头，诸如石板、石雕、岩石、石头、化石、玉石、滑石等。中药滑石具有利尿通淋、清热解暑、祛湿敛疮之效，用于热淋、石淋、尿热涩痛，外治湿疹、湿疮、痱子。

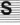

时

拼音 shí 注音 尸ˊ，部首 日 笔画数 7 结构 左右结构 造字法 会意；从日、从寸 笔顺编号 2511124 笔顺读写 竖折横横横竖捺 部外 3 字义五行 金

时指时间、季节、小时、时辰等，诸如时差、古时、四时、子时、午时等。中医理论讲求天人相应，在预防疾病及诊治疾病时应注意四时自然环境及阴阳、气候等诸多因素与健康的关系及正负影响。

实

拼音 shí 注音 ㄕˊ，部首 宀 笔画数 8 结构 上下结构 造字法 会意 笔顺编号 44544134 笔顺读写 捺捺折捺捺横撇捺 部外 5 字义五行 金

实的本义是充满，也是中医理论中的核心名词。实与虚相对而言，指邪气亢盛，以邪气盛为矛盾的主要方面，表现为正气与邪气均较强盛，正邪相搏，斗争剧烈，反应明显，可见各种亢盛有余的证候，治养之际当用泻法。

食

拼音 shí sì yì 注音 ㄕˊ，ㄙˋ，丨ˋ，部首 食 笔画数 9 结构 上下结构 造字法 会意 笔顺编号 344511534 笔顺读写 撇捺捺折横横折撇捺 部外 1 字义五行 金

食指吃的东西、吃饭，诸如猎食、副食、面食、主食、进食、吞食、饮食等。进食不仅是维系生命的根本，而且也是保持健康、追求长寿的关键，在中医养生理论中，饮食养生、饮食治病占有重要地位。

史

拼音 shǐ 注音 ㄕˇ，部首 口 笔画数 5 结构 单一结构 造字法 会意；从中、从手 笔顺编号 25134 笔顺读写 竖折横撇捺 部外 2 字义五行 金

史的本义是指掌管记载史事的官，引申为历史，亦指记载历史的文字或研究历史的学科，诸如史册、史诗、历史、秘史、史记等。中医学及中医养生学本身就是一部极其厚重的史书，《史记》中就有诸多中医的记载。

屎

拼音 shǐ 注音 ㄕˇ，部首 尸 笔画数 9 结构 半包围结构 造字法 形声；从米、尸声 笔顺编号 513431234 笔顺读写 折横撇捺撇横竖撇捺 部外 6 字义五行 金

屎指排泄出来的大便及脏物，诸如狗屎、眼屎、耳屎等。中医学认为"凡治病，必察其下"，是指医生在诊治疾病时必须仔细询问患者的大小便及分泌物情况，从而将其作为准确诊断疾病的重要依据。

士

拼音 shì 注音 ㄕˋ，部首 士 笔画数 3 结构 单一结构 造字法 会意；从一、从十 笔顺编号 121 笔顺读写 横竖横 字义五行 金

士指古时读书人，对人的美称或是对某些专业人员的称呼，诸如名士、寒士、护士、女士、技士、绅士、医士、院士等。古时所言的方士亦为医者之称谓，方指方技，术指数术，因此士是对知识人士的尊称。

侍 拼音 shì 注音 ㄕˋ，部首 亻 笔画数 8 结构 左右结构 造字法 形声；从亻、寺声 笔顺编号 32121124 笔顺读写 撇竖横竖横横竖捺 部外 6 字义五行 火

侍的本义是在尊长旁边陪着，引申为服侍、侍奉，诸如侍从、侍奉、侍卫、侍者、侍女、服侍等。在亲人身旁陪伴，可增加幸福度；在患者身边陪伴、侍奉，有助于缓解孤独给患者所带来的悲观情绪，有益于身体的康复。

饰 拼音 shì 注音 ㄕˋ，部首 饣 笔画数 8 结构 左右结构 造字法 形声 笔顺编号 35531252 笔顺读写 撇折折撇横竖折竖 部外 5 字义五行 水

饰指修整装点，使居处或环境整齐美观，如饰品、修饰、妆饰等。经过装点和修饰，常常可以给人一种美的视觉感受，当人的心情处于喜气洋洋、开开心心、快快乐乐的状况时，自然有利于心理养生。

视 拼音 shì 注音 ㄕˋ，部首 见 笔画数 8 结构 左右结构 造字法 会意兼形声；从见、从示、示亦声 笔顺编号 45242535 笔顺读写 捺折竖捺竖折撇折 部外 4 字义五行 金

视的本义是在宗庙里朝见列祖列宗，引申义为依次地看，再引申为察看，诸如视觉、注视、监视、视角、视力等。从中医理论而"诸脉者皆属于目"，即脏腑之精气通过十二经脉上注于目，说明视力与经络关系密切。

柿 拼音 shì 注音 ㄕˋ，部首 木 笔画数 9 结构 左右结构 造字法 形声；从木、市声 笔顺编号 123441252 笔顺读写 横竖撇捺捺横竖折竖 部外 5 字义五行 木

柿子是柿科植物干果类水果。柿果味甘涩、性寒，无毒，入肺、脾、胃、大肠经，具有清热润肺、生津止渴、健脾化痰的功效，常用于治疗肺热咳嗽、胃热呃逆、口干口渴、呕吐及泄泻等。柿蒂味涩、性平，入胃经，有降逆止呃的功效，常用于呃逆。

适 拼音 shì kuò 注音 ㄕˋ,ㄎㄨㄛˋ,部首 辶 笔画数 9 结构 半包围结构 造字法 形声;从足、舌声 笔顺编号 312251454 笔顺读写 撇横竖竖折横撇折撇 部外 6 字义五行 火

适指符合、恰好、舒服,诸如适口、适龄、适时、适宜、舒适、安适等。中医理论讲求"天人相应",从中医养生角度而言,人的饮食、起居、锻炼等一定要与自己所处的自然环境相适应,方可健康。

恃 拼音 shì 注音 ㄕˋ,部首 忄 笔画数 9 结构 左右结构 造字法 形声;从忄、寺声 笔顺编号 442121124 笔顺读写 捺捺竖横竖横横竖捺 部外 6 字义五行 金

恃指倚仗、依赖,诸如仗恃、自恃、恃才傲物、有恃无恐、恃强凌弱等。从道德层面上来讲,以强欺弱是一种极其不道德的现象,这种现象都会使弱者产生不安和难受,直接影响其身心健康,必须设法予以中止。

室 拼音 shì 注音 ㄕˋ,部首 宀 笔画数 9 结构 上下结构 造字法 会意;从宀、从至 笔顺编号 445154121 笔顺读写 捺捺折横折捺横竖横 部外 6 字义五行 金

室指屋子、房间,诸如教室、卧室、阅览室、更衣室、工作室等。一间舒适的房屋对人的保健作用不仅仅在避风防寒方面,而且还在于满足人们安全、心理及其他多方面的需要,有助于人体的身心健康与长寿。

逝 拼音 shì 注音 ㄕˋ,部首 辶 笔画数 10 结构 半包围结构 造字法 形声;从辶、折声 笔顺编号 1213312454 笔顺读写 横竖横撇横竖捺折捺 部外 7 字义五行 金

逝指消失或死亡,诸如流逝、消逝、逝世、长逝、永逝等。对于消失的人或事要学会舍弃,不能一味地沉浸在痛苦和思恋之中,要适可而止,否则忧思太过会引起脏腑、气血功能紊乱而产生各种各样的疾病。

释 拼音 shì 注音 ㄕˋ，部首 釆 笔画数 12 结构 左右结构 造字法 会意 笔顺编号 343123454112 笔顺读写 撇捺撇横竖撇捺折捺横横竖 部外 5 字义五行 金

释指解释、消散、放下,诸如释义、阐释、注释、释怀、如释重负、释然等。学会放下,忘记烦恼,使自己的心情得以释然,应当是比较聪明的应对方法,注重心理调摄有利于人体的身心平衡与健康。

嗜 拼音 shì 注音 ㄕˋ，部首 口 笔画数 13 结构 左右结构 造字法 形声;从口、耆声 笔顺编号 2511213352511 笔顺读写 竖折横横竖横撇撇折竖折横横 部外 10 字义五行 金

嗜的本义是特别爱好,诸如嗜好。人有高雅的爱好有助于陶冶人的心境,保持对生活、对社会的兴趣,对自己的健康有利,但不可过于沉迷,否则长期沉迷其中,可能会直接影响人的身体健康,当适可而止。

螫 拼音 shì zhē 注音 ㄕˋ，ㄓㄜ，部首 虫 笔画数 17 结构 上下结构 造字法 形声;从赦、虫声 笔顺编号 12132343134251214 笔顺读写 横竖横撇竖撇捺撇横撇捺竖折横竖横捺 部外 11 字义五行 金

螫指蜂、蝎等有毒的虫子叮刺人或牲畜,如螫手。蜂针疗法属我国中医蜂疗的一种,人类利用蜜蜂螫器官为针具,根据不同病情选取一定的穴位,循经络皮部施行不同手法进行刺治,以达到防治疾病的作用。

---
shou

收 拼音 shōu 注音 ㄕㄡ，部首 攵 笔画数 6 结构 左右结构 造字法 会意 笔顺编号 523134 笔顺读写 折竖撇横撇捺 部外 2 字义五行 水

收的本义是拘捕,手持刑杖押解犯人,引申义为获得、收获、收入、结束等,诸如丰收、回收、吸收、招收等。从收的大多数寓意来看,收获是其主旋律,对中医养生知识的不断汲取特别有益于自己的健康。

手 拼音 shǒu 注音 ㄕㄡˇ，部首 手 笔画数 4 结构 单一结构 造字法 象形；像手伸出五指 笔顺编号 3112 笔顺读写 撇横横竖 部外 字义五行 金

手指人或其他灵长类动物臂前端的一部分，诸如挥手、双手、握手、赤手、手背、手术、手写等。勤劳的双手是人类创造世界的工具，中医学认为"掌受血而能握"，手部也是人体最大的反射区域，可防病治病。

守 拼音 shǒu 注音 ㄕㄡˇ，部首 宀 笔画数 6 结构 上下结构 造字法 会意；从宀、从寸 笔顺编号 445124 笔顺读写 捺捺折横竖捺 部外 3 字义五行 金

守指防守、守候，诸如守卫、把守、看守、守护等。中医理论认为"阴在内，阳之守也；阳在外，阴之使也"，所谓守，就是守持于内，古人的这句名言说明阴阳之间的互根互用是保证健康长寿的基本条件。

首 拼音 shǒu 注音 ㄕㄡˇ，部首 首 笔画数 9 结构 上下结构 造字法 象形 笔顺编号 431325111 笔顺读写 捺撇横撇竖折横横横 字义五行 金

首的本义是头，诸如首级、首饰、昂首等。中医理论认为头为"诸阳之会""精明之府"，当人的头部倾斜不正、眼睛视物不清时，说明人体五脏精气衰败、预后不良，甚至会危及生命，需要积极救治。

寿 拼音 shòu 注音 ㄕㄡˋ，部首 寸 笔画数 7 结构 上下结构 造字法 会意 笔顺编号 1113124 笔顺读写 横横横撇横竖捺 部外 4 字义五行 金

寿指活得岁数长、年岁、生日，诸如寿辰、寿礼、寿数、寿星、寿命、长寿、祝寿、寿面、延年益寿等。延年益寿是中医养生的最终目标，就是通过调养身心和防治疾病，从而使人达到健康长寿的目的。

授 拼音 shòu 注音 ㄕㄡˋ，部首 扌 笔画数 11 结构 左右结构 造字法 形声；从扌、受声 笔顺编号 12134434554 笔顺读写 横竖横撇捺撇捺捺折折捺 部外 8 字义五行 金

授指交给，把知识或技艺等教给别人，诸如授奖、授衔、授予、授课、传授、函授、讲授等。中医学作为一门学科，其知识的传承也需要同其他学科一样将知识传授下去，既授人以鱼，又授人以渔，使之发扬光大。

兽 拼音 shòu 注音 ㄕㄡˋ，部首 丷 笔画数 11 结构 上中下结构 造字法 象形；像兽之形 笔顺编号 43251211251 笔顺读写 捺撇竖折横竖横横竖折横 部外 9 字义五行 金

兽的本义是狩猎，引申义为野兽，一般指四条腿、浑身长毛的哺乳动物，诸如兽类、兽王、兽性、兽医、禽兽等。兽类的身体是人类食物链上的重要内容，给人提供了大量的脂类及蛋白质等营养，从而保证了人的健康。

瘦 拼音 shòu 注音 ㄕㄡˋ，部首 疒 笔画数 14 结构 半包围结构 造字法 形声；从疒、叟声 笔顺编号 41341321511254 笔顺读写 捺横撇捺横撇竖横折横横竖折捺 部外 9 字义五行 金

瘦指体内含脂肪少，肌肉不丰满，与"胖""肥"相对，诸如瘦弱、瘦小、瘦削、瘦长、消瘦、清瘦等。中医理论认为脾主身之肌肉，当脾气健运则肌肉丰盈而有活力，反之就会消瘦，应当强化脾胃功能。

shu

书 拼音 shū 注音 ㄕㄨ，部首 乙 笔画数 4 结构 单一结构 造字法 会意 笔顺编号 5524 笔顺读写 折折竖捺 部外 3 字义五行 金

书的本义是记录，泛指书写、汉字的字体、装订成册的著作等，诸如书法、草书、楷书、书籍、图书等。我们现在所获取的中医养生知识大多是古人通过古书籍的方式保存至今，因此书使中医知识得以延续和传承。

枢 拼音 shū 注音 ㄕㄨ，部首 木 笔画数 8 结构 左右结构 造字法 形声；从木、区声 笔顺编号 12341345 笔顺读写 横竖撇捺横撇捺折 部外 4 字义五行 木

枢指旧式门扇上的转轴或指中心的部分，诸如枢机、枢要、中枢、户枢不蠹等。中医理论认为手足少阳为枢，这是指经脉的生理特点，少阳在三阳之中，属半表半里，为出入的枢纽，故为枢，意为关键所在。

S

叔 拼音 shū 注音 ㄕㄨ，部首 又 笔画数 8 结构 左右结构 造字法 会意 笔顺编号 21123454 笔顺读写 竖横横竖撇捺折捺 部外 6 字义五行 金

叔的本义是指父亲的弟弟，旧时在兄弟排行中为老三。在中医历史上，晋代有一位名医叫王叔和，其学识渊博、医技高深，特别在脉学方面堪称鼻祖，其所撰著的《脉经》一书对中医诊疗和养生贡献颇巨。

梳 拼音 shū 注音 ㄕㄨ，部首 木 笔画数 11 结构 左右结构 造字法 形声；从木、疏省声 笔顺编号 12344154325 笔顺读写 横竖撇捺捺横折捺撇竖折 部外 7 字义五行 木

梳的本义是梳理头发，引申为名词，指梳子，诸如角梳、木梳、梳理、梳头、梳洗等。早在隋朝，名医巢元方就明确指出，梳头有通畅血脉、祛风散湿、使发不白的作用，药梳还有显著的保健防衰作用。

舒 拼音 shū 注音 ㄕㄨ，部首 舌 笔画数 12 结构 左右结构 造字法 会意；从舍、从予 笔顺编号 341122515452 笔顺读写 撇捺横横竖竖折横折捺折竖 部外 6 字义五行 金

舒的本义是扩展、伸展，诸如舒心、舒筋活血、舒眉展眼等。对于长时间坐在办公桌前的白领，常常会出现身体僵硬、难受，这时做做伸展运动来舒展一下身体，放松一下自己的心灵，对健康来说大有裨益。

疏 拼音 shū 注音 ㄕㄨ，部首 疋 笔画数 12 结构 左右结构 造字法 会意 笔顺编号 521214154325 笔顺读写 折竖横竖横捺横折捺撇竖折 部外 7 字义五行 金

疏的本义是清除阻塞使畅通，引申为分散，又引申为距离远，再引申指关系疏远，诸如疏导、疏解、荒疏、亲疏、生疏、疏忽、疏漏等。从中医理论而言，肝有疏泄作用，喜舒畅而恶抑郁，如果疏泄failed则身自健。

输 拼音 shū 注音 ㄕㄨ，部首 车 笔画数 13 结构 左右结构 造字法 形声；从车、俞声 笔顺编号 1521341251122 笔顺读写 横折竖横撇捺横竖折横横竖竖 部外 9 字义五行 金

输指运送、失败，诸如输电、输送、输入、运输、输赢等。在人体十二经脉各经分布于肘膝关节以下的五类重要腧穴叫"五输穴"，即井、荥、输、经、合，是中医养生保健及治病疗疾的常用腧穴。

蔬 拼音 shū 注音 ㄕㄨ，部首 艹 笔画数 15 结构 上下结构 造字法 形声；从艹、疏声 笔顺编号 122521214154325 笔顺读写 横竖竖折竖横竖横捺横折捺撇竖折 部外 12 字义五行 木

蔬菜是可以做菜吃的植物,蔬菜含有丰富的维生素,如维生素 A 和维生素 C、维生素 B₁、维生素 B₂ 等。蔬菜中的纤维素不能被人体的肠胃所吸收,有益排便,多吃纤维素可以促进身体的毒素排泄,保护健康。

秫 拼音 shú 注音 ㄕㄨˊ，部首 禾 笔画数 10 结构 左右结构 造字法 形声；从禾、术声 笔顺编号 3123412344 笔顺读写 撇横竖撇捺横竖撇捺捺 部外 5 字义五行 木

秫,俗称高粱,是酿酒的主要原料,可健身防病。高粱味性甘、温、涩,入脾、胃经,具有和胃、温中、涩肠胃、补中益气、止霍乱的功效,主治脾虚湿困、消化不良及湿热下痢、小便不利等症,一般人均可服用。

暑 拼音 shǔ 注音 ㄕㄨˇ，部首 日 笔画数 12 结构 上下结构 造字法 形声；从日、者声 笔顺编号 251112132511 笔顺读写 竖折横横横竖横撇竖折横横 部外 8 字义五行 金

暑的本义是炎热,如暑天、中暑。暑天可以多吃西瓜、绿豆、苦瓜之品,避免烈日下强力劳作和劳作时间过长,中暑的人群可以服用荷叶、西瓜翠衣、人丹、藿香正气水、十滴水等,有一定的防治作用。

S

薯 拼音 shǔ 注音 ㄕㄨˇ，部首 艹 笔画数 16 结构 上中下结构 造字法 形声；从艹、署声 笔顺编号 1222522112132511 笔顺读写 横竖竖竖折竖竖横横竖横撇竖折横横 部外 13 字义五行 木

薯是甘薯、马铃薯、木薯等农作物的统称。薯类富含淀粉及不饱和脂肪酸,是人们日常饭桌上的常用食物,经常食用对预防某些慢性病及糖尿病有良好的养生作用。另外,也有资料显示多食薯类食物可以降低癌症的风险。

蜀 拼音 shǔ 注音 ㄕㄨˇ，部首 虫 笔画数 13 结构 上下结构 造字法 象形 笔顺编号 2522135251214 笔顺读写 竖折竖竖横撇折竖折横竖横捺 部外 7 字义五行 金

蜀的本义是蛾蝶一类的幼虫；假借为国名、朝代名及地名，在今天的四川一带。四川为天府之国，拥有非常丰富的中药资源及中医药人才，在中医及中医养生方面名医辈出，先后取得了瞩目的成就，造福了群众。

鼠 拼音 shǔ 注音 ㄕㄨˇ，部首 鼠 笔画数 13 结构 上下结构 造字法 象形；像鼠之形 笔顺编号 3215115445445 笔顺读写 撇竖横折横横折捺捺折捺捺折 字义五行 金

鼠的本义就是老鼠，俗称耗子，是一种体小尾长、繁殖力强的哺乳动物，常常在夜间活动，盗食粮食、破坏器物、传播疾病，经常遭到捕杀。从人类健康的角度讲，老鼠的危害不小，尤其是鼠疫的流行与蔓延对人威胁很大。

术 拼音 shù shú zhú 注音 ㄕㄨˋ，ㄕㄨˊ，ㄓㄨˊ，部首 木 笔画数 5 结构 单一结构 造字法 形声；从行、术声 笔顺编号 12344 笔顺读写 横竖撇捺捺 部外 1 字义五行 木

术的本义是通路，假借指学问、技术或手段、方法，诸如拳术、美术、武术、艺术、权术、算术、技术、魔术、剑术等。"和于术数"是中医的基本养生方法，术数包括导引、吐纳、按跷、咽津等多种修身养性之法。

束 拼音 shù 注音 ㄕㄨˋ，部首 木 笔画数 7 结构 单一结构 造字法 会意；从口、从木，像用绳索把木柴捆起来 笔顺编号 1251234 笔顺读写 横竖折横竖撇捺 部外 3 字义五行 金

束的本义是捆绑，引申为控制、限制，诸如束发、束身、束缚、管束、拘束、约束等。人体的经筋具有约束骨骼、屈伸关节、调节关节的屈伸活动、维持人体正常运动功能的作用，其核心就是发挥约束作用。

树 拼音 shù 注音 ㄕㄨˋ，部首 木 笔画数 9 结构 左中右结构 造字法 形声;从木、对声 笔顺编号 123454124 笔顺读写 横竖撇捺折捺横竖捺 部外 5 字义五行 木

树指木本植物的统称,如树林、松树、植树等。虽然植物类中药以草本为主,但木本植物入药的也不少,如杜仲为杜仲科植物杜仲的干燥树皮,合欢的树皮可入药,枣树的果实和果仁皆可入药等,颇为多用。

恕 拼音 shù 注音 ㄕㄨˋ，部首 心 笔画数 10 结构 上下结构 造字法 形声;从心、如声 笔顺编号 5312514544 笔顺读写 折撇横竖折横捺折捺捺 部外 6 字义五行 火

恕指原谅、请对方原谅,诸如恕罪、宽恕、饶恕、恕我直言等。对人体心理养护而言,学会宽恕对方、原谅别人,可以去掉烦恼、忘记痛苦,保持内心安定,是非常值得提倡的养生保健方法,有益于长寿。

漱 拼音 shù 注音 ㄕㄨˋ，部首 氵 笔画数 14 结构 左中右结构 造字法 会意 笔顺编号 44112512343534 笔顺读写 捺捺横横竖折横竖撇捺撇折撇捺 部外 11 字义五行 水

漱指嘴里含水荡洗口腔,如漱口、洗漱等。饭后可以用清水或茶水漱口,可以有效去除食物残渣,也可以防止蛀牙,特别是采用饮完茶之后的茶叶咀嚼后含水漱齿,具有非常肯定的固牙健齿作用,应当坚持。

---

shua

刷 拼音 shuā shuà 注音 ㄕㄨㄚ,ㄕㄨㄚˋ，部首 刂 笔画数 8 结构 左右结构 造字法 形声;左声右形 笔顺编号 51325222 笔顺读写 折横撇竖折竖竖竖 部外 6 字义五行 金

刷指刷子、用刷子涂抹或清洗,诸如鞋刷、牙刷、刷墙、洗刷、刷牙等。经常清洗床单、被套、衣物,清洗厨卫的地面、墙壁等,能够有效清除细菌及毒素,保持干净舒适的居住环境,对人的身心健康很有利。

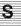

shuai

衰 拼音 shuāi cuī 注音 ㄕㄨㄞ,ㄘㄨㄟ 部首 衣 笔画数 10 结构 上下结构 造字法 会意 笔顺编号 4125113534 笔顺读写 捺横竖折横横撇折撇捺 部外 4 字义五行 金

衰指从强转弱,诸如衰老、衰落、衰弱、盛衰、衰败、衰竭、衰退、兴衰等。从心理学角度讲,从强转弱容易使人沮丧,这些内心感受都是不利于养生和保健的,应当尽可能扭转衰落状态,恢复自身信心。

摔 拼音 shuāi 注音 ㄕㄨㄞ,部首 扌 笔画数 14 结构 左右结构 造字法 形声;从扌、率声 笔顺编号 12141554413412 笔顺读写 横竖横捺横折折捺捺横撇捺横竖 部外 11 字义五行 金

摔指跌倒、从上面掉下,诸如摔倒、摔跟头等。摔倒易伤筋动骨,引致外伤,是骨伤科疾病的常见病因,理应加以积极预防,老年人因腿脚不便,在冬季更易发生。

甩 拼音 shuǎi 注音 ㄕㄨㄞˇ,部首 用 笔画数 5 结构 单一结构 造字法 会意 笔顺编号 35115 笔顺读写 撇折横横折 字义五行 金

甩指抡、摆动,挥动胳膊往外扔、抛开,诸如甩动、甩开、甩腔、甩卖等。适度的甩动胳膊、摆动腰部、活动下肢有助于促进血液循环,增强人体的免疫力,曾经风行全国的甩手疗法对人体健康发挥过积极作用。

帅 拼音 shuài 注音 ㄕㄨㄞˋ,部首 巾 笔画数 5 结构 左右结构 造字法 形声 笔顺编号 23252 笔顺读写 竖撇竖折竖 部外 2 字义五行 金

帅的本义是佩巾,假借为军队的最高将领,亦指漂亮或神气,诸如帅才、帅哥、帅令、帅印及将帅等,这些都给人以正能量,能够在一定程度上缓解和消除抑郁等不良心境所带来的心理伤害,振奋精神,有益健康。

shuan

栓 拼音 shuān 注音 ㄕㄨㄢ，部首 木 笔画数 10 结构 左右结构 造字法 形声;从木、全声 笔顺编号 1234341121 笔顺读写 横竖撇捺撇捺横横竖横 部外 6 字义五行 木

栓的本义是木钉、插子,诸如枪栓、瓶栓、栓塞、栓子、血栓等。对人体而言,血栓常常会导致心脑血管急症的发生,科学的生活方式有助于预防血栓的形成,如适当的运动、均衡的饮食及平和的心态等。

shuang

双 拼音 shuāng 注音 ㄕㄨㄤ,部首 又 笔画数 4 结构 左右结构 造字法 会意 笔顺编号 5454 笔顺读写 折捺折捺 部外 2 字义五行 金

双的本义是一对,跟"单"相对,亦指量词、偶数的、成倍的,诸如双方、双号、双数、双杠、双簧、双份、无双等。人体的十二经脉中表里两条经脉相合,呈双数出现,同样是阳阳保持平衡的特征。

爽 拼音 shuǎng 注音 ㄕㄨㄤˇ,部首 爻 笔画数 11 结构 嵌套结构 造字法 会意 笔顺编号 13434343434 笔顺读写 横撇捺撇捺撇捺撇捺撇捺 部外 7 字义五行 金

爽的本义是胳肢窝被不断抓搔,后引申为畅快、清亮、清凉、使人感到愉悦,诸如爽口、凉爽、爽朗、豪爽、爽目等。站在心理保健的角度来看,无论哪一种爽都可以使人发挥正性作用,非常有利于健康与长寿。

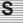

shui

水 拼音 shuǐ 注音 ㄕㄨㄟˇ,部首 水 笔画数 4 结构 单一结构 造字法 象形 笔顺编号 2534 笔顺读写 竖折撇捺 字义五行 水

水的本义是河流,是以雨的形式降下的液体,无色无味且透明,形成河流、湖泊和海洋,诸如水池、水产、水稻、茶水、池水等。人体健康离不开水,五脏当中,肾为水脏,它在调节体内水液平衡方面起到了极为重要的作用。

睡

拼音 shuì 注音 ㄕㄨㄟˋ，部首 目 笔画数 13 结构 左右结构 造字法 会意；从目、从垂 笔顺编号 2511131212211 笔顺读写 竖折横横横撇横竖横竖竖横横 部外 8 字义五行 金

睡的本义是坐着打瞌睡，诸如睡袋、睡眠、睡衣、睡意、酣睡、入睡、午睡、瞌睡、睡梦等。根据中医理论，人卧则血归于肝，当人睡着以后，多余的血液会被肝脏储藏起来，所以良好的作息习惯对人体健康非常重要。

shun

顺

拼音 shùn 注音 ㄕㄨㄣˋ，部首 页 笔画数 9 结构 左右结构 造字法 会意；从页、从川 笔顺编号 322132534 笔顺读写 撇竖竖横撇竖折撇捺 部外 3 字义五行 金

顺的本义是指朝一个方向，与逆相反，诸如顺便、顺道、顺风、顺河、顺接、顺利、顺气、顺序等。中医讲究气血在十二经脉中的运行顺序，还主张六腑以通为顺，中医养生要求气血平顺、脏腑调畅，方可健康。

sī

丝

拼音 sī 注音 ㄙ，部首 一 笔画数 5 结构 上下结构 造字法 会意 笔顺编号 55551 笔顺读写 折折折折横 部外 4 字义五行 金

丝的本义是蚕丝，亦指像丝一样又细又长的东西，诸如丝绸、蚕丝、粉丝、铁丝、丝线、发丝等。在中医诊法里，脉象中的细脉状如细丝，主要反映出人体处于阴虚或血虚状态，养护时必须滋补阴血。

思

拼音 sī sāi 注音 ㄙ，ㄙㄞ，部首 心 笔画数 9 结构 上下结构 造字法 会意兼形声；从心、从囟、囟亦声 笔顺编号 251214544 笔顺读写 竖折横竖横捺折捺捺 部外 5 字义五行 金

思指想、牵挂、思绪，诸如思考、沉思、深思、相思、思索、心思、构思等。从中医养生角度而言，思虑过度，脾气郁结，久则运化失常，会出现食少纳呆、腹胀便溏等症，即"思伤脾"，宜用舒心健脾之法予以养护。

死

拼音 sǐ 注音 ㄙˇ，部首 歹 笔画数 6 结构 左右结构 造字法 会意 笔顺编号 135435 笔顺读写 横撇折捺撇折 部外 2 字义 五行 金

死指死亡、丧失生命、不顾性命、态度坚决，诸如死活、死伤、生死、死守、死战等。亲朋的离世无疑是人生最为难过的事情，沉浸于这种悲痛之中，常常会对人的情绪及气血运行带来危害，需要及时自我安抚。

巳

拼音 sì 注音 ㄙˋ，部首 巳 笔画数 3 结构 单一结构 造字法 象形；像在胎胞中生长的小儿 笔顺编号 515 笔顺读写 折横折 字义五行 火

巳指地支的第六位，与属相中的蛇相对应，按十二时辰划分，巳时为上午的九点至十一点，这个时候是脾经当令，早上吃的饭在这个时候开始运化，进行消化、吸收，化生为精微营养物质，此时当养脾气。

四

拼音 sì 注音 ㄙˋ，部首 口 笔画数 5 结构 全包围结构 造字法 指事 笔顺编号 25351 笔顺读写 竖折撇折横 部外 2 字义五行 金

四指数目字，诸如四边、四方、四海、四时、四面八方、五湖四海等。在中医养生中常提到四气养生，即人的养生要符合自然界的变化，顺应自然，与春生、夏长、秋收、冬藏的规律相一致。

寺

拼音 sì 注音 ㄙˋ，部首 寸 笔画数 6 结构 上下结构 造字法 形声；从寸、之声 笔顺编号 121124 笔顺读写 横竖横横竖捺 部外 3 字义五行 金

寺指佛教的庙宇，以及伊斯兰教信徒礼拜、讲经的处所，诸如寺观、寺庙等。佛教修炼在中医养生中占有重要之地，与道教、儒教一样，从不同的角度对人们的内心素养及生活习性进行教化，颇有保健作用。

肆 拼音 sì 注音 ㄙˋ，部首 聿 笔画数 13 结构 左右结构 造字法 形声；从长、聿（yù）声 笔顺编号 1211154511112 笔顺读写 横竖横横横折捺折横横横横竖 部外 7 字义五行 金

肆指毫无顾忌、任意行事，诸如肆虐、放肆、肆无忌惮、肆意妄为等。人的行为应当受到法律和道德的制束，一旦脱离约束，则会造成社会的不安定，甚至给他人造成伤害，直接影响当事人和他人的安康。

song

松 拼音 sōng 注音 ㄙㄨㄥ，部首 木 笔画数 8 结构 左右结构 造字法 形声；从木、公声 笔顺编号 12343454 笔顺读写 横竖撇捺撇捺折捺 部外 4 字义五行 木

松的本义是指松树，也指松散、不紧张等，诸如松子、稀松、松弛、松懈、松动、松软等。松子是松树的种子，含脂肪、蛋白质、糖类等，久食健身心、滋润皮肤、延年益寿，有很高的食疗养生价值。

怂 拼音 sǒng 注音 ㄙㄨㄥˇ，部首 心 笔画数 8 结构 上下结构 造字法 形声；从心、从声 笔顺编号 34344544 笔顺读写 撇捺撇捺捺折捺捺 部外 4 字义五行 金

怂恿指鼓动别人去做不好的事，从人的基本道德修养角度来讲，既然自己知道不应该去做某些事情，那就更不应该教唆或鼓动别人去做这些事情，正所谓"己所不欲，勿施于人"，这理应为每个人做人的基本原则。

悚 拼音 sǒng 注音 ㄙㄨㄥˇ，部首 忄 笔画数 10 结构 左右结构 造字法 形声；从忄、束声 笔顺编号 4421251234 笔顺读写 捺捺竖横竖折横竖撇捺 部外 7 字义五行 金

悚的本义是恐惧，诸如悚栗、悚惧等。中医学认为恐为肾之志，大恐则直接损伤肾精，可出现骨痿、滑精、小便失禁等，长期恐惧能导致肾气受损，波及心肺等脏腑器官，进而影响人体的身心状态及健康长寿。

S

颂

拼音 sòng 注音 ㄙㄨㄥˋ，部首 页 笔画数 10 结构 左右结构 造字法 形声;从页、公声 笔顺编号 3454132534 笔顺读写 撇捺折捺横撇竖折撇捺 部外 4 字义五行 木

颂指赞扬，或以颂扬为主题的诗文、歌曲等，诸如颂词、歌颂、颂扬、传颂、赞颂、称颂等。大凡受到歌颂之人或事，均为令人开心的好事，常常能够提高人的幸福度和正能量，绝对有利于人体的健康与长寿。

---

sou

馊

拼音 sōu 注音 ㄙㄡ，部首 饣 笔画数 12 结构 左右结构 造字法 形声;从饣、叟声 笔顺编号 355321511254 笔顺读写 撇折折撇竖横折横竖竖折捺 部外 9 字义五行 金

馊的本义是饭食败坏变质，或比喻不高明的主意，诸如饭馊、馊味、馊点子等。从中医饮食养生的观点出发，变质的食物不但营养流失严重，而且腐坏，已经不适合食用，假如不小心食用则会危害人体的健康。

嗽

拼音 sòu 注音 ㄙㄡˋ，部首 口 笔画数 14 结构 左中右结构 造字法 形声;从口、欶声 笔顺编号 25112512343534 笔顺读写 竖折横横竖折横竖撇捺撇折撇捺 部外 11 字义五行 金

嗽的本义是干咳，从中医角度而言，咳嗽是肺系疾病的主要证候之一，病因有外感、内伤两大类。咳嗽的预防，首应注意气候变化，避免着凉，饮食不宜甘肥、辛辣，适当参加体育锻炼，以增强体质，提高抗病能力。

---

su

S

俗

拼音 sú 注音 ㄙㄨˊ，部首 亻 笔画数 9 结构 左右结构 造字法 形声;从亻、谷声 笔顺编号 323434251 笔顺读写 撇竖撇捺撇捺竖折横 部外 7 字义五行 金

俗指社会上的风气、习惯，大众的，不高雅等。诸如俗话、俗套、世俗、俗称、民俗、俗语、通俗、低俗等。《黄帝内经》中云"乐其俗"，即人在不同的风俗下都能感到快乐，这样有助于人的健康长寿。

诉 拼音 sù 注音 ㄙㄨˋ，部首 讠 笔画数 7 结构 左右结构 造字法 形声;左形右声 笔顺编号 4533124 笔顺读写 捺折撇撇横竖捺 部外 5 字义五行 金

诉的意思是说出来、诉说、控诉,诸如诉告、诉冤、倾诉等。从中医养生的角度来说,诉说是一种必不可少的心理调节过程,无论遇到什么样的纠结问题,通过对知心人的深切倾诉,会很快排遣掉烦恼,保护健康。

肃 拼音 sù 注音 ㄙㄨˋ，部首 聿 笔画数 8 结构 上下结构 造字法 会意 笔顺编号 51123234 笔顺读写 折横横竖撇竖撇捺 部外 2 字义五行 金

肃指恭敬,还有严肃、清除的意思,诸如肃静、肃穆、肃贪、整肃等。不管是哪种含义,从心理保健的角度来讲,对人恭敬就是提升自己的素养、严肃认真就是保持内心平静的保障,均有利于中医调神养生。

素 拼音 sù 注音 ㄙㄨˋ，部首 糸 笔画数 10 结构 上下结构 造字法 会意 笔顺编号 1121554234 笔顺读写 横横竖横折折捺竖撇捺 部外 4 字义五行 金

素的本义是本色的生帛,引申为本色、白色、本质、质朴等义;亦指蔬菜、瓜果等没有荤腥的食物,跟"荤"相对。各种蔬菜均含有丰富的维生素,可以减少动物毒素的吸收,减慢衰老,有助于人体的健康。

宿 拼音 sù xiǔ 注音 ㄙㄨˋ,ㄒㄧㄡˇ，部首 宀 笔画数 11 结构 上下结构 造字法 形声;从宀、佰声 笔顺编号 44532132511 笔顺读写 捺捺折撇竖横撇竖折横横 部外 8 字义五行 金

宿的本义是住旅馆,亦指平素的、年老的,诸如宿仇、宿主、归宿、住宿、宿将、宿疾等。人体的宿疾不可听之任之,当须树立战胜疾病的信心,采取合理有效的治疗,力争根治,争取早日康复。

粟 拼音 sù 注音 ㄙㄨˋ，部首 米 笔画数 12 结构 上下结构 造字法 会意 笔顺编号 125221431234 笔顺读写 横竖折竖竖横捺撇横竖撇捺 部外 6 字义五行 金

粟指一年生草本植物，籽实卵圆形，黄白色，去壳后叫小米，诸如粟米等。粟米能补养肾气，滋养胃阴，去中焦积热，且有益气之效，将粟米洗净，加水煮粥食用可养肠胃、止渴，用于治疗脾虚食少、口渴等证。

suan

酸 拼音 suān 注音 ㄙㄨㄢ，部首 酉 笔画数 14 结构 左右结构 造字法 形声；左形右声 笔顺编号 12535115434354 笔顺读写 横竖折撇折横横折捺撇捺撇折捺 部外 7 字义五行 金

酸指能与碱反应生成盐的一种化合物，亦指像醋的气味或味道、悲痛、身上轻微疼痛，或用于讥讽他人，如酸雨、酸奶、穷酸、酸痛等。按照五行学说，酸入肝，适当进食酸味能够滋肝阴、养肝血，使肝气血平和。

蒜 拼音 suàn 注音 ㄙㄨㄢˋ，部首 艹 笔画数 13 结构 上下结构 造字法 形声；上形下声 笔顺编号 1221123411234 笔顺读写 横竖竖横横竖撇捺横横竖撇捺 部外 10 字义五行 木

蒜的本义是一种多年生草本植物，有刺激性气味，可以做佐料，也可入药，如大蒜、蒜泥等。大蒜具有温中消食、行滞暖脾、消积解毒、杀虫的功效，不仅是食物烹调过程中的必备食材，也是人们防治疾病的重要药材。

sui

S

随 拼音 suí 注音 ㄙㄨㄟˊ，部首 阝 笔画数 11 结构 左右结构 造字法 形声；从辶、隋声 笔顺编号 52132511454 笔顺读写 折竖横撇竖折横捺折捺 部外 9 字义五行 金

随的意思是指随和、顺从，也指任凭，诸如随地、伴随、跟随、尾随、追随等，它的大多数含义均与顺从有关。人的健康首先要从良好的心情开始，尽可能保持随和的心态，能够使人气血顺畅，健康长寿。

髓 拼音 suǐ 注音 ㄙㄨㄟˇ，部首 骨 笔画数 21 结构 左右结构 造字法 形声；从骨、随省声 笔顺编号 255452511131212511454 笔顺读写 竖折折捺折竖折横横横撇横竖横竖折横横捺折捺 部外 12 字义五行 金

髓的本义是骨中的凝脂，如骨髓；亦可指事物的精华部分，诸如精髓、髓结等。中医理论认为骨与髓皆由肾精所生所主，一旦肾精不足则髓减骨痿，这也是骨质疏松症的主要病机，常以补肾方药防治。

岁 拼音 suì 注音 ㄙㄨㄟˋ，部首 山 笔画数 6 结构 上下结构 造字法 象形兼会意 笔顺编号 252354 笔顺读写 竖折竖撇折捺 部外 3 字义五行 金

岁的意思是年，也指一年的收成，诸如岁首、岁数、岁月、虚岁、周岁等。中医养生保健的目的就是为了让人的年岁延长，通过各种各样的方法达到身体健康、心情愉悦、幸福快乐，最后无疾而终，尽享天年。

祟 拼音 suì 注音 ㄙㄨㄟˋ，部首 示 笔画数 10 结构 上下结构 造字法 会意；从示、从出 笔顺编号 5225211234 笔顺读写 折竖竖折竖横横竖撇捺 部外 5 字义五行 金

祟的本义是鬼怪或指鬼怪害人，借指不正当的行动，诸如作祟、鬼祟、祸祟等。所有这些，均为邪气，对大家的心灵毒害不可低估，常常伤及人体，需要借助科学的方法正确地认识世界，避免伤及自身。

遂 拼音 suì 注音 ㄙㄨㄟˋ，部首 辶 笔画数 12 结构 半包围结构 造字法 形声；从辶、㒸 笔顺编号 431353334454 笔顺读写 捺撇横撇折撇撇撇捺捺折捺 部外 9 字义五行 火

遂指完成、成功，也指称心、如愿，诸如遂心、遂愿、未遂、遂意等。无论哪种情况，只要是顺利和成功的事情，都会使人心情愉悦，使人感到满足，精神振奋，实现梦想，所有这些，均对人体的身心健康有利。

碎

拼音 suì 注音 ㄙㄨㄟˋ，部首 石 笔画数 13 结构 左右结构
造字法 形声；左形右声 笔顺编号 1325141343412 笔顺读写
横撇竖折横捺横撇捺撇捺横竖 部外 8 字义五行 土

碎的本义是石头崩解，亦指零星的、说话絮叨，诸如碎步、破碎、
碎石、碎屑、碎纸、细碎、琐碎等。中药材的炮制方法中有一项是粉碎
处理，即通过捣、碾、镑、锉等方法使药物粉碎，如三七捣粉便于吞服。

穗

拼音 suì 注音 ㄙㄨㄟˋ，部首 禾 笔画数 17 结构 左右结构
造字法 形声；从禾、惠声 笔顺编号 31234125112144544 笔顺
读写 撇横竖撇捺横竖折横横竖横捺捺折捺捺 部外 12 字义五行 水

穗的本义是禾穗，指成熟后的庄稼的果穗，是作物成熟的表现，
诸如谷穗、麦穗、吐穗等。无论哪种作物，其所承载的粮食都是供养
人们生活、维持人体生命、争取人们健康长寿的基础，自然功德无限。

sun

孙

拼音 sūn xùn 注音 ㄙㄨㄣ，ㄒㄩㄣˋ，部首 子 笔画数 6 结构
左右结构 造字法 会意 笔顺编号 521234 笔顺读写 折竖横竖
撇捺 部外 3 字义五行 金

孙的本义是儿子的儿子，以及与孙子同辈的亲属，诸如孙女、儿
孙、徒孙、子孙、祖孙、含饴弄孙等。孙子、孙女对爷爷、奶奶来说，既
是家族兴旺的寄托，又是养生养心的补品，可以说具有不可低估的保
健意义。

S

损

拼音 sǔn 注音 ㄙㄨㄣˇ，部首 扌 笔画数 10 结构 左右结构
造字法 形声 笔顺编号 1212512534 笔顺读写 横竖横竖折横
竖折撇捺 部外 7 字义五行 金

损指损失、损坏、用尖酸刻薄的话挖苦，诸如损害、损耗、损伤、损
失、耗损、磨损、缺损、消损等，无论是哪种情况的损失，均会给人带来
负能量，应当尽量避免发生或持续存在，以免伤及人体的身心健康。

笋 拼音 sǔn 注音 ㄙㄨㄣˇ，部首 竹 笔画数 10 结构 上下结构 造字法 形声;从竹、尹声 笔顺编号 3143145113 笔顺读写 撇横捺撇横捺折横横撇 部外 4 字义五行 木

笋指竹子刚出土的嫩芽,可做菜吃,如冬笋、新笋、竹笋、春笋等。竹笋味甘、微寒,具有清热化痰、益气和胃健脾、通肠排便、宽胸利膈的功效,竹笋不仅是菜中珍品,常食亦可提高人的防病抗病能力。

SUO

莎 拼音 suō shā 注音 ㄙㄨㄜ,ㄕㄚ，部首 艹 笔画数 10 结构 上下结构 造字法 形声;从艹、沙声 笔顺编号 1224412343 笔顺读写 横竖竖捺捺横竖撇捺撇 部外 7 字义五行 木

莎为多音字,以 suō 发声时指莎草,为多年生草本植物,其根茎是一味较为常用的中药香附。香附味辛、微苦,具有疏肝理气、调经止痛之功,主用于治肝气郁滞、胸闷胁痛、胃病腹痛,以及月经不调、痛经等病证。

梭 拼音 suō 注音 ㄙㄨㄜ，部首 木 笔画数 11 结构 左右结构 造字法 形声;左形右声 笔顺编号 12345434354 笔顺读写 横竖撇捺折捺撇捺撇折捺 部外 7 字义五行 木

梭的本义织布时用来牵引纬线的工具,引申为来回穿梭的东西,诸如梭子、梭镖、梭巡、梭鱼等。人们生活在这个繁忙的世界上,像梭子一样,很容易出现疲劳过度的亚健康疾病,应当重视。

蓑 拼音 suō 注音 ㄙㄨㄜ，部首 艹 笔画数 13 结构 上下结构 造字法 形声;从艹、衰声 笔顺编号 1224125113534 笔顺读写 横竖竖捺横竖折横横撇折撇捺 部外 10 字义五行 木

蓑的本义是雨具名,即蓑衣。蓑衣是古代劳动者用一种不容易腐烂的草编织成的厚厚的像衣服一样能穿在身上用以遮雨的雨具,相当于现在的雨衣,可防风避寒、遮风挡雨,对人体有良好的养护保健作用。

嗦 拼音 suō 注音 ㄙㄨㄛ，部首 口 笔画数 13 结构 左右结构 造字法 形声；从口、索声 笔顺编号 2511245554234 笔顺读写 竖折横横竖捺折折折捺竖撇捺 部外 10 字义五行 金

嗦指哆嗦，是身体因受外界刺激而不由自主地颤抖，通常多因受寒、生气或受外力而引起，这种状态在日常生活中经常见到，应当尽快恢复正常，因为长时间的刺激会引起一系列的身体及心理性疾病。

所 拼音 suǒ 注音 ㄙㄨㄛˇ，部首 户 笔画数 8 结构 左右结构 造字法 会意 笔顺编号 33513312 笔顺读写 撇撇折横撇撇横竖 部外 4 字义五行 金

所的本义是伐木工人的住所，后泛指所有住所，诸如场所、处所、寓所、诊所等。中医养生中的一个重要内容是环境养生，其中居处住所的选择是很重要的环节，人长期居住在不良的地方会对健康极为不利。

唢 拼音 suǒ 注音 ㄙㄨㄛˇ，部首 口 笔画数 10 结构 左右结构 造字法 形声；左形右声 笔顺编号 2512432534 笔顺读写 竖折横竖捺撇竖折撇捺 部外 7 字义五行 金

唢指唢呐，是深受广大人民喜爱和欢迎的民族乐器之一，其历史悠久，流行广泛，技巧丰富，表现力较强，发音开朗豪放，刚中有柔，柔中有刚，广泛应用于民间婚、丧、嫁、娶、礼、乐、典、祭及秧歌会等的伴奏。

琐 拼音 suǒ 注音 ㄙㄨㄛˇ，部首 王 笔画数 11 结构 左右结构 造字法 形声；左形右声 笔顺编号 11212432534 笔顺读写 横横竖横竖捺撇竖折撇捺 部外 7 字义五行 金

琐指细小、零碎、卑微，诸如琐事、琐碎、琐闻、烦琐、猥琐等。在人的生活和工作中，琐碎的小事常常会耗费人们大量的时间和精力，要学会合理规划安排，化繁为简、不急不慌，以求保持平和的心态。

S

T

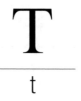

t

tā

他 拼音 tā 注音 ㄊㄚ，部首 亻 笔画数 5 结构 左右结构 造字法 形声；从亻、也声 笔顺编号 32525 笔顺读写 撇竖折竖折 部外 3 字义五行 火

他的本义是旁边的人、别人，现通常指男性，也用作泛指，诸如他们、他乡等。自己与他人的交往是否融洽和谐直接影响个人的幸福指数，努力建立自己与他人和谐的人际社会关系对人体的身心健康非常有益。

它 拼音 tā 注音 ㄊㄚ，部首 宀 笔画数 5 结构 上下结构 造字法 象形；像虫形 笔顺编号 44535 笔顺读写 捺捺折撇折 部外 2 字义五行 火

它的本义是虫，现多称人以外的动物或事物，诸如它们等。人是自然界的一部分，所以中医养生的最高法则是"法于阴阳"，即要建立人与自然界和谐统一的良好关系，应当按自然界阴阳寒暑的变化规律来养生。

她 拼音 tā jiě 注音 ㄊㄚ，ㄐㄧㄝˇ，部首 女 笔画数 6 结构 左右结构 造字法 形声；从女、也声 笔顺编号 531525 笔顺读写 折撇横折竖折 部外 3 字义五行 火

她的本义是女性第三人称，亦可代称祖国，如她们等。女性有异于男性，通过肾—天癸—冲任—子宫进行调节，并在全身脏腑、经络、气血的共同协调作用下，子宫藏泻有度，其养生也要根据其特殊的生理特点因人而养。

塌

拼音 tā 注音 ㄊㄚ，部首 土 笔画数 13 结构 左右结构 造字法 形声；左形右声 笔顺编号 1212511541541 笔顺读写 横竖横竖折横横折捺横折捺横 部外 10 字义五行 土

塌的本义是倒下，诸如塌方、倒塌、塌陷、崩塌、冲塌等。建筑物的倒塌会危及人的生命安全，造成无法挽回的损失；而人信心的坍塌则会直接影响人的情绪变化，甚至波及社会的稳定，因此应尽量避免。

塔

拼音 tǎ 注音 ㄊㄚˇ，部首 土 笔画数 12 结构 左右结构 造字法 形声；左形右声 笔顺编号 121122341251 笔顺读写 横竖横横竖竖撇捺横竖折横 部外 9 字义五行 火

塔最初是供奉或收藏佛骨、佛像、佛经、僧人遗体等的多层尖顶建筑物，由信徒集资或国家和地方资助建造的宣扬佛教的象征性建筑。从心理慰藉的角度讲，向神灵祷告有助于缓解压力，对身心健康有一定保健作用。

沓

拼音 tà dá 注音 ㄊㄚˋ，ㄉㄚˊ，部首 水 笔画数 8 结构 上下结构 造字法 会意；从水、从日 笔顺编号 25342511 笔顺读写 竖折撇捺竖折横横 部外 4 字义五行 火

沓的本义是话多，引申为重复、繁多，诸如杂沓、纷至沓来、拖沓等。做事拖沓往往会给当事人带来无尽的烦恼，学会合理安排，统筹规划，使工作效率大幅度提高，获得更多的休息时间，有利于人的身心健康。

挞

拼音 tà 注音 ㄊㄚˋ，部首 扌 笔画数 9 结构 左右结构 造字法 形声；从扌、达声 笔顺编号 121134454 笔顺读写 横竖横横撇捺捺折捺 部外 6 字义五行 火

挞的本义是用鞭子或棍子打，引申为拍打，如鞭挞。鞭挞是一种对人的身心造成极大威慑的行为，直接影响人的健康和长寿，直至现在，在新加坡等国的法律中还有鞭刑的惩罚方法，应尽量防止这种现象的发生。

T

踏 拼音 tà 注音 ㄊㄚˋ，部首 足 笔画数 15 结构 左右结构 造字法 形声；从足、沓声 笔顺编号 251212125342511 笔顺读写 竖折横竖横竖横竖折撇捺竖折横横 部外 8 字义五行 火

踏的本义是足着地，引申为用脚踩、到实地查看，诸如踏步、踏雪、踏足、踏青等。中医学认为人应四时，春季万物生长，春季踏青可以放松身心，使情志得以升发，与自然界保持一致，有利于身体健康。

蹋 拼音 tà 注音 ㄊㄚˋ，部首 足 笔画数 17 结构 左右结构 造字法 形声；从足、沓声 笔顺编号 25121212511541541 笔顺读写 竖折横竖横竖横竖折横横折捺横折捺横 部外 10 字义五行 火

蹋指糟蹋，即浪费或损坏，亦指侮辱、蹂躏。前者会造成资源的浪费，从社会公德而言，应当尽量避免糟蹋浪费行为；后者会严重伤害人的身心，直接影响人的健康和长寿，也应尽力杜绝这一现象的发生。

tai

胎 拼音 tāi 注音 ㄊㄞ，部首 月 笔画数 9 结构 左右结构 造字法 形声；左形右声 笔顺编号 351154251 笔顺读写 撇折横横折捺竖折横 部外 5 字义五行 火

胎的本义是未生的幼体、胚胎，诸如胎教、怀胎、胚胎、胎儿、胎气、胎盘等。从中医胎教养生的角度出发，孕妇必须保证充足的睡眠、均衡的营养、愉悦的心情、适当的运动，才有利于胎儿的健康发育。

苔 拼音 tái tāi 注音 ㄊㄞˊ，ㄊㄞ，部首 艹 笔画数 8 结构 上中下结构 造字法 形声；从艹、台声 笔顺编号 12254251 笔顺读写 横竖竖折捺竖折横 部外 5 字义五行 木

苔的本义是青苔，也指苔类植物。中医将舌头表面上一层滑腻的物质称为舌苔，因为舌苔为胃气所生，而五脏六腑皆禀气于胃，故舌苔变化可反映脏腑的寒热虚实、病邪的性质和病位的深浅，具有诊病价值。

跆 拼音 tái 注音 ㄊㄞˊ，部首 足 笔画数 12 结构 左右结构 造字法 形声；从足、台声 笔顺编号 251212154251 笔顺读写 竖折横竖横竖横折捺竖折横 部外 5 字义五行

跆拳道是一种拳脚并用的搏击运动，目前是奥运会的正式比赛项目。从中医运动养生的角度讲，经常进行跆拳道运动，能够内练精神、外练筋骨，使整个机体得到全面锻炼，有利于人体的身心健康与长寿。

太 拼音 tài 注音 ㄊㄞˋ，部首 大 笔画数 4 结构 单一结构 造字法 指事 笔顺编号 1344 笔顺读写 横撇捺捺 部外 1 字义五行 火

太指最高、极久远的事、亦指身份最高或辈分更高的，诸如太公、太后、太空、太学、太医、太婆、太岁等。在中医的经络命名上有足太阳膀胱经，人体有太阳穴，经常按揉太阳穴能解除疲劳、清脑明目。

汰 拼音 tài 注音 ㄊㄞˋ，部首 氵 笔画数 7 结构 左右结构 造字法 形声；从氵、太声 笔顺编号 4411344 笔顺读写 捺捺横横撇捺捺 部外 4 字义五行 水

汰指去掉坏的或不适合的，诸如淘汰、裁汰、优胜劣汰等。一旦人被社会所淘汰，常常会产生疲倦、厌世等的不良情绪，直接影响自身的健康水平，需要及时校正自己的人生坐标，积极乐观地面对生活的挑战。

态 拼音 tài 注音 ㄊㄞˋ，部首 心 笔画数 8 结构 上下结构 造字法 形声；从太、心声 笔顺编号 13444544 笔顺读写 横撇捺捺捺折捺捺 部外 4 字义五行 火

态的本义是态度，表示心中太在意就会反映在态度是，诸如神态、体态、心态、形态、姿态、状态等。中医特别重视对人体状态的观察，望而知之谓之神，养生也不例外，先观察其变化，再制订调养方案。

泰 拼音 tài 注音 ㄊㄞˋ，部首 水 笔画数 10 结构 上下结构 造字法 会意 笔顺编号 1113424134 笔顺读写 横横横撇捺竖捺横撇捺 部外 6 字义五行 火

泰的本义是避水患而得平安的意思，引申为平安、安宁，诸如泰然、安泰、康泰、泰斗等。从心理养生及身心保健的角度而言，不管遇到多么复杂的问题，理应努力保持安宁的心态，这也是道家所倡导的人生态度。

---

tan

贪 拼音 tān 注音 ㄊㄢ，部首 贝 笔画数 8 结构 上下结构 造字法 形声；从贝、今声 笔顺编号 34452534 笔顺读写 撇捺捺折竖折撇捺 部外 4 字义五行 火

贪的本义是贪财，亦指欲望大、利用职务上的便利非法取得财物，诸如贪赃、贪婪、贪图、贪污、贪官、贪得无厌等。凡是有以上言行的人均容易产生不良心态，不易被满足，也会受到法纪的惩罚，影响身心健康。

瘫 拼音 tān 注音 ㄊㄢ，部首 疒 笔画数 15 结构 半包围结构 造字法 形声；从疒、难声 笔顺编号 413415432411121 笔顺读写 捺横撇捺横折捺撇竖捺横横横竖横 部外 10 字义五行 火

瘫的本义是肌体不能动弹，如瘫痪、瘫倒、瘫软、偏瘫等。《黄帝内经》中提出"脾病而四肢不用"及"治痿独取阳明"，均强调脾胃与四肢不用的关系，并在论治上强调重视脾胃、益气活血的原则。

坛 拼音 tán 注音 ㄊㄢˊ，部首 土 笔画数 7 结构 左右结构 造字法 形声；左形右声 笔顺编号 1211154 笔顺读写 横竖横横横折捺 部外 4 字义五行 土

坛的本义是土筑的高台，用于祭祀、会盟等，引申为用土堆成的种花平台、文艺或体育界、坛子等，诸如天坛、体坛、文坛等。坛常指的是坛子，为一种生活用品，人们用它酿造出酱油、醋等日常调味品以养生。

昙 拼音 tán 注音 ㄊㄢˊ，部首 日 笔画数 8 结构 上下结构 造字法 会意 笔顺编号 25111154 笔顺读写 竖折横横横横折捺 部外 4 字义五行 火

昙花是常绿灌木，开白色大花，香味浓烈，仅几小时就凋谢，被人们称为"昙花一现"。虽其花开短暂，却可给人们带去美好的视觉和嗅觉享受，亦可留下无尽的美好遐想，这一感受有助于人们解除内心抑郁。

谈 拼音 tán 注音 ㄊㄢˊ，部首 讠 笔画数 10 结构 左右结构 造字法 形声；从讠、炎声 笔顺编号 4543344334 笔顺读写 捺折捺撇撇捺捺撇撇捺 部外 8 字义五行 火

谈的本义是说、谈论，诸如谈话、谈论、交谈、面谈、谈吐、谈心、谈笑、闲谈、谈判等。谈话是人与人交流的主要方式，从中医养生角度讲，谈话有助于排解郁闷、悲观等不良情绪，有利于人体的身心健康。

痰 拼音 tán 注音 ㄊㄢˊ，部首 疒 笔画数 13 结构 半包围结构 造字法 形声；从疒、炎声 笔顺编号 4134143344334 笔顺读写 捺横撇捺横捺撇撇捺捺撇撇捺 部外 8 字义五行 火

痰指气管、支气管或肺泡黏膜分泌出来的黏液，诸如痰喘、痰气、吐痰、痰盂等。中医将痰分为寒痰、风痰、热痰、湿痰及燥痰等，可根据咳嗽排出的痰色或痰质和痰量辨证论治，常用陈皮、枇杷、贝母等防治。

潭 拼音 tán 注音 ㄊㄢˊ，部首 氵 笔画数 15 结构 左右结构 造字法 形声；从氵、覃声 笔顺编号 441125221251112 笔顺读写 捺捺横横竖竖竖横竖折横横横竖 部外 12 字义五行 水

潭的本义是深渊，诸如潭渊、古潭、泥潭、清潭、水潭等。中国著名的潭包括日月潭、净月潭、桃花潭等，这些风景名胜常年游人如织，人们通过欣赏自然美景可以陶冶心境，放松心情，吟诗赋词，延年益寿。

檀 拼音 tán 注音 ㄊㄢˊ，部首 木 笔画数 17 结构 左右结构 造字法 形声；左形右声 笔顺编号 12344125251125111 笔顺读写 横竖撇捺捺横竖折竖折横横竖折横横横 部外 13 字义五行 木

檀的本义是天生的香木，古书中称檀的木很多，时无定指，诸如黄檀、青檀、紫檀、檀香。其中檀香的木材极香，可提取药物和香料，具有行气温中、开胃止痛之效，用于寒凝气滞所致的心腹疼痛、呕吐清水等证。

忐 拼音 tǎn 注音 ㄊㄢˇ，部首 心 笔画数 7 结构 上下结构 造字法 会意；从上、从心 笔顺编号 2114544 笔顺读写 竖横横捺折捺捺 部外 3 字义五行 火

忐忑指心神不定，心神极为不安，如忐忑不安。从中医养生角度而言，"恬淡虚无"才是情志养生的最高境界，从七情致病理论而言，不管什么原因，长期的心神不定不利于人体气血和调，容易产生各种疾病。

坦 拼音 tǎn 注音 ㄊㄢˇ，部首 土 笔画数 8 结构 左右结构 造字法 形声；左形右声 笔顺编号 12125111 笔顺读写 横竖横竖折横横横 部外 5 字义五行 土

坦指平坦、直爽、胸怀宽广，诸如坦途、坦白、坦诚、坦荡、坦然、舒坦、坦露等。平坦的生活成长经历能够给人带来安全感，身心得以放松，压力较小，有利于人的健康长寿。

袒 拼音 tǎn 注音 ㄊㄢˇ，部首 衤 笔画数 10 结构 左右结构 造字法 形声；从衤、旦声 笔顺编号 4523425111 笔顺读写 捺折竖撇捺竖折横横横 部外 5 字义五行 火

袒的本义是绽开，引申为无原则地保护错误的思想、行为，诸如袒护、偏袒等。从近期来看，这些言行似乎保护了当事者，但若任其发展，常常会引起较为严重的后果，反而会对人体的身心健康带来极大的危害。

毯 拼音 tǎn 注音 ㄊㄢˇ，部首 毛 笔画数 12 结构 半包围结构 造字法 形声;从毛、炎声 笔顺编号 311543344334 笔顺读写 撇横横折捺撇撇捺捺撇撇捺 部外 8 字义五行 火

毯指毯子,是用毛、棉、合成纤维织成的厚实有毛绒的织品,可铺、盖或做装饰品,诸如壁毯、地毯、挂毯、毛毯、线毯、绒毯等。在寒冷季节,毯子可以御寒,如做装饰品可以使人愉悦,有利于人的身心健康。

叹 拼音 tàn 注音 ㄊㄢˋ，部首 口 笔画数 5 结构 左右结构 造字法 原为形声 笔顺编号 25154 笔顺读写 竖折横折捺 部外 2 字义五行 火

叹指在悲伤忧闷时呼出长气并发出声音,亦指因赞美而发出长声,如叹息、悲叹、赞叹、惊叹、感叹等。悲叹的心境往往令人丧失信心,悲观厌世,久则伤人体元气,降低机体抗病力,影响人体身心健康。

炭 拼音 tàn 注音 ㄊㄢˋ，部首 火 笔画数 9 结构 上下结构 造字法 形声;从火、岸省声 笔顺编号 252134334 笔顺读写 竖折竖横撇捺撇撇捺 部外 5 字义五行 火

炭指用木材炼制成的一种黑色燃料或煤,诸如焦炭、煤炭、挖炭、炭火、炭化等。炭在人们的生活中不可缺少,通过供电、供暖给人们提供舒适的生活环境,但由于其燃烧可产生大气污染,威胁着人类的健康。

碳 拼音 tàn 注音 ㄊㄢˋ，部首 石 笔画数 14 结构 左右结构 造字法 形声;从石、炭声 笔顺编号 13251252134334 笔顺读写 横撇竖折横竖折竖横撇捺撇撇捺 部外 9 字义五行 土

碳为非金属元素,是构成有机物的主要成分,诸如碳汇、碳源、二氧化碳等。人类向大气中排入的二氧化碳等使温室气体逐年增加,全球气候变暖,正不断威胁着人类的健康,全人类需要齐心协力减少碳排量。

tang

汤 拼音 tāng shāng 注音 ㄊㄤ,ㄕㄤ,部首 氵 笔画数 6 结构 左右结构 造字法 形声 笔顺编号 441533 笔顺读写 捺捺横折撇撇 部外 3 字义五行 水

汤指开水、热水,亦指汁多菜少的菜肴,诸如汤池、汤锅、菜汤、汤圆、汤壶、米汤等。站在养生保健的角度讲,人们日常摄入的水建议经煮沸才能饮用;温泉富含多种对人体有益的矿物质,适当浸泡,有益健康。

唐 拼音 táng 注音 ㄊㄤˊ,部首 口 笔画数 10 结构 半包围结构 造字法 形声 笔顺编号 4135112251 笔顺读写 捺横撇折横横竖竖折横 部外 7 字义五行 火

唐指虚夸,亦指朝代名,诸如荒唐、唐突、唐诗、唐代、唐装等。唐代为华夏盛世,曾涌现众多中医大家及其经典之作,如孙思邈的《备急千金要方》和《千金翼方》、王焘的《外台秘要》等。

堂 拼音 táng 注音 ㄊㄤˊ,部首 土 笔画数 11 结构 上下结构 造字法 形声;从尚、土声 笔顺编号 24345251121 笔顺读写 竖捺撇捺折竖折横横竖横 部外 8 字义五行 土

堂的本义是住宅内的公共空间,亦可指专为某种活动用的房屋等,诸如堂屋、课堂、学堂、食堂、礼堂等。印堂穴是人体腧穴中的要穴之一,位于在两眉头的正中间,具有明目通鼻、宁心安神、解除头疼的作用。

棠 拼音 táng 注音 ㄊㄤˊ,部首 木 笔画数 12 结构 上下结构 造字法 形声 笔顺编号 243452511234 笔顺读写 竖捺撇捺折竖折横横竖撇捺 部外 8 字义五行 木

棠的本义是乔木名,指一种树冠开展、枝叶开张的木本植物,如棠梨、海棠等。海棠具有生津止渴、健脾止泻之效,常用于消化不良、口干口渴、食积腹胀、肠炎泄泻,以及痔疮等病证,为作用较好的保健品。

膛

拼音 táng 注音 ㄊㄤˊ，部首 月 笔画数 15 结构 左右结构 造字法 形声；从月、堂声 笔顺编号 351124345251121 笔顺读写 撇折横横竖捺撇捺折竖横横竖横 部外 11 字义五行 火

膛指身体胸背之间的体腔，里面有心肺等器官，亦指物体中空的部分，诸如开膛、胸膛、枪膛、炉膛等。从中医角度而言，"背者，胸中之府"，即胸膛是心肺所居之处，若心肺精气衰败，则表现为脊背弯曲、肩部下垂。

糖

拼音 táng 注音 ㄊㄤˊ，部首 米 笔画数 16 结构 左右结构 造字法 形声；从米、唐声 笔顺编号 4312344135112251 笔顺读写 捺撇横竖撇捺捺横撇折横横竖竖折横 部外 10 字义五行 火

糖指有机物的一类，或从甘蔗等植物中提炼出来的有甜味的食品，诸如糖块、糖浆、糖水、冰糖、红糖等。糖具有补脾精、化胃气、生津液、缓里急之效，如川贝雪梨炖冰糖，但也不可过食，以防消渴等病。

淌

拼音 tǎng chǎng 注音 ㄊㄤˇ，ㄔㄤˇ，部首 氵 笔画数 11 结构 左右结构 造字法 形声；从氵、尚声 笔顺编号 44124325251 笔顺读写 捺捺横竖捺撇竖竖折横 部外 8 字义五行 水

淌指往下流，如淌汗、淌血等。从中医四季养生角度讲，人与自然界相应，夏季当"使气得泄"，即人体出点汗可使人体阳气发越于外，而冬季当"无泄皮肤，使气亟夺"，即不可频繁汗出，使阳气耗散。

躺

拼音 tǎng 注音 ㄊㄤˇ，部首 身 笔画数 15 结构 左右结构 造字法 形声；从身、尚声 笔顺编号 325111324325251 笔顺读写 撇竖折横横横撇捺撇竖竖折横 部外 8 字义五行 火

躺指身体平卧，也指器物等倒在地上，诸如平躺、躺倒、躺卧、躺下、躺椅等。中医学认为"卧则血归于肝"，当人卧躺后，多余的血液会被肝脏储藏起来，所以从养生角度讲，按规律作息对身体健康十分重要。

烫 拼音 tàng 注音 ㄊㄤˋ，部首 火 笔画数 10 结构 上下结构 造字法 形声；从火、汤声 笔顺编号 4415334334 笔顺读写 捺捺横折撇撇捺撇撇捺 部外 6 字义五行 水

烫指皮肤接触高温物体有疼痛或被灼伤的感觉，亦指用高温使另一物体温度升高或发生其他变化，诸如烫伤、烫手、烫嘴、烫发、烫酒等。在日常生活中要避免接触高温的物体，或宜特别谨慎，防止被烫伤。

tao

涛 拼音 tāo 注音 ㄊㄠ，部首 氵 笔画数 10 结构 左右结构 造字法 形声；从氵、寿声 笔顺编号 4411113124 笔顺读写 捺捺横横横横撇横竖捺 部外 7 字义五行 水

涛的本义是大波，亦可指像波涛一样的声音，诸如海涛、林涛、波涛汹涌、惊涛骇浪等。情志养生的最高境界是"恬淡虚无"，人不应出现经常波涛汹涌的心情，非常不利于人体气血的调和，很容易产生疾病。

滔 拼音 tāo 注音 ㄊㄠ，部首 氵 笔画数 13 结构 左右结构 造字法 形声；从氵、舀声 笔顺编号 4413443321511 笔顺读写 捺捺横撇捺捺撇撇竖横折横横 部外 10 字义五行 水

滔的本义是浪涛不断涌起落下，击打水面溅起高高大大的水花，如波浪滔天、罪恶滔天等。如果采用"罪恶滔天"来形容某个人，那就是背离了人类基本道德的人，于人于己都会产生极大的身心伤害，当极力避免。

韬 拼音 tāo 注音 ㄊㄠ，部首 韦 笔画数 14 结构 左右结构 造字法 形声；从韦、舀声 笔顺编号 11523443321511 笔顺读写 横横折竖撇捺捺撇撇竖横折横横 部外 10 字义五行 火

韬的本义是刀剑的皮套，引申为用兵打仗的谋略、隐藏，诸如韬晦、文韬武略、韬光养晦等。隐藏才能，不使外露，符合《黄帝内经》在冬季养生所倡导的"使志若伏若匿，若有私意，若已有得"的基本养生思想。

逃 拼音 táo 注音 ㄊㄠˊ，部首 辶 笔画数 9 结构 半包围结构 造字法 形声；从辶、兆声 笔顺编号 341534454 笔顺读写 撇捺横折撇捺捺折捺 部外 6 字义五行 火

逃的本义是遁走远方、流亡远方，诸如逃避、逃窜、卷逃、出逃、逃避、逃亡等。人在逃亡的途中，不仅居无定所，食不果腹，还要担惊受怕，遭受各种各样精神上的折磨，严重摧残身心健康，直接影响寿命。

桃 拼音 táo 注音 ㄊㄠˊ，部首 木 笔画数 10 结构 左右结构 造字法 形声；从木、兆声 笔顺编号 1234341534 笔顺读写 横竖撇捺撇捺撇折撇捺 部外 6 字义五行 木

桃的本义是果木名，引申为形状像桃子的东西，亦指核桃，诸如桃脯、桃红、桃花、桃李、桃仁、桃酥等。其中桃仁是常用的中药，具有活血祛瘀、润肠通便、止咳平喘的功效；核桃则是良好的补脑保健佳品。

陶 拼音 táo 注音 ㄊㄠˊ，部首 阝 笔画数 10 结构 左右结构 造字法 形声；左形右声 笔顺编号 5235311252 笔顺读写 折竖撇折撇横横竖折竖 部外 8 字义五行 火

陶指用黏土烧制的器物、炼制陶器，亦比喻教育、培养，或指快乐、喜悦，诸如陶塑、陶土、陶俑、陶冶、陶醉、熏陶等。中药的煎煮器皿首推陶罐，因为其化学性质稳定，受热均匀，且煎药时水分不容易蒸发。

萄 拼音 táo 注音 ㄊㄠˊ，部首 艹 笔画数 11 结构 上下结构 造字法 形声 笔顺编号 12235311252 笔顺读写 横竖竖撇折撇横横竖折竖 部外 8 字义五行 木

葡萄是落叶藤本植物，浆果也叫葡萄，其呈圆形或长圆形，可以吃，也可以酿酒。葡萄中的多量果酸有助于消化，适当多吃些葡萄能健脾和胃，平时少量饮用葡萄酒可益气活血、养颜美容，有效对抗人体过早衰老。

淘 拼音 táo 注音 ㄊㄠˊ，部首 氵 笔画数 11 结构 左右结构 造字法 形声；从氵、匋声 笔顺编号 44135311252 笔顺读写 捺捺横撇折撇横横竖折竖 部外 8 字义五行 水

淘的本义是用水冲洗，去除杂质，亦指从深处舀出泥沙污物等，引申为顽皮，诸如淘金、淘米、淘汰、淘缸、淘气等。中药炮制当中的淘洗法是用清水洗涤或快速洗涤药物的方法，如五加皮、白鲜皮等即采用此种方法。

讨 拼音 tǎo 注音 ㄊㄠˇ，部首 讠 笔画数 5 结构 左右结构 造字法 会意；从讠、从寸 笔顺编号 45124 笔顺读写 捺折横竖捺 部外 3 字义五行 火

讨的本义是声讨，引申为索要、招引、研究等，诸如征讨、讨教、讨价、乞讨、讨厌、研讨等。在中医学习过程中，需要虚心向前辈讨教经验，不断提高医术；然以乞讨为生，则会产生自卑等不良心理，应尽量避免。

套 拼音 tào 注音 ㄊㄠˋ，部首 大 笔画数 10 结构 上下结构 造字法 会意；从大、从长 笔顺编号 1341211154 笔顺读写 横撇捺横竖横横横折捺 部外 7 字义五行 火

套的本义是套马索，引申为罩在外面的东西、骗取等，诸如笔套、手套、书套、套利、圈套等。对于引诱人受骗上当的圈套，则要小心避免，尽力学会自我保护，防止造成不必要的财产损失，甚至危及生命。

te

忑 拼音 tè 注音 ㄊㄜˋ，部首 心 笔画数 7 结构 上下结构 造字法 会意；从下、从心 笔顺编号 1244544 笔顺读写 横竖捺捺折捺捺 部外 3 字义五行 火

忐忑指心神不定，心神极为不安，如忐忑不安。从中医养生而言，"恬淡虚无"才是情志养生的最高境界，从七情变化的角度而言，长期出现心神不定，不利于人体气血的和调畅顺，且很容易产生各种疾病。

特 拼音 tè 注音 ㄊㄜˋ，部首 牛 笔画数 10 结构 左右结构 造字法 形声;从牛、寺声 笔顺编号 3121121124 笔顺读写 撇横竖横横竖横横竖捺 部外 6 字义五行 火

　　特的本义是公牛,引申为与一般不同的、专门等,诸如特产、特点、特别、奇特、特约等。中医看待疾病,认为每一个体都有特性,需要"因时、因地、因人"制宜,采用个体化的治养方案,方能取得满意疗效。

teng

疼 拼音 téng 注音 ㄊㄥˊ，部首 疒 笔画数 10 结构 半包围结构 造字法 形声;从疒、冬声 笔顺编号 4134135444 笔顺读写 捺横撇捺横撇折捺捺捺 部外 5 字义五行 火

　　疼的本义是痛,表示因疾病或创伤引起的身体上的难受,引申为关怀、喜爱,诸如头疼、心疼、牙疼、腰疼、疼爱等。疼痛是临床上常见的症状,但病因多样,以不通为主因,具体需要辨证论治,方能取得良效。

腾 拼音 téng 注音 ㄊㄥˊ，部首 月 笔画数 13 结构 左右结构 造字法 形声;左形右声 笔顺编号 3511431134551 笔顺读写 撇折横横捺撇横横撇捺折折横 部外 9 字义五行 火

　　腾的本义是马快速奔跑,亦指升起、上下滚动,或表示动作反复延续,诸如欢腾、腾飞、升腾、沸腾、奔腾、腾达等。以上这些情形,都是促进人体身心健康的一些正能量,有利于人们的健康与长寿。

藤 拼音 téng 注音 ㄊㄥˊ，部首 艹 笔画数 18 结构 上下结构 造字法 形声;从艹、滕声 笔顺编号 122351143113424134 笔顺读写 横竖竖撇折横横捺撇横横撇捺竖捺横撇捺 部外 15 字义五行 木

　　藤的本义是木本蔓生植物的枝茎,诸如藤萝、藤蔓、藤椅、葛藤、鱼藤等。藤类药材大多数具有通经活络、舒筋活血、息风止痉、清热平肝等功效,如忍冬藤、鸡血藤、络石藤、海风藤等,善于治疗风湿类疾病。

剔 拼音 tī 注音 ㄊㄧ，部首 刂 笔画数 10 结构 左右结构 造字法 形声；从易、刂声 笔顺编号 2511353322 笔顺读写 竖折横横撇折撇撇竖竖 部外 8 字义五行 火

剔的本义是钱肉交换或钱骨交换，引申为把肉从骨头上刮下、从缝隙或孔洞里往外挑、把不好的挑出去，诸如剔牙、剔除等。学习中医及中医养生理论知识，也要学会剔除的技巧，去其糟粕，取其精华，方可成功。

梯 拼音 tī 注音 ㄊㄧ，部首 木 笔画数 11 结构 左右结构 造字法 形声；从木、弟声 笔顺编号 12344351523 笔顺读写 横竖撇捺捺撇折横折竖撇 部外 7 字义五行 木

梯的本义是便利人上下攀登(尤其建筑物)的用具或设备，亦可指形状或作用像梯子的，诸如楼梯、云梯、梯队、梯田、滑梯等。梯子是人们生活中常见的一种工具，能够解决人类登高的难题，但应防止跌伤。

踢 拼音 tī 注音 ㄊㄧ，部首 足 笔画数 15 结构 左右结构 造字法 形声；从足、易声 笔顺编号 251212125113533 笔顺读写 竖折横竖横竖横竖折横横撇折撇撇 部外 8 字义五行 火

踢指用脚或蹄子撞击，如踢蹬、踢毽子、拳打脚踢等。踢毽子、踢足球等都是有益的健身方法，能够提高人体的肺活量，促进血液循环，活动膝关节，提高新陈代谢，促进人体健康，但带有惩罚性的踢打有害健康。

啼 拼音 tí 注音 ㄊㄧˊ，部首 口 笔画数 12 结构 左右结构 造字法 形声；从口、帝声 笔顺编号 251414345252 笔顺读写 竖折横捺横捺撇捺折竖折竖 部外 9 字义五行 火

啼的本义是新生婴儿离开母体后发出的第一次号哭之声，引申义为婴儿的哭叫声、人的号哭之声、某些鸟兽鸣叫。啼哭是人悲伤的表现形式，属中医七情之一，长时间悲啼有害人体，需要适度调节，不可太过。

蹄 拼音 tí 注音 ㄊㄧˊ，部首 足 笔画数 16 结构 左右结构 造字法 形声；从足、帝声 笔顺编号 2512121414345252 笔顺读写 竖折横竖横竖横捺横捺撇捺折竖折竖 部外 9 字义五行 火

蹄指牲畜趾端的角质物，诸如猪蹄、马蹄、牛蹄、蹄筋、蹄子、马不停蹄等。在人的一生中，完全可以用马不停蹄来形容个人的奋斗历程，很容易出现过劳等亚健康状况，因此应当在日常生活中加以预防。

体 拼音 tǐ 注音 ㄊㄧˇ，部首 亻 笔画数 7 结构 左右结构 造字法 会意 笔顺编号 3212341 笔顺读写 撇竖横竖撇捺横 部外 5 字义五行 火

体的本义是身体，也可指手脚、四肢、形体、实体、规格、法式等，诸如体检、体型、体重、肢体、体裁、文体等。中医养生的目的就是采取各种方法颐养生命、增强体质、延年益寿，切实保证身体健康无疾。

涕 拼音 tì 注音 ㄊㄧˋ，部首 氵 笔画数 10 结构 左右结构 造字法 形声；从氵、弟声 笔顺编号 4414351523 笔顺读写 捺捺横捺撇折横折竖撇 部外 7 字义五行 水

涕的本义是眼泪，亦指鼻涕，如涕泪、涕零、涕泣、鼻涕等。从中医理论来讲，"肺开窍于鼻，在液为涕"，涕指鼻液、鼻涕，为五液之一，当寒邪气犯肺，鼻为之不利而流稀涕，化热则流脓涕，故观涕可以知疾病。

惕 拼音 tì 注音 ㄊㄧˋ，部首 忄 笔画数 11 结构 左右结构 造字法 形声；从忄、易声 笔顺编号 44225113533 笔顺读写 捺捺竖竖折横横撇折撇撇 部外 8 字义五行 火

惕的本义是谨慎小心、遇事戒惧以防发生意外情况，即警惕。在人的一生中，无论是身体健康方面还是心理健康方面，经常会遇到形形色色的意外情况，需要我们谨慎从事，认真对待，不可马虎，以免身心受到危害。

嚏 拼音 tì 注音 ㄊㄧˋ，部首 口 笔画数 17 结构 左右结构 造字法 形声 笔顺编号 25112452512152124 笔顺读写 竖折横横竖撇折竖折横竖横折竖横竖捺 部外 14 字义五行 火

喷嚏是由于鼻黏膜受刺激，急剧吸气，然后很快地由鼻喷出并发出的声音。打喷嚏通常是感冒的最先预兆之一，感冒可分成风寒、风热等很多类型，需要辨证论治，平时要增强体质，病后及时治疗，方能取得疗效。

---

tian

天 拼音 tiān 注音 ㄊㄧㄢ，部首 大 笔画数 4 结构 上下结构 造字法 指事 笔顺编号 1134 笔顺读写 横横撇捺 部外 1 字义五行 火

天的本义是人的头顶，引申为天空、位置在上面的等，如天边、苍天、参天、天窗、天桥、天线等。中医养生遵循"天人合一"，即人的养生要和顺从自然界阴阳寒暑变化的规律，这也中医最基本的理论观点。

田 拼音 tián 注音 ㄊㄧㄢˊ，部首 田 笔画数 5 结构 单一结构 造字法 象形 笔顺编号 25121 笔顺读写 竖折横竖横 字义五行 火

田的本义是供耕种的土地，诸如田园、麦田、水田、田地、田埂、田野、良田等。田是农作物生长的地方，肥沃的田地可以盛产粮食，而粮食的充足与否直接与百姓的身心健康状态密切相关，不可小视。

恬 拼音 tián 注音 ㄊㄧㄢˊ，部首 忄 笔画数 9 结构 左右结构 造字法 形声；从忄、甜省声 笔顺编号 442312251 笔顺读写 捺捺竖撇横竖竖折横 部外 6 字义五行 火

恬的本义是放下其他一切事情，去安心地感受甜美的滋味，用于指安静、坦然等，诸如恬淡、恬静、恬然、恬适等。《黄帝内经》中对调养神志的基本要求是"恬淡虚无"，就是指生活淡泊，心境平和宁静。

甜 拼音 tián 注音 ㄊㄧㄢˊ，部首 甘 笔画数 11 结构 左右结构 造字法 会意；从甘、从舌 笔顺编号 31225112211 笔顺读写 撇横竖竖折横横竖竖横横 部外 6 字义五行 火

甜的本义是味甘，跟"苦"相对，引申为美好的心理感觉，诸如甜美、甜蜜、甜润、甜瓜、甜菜、甜食、甜水等。中医理论认为"甘入脾"，即甘甜的食物适宜补脾胃，对脾虚之人可适当吃点甘甜食物以养生。

殄 拼音 tiǎn 注音 ㄊㄧㄢˇ，部首 歹 笔画数 9 结构 左右结构 造字法 形声；从歹、㐱声 笔顺编号 135434333 笔顺读写 横撇折捺撇捺撇撇撇 部外 5 字义五行 火

殄的本义是断绝、竭尽，如殄灭、殄歼、暴殄天物等。任意糟蹋东西浪费社会资源，节约则是中华民族的传统美德，不浪费、不铺张、不攀比，采取这样的方法修身养性，也是中医养生的重要组成部分。

---

tiao

挑 拼音 tiāo 注音 ㄊㄧㄠ，部首 扌 笔画数 9 结构 左右结构 造字法 形声；从扌、兆声 笔顺编号 121341534 笔顺读写 横竖横撇捺横折撇捺 部外 6 字义五行 火

挑的本义是就远不就近地拿物品，引申为选取、挑剔、在肩上担着等，诸如挑选、挑食、挑担、挑错、挑拣等。适当地进行比较挑选不可厚非，但过于挑剔的人很容易被生活中的小事所累，又不利于身心健康。

调 拼音 tiáo diào zhōu 注音 ㄊㄧㄠˊ，ㄉㄧㄠˋ，ㄓㄡ，部首 讠 笔画数 10 结构 左右结构 造字法 形声；从讠、周声 笔顺编号 4535121251 笔顺读写 捺撇折横竖横竖折横 部外 8 字义五行 火

调指配合适当、调整、使和解、挑逗、挑拨等，诸如协调、调和、调节、调解、调笑、调唆等。对于一些突发情况，常常会使人的情绪产生较大的波动，影响健康，因此要学会及时调整，以保持在正常范围内。

笤 拼音 tiáo 注音 ㄊㄧㄠˊ，部首 竹 笔画数 11 结构 上下结构 造字法 形声；从竹、召声 笔顺编号 31431453251 笔顺读写 撇横捺撇横捺折撇竖折横 部外 5 字义五行 木

笤的本义是新的一天开始之时用来扫地除尘的竹制工具，笤帚是人们生活中必不可少的日用品，用来清扫灰尘和垃圾，改善卫生环境，减少因恶劣环境卫生所引发的疾病，既有利于改善环境，又有利于人体的健康。

眺 拼音 tiào 注音 ㄊㄧㄠˋ，部首 目 笔画数 11 结构 左右结构 造字法 形声；从目、兆声 笔顺编号 25111341534 笔顺读写 竖折横横横撇捺横折撇捺 部外 6 字义五行 土

眺的本义是斜视，现通常指站在高处往远处看，如远眺。长时间的用眼易造成视疲劳，长期的视疲劳会导致视力下降，在工作学习之余适当远眺可调节睫状肌，改善视疲劳，保护视力。

跳 拼音 tiào táo 注音 ㄊㄧㄠˋ，ㄊㄠˊ，部首 足 笔画数 13 结构 左右结构 造字法 形声；从足、兆声 笔顺编号 2512121341534 笔顺读写 竖折横竖横竖横撇捺横折撇捺 部外 6 字义五行 火

跳的本义是向远处跃进，如跳高、跳绳、跳远、跳跃。小孩子的行走方式常常是一蹦一跳，从运动养生的角度讲，适当的跳跃有助于增加人体的肺活量、活动筋骨、提高身体素质，是一项值得提倡的有益运动。

tie

铁 拼音 tiě 注音 ㄊㄧㄝˇ，部首 钅 笔画数 10 结构 左右结构 造字法 形声 笔顺编号 3111531134 笔顺读写 撇横横横折撇横横撇捺 部外 5 字义五行 金

铁为金属元素，质坚硬，同时也是生物体不可缺少的物质，当机体对铁的需求与供给失衡，易引起缺铁性贫血，中医称为虚劳，治以益气健脾、补益气血、滋补肝肾为主，同时应注意饮食调养，多摄入蛋类、菠菜等。

ting

听 拼音 tīng 注音 ㄊㄧㄥ，部首 口 笔画数 7 结构 左右结构 造字法 形声;从口、斤声 笔顺编号 2513312 笔顺读写 竖折横撇撇横竖 部外 4 字义五行 火

　　听的本义是用耳朵感受声音,如听课、听力、听众等。从中医角度来讲,肾开窍于耳,《灵枢·脉度》指出"肾和则能闻五音矣",应注意保养肾中精气,当肾中精气充盈,髓海得养,则听觉较为灵敏。

亭 拼音 tíng 注音 ㄊㄧㄥˊ，部首 亠 笔画数 9 结构 上下结构 造字法 象形 笔顺编号 412514512 笔顺读写 捺横竖折横捺折横竖 部外 7 字义五行 火

　　亭本的义是古代设在路旁的公房,供旅客停宿,诸如亭子、凉亭、报亭、书亭、邮亭、亭亭玉立等。现在随着共同设施的日益完善,许多场所都有凉亭,以供来往的路人避风遮雨、休闲纳凉,也是保健的好方法。

庭 拼音 tíng 注音 ㄊㄧㄥˊ，部首 广 笔画数 9 结构 半包围结构 造字法 形声;从广、廷声 笔顺编号 413312154 笔顺读写 捺横撇撇横竖横折捺 部外 6 字义五行 火

　　庭的本义是厅堂,亦可指正房前的院子、法庭,诸如庭院、家庭、门庭、闲庭、大庭广众等。春季养生,应当"披发缓行,广步于庭",即春季晨起,披开头发,放松形体,在庭院中散步,有利于人体阳气升发。

停 拼音 tíng 注音 ㄊㄧㄥˊ，部首 亻 笔画数 11 结构 左右结构 造字法 形声;从亻、亭声 笔顺编号 32412514512 笔顺读写 撇竖捺横竖折横捺折横竖 部外 9 字义五行 火

　　停的本义是停止、止息,诸如停顿、停工、停电、停车、停靠、停放、停留、停止等。当生活或学习压力过大时,不妨先停一下手头的繁重工作,根据自己的实际情况调整心情,适当放松,自然对人体身心健康有益。

婷 拼音 tíng 注音 ㄊㄧㄥˊ，部首 女 笔画数 12 结构 左右结构 造字法 形声；从女、亭声 笔顺编号 531412514512 笔顺读写 折撇横捺横竖折横捺折横竖 部外 9 字义五行 火

婷的本义是女子美丽的样子，通常形容人或花木姿态秀美，给人以美好的视觉感觉，这种心境能够在一定程度上缓解和消除人的抑郁、紧张、颓废等不良心情，以及所带来的各种心理伤害，有益于人的身心健康。

挺 拼音 tǐng 注音 ㄊㄧㄥˇ，部首 扌 笔画数 9 结构 左右结构 造字法 形声；左形右声 笔顺编号 121312154 笔顺读写 横竖横撇横竖横折捺 部外 6 字义五行 火

挺的本义是拔出，引申为笔直、撑直或凸出、勉强支撑、很等，诸如挺进、挺立、挺身、坚挺、挺好等。人站立的标准姿势是"站如松"，即挺起胸膛，昂起头，正看前方，良好的站立姿态有益人体的脊椎健康。

tong

通 拼音 tōng 注音 ㄊㄨㄥ，部首 辶 笔画数 10 结构 半包围结构 造字法 形声；从辶、甬声 笔顺编号 5425112454 笔顺读写 折捺竖折横横竖捺折捺 部外 7 字义五行 火

通的本义是到达、通达，引申为到达目的地、全都了解等，诸如通行、畅通、串通、沟通、通晓、精通等。对中医养生知识的学习重在通晓中医之理，灵活地将其运用于饮食养生、起居养生、情志养生等各方面。

同 拼音 tóng tòng 注音 ㄊㄨㄥˊ，ㄊㄨㄥˋ，部首 口 笔画数 6 结构 半包围结构 造字法 会意；从凡、从口 笔顺编号 251251 笔顺读写 竖折横竖折横 部外 3 字义五行 火

同的本义是聚集，引申为相同、跟……一样、一同、和、跟，诸如同伴、同乡、同时、伙同、同行、同上、如同等。在中医理论中成双成对、相伴而行的内容不少，诸如阴与阳、气与血、肝与胆、脾与胃等。

彤 拼音 tóng 注音 ㄊㄨㄥˊ，部首 彡 笔画数 7 结构 左右结构 造字法 会意 笔顺编号 3541333 笔顺读写 撇折捺横撇撇撇 部外 4 字义五行 火

彤的本义是红色，诸如彤云、红彤彤等。中医通过望患者全身皮肤颜色变化来诊察疾病，健康人的面色是红黄隐隐、明润含蓄，赤色是血液充盈于脉络的表现，但也可见于虚阳浮越于表，主热证或戴阳证。

桐 拼音 tóng 注音 ㄊㄨㄥˊ，部首 木 笔画数 10 结构 左右结构 造字法 形声；左形右声 笔顺编号 1234251251 笔顺读写 横竖撇捺竖折横竖折横 部外 6 字义五行 木

桐指树名，大叶乔木，分属多个科属，如泡桐、油桐、梧桐等。其中梧桐子为梧桐科植物梧桐的种子，具有顺气、和胃、消食之效，常常用于治伤食、胃痛、疝气、小儿口疮等疾病，具有较为肯定的疗效。

童 拼音 tóng 注音 ㄊㄨㄥˊ，部首 立 笔画数 12 结构 上下结构 造字法 形声；从立、重声 笔顺编号 414312511211 笔顺读写 捺横捺撇横竖折横横竖横横 部外 7 字义五行 金

童的本义是有罪的男奴隶，引申义小孩子，诸如家童、书童、童话、童心、童年、儿童、孩童、牧童、顽童等。儿童有异于成人的生理病理表现，中医学认为儿童的保健应注意养护其稚阴、稚阳，强化健脾及补肾。

瞳 拼音 tóng 注音 ㄊㄨㄥˊ，部首 目 笔画数 17 结构 左右结构 造字法 形声；从目、童声 笔顺编号 25111414312511211 笔顺读写 竖折横横横捺横捺撇横竖折横横竖横横 部外 12 字义五行 火

瞳的本义是瞳孔，俗称"瞳仁"，即眼珠中心虹膜上一个可收缩的孔。《灵枢·大惑论》曰"五脏六腑之精气，皆上注于目而为之精"，其中骨之精为瞳子，故瞳孔属肾所主，肾气充沛则瞳孔灵活，目光炯炯有神。

统 拼音 tǒng 注音 ㄊㄨㄥˇ，部首 纟 笔画数 9 结构 左右结构 造字法 形声；从纟、充声 笔顺编号 551415435 笔顺读写 折折横捺横折捺撇折 部外 6 字义五行 木

统的本义是丝的头绪，引申为事物彼此连续的关系、总括、管辖等，诸如传统、系统、血统、统称、统治等。中医学是祖国优秀的传统医学，中医文化源远流长、博大精深，后学者应当系统学习其基本理论。

桶 拼音 tǒng 注音 ㄊㄨㄥˇ，部首 木 笔画数 11 结构 左右结构 造字法 形声；从木、甬声 笔顺编号 12345425112 笔顺读写 横竖撇捺折捺竖折横横竖 部外 7 字义五行 木

桶的本义是量器名，指盛东西的用具，多为圆柱形，诸如木桶、水桶、吊桶、铁桶、油桶、马桶、塑料桶等。"木桶短板理论"特别适用于中医养生保健活动，具有一定的实际指导价值和意义。

筒 拼音 tǒng 注音 ㄊㄨㄥˇ，部首 竹 笔画数 12 结构 上下结构 造字法 形声；从竹、同声 笔顺编号 314314251251 笔顺读写 撇横捺撇横捺竖折横折折横 部外 6 字义五行 木

筒的本义是竹筒，即粗大的竹管，引申为外形像竹筒的器物或衣服鞋袜等像圆筒的部分，诸如笔筒、话筒、烟筒、气筒、裤筒、袜筒、袖筒等。在针灸养生中经常采用中药竹管进行保健，具有良好的临床效果。

痛 拼音 tòng 注音 ㄊㄨㄥˋ，部首 疒 笔画数 12 结构 半包围结构 造字法 形声；从疒、甬声 笔顺编号 413415425112 笔顺读写 捺横撇捺横折捺竖折横横竖 部外 7 字义五行 火

痛的本义是疼痛，引申为悲伤、痛苦、程度极深，诸如痛苦、痛惜、痛心、惨痛、沉痛、绞痛、伤痛、肿痛等。疼痛是身体不适的常见临床表现，但病因多样，重在经络不通，需要辨证论治，方能取得疗效。

tou

偷 拼音 tōu 注音 ㄊㄡ，部首 亻 笔画数 11 结构 左右结构 造字法 形声;从亻、俞声 笔顺编号 32341251122 笔顺读写 撇竖撇捺横竖折横横竖竖 部外 9 字义五行 金

偷的本义是偷窃、不劳而获,即不靠自己正当劳动,而是靠直接拿别人财物生活的人,如偷盗、小偷、惯偷等。不管是偷盗者还是被偷盗者,这种现象都会影响社会安定,使人产生不安,直接影响身心健康。

头 拼音 tóu tou 注音 ㄊㄡˊ，ㄊㄡ，部首 大 笔画数 5 结构 单一结构 造字法 形声;从页、豆声 笔顺编号 44134 笔顺读写 捺捺横撇捺 部外 2 字义五行 火

头的本义是脑袋,指人体的最上部分或动物身体的最前部分,诸如头巾、头痛、头皮等。中医学认为"头为诸阳之会""清明之府",经常按摩头部的穴位或每日以牛角梳梳头,有助于疏通阳气、健脑益智。

投 拼音 tóu 注音 ㄊㄡˊ，部首 扌 笔画数 7 结构 左右结构 造字法 会意;从扌、从殳声 笔顺编号 1213554 笔顺读写 横竖横撇折折捺 部外 4 字义五行 火

投的本义是投掷,引申为放进去、跳进去、寄送出去、前往等,诸如投篮、投产、投放、投河、投信、投奔等,在体育运动过程中,投篮运动可以提高专注力和四肢的协调性,锻炼骨骼肌肉,有利于身体健康。

透 拼音 tòu 注音 ㄊㄡˋ，部首 辶 笔画数 10 结构 半包围结构 造字法 形声;从辶、秀声 笔顺编号 3123453454 笔顺读写 撇横竖撇捺折撇捺折捺 部外 7 字义五行 火

透的本义是跳、跳跃,引申为穿透、泄漏、彻底等,诸如透亮、透露、透彻、透明、吃透等。中医学思维的特色构建方法之一是"司外揣内",即透过外部的征象,分析其内在状况和变化的一种思维方法。

tu

秃 拼音 tū 注音 ㄊㄨ，部首 禾 笔画数 7 结构 上下结构 造字法 象形；像禾穗下垂摇曳 笔顺编号 3123435 笔顺读写 撇横竖撇捺撇折 部外 2 字义五行 土

秃指很少或没有毛发，亦指山上没长草木、树木没有叶子等，诸如秃顶、秃鹰、秃头、光秃等。中医学认为"发为血之余""肾者，其华在发"，脱发最常见的原因是肝肾亏虚、气血不足，在养护上常以补肝养肾为主。

突 拼音 tū 注音 ㄊㄨ，部首 穴 笔画数 9 结构 上下结构 造字法 会意；从穴、从犬 笔顺编号 445341344 笔顺读写 捺捺折撇捺横撇捺捺 部外 4 字义五行 火

突的本义是狗从穴洞里猛然奔出，引申为猛冲、猛撞，诸如突击、突破、突然、突入、突袭、唐突等。从中医养生的角度讲，不管发生了什么样的突发事件，都应该尽可能保持冷静，以防出现大惊扰乱人体气机。

图 拼音 tú 注音 ㄊㄨˊ，部首 囗 笔画数 8 结构 全包围结构 造字法 会意；从囗、从冬 笔顺编号 25354441 笔顺读写 竖折撇折捺捺捺横 部外 5 字义五行 火

图的本义是地图，引申为描绘出来的形象、谋划、追求等，诸如图画、图片、图形、图谋、企图、唯利是图等。生动形象的图示可以帮助人们更加轻松地掌握中医养生理论，不失为学习中医养生知识的好方法。

徒 拼音 tú 注音 ㄊㄨˊ，部首 彳 笔画数 10 结构 左右结构 造字法 形声；从彳(chuò)、土声 笔顺编号 3321212134 笔顺读写 撇撇竖横竖横竖横撇捺 部外 7 字义五行 火

徒的本义是步行，引申为空的、只、白白地、徒弟等，诸如徒步、徒行、徒手、门徒、徒劳、徒然等。步行是一项值得推广的大众运动项目，是中医运动养生中的重要锻炼形式，多动少静，自然对人体健康有利。

屠 拼音 tú 注音 ㄊㄨˊ，部首 尸 笔画数 11 结构 半包围结构 造字法 会意；从尸、从者 笔顺编号 51312132511 笔顺读写 折横撇横竖横撇竖折横横 部外 8 字义五行 火

屠的本义是宰杀牲畜，引申为残杀，诸如屠刀、屠夫、屠户、屠杀、屠城、屠戮等。宰杀牲畜可为人类提供食物来源，但也应注意生态平衡，许多灵性动物不宜宰杀，否则人类同样会受到大自然的惩罚。

土 拼音 tǔ 注音 ㄊㄨˇ，部首 土 笔画数 3 结构 单一结构 造字法 象形；像土块 笔顺编号 121 笔顺读写 横竖横 字义五行 土

土的本义是泥土、土壤，诸如土质、黄土、黏土、沙土等，在五行当中，土可长养万物，在五脏当中因脾主运化，促进饮食物的消化、吸收和营养物的输布，为气血生化之源，故五脏当中五行归属土者为脾。

吐 拼音 tǔ 注音 ㄊㄨˇ，部首 口 笔画数 6 结构 左右结构 造字法 形声；从口、土声 笔顺编号 251121 笔顺读写 竖折横横竖横 部外 3 字义五行 土

吐的本义是东西从口腔中涌出，如吐痰、吐气、喷吐、呕吐等。中医根据因势利导的原则，利用药物的涌吐作用引起呕吐以排除胃中宿食、毒物、痰涎等物的方法叫涌吐法，属中医内治八法之一。

兔 拼音 tù 注音 ㄊㄨˋ，部首 刀 笔画数 8 结构 上下结构 造字法 象形 笔顺编号 35251354 笔顺读写 撇折竖折横撇折捺 部外 6 字义五行 金

兔的本义为一种外形为拖拉重物之形的动物，即兔形目兔科动物兔，善于跳跃、奔跑。兔子温柔可爱，本身有一定观赏价值；同时兔肉富有营养，可供人类食用，其皮、毛均可加工成衣物，有良好的御寒保暖功用。

---

tuan

湍 拼音 tuān 注音 ㄊㄨㄢ 部首 氵 笔画数 12 结构 左右结构 造字法 形声；左形右声 笔顺编号 441252132522 笔顺读写 捺捺横竖折竖横撇竖折竖竖 部外 9 字义五行 水

湍的本义是水流急速，碰到岸边石块就出现打转转的水涡，引申为水流急速，诸如湍急、湍流、急湍等。游泳本身是一项很好的运动，但当人们在江河或湖海中游泳时，一定要避开水流湍急之处，注意人身安全。

团 拼音 tuán 注音 ㄊㄨㄢˊ 部首 囗 笔画数 6 结构 全包围结构 造字法 形声；从囗、才声 笔顺编号 251231 笔顺读写 竖折横竖撇横 部外 3 字义五行 火

团的本义是圆，引申为把可塑性的东西揉成球形、聚集等，诸如团扇、团鱼、团圆、团聚、团结等。团团圆圆指的是全家人都团聚在一起，家庭成员间能够从中获得情感滋养，自然可以排解和治愈负面情绪。

---

tui

推 拼音 tuī 注音 ㄊㄨㄟ 部首 扌 笔画数 11 结构 左右结构 造字法 形声；左形右声 笔顺编号 12132411121 笔顺读写 横竖横撇竖捺横横横竖横 部外 8 字义五行 金

推的本义是手向外用力使物体移动或向前移动，诸如推门、推磨、推动、推车等。推拿是中医指用手在人体上按经络、穴位用推、拿、提、捏、揉等手法进行治疗的一种方法，为最常用的养生保健方法。

颓 拼音 tuí 注音 ㄊㄨㄟˊ 部首 页 笔画数 13 结构 左右结构 造字法 形声；从页、秃声 笔顺编号 3123435132534 笔顺读写 撇横竖撇捺撇折横撇竖折撇捺 部外 7 字义五行 金

颓指坍塌、衰败、萎靡、消沉，如颓败、颓势、衰颓、颓废、颓靡、颓唐等。人的一生会面临各种各样的困难和挫折，应当用积极、乐观的态度去迎接挑战，而不是自暴自弃，正确的人生态度决定人的命运。

腿

拼音 tuǐ 注音 ㄊㄨㄟˇ，部首 月 笔画数 13 结构 左右结构 造字法 形声；从月、退声 笔顺编号 3511511534454 笔顺读写 撇折横横折横横折撇捺捺折捺 部外 9 字义五行 金

腿的本义指从脚踝到大腿根部这一段肢体，可分为大腿和小腿，中医经络学说中的足三阳经和足三阴经的许多穴位均分布其间，因此在中医针灸和养生过程中，可对腿部相关腧穴进行点穴、按摩、针刺及放血调治。

退

拼音 tuì 注音 ㄊㄨㄟˋ，部首 辶 笔画数 9 结构 半包围结构 造字法 会意 笔顺编号 511534454 笔顺读写 折横横折撇捺捺折捺 部外 6 字义五行 火

退的本义是向后走、后退，跟"进"相对，诸如倒退、后退、退避、撤退、进退等。一般而言，向后倒退都会给人以负能量，不利于身心健康，但有时根据实际情况以退为进却是一种人生智慧，值得提倡。

蜕

拼音 tuì 注音 ㄊㄨㄟˋ，部首 虫 笔画数 13 结构 左右结构 造字法 形声；从虫、兑声 笔顺编号 2512144325135 笔顺读写 竖折横竖横捺撇撇竖折横撇折 部外 7 字义五行 火

蜕指蝉、蛇等脱皮，引申为变化，亦指某些动物脱下的皮，诸如蜕变、蜕壳、蜕皮、蝉蜕、蛇蜕等。蝉蜕有宣散风热、透疹利咽、退翳明目、祛风止痉之效，蛇蜕有祛风定惊、退翳止痒、解毒消肿之效。

> tun

吞

拼音 tūn 注音 ㄊㄨㄣ，部首 口 笔画数 7 结构 上下结构 造字法 形声；从口、天声 笔顺编号 1134251 笔顺读写 横横撇捺竖折横 部外 4 字义五行 火

吞的本义是咽下，特别是不经咀嚼而整个地或大块地往下咽，诸如吞食、狼吞虎咽。从饮食养生来讲，提倡大家进食时细嚼慢咽，使食物变得温润柔软，不但便于吞咽，也有利于胃肠的进一步消化和吸收。

T

屯 拼音 tún zhūn 注音 ㄊㄨㄣˊ,ㄓㄨㄣ, 部首 屮 笔画数 4 结构 造字法 笔顺编号 1525 笔顺读写 横折竖折 部外 1 字义 五行 火

屯的本义是包起来、卷起来、围起来等,引申为聚集,诸如屯积、屯聚、屯粮等。从前常有屯积食物、日用品等现象,通常是一种生活缺乏安全感的表现,随着当代社会越来越稳定,这一现象也越来越少。

饨 拼音 tún 注音 ㄊㄨㄣˊ, 部首 饣 笔画数 7 结构 左右结构 造字法 形声;从饣、屯声 笔顺编号 3551525 笔顺读写 撇折折横折竖折 部外 4 字义五行 火

饨的本义是馄饨,是一种面食,先用薄面片将调好的内馅包裹起来,然后煮熟调味食用,是我国群众,特别是北方地区群众非常喜爱的一种常见食物,不但能够为人提供饮食需要,也能够极大地满足人们的心理需求。

豚 拼音 tún 注音 ㄊㄨㄣˊ, 部首 豕 笔画数 11 结构 左右结构 造字法 形声;从月、豕声 笔顺编号 35111353334 笔顺读写 撇折横横横撇折撇撇撇捺 部外 4 字义五行 火

豚指小猪。中医学中的古病名奔豚见载于《灵枢》《难经》《金匮要略》等,为五积之一,属肾之积,古人称之为"奔豚气",因其发作时胸腹如有小猪向上奔闯,故名奔豚,采用中药治疗有效。

臀 拼音 tún 注音 ㄊㄨㄣˊ, 部首 月 笔画数 17 结构 上下结构 造字法 会意 笔顺编号 51312213435542511 笔顺读写 折横撇横竖竖横撇捺撇折折捺竖折横横 部外 13 字义五行 火

臀指人体后面两股的上端和腰相连接的部分,如臀围、臀部,中医足太阳膀胱经和足少阳胆经均运行其间,其中有环跳、秩边等养生保健腧穴,经常按摩能帮助治疗风疹、下肢麻痹、坐骨神经痛等相关疾病。

tuo

托 拼音 tuō 注音 ㄊㄨㄛ，部首 扌 笔画数 6 结构 左右结构 造字法 形声;左形右声 笔顺编号 121315 笔顺读写 横竖横撇横折 部外 3 字义五行 火

托的本义是用手掌承受物体,引申为物体下面起支垫作用的部分、陪衬、请别人办事、仰仗等,诸如茶托、花托、衬托、托付等。人如果长时间用手掌承受重物是有害健康的动作,容易使腕关节受伤。

拖 拼音 tuō 注音 ㄊㄨㄛ，部首 扌 笔画数 8 结构 左右结构 造字法 形声;左形右声 笔顺编号 12131525 笔顺读写 横竖横撇横折竖折 部外 5 字义五行 火

拖的本义是曳引,引申为延长时间等,诸如拖车、拖船、拖欠、拖拉、拖延等。做事拖延往往会给当事人带来无尽的烦恼,学会合理安排,统筹规划,提高工作效率,可以获得更多的休息时间,有利于身心健康。

脱 拼音 tuō 注音 ㄊㄨㄛ，部首 月 笔画数 11 结构 左右结构 造字法 形声;从月、兑声 笔顺编号 35114325135 笔顺读写 撇折横横捺撇竖折撇横折 部外 7 字义五行 火

脱的本义是肉去皮骨,引申为脱落、取下、离开、缺漏等,诸如脱毛、脱皮、脱色、脱鞋、脱衣、脱贫、脱漏等。合理养生时,当自然界气温增高之际,人们可适当脱减衣物,以防暑邪入侵,产生疾病。

驮 拼音 tuó 注音 ㄊㄨㄛˊ，部首 马 笔画数 6 结构 左右结构 造字法 会意 笔顺编号 551134 笔顺读写 折折横横撇捺 部外 3 字义五行 火

驮指人或牲畜用背部负载,如驮运。从运动养生的角度来讲,背部长时间及过度负重,背部肌肉也会出现劳损或者病变,甚至会伤及脊柱和肩胛骨,这种情况不利于对人体健康的切实保护,应当尽量予以避免。

佗 拼音 tuó 注音 ㄊㄨㄛˊ，部首 亻 笔画数 7 结构 左右结构 造字法 形声；从亻、它声 笔顺编号 3244535 笔顺读写 撇竖捺捺折撇折 部外 5 字义五行 火

佗，用于人名，如华佗，为东汉末年著名的医学家，也是中国古代医疗体育的创始人之一，他创编了一种模仿猿、鹿、熊、虎、鸟五种动物姿态的健身操，叫作"五禽戏"，可以用来防治疾病。

陀 拼音 tuó 注音 ㄊㄨㄛˊ，部首 阝 笔画数 7 结构 左右结构 造字法 形声；从阝、它声 笔顺编号 5244535 笔顺读写 折竖捺捺折撇折 部外 5 字义五行 火

陀的本义是倾斜不平的样子。陀螺是一种儿童玩具，为由木头制成的圆锥体，用力拉或用鞭子抽打，可以在地上直立旋转。玩陀螺既可增加乐趣，又可强身健体，特别是对适龄儿童的身心健康有益无损，值得提倡。

驼 拼音 tuó 注音 ㄊㄨㄛˊ，部首 马 笔画数 8 结构 左右结构 造字法 形声；从马、它声 笔顺编号 55144535 笔顺读写 折折横捺捺折撇折 部外 5 字义五行 火

驼指骆驼，或指人的身体向前弯曲，背部像驼峰一样拱起，如驼峰、驼背等。对于长期伏案工作者，在日常生活和工作中如长时间保持一个姿势则容易发生姿态性驼背，直接影响体型美观及健康，需加以预防。

妥 拼音 tuǒ 注音 ㄊㄨㄛˇ，部首 女 笔画数 7 结构 上下结构 造字法 会意；从爪、从女 笔顺编号 3443531 笔顺读写 撇捺捺撇折撇横 部外 4 字义五行 火

妥的本义是安稳、安定，引申为完备等，诸如妥当、妥善、欠妥、妥靠、妥帖、妥协等。安稳的生活环境能够给人带来良好的安全感，人如果妥善应对各种情况，内心保持安定而不慌乱，则对健康长寿有益。

拓 拼音 tuò tà zhí 注音 ㄊㄨㄛˋ,ㄊㄚˋ,ㄓˊ,部首 扌 笔画数 8 结构 左右结构 造字法 会意;从手、从石 笔顺编号 12113251 笔顺读写 横竖横横撇竖折横 部外 5 字义五行 火

拓的本义是开辟、扩充,诸如拓荒、拓展、开拓等。人应当与自然界和谐统一,如果过度开垦荒地、挖掘煤炭、开采石油,则会给自然界带来负面影响,不利于人类的健康长寿。

唾 拼音 tuò 注音 ㄊㄨㄛˋ,部首 口 笔画数 11 结构 左右结构 造字法 形声;从口、垂声 笔顺编号 25131212211 笔顺读写 竖折横撇横竖横竖竖横横 部外 8 字义五行 火

唾的本义是口液、唾沫,如唾液等。《素问·宣明五气》说"五脏化五液,心为汗、肺为涕、肝为泪、脾为涎、肾为唾,是谓五液",其中肾之液为唾,当肾虚水泛常可见多唾或唾液清冷,应当温补肾阳。

T

W

wā

挖 拼音 wā 注音 ㄨㄚ，部首 扌 笔画数 9 结构 左右结构 造字法 形声；左形右声 笔顺编号 121445345 笔顺读写 横竖横捺捺折撇捺折 部外 6 字义五行 火

　　挖的本义是掘，诸如挖洞、挖掘、挖坑、挖补、挖苦、挖潜等。诞生于两千多年前的中国学是一个极其伟大的宝库，需要努力加以挖掘，深入进行研究，不断开展学术讨论，方可从整体学科层面加以迅速提高。

哇 拼音 wā wa 注音 ㄨㄚ，˙ㄨㄚ 部首 口 笔画数 9 结构 左右结构 造字法 形声；从口、圭声 笔顺编号 251121121 笔顺读写 竖折横横竖横横竖横 部外 6 字义五行 土

　　哇的本义是靡曼的乐声，常常形容哭声、发出的赞叹声、呕吐声等，诸如哇哇乱叫、哇哇直哭、哇地吐了一地等。中医学认为出现哇声通常提示脾胃失和，有声无物是谓呕，有物无声谓之吐，其基本病机是胃失和降，胃气上逆。

洼 拼音 wā 注音 ㄨㄚ，部首 氵 笔画数 9 结构 左右结构 造字法 形声；从氵、圭声 笔顺编号 441121121 笔顺读写 捺捺横横竖横横竖横 部外 6 字义五行 水

　　洼的本义是深池，诸如洼地、洼陷、低洼、山洼、水洼等。人的居住环境对健康长寿的影响较大，如居室四周地面坑坑洼洼会影响人们的出行和交通状况，甚至使人们的心理状态出现变化，影响大家的生活质量。

娲

拼音 wā 注音 ㄨㄚ，部首 女 笔画数 10 结构 左右结构 造字法 形声；从女、呙声 笔顺编号 5312512534 笔顺读写 折撇横竖折横竖折撇捺 部外 7 字义五行 火

娲的本义是女娲，被众多男人围绕转圈的女子、处于男人圈子中心的女子。女娲是中国神话中的女神，传说她曾经炼五色石以补天，这些神话般的说法其实是在记载女娲的历史功绩，使人类社会得以诞生并不断繁衍昌盛。

蛙

拼音 wā 注音 ㄨㄚ，部首 虫 笔画数 12 结构 左右结构 造字法 形声；从虫、圭声 笔顺编号 251214121121 笔顺读写 竖折横竖横捺横竖横横竖横 部外 6 字义五行 土

蛙的本义是田鸡类动物，种类较多，如青蛙、雨蛙、牛蛙等。虽然蛙肉可以食用，且因肉质细嫩，含有丰富的蛋白质、糖类、水分和少量脂肪，较受民众喜爱，但青蛙是田间益虫，公益组织建议保护它，不要食用。

娃

拼音 wá 注音 ㄨㄚˊ，部首 女 笔画数 9 结构 左右结构 造字法 形声；从女、圭声 笔顺编号 531121121 笔顺读写 折撇横横竖横横竖横 部外 6 字义五行 土

娃的本义是佳女，引申为长相标致、眉清目秀的小孩，现一般通指小孩子，如男娃、女娃、娃娃等。由于小儿脏腑娇嫩、形气未充、卫外功能不固等特点，因此在养生保健方面又与成人不完全相同，应当予以重视。

瓦

拼音 wǎ wà 注音 ㄨㄚˇ,ㄨㄚˋ，部首 瓦 笔画数 4 结构 单一结构 造字法 象形 笔顺编号 1554 笔顺读写 横折折捺 字义五行 土

瓦的本义是已烧成土器的总称，如砖瓦、瓦砾、瓦罐、瓦盆、瓦器等。用瓦罐煨制的汤水可以让汤汁浓郁、鲜美且不丢失原有的营养成分，是制作养生药膳推荐使用的器具之一，许多药物通常也是用瓦焙干的。

W

袜

拼音 wà 注音 ㄨㄚˋ，部首 衤 笔画数 10 结构 左右结构 造字法 会意；从衤、从末 笔顺编号 4523411234 笔顺读写 捺折竖撇捺横横竖撇捺 部外 5 字义五行 火

袜子是穿在脚上、不直接着地的织物，一般用棉、毛、丝、化学纤维等制成。民间有"寒从脚下起"的说法，因为脚离心脏最远，血液供应慢而少，尤其是冬季，一双舒适的袜子可以起到防寒保暖的作用。

wai

歪

拼音 wāi 注音 ㄨㄞ，部首 止 笔画数 9 结构 上下结构 造字法 会意；"不正"为歪 笔顺编号 132412121 笔顺读写 横撇竖捺横竖横竖横 部外 5 字义五行 火

歪的本义是不正、偏斜，跟"正"相对，亦可指不正当，诸如歪斜、歪嘴、歪曲、侧歪、歪理等。中医学认为"阴平阳秘，精神乃治"，阴与阳就要始终保持相对的动态平衡，机体的阴阳消长失去相对的平衡，则会产生疾病。

外

拼音 wài 注音 ㄨㄞˋ，部首 夕 笔画数 5 结构 左右结构 造字法 会意；从夕、从卜 笔顺编号 35424 笔顺读写 撇折捺竖捺 部外 2 字义五行 木

外的本义是外卦，卜问未来的事、远事；引申为非此时的、非眼前的，跟"内"相对，如外表、外科、外伤、门外、室外等。《素问》曰："夫言人之阴阳，则外为阳，内为阴。"人身健康，内外协调是重要基础，不可轻视。

wan

弯

拼音 wān 注音 ㄨㄢ，部首 弓 笔画数 9 结构 上下结构 造字法 形声兼会意；从弓、从亦 笔顺编号 412234515 笔顺读写 捺横竖竖撇捺折横折 部外 6 字义五行 火

弯的本义是拉弓，引申为不直、使弯曲等，诸如弯度、弯路、弯腰等。按照中医心理养生的观点来看，无论言语、行为，理应直来直去，如果拐弯抹角，对自己和周围的人发挥负能量的影响，自然不利于人的身心健康。

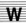

湾

拼音 wān 注音 ㄨㄢ，部首 氵 笔画数 12 结构 左右结构 造字法 形声；从氵、弯声 笔顺编号 441412234515 笔顺读写 捺捺横捺横竖撇捺折横折 部外 9 字义五行 水

湾的本义是河水弯曲处，引申为海洋向陆地深入的地方或停泊船只，诸如河湾、水湾、港湾、海湾等。中医针灸的五输穴包括井、荥、输、经、合穴，就像自然界的水流一样，经气在人体内运行的过程由小到大、由浅入深。

蜿

拼音 wān 注音 ㄨㄢ，部首 虫 笔画数 14 结构 左右结构 造字法 形声；从虫、宛声 笔顺编号 25121444535455 笔顺读写 竖折横竖横捺捺捺折撇折捺折折 部外 8 字义五行 火

蜿蜒形容蛇类弯曲爬行的样子，或形容山脉、河流、道路弯曲延伸的样子。在大自然之中，欣赏崎岖蜿蜒的河流或蜿蜒起伏的山脉可以显著畅达情志、缓解郁闷、放松心情，使人体气机通畅，对身心健康较为有利。

豌

拼音 wān 注音 ㄨㄢ，部首 豆 笔画数 15 结构 左右结构 造字法 形声；从豆、宛声 笔顺编号 125143144535455 笔顺读写 横竖折横捺撇横捺捺折撇折捺折折 部外 8 字义五行 土

豌豆是一年或两年生草本植物，嫩荚和种子均可食用。中医学认为，豌豆性味甘平，归脾、胃经，有补中益气、利小便的功效，是脱肛、慢性腹泻、子宫脱垂等中气不足证的食疗佳品，其叶可做菜品食用，较有营养。

丸

拼音 wán 注音 ㄨㄢˊ，部首 丿 笔画数 3 结构 单一结构 造字法 指事 笔顺编号 354 笔顺读写 撇折捺 部外 2 字义五行 土

丸指小而圆的物体，又特指做成丸形的中药，如泥丸、肉丸、药丸、丸剂等。中药当中的丸剂有蜜丸、水蜜丸、水丸、糊丸、浓缩丸等，其特点在于作用持久缓和、服用方便、便于携带，辨证服用有利于人体健康。

W

完 拼音 wán 注音 ㄨㄢˊ，部首 宀 笔画数 7 结构 上下结构 造字法 形声;从宀、元声 笔顺编号 4451135 笔顺读写 捺捺折横横撇折 部外 4 字义五行 土

完的本义是完备、完整,如完好、完全、完善、完美等。虽然完美等词带有正能量,但人的一生如果一味地追求完美主义,面对的实质生活却并不完美,甚至是暗淡无光,反易影响人的身心健康,无益于长寿。

玩 拼音 wán 注音 ㄨㄢˊ，部首 王 笔画数 8 结构 左右结构 造字法 形声;从王、元声 笔顺编号 11211135 笔顺读写 横横竖横横横撇折 部外 4 字义五行 木

玩指欣赏、玩耍等,如玩赏、玩雪、游玩、玩具、贪玩等。在人紧张的工作学习之余,玩耍有助于放松心情、缓解压力,对身心有益,但任何事情都有正反两个方面,若一味沉迷于玩乐当中则会损伤身体。

顽 拼音 wán 注音 ㄨㄢˊ，部首 页 笔画数 10 结构 左右结构 造字法 形声;从页、元声 笔顺编号 1135132534 笔顺读写 横横撇折横撇竖折撇捺 部外 4 字义五行 火

顽的本义是头脑迟钝,又指儿童天真无知而任性,充满快乐感,引申为不可理喻的、无知,诸如顽皮、顽童、顽抗、顽强、愚顽等。从心理学角度说,顽固的人思想保守,不喜欢接受新鲜事物,自然对身心健康不利。

宛 拼音 wǎn yuān 注音 ㄨㄢˇ,ㄩㄢ，部首 宀 笔画数 8 结构 上下结构 造字法 形声;上形下声 笔顺编号 44535455 笔顺读写 捺捺折撇折捺折折 部外 5 字义五行 土

宛的本义是弯曲,引申为好像、仿佛等,诸如宛曲、宛转、宛然、宛如、宛若等。宛转形容人说话时的语气柔和曲折,不直接坦率,这一表述方式既能阐述事实,又保护了说话对象的自尊心,非常有利于人们的身心健康。

挽 拼音 wǎn 注音 ㄨㄢˇ，部首 扌 笔画数 10 结构 左右结构 造字法 形声;从扌、免声 笔顺编号 1213525135 笔顺读写 横竖横撇折竖横撇折 部外 7 字义五行 火

挽的本义是用手牵引、拖拉,引申为卷起、弯臂钩住及哀悼逝者,诸如挽弓、挽救、挽留、挽回、挽联等。人在亲人逝世之后,采取一定的程序和形式加以怀念,既是对逝者灵魂的抚慰,也是对自己心灵的慰藉。

晚 拼音 wǎn 注音 ㄨㄢˇ，部首 日 笔画数 11 结构 左右结构 造字法 形声;从日、免声 笔顺编号 25113525135 笔顺读写 竖折横横撇折竖折横撇折 部外 7 字义五行 水

晚的本义指迟暮、黄昏,如晚饭、晚间、晚霞、夜晚等。《黄帝内经》有谓:"日西而阳气已虚,气门乃闭。"从天人相应的角度来说,晚上汗孔关闭,阳气潜藏于内,不宜过分扰动阳气,即使保健,晚上锻炼也不如白天为好。

惋 拼音 wǎn 注音 ㄨㄢˇ，部首 忄 笔画数 11 结构 左右结构 造字法 形声;从忄、宛声 笔顺编号 44244535455 笔顺读写 捺捺竖捺捺折撇折捺折折 部外 8 字义五行 火

惋的本义是虚心,引申为对人或事物的意外变化表示叹惜,诸如惋惜、叹惋等。人在年轻之时,就应当注意养生之道,保持心理平衡、合理膳食、适当运动、作息合理、劳作适度,只有这样,步入老年才不会惋惜。

婉 拼音 wǎn 注音 ㄨㄢˇ，部首 女 笔画数 11 结构 左右结构 造字法 形声;从女、宛声 笔顺编号 53144535455 笔顺读写 折撇横捺捺折撇折捺折折 部外 8 字义五行 土

婉指言语温和委婉,语气不感觉生硬,如婉转、委婉、婉辞、婉和、婉拒、温婉等。言语的委婉有利于人际关系的相处,有利于建立和谐的社会,减少人与人之间的矛盾,从心理养生的角度讲,对人的身心健康很有利。

碗 拼音 wǎn 注音 ㄨㄢˇ，部首 石 笔画数 13 结构 左右结构 造字法 形声；从石、宛声 笔顺编号 1325144535455 笔顺读写 横撇竖折横捺捺折撇折捺折折 部外 8 字义五行 土

碗的本义是凹形石制容器，引申为陶、木等质地的凹形容器，如茶碗、瓷碗、饭碗等。人们每天的饮食都离不开碗，碗不仅是人们吃饭用的盛器，同时精致美观的碗还能使人赏心悦目，增强食欲，促进健康。

万 拼音 wàn mò 注音 ㄨㄢˋ，ㄇㄛˋ，部首 一 笔画数 3 结构 单一结构 造字法 象形 笔顺编号 135 笔顺读写 横折撇 部外 2 字义五行 水

万指数目字，表示十个一千，亦形容数量极大，常与千同用，如《素问·阴阳离合论》有曰："阴阳者，数之可十，推之可百，数之可千，推之可万。"古人此语，用以说明人体阴阳的无限可分性。

腕 拼音 wàn 注音 ㄨㄢˋ，部首 月 笔画数 12 结构 左右结构 造字法 形声；从月、宛声 笔顺编号 351144535455 笔顺读写 撇折横横捺捺折撇折捺折折 部外 8 字义五行 火

腕的本义是臂下端与手掌相连的可以活动的部分，如腕骨、腕力、手腕等。在体操、足球、篮球、举重及排球等运动中，如果腕关节长时间过度运动，可能会伤及腕关节，建议不要长时间让腕关节用力。

---

wang

汪 拼音 wāng 注音 ㄨㄤ，部首 氵 笔画数 7 结构 左右结构 造字法 形声；从氵、王声 笔顺编号 4411121 笔顺读写 捺捺横横横竖横 部外 4 字义五行 水

汪的本义是周围的细水所汇成的水池，或百川所流注的海洋，引申为液体积聚等，诸如汪水、汪洋、眼泪汪汪等。五输穴中的合穴多位于肘膝关节附近，与汪的含义较为接近，如江河水流汇入湖海一样，经气充盛合于脏腑。

W

亡 拼音 wáng wú 注音 ㄨㄤˊ,ㄨˊ 部首 亠 笔画数 3 结构 单一结构 造字法 指事 笔顺编号 415 笔顺读写 捺横折 部外 1 字义五行 水

亡的本义是逃离、出走,亦可指丢失、死、灭亡,如亡命、流亡、亡失、伤亡、亡国等。以上这些情况都是极其悲痛的情景,常常会给当事人带来沉重打击,应使人尽快摆脱失意所导致的恶性循环,以防有损健康长寿。

枉 拼音 wǎng 注音 ㄨㄤˇ 部首 木 笔画数 8 结构 左右结构 造字法 形声;从木、王声 笔顺编号 12341121 笔顺读写 横竖撇捺横横竖横 部外 4 字义五行 木

枉的本义指树木弯曲,引申指人的品行或作风等不正、不公道;从受害方面讲枉指受委屈、冤屈,如枉法、冤枉等。委屈、冤枉、冤屈这种不良感觉会令人的内心产生极大的不安,容易形成心理阴影,对身心健康不利。

忘 拼音 wàng 注音 ㄨㄤˋ 部首 心 笔画数 7 结构 上下结构 造字法 形声;从心、亡声 笔顺编号 4154544 笔顺读写 捺横折捺折捺捺 部外 3 字义五行 水

忘的本义是不记得,诸如忘记、遗忘、忘却、淡忘、难忘、健忘等。中医学认为健忘多因心脾亏损、精气不足或瘀痰痹阻等所致,其中脑髓空虚是健忘的基本病理,可以多摄入核桃、海参、芝麻等健脑食物,有益健康。

旺 拼音 wàng 注音 ㄨㄤˋ 部首 日 笔画数 8 结构 左右结构 造字法 形声;从日、王声 笔顺编号 25111121 笔顺读写 竖折横横横竖横 部外 4 字义五行 土

旺的本义是炽热、兴盛,引申为火势剧烈,也形容事业兴隆,诸如旺盛、兴旺、旺季等。中医学认为火热较盛之人多表现出热证,可见身热汗多、心烦易怒、舌红苔黄或黄腻等,常采取清热泻火之法治疗,同时尽量避免热性食物。

望 拼音 wàng 注音 ㄨㄤˋ，部首 月 笔画数 11 结构 上下结构 造字法 会意 笔顺编号 41535111121 笔顺读写 捺横折撇折横横横横竖横 部外 7 字义五行 水

望的本义是最大月相，即月圆，引申为期盼月圆，转义为向远看，诸如望见、望月、展望、张望、看望等。中医四诊中的望诊就是通过对人体的一些外部特征和排泄物的详细观察来推断体内的病变，以诊察病情。

---

wēi

危 拼音 wēi 注音 ㄨㄟ，部首 笔画数 6 结构 上下结构 造字法 会意 笔顺编号 351355 笔顺读写 撇折横撇折折 部外 4 字义五行 水

危指危险、损害、恐惧，诸如危机、危局、危急、危险、临危、安危、危惧、危害等。当人身处于危险之地，就当尽快从险境脱离出来，回避伤害，保护自身安全，保全自己的生命，这也是中医养生应当完成的首要任务。

威 拼音 wēi 注音 ㄨㄟ，部首 笔画数 6 结构 上下结构 造字法 会意 笔顺编号 351355 笔顺读写 撇折横撇折折 部外 4 字义五行 水

威指令人敬畏的气势或使人畏惧的力量、亦可指凭借威力制伏或强迫他人，诸如威力、威胁、权威、助威、声威等。采取以上言行，均会对被威胁者产生较大的不良心理影响，自然会给人体的身心健康带来显著危害。

偎 拼音 wēi 注音 ㄨㄟ，部首 亻 笔画数 11 结构 左右结构 造字法 形声；从亻、畏声 笔顺编号 32251211534 笔顺读写 撇竖竖折横竖横横折撇捺 部外 9 字义五行 水

偎的本义是亲近，指亲热地靠着，如偎傍、偎依、偎抱等。从养生角度说，在儿童早期，父母时常与孩子依偎，可以营造良好的亲子关系，更重要的是为孩子提供了心理上的安全感、抚慰感，这有助于孩子健康地成长。

微 拼音 wēi 注音 ㄨㄟ，部首 彳 笔画数 13 结构 左中右结构 造字法 会意 笔顺编号 3322521353134 笔顺读写 撇撇竖竖折竖横撇折撇横撇捺 部外 10 字义五行 水

微指细小、少，诸如微风、微量、微弱、微笑、稍微等。《黄帝内经》提出"见微得过"，即高明的医生常常能够从患者细微的变化中得知疾病的关键所在，进而为随之而来的临床治疗提供正确的依据。

煨 拼音 wēi 注音 ㄨㄟ，部首 火 笔画数 13 结构 左右结构 造字法 形声；从火、畏声 笔顺编号 4334251211534 笔顺读写 捺撇撇捺竖折横竖横横折撇捺 部外 9 字义五行 火

煨的本义是火盆中的火，后来引申为用火加热烘干烤熟、微火慢慢地煮等多种意思。中药煎煮的方法一般都是用大火迅速煎煮，然后用小火慢慢地煨，至于煨煮时间的长短，应当根据不同药物的性质而有所不同。

薇 拼音 wēi 注音 ㄨㄟ，部首 艹 笔画数 16 结构 上下结构 造字法 形声；上形下声 笔顺编号 1223322521353134 笔顺读写 横竖竖撇撇竖竖折竖横撇折撇横撇捺 部外 13 字义五行 木

薇指多年生草本植物，其种子和嫩的茎、叶都可以吃，如白薇、蔷薇等。蔷薇属是世界著名的观赏性植物之一，给人以美好的视觉感受；同时蔷薇花性味甘凉，具有清暑、和胃、止血之效，因此在临床上较为常用。

巍 拼音 wēi 注音 ㄨㄟ，部首 山 笔画数 20 结构 上下结构 造字法 形声；从山、魏声 笔顺编号 25312345313251113554 笔顺读写 竖折竖撇横竖撇捺折撇横撇竖折横横撇折折捺 部外 17 字义五行 土

巍的本义是山体强壮高大，如巍峨、巍巍群山、巍然屹立等。按照中医心理养生的观点来看，巍的含义具有强大的正性作用，对自己和周围的人均可发挥正能量的影响，只要内心强大，则能有利于人体的身心健康。

为 拼音 wéi wèi 注音 ㄨㄟˊ，ㄨㄟˋ，部首 丶 笔画数 4 结构 单一结构 造字法 会意 笔顺编号 4354 笔顺读写 捺撇折捺 部外 3 字义五行 土

为的本义是干、做、能力、充当、变成等，诸如大有可为、事在人为、年轻有为、一分为二等。"为"作能力、才干解释时具有积极作用，踏实苦干既有利于自身的不断发展，对周围的人也能发挥努力向上的正能量影响。

违 拼音 wéi 注音 ㄨㄟˊ，部首 辶 笔画数 7 结构 半包围结构 造字法 形声；从辶、韦声 笔顺编号 1152454 笔顺读写 横横折竖捺折捺 部外 4 字义五行 土

违的本义是相互背离，现用来指不遵从，诸如违法、违章、阳奉阴违、违背、违禁、违心、违抗等。站在中医养生学的角度来说，无论是违反法律规定还是违背社会道德，于人于己均为伤害身心健康的罪魁祸首，理应加以防范。

围 拼音 wéi 注音 ㄨㄟˊ，部首 囗 笔画数 7 结构 全包围结构 造字法 形声；从囗、韦声 笔顺编号 2511521 笔顺读写 竖折横横折竖横 部外 4 字义五行 土

围指四面拦起来、周围、周长等，诸如围巾、包围、外围、胸围、腰围等。腰围过大的人，患心血管疾病、呼吸系统疾病、癌症的比例明显增高，因此，增加运动量、养成合理的饮食习惯有助于改善这一情况。

维 拼音 wéi 注音 ㄨㄟˊ，部首 纟 笔画数 11 结构 左右结构 造字法 形声；从纟、隹声 笔顺编号 55132411121 笔顺读写 折折横撇竖捺横横横竖横 部外 8 字义五行 土

维的本义是系物的大绳子，引申为连接、拴系、保持，如维系、维持、维护、维修等。中医阳维脉、阴维脉均属奇经八脉，其中阳维脉有维系人身阳经的作用，直通于目，阴维脉有维系人身阴经的效能。

伟 拼音 wěi 注音 ㄨㄟˇ，部首 亻 笔画数 6 结构 左右结构 造字法 形声;从亻、韦声 笔顺编号 321152 笔顺读写 撇竖横横折竖 部外 4 字义五行 土

伟的本义是高大、奇特,如伟岸、伟人、雄伟、伟举、伟绩、伟业、宏伟等。无论是挺拔伟岸的身躯,还是丰功伟业,伟的内涵和外延均给人以正性力量,激励人们不断向上努力奋斗,也有利于人体的身心健康。

伪 拼音 wěi 注音 ㄨㄟˇ，部首 亻 笔画数 6 结构 左右结构 造字法 形声;从亻、为声 笔顺编号 324354 笔顺读写 撇竖捺撇折捺 部外 4 字义五行 木

伪的本义是人为、欺诈,引申为假的、非法的,诸如伪装、伪劣、伪钞、伪善、伪证、虚伪、真伪等,这种现象会减低社会诚信度,增加人与人之间的不信任感,影响当事人双方的身心健康,当尽量避免发生。

苇 拼音 wěi 注音 ㄨㄟˇ，部首 艹 笔画数 7 结构 上下结构 造字法 形声;从艹、韦声 笔顺编号 1221152 笔顺读写 横竖竖横横折竖 部外 4 字义五行 木

苇的本义是在湿地中层层叠叠生长的草本植物,如芦苇、苇席、苇子、苇塘等。芦苇根具有清热生津、除烦、止呕、利尿的功效,用鲜芦苇根捣绞汁,调蜜服用可以快速治咽喉肿痛、声音嘶哑等疾病。

尾 拼音 wěi yǐ 注音 ㄨㄟˇ,ㄧˇ，部首 尸 笔画数 7 结构 半包围结构 造字法 象形 笔顺编号 5133115 笔顺读写 折横撇撇横横折 部外 4 字义五行 水

尾的本义是人或动物的尾巴,引申为事物的末端或跟在后面,诸如狗尾、马尾、猪尾、末尾、尾声、船尾、结尾等。一些动物的尾巴可以入药,如猪尾善于补腰强身,适用于腰酸背痛、骨质疏松的患者及产妇、中老年人。

委 拼音 wěi wēi 注音 ㄨㄟˇ,ㄨㄟ 部首 女 笔画数 8 结构 上下结构 造字法 会意;从女、从禾 笔顺编号 31234531 笔顺读写 撇横竖撇捺折撇横 部外 5 字义五行 土

委有任命、抛弃、推诿、无精打采等诸多意思,诸如委托、委弃、委罪、委顿、委屈等。从中医养生学角度来讲,抛弃、推诿、无精打采等情况均会对周围的人会产生负性作用,应尽量避免这种情况的发生。

娓 拼音 wěi 注音 ㄨㄟˇ 部首 女 笔画数 10 结构 左右结构 造字法 形声;从女、尾声 笔顺编号 5315133115 笔顺读写 折撇横折横撇撇横横折 部外 7 字义五行 土

娓娓指谈话不倦,言语动听,如娓娓而谈、娓娓动听等。语言是人与人交流最重要的工具,动听的言语不但有利于强化人际关系,而且也有利于建立和谐的社会,减少人与人之间的矛盾,增强人们的友谊,对人的身心健康有利。

痿 拼音 wěi 注音 ㄨㄟˇ 部首 疒 笔画数 13 结构 半包围结构 造字法 形声 笔顺编号 4134131234531 笔顺读写 捺横撇捺横撇横竖撇捺折撇横 部外 8 字义五行 土

痿指身体某部分萎缩或失去功能的疾病,如痿弱、痿疾等。痿病是一种中医病证名,指肢体痿弱无力、不能随意运动的一类病证,亦称"痿躄","治痿独取阳明"是痿证的基本治则,应当健脾益胃以除痿。

萎 拼音 wěi 注音 ㄨㄟˇ 部首 艹 笔画数 11 结构 上下结构 造字法 形声;从艹、委声 笔顺编号 12231234531 笔顺读写 横竖竖撇横竖撇捺折撇横 部外 8 字义五行 木

萎的本义是植物枯萎、枯槁、凋谢,亦可指衰落,诸如萎谢、枯萎、萎缩、萎靡等。精神萎靡通常是形容精神不振作、意志消沉,是一种非常不利于人体健康的不良情绪,也是引起精神疾病及肿瘤疾患的重要因素。

卫 拼音 wèi 注音 ㄨㄟˋ，部首 卩 笔画数 3 结构 单一结构 造字法 会意 笔顺编号 521 笔顺读写 折竖横 部外 1 字义五行 土

　　卫的本义是安全部队沿道路两侧警戒，引申为保护或担负保护职责的人，如捍卫、守卫、自卫、后卫、警卫、门卫等。中医重视人体的卫气，具有保卫肌表、抗御外邪的作用，卫气虚则表不固，外邪易侵，发生感冒，影响健康。

未 拼音 wèi 注音 ㄨㄟˋ，部首 木 笔画数 5 结构 单一结构 造字法 象形 笔顺编号 11234 笔顺读写 横横竖撇捺 部外 1 字义五行 木

　　未指没有、不，也是地支的第八位，与属相中的羊相对应。从十二时辰养生理论来讲，未时为下午一点至三点，气血运行到小肠经，午饭时间在午时，但消化吸收却在未时进行，所以吃好午餐、睡好午觉是很重要的，不可忽视。

味 拼音 wèi 注音 ㄨㄟˋ，部首 口 笔画数 8 结构 左右结构 造字法 形声；从口、未声 笔顺编号 25111234 笔顺读写 竖折横横横竖撇捺 部外 5 字义五行 水

　　味的本义是滋味、味道，中医学认为五脏功能正常，人体的感觉器官功能才能正常。酸、苦、甘、辛、咸不但是饮食的五味，也是人生的五味，从养生保健的角度讲，二者缺一不可，值得一生细细品味，加以珍惜。

畏 拼音 wèi 注音 ㄨㄟˋ，部首 田 笔画数 9 结构 上下结构 造字法 会意 笔顺编号 251211534 笔顺读写 竖折横竖横横折撇捺 部外 4 字义五行 土

　　畏的本义是害怕，如畏难、畏避、畏忌、畏惧、畏怯、畏罪等。害怕属于恐的范畴，为中医七情之一，若过度、持久而剧烈地出现畏惧一类的情绪变化，可直接伤及脏腑，特别是肾脏，影响身心健康及人体长寿。

胃

拼音 wèi 注音 ㄨㄟˋ，部首 月 笔画数 9 结构 上下结构 造字法 象形 笔顺编号 251212511 笔顺读写 竖折横竖横竖折横横 部外 5 字义五行 土

胃指人和某些动物消化器官的一部分，能分泌胃液，消化食物，如胃酸、胃口、反胃、脾胃等。胃属于六腑之一，主受纳水谷，具有喜润、喜通、喜降等生理特点，平时要养成健康的饮食习惯，以保养人体的脾胃。

喂

拼音 wèi 注音 ㄨㄟˋ，部首 口 笔画数 12 结构 左右结构 造字法 形声；从口、畏声 笔顺编号 251251211534 笔顺读写 竖折横竖折横竖横横折撇捺 部外 9 字义五行 土

喂的本义是把食物送进嘴里，或是给动物吃东西，诸如喂猪、喂饭、喂奶、喂养等。饮食养生为人类四大基本养生之一，对于婴幼儿而言，科学的喂养方式与健康状态密切相关，应当按照婴幼儿的特点加以喂养，以免受到影响。

猬

拼音 wèi 注音 ㄨㄟˋ，部首 犭 笔画数 12 结构 左右结构 造字法 形声；从犭、畏声 笔顺编号 353251212511 笔顺读写 撇折撇竖折横竖横竖折横横 部外 9 字义五行 土

刺猬是哺乳动物，头小，四肢短，身上长满短而密的硬刺。其中刺猬皮味苦、甘，性平可入中药，具有化瘀止痛、收敛止血、抗癌之功效；刺猬肉的蛋白质含量较高，具有滋养补虚的作用，可调理胃气，增强食欲，增强体质。

蔚

拼音 wèi 注音 ㄨㄟˋ，部首 艹 笔画数 14 结构 上下结构 造字法 形声；从艹、尉声 笔顺编号 12251311234124 笔顺读写 横竖竖折横撇横横竖撇捺横竖捺 部外 11 字义五行 木

蔚的本义是牡蒿，引申为茂盛、盛大，诸如蔚蓝、蔚然、蔚为大观、蔚然成风等。无论哪种盛况，对人体的健康而言均有正性作用，能给人们的内心世界带来较大的满足及快乐，久而久之，有利于人的身心健康。

W

慰

拼音 wèi 注音 ㄨㄟˋ，部首 心 笔画数 15 结构 上下结构 造字法 形声;从心、尉声 笔顺编号 513112341244544 笔顺读写 折横撇横横竖撇捺横竖捺捺折捺捺 部外 11 字义五行 土

慰的本义是安慰,使安心、心情平静,如慰劳、慰问、安慰、宽慰、欣慰、慰藉、抚慰、快慰等。人在伤心难过、孤独无助之时,如果能够得到他人的安慰,特别是亲人的关心安慰,自然是一种最有效的身心保养方法。

wen

温

拼音 wēn 注音 ㄨㄣ,部首 氵 笔画数 12 结构 左右结构 造字法 形声;左形右声 笔顺编号 441251125221 笔顺读写 捺捺横竖折横横竖折竖竖横 部外 9 字义五行 土

温指适中的热度,如温带、温泉、温室、温水、温差、体温等。中医问诊当中,首先要问患者寒热,即询问患者怕冷或发热的感觉,这是辨别病邪性质、机体的阴阳盛衰及病属外感或内伤的重要依据;另外,温泉也有利于健康。

瘟

拼音 wēn 注音 ㄨㄣ,部首 疒 笔画数 14 结构 半包围结构 造字法 形声;从疒、昷声 笔顺编号 41341251125221 笔顺读写 捺横撇捺横竖折横横竖折竖竖横 部外 9 字义五行 水

瘟指流行性急性传染病,亦称瘟病、瘟疫,其特点是发病急剧,病情险恶,有强烈的传染性,易引起大流行,对人类的伤害大,必须早期预防,以有效防止瘟疫的大面积发生,此时积极保健、既病防变显得尤为重要。

文

拼音 wén 注音 ㄨㄣˊ,部首 文 笔画数 4 结构 单一结构 造字法 象形 笔顺编号 4134 笔顺读写 捺横撇捺 字义五行 水

文的本义是文身,转指文字、文章、文言等,如中文、文本、文笔、经文、征文、文学、汉文等。现在所流传下来的中国古代医籍都是通过文字代代相传记载下来的,因此说文字是医书得以流传的重要载体,其功颇巨。

闻 拼音 wén 注音 ㄨㄣˊ，部首 门 笔画数 9 结构 半包围结构 造字法 形声；从耳、门声 笔顺编号 425122111 笔顺读写 捺竖折横竖竖横横横 部外 6 字义五行 水

闻指听见，听到的事；亦可指用鼻子嗅。如闻达、闻名、闻风而动、传闻、耳闻等。中医四诊中的闻诊，指运用听觉和嗅觉的手段，通过对患者发出的声音、体内排泄物发出的各种气味的诊察来推断疾病的诊法。

蚊 拼音 wén 注音 ㄨㄣˊ，部首 虫 笔画数 10 结构 左右结构 造字法 形声；从虫、文声 笔顺编号 2512144134 笔顺读写 竖折横竖横捺捺横撇捺 部外 4 字义五行 水

蚊一般是指生物中的蚊子，如蚊虫、蚊帐等。经蚊子传播的疾病多达 80 余种，常见的有流行性乙型脑炎、登革热、疟疾等，对人体健康的危害极大，因此，认真做好灭蚊、防蚊工作对于身体健康的意义重大。

刭 拼音 wěn 注音 ㄨㄣˇ，部首 刂 笔画数 6 结构 左右结构 造字法 会意 笔顺编号 353322 笔顺读写 撇折撇撇竖竖 部外 4 字义五行 金

刭的本义是割脖子，如自刭、刭颈之交等。刭的这种行为直接危及生命，是生命的大敌，养生保健的目的在于努力让人的生命得以延续，所以一定要想方设法预防这一现象的发生，尽最大努力避免出现可怕结局。

吻 拼音 wěn 注音 ㄨㄣˇ，部首 口 笔画数 7 结构 左右结构 造字法 形声；从口、勿声 笔顺编号 2513533 笔顺读写 竖折横撇折撇撇 部外 4 字义五行 金

吻的本义是嘴唇，亦可指用嘴唇接触人或物表示喜爱，诸如接吻、亲吻、口吻、吻别等。亲吻是一种常见的表达爱意的方式，可传递亲情与爱情，抚平不良情绪的影响，从心理养生的角度来说，对身心健康有利。

紊 拼音 wěn 注音 ㄨㄣˇ，部首 糸 笔画数 10 结构 上下结构 造字法 形声；从糸、文声 笔顺编号 4134554234 笔顺读写 捺横撇捺折折捺竖撇捺 部外 4 字义五行 金

　　紊的本义是乱，诸如紊乱、有条不紊等。生活或工作杂乱往往会给当事人带来无尽的烦恼，从中医养生的角度来说，学会合理安排，统筹规划，可以使工作效率提高，可以获得更多的休息时间，有利于人的身心健康。

稳 拼音 wěn 注音 ㄨㄣˇ，部首 禾 笔画数 14 结构 左右结构 造字法 形声；从禾、急省声 笔顺编号 31234355114544 笔顺读写 撇横竖撇捺撇折折横横捺折捺捺 部外 9 字义五行 土

　　稳的本义是安定、平稳，引申为妥帖、沉着等，诸如稳固、稳当、稳步、站稳、稳重等。人生活在这个纷杂的社会中，不管遇到多么复杂的问题，尽最大努力保持内心安定而不慌乱是值得提倡的养生方法，利于健康。

问 拼音 wèn 注音 ㄨㄣˋ，部首 门 笔画数 6 结构 半包围结构 造字法 形声；从口、门声 笔顺编号 425251 笔顺读写 捺竖折竖折横 部外 3 字义五行 金

　　问指有不知道或不明白的事请人解答，或关心地询问，如问答、询问、问候、审问等。中医四诊之一的问诊，指采用对话方式，向患者及其知情者查询疾病的发生、发展情况和症状、治疗经过等，以诊断疾病的方法。

---

weng

翁 拼音 wēng 注音 ㄨㄥ，部首 羽 笔画数 10 结构 上下结构 造字法 形声；从羽、公声 笔顺编号 3454541541 笔顺读写 撇捺折捺折捺横折捺横 部外 4 字义五行 土

　　翁指年老的男人，如老翁、渔翁等。男性由于工作和生活压力都很大，应酬较多，如果不注意调养，很容易在中老年时期出现各种各样的慢性病，从中医角度来讲，防病重于治病，应早期预防，防止疾病的发生。

WO

莴 拼音 wō 注音 ㄨㄛ，部首 艹 笔画数 10 结构 上下结构 造字法 形声;从艹、呙声 笔顺编号 1222512534 笔顺读写 横竖竖竖折横竖折撇捺 部外 7 字义五行 木

　　莴苣是一年或两年生草本植物,叶长圆形,茎直而粗,也叫莴笋。莴笋富含营养,其中无机盐和维生素含量丰富;莴笋味苦、性寒,有益五脏、通经脉、坚筋骨、白牙齿、开胸膈、利小便等保健功效,是人们常用的保健食品。

窝 拼音 wō 注音 ㄨㄛ，部首 穴 笔画数 12 结构 上下结构 造字法 形声;从穴、呙声 笔顺编号 445342512534 笔顺读写 捺捺折撇捺竖折横竖折撇捺 部外 7 字义五行 火

　　窝的本义是锅形坑穴,引申为鸟兽等动物的巢穴或比喻安身的地方等,诸如狗窝、鸡窝、贼窝、安乐窝等。对人而言,安身之居所不仅仅在避风防寒方面,而且还在于心理满足及自身安全等方面,所以安乐窝很重要。

蜗 拼音 wō 注音 ㄨㄛ，部首 虫 笔画数 13 结构 左右结构 造字法 形声;从虫、呙声 笔顺编号 2512142512534 笔顺读写 竖折横竖横捺竖折横竖折撇捺 部外 7 字义五行 火

　　蜗牛是一种软体动物,有螺旋纹硬壳,头部有两对触角,脚扁平,行动缓慢。蜗牛肉细嫩鲜美、营养丰富,高蛋白、低脂肪,还含有多种有益的微量元素,对人益处较多,同时蜗牛肉还具有清热解毒、消肿等作用。

我 拼音 wǒ 注音 ㄨㄛˇ，部首 戈 笔画数 7 结构 左右结构 造字法 象形 笔顺编号 3121534 笔顺读写 撇横竖横折撇捺 部外 3 字义五行 木

　　我的本义是古代的一种兵器,现为人称代词,指自己或自己一方,诸如我等、我方、我们、自我、忘我、我等、我辈等。日常生活中以自我为中心的人更在意自己的感受,通常会在人际交往中受挫,影响当事人的身心健康。

沃 拼音 wò 注音 ㄨㄛˋ，部首 氵 笔画数 7 结构 左右结构 造字法 形声;从氵、夭(yāo)声 笔顺编号 4413134 笔顺读写 捺捺横撇横撇捺 部外 4 字义五行 水

沃的本义是浇灌,引申为土地肥沃,诸如沃田、沃土、沃野、肥沃等。中医将人体的脾胃和土地关联在一起,如果土地肥沃则粮食丰产,而人体脾胃健旺则人体气血充盛,因此使人体抵抗力增强,易于获得健康和长寿。

卧 拼音 wò 注音 ㄨㄛˋ，部首 卜 笔画数 8 结构 左右结构 造字法 会意;从人、从臣 笔顺编号 12512524 笔顺读写 横竖折横竖折竖捺 部外 6 字义五行 木

卧指人躺着、动物趴着,亦可指睡觉,如卧倒、仰卧、卧房、硬卧等。中医学认为"卧则血归于肝",当人卧躺后,多余的血液会被肝脏储藏起来,以养肝脏,所以从中医养生角度讲,规律作息对身体健康十分重要。

握 拼音 wò 注音 ㄨㄛˋ，部首 扌 笔画数 12 结构 左右结构 造字法 形声;从扌、屋声 笔顺编号 121513154121 笔顺读写 横竖横折横撇横折捺横竖横 部外 9 字义五行 土

握的本义是把持,引申为用分散的手指弯曲合拢、抓拢,诸如握笔、握别、握手、把握、握拳、掌握等。中医学认为肝之变为握,如果人手的握力出现了问题,可能就是肝主筋的功能出了问题,从肝进行调治。

斡 拼音 wò guǎn 注音 ㄨㄛˋ、ㄍㄨㄢˇ，部首 斗 笔画数 14 结构 左右结构 造字法 形声;左形右声 笔顺编号 12251112344412 笔顺读写 横竖竖折横横横竖撇捺捺捺横竖 部外 10 字义五行 木

斡的本义是勺把,引申为旋转,诸如斡旋等。当人与人之间的矛盾很深时,如果能够通过第三方与两人之间接触和调解,则能起到减少矛盾、化解纠纷的积极作用,经过努力,会对当事双方的身心健康发挥良好作用。

龌 拼音 wò 注音 ㄨㄛˋ，部首 齿 笔画数 17 结构 左右结构 造字法 形声；从齿、屋声 笔顺编号 21213452513154121 笔顺读写 竖横竖横撇捺折竖折横撇横折捺横竖横 部外 9 字义五行 火

龌龊指肮脏、不干净,常比喻人的品质低劣、行为卑鄙。人品体现了人的基本素养,低劣的品行自然不利于人与人之间的健康交往,常常会给对方产生极大的心理伤害,同样也有损自己的身心健康,不利于养生。

WU

乌 拼音 wū 注音 ㄨ，部首 丿 笔画数 4 结构 单一结构 造字法 象形 笔顺编号 3551 笔顺读写 撇折折横 部外 3 字义五行 火

乌的本义是鸟名,指乌鸦,是一种黑色的鸟,迷信认为是不吉利的鸟,看见乌鸦或听见乌鸦叫会给当事人以不吉祥的暗示,有损于人的身心健康,当然也并不完全如此,需要反对迷信,建立起科学的世界观才是正确的态度。

污 拼音 wū 注音 ㄨ，部首 氵 笔画数 6 结构 左右结构 造字法 形声；从氵、亏声 笔顺编号 441115 笔顺读写 捺捺横横横折 部外 3 字义五行 水

污的本义是泥水坑,引申为泥水、脏水、不清洁等,如污垢、污点、污水、污渍等。水流污染的危害是多方面的,污水带给人们的不仅仅是疾病,严重者可导致死亡,所以干净卫生的水与人体健康之间关系密切。

巫 拼音 wū 注音 ㄨ，部首 工 笔画数 7 结构 半包围结构 造字法 象形 笔顺编号 1234341 笔顺读写 横竖撇捺撇捺横 部外 4 字义五行 火

巫的本义指古代能以舞降神的人,旧时指以装神弄鬼替人消灾、驱祸、祈祷、治病等为生的人,如巫婆、巫师、巫术、巫医等。自古以来,医巫并行,随着科学的发展,医与巫才分道扬镳,医学彻底战胜了巫医。

呜 拼音 wū 注音 ㄨ，部首 口 笔画数 7 结构 左右结构 造字法 形声；从口、乌声 笔顺编号 2513551 笔顺读写 竖折横撇折折横 部外 4 字义五行 土

呜是拟声词，模拟哭声、风声、汽笛声等，诸如呜呼、呜咽等。呜咽的主要情志因素为悲，悲为中医七情学说的重要内容之一，持续性的悲伤太过常常会直接影响人体肺脏、损伤机体元气，不利于人体的健康与长寿。

诬 拼音 wū 注音 ㄨ，部首 讠 笔画数 9 结构 左右结构 造字法 形声；从讠、巫声 笔顺编号 451234341 笔顺读写 捺折横竖撇捺撇捺横 部外 7 字义五行 土

诬指无中生有地说别人的坏话，诸如诬告、诬蔑、诬陷等。从心理保健的角度来讲，诬陷无论是对被伤害者，还是其他人来说，都是非常有害的不道德行为，如同社会毒瘤，损人而不利己，理应坚决加以戒除。

屋 拼音 wū 注音 ㄨ，部首 尸 笔画数 9 结构 半包围结构 造字法 会意；从尸、从至 笔顺编号 513154121 笔顺读写 折横撇横折捺横竖横 部外 6 字义五行 土

屋的本义是个人寝室，亦指房子或房间，诸如屋顶、屋檐、房屋、东屋、堂屋、屋子等。房屋对人的保健作用不仅仅在于避风防寒方面，而且还在于心理满足及自身安全等方面，在具体建造时其坐向也应当加以注意。

无 拼音 wú 注音 ㄨˊ，部首 一 笔画数 4 结构 单一结构 造字法 象形 笔顺编号 1135 笔顺读写 横横撇折 部外 3 字义五行 水

无指没有，跟"有"相对，亦可指不、不论等，诸如无法、无能、无妨、无从、无心、虚无等。中医情志养生提倡"恬淡虚无"的调神养生理念，即内心清净，无为而治，思想闲静，没有杂念，如是方能获得健康与长寿。

毋 拼音 wú 注音 ㄨˊ，部首 毋 笔画数 4 结构 单一结构 造字法 形声；从女、母省声 笔顺编号 5531 笔顺读写 折折撇横 字义五行 水

毋的本义是表示禁止的词，相当于莫、勿、不要，诸如毋宁、毋庸置疑、宁缺毋滥等。从中医养生角度出发，养生保健有许许多多的禁区，不要过劳、不要饮酒过量、不要情绪波动过大等，所有这些，均对健康有益。

芜 拼音 wú 注音 ㄨˊ，部首 艹 笔画数 7 结构 上下结构 造字法 形声；从艹、无声 笔顺编号 1221135 笔顺读写 横竖竖横横撇折 部外 4 字义五行 木

芜的本义是不耕种而被荒废的土地，引申为繁杂等，诸如荒芜、芜杂、荒凉等。中医学认为土的五脏归属为脾胃，为人的后天之本、人体气血化生之源，如同大地为长养万物一样非常重要，不管什么原因，都不可荒芜。

吾 拼音 wú yù 注音 ㄨˊ，ㄩˋ，部首 口 笔画数 7 结构 上下结构 造字法 形声；从口、五声 笔顺编号 1251251 笔顺读写 横竖折横竖折横 部外 4 字义五行 木

吾的本义是我，古人在行文时以吾自谓，指自己或自己一方，诸如吾等、吾方、吾等、吾辈等。日常生活中以自我为中心的人往往只注意自己的感受，通常会在人际交往中受挫，影响当事人的身心健康。

梧 拼音 wú 注音 ㄨˊ，部首 木 笔画数 11 结构 左右结构 造字法 形声；从木、吾声 笔顺编号 12341251251 笔顺读写 横竖撇捺横竖折横竖折横 部外 7 字义五行 木

梧的本义是梧桐树，梧桐是落叶乔木，树干挺直，木质轻而坚韧，可制作乐器等多种器具，种子可以榨油或食用，叶子可以做中药材，具有祛风除湿、解毒消肿、降压之功效，总之，梧桐树的各个部位均有较好的养生及养心作用。

蜈 拼音 wú 注音 ㄨˊ，部首 虫 笔画数 13 结构 左右结构 造字法 形声;从虫、吴声 笔顺编号 2512142511134 笔顺读写 竖折横竖横撇竖折横横横撇捺 部外 7 字义五行 土

蜈蚣是节肢动物，由许多环节构成，能分泌毒液。中医学认为，蜈蚣性温味辛，具有息风镇痉、通络止痛、攻毒散结之效，用于治疗小儿惊风、抽搐痉挛、中风口歪、半身不遂、风湿顽痹、疮疡、瘰疬等，注意蜈蚣有小毒。

五 拼音 wǔ 注音 ㄨˇ，部首 二 笔画数 4 结构 单一结构 造字法 指事 笔顺编号 1251 笔顺读写 横竖折横 部外 2 字义五行 木

五指数目字，表示四加一的和，如五谷、五岳、五彩、五味、五更等。五行，是指木、火、土、金、水五类机制，中医以五行学说为依据来分析研究人体的脏腑、经络、生理功能的属性和相互关系。

午 拼音 wǔ 注音 ㄨˇ，部首 十 笔画数 4 结构 单一结构 造字法 象形 笔顺编号 3112 笔顺读写 撇横横竖 部外 2 字义五行 火

午指地支的第七位，属马，可用于计时，如午时特指中午十二点，诸如午间、午饭、午睡、午休等。合理的午休可以使身体得到充分休息、增强体力、消除疲劳、提高午后的工作效率，是睡眠养生的重要内容。

伍 拼音 wǔ 注音 ㄨˇ，部首 亻 笔画数 6 结构 左右结构 造字法 会意;从亻、从五 笔顺编号 321251 笔顺读写 撇竖横竖折横 部外 4 字义五行 土

伍的本义是五人构成一个集体，引申为同伙或泛指军队等，诸如队伍、落伍、入伍等。中医学认为木性柔和条畅，春季多风，草木郁郁青青，而青葱之果木多有酸味，因此，就把木和春、风、青、酸等事物作为同伍，归属于木系。

忤 拼音 wǔ 注音 ㄨˇ，部首 忄 笔画数 7 结构 左右结构 造字法 形声；从忄、午声 笔顺编号 4423112 笔顺读写 捺捺竖撇横横 竖 部外 4 字义五行 土

忤的本义是抵触、不顺从，诸如忤逆。站在中医养生学的角度来说，养生最重要的原则是"法于阴阳"，即人的活动要效法于自然界寒暑往来的阴阳变化规律，一旦违背，会影响人们的健康，久而久之，则会影响寿命。

妩 拼音 wǔ 注音 ㄨˇ，部首 女 笔画数 7 结构 左右结构 造字法 形声；从女、无声 笔顺编号 5311135 笔顺读写 折撇横横横撇 折 部外 4 字义五行 木

妩媚形容姿态美好，令人喜爱，如妩媚多姿、妩媚动人等。从情志养生的角度来看，美好的事物能够有效排解人的忧愁、颓废等不良心境，可以愉悦心志，解除烦恼，因此同样具有一定的养生保健学意义。

武 拼音 wǔ 注音 ㄨˇ，部首 止 笔画数 8 结构 半包围结构 造字法 会意；从止、从戈 笔顺编号 11212154 笔顺读写 横横竖横竖横折捺 部外 4 字义五行 水

武指与军事或强力相关的事物，或指勇猛，与搏斗技术有关的，诸如武官、武力、威武、英武、武功、武术等。修习武术并非提倡以暴制暴，而是为了制止侵害，同时可以提高身体素质和气魄，强身健体。

侮 拼音 wǔ 注音 ㄨˇ，部首 亻 笔画数 9 结构 左右结构 造字法 形声；从亻、每声 笔顺编号 323155414 笔顺读写 撇竖撇横折折捺横捺 部外 7 字义五行 土

侮的本义是蒙人，引申为对人轻慢、不敬重，诸如侮蔑、侮辱、欺侮、侮骂、轻侮等。不论是蒙人还是对人轻慢，这种现象都是不文明的事情，会使人产生不安，直接影响双方的身心健康，必须尽力予以中止。

捂

拼音 wǔ 注音 ㄨˇ，部首 扌 笔画数 10 结构 左右结构 造字法 形声；从扌、吾声 笔顺编号 1211251251 笔顺读写 横竖横横竖折横竖折横 部外 7 字义五行 土

捂指严密地遮盖、封住或瞒住，如捂住、捂眼等。在百姓中流传一句保健防病的谚语"春捂秋冻、不生杂病"，其意思是劝人们春天也不要见暖就穿得太少，适当地捂一点，对于自己的身体健康是有好处的。

舞

拼音 wǔ 注音 ㄨˇ，部首 夕 笔画数 14 结构 上下结构 造字法 象形 笔顺编号 31122221354152 笔顺读写 撇横横竖竖竖竖横撇折捺横折竖 部外 11 字义五行 水

舞的本义是舞蹈，诸如歌舞、舞伴、舞台、舞步、舞蹈等。跳舞是一种有益身心健康的活动，舞蹈的种类很多，可以灵活选择，它既可增强体质，活动机体，同时又是舒解不良情绪的好方法，可使人性格变得开朗。

勿

拼音 wù 注音 ㄨˋ，部首 勹 笔画数 4 结构 右上包围结构 造字法 会意 笔顺编号 3533 笔顺读写 撇折撇撇 部外 2 字义五行 水

勿的本义是不要，诸如勿动、勿论、勿许等。从中医养生角度出发，不要过劳、不要饮酒过量、不要吸烟、不要情绪波动过大、不要生活作息没有规律等，在正确养生的同时，特别注意养生禁忌，均对健康有较大裨益。

戊

拼音 wù 注音 ㄨˋ，部首 戈 笔画数 5 结构 左右结构 造字法 形声；从丿、戈声 笔顺编号 13534 笔顺读写 横撇折撇捺 部外 1 字义五行 土

戊为十天干计数中的第五位，计数排序时表示第五。在中医五运六气中，天干与五行相联系，能表示年运变化，可以反映全年的气候特征、物化特征，以及发病规律等，戊年常常提示当年的年运是火运太过。

务 拼音 wù 注音 ㄨˋ，部首 力 笔画数 5 结构 上下结构 造字法 会意 笔顺编号 35453 笔顺读写 撇折捺折撇 部外 3 字义五行 水

务的本义是致力、从事，引申为事情、追求、必须等，诸如家务、任务、务农、务工、务实、务必、务须等。中医养生提倡"不妄作劳"，无论工作、生活任务多么沉重，也要有张有弛，不违背正常的劳作规律，对健康有益。

物 拼音 wù 注音 ㄨˋ，部首 牛 笔画数 8 结构 左右结构 造字法 形声；从牛、勿声 笔顺编号 31213533 笔顺读写 撇横竖横撇折撇撇 部外 4 字义五行 水

物指东西，诸如动物、货物、生物、文物、植物等。"天人合一"的思想构成了中医理论体系的整体观，人是自然界的一部分，人的活动要与自然规律相一致，这是健康长寿的前提条件，应当尽可能与自然万物保持协调。

误 拼音 wù 注音 ㄨˋ，部首 讠 笔画数 9 结构 左右结构 造字法 形声；从讠、吴声 笔顺编号 452511134 笔顺读写 捺折竖折横横横撇捺 部外 7 字义五行 土

误的本义是故意引导他人犯错，引申为不正确、耽搁、使受害、不是故意地等，诸如误差、错误、耽误、误解、误伤等。对人而言，改正错误、克服不足能使人的心理更为健康，有利于心智成熟，也有利于维护自身健康。

悟 拼音 wù 注音 ㄨˋ，部首 忄 笔画数 10 结构 左右结构 造字法 形声；从忄、吾声 笔顺编号 4421251251 笔顺读写 捺捺竖横竖折横竖折横 部外 7 字义五行 木

悟的本义是正确理解、正好明白，诸如悟性、领悟、醒悟、悔悟、恍然大悟等。中医理论的建立采取了直觉领悟等独具特色的思维方法，即通过对研究对象的深刻感受，突然领悟到某种普遍形式的客观规律性。

焐

拼音 wù 注音 ㄨˋ，部首 火 笔画数 11 结构 左右结构 造字法 形声；从火、吾声 笔顺编号 43341251251 笔顺读写 捺撇撇捺横竖折横竖折横 部外 7 字义五行 火

焐的本义是加热物体，即用热的东西挨着凉的东西，使暖和，如焐酒、焐手等。特别是在寒冷的季节，应如《黄帝内经》中所言"去寒就温"，即冬季所摄入的饮食物不宜过凉，暴露于外的四肢要注意防寒保暖，预防冻伤。

雾

拼音 wù 注音 ㄨˋ，部首 雨 笔画数 13 结构 上下结构 造字法 形声；从雨、务声 笔顺编号 1452444435453 笔顺读写 横捺折竖捺捺捺捺撇折捺折撇 部外 5 字义五行 水

雾是靠近地面的水蒸气遇冷结成的悬浮在空气中的细小水珠，诸如雾霭、雾气、云雾等。一般而言，雾气较重的地方人们容易感受湿邪，湿邪为外感六淫病邪的一种，易阻遏气机，损伤阳气，理应采取食疗等方法加以祛除。

W

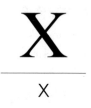

X

X

xi

夕 拼音 xī 注音 ㄒㄧ，部首 夕 笔画数 3 结构 单一结构 造字法 象形 笔顺编号 354 笔顺读写 撇折捺 字义五行 金

　　夕是一个象形字，指傍晚日落的时候，诸如夕阳、夕照、朝夕相处等。从中医养生角度看太阳西下时，人体阳气渐渐潜藏于里，如在黄昏时分过分劳伤筋骨，则阳气难以收敛而耗散，不利于人体的身体健康。

西 拼音 xī 注音 ㄒㄧ，部首 西 笔画数 6 结构 单一结构 造字法 象形 笔顺编号 125351 笔顺读写 横竖折撇折横 字义五行 金

　　西指太阳落下的一边，与"东"相对，诸如西面、西晒、西域、西方等。《黄帝内经》认为西方地区多旷野，该地区的人们形体强壮，外邪不易侵犯他们的形体，其发病大都属于内伤类疾病，由此当因地制宜加以治疗。

吸 拼音 xī 注音 ㄒㄧ，部首 口 笔画数 6 结构 左右结构 造字法 形声；从口、及声 笔顺编号 251354 笔顺读写 竖折横撇折捺 部外 3 字义五行 金

　　吸的本义是吸气入体内，与"呼"相对，诸如吸烟、呼吸等。我国古代的养生术导引就是将呼吸运动(导)与肢体运动(引)相结合的一种运动方式，气功当中的吐纳则特别强调调整呼吸在养生中的重要作用。

希 拼音 xī 注音 ㄒㄧ，部首 巾 笔画数 7 结构 上下结构 造字法 会意；从爻、从布 笔顺编号 3413252 笔顺读写 撇捺横撇竖折竖 部外 4 字义五行 水

希指盼望、期望，诸如希求、希图、希冀、希望等。从中医养生角度讲，适度的美好期盼有利于人体的身心健康，但过犹不及，如果人的愿望长期得不到满足，则很容易使人颓废，应及时加以适度调节。

息 拼音 xī 注音 ㄒㄧ，部首 心 笔画数 10 结构 上下结构 造字法 会意；从自、从心 笔顺编号 3251114544 笔顺读写 撇竖折横横横捺折捺捺 部外 6 字义五行 金

息的本义是喘气、呼吸，诸如鼻息、喘息、气息、叹息等。《黄帝内经》指出长寿之人的生理特征之一是呼吸微徐，气以度行，即在呼吸时从容不迫，不疾不徐，借此说明肺、肾等脏腑功能良好。

犀 拼音 xī 注音 ㄒㄧ，部首 牛 笔画数 12 结构 半包围结构 造字法 会意；从牛、从尾 笔顺编号 513241343112 笔顺读写 折横撇竖捺横撇捺撇横横竖 部外 8 字义五行 金

犀牛为哺乳动物，生活在亚洲和非洲的热带森林里。其中犀角为珍贵的中药材，味酸、性寒，是清热、凉血、定惊、解毒的良药。据载，古人采用犀角制成器皿饮酒、喝水，以强身、祛病，具有疗病养身的效果。

皙 拼音 xī 注音 ㄒㄧ，部首 白 笔画数 13 结构 上下结构 造字法 形声；从白、析声 笔顺编号 1234331232511 笔顺读写 横竖撇捺撇撇横竖撇竖折横横 部外 8 字义五行 木

皙的本义是木材原色，引申义为纯白，微带黄色。因木材原色近于中国人的肤色，故古人称皮肤白为"皙"，是白中带有光泽的正常肤色。白在五行中属金，与肺相应，当肺脏有病，常会出现无光泽的白色。

溪 拼音 xī 注音 ㄒㄧ，部首 氵 笔画数 13 结构 左右结构 造字法 形声；从氵、奚声 笔顺编号 4413443554134 笔顺读写 捺捺横撇捺捺撇折折捺横撇捺 部外 10 字义五行 水

溪指山谷里的小水流，泛指小河沟，诸如溪谷、溪涧、清溪、小溪等。溪的本义是一向就有、不知源自何时的无名水流，与中医经络的井、荥、输、经、合中荥的含义比较接近。

X

熙 拼音 xī yí 注音 ㄒㄧˊ,ㄧˊ 部首 灬 笔画数 14 结构 上下结构 造字法 形声 笔顺编号 12251255154444 笔顺读写 横竖竖折横竖折折横折捺捺捺捺 部外 9 字义五行 火

熙指光明、和乐,诸如熙阳、熙和。光明或和乐均代表正能量,中医把心比作天空中的太阳,阳光就像心阳,不可虚弱,喜为心志,心能表达人的喜悦之情,但若狂喜极乐则会使心气弛缓、精神涣散。

蜥 拼音 xī 注音 ㄒㄧ 部首 虫 笔画数 14 结构 左右结构 造字法 形声;从虫、析声 笔顺编号 25121412343312 笔顺读写 竖折横竖横捺横竖撇捺撇撇横竖 部外 8 字义五行 金

蜥蜴是一种爬行动物,体表有细小鳞片,有头、颈、躯干、尾四部分,捕食昆虫和其他小动物,中药别名为马蛇子、麻蛇子,能消瘿散瘰,常用于治疗淋巴结结核,研末内服或研末调敷外用。

嘻 拼音 xī 注音 ㄒㄧ 部首 口 笔画数 15 结构 左右结构 造字法 形声;从口、喜声 笔顺编号 251121251431251 笔顺读写 竖折横横竖横竖折横捺撇横竖折横 部外 12 字义五行 金

嘻的本义是叹词,表示喜笑的样子或声音,或常形容不严肃或不认真,如笑嘻嘻、嘻嘻哈哈、嘻皮笑脸等。嘻通常表示开心、无压力的心境,这种心情对人体健康来说,自当是一种有益无损的状态。

膝 拼音 xī 注音 ㄒㄧ 部首 月 笔画数 15 结构 左右结构 造字法 形声;左形右声 笔顺编号 351112343424134 笔顺读写 撇折横横竖撇捺撇捺竖捺横撇捺 部外 11 字义五行 金

膝盖是位于大小腿之间的连接部位,是支撑人体的一个关键部位,同时也是人体最薄弱的地方,容易跌伤,需小心保护。膝关节骨质增生在中老年人群中十分常见,中药的内服汤药、外用膏药及针灸等均有疗效。

嬉 拼音 xī 注音 ㄒㄧ 部首 女 笔画数 15 结构 左右结构 造字法 形声;从女、喜声 笔顺编号 531121251431251 笔顺读写 折撇横竖横竖折横捺撇横竖折横 部外 12 字义五行 水

嬉的本义是无拘束地游戏,诸如嬉闹、嬉戏、嬉笑等。在人的工作学习之余,无拘束的游戏有助于放松心情、缓解压力,对身心有益,但若一味沉迷于玩乐当中,不加节制,则反会损伤身体。

蟋 拼音 xī 注音 ㄒㄧ，部首 虫 笔画数 17 结构 左右结构 造字法 形声；从虫、悉声 笔顺编号 25121434312344544 笔顺读写 竖折横竖横捺撇捺撇横竖撇捺捺折捺捺 部外 11 字义五行 金

蟋蟀是一种昆虫，身体黑褐色，触角很长，后腿粗大，善跳跃，中药材取动物蟋蟀的成虫，其味辛咸、性温，有小毒，可利尿消肿，用于治疗癃闭、水肿、腹水、小儿遗尿等，应慎重运用。

习 拼音 xí 注音 ㄒㄧˊ，部首 乙 笔画数 3 结构 单一结构 造字法 形声兼会意 笔顺编号 541 笔顺读写 折捺横 部外 2 字义五行 水

习是个会意字，本义是小鸟反复地试飞，引申为反复地学，诸如习题、自习、习艺、习字、复习、温习、练习等。中医理论及养生保健知识的积累需要长时间地学习，一遍又一遍地练习，在具体实践中加以强化。

席 拼音 xí 注音 ㄒㄧˊ，部首 巾 笔画数 10 结构 半包围结构 造字法 会意；从巾、从庶 笔顺编号 4131221252 笔顺读写 捺横撇横竖竖横竖折竖 部外 7 字义五行 金

席指用草或苇子编成的成片的东西，古人用以坐、卧，现通常用来铺床或炕等，诸如席子、草席、炕席、竹席等。夏天天气炎热，席子可起到防暑降温的作用，合理使用有利于人的身体健康。

袭 拼音 xí 注音 ㄒㄧˊ，部首 衣 笔画数 11 结构 上下结构 造字法 会意；从衣、从龙 笔顺编号 13534413534 笔顺读写 横撇折撇捺捺横撇折撇捺 部外 5 字义五行 金

袭的常用意思指趁对方不防备而进攻，诸如袭击、空袭、突袭、偷袭、夜袭等。从中医病机学角度来讲，外来的致病因素常常是趁人体正气亏虚侵袭人体，导致疾病的发生所以养生的原则不外乎外避邪气和内养正气。

媳 拼音 xí 注音 ㄒㄧˊ，部首 女 笔画数 13 结构 左右结构 造字法 形声；从女、息声 笔顺编号 5313251114544 笔顺读写 折撇横撇竖折横横横折捺捺 部外 10 字义五行 金

媳指儿子的妻子，亦指弟弟或晚辈亲属的妻子，诸如儿媳、婆媳、弟媳、孙媳、侄媳等。婆媳关系是否和睦直接关系到家庭的和谐与稳定，建立良好的婆媳关系与和谐的家庭环境有利于人的身心健康。

洗 拼音 xǐ xiǎn 注音 ㄒㄧˇ,ㄒㄧㄢˇ,部首 氵 笔画数 9 结构 左右结构 造字法 形声;从氵、先声 笔顺编号 441312135 笔顺读写 捺捺横撇横竖横撇折 部外 6 字义五行 水

洗的本义是为新生儿净身,引申为清洁一切事物,诸如洗车、洗脸、洗漱、干洗、刷洗、洗衣服等。清洁个人和居住环境卫生可以提高人们生活的舒适度,减少疾病的发生,有利于人们的健康长寿。

徙 拼音 xǐ 注音 ㄒㄧˇ,部首 彳 笔画数 11 结构 左右结构 造字法 形声;从彳、止声 笔顺编号 33221212134 笔顺读写 撇撇竖竖横竖横竖横撇捺 部外 8 字义五行 金

徙的本义是迁移,即离开原地搬到别处去住,如徙居、迁徙等。居住环境的改变往往会使人产生不适应,《黄帝内经》中指出"乐其俗",即在不同的民风民俗下都能尽快适应并感到快乐,有利于健康。

喜 拼音 xǐ 注音 ㄒㄧˇ,部首 口 笔画数 12 结构 上下结构 造字法 会意 笔顺编号 121251431251 笔顺读写 横竖横竖折横捺撇横竖折横 部外 9 字义五行 水

喜为中医七情学说的重要内容之一,指高兴、快乐,如喜乐、喜悦、欢喜、欣喜,喜气洋洋等,这种心情有利于人体的身心健康,但如果喜乐过极常会直接影响人的心神及气血功能,不利于健康长寿。

戏 拼音 xì hū 注音 ㄒㄧˋ,ㄏㄨ,部首 戈 笔画数 6 结构 左右结构 造字法 会意兼形声 笔顺编号 541534 笔顺读写 折捺横折撇捺 部外 2 字义五行 金

戏的本义是一种兵器,引申为玩耍、娱乐,如嬉戏、游戏等。人在学习工作之余适当地玩耍或娱乐有助于放松心情、缓解压力,对身心有益,但若一味沉迷于玩乐当中则会损伤身体。

系 拼音 xì jì 注音 ㄒㄧˋ,ㄐㄧˋ,部首 系 笔画数 7 结构 上下结构 造字法 会意 笔顺编号 3554234 笔顺读写 撇折折捺竖撇捺 部外 1 字义五行 金

系指同类事物按一定关系组成的整体,如系列、世系、水系、体系等。中医学这一独特的理论体系有两个基本特点,一是整体观念,即人体是有机的整体,人与自然界具有统一性,二是辨证论治。

细 拼音 xì 注音 ㄒㄧˋ，部首 纟 笔画数 8 结构 左右结构 造字法 形声；左形右声 笔顺编号 55125121 笔顺读写 折折横竖折横竖横 部外 5 字义五行 金

细的本意是小，与"粗"相对，诸如细纱、细线、细腰、细粮、细盐等。细粮是指加工后的成品，从饮食养生方面而言，提倡杂食粗粮，注意粗细搭配，可以有效预防许多慢性病的发生。

隙 拼音 xì 注音 ㄒㄧˋ，部首 阝 笔画数 12 结构 左右结构 造字法 形声；左形右声 笔顺编号 522342511234 笔顺读写 折竖竖撇捺竖折横横竖撇捺 部外 10 字义五行 水

隙的本义是墙上开裂的裂缝，引申为空闲、机会等，诸如缝隙、孔隙、隙地、乘隙等。从中医养生学角度而言，内养正气十分重要，正气充足，则外来致病邪气无隙可乘。

---

xia

虾 拼音 xiā há 注音 ㄒㄧㄚ，ㄏㄚ，部首 虫 笔画数 9 结构 左右结构 造字法 形声；从虫、下声 笔顺编号 251214124 笔顺读写 竖折横竖横捺横竖捺 部外 3 字义五行 水

虾是节肢动物，其身体由许多环节构成，如龙虾、对虾、虾米、鱼虾、虾皮等。虾肉味道鲜美，营养丰富；虾皮钙的含量为各种动植物食品之冠，能预防及改善中老年人骨质疏松，增强免疫能力。

瞎 拼音 xiā 注音 ㄒㄧㄚ，部首 目 笔画数 15 结构 左右结构 造字法 形声；从目、害声 笔顺编号 251114451112251 笔顺读写 竖折横横横捺捺折横横横竖竖折横 部外 10 字义五行 木

瞎指眼睛失明，亦可指盲目地或胡乱地，诸如瞎眼、瞎子、瞎吵、瞎扯等。失明之人经常会表现出明显的自卑情绪，应当正确对待自己的命运，做到身残志不残，从容、乐观面对客观存在。

侠 拼音 xiá 注音 ㄒㄧㄚˊ，部首 亻 笔画数 8 结构 左右结构 造字法 形声；从亻、夹声 笔顺编号 32143134 笔顺读写 撇竖横捺撇横撇捺 部外 6 字义五行 木

侠的本义是侠义，引申为靠自身力量帮助别人的人，形容见义勇为、除暴扶弱的行为，诸如侠士、侠义、行侠仗义等。以上行为能给社会带来正能量，有利于社会的稳定发展，使人们安居乐业。

狭 拼音 xiá 注音 ㄒㄧㄚˊ，部首 犭 笔画数 9 结构 左右结构 造字法 形声；从犭、夹声 笔顺编号 353143134 笔顺读写 撇折撇横捺撇横撇捺 部外 6 字义五行 木

狭的本义是窄，指宽度、广度小而窄，不宽阔，与"广"相对，亦可指气量、见识等狭小，诸如狭长、狭小、狭隘等。心胸狭隘会使人耐受挫折的能力降低、情绪不佳，要善于自我调节，放宽心胸。

瑕 拼音 xiá 注音 ㄒㄧㄚˊ，部首 王 笔画数 13 结构 左右结构 造字法 形声；从王、叚声 笔顺编号 1121512115154 笔顺读写 横横竖横折横竖横横折横折捺 部外 9 字义五行 土

瑕的本义是玉上的斑点，可用来比喻缺点，如瑕疵、瑕玷、瑕垢、瑕不掩瑜等。在现实生活中，每一个人都存在不足，因此要学会接受他人的缺点，宽以待人，与人为善，从而以德养生，延年益寿。

暇 拼音 xiá 注音 ㄒㄧㄚˊ，部首 日 笔画数 13 结构 左右结构 造字法 形声；从日、叚声 笔顺编号 2511512115154 笔顺读写 竖折横横折横竖横横折横折捺 部外 9 字义五行 木

暇的本义是偷闲，挤出来的空闲时光，诸如闲暇、无暇、目不暇接等。人在持续劳累之后，应留出空闲时间以放松，通过休息可以缓解身体的疲劳，增强体质，维护健康，从而有助于提高人体的寿命。

下 拼音 xià 注音 ㄒㄧㄚˋ，部首 一 笔画数 3 结构 单一结构 造字法 指事 笔顺编号 124 笔顺读写 横竖捺 部外 2 字义五行 水

下指位置在低处，跟"上"相对，或指等级或质量低的，诸如下面、下策、下等、下级、下品等。从心理学的角度来看，无论哪种情况，向下都会给人以负能量，不利于提升自己的自尊心，对身心健康不利。

吓 拼音 xià hè 注音 ㄒㄧㄚˋ、ㄏㄜˋ，部首 口 笔画数 6 结构 左右结构 造字法 形声；从口、下声 笔顺编号 251124 笔顺读写 竖折横横竖捺 部外 3 字义五行 木

吓指使害怕，如吓唬、惊吓、吓人、吓了一跳等。害怕属于恐的范畴，为中医七情之一，恐为肾之志，若这种情况过度、持久而剧烈地变化，可导致肾气受损，影响身心健康及长寿。

夏 拼音 xià 注音 ㄒㄧㄚˋ，部首 夂 笔画数 10 结构 上下结构 造字法 会意；从页、从臼、从夂 笔顺编号 1325111354 笔顺读写 横撇竖折横横横撇折捺 部外 7 字义五行 火

夏的本义是持久向南，引申为南方或一年四季中最热的一季，习惯上指农历四月至六月的三个月。中医学认为"夏三月，此谓蕃秀，天地气交，万物华实，夜卧早起，无厌于日，使志无怒"，应注意合理养生。

xian

仙 拼音 xiān 注音 ㄒㄧㄢ，部首 亻 笔画数 5 结构 左右结构 造字法 会意；表示人升高成为仙 笔顺编号 32252 笔顺读写 撇竖竖折竖 部外 3 字义五行 金

仙的本义是仙人，常用来指神话、传说、童话和迷信中神通广大并且长生不死的人，如神仙、仙女、仙人、仙丹、天仙等。神仙常可给人以精神的寄托，从心理保健的角度讲，对人的身心健康有一定益处。

先 拼音 xiān 注音 ㄒㄧㄢ，部首 儿 笔画数 6 结构 上下结构 造字法 会意；从止、从人 笔顺编号 312135 笔顺读写 撇横竖横撇折 部外 4 字义五行 金

先的本义是祖辈、祖宗，转义为走在前面，引申为早期、初期，如先导、先锋、先觉、率先、优先等，无论哪种情况，先都会给人带来一股正能量，充满着积极向上的精神，有利于人体的身心健康。

籼

拼音 xiān 注音 ㄒㄧㄢ，部首 米 笔画数 9 结构 左右结构 造字法 形声；从米、山声 笔顺编号 431234252 笔顺读写 捺撇横竖撇捺竖折竖 部外 3 字义五行 金

籼是水稻的一种，又叫旱稻，颗粒比粳米更小，作为中国人的主食之一，具有补中益气和健脾养胃之效。籼米是人体 B 族维生素的主要来源，经常食用，可预防脚气病、消除口腔炎症等。

鲜

拼音 xiān xiǎn 注音 ㄒㄧㄢ，ㄒㄧㄢˇ，部首 鱼 笔画数 14 结构 左右结构 造字法 会意；从鱼、从羊 笔顺编号 35251211431112 笔顺读写 撇折竖折横竖横横捺撇横横横竖 部外 6 字义五行 金

鲜的本义是生鱼片的滋味，引申为新鲜的、不陈旧的、没有变质的，如鲜果、鲜货、鲜奶、鲜鱼等。在饮食上尽量食用新鲜食物，避免因食用腐败食物后引起食物中毒或其他对身体所造成的潜在危害。

闲

拼音 xián 注音 ㄒㄧㄢˊ，部首 门 笔画数 7 结构 半包围结构 造字法 会意；从门中有月 笔顺编号 4251234 笔顺读写 捺竖折横竖撇捺 部外 4 字义五行 水

闲指没有事情，空闲，跟"忙"相对，或指空闲的时间，如闲散、农闲、清闲、闲暇、消闲等。持续劳作之后应留出空闲时间以放松，通过休息可以缓解身体的疲劳，增强人的体质，维护健康。

贤

拼音 xián 注音 ㄒㄧㄢˊ，部首 贝 笔画数 8 结构 上下结构 造字法 形声；上形下声 笔顺编号 22542534 笔顺读写 竖竖折捺竖折撇捺 部外 4 字义五行 木

贤指品德高尚、才能突出，或指品行好、善良，诸如贤良、贤德、贤惠、任人唯贤等。从道德养生的角度看，以德养生对当事人处世心态及人格修养均有较大裨益，有利于脏腑和谐，对人的身心健康很有益。

弦

拼音 xián 注音 ㄒㄧㄢˊ，部首 弓 笔画数 8 结构 左右结构 造字法 形声；从弓、玄声 笔顺编号 51541554 笔顺读写 折横折捺横折折捺 部外 5 字义五行 水

弦指紧绷在弓上的绳状物，用以发箭，或是乐器上振动发音的丝线或金属线，诸如弓弦、琴弦等。中医诊脉中的弦脉为端直而长、指下挺然、如按琴弦的脉象，其主病多见于肝胆病、痛证及痰饮等。

咸 拼音 xián 注音 ㄒㄧㄢˊ，部首 口 笔画数 9 结构 半包围结构 造字法 会意；从戌、从口 笔顺编号 131251534 笔顺读写 横撇横竖折横折撇捺 部外 6 字义五行 水

咸指全、都，或是像盐一样的味道，诸如咸味、咸菜、咸蛋、咸鱼、老少咸宜等。按照中医五行学说，咸味入肾，适当进食咸味食物能够对肾精发挥良性作用，如中药龟甲、鳖甲均为补肾滋阴之佳品。

涎 拼音 xián 注音 ㄒㄧㄢˊ，部首 氵 笔画数 9 结构 左右结构 造字法 形声；从氵、延声 笔顺编号 441321554 笔顺读写 捺捺横撇竖横折折捺 部外 6 字义五行 水

涎的本义是唾沫、口水，诸如涎沫、涎水、涎皮赖脸等。根据中医学理论，在正常情况下，涎液上行于口，但不可溢出口外，若脾胃不和，则会导致涎液分泌剧增，发生口涎自出等现象，当予调养。

娴 拼音 xián 注音 ㄒㄧㄢˊ，部首 女 笔画数 10 结构 左右结构 造字法 形声；从女、闲声 笔顺编号 5314251234 笔顺读写 折撇横捺竖折横竖撇捺 部外 7 字义五行 土

娴的本义是文雅、柔美文静、庄重不轻浮，亦指熟练，诸如娴静、娴雅、娴熟等，这既是自身良好修养的表现，又是正态心理素质的自然外露，无论对人对己都具有值得肯定的养生保健作用。

嫌 拼音 xián 注音 ㄒㄧㄢˊ，部首 女 笔画数 13 结构 左右结构 造字法 形声；从女、兼声 笔顺编号 5314315112234 笔顺读写 折撇横捺撇横折横横竖竖撇捺 部外 10 字义五行 金

嫌的本义是疑惑，怀疑而有可能性，亦可引申为仇怨、厌恶等，诸如嫌疑、嫌怨、嫌恶、嫌弃等。站在中医养生学的角度来说，无论是怀疑还是厌恶，都是不健康的情绪反应，应当加以克制，以求利人利己。

显 拼音 xiǎn 注音 ㄒㄧㄢˇ，部首 日 笔画数 9 结构 上下结构 造字法 原为形声；从页、显声 笔顺编号 251122431 笔顺读写 竖折横横竖竖捺撇横 部外 5 字义五行 火

显指露在外面的，容易看见的意思，诸如显然、显眼、明显、浅显、显而易见等。因为人体脏腑与体表是内外相应的，中医在诊疗疾病之时，就是通过观察显现于外的表现，便可测知人体内脏的变化。

险 拼音 xiǎn 注音 ㄒㄧㄢˇ，部首 阝 笔画数 9 结构 左右结构 造字法 形声;从阝、佥声 笔顺编号 523414431 笔顺读写 折竖撇捺横捺捺撇横 部外 7 字义五行 金

险的本义是两面都是绝壁的山丘，引申为难以通过，亦可指人的内心狠毒，诸如险隘、险峰、险阻、险诈、奸险等。对此，要求人们应学会努力克服困难，同时应尽力与人为善，力戒不良情况发生。

薛 拼音 xiǎn 注音 ㄒㄧㄢˇ，部首 艹 笔画数 17 结构 上下结构 造字法 形声;从艹、鲜声 笔顺编号 12235251211431112 笔顺读写 横竖竖撇折竖折横竖横横捺撇横横横竖 部外 14 字义五行 木

薛的本义是苔藓，绿色，茎和叶都很小，没有根，多生长在阴暗潮湿的地方。凡是苔藓易于生长的地方，对人体而言，均湿气较重，外湿多由气候潮湿、坐卧湿地、阴雨不绝等原因而致病，应强化祛湿。

苋 拼音 xiàn 注音 ㄒㄧㄢˋ，部首 艹 笔画数 7 结构 上下结构 造字法 形声;从艹、见声 笔顺编号 1222535 笔顺读写 横竖竖竖折撇折 部外 4 字义五行 木

苋菜是一年生草本植物，苋菜茎叶可作为蔬菜食用，根、果实及全草可入药，性凉、味微甘，入肺、大肠经，有明目、利大小便、去寒热的功效，在夏季食用红苋菜对肠炎、痢疾及尿赤等有显著作用。

现 拼音 xiàn 注音 ㄒㄧㄢˋ，部首 见 笔画数 8 结构 左右结构 造字法 形声;从王、见声 笔顺编号 11212535 笔顺读写 横横竖横竖折撇折 部外 4 字义五行 水

现的本义是打开玉璞见光彩，引申为揭露、显示、即刻、此刻，诸如现场、现代、现任、现形等。从医学言，现代医学在临床中占据重要地位，但传统中医学的魅力也不容忽视，且越来越受到重视。

限 拼音 xiàn 注音 ㄒㄧㄢˋ，部首 阝 笔画数 8 结构 左右结构 造字法 形声;从阝、艮声 笔顺编号 52511534 笔顺读写 折竖折横横折撇捺 部外 6 字义五行 金

限的本义是阻隔、阻挡，又特指起阻挡作用的门槛，引申为限定、权限，诸如界限、权限、限额、限度等。中医的养生原则主要是内养正气和外避邪气，可以将疾病的发生概率降到最低。

线

拼音 xiàn 注音 ㄒㄧㄢˋ，部首 纟 笔画数 8 结构 左右结构 造字法 从纟、戋声 笔顺编号 55111534 笔顺读写 折折横横横折撇捺 部外 5 字义五行 金

线指棉、毛、丝、麻、金属等纺成的细长形的、可以随意曲折的东西，诸如电线、毛线、棉线、丝线、穿针引线等。人们在寒冷季节用来御寒保暖的衣物如毛衣、棉衣等，就是用毛线或棉线编织而成的。

宪

拼音 xiàn 注音 ㄒㄧㄢˋ，部首 宀 笔画数 9 结构 上下结构 造字法 原为形声；从心、从四、害省声 笔顺编号 445312135 笔顺读写 捺捺折撇横竖横撇折 部外 6 字义五行 水

宪的本义是敏捷，后引申为宪法，即国家的根本法，具有最高的法律效力，诸如宪章、宪政、立宪、违宪等。中医养生及保健重在确定基本治法，要求立法正确，用药无误，方能起到药到病除的作用。

陷

拼音 xiàn 注音 ㄒㄧㄢˋ，部首 阝 笔画数 10 结构 左右结构 造字法 形声；左形右声 笔顺编号 5235321511 笔顺读写 折竖撇折撇竖横折横横 部外 8 字义五行 金

陷的本义是坠入、掉进，诸如陷入、陷进、陷坑、陷溺等。当人们掉入别人的设计的陷阱，或是陷溺于某事某物之时，均对当事人的身心健康产生不利影响，需要及时调整，减少内心伤害。

馅

拼音 xiàn 注音 ㄒㄧㄢˋ，部首 饣 笔画数 11 结构 左右结构 造字法 形声；左形右声 笔顺编号 35535321511 笔顺读写 撇折折撇折撇竖横折横横 部外 8 字义五行 金

馅指包在某些食物里的物质，一般用糖、肉、菜等制成，诸如肉馅、糖馅、月饼馅等。各种不同的馅可以增加食物的口感，除了可以提供能量、防止饥饿外，更能给人以味觉及精神上的满足。

羡

拼音 xiàn 注音 ㄒㄧㄢˋ，部首 八 笔画数 12 结构 上下结构 造字法 原为会意 笔顺编号 431121413534 笔顺读写 捺撇横横竖横捺横撇折撇捺 部外 10 字义五行 金

羡指别人有的好东西，自己也想有，诸如羡慕、妒羡、钦羡、艳羡等。在日常生活中，不应当总羡慕别人，应少一份抱怨，多一份感恩，始终怀有一颗敬畏之心，心存感激，才有可能收获快乐和幸福。

腺 拼音 xiàn 注音 ㄒㄧㄢˋ 部首 月 笔画数 13 结构 左右结构 造字法 形声；从月、泉声 笔顺编号 3511325112534 笔顺读写 撇折横横撇竖折横竖折撇捺 部外 9 字义五行 金

腺指生物体内能分泌某些化学物质的组织，由腺细胞组成，存在于器官内部或独立成为一个器官，诸如汗腺、泪腺、胰腺等。中医的汗法，即通过开泄腠理，促使汗腺向外排汗，使邪随汗解的一种治法。

xiang

乡 拼音 xiāng 注音 ㄒㄧㄤ 部首 乙 笔画数 3 结构 单一结构 造字法 会意；像二人对食之形 笔顺编号 553 笔顺读写 折折撇 部外 2 字义五行 水

乡指城市以外的地方，亦指老家、家乡，诸如乡村、乡下、乡亲、故乡、同乡等。乡村与城市相比，更加接近自然，其植被、水质、空气质量更好，乡村旅游养生已逐渐成为人们不错的保健选择。

相 拼音 xiāng xiàng 注音 ㄒㄧㄤ，ㄒㄧㄤˋ 部首 目 笔画数 9 结构 左右结构 造字法 会意；从目、从木 笔顺编号 123425111 笔顺读写 横竖撇捺竖折横横横 部外 4 字义五行 木

相指某种动作是双方或多方共同的，诸如相见、互相、相亲、相爱等。对医学而言，中医学与西医学应相互交融与渗透，把两者结合起来，发展中西医结合临床医学，做到优势互补，提高临床疗效。

香 拼音 xiāng 注音 ㄒㄧㄤ 部首 香 笔画数 9 结构 上下结构 造字法 会意 笔顺编号 312342511 笔顺读写 撇横竖撇捺竖折横横 字义五行 水

香的本义为谷物发出的芬芳气味，与"臭"相对，诸如香水、香脂、花香、清香、香花、香甜等。无论从气味上还是心理上，芬芳气味都会给人带来一种愉快的感觉，有利于人体的身心健康。

祥

拼音 xiáng 注音 ㄒㄧㄤˊ，部首 礻 笔画数 10 结构 左右结构 造字法 形声；从礻、羊声 笔顺编号 4524431112 笔顺读写 捺折竖捺捺撇横横竖 部外 6 字义五行 金

祥的本义是有关吉凶的征兆，祭祀、呈现美好的品德为祥，引申为吉利、幸运，诸如祥和、祥瑞、发祥、吉祥等。如果我们拥有一个祥和的生活环境，自然能够使人的保持良好心境，利于身心健康。

翔

拼音 xiáng 注音 ㄒㄧㄤˊ，部首 羽 笔画数 12 结构 左右结构 造字法 形声；从羽、羊声 笔顺编号 431113541541 笔顺读写 捺撇横横横撇折捺横折捺横 部外 6 字义五行 土

翔的本义是鸟儿展翅顺风滑行，诸如翱翔、飞翔、滑翔等。早在原始时代，先民们为了表示欢乐、祝福和庆功，往往学着动物的跳跃姿势和飞翔姿势舞蹈，后来便逐步发展成为锻炼身体的健身方法。

享

拼音 xiǎng 注音 ㄒㄧㄤˇ，部首 亠 笔画数 8 结构 上下结构 造字法 会意 笔顺编号 41251521 笔顺读写 捺横竖折横折竖横 部外 6 字义五行 水

享的本义是祭献、上供，引申为物质上或精神上受用、得到满足，诸如享福、享乐、享用、安享、分享等。这些均是人们所追求和向往的生活境界，假如能够得到满足，自然就能获得健康与长寿。

响

拼音 xiǎng 注音 ㄒㄧㄤˇ，部首 口 笔画数 9 结构 左右结构 造字法 形声；从口、向声 笔顺编号 251325251 笔顺读写 竖折横撇竖折竖折横 部外 6 字义五行 水

响的本义是回声，引申义为声音、声音大等，诸如响应、反响、回响、响亮、轰响等。中医学认为患者说话声音的强弱可反映正气盛衰和邪气性质，如语声高亢洪亮多属实证、热证。

想

拼音 xiǎng 注音 ㄒㄧㄤˇ，部首 心 笔画数 13 结构 上下结构 造字法 形声；从心、相声 笔顺编号 1234251114544 笔顺读写 横竖撇捺竖折横横横折捺捺 部外 9 字义五行 金

想指思考、动脑筋、估计、向往、思念等，诸如想法、空想、理想、猜想、料想、梦想等。想在中医七情中属于思的范畴，思为脾之志，倘若思虑太过可导致气结不行，积聚于中，即"思虑伤脾"。

项

拼音 xiàng 注音 ㄒㄧㄤˋ，部首 页 笔画数 9 结构 左右结构 造字法 形声;从页、工声 笔顺编号 121132534 笔顺读写 横竖横横撇竖折撇捺 部外 3 字义五行 水

项的本义是头的后部，泛指颈部，又作钱款、经费，诸如项背、项链、项圈、颈项、花项等。由于科技的发展，人们需要长时间地面对电脑，容易出现颈项不适等症状，故应及时纠正不良的习惯。

橡

拼音 xiàng 注音 ㄒㄧㄤˋ，部首 木 笔画数 15 结构 左右结构 造字法 形声;从木、象声 笔顺编号 123435251353334 笔顺读写 横竖撇捺撇折竖折横撇折撇撇撇捺 部外 11 字义五行 木

橡树是世界上最大的开花植物，生命期很长。橡树不仅是良好的城市园林及工业区绿化树种，也是优美的观叶树种，是强壮和长寿的化身，其纯天然的材料无毒无害，广泛地应用于人们的生活之中。

---

xiāo

削

拼音 xiāo xuē 注音 ㄒㄧㄠ,ㄒㄩㄝ，部首 刂 笔画数 9 结构 左右结构 造字法 形声;从刂、肖声 笔顺编号 243251122 笔顺读写 竖捺撇竖折横横竖竖 部外 7 字义五行 金

削指用刀刃斜着去掉物体的表层，诸如削梨、削皮、切削、削笔、削平等。在日常生活中，人们总愿意把水果的表皮削去，其所含的营养素恰好在表皮附近，所以只需将水果洗净，带皮一起食用比较科学。

逍

拼音 xiāo 注音 ㄒㄧㄠ，部首 辶 笔画数 10 结构 半包围结构 造字法 形声;从辶、肖声 笔顺编号 2432511454 笔顺读写 竖捺撇竖折横横捺折捺 部外 7 字义五行 金

逍即逍遥，指无拘无束，自由自在，不受约束。从中医养生的角度讲，这样的生活状态可以有效地缓解自身压力，舒畅心怀，切实改善自身的心理状态，提高人体抵御疾病的能力，有助于增强身心健康，延年益寿。

消 拼音 xiāo 注音 ㄒㄧㄠ，部首 氵 笔画数 10 结构 左右结构 造字法 形声；从氵、肖声 笔顺编号 4412432511 笔顺读写 捺捺横竖捺撇竖折横横 部外 7 字义五行 水

消的本义是水流变小、变细，直到没有，引申为散失、除去、耗费等，诸如消化、消失、消毒、消炎、消肿等。在中草药当中，金银花、蒲公英、夏枯草等均具有清热解毒、消肿散结之功效。

萧 拼音 xiāo 注音 ㄒㄧㄠ，部首 艹 笔画数 11 结构 上下结构 造字法 形声；从艹、肃声 笔顺编号 12251123234 笔顺读写 横竖竖折横横竖撇竖撇捺 部外 8 字义五行 木

萧指冷清、不兴旺、缺乏生机，诸如萧疏、萧索、萧条、萧然、萧飒、萧瑟、萧萧等。人作为群居动物，不适应长期脱离人群而独居，如果长时间处于悠闲状态，会给人的身心健康带来不利。

硝 拼音 xiāo 注音 ㄒㄧㄠ，部首 石 笔画数 12 结构 左右结构 造字法 形声；从石、肖声 笔顺编号 132512432511 笔顺读写 横撇竖折横竖捺撇竖折横横 部外 7 字义五行 土

硝指硝石、芒硝等矿物盐的统称。中药芒硝具有泻下通便、润燥软坚、清热消肿之功效，常用于实热积滞、腹满胀痛、大便燥结、肠痈肿痛等病证的治疗；芒硝外用，还善治乳痈、痔疮肿痛等病。

箫 拼音 xiāo 注音 ㄒㄧㄠ，部首 竹 笔画数 14 结构 上下结构 造字法 形声；从竹、肃声 笔顺编号 31431451123234 笔顺读写 撇横捺撇横捺折横横竖撇竖撇捺 部外 11 字义五行 木

箫的本义是一种模拟风吹声的竹乐器，像笛子而竖着吹，美妙的音乐可以陶冶人的心情，给人以美好的听觉享受，在很大程度上缓解和消除抑郁、烦躁等不良心境，有益于人的身心健康及长寿。

潇 拼音 xiāo 注音 ㄒㄧㄠ，部首 氵 笔画数 14 结构 左右结构 造字法 形声；从氵、萧声 笔顺编号 44112251123234 笔顺读写 捺捺横横竖竖折横横竖撇竖撇捺 部外 11 字义五行 水

潇洒指行动举止自然大方，不呆板，不拘束。这样的心态可以使人的生活变得更轻松，能够有效地释放自身压力、舒畅心情，不为琐事所扰，提高抵御疾病的能力，有助于增强身心健康。

晓 拼音 xiǎo 注音 ㄒㄧㄠˇ，部首 日 笔画数 10 结构 左右结构 造字法 形声；从日、尧声 笔顺编号 2511153135 笔顺读写 竖折横横横折撇横撇折 部外 6 字义五行 火

晓的本义是天明、天刚亮的时候，诸如晓月、拂晓、破晓。古人称晓为平旦，即每天清晨的三点到五点，天刚蒙蒙亮的时候，此时人的气血未受饮食、劳作等外界因素的干扰，故有"诊法常以平旦"之说。

孝 拼音 xiào 注音 ㄒㄧㄠˋ，部首 子 笔画数 7 结构 上下结构 造字法 会意；从老、从子 笔顺编号 1213521 笔顺读写 横竖横撇折竖横 部外 4 字义五行 水

孝的本义是尽心奉养并尊敬父母，诸如孝顺、孝敬、孝心、尽孝、孝道等。孝是中华民族传统优良品德，在佛家中倡导以孝为先，同时有利于建立和谐的社会人际关系，具有肯定的养生保健作用。

哮 拼音 xiào 注音 ㄒㄧㄠˋ，部首 口 笔画数 10 结构 左右结构 造字法 形声；从口、孝声 笔顺编号 2511213521 笔顺读写 竖折横横竖横撇折竖横 部外 7 字义五行 木

哮的本义是野兽的吼声，引申为急速喘气的声音，诸如咆哮、哮喘等。哮病是一种发作性痰鸣、气喘疾病，以呼吸急促、喉间哮鸣为主要特征，治疗根据"发时治标，平时治本"的原则辨证施治。

笑 拼音 xiào 注音 ㄒㄧㄠˋ，部首 竹 笔画数 10 结构 上下结构 造字法 形声；从竹、夭声 笔顺编号 3143143134 笔顺读写 撇横捺撇横捺撇横撇捺 部外 4 字义五行 金

笑的本义是因喜悦开颜或出声，诸如笑容、微笑、笑脸、玩笑等。人们常因喜而笑，为中医七情之一，这种心情有利于身心健康，但不可大喜过极，常会直接影响人的心脏、心神及气血功能，影响健康长寿。

效 拼音 xiào 注音 ㄒㄧㄠˋ，部首 攵 笔画数 10 结构 左右结构 造字法 形声；从攵、交声 笔顺编号 4134343134 笔顺读写 捺横撇捺撇捺横撇捺 部外 6 字义五行 水

效指事物的功用、行为的后果，诸如效果、效益、成效、效用、无效等。每一味中药都有其功效，如人参的功效是大补元气、复脉固脱、补脾益肺、生津止渴、安神益智，应合理发挥药物的功效。

啸 拼音 xiào 注音 ㄒㅣㄠˋ，部首 口 笔画数 11 结构 左右结构 造字法 形声 笔顺编号 25151123234 笔顺读写 竖折横折横横竖撇竖撇捺 部外 8 字义五行 木

啸的本义是尖锐风声，引申为人嘴模拟风的尖锐呼叫声，诸如风啸、虎啸、山呼海啸、仰天长啸等。当人心底压抑的不满情绪或愤恨达到一定程度时，通过仰天长啸可得以发泄，所以啸也是利于健康的举动。

xie

歇 拼音 xiē 注音 ㄒㅣㄝ，部首 欠 笔画数 13 结构 左右结构 造字法 形声；从欠、曷声 笔顺编号 2511353453534 笔顺读写 竖折横横撇折撇捺折撇折撇捺 部外 9 字义五行 木

歇的本义是休息，引申为停止、中止活动等意思，诸如歇脚、歇腿、歇息、歇工、歇手、歇业等。持续劳累之后，都应合理得以休息，缓解身体的疲劳，维护健康，有助于提高人体的健康及寿命。

蝎 拼音 xiē 注音 ㄒㅣㄝ，部首 虫 笔画数 15 结构 左右结构 造字法 形声；从虫、曷声 笔顺编号 251214251135345 笔顺读写 竖折横竖横捺竖折横横撇折撇捺折 部外 9 字义五行 木

蝎子是节肢动物，长不足 10 厘米，腮部两侧有双螯，尾部有毒钩，蜇人极痛，可入药，能息风镇痉、攻毒散结、通络止痛，用于小儿惊风、抽搐痉挛、半身不遂、破伤风、风湿顽痹、头痛及瘰疬等。

协 拼音 xié 注音 ㄒㅣㄝˊ，部首 十 笔画数 6 结构 左右结构 造字法 会意 笔顺编号 125344 笔顺读写 横竖折撇捺捺 部外 4 字义五行 水

协的本义是和睦、融洽，指共同合作，也常用于表示帮助、辅助，诸如协和、协调、协办、协理、协助等。与他人建立和睦融洽的社会关系不但利人，同时也对自己的健康会产生许多良性作用。

邪 拼音 xié yá yé yú xú 注音 ㄒㄧㄝˊ,ㄧㄚˊ,ㄧㄝˊ,ㄩˊ,ㄒㄩˊ, 部首 阝 笔画数 6 结构 左右结构 造字法 形声;从阝、牙声 笔顺编号 152352 笔顺读写 横折竖撇折竖 部外 4 字义五行 水

邪指不正当、不正派,诸如邪恶、邪念、邪说等,中医泛指引起疾病的各种因素,如风邪、寒邪、湿邪。从养生角度而言,当邪气入侵人体之后,就应设法采取措施祛邪护正,这是中医养生的基本原则。

胁 拼音 xié 注音 ㄒㄧㄝˊ, 部首 月 笔画数 8 结构 左右结构 造字法 形声;左形右声 笔顺编号 35115344 笔顺读写 撇折横横折撇捺捺 部外 4 字义五行 水

胁的本义是腋下肋骨所在的部分,亦可指逼迫、强迫,诸如胁下、胁迫、威胁等。中医的胁痛是指以一侧或两侧胁部疼痛为主要表现的病证,其基本病机为肝络失和,治疗当以疏肝和络止痛为基本大法。

挟 拼音 xié jiā 注音 ㄒㄧㄝˊ,ㄐㄧㄚ, 部首 扌 笔画数 9 结构 左右结构 造字法 形声;从扌、夹声 笔顺编号 121143134 笔顺读写 横竖横横捺撇横撇捺 部外 6 字义五行 水

挟的本义是用胳膊夹住,引申为威胁、强迫、心怀怨恨等,诸如挟嫌、挟怨、挟持、挟制、裹挟等。在外力的逼迫下的所为会给人带来较大的伤害,在内心留下挥之不去的阴云,影响心理健康。

斜 拼音 xié 注音 ㄒㄧㄝˊ, 部首 斗 笔画数 11 结构 左右结构 造字法 形声;从斗、余声 笔顺编号 34112344412 笔顺读写 撇捺横横竖撇捺捺捺横竖 部外 7 字义五行 金

斜的本义是舀出,即倒水时斗中尚有剩余时,斗口平面与水平面构成的夹角,引申为不正、倾斜,诸如歪斜、斜晖、斜面、斜坡等。对人而言,如果心理失衡,需要及时调整,否则会直接影响人的身心健康。

谐 拼音 xié 注音 ㄒㄧㄝˊ, 部首 讠 笔画数 11 结构 左右结构 造字法 形声;从讠、皆声 笔顺编号 45153532511 笔顺读写 捺折横折撇折撇竖折横横 部外 9 字义五行 木

谐的本义是一同发声,引申为协调、配合得很好,如谐调、谐和、谐音等。与他人建立起和谐融洽的社会关系不但是对别人的基本性尊重,同时也会对人体自身的健康产生许多正性健身作用。

鞋 拼音 xié 注音 ㄒㄧㄝˊ，部首 革 笔画数 15 结构 左右结构 造字法 形声；从革、圭声 笔顺编号 122125112121121 笔顺读写 横竖竖横竖折横横竖横竖横横竖横 部外 6 字义五行 土

鞋指穿在脚上便于走路的用品，如鞋子、布鞋、棉鞋、皮鞋、拖鞋等。一双舒适美观的鞋子既能保护双脚避免外伤，还可起到保暖防寒功能，同时也有一定的心理满足作用，其保健之功不可小觑。

泄 拼音 xiè yì 注音 ㄒㄧㄝˋ,ㄧˋ，部首 氵 笔画数 8 结构 左右结构 造字法 形声；从氵、世声 笔顺编号 44112215 笔顺读写 捺捺横横竖竖横折 部外 5 字义五行 水

泄指排出（液体、气体等），如泄洪、泄漏、排泄等。中医泄泻是指因感受外邪，或被饮食所伤，或情志失调，或脾胃虚弱，或脾肾阳虚等引起的以排便次数增多。粪便稀溏，甚至泄下如水为主证的病证。

泻 拼音 xiè 注音 ㄒㄧㄝˋ，部首 氵 笔画数 8 结构 左右结构 造字法 形声；从氵、写声 笔顺编号 44145151 笔顺读写 捺捺横捺折横折横 部外 5 字义五行 水

泻指急速流动或拉肚子，如流泻、倾泻、泻肚、泻药等，泄泻是指因感受外邪，或被饮食所伤，或情志失调，或脾胃虚弱，或脾肾阳虚等引起的以排便次数增多、粪便稀溏为主证的病证，应尽早治疗。

卸 拼音 xiè 注音 ㄒㄧㄝˋ，部首 卩 笔画数 9 结构 左右结构 造字法 会意；从卩、从止、从午 笔顺编号 311212152 笔顺读写 撇横横竖横竖横折竖 部外 7 字义五行 水

卸的本义是停车之后，把加在人身上或牲口身上的东西解下来，如卸货、卸装、卸磨杀驴等。从中医养生学角度说，懂得取舍、学会卸下负担、尽力保持内心的安然与宁静是道家最提倡的调神养生方法。

蟹 拼音 xiè 注音 ㄒㄧㄝˋ，部首 虫 笔画数 19 结构 上下结构 造字法 形声；从虫、解声 笔顺编号 3535112533112251214 笔顺读写 撇折撇折横横竖折撇撇横横竖折横竖横捺 部外 13 字义五行 木

螃蟹是甲壳类动物，身体被硬壳保护着，靠鳃呼吸，在生物分类学上，它与虾、龙虾、寄居蟹是同类动物。螃蟹含有丰富的蛋白质及微量元素，对身体有益，但螃蟹性寒，体质虚寒或是虚弱的人不宜多吃。

xin

心 拼音 xīn 注音 ㄒㄧㄣ 部首 心 笔画数 4 结构 单一结构 造字法 象形；像心之形 笔顺编号 4544 笔顺读写 捺折捺捺 字义五行 金

　　心的本义是心脏，亦可指思想感情，诸如心得、心灵、心情、心思、好心、贪心等。中医理论认为心为神之主、脉之宗，起着主宰生命的重要作用，故《素问·灵兰秘典论》称之为"君主之官"。

辛 拼音 xīn 注音 ㄒㄧㄣ 部首 辛 笔画数 7 结构 单一结构 造字法 象形；像古代刑刀 笔顺编号 4143112 笔顺读写 捺横捺撇横横竖 字义五行 金

　　辛指辣，一种带刺激性的味道，如辛辣。按照中医五行学说，辛入肺，辛味食物有宣发肺气、行气活血的作用，感冒常以辛味来治疗，如风寒感冒以辛温的药物发汗、风热感冒以辛凉的药物解表。

欣 拼音 xīn 注音 ㄒㄧㄣ 部首 欠 笔画数 8 结构 左右结构 造字法 形声；从欠、斤声 笔顺编号 33123534 笔顺读写 撇撇横竖撇折撇捺 部外 4 字义五行 木

　　欣的本义是爽气、通气，引申为痛快、愉快，如欣然、欣慰、欣喜等。这种心情有利于人体的身心健康，但如果喜乐过极则常常会直接影响人的心脏、心神及气血功能，不利于健康长寿。

锌 拼音 xīn 注音 ㄒㄧㄣ 部首 钅 笔画数 12 结构 左右结构 造字法 形声；从钅、辛声 笔顺编号 311154143112 笔顺读写 撇横横折捺横捺撇横横竖 部外 7 字义五行 金

　　锌是金属元素，用来制作锌板、合金、白铁、干电池等。锌也是人体不可缺少的微量元素之一，它在人体内的含量很少，但却发挥着十分重要的作用，能够提高免疫力，促进生长发育，保护皮肤健康等。

馨　拼音 xīn 注音 ㄒㄧㄣ，部首 香 笔画数 20 结构 上下结构 造字法 形声;上形下声 笔顺编号 12152133554312342511 笔顺读写 横竖横折竖横撇撇折折捺撇横竖撇捺竖折横横 部外 11 字义五行 金

　　馨的本义是芳香、散布很远的香气,如馨香、温馨、如兰之馨等。从心理保健的角度讲,芳香之气是一种非常有益的调神养生方法,可以缓解抑郁、紧张等不良心情,有益于人的身心健康。

鑫　拼音 xīn 注音 ㄒㄧㄣ,部首 金 笔画数 24 结构 上下结构 造字法 会意 笔顺编号 341124313411243134112431 笔顺读写 撇捺横横竖捺撇横撇捺横横竖捺撇横撇捺横横竖捺撇横 部外 16 字义五行 金

　　鑫指财物兴盛,多用于人名、商店名。富足的生活是人体健康的保证,兴旺的社会是人们长寿的前提,财物兴盛的社会环境对人类发展不可低估的作用,同样也对人类的健康长寿起正性作用。

衅　拼音 xìn 注音 ㄒㄧㄣˋ,部首 血 笔画数 11 结构 左右结构 造字法 原为会意 笔顺编号 32522143112 笔顺读写 撇竖折竖竖横捺撇横横竖 部外 5 字义五行 金

　　衅的本义是用牲口的血涂在祭器的缝隙上,即指嫌隙、争端,诸如衅端、挑衅、寻衅等。无论因为什么原因,采取这种偏激的方法都是不符合以德养生基本原则和方法,必须加以戒除。

> ### xing

兴　拼音 xīng xìng 注音 ㄒㄧㄥ,ㄒㄧㄥˋ,部首 八 笔画数 6 结构 上下结构 造字法 原为会意 笔顺编号 443134 笔顺读写 捺捺撇横撇捺 部外 4 字义五行 水

　　兴指昌盛、旺盛,亦可指盛行等,诸如兴隆、兴盛、兴旺、时兴、振兴等。兴旺的社会是人们长寿的前提,财物兴盛的社会环境对人类发展不可低估的作用,对人类的健康长寿发挥着良性作用。

腥 拼音 xīng 注音 ㄒㄧㄥ，部首 月 笔画数 13 结构 左右结构 造字法 形声；从月、星声 笔顺编号 3511251131121 笔顺读写 撇折横横竖折横横撇横横竖横 部外 9 字义五行 金

腥的本义是介于臭与不臭之间的一种较为特殊的气味，如腥气、腥味、荤腥等。中药鱼腥草味辛、性寒凉，归肺经，具有清热解毒、消肿疗疮、利尿除湿、清热止痢、健胃消食之效。

刑 拼音 xíng 注音 ㄒㄧㄥˊ，部首 刂 笔画数 6 结构 左右结构 造字法 形声；从刂、开声 笔顺编号 113222 笔顺读写 横横撇竖竖竖 部外 4 字义五行 水

刑指依据刑法对罪犯施行的处罚，亦可指对犯人施行的体罚，诸如缓刑、量刑、判刑、动刑等。无论是哪一种刑罚，对当事人的身心健康都会带来一定程度的伤害，应当尽力避免这种情况的发生。

行 拼音 xíng háng 注音 ㄏㄤˊ，ㄒㄧㄥˊ，部首 行 笔画数 6 结构 左右结构 造字法 会意 笔顺编号 332112 笔顺读写 撇撇竖横横竖 字义五行 水

行的本义是十字路口，引申指行走、出行，亦可指流动的、举止行为等，诸如行驶、步行、行程、发行、行医等。坚持行走是目前最为提倡的运动方式之一，既简单易行，又强身效果良好。

形 拼音 xíng 注音 ㄒㄧㄥˊ，部首 彡 笔画数 7 结构 左右结构 造字法 形声；从彡、开声 笔顺编号 1132333 笔顺读写 横横撇竖撇撇撇 部外 4 字义五行 水

形指形状、外貌、样子、形体、表现等，诸如长形、地形、形态、有形等。中医学认为形神合一，神为生命之主，形为生命之基，从本原上说，神生于形，但从作用上说，神又主宰形，两者对立统一。

醒 拼音 xíng 注音 ㄒㄧㄥˊ，部首 酉 笔画数 16 结构 左右结构 造字法 形声 笔顺编号 1253511251131121 笔顺读写 横竖折撇折横竖折横横撇横横竖横 部外 9 字义五行 金

醒的本义是酒醒（过程），亦可指结束睡眠状态或还没有睡着，诸如苏醒、睡醒、唤醒、惊醒等。人的起卧时间应与自然规律相符合，如夏季应"夜卧早起"，而到冬季则应"早卧晚起"等。

杏 拼音 xìng 注音 ㄒㄧㄥˋ，部首 木 笔画数 7 结构 上下结构 造字法 象形 笔顺编号 1234251 笔顺读写 横竖撇捺竖折横 部外 3 字义五行 木

杏的本义就是杏树，其果实叫杏子，酸甜可吃，核中的仁叫杏仁，乃药食共用，甜的可吃，苦的可供药用。苦杏仁具有降气、止咳、平喘、润肠、通便之效，常用于咳嗽气喘、血虚津枯、肠燥便秘等。

幸 拼音 xìng 注音 ㄒㄧㄥˋ，部首 干 笔画数 8 结构 上下结构 造字法 会意 笔顺编号 12143112 笔顺读写 横竖横捺撇横横竖 部外 5 字义五行 水

幸指美满如意，或为得福免祸而高兴，诸如不幸、荣幸、万幸、欣幸、庆幸、幸福、幸运、幸事等。人生最美好的事就是美满幸福，可谓大补之药，假如生活幸福，人自然能够健康长寿。

性 拼音 xìng 注音 ㄒㄧㄥˋ，部首 忄 笔画数 8 结构 左右结构 造字法 形声；从忄、生声 笔顺编号 44231121 笔顺读写 捺捺竖撇横横竖横 部外 5 字义五行 金

性的本义是人性，指人固有的心理素质、脾气、性格或指性别等，诸如本性、个性、任性、天性、男性、女性等。从养生而言，男人与女人之间的性格特点不同，当辨性而养，分别制定不同养生方法。

悻 拼音 xìng 注音 ㄒㄧㄥˋ，部首 忄 笔画数 11 结构 左右结构 造字法 形声；从忄、幸声 笔顺编号 44212143112 笔顺读写 捺捺竖横竖横捺撇横横竖 部外 8 字义五行 木

悻指恼怒、愤怒、怨恨等，诸如悻然、悻悻而去等。恼怒、愤怒等是很常见的心理现象，属中医七情之一，过怒易伤肝，而怨恨则会给人的身心健康埋下可怕的种子，继而发生许许多多的疾病。

xiong

凶 拼音 xiōng 注音 ㄒㄩㄥ，部首 凵 笔画数 4 结构 半包围结构 造字法 指事；表示这里可陷人 笔顺编号 3452 笔顺读写 撇捺折竖 部外 2 字义五行 水

凶的本义是不吉利，跟"吉"相对，亦可指凶恶、残暴，还指杀人伤人的行为，诸如凶事、凶兆、凶狠、凶残、凶手、凶犯等。大凡出现此类情况，都是人生的极大悲哀，会严重遏伤人体元气，引致各种心身疾病。

兄 拼音 xiōng 注音 ㄒㄩㄥ，部首 儿 笔画数 5 结构 上下结构 造字法 会意；从口、从儿（人） 笔顺编号 25135 笔顺读写 竖折横撇折 部外 3 字义五行 水

兄的本义是兄长，诸如兄妹、兄嫂、胞兄、弟兄、父兄、令兄、长兄等。兄长在家族或朋友中的作用不可低估，常给人以正能量，既可开导激励大家，又能帮助扶持他人，常常会发挥心理支撑作用。

胸 拼音 xiōng 注音 ㄒㄩㄥ，部首 月 笔画数 10 结构 左右结构 造字法 形声；从月、匈声 笔顺编号 3511353452 笔顺读写 撇折横横撇折撇捺折竖 部外 6 字义五行 金

胸的本义是胸腔，即人和高等动物躯干的一部分，在颈与腹或头与腹之间，诸如胸口、胸脯、胸腔、胸膛等。人体胸腔内存心、肺等重要脏器，对人体健康而言，心胸开阔具有不可替代的养生作用。

雄 拼音 xióng 注音 ㄒㄩㄥˊ，部首 隹 笔画数 12 结构 左右结构 造字法 形声；右形左声 笔顺编号 135432411121 笔顺读写 横撇折捺撇竖捺横横横竖横 部外 4 字义五行 水

雄的本义是公鸟，引申为公的，跟"雌"相对，诸如雄鸡、雄性等。按照中医的阴阳划分，雄性为阳，具备阳刚的属性，在具体养生过程中，应根据男性基本特性制定相应的保健方法。

熊 拼音 xióng 注音 ㄒㄩㄥˊ，部首 灬、笔画数 14 结构 上下结构 造字法 形声；从灬、能声 笔顺编号 54251135354444 笔顺读写 折捺竖折横横撇折撇折捺捺捺捺 部外 10 字义五行 水

　　熊的本义是动物名，为哺乳动物，头大尾短，四肢短粗，脚掌大，会爬树，诸如棕熊、黑熊、狗熊、熊掌、熊胆等。熊胆为珍贵药材，性寒、味苦，具有清热解毒、平肝明目、杀虫止血的功效。

xiu

休 拼音 xiū xǔ 注音 ㄒㄧㄡ，ㄒㄩˇ，部首 亻 笔画数 6 结构 左右结构 造字法 会意；从亻、从木 笔顺编号 321234 笔顺读写 撇竖横竖撇捺 部外 4 字义五行 水

　　休的本义是放下手中的工作站在树边歇一会儿，引申为停止、歇息等，诸如休学、休业、休眠、休闲、休养等。从中医养生的角度来讲，持续劳累之后短时间的休息可以有效缓解身体的疲劳，有益于身体健康。

修 拼音 xiū 注音 ㄒㄧㄡ，部首 亻 笔画数 9 结构 左右结构 造字法 形声；从彡、攸声 笔顺编号 322354333 笔顺读写 撇竖竖撇折捺撇撇撇 部外 7 字义五行 金

　　修的本义是改造，亦指学习和锻炼，使品德或学识得以完善或提高，诸如修饰、修补、修复、修理、进修、修养等。从中医养生出发，修身养性、保持乐观的情绪是养生重要的核心内容，不可小视。

秀 拼音 xiù 注音 ㄒㄧㄡˋ，部首 禾 笔画数 7 结构 上下结构 造字法 会意 笔顺编号 3123453 笔顺读写 撇横竖撇捺折撇 部外 2 字义五行 金

　　秀的本义是谷物再度抽穗扬花，引申为俊美、聪明等，诸如秀丽、秀美、秀媚、内秀等，秀美的事物可以给人以美好的视觉享受，能够在一定程度上缓解和消除抑郁、紧张等，有益于人的身心健康。

嗅 拼音 xiù 注音 ㄒㄧㄡˋ，部首 口 笔画数 13 结构 左右结构 造字法 形声;从口、臭声 笔顺编号 2513251111344 笔顺读写 竖折横撇竖折横横横横撇捺捺 部外 10 字义五行 金

嗅的本义是用鼻子辨别气味,诸如嗅觉等。中医四诊之一的闻诊包括听声音和嗅气味两方面,其中嗅气味是指运用医者的嗅觉对患者体内排泄物发出的各种气味进行诊察,以推断疾病的方法。

xu

戌 拼音 xū 注音 ㄒㄩ，部首 戈 笔画数 6 结构 上包围结构 造字法 象形 笔顺编号 131534 笔顺读写 横撇横折撇捺 部外 2 字义五行 土

戌指地支等十一位,与属相中的狗相对应。戌时指晚上七点到九点,气血运行在心包经,心包是心的保护组织,又是气血通道,而心包经之"膻中"又主喜乐,通常人们会在此时进行晚间的娱乐活动。

吁 拼音 xū yù 注音 ㄒㄩ,ㄩˋ，部首 口 笔画数 6 结构 左右结构 造字法 形声;从口、于声 笔顺编号 251112 笔顺读写 竖折横横横竖 部外 3 字义五行 木

吁的本义是表示惊怪、感慨等,用作叹词,是当事人内心情感的直接外现,多为对某件让人感慨万千的事所发出的不由自主的叹谓,然而,过强的情志刺激会引起人体气血运行逆乱,影响气机的正常状态。

虚 拼音 xū 注音 ㄒㄩ，部首 虍 笔画数 11 结构 半包围结构 造字法 形声;从丘、虍(hǔ)声 笔顺编号 21531522431 笔顺读写 竖横折撇横折竖竖捺撇横 部外 5 字义五行 水

虚指空的,跟"实"相对。虚也是中医理论中的专用名词,指以正气不足为主的证候,中医学认为,人体发生疾病是正邪相争的客观反映,而"正气虚"在人体发病过程中发挥着主导作用,应当根据阴、阳、气、血的不同而合理补虚。

叙 拼音 xù 注音 ㄒㄩˋ，部首 又 笔画数 9 结构 左右结构 造字法 形声；从又、余声 笔顺编号 341123454 笔顺读写 撇捺横横竖撇捺折捺 部外 7 字义五行 金

叙的本义是秩序、次序，亦指交谈，诸如叙别、叙旧、叙谈、叙事、叙说等。谈话是人与人之间交流的方式，从中医心理养生角度讲，交谈有助于排解郁闷、悲观等不良情绪，有利于人体的身心健康。

恤 拼音 xù 注音 ㄒㄩˋ，部首 忄 笔画数 9 结构 左右结构 造字法 形声；从忄、血声 笔顺编号 442325221 笔顺读写 捺捺竖撇竖折竖竖横 部外 6 字义五行 水

恤的本义是忧虑，亦指同情、怜悯、救济等，均为人心向善的体现。按照以德养生而论，善良是最大的美德，是应当不断强化的社会公德，也是佛家倡导的优良品德，积善成德，福报自得，能够造福后人。

畜 拼音 xù chù 注音 ㄒㄩˋ，ㄔㄨˋ，部首 田 笔画数 10 结构 上下结构 造字法 会意；从玄、从田 笔顺编号 4155425121 笔顺读写 捺横折折捺折折横竖横 部外 5 字义五行 火

畜指饲养家禽或牲畜，诸如畜产、畜牧、畜养等。目前人类所食用的家禽及猪、牛、羊肉等主要来源于畜牧业，这些食物均有颇为丰富的营养价值，对维护人类的身体健康发挥着十分重要的作用。

酗 拼音 xù 注音 ㄒㄩˋ，部首 酉 笔画数 11 结构 左右结构 造字法 形声；从酉、凶声 笔顺编号 12535113452 笔顺读写 横竖折撇折横横撇捺折竖 部外 4 字义五行 金

酗的本义是无节制地喝酒，酒后昏迷乱来，诸如酗酒闹事、酗酒滋事等。酒能行药势，通血脉，适量饮酒，有益健康，但不可"以酒为浆""醉以入房"，否则会伤及身体、损及寿命，有害无益。

绪 拼音 xù 注音 ㄒㄩˋ，部首 纟 笔画数 11 结构 左右结构 造字法 形声；从纟、者声 笔顺编号 55112132511 笔顺读写 折折横横竖横竖折横横 部外 8 字义五行 金

绪的本义是丝的头，亦用来指心情、思想等，诸如绪言、头绪、情绪、心绪、思绪等。情绪是人内心状态的外在反映，从中医养生角度而言，"恬淡虚无"可使人清静、乐观，对健康长寿非常有益。

絮 拼音 xù 注音 ㄒㄩˋ，部首 糸 笔画数 12 结构 上下结构 造字法 形声；从糸、如声 笔顺编号 531251554234 笔顺读写 折撇横竖折横折折捺竖撇捺 部外 6 字义五行 金

絮指棉花纤维，或是像棉花纤维一样的东西，诸如棉絮、被絮、柳絮、芦絮、杨絮等。在严冬寒冷季节，用棉絮做成的棉被能够防寒保暖，使人的睡眠质量提高，从而切实保障人体的身体健康。

婿 拼音 xù 注音 ㄒㄩˋ，部首 女 笔画数 12 结构 左右结构 造字法 形声；从女、胥声 笔顺编号 531521342511 笔顺读写 折撇横折竖横撇捺竖折横横 部外 9 字义五行 金

婿的本义是指有才智做丈夫的人，现多指女儿的丈夫，诸如翁婿、夫婿、妹婿、女婿等。婿作为家庭中的重要一员，与家庭成员关系是否和睦直接关系到家庭的和谐，和谐的家庭环境有利于健康长寿。

xuān

宣 拼音 xuān 注音 ㄒㄩㄢ，部首 宀 笔画数 9 结构 上下结构 造字法 形声；从宀、亘声 笔顺编号 445125111 笔顺读写 捺捺折横竖折横横横 部外 6 字义五行 金

宣指公开说出来，疏导、发散等，诸如宣称、宣传、宣誓、宣泄等。当人心底长时间压抑着不满情绪时，就需要及时加以排解，使其得以宣泄，这样则有助于排除苦闷，对人的身心健康颇为有益。

喧 拼音 xuān 注音 ㄒㄩㄢ，部首 口 笔画数 12 结构 左右结构 造字法 形声；从口、宣声 笔顺编号 251445125111 笔顺读写 竖折横捺捺折横竖折横横横 部外 9 字义五行 金

喧指声音大、嘈杂，诸如喧哗、喧闹、喧扰、喧腾、喧嚣等。养生首重是养心，放下尘世间的喧嚣与嘈杂，寻求恬淡虚无的精神享受，努力回归自然，少忧少虑，让自己尽可能地处于舒适状态，则对人的身心健康颇为有利。

玄 拼音 xuán 注音 ㄒㄩㄢˊ，部首 玄 笔画数 5 结构 单一结构 造字法 象形 笔顺编号 41554 笔顺读写 捺横折折捺 字义五行 水

玄的本义是赤黑色，黑中带红，亦指深奥难懂，诸如玄狐、玄青、玄奥、玄机、玄妙等。中医理论玄奥晦涩，所以金元名医王好古以"此事难知"作为书名，学习中医需要下更大的功夫，花更多的精力，才能正确理解深奥玄妙的知识。

癣 拼音 xuǎn 注音 ㄒㄩㄢˇ，部首 疒 笔画数 19 结构 半包围结构 造字法 形声；从疒、鲜声 笔顺编号 4134135251211431112 笔顺读写 捺横撇捺横撇折竖折横竖横横捺撇横横横竖 部外 14 字义五行 金

癣指由真菌感染引起的皮肤病的统称，诸如脚癣、手癣、头癣等。癣是常见的皮肤病，痛苦度高，会直接降低人们的生活质量，中医学记载的阴癣、圆癣等类似于本病，主要采用清热燥湿、活血化瘀之法加以治疗。

绚 拼音 xuàn 注音 ㄒㄩㄢˋ，部首 纟 笔画数 9 结构 左右结构 造字法 形声；从纟、旬声 笔顺编号 551352511 笔顺读写 折折横撇折竖折横横 部外 6 字义五行 金

绚的本义是有文采，引申为灿烂、照耀、色彩艳丽，如绚烂、绚丽多彩等。色彩艳丽的环境和景观会给人以美好的视觉感觉，这种心情能够在一定程度上缓解和消除抑郁、沉闷，适当调节有益于人的身心健康。

眩 拼音 xuàn 注音 ㄒㄩㄢˋ，部首 目 笔画数 10 结构 左右结构 造字法 形声；从目、玄声 笔顺编号 2511141554 笔顺读写 竖折横横捺横折折捺 部外 5 字义五行 金

眩的本义是眼花、看不清，如昏眩、眩晕、目眩、头晕目眩等。眩晕为临床常见病证，多见于中老年人，病位虽在清窍，但与肝、脾、肾三脏功能失常关系密切，治疗原则主要是补虚而泻实、调整阴阳。

xue

靴 拼音 xuē 注音 ㄒㄩㄝ，部首 革 笔画数 13 结构 左右结构 造字法 形声；从革、化声 笔顺编号 1221251123235 笔顺读写 横竖竖横竖折横横竖撇竖撇折 部外 4 字义五行 木

靴是一种鞋类，穿着于脚上并最少掩盖脚掌、足踝，可伸展至小腿，甚至膝盖，诸如马靴、皮靴、雨靴、高筒靴等。一双舒适美观的靴子既能保护双脚避免外伤，防止受寒冻伤，又能满足心理需求，舒心为乐。

穴 拼音 xué 注音 ㄒㄩㄝˊ，部首 穴 笔画数 5 结构 单一结构 造字法 象形；上边表覆盖物，下边表洞穴 笔顺编号 44534 笔顺读写 捺捺折撇捺 字义五行 水

穴的本义是土窟窿、地洞，如穴居、洞穴、孔穴、蚁穴等，中医指身体上用于针灸的部位，如穴位。按照中医针灸理论，医师可以通过针灸或者推拿、点按、艾灸相应穴位来治疗各种各样的疾病，绿色无损，立竿见影。

学 拼音 xué 注音 ㄒㄩㄝˊ，部首 子 笔画数 8 结构 上下结构 造字法 原为形声 笔顺编号 44345521 笔顺读写 捺捺撇捺折折竖横 部外 5 字义五行 水

学指通过读、听、写、练等方式获取知识或技能，亦指学校等，诸如学生、自学、学习、上学、学府、学文化等。中医理论知识的积累需要长时间地学习，并不断地加以实践，方可得以完善。

雪 拼音 xuě 注音 ㄒㄩㄝˇ，部首 雨 笔画数 11 结构 上下结构 造字法 形声；从雨、彗省声 笔顺编号 14524444511 笔顺读写 横捺折竖捺捺捺捺折横横 部外 3 字义五行 水

雪的本义是空气中的水汽冷却到摄氏零度以下时，就有部分可以凝结成冰晶由空中降下，叫作雪，诸如雪花、下雪。冬日下雪为自然界的天象，人的养生也应顺应自然，特别是在严冬季节，避寒就温，保护人体的阳气。

血 拼音 xiě xuè 注音 ㄒㄧㄝˇ，ㄒㄩㄝˋ，部首 血 笔画数 6 结构 单一结构 造字法 指事；从皿，"丿"像血形，表示器皿中盛血 笔顺编号 325221 笔顺读写 撇竖折竖竖横 字义五行 水

血指流动于人或高等动物体内的红色液体，如血型、血液、鲜血、输血、补血等。中医学认为，如果阴血不足，就会表现为面色苍白、嘴唇与指甲的颜色暗淡、头晕眼花、失眠乏力，可用四物汤等来补血养血进行保养。

xun

勋 拼音 xūn 注音 ㄒㄩㄣ，部首 力 笔画数 9 结构 左右结构 造字法 原为形声 笔顺编号 251253453 笔顺读写 竖折横竖折撇捺折撇 部外 7 字义五行 土

勋的本义指很大的功劳、功绩等，如勋绩、勋业、功勋等。从心理学的角度讲，获得功勋、得到社会的认可、赢得人们的敬重，所有这些，都是促进人体身心健康的正性能量，非常有利于自身的健康与长寿。

醺 拼音 xūn 注音 ㄒㄩㄣ，部首 酉 笔画数 21 结构 左右结构 造字法 形声；从酉、熏声 笔顺编号 125351131254312114444 笔顺读写 横竖折撇折横横撇横竖折捺撇横竖横横捺捺捺捺 部外 14 字义五行 水

醺指醉酒的样子，如微醺、醉醺醺等。中医学认为酒能助药势、通血脉，适量饮酒，应该说对人体的健康有益无损，但不可"以酒为浆""嗜酒如命"，过多过频饮酒则会伤及肝肾，影响身体，有损健康与长寿。

寻 拼音 xún 注音 ㄒㄩㄣˊ，部首 寸 笔画数 6 结构 上下结构 造字法 会意 笔顺编号 511124 笔顺读写 折横横横竖捺 部外 3 字义五行 火

寻的本义是古代长度单位，现指探求、找寻，诸如寻查、寻见、寻求、寻找、探寻等。中医诊断疾病的基本手法是通过"望、闻、问、切"四诊，寻求线索，根据症状、体征等特殊表现，探寻出疾病的证机，依证论治。

询 拼音 xún 注音 ㄒㄩㄣˊ，部首 讠 笔画数 8 结构 左右结构 造字法 形声；从讠、旬声 笔顺编号 45352511 笔顺读写 捺折撇折竖折横横 部外 6 字义五行 金

询的本义是询问、请教、征求意见，诸如询查、询问、征询、咨询等。询相当于中医四诊之一的问诊，通过询问患者及其家属，了解现有征象及其病史，从而为辨证论治提供依据，以解除患者病痛。

循 拼音 xún 注音 ㄒㄩㄣˊ，部首 彳 笔画数 12 结构 左右结构 造字法 形声；从彳、盾声 笔顺编号 332331225111 笔顺读写 撇撇竖撇撇横竖折横横横 部外 9 字义五行 火

循的本义是顺着、沿着，如循环、循例、遵循、循序渐进、循循善诱、因循守旧、循规蹈矩、循名责实等。对中医及中医养生知识的学习一定要切实打好基础，循序渐进，不可好高骛远，急于求成。

训 拼音 xùn 注音 ㄒㄩㄣˋ，部首 讠 笔画数 5 结构 左右结构 造字法 会意 笔顺编号 45322 笔顺读写 捺折撇竖竖 部外 3 字义五行 水

训的本义是劝说归顺，引申为说教、教导，如训斥、训导、训话、教训、训词、校训、家训、训诲等。采用训斥口吻教育别人不利于自己和他人的身心健康，应尽量采用平和的口气进行交流。

汛 拼音 xùn 注音 ㄒㄩㄣˋ，部首 氵 笔画数 6 结构 左右结构 造字法 形声；左形右声 笔顺编号 441512 笔顺读写 捺捺横折横竖 部外 3 字义五行 水

汛的本义是洒水，引申为江河定期涨水，诸如汛情、潮汛、春汛、伏汛、秋汛、鱼汛等。水对动植物，特别是人类的生存意义巨大，按照自然规律定期涨落有利于自然生态的平衡，但应预防水灾泛滥。

驯 拼音 xùn 注音 ㄒㄩㄣˋ，部首 马 笔画数 6 结构 左右结构 造字法 形声；从马、川声 笔顺编号 551322 笔顺读写 折折横撇竖竖 部外 3 字义五行 金

驯的本义是顺从、顺服，诸如驯化、驯良、驯顺、驯养、温驯等。尽管驯化主要是针对动物而言，但从养生的角度来说，培养自己不急不躁、不温不火的良好性格和生活习惯，同样具有良好的保健学意义。

逊 拼音 xùn 注音 ㄒㄩㄣˋ，部首 辶 笔画数 9 结构 半包围结构 造字法 形声；从辶、孙声 笔顺编号 521234454 笔顺读写 折竖横竖撇捺捺折捺 部外 6 字义五行 金

逊指谦虚、谦恭，诸如谦逊、出言不逊等。选择低调不浮夸的为人处事方法，这既是自身良好修养的外在表现，又有利于建立和谐的人际关系，无论对人对己都具有值得肯定的养生保健价值。

殉 拼音 xùn 注音 ㄒㄩㄣˋ，部首 歹 笔画数 10 结构 左右结构 造字法 形声；从歹、旬声 笔顺编号 1354352511 笔顺读写 横撇折捺撇折竖折横横 部外 6 字义五行 金

殉的本义是殉葬，是古代实行的以活人陪葬死人的残酷行为，转指为了某种追求而献身，诸如殉国、殉节、殉情、殉职等。对人的生命而言，无论哪种原因的殉葬都是令人惋惜和悲哀的事，应尽力避免。

X

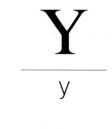

yā

丫 拼音 yā 注音 ㄧㄚ，部首 丨 笔画数 3 结构 单一结构 造字法 象形；像树木或物体的分叉 笔顺编号 432 笔顺读写 撇撇竖 部外 2 字义五行 土

丫的本义是树木或物体的分叉，也指女孩子，诸如丫杈、枝丫、小丫、丫鬟、丫头等。女孩子在14岁左右第二性征发育，其生理过程有别于男子，所以在养生方面特别应当区别对待，加以重视。

压 拼音 yā yà 注音 ㄧㄚ，ㄧㄚˋ，部首 厂 笔画数 6 结构 半包围结构 造字法 原为形声；从土、厌声 笔顺编号 131214 笔顺读写 横撇横竖横捺 部外 4 字义五行 土

压的本义是崩坏，引申为从上往下用力、超越、用力制服等，诸如压住、压迫、压制、镇压、欺压等。人如果承受的压力过大，易身心疲惫，学会卸下压力、尽力保持内心宁静是道家最提倡的调神养生方法。

呀 拼音 yā ya 注音 ㄧㄚ，·ㄧㄚ，部首 口 笔画数 7 结构 左右结构 造字法 形声 笔顺编号 2511523 笔顺读写 竖折横横折竖撇 部外 4 字义五行 土

呀的本义是张嘴露牙，发出"啊"声，用为叹词，表示惊异，如哎呀等，是中医七情中恐与惊最常用的表述词。无论是恐还是惊，都是情志活动中的不良反应，会直接引起气血逆乱，进而影响气机的正常运行。

押 拼音 yā 注音 丨丫，部首 扌 笔画数 8 结构 左右结构 造字法 形声;从扌、甲声 笔顺编号 12125112 笔顺读写 横竖横竖折横横竖 部外 5 字义五行 土

押的本义是签署,在公文、契约上签字或画记号,以做凭信,引申为使用财物担保、暂时拘留、沿途跟随保护等,诸如押金、关押、扣押、押解等。一旦人因犯罪被关押,则会给当事人的身心健康带来严重的伤害。

鸦 拼音 yā 注音 丨丫，部首 鸟 笔画数 9 结构 左右结构 造字法 形声;从鸟、牙声 笔顺编号 152335451 笔顺读写 横折竖撇撇折捺折横 部外 4 字义五行 土

鸦的本义是侵略成性的鸟,诸如寒鸦、乌鸦、老鸦等。民间认为看到乌鸦会给人们带来灾难,所以当见到乌鸦时都会心情低落,使人沮丧,从情志养生的角度来讲,乌鸦无益于人们的身心健康。

鸭 拼音 yā 注音 丨丫，部首 鸟 笔画数 10 结构 左右结构 造字法 形声;从鸟、甲声 笔顺编号 2511235451 笔顺读写 竖折横横竖撇折捺折横 部外 5 字义五行 土

鸭是鸟类的一科,嘴扁平,腿短,趾间有蹼,善游泳,不能高飞。其中鸭毛、鸭绒能够支撑保暖价值很高的衣服,以防冻防寒;鸭蛋、鸭肉、鸭黄均有颇为丰富的营养价值,是人们餐桌上常见的食材。

牙 拼音 yá 注音 丨丫´ 部首 牙 笔画数 4 结构 单一结构 造字法 象形;形如牙齿 笔顺编号 1523 笔顺读写 横折竖撇 部外 4 字义五行 木

牙是象形字,本义是口腔后部的槽牙,现指牙齿或形状象牙齿一样的东西,诸如恒牙、乳牙、牙床、月牙、门牙等。人们养生的重要行为是吃,而吃离不开牙齿的咀嚼,由此可见牙齿在饮食养生中十分重要。

芽 拼音 yá 注音 丨丫´，部首 艹 笔画数 7 结构 上下结构 造字法 形声;从艹、牙声 笔顺编号 1221523 笔顺读写 横竖竖横折竖撇 部外 4 字义五行 木

芽的本义是植物枝条的雏形或蓓蕾,诸如豆芽、发芽、萌芽、幼芽、出芽等。中药材麦芽、谷芽等是大麦或粟谷的成熟果实经发芽干燥后的炮制加工品,分别具有行气消食、健脾开胃、回乳消胀等功效。

蚜 拼音 yá 注音 ㄧㄚˊ，部首 虫 笔画数 10 结构 左右结构 造字法 形声；从虫、牙声 笔顺编号 2512141523 笔顺读写 竖折横竖横捺横折竖撇 部外 4 字义五行 土

蚜虫是一种昆虫，生在豆类、棉花、菜类、稻、麦等的幼苗上，吸食植物的汁液，是农业害虫，如棉蚜、麦蚜、菜蚜等。对于农业害虫，自然要想方设法予以消灭，其目的在于保护农副产品，以防产生饥荒。

哑 拼音 yǎ yā 注音 ㄧㄚˇ，ㄧㄚ，部首 口 笔画数 9 结构 左右结构 造字法 形声；从口、亚声 笔顺编号 251122431 笔顺读写 竖折横横竖竖捺撇横 部外 6 字义五行 土

哑的本义是声音闭锁、喉头被卡住，现指失去说话能力，诸如哑巴、聋哑、装聋作哑等。聋哑之人经常会表现出明显的自卑情绪，应当正确对待自己的命运，做到身残志不残，从容面对客观存在，学会乐观对待。

雅 拼音 yǎ 注音 ㄧㄚˇ，部首 隹 笔画数 12 结构 左右结构 造字法 形声；从隹、牙声 笔顺编号 152332411121 笔顺读写 横折竖撇撇竖捺横横竖横 部外 4 字义五行 木

雅的本义是犬齿，引申为基准、标准，还有高尚的、不粗俗的等意思。优雅的举止既是自身良好修养的外在表现，又有利于建立和谐的社会人际关系，言语、举止优雅，无论对人对己，都有值得肯定的养生及保健作用。

讶 拼音 yà 注音 ㄧㄚˋ，部首 讠 笔画数 6 结构 左右结构 造字法 形声；从讠、牙声 笔顺编号 451523 笔顺读写 捺折横折竖撇 部外 4 字义五行 土

讶的本义是边说边笑地迎接客人，引申为惊奇、诧异，诸如讶然、讶异、惊讶等。讶属于中医七情中的惊，这种情况若持久刺激，则很容易引起人体气血运行逆乱，进而影响气机的正常运行及身体状态，导致疾病的产生。

yan

咽 拼音 yān yàn yè 注音 丨ㄢ,丨ㄢˋ,丨ㄝˋ, 部首 口 笔画数 9 结构 左右结构 造字法 形声;从口、因声 笔顺编号 251251341 笔顺读写 竖折横竖折横撇捺横 部外 6 字义五行 土

咽的本义是连接口与肺和胃的通道,通常跟喉头合称咽喉,诸如咽头、咽喉、咽炎等。咽喉是人体呼吸及吞咽之门户,对人体身心健康较为重要,通气及饮食状况的好坏可直接影响人体心肺及脾胃功能。

胭 拼音 yān 注音 丨ㄢ, 部首 月 笔画数 10 结构 左右结构 造字法 形声;从月、因声 笔顺编号 3511251341 笔顺读写 撇折横横竖折横撇捺横 部外 6 字义五行 土

胭的本义为胭脂,是一种红色颜料,也是一种红色的化妆品,通常涂在两颊或嘴唇上,尤其是对古代女性而言,用胭脂来化妆具有一定的心理满足、获得愉悦的作用,自然也能够发挥一定的养生保健效应。

烟 拼音 yān 注音 丨ㄢ, 部首 火 笔画数 10 结构 左右结构 造字法 形声;从火、因声 笔顺编号 4334251341 笔顺读写 捺撇撇捺竖折横撇捺横 部外 6 字义五行 火

烟的本义是扩大和蔓延了的火气,引申为物质燃烧时产生的气体、烟草、鸦片等,诸如烟火、炊烟、烟头、烟土等。烟草对人体健康百害而无一利,特别是鸦片等,嗜食吸烟者应当尽早戒除,以免受到伤害。

阉 拼音 yān 注音 丨ㄢ, 部首 门 笔画数 11 结构 半包围结构 造字法 形声;从门、奄声 笔顺编号 42513425115 笔顺读写 捺竖折横撇捺竖折横横折 部外 8 字义五行 土

阉的本义是被阉割的人,即去掉睾丸或卵巢使丧失生殖能力,在古代指宦官,诸如阉割、阉刑、阉党等。阉刑不论是对人的身体还是对人的精神均是极大的摧残,是非常不人道的一种刑罚,应加以禁止。

腌 拼音 ā yān 注音 丫, l 丹, 部首 月 笔画数 12 结构 左右结构 造字法 形声；从月、奄声 笔顺编号 351113425115 笔顺读写 撇折横横横撇捺竖折横横折 部外 8 字义五行 土

腌的本义是用盐擦抹肉块的办法制作咸肉，引申为用盐、糖、酱液浸渍蔬菜、肉类的办法制作咸菜、咸肉，诸如腌肉、腌黄瓜等。食物经过腌制后营养受损，且含有亚硝酸盐，经常食用不利于人体的养生保健。

嫣 拼音 yān 注音 l 丹, 部首 女 笔画数 14 结构 左右结构 造字法 形声；从女、焉声 笔顺编号 53112121154444 笔顺读写 折撇横横竖横竖横折捺捺捺捺 部外 11 字义五行 土

嫣的本义是美好的样子，又用来指鲜艳的色彩，诸如嫣然一笑、姹紫嫣红等。美好的事物能使人赏心悦目，这种心情能够在一定程度上缓解和消除抑郁、紧张等不良心境给人所带来的心理伤害，有益于人的身心健康。

延 拼音 yán 注音 l 丹ˊ, 部首 廴 笔画数 6 结构 半包围结构 造字法 形声；外形内声 笔顺编号 321554 笔顺读写 撇竖横折折捺 部外 4 字义五行 土

延的本义是拉长、延长，诸如延续、延展、延伸、延年益寿等。中医养生的目的就是指通过各种方法颐养生命、增强体质、预防疾病，从而达到延年益寿的一种医事活动，所以养生的最终目的在于延年益寿。

严 拼音 yán 注音 l 丹ˊ, 部首 一 笔画数 7 结构 上下结构 造字法 形声 笔顺编号 1224313 笔顺读写 横竖竖捺撇横撇 部外 6 字义五行 木

严指严格、不放松，诸如严办、严禁、严厉、严师等。对自身要求严格有利于个人在学习及工作上的提升，但过于严苛则会导致自身压力过大，人容易紧张、抑郁又不利于身心健康，故应合理把握尺度。

言 拼音 yán 注音 丨ㄢˊ，部首 言 笔画数 7 结构 单一结构 造字法 指事；表示言从舌出 笔顺编号 4111251 笔顺读写 捺横横横竖折横 字义五行 木

言的本义是说、说话，诸如发言、谎言、诺言、言谈、言语等。语言是人与人交流的一种方式，通过交谈可以相互了解，增进感情，有利于创造和谐的周边生活环境，温暖、美妙的语言对人的身心健康有益。

妍 拼音 yán 注音 丨ㄢˊ，部首 女 笔画数 7 结构 左右结构 造字法 形声；左形右声 笔顺编号 5311132 笔顺读写 折撇横横横撇竖 部外 4 字义五行 水

妍的本义是巧慧，常用来形容美丽，诸如鲜妍、百花斗妍等。适时欣赏这些画面会给人以美好的视觉感受，这种心情能在一定程度上缓解和消除抑郁、紧张等不良心境的心理伤害，有益于人的身心健康。

岩 拼音 yán 注音 丨ㄢˊ，部首 山 笔画数 8 结构 上下结构 造字法 会意；从山、从石 笔顺编号 25213251 笔顺读写 竖折竖横撇竖折横 部外 5 字义五行 土

岩的本义是高峻的山崖，还常用来指岩石、天然存在的，诸如岩层、岩石、熔岩等。岩石是构成地壳的基本单位，中医学的"岩"指结块坚硬如石，表面高低凹凸不平，溃后状如岩洞之体表恶性肿瘤。

炎 拼音 yán 注音 丨ㄢˊ，部首 火 笔画数 8 结构 上下结构 造字法 会意；从二火 笔顺编号 43344334 笔顺读写 捺撇撇捺捺撇撇捺 部外 4 字义五行 火

炎的本义是火苗升腾，引申为天气很热、炎症等，诸如炎热、炎暑、炎夏、发炎等。炎症是西医的病理名称，中医学认为多为邪正斗争、阴阳失常的结果，应详加辨治，不可简单使用清热解毒药解决。

沿

拼音 yán 注音 丨ㄢˊ，部首 氵 笔画数 8 结构 左右结构 造字法 形声；左形右声 笔顺编号 44135251 笔顺读写 捺捺横撇折竖折横 部外 5 字义五行 水

沿指顺着、按老样子继续、靠近等，诸如沿路、沿途、沿革、沿例、沿袭、沿用、沿海、沿岸、窗沿、床沿等。中医的发展既要沿袭传统，又要符合时代特征，不断发展，养生保健学的发展同样遵循这一规律。

研

拼音 yán yàn 注音 丨ㄢˊ，丨ㄢˋ，部首 石 笔画数 9 结构 左右结构 造字法 形声；左形右声 笔顺编号 132511132 笔顺读写 横撇竖折横横横撇竖 部外 4 字义五行 木

研的本义是细磨，诸如研磨、研碎等。研磨类似于中药的粉碎处理，即锉成粉末，便于制剂和服用，如血竭、赤石脂、琥珀、沉香、三七等，另外水飞也需要将药材研磨成极细粉末，有利于机体的吸收。

盐

拼音 yán 注音 丨ㄢˊ，部首 皿 笔画数 10 结构 上下结构 造字法 形声 笔顺编号 1212425221 笔顺读写 横竖横竖捺竖折竖竖横 部外 5 字义五行 土

盐的本义是一种咸的物质，诸如盐巴、盐汤、盐场、盐分、盐田、食盐、海盐等。食盐是日常生活中不可或缺的食物之一，具有软坚散结的作用，但过多摄入食盐则有害健康，可能诱发高血压、中风等疾病。

颜

拼音 yán 注音 丨ㄢˊ，部首 页 笔画数 15 结构 左右结构 造字法 形声；从页、彦声 笔顺编号 414313333132534 笔顺读写 捺横捺撇横撇撇撇横撇竖折撇捺 部外 9 字义五行 木

颜的本义是印堂，引申为脸、面子、颜色等，诸如颜色、汗颜、慈颜、容颜、笑颜、颜面等。中医四诊之一的望诊，其主要内容就包括望面部的颜色和光泽变化，东方人正常的面色是微黄、略带红润而有光泽。

奄

拼音 yǎn yān 注音 丨ㄢˇ，丨ㄢ，部首 大 笔画数 8 结构 上下结构 造字法 会意；从大、从电 笔顺编号 13425115 笔顺读写 横撇捺竖折横横折 部外 5 字义五行 土

奄的本义是覆盖，现常形容气息微弱，即呼吸微弱而声低，气少不足以息，声低不足以闻，多数认为短气为实，少气为虚，治疗以扶助元气为主，特别是奄奄一息指人要快断气的样子，是生命终结前的危险状态。

眼 拼音 yǎn 注音 丨ㄢˇ，部首 目 笔画数 11 结构 左右结构 造字法 形声;从目、艮声 笔顺编号 25111511534 笔顺读写 竖折横横横折横横折撇捺 部外 6 字义五行 木

眼的本义是眼珠,现指眼睛,是人和动物的视觉器官。中医学认为"目得血而能视""肝开窍于目",五脏六腑之精气皆上注于目,在《灵枢·大惑论》中又将眼的不同部位分属于五脏,后世据此发展形成了五轮学说。

厌 拼音 yàn 注音 丨ㄢˋ，部首 厂 笔画数 6 结构 半包围结构 造字法 形声;外形内声 笔顺编号 131344 笔顺读写 横撇横撇捺捺 部外 4 字义五行 木

厌的本义是满足,也作嫌恶、憎恶,诸如厌恨、厌弃、厌世、厌倦、贪得无厌等。厌烦是一种非常不利于人体健康的不良情绪,也是引起各种各样精神疾病的首要原因,应当积极予以排解,防患未然。

砚 拼音 yàn 注音 丨ㄢˋ，部首 石 笔画数 9 结构 左右结构 造字法 形声;从石、见声 笔顺编号 132512535 笔顺读写 横撇竖折横竖折撇折 部外 4 字义五行 土

砚的本义是露天的输水石槽,转义为加水研墨的石槽,即砚台,诸如砚池、笔砚、石砚等。砚台与笔、墨、纸是中国传统的文房四宝,人们常用书画陶冶心境,砚台则是中国书法的必备用具,功不可没。

艳 拼音 yàn 注音 丨ㄢˋ，部首 色 笔画数 10 结构 左右结构 造字法 会意 笔顺编号 1112355215 笔顺读写 横横横竖撇折折竖横折 部外 4 字义五行 土

艳的本义是鲜艳、艳丽,诸如艳阳、妖艳等。艳富有春天的气息,人们身处其间,常常能够感受到青春的活力,能在一定程度上缓解和消除抑郁、紧张等不良心境给人所带来的心理伤害,对身心健康颇有裨益。

唁 拼音 yàn 注音 丨ㄢˋ，部首 口 笔画数 10 结构 左右结构 造字法 形声;从口、言声 笔顺编号 2514111251 笔顺读写 竖折横捺横横横竖折横 部外 7 字义五行 木

唁的本义是对遭遇非常变故者的深切慰问,后多指对遭遇丧事的人的慰问。人在亲朋逝世之后,采取一定的程序和形式加以怀念,既是对逝者灵魂的安慰,也是对自己心灵的抚慰,有利于从悲伤中走出。

宴 拼音 yàn 注音 丨ㄢˋ，部首 宀 笔画数 10 结构 上中下结构 造字法 形声;上形中下声 笔顺编号 4452511531 笔顺读写 捺捺折竖折横横折撇横 部外 7 字义五行 土

宴指用酒饭招待宾客、酒席等,诸如宴会、宴请、欢宴、宴席、设宴、盛宴等。宴会是令人开心的事,会使人喜气洋洋、开开心心,这种心情有利于人体的身心健康,但如果暴饮暴食则会影响健康。

验 拼音 yàn 注音 丨ㄢˋ，部首 马 笔画数 10 结构 左右结构 造字法 形声;从马、佥声 笔顺编号 5513414431 笔顺读写 折折横撇捺横捺捺撇横 部外 7 字义五行 木

验的本义是从马的两面观察马的状态,引申为全面检查,还可指出现预期的效果等,诸如灵验、应验、验收、验算、试验等。中医治疗及养生效果的好坏就是检验辨证论治准确性的唯一试金石。

谚 拼音 yàn 注音 丨ㄢˋ，部首 讠 笔画数 11 结构 左右结构 造字法 形声;从讠、彦声 笔顺编号 45414313333 笔顺读写 捺折捺横捺撇横撇撇撇撇 部外 9 字义五行 木

谚的本义是谚语,古今民间有关养生的谚语十分丰富,如"若要身体安,三分饥和寒""早饭好而少,午饭厚而饱""头要凉,脚要热"等,对于谚语,也并非必须遵循,一定要学会去伪存真,灵活运用。

堰 拼音 yàn 注音 丨ㄢˋ，部首 土 笔画数 12 结构 左右结构 造字法 形声；左形右声 笔顺编号 121125115315 笔顺读写 横竖横横竖折横横折撇横折 部外 9 字义五行 土

堰的本义是拦河蓄水的大坝，其作用是提高上游水位，诸如塘堰、堰塞湖等。通过修筑在河流上游的既能蓄水、又能排水的小型水利工程，不但能起到防洪减涝的作用，也有利于农作物的灌溉，增加农业产量。

yang

殃 拼音 yāng 注音 丨ㄤ，部首 歹 笔画数 9 结构 左右结构 造字法 形声；从歹、央声 笔顺编号 135425134 笔顺读写 横撇折捺竖折横撇捺 部外 5 字义五行 火

殃的本义是大灾难的苗头，常用来指灾祸、使遭受灾祸，诸如祸殃、灾殃、遭殃等。人在遭遇种种不幸之时往往会产生极大的恐惧和担忧，这种情绪直接影响自己的身心健康，危害不可低估，应尽力消减。

秧 拼音 yāng 注音 丨ㄤ，部首 禾 笔画数 10 结构 左右结构 造字法 形声；从禾、央声 笔顺编号 3123425134 笔顺读写 撇横竖撇捺竖折横撇捺 部外 5 字义五行 火

秧的本义是植物的幼苗，亦可用来指某些初生的饲养动物，诸如秧苗、插秧、树秧、鱼秧、猪秧等。保护农作物的幼苗、进行病虫害防治能够有效防止饥荒，保护群众的生活质量，提高人类健康水平。

羊 拼音 yáng xiáng 注音 丨ㄤˊ，ㄒ丨ㄤˊ，部首 羊 笔画数 6 结构 单一结构 造字法 象形 笔顺编号 431112 笔顺读写 捺撇横横横竖 字义五行 土

羊的本义是一种哺乳动物，有家畜和野生两个种类，诸如羊羔、羊毛、羊皮、羊肉、羊奶、牧羊等。其中羊肉和羊奶可供食用，对人体的滋养作用极为明显；羊毛和皮羊可以制衣物，有防寒保暖的保健作用。

阳 拼音 yáng 注音 |尢´，部首 阝 笔画数 6 结构 左右结构 造字法 原为形声；从阝、日声 笔顺编号 522511 笔顺读写 折竖竖折横横 部外 4 字义五行 土

阳的本义是山南水北，引申为太阳、太阳照到的地方等，诸如向阳、夕阳、阳坡、阳光等。我国古代医学家将阴阳学说广泛地运用于医学领域，用以说明人类生命起源、生理、病机、辨证、治疗等。中医养生学认为阳气在人体保健中发挥着重要的温煦和推动作用，顾护阳气不可忽视。

疡 拼音 yáng 注音 |尢´，部首 疒 笔画数 8 结构 半包围结构 造字法 形声；外形内声 笔顺编号 41341533 笔顺读写 捺横撇捺横折撇撇 部外 3 字义五行 火

疡的本义是痈疮的溃烂，引申为溃烂的痈疮，即皮肤或黏膜发生溃烂，诸如溃疡、脓疡等。疡是较为常见的外科症状，对于此类病证的治疗通常可采取外治之法加以康复，或者采用内外兼治的方法予以治疗。

养 拼音 yǎng 注音 |尢ˇ，部首 丷 笔画数 9 结构 上下结构 造字法 原为形声；从食、羊声 笔顺编号 431113432 笔顺读写 捺撇横横横撇捺撇竖 部外 7 字义五行 土

养的本义是饲养，又可用来指供给维持生活必需的钱、物等，诸如保养、养育、抚养、教养、养护、养生等。中医养生指采用多种多样的传统方法按照养生法度进行调养，以期达到健康、长寿的目的。生命至贵，养生为上。人的健康与长寿，养与不养，结果截然不同；养好养坏，效果立竿见影。

氧 拼音 yǎng 注音 |尢ˇ，部首 气 笔画数 10 结构 半包围结构 造字法 形声；从气、羊声 笔顺编号 3115431112 笔顺读写 撇横横折捺撇横横横竖 部外 6 字义五行 土

氧是非金属元素，为无色无味的气体，能帮助燃烧，是燃烧过程和动植物呼吸所必需的气体。对人体而言，氧气的作用非同小可，直接关乎身体健康和生命状态，不管什么原因，人一旦离开氧气，生命将会终结。中医养生所讲的气，很大程度上包括自然界中存在的清气，也就是氧气。

怏 拼音 yàng 注音 |尢ˋ，部首 忄 笔画数 8 结构 左右结构 造字法 形声;从忄、央声 笔顺编号 44225134 笔顺读写 捺捺竖竖折横撇捺 部外 5 字义五行 土

怏的本义是心情郁闷、闷闷不乐,引申为心里不满意、不服气,诸如怏然不悦、怏怏不乐等。遇到困难和挫折便会让人心情郁闷,这是自然而然的事情,但是如果把这种不良情绪不断延伸,则又是影响健康之大敌。

恙 拼音 yàng 注音 |尢ˋ，部首 心 笔画数 10 结构 上下结构 造字法 形声;从心、羊声 笔顺编号 4311214544 笔顺读写 捺撇横横竖横捺折捺捺 部外 6 字义五行 土

恙的本义是忧愁、担忧,引申为疾病,如贵恙、微恙、别来无恙、安然无恙等。中医学认为,"人之所苦谓之病",按其轻重程度,又可细分为恙、疾、病、疴等,恙的程度相对较轻,应尽早加以预防和治疗。

yao

夭 拼音 yāo 注音 |ㄠ，部首 大 笔画数 4 结构 单一结构 造字法 象形;像头部屈曲的样子 笔顺编号 3134 笔顺读写 撇横撇捺 部外 1 字义五行 土

夭的本义是屈、摧折,引申为未成年就死去,诸如夭亡、夭折、寿夭等。人生命的终结无疑是人生的最大悲伤,特别是幼儿,对生者而言,一定会有悲哀之情,中医学认为如果悲哀太过会损耗肺气,应适可而止。

妖 拼音 yāo 注音 |ㄠ，部首 女 笔画数 7 结构 左右结构 造字法 形声;从女、夭声 笔顺编号 5313134 笔顺读写 折撇横撇横撇捺 部外 4 字义五行 火

妖指妖怪、神话传说中害人的怪物,诸如妖风、妖精、妖魔鬼怪等。所有这些,均为直接或者间接影响人体健康的邪气,当然其中夹杂一些迷信色彩,应当正确理解,不可过于相信,沉迷其中,否则将会影响身心健康。

腰 拼音 yāo 注音 ㄧㄠ，部首 月 笔画数 13 结构 左右结构 造字法 形声；从月、要声 笔顺编号 3511125221531 笔顺读写 撇折横横横竖折竖竖折撇横 部外 9 字义五行 火

腰的本义是紧接肋或胸以下的部分，为胸和髋之间的身体的一部分，诸如腰带、腰杆、腰身、腰围等。中医学认为"腰为肾之府"，在临床上出现腰酸、腰痛，且久治不愈者，多属肾虚，可采取补肾壮腰之法养生保健。

肴 拼音 yáo 注音 ㄧㄠˊ，部首 月 笔画数 8 结构 上下结构 造字法 原为形声；从月、爻声 笔顺编号 34132511 笔顺读写 撇捺横撇竖折横横 部外 4 字义五行 土

肴的本义是做熟的鱼肉和猪、牛、羊肉，诸如菜肴、酒肴、美味佳肴等。肉类食物虽然是维系生命的根本，是保持健康、追求长寿的关键，但应荤素搭配，若一味过食荤食则会出现营养过剩情况，影响身体健康。

谣 拼音 yáo 注音 ㄧㄠˊ，部首 讠 笔画数 12 结构 左右结构 造字法 形声；左形右声 笔顺编号 453443311252 笔顺读写 捺折撇捺捺撇撇横横竖折竖 部外 10 字义五行 火

谣指口头流传的诗歌，亦指无根据的传言，诸如歌谣、民谣、童谣、谣言、造谣等。散布谣言违背做人的基本原则，因为谣言犹如一把利箭，常会伤及当事者，直接给当事人带来诸多伤害，影响其身心健康。

摇 拼音 yáo 注音 ㄧㄠˊ，部首 扌 笔画数 13 结构 左右结构 造字法 形声；从扌、䍃声 笔顺编号 1213443311252 笔顺读写 横竖横撇捺捺撇撇横横竖折竖 部外 10 字义五行 火

摇的本义是摇动、摆动，诸如摇摆、摇晃、摇铃、摇头、摇荡、摇篮、动摇等。中医理论认为"风胜则动"，外风、内风偏胜均可表现出摇动性或游走多变的特点，如眩晕、震颤、四肢抽搐、角弓反张等。

徭 拼音 yáo 注音 丨幺ˊ，部首 彳 笔画数 13 结构 左右结构 造字法 形声；左形右声 笔顺编号 3323443311252 笔顺读写 撇撇竖撇捺捺撇撇横横竖折竖 部外 10 字义五行 火

徭的本义是古代统治者强制人民承担的无偿劳动，诸如徭役。其劳动行为非出自本人意愿，而是在外力的逼迫下不得已而为之，且强度远远超过常人所能承担的限度，常常会给人的身心健康带来较大的伤害。

瑶 拼音 yáo 注音 丨幺ˊ，部首 王 笔画数 14 结构 左右结构 造字法 形声；左形右声 笔顺编号 11213443311252 笔顺读写 横横竖横撇捺捺撇撇横横竖折竖 部外 10 字义五行 火

瑶的本义是似玉的美石，引申为美玉、珍贵、美好，诸如瑶琴、琼瑶、瑶浆等。美好的事物可以给人带来愉悦的心情，从心理保健的角度讲，瑶的内涵寓意美好，是一种非常有益的自我调神养生方法。

舀 拼音 yǎo 注音 丨幺ˇ，部首 臼 笔画数 10 结构 上下结构 造字法 象形；像伸手掏取之形 笔顺编号 3443321511 笔顺读写 撇捺捺撇撇竖横折横横 部外 4 字义五行 火

舀指用瓢、勺等取东西，多指液体，诸如舀水、舀汤、舀油等。古代医家煎煮药物时有颇多讲究，用水要取甘澜水，即用瓢将水扬起来、倒下去，反复多次，直至看到水面上有无数水珠滚来滚去才可用来煎药。

窈 拼音 yǎo 注音 丨幺ˇ，部首 穴 笔画数 10 结构 上下结构 造字法 形声；从穴、幼声 笔顺编号 4453455453 笔顺读写 捺捺折撇捺折折捺折撇 部外 5 字义五行 火

窈窕形容女子文静而美丽，不仅体现了良好的内在修养，而且提示五脏六腑高度和谐，同时还可以给他人以美好的视觉感觉，有利于人际交往，无论对人对己都有值得肯定的舒心怡情及养生保健作用。

药 拼音 yào 注音 丨ㄠˋ，部首 艹 笔画数 9 结构 上下结构 造字法 形声；从艹、约声 笔顺编号 122551354 笔顺读写 横竖竖折折横撇折捺 部外 6 字义五行 木

药的本义是治病的物品，诸如药物、药材、中药、草药、西药、药方、药品等。中医治疗疾病主要使用中药材，中药是我国传统中医特有的药物，主要由植物药、动物药和矿物药组成，具有良好的养生治病作用。

ye

椰 拼音 yē 注音 丨ㄝ，部首 木 笔画数 12 结构 左中右结构 造字法 形声；从木、耶声 笔顺编号 123412211152 笔顺读写 横竖撇捺横竖竖横横折竖 部外 8 字义五行 木

椰的本义是椰树，古代用于侦听台风动向的树种。诸如椰雕、椰蓉、椰汁等。椰果盛产于我国海南，可食用或榨油，果汁可以做饮料，椰肉和椰子水中含有丰富的蛋白质、糖类和脂肪，有较高的营养价值。

噎 拼音 yē 注音 丨ㄝ，部首 口 笔画数 15 结构 左右结构 造字法 形声；从口、壹声 笔顺编号 251121451251431 笔顺读写 竖折横横竖横捺折横竖折横捺撇横 部外 12 字义五行 土

噎指食物等塞住喉咙，或是用尖刻的语言顶撞，使对方受窘而说不出话来，诸如因噎废食等。饮食养生提倡进食时细嚼慢咽，以津液湿润之后送入，切忌吃饭过快，造成消化不良，甚至被食物噎住引致危险。

爷 拼音 yé 注音 丨ㄝˊ，部首 父 笔画数 6 结构 上下结构 造字法 原为形声；从父、耶声 笔顺编号 343452 笔顺读写 撇捺撇捺折竖 部外 2 字义五行 土

爷的本义是父亲的父亲，原指小国国君的父亲，引申为小国国民的祖父，还可用来对长辈或成年男人的称呼等，诸如爷爷、二爷等。爷辈呵护、关心、培育晚辈，有利于家庭和睦，对大家的身心健康均十分重要。

野 拼音 yě 注音 l ㄝˇ，部首 里 笔画数 11 结构 左右结构 造字法 形声；从里、予声 笔顺编号 25112115452 笔顺读写 竖折横横竖横横折撇折竖 部外 4 字义五行 土

野的本义是郊外，亦可用来指不当政的、粗鲁无礼等，诸如野外、原野、野史、粗野、撒野等。《黄帝内经》中认为北方之人"其民乐野处而乳食"，明确表明不同的地理环境、生活习惯与发病之间的关系。

叶 拼音 yè xié 注音 l ㄝˋ，ㄒ l ㄝˊ，部首 口 笔画数 5 结构 左右结构 造字法 会意；从口、从十 笔顺编号 25112 笔顺读写 竖折横横竖 部外 2 字义五行 土

叶的本义是树的叶子，诸如叶络、叶芽、叶片、叶子、绿叶、落叶、树叶等。中草药当中有许多是来源于植物的叶子，如枇杷叶、荷叶、桑叶、银杏叶、淫羊藿等，还有不少蔬菜叶子，均有良好的养生作用。

夜 拼音 yè 注音 l ㄝˋ，部首 夕 笔画数 8 结构 上下结构 造字法 形声；从夕、亦省声 笔顺编号 41323544 笔顺读写 捺横撇竖撇折捺捺 部外 5 字义五行 土

夜的本义是从黄昏到黎明这段时间，跟"日""昼"相对，诸如夜间、夜晚、黑夜、夜景、夜色等。夜晚时自然界阴气隆盛，人与自然相应，阳气潜伏于内，夜晚睡眠好，才能保证白天精力旺盛，自可健康。

液 拼音 yè 注音 l ㄝˋ，部首 氵 笔画数 11 结构 左右结构 造字法 形声；从氵、夜声 笔顺编号 44141323544 笔顺读写 捺捺横捺横撇竖撇折捺捺 部外 8 字义五行 水

液的本义是在动植物体内产生和循环的流体，引申为流体，诸如液态、溶液、唾液、血液、汁液、汗液等。中医学认为人体内的津质稀而清，液较稠浊，津液可润泽全身，充养内外，不可过于损耗影响健康。

腋 拼音 yè 注音 l ㄝˋ，部首 月 笔画数 12 结构 左右结构 造字法 形声；从月、夜声 笔顺编号 351141323544 笔顺读写 撇折横横捺横撇竖撇折捺捺 部外 8 字义五行 土

腋的本义是胳肢窝，即上肢和肩膀连接处靠底下的部分，呈窝状，诸如腋下、肘腋、腋毛等。极泉穴位于腋窝，属于手少阴心经第一穴，主治心痛、目黄、胸胁痛、腋下肿、肩臂不举等，针刺疗效较为显著。

yī

一 拼音 yī 注音 丨，部首 一 笔画数 1 结构 单一结构 造字法 指事 笔顺编号 1 笔顺读写 横 字义五行 土

一的本义是最小的整数，"一阴一阳之谓道"，中国哲学认为任何事物的内部都有阴阳两个方面、两种力量，相辅相成，相互为用，中医学认为只有阴阳平衡，人体才能健康无疾，"一"字充分体现了平衡就是健康这一含义。

衣 拼音 yī 注音 丨，部首 衣 笔画数 6 结构 单一结构 造字法 象形；像上衣形 笔顺编号 413534 笔顺读写 捺横撇折撇捺 字义五行 土

衣的本义是上衣，是个象形字，诸如大衣、内衣、衣服、衬衣、风衣、单衣、更衣、皮衣、衣襟、衣物、着衣等。衣服除了能够御寒保暖，并且可以满足自己的心理需求，具有一定的养生和保健意义。

医 拼音 yī 注音 丨，部首 匚 笔画数 7 结构 半包围结构 造字法 会意；从匚，从矢声 笔顺编号 1311345 笔顺读写 横撇横横撇捺折 部外 5 字义五行 土

医指以治病为职业的人，又指治疗，或是防治疾病的科学或工作，诸如医生、医师、医院、牙医、中医等。药王孙思邈在《大医精诚》中指出：作为一名医生，不仅要医术精湛，还要医德优良，德术双馨。

揖 拼音 yī 注音 丨，部首 扌 笔画数 12 结构 左右结构 造字法 形声；左形右声 笔顺编号 121251122111 笔顺读写 横竖横竖折横横竖竖横横横 部外 9 字义五行 土

揖的本义是拱手行礼，诸如揖让、作揖等。中国乃礼仪之邦，从中医养生学的角度讲，人与人之间，不管在什么情况下，相互礼让、互相谦让均有利于促进和谐的社会环境，有利于人的身心健康。

仪 拼音 yí 注音 丨ˊ，部首 亻 笔画数 5 结构 左右结构 造字法 形声;从亻、义声 笔顺编号 32434 笔顺读写 撇竖捺撇捺 部外 3 字义五行 木

仪的本义是容止仪表，又可用于指礼节等，诸如礼仪、司仪、仪容、仪态、威仪、仪表、失仪等。人的外在仪表不仅是内在修养的外在体现，同时也可反映出许许多多的身心健康问题，应当予以积极重视。

夷 拼音 yí 注音 丨ˊ，部首 大 笔画数 6 结构 嵌套结构 造字法 象形 笔顺编号 151534 笔顺读写 横折横折撇捺 部外 3 字义五行 土

夷的本义是东方之人，引申为平坦、平安，杀掉等。诸如化险为夷、东夷、夷灭、夷族等。平坦、平安之意对人体心灵有良性作用，而杀掉之意直接损害人的生命，一定要想方设法加以防范，以免出现不可逆转的结局。

饴 拼音 yí 注音 丨ˊ，部首 饣 笔画数 8 结构 左右结构 造字法 形声;从饣、台声 笔顺编号 35554251 笔顺读写 撇折折折捺竖折横 部外 5 字义五行 土

饴糖是用米、麦芽为原料熬制的糖。饴糖作为补益药，具有缓中、补虚、生津、润燥之效，主治劳倦伤脾、里急腹痛、肺燥咳嗽、吐血、口渴、咽痛、便秘等，医圣张仲景在其大、小建中汤中均频繁使用了饴糖。

怡 拼音 yí 注音 丨ˊ，部首 忄 笔画数 8 结构 左右结构 造字法 形声;从忄、台声 笔顺编号 44254251 笔顺读写 捺捺竖折捺竖折横 部外 5 字义五行 土

怡的本义是和悦的样子，指心情喜悦、愉快，诸如怡然、心旷神怡等。这种心情有利于人体的身心健康，因为人的心情高兴时，气血运行通畅，但过度喜悦却可以使心气涣散，又对人的身心健康不利。

胰 拼音 yí 注音 丨ˊ，部首 月 笔画数 10 结构 左右结构 造字法 形声;从月、夷声 笔顺编号 3511151534 笔顺读写 撇折横横横折横折撇捺 部外 6 字义五行 土

胰是人和某些动物的器官之一。人的胰在胃的后下方，能分泌胰液帮助消化，还分泌胰岛素等调节体内糖类的代谢。中医理论所说的脾具有主运化水谷的功能，其内涵与西医所说的胰的功能较为相关。

移 拼音 yí 注音 丨´，部首 禾 笔画数 11 结构 左右结构 造字法 形声；从禾、多声 笔顺编号 31234354354 笔顺读写 撇横竖撇捺撇折捺撇折捺 部外 6 字义五行 土

移的本义是把稻秧从苗圃起出，栽种到大田里去，引申为变动位置、改变，诸如移动、移居、迁移、转移、推移等。古人迫于饥寒、战乱而迁移是对身心的折磨，今人迁移改善居处，身心愉悦，有利于健康。

遗 拼音 yí 注音 丨´，部首 辶 笔画数 12 结构 半包围结构 造字法 形声；从贵、辶声 笔顺编号 251212534454 笔顺读写 竖折横竖横竖折撇捺捺折捺 部外 9 字义五行 木

遗的本义是将精华移走，引申为漏掉、丢失东西等，诸如遗漏、遗弃、遗留、遗失、遗忘等。遗失物件本身会使人产生烦恼，但从心理养护的角度而言，"塞翁失马，焉知非福"，也是较为聪明的应对方法。

颐 拼音 yí 注音 丨´，部首 页 笔画数 13 结构 左右结构 造字法 形声；左形右声 笔顺编号 1225125132534 笔顺读写 横竖竖折横竖折横撇竖折撇捺 部外 7 字义五行 土

颐的本义是下巴，引申为面颊、保养等，诸如颐神、支颐、颐养天年等。中医养生的目的就是通过各种方法养护生命、增强体质、预防疾病，以期达到健康长寿的目的，所以颐养身心的意义不可忽视。

疑 拼音 yí nǐ 注音 丨´，3丨ˇ，部首 疋 笔画数 14 结构 左右结构 造字法 形声；从予、止匕、矢声 笔顺编号 35311345452134 笔顺读写 撇折撇横横撇捺折捺折竖横撇捺 部外 9 字义五行 木

疑的本义是怀疑，诸如疑惧、疑心、迟疑、疑虑、猜疑、半信半疑等。在正常情况下，人与人之间应当相互信任，如果不断地猜疑，则容易影响人际关系的稳定，对彼此的身心健康都会产生不利影响。

乙 拼音 yǐ 注音 丨ˇ，部首 乙 笔画数 1 结构 单一结构 造字法 象形；像植物屈曲生长的样子 笔顺编号 5 笔顺读写 折 字义五行 土

乙是十天干计数中的第二位，用于排列次序时表示第二，如乙方、乙肝、乙烯等。甲乙在五行方位上对应的是东方，其属性是木，与中医藏象学说中的肝胆相对应，在养生之际，应按春季养护的方法加以保健。

蚁 拼音 yǐ 注音 ㄧˇ，部首 虫 笔画数 9 结构 左右结构 造字法 形声；从虫、义声 笔顺编号 251214434 笔顺读写 竖折横竖横捺捺撇捺 部外 3 字义五行 木

蚁指蚂蚁。蚂蚁，特别是东北大黑蚂蚁，作为一种中药材，具有补肾益精、通经活络、解毒消肿的作用，主治肾虚头昏耳鸣、失眠多梦、阳痿遗精、风湿痹痛、中风偏瘫、手足麻木、痈肿疔疮、毒蛇咬伤等，疗效较好。

椅 拼音 yǐ yī 注音 ㄧˇ，ㄧ，部首 木 笔画数 12 结构 左右结构 造字法 形声；从木、奇声 笔顺编号 123413412512 笔顺读写 横竖撇捺横撇捺横竖折横竖 部外 8 字义五行 木

椅即椅子，指有靠背的坐具，诸如躺椅、藤椅、摇椅、椅子、轮椅、桌椅、靠椅、椅背等。在日常生活中，人们几乎离不开椅子，从这个角度说，椅子对人体的健康功不可没，但应注意坐姿，以免影响健康。

义 拼音 yì 注音 ㄧˋ，部首 丶 笔画数 3 结构 单一结构 造字法 原为会意 笔顺编号 434 笔顺读写 捺撇捺 部外 2 字义五行 木

义的本义是礼仪，后引申为正义、公正，是为了信仰而不惜牺牲自己，还可指意思、意义等，诸如词义、定义、含义、义举等。中医学中的许多名词术语艰涩难懂，在学习的过程中需要逐步掌握其真正意义。

艺 拼音 yì 注音 ㄧˋ，部首 艹 笔画数 4 结构 上下结构 造字法 形声；从艹、乙声 笔顺编号 1225 笔顺读写 横竖竖折 部外 1 字义五行 木

艺的本义是技艺，引申为艺术等，诸如技艺、棋艺、园艺、文艺、曲艺等。高雅的艺术不仅可以丰富人们的生活，还可以陶冶情操，对身心健康有益，但如果过于沉迷其中，则对健康有损无益。

忆 拼音 yì 注音 ㄧˋ，部首 忄 笔画数 4 结构 左右结构 造字法 形声；从忄、乙声 笔顺编号 4425 笔顺读写 捺捺竖折 部外 1 字义五行 土

忆的本义是思念、回想，亦可指记住，诸如忆想、回忆、忆念、记忆等。忆在中医七情中属于思的范畴，思为脾之志，思本是人的正常生理活动，倘若思虑太过，可导致气结不行，积聚于中，所谓"思伤脾"。

议 拼音 yì 注音 丨ˋ，部首 讠 笔画数 5 结构 左右结构 造字法 形声;从讠、义声 笔顺编号 45434 笔顺读写 捺折捺撇捺 部外 3 字义五行 木

议的本义是商议、讨论,引申为评论、批评等,诸如议事、议题、会议、评议、议论纷纷等。遇到难事多找人商议比较容易找到恰当的解决途径,同时也能尽早减轻自身压力,对人体的身心健康有益。

异 拼音 yì 注音 丨ˋ，部首 廾 笔画数 6 结构 上下结构 造字法 会意;从巳、从廾 笔顺编号 515132 笔顺读写 折横折横撇竖 部外 3 字义五行 土

异的本义是与私田及公田都不相同的田亩、奇特的田地,引申为不同、奇特,诸如异议、异味、异香、怪异、异地等。奇特的事物常会引人注意,甚至对情绪产生不良刺激,从养生而言,坦然应对有利于健康长寿。

抑 拼音 yì 注音 丨ˋ，部首 扌 笔画数 7 结构 左中右结构 造字法 会意 笔顺编号 1213552 笔顺读写 横竖横撇折折竖 部外 4 字义五行 土

抑指压制、压下,诸如抑郁、抑止、抑制、压抑等。强行压抑自己的情绪往往会造成难以想象的健康危害,对人体心理养护而言,丢掉烦恼、忘记痛苦应当是较为聪明的应对方法,有利于身心健康。

呓 拼音 yì 注音 丨ˋ，部首 口 笔画数 7 结构 左右结构 造字法 形声 笔顺编号 2511225 笔顺读写 竖折横横竖竖折 部外 4 字义五行 土

呓指梦话,如梦呓。中医学认为魂为随神气而往来的精神活动,寄居于血,肝藏血,故藏魂,即五脏精气化生的情志活动内藏于肝,若肝不藏魂,魂魄游荡,则可出现惊骇多梦、卧寐不安,或梦游、梦呓、幻觉等。

佚 拼音 yì dié 注音 丨ˋ，ㄉ丨ㄝˊ，部首 亻 笔画数 7 结构 左右结构 造字法 象形 笔顺编号 3231134 笔顺读写 撇竖撇横横撇捺 部外 5 字义五行 土

佚的本义是隐逸的人,引申为散失、失传,诸如佚名、佚文。古代有许多中医著作失传,如汉代《汉书·艺文志》载有医经七家,但除了《黄帝内经》流传至今,其他六家均已失传,对中医学、养生学来说颇为遗憾。

役 拼音 yì 注音 丨丶，部首 彳 笔画数 7 结构 左右结构 造字法 会意 笔顺编号 3323554 笔顺读写 撇撇竖撇折折捺 部外 4 字义五行 土

役的本义是服兵役、戍守边疆，引申为强制性的劳动，诸如徭役、劳役、役龄、现役、服役等。违背自己的意愿，在外力的逼迫下不得已地劳动会给人的身心带来较大的伤害，影响自身健康与长寿。

译 拼音 yì 注音 丨丶，部首 讠 笔画数 7 结构 左右结构 造字法 形声 笔顺编号 4554112 笔顺读写 捺折折捺横横竖 部外 5 字义五行 金

译的本义是把整篇文字或讲话整体一次性地转换为另一种语言，诸如译文、翻译、译本、口译等。中医养生学的有关知识不但可以在国内积极推广，而且也可以翻译成各国语言，让更多的人了解中医、学习中医。

易 拼音 yì 注音 丨丶，部首 日 笔画数 8 结构 上下结构 造字法 象形；像蜥蜴形 笔顺编号 25113533 笔顺读写 竖折横横撇折撇撇 部外 4 字义五行 火

易指改变、换、容易、谦逊等，诸如交易、贸易、易手、简易、平易近人等。《周易》一书详细讲述了天地、太极、阴阳、八卦等天地平衡之道，反复循环，互相调和，而中医学则是易道中的一个重要分支。

诣 拼音 yì 注音 丨丶，部首 讠 笔画数 8 结构 左右结构 造字法 形声；从讠、旨声 笔顺编号 45352511 笔顺读写 捺折撇折竖折横横 部外 6 字义五行 土

诣指学问或技术所达到的程度，诸如造诣、苦心孤诣等。张仲景、华佗等古代名医，其中医造诣十分深厚，学习中医不是一蹴而就的，需要潜心苦读，不断地在医学道路上攀登，方可有所造诣。

弈 拼音 yì 注音 丨丶，部首 廾 笔画数 9 结构 上下结构 造字法 形声；下形上声 笔顺编号 413234132 笔顺读写 捺横撇竖撇捺横撇竖 部外 6 字义五行 木

弈的本义是下围棋，诸如博弈、弈棋、对弈等。经常下棋可有效锻炼思维、陶冶情操，有利于人体的身心健康，但中医情志学说认为，不管任何一种娱乐活动均不可过于沉迷其中，应适可而止，弈棋亦不例外。

奕 拼音 yì 注音 丨ˋ，部首 大 笔画数 9 结构 上下结构 造字法 形声；从大、亦声 笔顺编号 413234132 笔顺读写 捺横撇竖撇捺横撇竖 部外 6 字义五行 木

奕的本义是大，奕奕指精神焕发的样子，如神采奕奕等。从心理学的角度讲，只有内心充满活力，外在才能表现出神采奕奕，平时只有加强促进人体身心健康的一些正能量，才能有利于人们的健康与长寿。

疫 拼音 yì 注音 丨ˋ，部首 疒 笔画数 9 结构 半包围结构 造字法 形声；从疒、役省声 笔顺编号 413413554 笔顺读写 捺横撇捺横撇折折捺 部外 4 字义五行 木

疫的本义是服役的人患的疾病，即传染病，诸如疫情、防疫、鼠疫、瘟疫、检疫等。接种疫苗可以刺激机体产生抗体，防止相应的传染病发生，是一种有效的保护措施，也是中医"治未病"思想的主要体现。

益 拼音 yì 注音 丨ˋ，部首 皿 笔画数 10 结构 上下结构 造字法 会意；从皿、从水 笔顺编号 4313425221 笔顺读写 捺撇横撇捺竖折竖竖横 部外 5 字义五行 土

益指利益、有益的、增长等，诸如公益、权益、效益、益虫、益鸟、益友、延年益寿等。中医养生的目的就是指通过各种方法颐养生命、增强体质、预防疾病，从而达到延年益寿的一种有益性医事活动。

谊 拼音 yì 注音 丨ˋ，部首 讠 笔画数 10 结构 左右结构 造字法 会意兼形声；从讠、宜声 笔顺编号 4544525111 笔顺读写 捺折捺捺折竖折横横横 部外 8 字义五行 木

谊的本义为合宜的道德、行为或道理，可解释为交情，诸如联谊、友谊、深情厚谊等。这些人与人之间的良好情感可以建立起良好的人际关系，自然会对自己的身心健康产生诸多良性保健作用。

逸 拼音 yì 注音 丨ˋ，部首 辶 笔画数 11 结构 半包围结构 造字法 会意 笔顺编号 35251354454 笔顺读写 撇折竖折横撇折捺捺折捺 部外 8 字义五行 土

逸的本义是逃跑，引申为闲适、安乐、散失、超过等，诸如安逸、逃逸、逸文、超逸、一劳永逸等。适当地放松自己可以有效缓解身体的疲劳，增强人的体质，维护自身健康，从而有助于提高人体的寿命。

裔

拼音 yì 注音 丨ˋ，部首 衣 笔画数 13 结构 上下结构 造字法 形声;下形上声 笔顺编号 4135342534251 笔顺读写 捺横撇折撇捺竖折撇捺竖折横 部外 7 字义五行 土

裔的本义是衣服的边缘,也可指边远的地方或者子孙后代。中医学特别重视继承和研究,弘扬中医药文化知识需要子孙后代将其传承下去,这是中医学的一个重要特色,也是中医养生学的基本特点,理应代代相传。

蜴

拼音 yì 注音 丨ˋ，部首 虫 笔画数 14 结构 左右结构 造字法 形声;从虫、易声 笔顺编号 25121425113533 笔顺读写 竖折横竖横捺竖折横横撇折撇撇 部外 8 字义五行 木

蜥蜴是一种爬行动物,体表有细小鳞片,有头、颈、躯干、尾四部分,捕食昆虫和其他小动物,中药别名为马蛇子、麻蛇子,善于化痰散结、利尿排毒,且能消瘿散瘰,常用于治疗淋巴结核,可研末内服,或研末调敷外用。

毅

拼音 yì 注音 丨ˋ，部首 殳 笔画数 15 结构 左右结构 造字法 形声 笔顺编号 414313533343554 笔顺读写 捺横捺撇横撇折撇撇撇捺撇折折捺 部外 11 字义五行 木

毅的本义是意志坚强、果断,诸如毅力、刚毅、坚毅、毅然等。按照中医心理养生的观点来看,毅的这些含义均有正性作用,能对自己和周围的人发挥正能量影响,但过犹不及,须适可而止。

臆

拼音 yì 注音 丨ˋ，部首 月 笔画数 17 结构 左右结构 造字法 形声;从月、意声 笔顺编号 35114143125114544 笔顺读写 撇折横横捺横捺横竖折横横捺折捺捺 部外 13 字义五行 土

臆的本义是胸骨,引申为主观地、无根据地,诸如臆测、臆度、臆断、臆说、臆想、臆造等。从心理保健的角度讲,凭空想象、无中生有、无端猜测对他人而言是非常有害的行为,损人而不利己,应当制止。

懿 拼音 yì 注音 丨ˋ，部首 心 笔画数 22 结构 左右结构 造字法 形声；从壹、恣声 笔顺编号 1214512514314135344544 笔顺读写 横竖横捺折横竖折横捺撇横捺横撇折撇捺捺折捺捺 部外 18 字义五行 土

懿的本义是美好，指品德美好，诸如懿德、懿范、懿旨、嘉言懿行等。古代养生学家比较重视以德养生，这其中蕴含着丰富的中华文化和精神文明，特别是佛教、儒教及道教中所倡导的道德思想更是如此。

yin

因 拼音 yīn 注音 丨ㄣ，部首 囗 笔画数 6 结构 全包围结构 造字法 会意 笔顺编号 251341 笔顺读写 竖折横撇捺横 部外 3 字义五行 土

因的本义是约束性发展、承袭式发展，引申为因为、缘由、沿袭等，诸如因此、因果、因由、因袭、因而等。佛教和道教认为人世间是有因果报应的，提倡积累善缘，有一定养生价值。

阴 拼音 yīn 注音 丨ㄣ，部首 阝 笔画数 6 结构 左右结构 造字法 形声；左形右声 笔顺编号 523511 笔顺读写 折竖撇折横横 部外 4 字义五行 土

阴的本义是山的北面、水的南面，跟"阳"相对。在中医理论中，常用阴阳理论来阐述生命变化规律，其中行于内里的、向下的、抑制的、减弱的、重浊的为阴，如从脏腑功能来划分，则五脏之气当为阴气。

音 拼音 yīn 注音 丨ㄣ，部首 音 笔画数 9 结构 上下结构 造字法 指事；从言合一 笔顺编号 414312511 笔顺读写 捺横捺撇横竖折横横 字义五行 土

音的本义是声音，亦可用于指消息、音节等，诸如音波、音响、音信、音质、音调、音律等。《黄帝内经》记载"天有五音，人有五脏"，其中五音与五脏相配，脾应宫、肺应商、肝应角、心应徵、肾应羽。

姻 拼音 yīn 注音 丨ㄣ，部首 女 笔画数 9 结构 左右结构 造字法 形声；从女、因声 笔顺编号 531251341 笔顺读写 折撇横竖折横横捺横 部外 6 字义五行 土

姻指婚姻，诸如姻亲、联姻、姻缘、婚姻等。婚姻乃人生四大喜事之一，当人的心情处于喜气洋洋、开开心心、快快乐乐的状态时，就会产生良好的影响，有利于心理养生，但因过喜伤心，须谨防太过。

殷 拼音 yīn yān yǐn 注音 丨ㄣ，丨ㄢ，丨ㄣˇ，部首 殳 笔画数 10 结构 左右结构 造字法 形声；右形左声 笔顺编号 3351153554 笔顺读写 撇撇折横横折撇折折捺 部外 6 字义五行 土

殷的本义是盛乐，引申为富裕、热情等，诸如殷富、殷足、殷切、殷勤等。经济的富足、生活的富裕对人生来说都是非常美好的向往，如果具有如此状况，自然对人的健康与长寿大有裨益。

暗 拼音 yīn 注音 丨ㄣ，部首 口 笔画数 12 结构 左右结构 造字法 形声；从口、音声 笔顺编号 251414312511 笔顺读写 竖折横捺横捺撇横竖折横横 部外 9 字义五行 土

暗的本义是小儿哭泣不止，现用于指嗓子哑或沉默，如暗哑等，中医称之为喉风、喉暗、喉痹等，在辨证论治的同时，注意不要进食刺激性食物，平时保持大便通畅，禁烟酒，冬季室内保持温暖、空气流通等。

吟 拼音 yín 注音 丨ㄣˊ，部首 口 笔画数 7 结构 左右结构 造字法 形声；从口、今声 笔顺编号 2513445 笔顺读写 竖折横撇捺捺折 部外 4 字义五行 木

吟的本义是当着众人的面朗诵，引申为有节奏地读诗文等，诸如吟诗、吟诵、吟咏、吟唱、歌吟等。从中医情志变化的角度来说，吟诵可有效锻炼思维，陶冶情操，开阔自己的胸怀，有利于人体的身心健康。

银 拼音 yín 注音 丨ㄣˊ，部首 钅 笔画数 11 结构 左右结构 造字法 形声；从钅、艮声 笔顺编号 31115511534 笔顺读写 撇横横横折折横横折撇捺 部外 6 字义五行 金

银是一种金属元素，亦指与货币有关的事物，诸如白银、银行、银元、银两、银币、收银等。钱财的富足、经济的富裕是人们非常美好的向往，如果通过努力具有此状况，自然对人的健康与长寿大有裨益。

淫　拼音 yín 注音 丨ㄣˊ，部首 氵 笔画数 11 结构 左右结构 造字法 形声；左形右声 笔顺编号 44134433121 笔顺读写 捺捺横撇捺捺撇撇横竖横 部外 8 字义五行 水

淫的本义是浸淫、浸渍，引申为过度、无节制或不正当的男女关系，诸如淫威、淫雨、淫逸、淫秽、淫乱、奸淫等。前者因过犹不及，当尽量遵循阴阳平衡之理；后者则为道德败坏，应当避免发生。

寅　拼音 yín 注音 丨ㄣˊ，部首 宀 笔画数 11 结构 上下结构 造字法 象形 笔顺编号 44512512134 笔顺读写 捺捺折横竖折横竖横撇捺 部外 8 字义五行 土

寅是地支的第三位，与属相中的虎相对应，寅时为清晨三点到五点，中医又称此时为平旦，这时肺经当令。肝在丑时通过藏血将血液推陈出新后提供给肺，通过肺朝百脉的功能送往全身，以使人体健康。

龈　拼音 yín kěn 注音 丨ㄣˊ，ㄎㄣˇ，部首 齿 笔画数 14 结构 左右结构 造字法 形声；左形右声 笔顺编号 21213452511534 笔顺读写 竖横竖横撇撇折竖折横横折撇捺 部外 6 字义五行 木

龈的本义是牙齿的边界，即牙齿与牙床的分界处，诸如牙龈等。人们养生的重要行为是吃，牙龈红肿或出血会影响咀嚼功能，因齿为骨之余，为肾所主，而手足阳明经分别络于上下齿龈，故常与肾、胃、大肠有关。

引　拼音 yǐn 注音 丨ㄣˇ，部首 弓 笔画数 4 结构 左右结构 造字法 会意 笔顺编号 5152 笔顺读写 折横折竖 部外 1 字义五行 土

引的本义是拉开弓，引申为导致、带领、拉长等，诸如引导、引路、引申、引弓、引力等。有一种养生方法叫作导引，是我国古代将呼吸运动与肢体运动相结合的一种养生术，具有较为显著的保健效果。

饮　拼音 yǐn 注音 丨ㄣˇ，部首 饣 笔画数 7 结构 左右结构 造字法 会意；从饣、从欠 笔顺编号 3553534 笔顺读写 撇折折撇折撇捺 部外 4 字义五行 土

饮的本义是喝，引申为饮料，诸如饮料、对饮、痛饮、冷饮、饮食等。《金匮要略》中载有痰饮病，实则为饮病，是津液代谢障碍所形成的病理产物，中医学认为"当以温药和之"为治疗大法。

蚓 拼音 yǐn 注音 丨ㄣˇ，部首 虫 笔画数 10 结构 左右结构 造字法 形声；从虫、引声 笔顺编号 2512145152 笔顺读写 竖折横竖横捺折横折竖 部外 4 字义五行 土

蚓的本义是蚯蚓，即中药地龙。地龙作为药用由来已久，早在《神农本草经》中就有记载，其性寒、味咸，能清热定惊、通络、平喘、利尿，常用于治疗高热狂躁、惊风抽搐、目赤、半身不遂等病证。

隐 拼音 yǐn yìn 注音 丨ㄣˇ,丨ㄣˋ，部首 阝 笔画数 11 结构 左右结构 造字法 形声；左形右声 笔顺编号 52355114544 笔顺读写 折竖撇折折横横捺折捺捺 部外 9 字义五行 土

隐的本义是藏匿、隐蔽，诸如隐藏、隐伏、隐埋、隐居等。人们在冬季养生时，情志要适应冬藏之气，《黄帝内经》中指出"使志若伏若匿，若有私意，若已有得"，如此气机才能隐藏不露，内向蛰伏。

瘾 拼音 yǐn 注音 丨ㄣˇ，部首 疒 笔画数 16 结构 半包围结构 造字法 形声；从疒、隐声 笔顺编号 4134152355114544 笔顺读写 捺横撇捺横折竖撇折折横横捺折捺捺 部外 11 字义五行 土

瘾的本义是不良的癖好，如酒瘾、烟瘾、牌瘾等。养生提倡学习工作之余，通过高雅的爱好进行放松和调整，但对不良的癖好应当戒除，如《黄帝内经》中记载的不利于养生的生活习惯就包括"以酒为浆"等。

ying

英 拼音 yīng 注音 丨ㄥˉ，部首 艹 笔画数 8 结构 上下结构 造字法 形声；从艹、央声 笔顺编号 12225134 笔顺读写 横竖竖竖折横撇捺 部外 5 字义五行 木

英的本义是花的蓓蕾，引申为才能出众的或才能出众的人，诸如英才、英俊、英明、英豪、英杰、英雄等。在社会上表彰及树立英雄形象可以传播正能量，有利于鼓舞人们积极向上，同样有一定的保健效力。

婴 拼音 yīng 注音 丨ㄥ，部首 女 笔画数 11 结构 上下结构 造字法 形声；下形上声 笔顺编号 25342534531 笔顺读写 竖折撇捺竖折撇捺折撇横 部外 8 字义五行 土

婴指初生的孩子，诸如婴儿、母婴、女婴、妇婴、育婴等。儿科古称哑科，中医对于婴幼儿的养生与保健有着不同于成人的方法，特别强调应当注意保护儿童的稚阴、稚阳，竭力强化健脾及补肾。

樱 拼音 yīng 注音 丨ㄥ，部首 木 笔画数 15 结构 左右结构 造字法 形声；从木、婴声 笔顺编号 123425342534531 笔顺读写 横竖撇捺竖折撇捺竖折撇捺折撇横 部外 11 字义五行 木

樱的本义是樱桃树，亦可指樱桃。樱桃果实多汁，甜酸可口，含铁量高，居于各种水果之首，可防治缺铁性贫血。另外樱桃核可清热透疹，用于麻疹不透，樱桃叶可透疹、解毒，捣汁外用还可治毒蛇咬伤。

盈 拼音 yíng 注音 丨ㄥˊ，部首 皿 笔画数 9 结构 上下结构 造字法 会意 笔顺编号 535425221 笔顺读写 折撇折捺竖折竖竖横 部外 4 字义五行 水

盈的本义是盛满容器，引申为充满、多出来的，跟"亏"相对，诸如充盈、丰盈、盈利、盈余、轻盈等。中医学认为人的正气应当充盈，邪气才没有入侵的条件，正如《黄帝内经》所言"正气存内，邪不可干"。

营 拼音 yíng 注音 丨ㄥˊ，部首 艹 笔画数 11 结构 上中下结构 造字法 形声；从宫、荧声 笔顺编号 12245251251 笔顺读写 横竖竖捺折竖折横竖折横 部外 8 字义五行 木

营的本义是四周垒土而居，引申为军队驻扎的地方、经营、谋求等，诸如营房、军营、营业、私营、营利等。中医学认为营气存于血脉之内，营为血之气，往往营血并提；温也指温病中的发病阶段或病位。

蝇 拼音 yíng 注音 丨ㄥˊ，部首 虫 笔画数 14 结构 左右结构 造字法 形声；左形右声 笔顺编号 25121425125115 笔顺读写 竖折横竖横捺竖折横竖折横横折 部外 8 字义五行 木

蝇的本义是吃食少而繁殖多的虫子，多指苍蝇。苍蝇多以腐败有机物为食，常生存于卫生较差的环境中，具有舐吮式口器，会污染食物，传播疾病，因此灭杀苍蝇、保持良好的卫生环境有益于人体的健康。

赢 拼音 yíng 注音 丨ㄥˊ，部首 贝 笔画数 17 结构 上中下结构 造字法 形声；从贝、羸省声 笔顺编号 41525135112534354 笔顺读写 捺横折竖折横撇折横横竖折撇捺撇折捺 部外 13 字义五行 火

赢的本义是有余，引申为获胜，跟"输"相对，亦指获得利润，诸如赢家、输赢、赢得、双赢、赢利等。从心理学角度讲，赢可以增强人的自信心，树立正能量，保持积极向上的风貌，有利于人的身心健康。

颖 拼音 yíng 注音 丨ㄥˇ，部首 页 笔画数 13 结构 左右结构 造字法 形声；从禾、顷声 笔顺编号 3531234132534 笔顺读写 撇折撇横竖撇捺横撇竖折撇捺 部外 7 字义五行 木

颖的本义是谷穗，引申为才能出众、聪明等，诸如颖慧、颖悟、聪颖等。智商较高之人，其学习知识、接受知识、运用知识的能力也比较强，因而常常具有较高的养生造诣，有利于自身的保健活动。

硬 拼音 yìng 注音 丨ㄥ丶，部首 石 笔画数 12 结构 左右结构 造字法 形声；从石、更声 笔顺编号 132511251134 笔顺读写 横撇竖折横横竖折横横撇捺 部外 7 字义五行 木

硬的本义是石头被砸掉一层又露出一层，转义为板结、僵化，与"软"相对，诸如硬币、硬木、坚硬、硬度、硬化等。中医病证名"岩"，指结块坚硬如石，表面高低凹凸不平，像山岩一样，属于肿瘤一类的危重疾病。

---

yong

痈 拼音 yōng 注音 ㄩㄥ，部首 疒 笔画数 10 结构 半包围结构 造字法 形声；从疒、用声 笔顺编号 4134135112 笔顺读写 捺横撇捺横撇折横横竖 部外 5 字义五行 木

痈指皮肤和皮下组织的化脓性炎症，多发生在背部或颈部，如痈疽。其中发于肌肉，红肿高大者，多属于阳证；发于骨之上，平塌色暗，多属于阴证。其中阳和汤、仙方活命饮等古方是治疗痈疽的经典名方。

臃 拼音 yōng 注音 ㄩㄥ，部首 月 笔画数 17 结构 左右结构 造字法 形声；从月、雍声 笔顺编号 35114155332411121 笔顺读写 撇折横横捺横折折撇撇竖捺横横横竖横 部外 13 字义五行 土

　　臃的本义是腰围格外粗大，臃肿通常指身体因肥胖等原因而笨重、行动不便，亦可比喻机构庞大、运转不灵。肥胖容易带来各种疾病，而乐观的心态、健康的营养摄入、有效运动，均是预防肥胖的有效方法。

庸 拼音 yōng 注音 ㄩㄥ，部首 广 笔画数 11 结构 半包围结构 造字法 会意；从用、从庚 笔顺编号 41351125112 笔顺读写 捺横撇折横横竖折横横竖 部外 8 字义五行 土

　　庸的本义是用、需要，引申为平常、无能的，诸如庸俗、平庸、庸人、昏庸、庸碌等。庸人自扰常会自添烦恼，养生的关键在于"恬淡虚无"，始终保持清静状态，即思想安闲清静，没有任何杂念。

咏 拼音 yǒng 注音 ㄩㄥˇ，部首 口 笔画数 8 结构 左右结构 造字法 形声；从口、永声 笔顺编号 25145534 笔顺读写 竖折横捺折折撇捺 部外 5 字义五行 土

　　咏的本义是曼声长吟、歌唱，现指声调抑扬地诵读或用诗词等来叙述，诸如咏叹、吟咏、咏怀、咏史、咏赞等。古人常以诗寄情，抒发情感，从中医养生角度而言，诗词吟诵有利于人体的身心健康。

泳 拼音 yǒng 注音 ㄩㄥˇ，部首 氵 笔画数 8 结构 左右结构 造字法 形声；从氵、永声 笔顺编号 44145534 笔顺读写 捺捺横捺折折撇捺 部外 5 字义五行 水

　　泳的本义是潜行水中、游泳，诸如蛙泳、蝶泳、仰泳、泳池、泳装等。游泳是一项适合大众参与的健身方法，能够增进心肺功能、锻炼肌肉力量及耐力、促进新陈代谢，也是人们喜爱的运动方式，有利于养生。

勇 拼音 yǒng 注音 ㄩㄥˇ，部首 力 笔画数 9 结构 上下结构 造字法 形声；从力、甬声 笔顺编号 542511253 笔顺读写 折捺竖折横横竖折撇 部外 7 字义五行 土

　　勇的本义是果敢、胆大，常指士兵英勇，诸如勇气、英勇、勇敢、勇猛、刚勇、骁勇等。以上可以给人带来正能量，增强人的信心，保持积极向上的精神风貌，在一定程度上对人的身心健康颇为有益。

蛹 拼音 yǒng 注音 ㄩㄥˇ，部首 虫 笔画数 13 结构 左右结构 造字法 形声;从虫、甬声 笔顺编号 2512145425112 笔顺读写 竖折横竖横捺折捺竖折横横竖 部外 7 字义五行 土

蛹指某些昆虫由幼虫慢慢变成成虫的过渡形态,诸如蚕蛹、虫蛹等。昆虫蛹不仅含有人体必需的九种氨基酸和蛋白质等营养成分,且比较容易被人体吸收,是天然美味的食物,具有良好的养生保健价值。

you

优 拼音 yōu 注音 ㄧㄡ，部首 亻 笔画数 6 结构 左右结构 造字法 形声;从亻、尤声 笔顺编号 321354 笔顺读写 撇竖横撇折捺 部外 4 字义五行 土

优的本义是古代表演乐舞、杂戏的艺人,引申为好、宽裕、厚待,诸如优点、优秀、优势、优厚、优惠、优良等。无论什么事,只要表现出优秀的状态,充分体现人的阳光一面,都是对人体健康有利的。

忧 拼音 yōu 注音 ㄧㄡ，部首 忄 笔画数 7 结构 左右结构 造字法 形声;从忄、尤声 笔顺编号 4421354 笔顺读写 捺捺竖横撇折捺 部外 4 字义五行 土

忧的本义是愁眉苦脸,诸如忧愁、忧虑、忧伤、担忧等。"忧"是中医七情之一,遇到困难和挫折,让人出现忧愁的情绪,这是自然的事情,但是如果超过人的承载能力,则又是身心健康之大敌。

幽 拼音 yōu 注音 ㄧㄡ，部首 幺 笔画数 9 结构 半包围结构 造字法 会意兼形声;从山、从二幺、二幺亦声 笔顺编号 255455452 笔顺读写 竖折折捺折捺折竖 部外 6 字义五行 土

幽的本义是隐藏、不公开的,引申为深远、安静等,诸如幽暗、幽谷、幽深、幽会、幽静、幽雅等。人体任脉上的幽门穴位于上腹部,当脐中上 6 寸,主治腹痛、呕吐、善哕、消化不良、泄泻、痢疾等病。

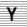

悠 拼音 yōu 注音 丨又 ，部首 心 笔画数 11 结构 上下结构 造字法 形声；从心、攸声 笔顺编号 32231344544 笔顺读写 撇竖竖撇横撇捺捺折捺捺 部外 7 字义五行 土

悠的本义是忧思，引申为久、闲适、自在等，诸如悠长、悠久、悠然、悠闲等。悠然自得、无拘无束形容自由清闲、心情舒畅，是一种适合人体健康状态的生活方式，有助于提高人体的健康和寿命。

由 拼音 yóu 注音 丨又 ´ ，部首 田 笔画数 5 结构 单一结构 造字法 会意 笔顺编号 25121 笔顺读写 竖折横竖横 字义五行 土

由的本义是不确定、不固定，引申为原因、归、从、根据等，诸如来由、理由、情由、缘由、由来等。佛教和道教认为世间有因果报应，有什么样的因，就有什么样的果，提倡积累善缘，有一定养生价值。

犹 拼音 yóu 注音 丨又 ´ ，部首 犭 笔画数 7 结构 左右结构 造字法 形声；从犭、尤声 笔顺编号 3531354 笔顺读写 撇折撇横撇折捺 部外 4 字义五行 土

犹的本义是经过远景规划和长期选育得到的良犬，引申为如同、仍然等，诸如犹豫、犹如等。中医学认为胆主决断，胆气虚致决断无权、优柔寡断，主要表现为遇事易惊、犹豫不决、神不守舍等虚怯之症。

油 拼音 yóu 注音 丨又 ´ ，部首 氵 笔画数 8 结构 左右结构 造字法 形声；从氵、由声 笔顺编号 44125121 笔顺读写 捺捺横竖折横竖横 部外 5 字义五行 水

油的本义是润滑的（动植物）汁液，诸如豆油、牛油、汽油、油灯、菜油、香油等，具有滋养润滑作用，因油腻的食物容易损伤脾胃健运，故凡外感疾病、黄疸、泄泻者当禁忌服用，以免影响治疗效果。

柚 拼音 yòu yóu 注音 丨又 ` ,丨又 ´ ，部首 木 笔画数 9 结构 左右结构 造字法 形声；从木、由声 笔顺编号 123425121 笔顺读写 横竖撇捺竖折横竖横 部外 5 字义五行 木

柚的本义是可以提取纺织机润滑油的木本植物柚子，其皮粗而厚，色黄，肉白或粉红色，多汁，味酸甜，具有消食、化痰、醒酒之功效，是人们常食用的水果之一，常用于饮食积滞、食欲不振、醉酒等。

疣 拼音 yóu 注音 丨又´，部首 疒 笔画数 9 结构 半包围结构 造字法 形声；从疒、尤声 笔顺编号 413411354 笔顺读写 捺横撇捺横横撇折捺 部外 4 字义五行 土

疣是一种皮肤病，俗称猴子，病原体是一种病毒，症状是皮肤上出现黄褐色的小疙瘩，不痛不痒。因为疣影响容貌，而且部分难以根治，所以非常影响自身的心情，理当乐观面对，积极寻求综合治疗方法。

莜 拼音 yóu 注音 丨又´，部首 艹 笔画数 10 结构 上下结构 造字法 形声 笔顺编号 1223223134 笔顺读写 横竖竖撇竖竖撇横撇捺 部外 7 字义五行 木

莜麦，也叫裸燕麦，或油麦，一年生草本植物，成熟后籽实容易和外壳脱离，磨成粉后可食用。莜麦具有低糖高蛋白的特点，可降低胆固醇在心脑血管中的积累，是糖尿病、脂血症、脑血管疾病及冠心病患者的佳品。

鱿 拼音 yóu 注音 丨又´，部首 鱼 笔画数 12 结构 左右结构 造字法 形声 笔顺编号 352512111354 笔顺读写 撇折竖折横竖横横横撇折捺 部外 4 字义五行 土

鱿鱼是生活在海洋中的一种软体动物，跟乌贼同类，体形相似，其肉可以鲜食或做成干制品。鱿鱼有助于肝脏的排毒，可促进身体的新陈代谢，同时具有补虚养气、滋阴养颜、抗疲劳、延缓衰老等功效。

游 拼音 yóu 注音 丨又´，部首 氵 笔画数 12 结构 左中右结构 造字法 形声 笔顺编号 441415331521 笔顺读写 捺捺横捺横折撇撇横折竖横 部外 9 字义五行 水

游的本义是旗子边缘的流苏或锯齿状饰品，引申为流动、从容行走、玩耍、江河的一段，诸如游泳、游水、游动、游荡、游玩、出游、中游等。游泳是一项适合大众参与的健身方法，有利于养生保健。

友 拼音 yǒu 注音 丨又ˇ，部首 又 笔画数 4 结构 半包围结构 造字法 会意；像两个手相助 笔顺编号 1354 笔顺读写 横撇折捺 部外 2 字义五行 土

友的字面意思是助力，本义为朋友，亦可指亲近的、有友好关系的，诸如友情、友谊、好友、战友、友爱、友邦等。朋友是人际关系中甚为重要的交际对象，朋友之间的帮助对人的身心健康极有益处。

酉 拼音 yǒu 注音 丨ㄡˇ，部首 酉 笔画数 7 结构 单一结构 造字法 象形；像酒坛形 笔顺编号 1253511 笔顺读写 横竖折撇折横横 字义五行 金

酉指地支等十位，与属相中的鸡相对应，酉时指晚上五点到七点，气血运行在肾经，此时正是太阳落山之际，正如《黄帝内经》所言"日西而阳气已虚，气门乃闭"，因此晚上阳气要潜藏入内，注意收敛神气。

黝 拼音 yǒu 注音 丨ㄡˇ，部首 黑 笔画数 17 结构 左中右结构 造字法 形声；从黑、幼声 笔顺编号 25431211444455453 笔顺读写 竖折捺撇横竖横横捺捺捺捺折折捺折撇 部外 5 字义五行 土

黝的本义是淡黑色，诸如黝黑、黑黝黝等。黑中带有光泽是人体健康的标志，黑在五行中对应肾，黑主肾病，如果因为种种原因导致肾的功能下降，均会影响肾，脸色表现出黑色而无光泽等，应当予以注意。

右 拼音 yòu 注音 丨ㄡˋ，部首 口 笔画数 5 结构 半包围结构 造字法 会意；从口、从又 笔顺编号 13251 笔顺读写 横撇竖折横 部外 2 字义五行 土

右的本义是主力手、可以呼唤左手提供佐助的手，引申为主力手的位置，诸如右面、右首、左右等。右在中医阴阳归属上属阴，凡是在人体右侧上的均按阴来对待，应保证阴阳平衡，以保人的身体健康。

幼 拼音 yòu 注音 丨ㄡˋ，部首 幺 笔画数 5 结构 左右结构 造字法 会意；从幺、从力 笔顺编号 55453 笔顺读写 折折捺折撇 部外 2 字义五行 土

幼的本义是幼小，跟"老"相对，诸如幼虫、幼儿、幼苗、幼稚、年幼、妇幼等。幼儿体质除生机蓬勃、发育迅速之外，还存在脏腑娇嫩、形气未充的一面，中医学认为应当保护其稚阴、稚阳，宜健脾益肾。

佑 拼音 yòu 注音 丨ㄡˋ，部首 亻 笔画数 7 结构 左右结构 造字法 形声；从亻、右声 笔顺编号 3213251 笔顺读写 撇竖横撇竖折横 部外 5 字义五行 土

佑的本义是保护，诸如保佑、佑助、疪佑、护佑等。从心理慰藉的角度讲，向神灵祈求护佑有助于缓解压力，对人的身心健康有一定益处，但如果过度地寻求精神寄托，则又对人的健康有害无益。

yu

迂 拼音 yū 注音 ㄩ，部首 辶 笔画数 6 结构 半包围结构 造字法 形声；从辶、于声 笔顺编号 112454 笔顺读写 横横竖捺折捺 部外 3 字义五行 土

迂的本义是曲折、绕远，引申为拘泥固执、不切实际，诸如迂回、迂曲、迂腐、迂执、迂拙等。不能顺应时代潮流接受新思想的人，往往在人际交往中过于守旧，工作中容易碰壁，这又对身心健康不利。

淤 拼音 yū 注音 ㄩ，部首 氵 笔画数 11 结构 左中右结构 造字法 形声；从氵、於声 笔顺编号 44141533444 笔顺读写 捺捺横捺横折撇撇捺捺捺 部外 8 字义五行 水

淤的本义是水中沉淀的泥沙，亦可用于指血液不流通，诸如淤积、淤塞、淤滞、淤泥、淤血等。淤血指因静脉血液回流受阻，机体内的器官或组织内血液淤积，如肺淤血、肝淤血等。

瘀 拼音 yū 注音 ㄩ，部首 疒 笔画数 13 结构 半包围结构 造字法 形声 笔顺编号 4134141533444 笔顺读写 捺横撇捺横捺横折撇撇捺捺捺 部外 8 字义五行 土

瘀血是中医病证名，指溢于脉外的血液停留于体内，或血液运行不畅而停滞于血脉之中，临床可见固定不移的刺痛、青紫色肿块或触到肿块、女性月经常夹有血块、舌色紫暗或有瘀点、脉涩等，治当活血化瘀。

予 拼音 yú yǔ 注音 ㄩˊ，ㄩˇ，部首 乙 笔画数 4 结构 单一结构 造字法 象形；像予之形 笔顺编号 5452 笔顺读写 折捺折竖 部外 3 字义五行 土

予的本义是刺中的矛，引申为人称代词"我"以及给，诸如予以、赋予、授予、请予、给予等。无论是给予者还是接受者，从心理来说都是非常愉悦的事，只要是合理的给予和接受均有利于心理养生。

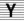

余 拼音 yú 注音 ㄩˊ，部首 人 笔画数 7 结构 上下结构 造字法 形声；从人、舍省声 笔顺编号 3411234 笔顺读写 撇捺横横竖撇捺 部外 5 字义五行 土

余的本义是饱足，引申为剩下、残剩，或指某种情况、事情以外或以后的时间，诸如余粮、富余、剩余、余毒、课余、业余等。物质的丰足、金钱的结余都能给人们生活带来安全感，有利于人的身心健康。

鱼 拼音 yú 注音 ㄩˊ，部首 鱼 笔画数 8 结构 上下结构 造字法 象形；像鱼形 笔顺编号 35251211 笔顺读写 撇折竖折横竖横横 字义五行 水

鱼的本义是生活在水里的脊椎动物，诸如鱼肉、鳄鱼、鲨鱼、鱼苗等。鱼的种类极多，是人类食物链上的重要食材，大部分可以食用。鱼肉味道鲜美，蛋白质含量丰富，也是诸多维生素、矿物质的良好来源。

竽 拼音 yú 注音 ㄩˊ，部首 竹 笔画数 9 结构 上下结构 造字法 形声；从竹、于声 笔顺编号 314314112 笔顺读写 撇横捺撇横捺横横竖 部外 3 字义五行 木

竽的本义是古簧管乐器，形似笙而略大，诸如吹竽、滥竽充数等。悠扬的乐曲给人以美好的视听感受，这种心情能够在一定程度上缓解和消除抑郁等不良心境给人所带来的心理伤害，有益于人的身心健康。

谀 拼音 yú 注音 ㄩˊ，部首 讠 笔画数 10 结构 左右结构 造字法 形声；从讠、臾声 笔顺编号 4531251134 笔顺读写 捺折撇横竖折横横撇捺 部外 8 字义五行 土

谀的本义是奉承、谄媚，诸如阿谀、谄谀等。奉承与讨好并不维持良性的人际关系，常常以牺牲人格、出卖道德来获取利益，长此以往不利于当事双方的身心健康，应尽量避免，否则易于导致身心伤害。

娱 拼音 yú 注音 ㄩˊ，部首 女 笔画数 10 结构 左右结构 造字法 形声；从女、吴声 笔顺编号 5312511134 笔顺读写 折撇横竖折横横横撇捺 部外 7 字义五行 木

娱的本义是女演员、女性卖笑者，引申为嬉笑、欢乐，诸如文娱、欢娱、戏娱、自娱自乐、悦己娱人等。各种娱乐方式有助于缓解压力、放松心情，适当的娱乐有助于身心健康，但也不可过于沉溺其中。

愉 拼音 yú tōu 注音 ㄩˊ,ㄊㄡ,部首 忄 笔画数 12 结构 左右结构 造字法 形声;从忄、俞声 笔顺编号 442341251122 笔顺读写 捺捺竖撇捺横竖折横横竖竖 部外 9 字义五行 金

愉的本义是和悦、快乐,诸如愉快、愉悦、欢愉等,属于中医七情中的"喜",这种心情比较有利于人体的身心健康,但如果喜乐过极则常会直接影响人的心脏、心神及气血功能,又反而不利于健康长寿。

瑜 拼音 yú 注音 ㄩˊ,部首 王 笔画数 13 结构 左右结构 造字法 形声;从王、俞声 笔顺编号 1121341251122 笔顺读写 横横竖横撇捺横竖折横横竖竖 部外 9 字义五行 金

瑜的本义为自然玉矿石,引申为美玉或玉的光彩,诸如瑕不掩瑜。玉饰通透易莹、色泽和谐、艳丽高雅、美观大方,表达了人的气质美,满足了人体的心理需要,同时佛教认为佩戴玉饰可以强身健体。

榆 拼音 yú 注音 ㄩˊ,部首 木 笔画数 13 结构 左右结构 造字法 形声;从木、俞声 笔顺编号 1234341251122 笔顺读写 横竖撇捺撇捺横竖折横横竖竖 部外 9 字义五行 木

榆树为落叶乔木,木材可做家具、农具,种子可榨油。榆树皮味甘、性平,具有利水、通淋、消肿之效,用于小便不通、水肿、痈疽发背、丹毒、疥癣等,榆树的果实榆钱具有健脾安神、清心止咳之效。

愚 拼音 yú 注音 ㄩˊ,部首 心 笔画数 13 结构 上下结构 造字法 形声;从心、禺声 笔顺编号 2511252144544 笔顺读写 竖折横横竖折竖横捺捺折捺捺 部外 9 字义五行 木

愚的本义是性格孤僻、不谙熟人情世事,引申为头脑迟钝、愚弄或作谦辞,诸如愚笨、愚昧、愚弄、愚见、愚钝等。从中医角度而言,心主神明,通过扶正,激发人体元气,能够提高神志、减轻愚钝。

羽 拼音 yǔ 注音 ㄩˇ,部首 羽 笔画数 6 结构 左右结构 造字法 象形 笔顺编号 541541 笔顺读写 折捺横折捺横 字义五行 土

羽的本义是鸟翅膀上的毛,诸如羽绒、羽毛、羽翼、羽化、党羽等。目前制衣业将羽绒广泛地运用在衣服、床上用品的制作中,其具有天然美观、保暖防寒的作用,既美观大方,又有利于人体的身体健康。

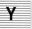

雨 拼音 yǔ yù 注音 ㄩˇ,ㄩˋ 部首 雨 笔画数 8 结构 单一结构 造字法 象形;像下雨之形 笔顺编号 12524444 笔顺读写 横竖折竖捺捺捺捺 字义五行 水

雨的本义是雨水,诸如雨季、雨点、雨水、雨伞、暴雨、雷雨、梅雨、烟雨等。自然作物的生长离不开雨水的浇灌,但太过亦对农作物有害,同时人与自然相应,如在雨水过多的季节,人体的湿气亦会较重。

语 拼音 yǔ yù 注音 ㄩˇ,ㄩˋ 部首 讠 笔画数 9 结构 左右结构 造字法 形声;从讠、吾声 笔顺编号 451251251 笔顺读写 捺折横竖折横竖折横 部外 7 字义五行 木

语的本义是谈论、议论、辩论,引申为语言,诸如低语、语言、语音、语文、语调、成语、语法等。语言是人与人的基本交流方式,从中医心理养生角度讲,交谈有助于排解郁闷,对人体的健康很有利。

玉 拼音 yù 注音 ㄩˋ 部首 玉 笔画数 5 结构 单一结构 造字法 象形;像绳子串着玉石 笔顺编号 11214 笔顺读写 横横竖横捺 字义五行 木

玉的本义是王者腰部佩挂的美石,引申为用来制作王者佩挂物的美石,诸如玉石、玉器、玉带、美玉、硬玉等。宝玉不仅能够满足人们的精神生活需要,也在一定程度上代表着自身的社会地位。

芋 拼音 yù 注音 ㄩˋ 部首 艹 笔画数 6 结构 上下结构 造字法 形声;从艹、于声 笔顺编号 122112 笔顺读写 横竖竖横横竖 部外 3 字义五行 木

芋即芋头,为多年生草本植物,叶子大,地下块茎也叫芋头,含有丰富的淀粉,口感细软,绵甜香糯,可以食用,亦可药用,具有消瘰散结之效,常用于治瘰疬、肿毒、腹中痞块、牛皮癣、汤火伤等病证。

妪 拼音 yù 注音 ㄩˋ 部首 女 笔画数 7 结构 左右结构 造字法 形声;从女、区声 笔顺编号 5311345 笔顺读写 折撇横横撇捺折 部外 4 字义五行 木

妪指年老的女人,如老妪、翁妪等。年老的女人由于身体、功能均会出现不同程度的下滑,如果不注意调养,很容易出现各种各样的慢性病,从中医养生角度来讲,防病重于治病,应早期预防,防止疾病的发生。

郁 拼音 yù 注音 ㄩˋ，部首 阝 笔画数 8 结构 左右结构 造字法 形声；从阝、有声 笔顺编号 13251152 笔顺读写 横撇竖折横横折竖 部外 6 字义五行 水

　　郁的本义是膏腴之地、富庶之乡，引申为草木茂盛、形容香气浓郁及心情忧郁等，诸如郁盛、郁郁葱葱、浓郁、郁结、郁闷等。郁闷属中医学七情"思"的范围，思则气结，过思伤脾，不利于人体身心健康。

育 拼音 yù 注音 ㄩˋ，部首 月 笔画数 8 结构 上下结构 造字法 会意 笔顺编号 41542511 笔顺读写 捺横折捺竖折横横 部外 4 字义五行 土

　　育的本义为生孩子，引申为抚养、教育等，诸如育龄、生育、抚育、养育、德育、培育等。《黄帝内经》认为人一生中最强壮的年龄阶段是21～32岁，此阶段天癸充足，精力旺盛，也是最佳的育龄时间。

狱 拼音 yù 注音 ㄩˋ，部首 犭 笔画数 9 结构 左中右结构 造字法 会意；从犬、从言；表示纷争 笔顺编号 353451344 笔顺读写 撇折撇捺折横撇捺捺 部外 6 字义五行 木

　　狱指监禁罪犯的地方，诸如入狱、出狱、监狱、牢狱等。从社会角度而言，将罪犯定点关押有助于社会的稳定与和谐，但对于犯人而言，监禁会对其一生产生重大的负面影响。

浴 拼音 yù 注音 ㄩˋ，部首 氵 笔画数 10 结构 左右结构 造字法 形声；从氵、谷声 笔顺编号 4413434251 笔顺读写 捺捺横撇捺撇捺竖折横 部外 7 字义五行 水

　　浴的本义是洗澡，诸如浴池、浴缸、浴巾、浴盆、沐浴、淋浴、浴盐、浴场等。沐浴有助于保持个人卫生，提高人们生活的舒适度，减少疾病的发生，坚持沐浴自然有利于人们的身心健康。

欲 拼音 yù 注音 ㄩˋ，部首 欠 笔画数 11 结构 左右结构 造字法 形声；从欠、谷声 笔顺编号 34342513534 笔顺读写 撇捺撇捺竖折横撇折撇捺 部外 7 字义五行 土

　　欲指想要、欲望等，诸如欲念、欲望、食欲、私欲、贪欲、利欲等。中医学认为养生保健的关键在于"恬淡虚无"，即思想静闲、没有任何杂念，换而言之，人只有减少欲望才能获得内心的平静。

寓 拼音 yù 注音 ㄩˋ，部首 宀 笔画数 12 结构 上下结构 造字法 形声；从宀、禺声 笔顺编号 445251125214 笔顺读写 捺捺折竖折横横竖折竖横捺 部外 9 字义五行 木

寓的本义是坐落在山角里的房屋，引申为居住、住处、寄托等，诸如寓居、寓所、寄寓、公寓、寓邸等。温暖舒适的居所养生不仅仅体现在避风防寒方面，而且还在心理满足及自身安全等方面。

裕 拼音 yù 注音 ㄩˋ，部首 衤 笔画数 12 结构 左右结构 造字法 形声；从衤、谷声 笔顺编号 452343434251 笔顺读写 捺折竖撇捺撇捺撇撇折横 部外 7 字义五行 金

裕的本义是富饶、财物多，也指使富饶，诸如充裕、富裕、宽裕等。经济的富足、生活的富裕、感情的丰富，对人生来说，都是非常美好的向往，如果具有如此状况，自然对人的健康与长寿大有裨益。

愈 拼音 yù 注音 ㄩˋ，部首 心 笔画数 13 结构 上下结构 造字法 形声；从心、俞声 笔顺编号 3412511224544 笔顺读写 撇捺横竖折横横竖竖捺折捺捺 部外 9 字义五行 金

愈的本义是病好了，亦指更加，诸如愈合、病愈、痊愈、愈加等。当人在生理或心理上出现有异于寻常的疾病或症状时，中医可通过望、闻、问、切四诊合参加以辨证施治，获得痊愈，消除病痛的困扰。

誉 拼音 yù 注音 ㄩˋ，部首 言 笔画数 13 结构 上下结构 造字法 形声；下形上声 笔顺编号 4431344111251 笔顺读写 捺捺撇横撇捺捺横横横竖折横 部外 6 字义五行 土

誉的本义是称赞、赞美，引申指好名声，诸如荣誉、声誉、信誉、称誉、赞誉、名誉、誉称等。无论是赞扬的人，还是被赞扬的人，或是获得好名声，在这种美好的心情下，都会获得愉悦的感受，有利长寿。

豫 拼音 yù 注音 ㄩˋ，部首 豕 笔画数 15 结构 左右结构 造字法 形声；从象、予声 笔顺编号 545235251353334 笔顺读写 折捺折竖撇折竖折横撇折撇撇撇捺 部外 8 字义五行 土

豫即犹豫，指拿不定主意。中医学认为胆主决断，胆气虚常致决断无权，表现为遇事易惊、犹豫不决、神不守舍等虚怯之症，常以中药人参、茯苓、甘草、远志、龙齿、石菖蒲等以益气安神，扶助决断。

yuan

冤 拼音 yuān 注音 ㄩㄢ，部首 冖 笔画数 10 结构 上下结构 造字法 会意；从兔、从冖(mì) 笔顺编号 4535251354 笔顺读写 捺折撇折竖折横撇折捺 部外 8 字义五行 土

冤的本义是覆盖物不能罩住，引申为(内心)不平，诸如冤案、冤屈、冤家、冤情、冤枉等。承受屈辱常常会令当事人的内心产生极大的不安和痛苦，非常容易形成较为严重的心理障碍，对身心健康极为不利。

原 拼音 yuán 注音 ㄩㄢˊ，部首 厂 笔画数 10 结构 半包围结构 造字法 会意 笔顺编号 1332511234 笔顺读写 横撇撇竖折横横竖撇捺 部外 8 字义五行 土

原的本义是指水流的起始处，引申为开始的，假借为宽广平坦之处，诸如原始、原价、原木、原谅、平原、高原、中原等。中医讲"因地制宜"，可根据高原、平原等不同的地域环境特点来制订相应的治疗原则。

援 拼音 yuán 注音 ㄩㄢˊ，部首 扌 笔画数 12 结构 左右结构 造字法 形声；从扌、爰声 笔顺编号 121344311354 笔顺读写 横竖横撇捺捺撇横横撇折捺 部外 9 字义五行 土

援的本义是拉、引，引申为引用、帮助等，诸如攀援、援引、援助、救援、求援、外援等。在他人遇到困难时给予帮助理应是每个公民的义务，也是人们良好社会道德的体现，有利于当事双方的身心健康。

猿 拼音 yuán 注音 ㄩㄢˊ，部首 犭 笔画数 13 结构 左右结构 造字法 形声；从犭、袁声 笔顺编号 3531212513534 笔顺读写 撇折撇横竖横竖折横撇折撇捺 部外 10 字义五行 土

猿的本义是灵长类动物，形态与猴相似，大脑很发达，是与人关系最近的高等动物，智商较高。在华佗所创建的五禽戏，其中的一戏就是猿猴戏，即通过模仿猿猴的动作而达到强身健体的目的。

源 拼音 yuán 注音 ㄩㄢˊ，部首 氵 笔画数 13 结构 左右结构 造字法 形声;从氵、原声 笔顺编号 4411332511234 笔顺读写 捺捺横横撇撇折横横竖撇捺 部外 10 字义五行 水

　　源的本义指水流的起始处,引申为来历、根由,诸如发源、源头、河源、源地、电源、财源、水源、货源、资源、病源等。中医在疾病治疗时尽力寻求疾病发生的原因,即病源,自然是至关重要的。

怨 拼音 yuàn 注音 ㄩㄢˋ，部首 心 笔画数 9 结构 上下结构 造字法 形声;下形上声 笔顺编号 354554544 笔顺读写 撇折捺折折捺折捺捺 部外 5 字义五行 火

　　怨的本义是怨恨、仇恨,诸如怨愤、抱怨、结怨、怨恨、怨气、怨言等。怨恨心理是一种很常见的不良心理现象,也是心理健康的毒瘤,会给人的身心健康埋下可怕的坏种子,从而产生许许多多的疾病。

院 拼音 yuàn 注音 ㄩㄢˋ，部首 阝 笔画数 9 结构 左右结构 造字法 形声;从阝、完声 笔顺编号 524451135 笔顺读写 折竖捺捺折横横撇折 部外 7 字义五行 土

　　院的本义是围墙,后指有围墙的院子、房屋,以及某些机关或公共处所的名称,亦特指医院或学院,诸如院落、大院、剧院、院校、医院、宅院等。尽管种类繁多,但均与人们的生活和健康息息相关,不可或缺。

愿 拼音 yuàn 注音 ㄩㄢˋ，部首 心 笔画数 14 结构 半包围结构 造字法 形声;从心、原声 笔顺编号 13325112344544 笔顺读写 横撇撇竖折横横竖撇捺捺折捺捺 部外 10 字义五行 木

　　愿的本义是最初的想法,引申为愿望、乐意、迷信、希望等,诸如夙愿、情愿、甘愿、还愿、意愿等。适度地预想一些美好愿望有利于缓解人们的身心压力,对人体的身心健康有一定帮助作用。

yue

月 拼音 yuè 注音 ㄩㄝˋ，部首 月 笔画数 4 结构 单一结构 造字法 象形 笔顺编号 3511 笔顺读写 撇折横横 字义五行 木

月的本义是月亮，亦是计时单位，诸如月光、月食、赏月、正月、腊月、月报、月饼等。潮汐是月球、太阳对地球的引力作用而产生的，这一引力同样会影响人体的健康，养生之际应"天人合参"。

阅 拼音 yuè 注音 ㄩㄝˋ，部首 门 笔画数 10 结构 半包围结构 造字法 形声；从门、兑声 笔顺编号 4254325135 笔顺读写 捺竖折捺撇竖折横撇折 部外 7 字义五行 土

阅的本义是在门内考察、计算事物，引申为看、经历、检查等，诸如阅读、阅览、阅历、检阅、订阅等。阅读是人们学习知识、接受知识的重要方法和途径和方法，学习中医养生学也不例外，同样需要大量阅读。

悦 拼音 yuè 注音 ㄩㄝˋ，部首 忄 笔画数 10 结构 左右结构 造字法 形声；从忄、兑声 笔顺编号 4424325135 笔顺读写 捺捺竖捺撇竖折横撇折 部外 7 字义五行 金

悦的本义是高兴、愉快，诸如欢悦、取悦、喜悦、欣悦、愉悦、悦耳等，属于中医七情中的"喜"的范围。喜悦有利于人的身心健康，但如果喜乐过极则又会影响人的心神及气血功能，不利于健康长寿。

跃 拼音 yuè 注音 ㄩㄝˋ，部首 足 笔画数 11 结构 左右结构 造字法 形声；从足、夭声 笔顺编号 25121213134 笔顺读写 竖折横竖横竖横撇横撇捺 部外 4 字义五行 土

跃的本义是跳跃，诸如跃进、跃然、飞跃、活跃、跃跃欲试等。从中医运动养生的角度讲，适度的跳跃有助于增加肺活量、活动筋骨，是一项值得提倡的有益运动。

Y

yun

云 拼音 yún 注音 ㄩㄣˊ，部首 二 笔画数 4 结构 单一结构 造字法 象形 笔顺编号 1154 笔顺读写 横横折捺 部外 2 字义五行 水

云的本义是空中悬浮的由水滴、冰晶聚集形成的物体,诸如云彩、云层、云雾、云霞等。云是一种自然天象,不同的气候特征与人们的健康息息相关,应防止气候性疾病,同时又可利用气候特点治疗疾病。

芸 拼音 yún 注音 ㄩㄣˊ，部首 艹 笔画数 7 结构 上下结构 造字法 形声;从艹、云声 笔顺编号 1221154 笔顺读写 横竖竖横横折捺 部外 4 字义五行 木

芸香是多年生草本植物,以全草入药,味辛、微苦,性凉,具有清热解毒、散瘀止痛之效,常用于感冒发热、牙痛、月经不调、小儿湿疹;外用治疮疖肿毒、跌打损伤,可用鲜品捣烂敷患处,疗效较佳。

殒 拼音 yǔn 注音 ㄩㄣˇ，部首 歹 笔画数 11 结构 左右结构 造字法 形声;从歹、员声 笔顺编号 13542512534 笔顺读写 横撇折捺竖折竖折撇捺 部外 7 字义五行 土

殒的本义是死亡,如殒命。人生在世,总要经历生老病死,要学会舍弃,不能一味地沉浸在痛苦和思恋之中,忧思太过会引起脏腑、气血功能紊乱而产生各种各样的疾病,需要及时加以调治。

孕 拼音 yùn 注音 ㄩㄣˋ，部首 子 笔画数 5 结构 上下结构 造字法 会意;像腹中怀子之形 笔顺编号 53521 笔顺读写 折撇折竖横 部外 2 字义五行 土

孕的本义是怀胎,亦指胎儿,诸如孕妇、孕期、孕育、怀孕、身孕等。孕妇在怀孕期间,除了自养之外,还要供给胎儿所必需的一切营养物质,因此其饮食调摄对妊娠非常重要,同时还需保持良好的心情。

运 拼音 yùn 注音 ㄩㄣˋ，部首 辶 笔画数 7 结构 半包围结构 造字法 形声；从辶、云声 笔顺编号 1154454 笔顺读写 横横折捺捺折捺 部外 4 字义五行 土

运的本义是运行、运转、转动，诸如运转、运动、搬运、转运、装运、空运等。运动养生是中医养生中的重要内容之一，生命在于运动，合理科学地运动，防治出现运动误区，均有助于人体健康长寿。

晕 拼音 yùn yūn 注音 ㄩㄣˋ，ㄩㄣ 部首 日 笔画数 10 结构 上下结构 造字法 形声；从日、军声 笔顺编号 2511451512 笔顺读写 竖折横横捺折横折横竖 部外 6 字义五行 土

晕的本义是日月周围形成光圈，引申为使眩晕，诸如晕车、晕船、红晕、月晕等。眩晕多见于中老年人，病位虽在清窍，但与肝、脾、肾三脏功能失常密切相关，治疗原则在于补虚而泻实，调整阴阳。

酝 拼音 yùn 注音 ㄩㄣˋ，部首 酉 笔画数 11 结构 左右结构 造字法 形声；从酉、云声 笔顺编号 12535111154 笔顺读写 横竖折撇折横横横横折捺 部外 4 字义五行 土

酝的本义是酿酒，亦可比喻事前做准备工作。早在东汉时期，张仲景的炙甘草汤中使用了清酒，瓜蒌薤白白酒汤中使用了白酒（相当于现代的米酒），可见用粮食酿造的酒常常可用于一些疾病的治疗之中。

Z

Z

---

zā

扎 拼音 zā zhā zhá 注音 ㄗㄚ,ㄓㄚ,ㄓㄚˊ,部首 扌 笔画数 4 结构 左右结构 造字法 形声;左形右声 笔顺编号 1215 笔顺 读写 横竖横折 部外 1 字义五行 金

扎的本义是拔,假借为刺,诸如扎针、包扎等。中医的针刺民间称为扎针,是根据人体的经络腧穴理论,用于治疗各种各样临床疾病的一种行之有效、安全绿色养生疗法,深受群众喜欢,也是我国非物质文化遗产之一。

咂 拼音 zā 注音 ㄗㄚ,部首 口 笔画数 8 结构 左右结构 造字法 形声;从口、匝声 笔顺编号 25112525 笔顺读写 竖折横横竖折竖折 部外 5 字义五行 水

咂的本义是用嘴吸,也表示惋惜、惊讶或者羡慕的感觉。从中医饮食养生和精神养生的角度来体会咂字,不管是咂奶还是咂酒,均与人体健康有一定关联;也无论惋惜还是羡慕,也与人的情绪密切相关,不可太过。

杂 拼音 zá 注音 ㄗㄚˊ,部首 木 笔画数 6 结构 上下结构 造字法 原为形声 笔顺编号 351234 笔顺读写 撇折横竖撇捺 部外 2 字义五行 水

杂的本义是各种颜色相配合,引申为多样、混杂,诸如杂粮、杂乱、杂记、杂文、杂志、繁杂、复杂等。中医养生讲究饮食多样化、思想简单化,前者强调杂事不精,后者注重简而不杂,均可促进人体健康长寿。

砸 拼音 zá 注音 ㄗㄚˊ，部首 石 笔画数 10 结构 左右结构 造字法 形声；从石、匝声 笔顺编号 1325112525 笔顺读写 横撇竖折横横竖折竖折 部外 5 字 字义五行 土

砸的本义是用重物撞击，常常比喻将事情做坏了或者失败的结局。任何人在完成任务的时候都期盼顺利和成功，一旦出现失败则会引发心理上的沮丧或不安，如果长时间得不到缓冲就会引起身心健康的问题。

咋 拼音 zǎ zé zhā 注音 ㄗㄚˇ，ㄗㄜˊ，ㄓㄚ，部首 口 笔画数 8 结构 左右结构 造字法 形声；从口、乍声 笔顺编号 25131211 笔顺读写 竖折横撇横竖横横 部外 5 字义五行 金

咋的本义是大声呼喊，诸如咋呼，这是一种人在危急时候所表现出来的保护性反应，除了对自己的情绪及时发泄之外，同时也能在一定程度上有效阻止某些伤害性行为对人体健康及生命所带来的危害。

---

zāi

灾 拼音 zāi 注音 ㄗㄞ，部首 火 笔画数 7 结构 上下结构 造字法 会意；从宀、从火 笔顺编号 4454334 笔顺读写 捺捺折捺撇撇捺 部外 3 字义五行 火

灾的意思是自然或者人为因素所造成的祸害，诸如灾难、灾害、灾情、旱灾、水灾、火灾等。灾害，特别是包括地震、台风在内的自然灾害对人类的伤害是巨大的，常常直接威胁人们的生命，应当竭力防灾抗灾。

栽 拼音 zāi 注音 ㄗㄞ，部首 木 笔画数 10 结构 半包围结构 造字法 形声 笔顺编号 1211234534 笔顺读写 横竖横横竖撇捺折撇捺 部外 6 字义五行 金

栽的本义是筑墙立板，引申为栽种，诸如栽培、栽树、栽植、栽种、盆栽等。随着中医药行业的飞速发展，人们对中药材的需求愈来愈大，人工种植中药的情况越来越普遍，需要大家按照要求扩大药物栽植规模。

Z

载 拼音 zǎi zài 注音 ㄗㄞˇ,ㄗㄞˋ,部首 车 笔画数 10 结构 半包围结构 造字法 形声 笔顺编号 1211521534 笔顺读写 横竖横横折竖横折撇捺 部外 6 字义五行 金

载的本义是装载、记载等,诸如载体、载重、满载、连载等。与其他知识一样,中医及中医养生学的发展,自古以来就是通过先哲们不懈地记载、积累而形成的,构建了现今丰富完整的知识体系,且被载入史册。

宰 拼音 zǎi 注音 ㄗㄞˇ,部首 宀 笔画数 10 结构 上下结构 造字法 会意;从宀、从辛 笔顺编号 4454143112 笔顺读写 捺捺折捺横捺撇横竖 部外 7 字义五行 金

宰的本义是充当家奴的罪人,引申为宰杀,诸如宰割、宰客、宰杀、屠宰、主宰等。宰字具有残忍的生杀之气,从佛教养生的角度来看,杀生是不可容忍、不可饶恕的恶劣行径,所有动物都是生命,不应杀生取食。

---

zan

攒 拼音 zǎn cuán 注音 ㄗㄢˇ,ㄘㄨㄢˊ,部首 扌 笔画数 19 结构 左右结构 造字法 形声;从扌、赞声 笔顺编号 1213121353121352534 笔顺读写 横竖横撇横竖横撇折撇横竖横撇折竖折撇捺 部外 16 字义五行 金

攒的意思是积攒、积累、储蓄,诸如攒钱、攒聚、攒土等。学习知识的过程是一个积攒知识的过程,中医专著汗牛充栋,各种各样的理论及实践知识会让人目不暇接,只有一点一滴地积攒,才有可能运用自如。

赞 拼音 zàn 注音 ㄗㄢˋ,部首 贝 笔画数 16 结构 上下结构 造字法 会意 笔顺编号 3121353121352534 笔顺读写 撇横竖横撇折撇横竖横撇折竖折撇捺 部外 12 字义五行 金

赞的本义是谒见、进见,是指用美好的语言表达对人或事物优点的喜爱,诸如赞成、赞美、赞叹、赞扬、夸赞等。无论是赞扬的人还是被赞扬的人,在这种美好的情景下都会有愉悦的心情,有利于健康长寿。

Z

zang

赃 拼音 zāng 注音 ㄗㄤ，部首 贝 笔画数 10 结构 左右结构 造字法 形声；从贝、庄声 笔顺编号 2534413121 笔顺读写 竖折撇捺捺横撇横竖横 部外 6 字义五行 金

赃的意思是采用不法途径所得到的钱财，通常是指盗窃、贪污、受贿等不正当行为所获得的财物，诸如赃官、赃款、赃物、追赃等。从道德养生的角度来说，凡是贪赃枉法之人，内心都会受到谴责，影响健康。

脏 拼音 zàng 注音 ㄗㄤˋ，部首 月 笔画数 10 结构 左右结构 造字法 形声；从月、庄声 笔顺编号 3511413121 笔顺读写 撇折横横捺横撇横竖横 部外 6 字义五行 金

脏的本义是五脏，即肝、心、脾、肺、肾。中医学认为五脏六腑是人体健康的关键，特别是五脏，中医养生重在养脏，只有五脏健旺、六腑通调，气血方可充足，经络才能畅通，人体才可健康，生命才能长寿。

葬 拼音 zàng 注音 ㄗㄤˋ，部首 艹 笔画数 12 结构 上中下结构 造字法 会意；指人死后埋在草丛中 笔顺编号 122135435132 笔顺读写 横竖竖横撇折捺撇折横撇竖 部外 9 字义五行 木

葬的本义是掩埋死者的遗体，诸如葬礼、葬埋、葬身、葬送等。人的死亡本身就是一件最为痛心的事情，对死者的亲朋好友来说，要经历一场撕心裂肺的痛苦感受，一定要尽可能地客观冷静对待，以免影响健康。

zao

遭 拼音 zāo 注音 ㄗㄠ，部首 辶 笔画数 14 结构 半包围结构 造字法 形声；从辶、曹声 笔顺编号 12512212511454 笔顺读写 横竖折横竖竖横竖折横横捺折捺 部外 11 字义五行 金

遭的本义是遇到、碰到，引申为遭受到不幸或不利的事情，诸如遭劫、遭窃、遭遇、遭受、遭灾、遭罪、惨遭等。人在遭遇种种不幸之时，往往会产生极大的恐惧和担忧，直接影响自己的身心健康，不可低估。

糟 拼音 zāo 注音 ㄗㄠ，部首 米 笔画数 17 结构 左右结构 造字法 形声；从米、曹声 笔顺编号 43123412512212511 笔顺读写 捺撇横竖撇捺横竖折横竖竖横竖折横横 部外 11 字义五行 金

糟的本义是酿酒之后留下来的酒渣，也指腐烂、腐朽了的东西，诸如糟粕、糟糕、糟蹋、糟心等。酒糟具有一定的利用价值，常来饲养家畜；而糟糕的心情却对人的身心健康极为不利，应尽力消减，防止危害。

早 拼音 zǎo 注音 ㄗㄠˇ，部首 日 笔画数 6 结构 上下结构 造字法 会意；从日、从十 笔顺编号 251112 笔顺读写 竖折横横横竖 部外 2 字义五行 金

早的本义是早晨，即从天将亮到八九点钟太阳升起的这段时间。按照中医基本理论，在一天之中，同样可以划分为春、夏、秋、冬四个阶段，早晨相当于一年中的春季，阳气渐旺，绿色满园，非常有利于人体养生保健。

枣 拼音 zǎo 注音 ㄗㄠˇ，部首 木 笔画数 8 结构 上下结构 造字法 会意 笔顺编号 12523444 笔顺读写 横竖折竖撇捺捺捺 部外 4 字义五行 金

枣的本义就是枣树，为落叶乔木。树上的果实叫大枣，呈球形或椭圆形，是人们日常生活中喜欢食用的保健佳品，中医处方中较为常用，其性味甘温，具有健脾开胃、补血养心、抗老防衰、延年益寿的良好保健作用。

蚤 拼音 zǎo 注音 ㄗㄠˇ，部首 虫 笔画数 9 结构 上下结构 造字法 形声；从虫、叉声 笔顺编号 544251214 笔顺读写 折捺捺竖折横竖横捺 部外 3 字义五行 金

蚤即跳蚤，是一种寄生在人或动物身上的深褐色、善于跳跃的小昆虫，以吸食血液生存，通常能够传播有关疾病，给人体带来危害，平时应当采取打扫卫生、坚持清洁等方法加以消除，以免引起疾病，影响健康。

澡 拼音 zǎo 注音 ㄗㄠˇ，部首 氵 笔画数 16 结构 左右结构 造字法 形声；左形右声 笔顺编号 4412512512511234 笔顺读写 捺捺横竖折横竖折横竖折横竖撇捺 部外 13 字义五行 水

澡的本义是洗手，后指清洗全身，诸如洗澡、搓澡、澡池、澡盆、澡堂等。洗澡是人们进行养生保健的常用方法，特别在南方及一些热带地区，洗澡几乎成为每天必行的生活专项，具有重要的卫生学及医学意义。

藻 拼音 zǎo 注音 ㄗㄠˇ，部首 艹 笔画数 19 结构 上下结构 造字法 形声；从艹、澡声 笔顺编号 1224412512512511234 笔顺读写 横竖竖捺捺横竖折横竖折横竖折横横竖撇捺 部外 16 字义五行 水

藻的本义是水草，绝大多数生长在水里，没有根茎叶的区别，品类较多，诸如红藻、绿藻、蓝藻等。中药海藻具有良好的保健养生作用，特别对地方性甲状腺肿，经常与昆布并用，有显著的治疗功效。

皂 拼音 zào 注音 ㄗㄠˋ，部首 白 笔画数 7 结构 上下结构 造字法 会意；从白、从七 笔顺编号 3251115 笔顺读写 撇竖折横横横折 部外 2 字义五行 金

皂的本义是黑色，也指皂角，现多指肥皂、香皂之类的洗涤用品。从中医养生来讲，采用香皂来洗手、洗脸、洗澡、洗衣都是提高个人卫生的好习惯；而皂角一物，亦有较为肯定的化痰平喘作用，对慢性肺病有一定的疗效。

灶 拼音 zào 注音 ㄗㄠˋ，部首 火 笔画数 7 结构 左右结构 造字法 会意；从火、从土 笔顺编号 4334121 笔顺读写 捺撇撇捺横竖横 部外 3 字义五行 火

灶指生火做饭的设备，特指厨房而言，诸如灶房、灶台、灶头、炉灶等。对人体来说，一日三餐不可少，直接关乎人的健康和生命，而厨房、灶台作为饮食物的制备处，自然发挥着不可替代的重要作用。

造 拼音 zào 注音 ㄗㄠˋ，部首 辶 笔画数 10 结构 半包围结构 造字法 形声；从辶、告声 笔顺编号 3121251454 笔顺读写 撇横竖横竖折横撇折捺 部外 7 字义五行 金

　　造的本义是到、去、前往，又指制作、制造，诸如创造、缔造、仿造、改造、酿造等。中医在养生保健过程中，相继创造了许许多多的养生功法，比如太极拳、五禽戏、八段锦等，对人体健康素质的提高颇多贡献。

噪 拼音 zào 注音 ㄗㄠˋ，部首 口 笔画数 16 结构 左右结构 造字法 形声；从口、木品声 笔顺编号 2512512512511234 笔顺读写 竖折横竖折横竖折横竖折横横竖撇捺 部外 13 字义五行 金

　　噪的本义是虫鸟乱叫，引申为声音嘈杂刺耳，诸如噪声、蝉噪等。噪声污染是现代文明病的重要类别之一，随着社会的飞速发展，各种各样的噪声污染问题越来越受到医界内外的高度重视，有助于人类健康。

燥 拼音 zào 注音 ㄗㄠˋ，部首 火 笔画数 17 结构 左右结构 造字法 形声；从火、木品声 笔顺编号 43342512512511234 笔顺读写 捺撇撇捺竖折横竖折横竖折横横竖撇捺 部外 13 字义五行 火

　　燥的本义是干燥、缺少水分，也是中医外感六淫风、寒、暑、湿、燥、火中的重要一种。特别在秋季，燥邪最易侵犯人体，导致各种燥热病证，中医养护的重点是尽量多进食一些具有滋阴润燥作用的食物，如百合、梨等。

---

ze

则 拼音 zé 注音 ㄗㄜˊ，部首 刂 笔画数 6 结构 左右结构 造字法 会意 笔顺编号 253422 笔顺读写 竖折撇捺竖竖 部外 4 字义五行 金

　　则的本义是规章、法则，诸如细则、法则、规则、守则、原则、总则等。中医养生特别讲求遵守基本原则，应当坚持平衡膳食、动静结合、补泻合宜、因人施养等，而且不可忽视养生禁忌和保健误区。

责 拼音 zé zhài 注音 ㄗㄜˊ，ㄓㄞˋ，部首 贝 笔画数 8 结构 上下结构 造字法 形声；下形上(cì)声 笔顺编号 11212534 笔顺读写 横横竖横竖折撇捺 部外 4 字义五行 金

责的本义是讨债，引申为质问、批评、要求等，诸如责备、责打、责罚、责骂、贬责、斥责、痛责、罪责等。大凡出现责怪一类情况，多令当事人双方心情郁闷，情绪激动，言语过激，会直接影响身心健康。

择 拼音 zé zhái 注音 ㄗㄜˊ，ㄓㄞˊ，部首 扌 笔画数 8 结构 左右结构 造字法 形声；左形右声 笔顺编号 12154112 笔顺读写 横竖横折捺横横竖 部外 5 字义五行 火

择的本义是挑选、选择，诸如择机、择友、择期、择偶、抉择等。择善而从、择主而事是人们在日常生活中必须遵从的基本原则，心理养生也要求人们应当慎重选择朋友、工作、事业等，以防有损健康。

泽 拼音 zé shì 注音 ㄗㄜˊ，ㄕˋ，部首 氵 笔画数 8 结构 左右结构 造字法 形声；左形右声 笔顺编号 44154112 笔顺读写 捺捺横折捺横横竖 部外 5 字义五行 水

泽的本义是聚水的洼地，引申为有水的地方及有恩之人，诸如泽国、福泽、芳泽、恩泽等。中药泽兰、泽泻均有明显的利尿渗湿作用，泽兰还有较为满意的活血通乳功用，主要用于治疗慢性肾病及乳汁不畅等。

zei

贼 拼音 zéi 注音 ㄗㄟˊ，部首 贝 笔画数 10 结构 左右结构 造字法 形声 笔顺编号 2534113534 笔顺读写 竖折撇捺横横撇折撇捺 部外 6 字义五行 金

贼的本义是毁坏、伤害，引申为偷东西、危害国家和人民利益的人，诸如盗贼、贼船、贼窝、奸贼、民贼、卖国贼等。凡是冠以贼字的人都具有极大的负能量，让人产生一种发自内心的愤恨，直接影响身心健康。

zen

怎 拼音 zěn 注音 ㄗㄣˇ，部首 心 笔画数 9 结构 上下结构 造字法 会意 笔顺编号 312114544 笔顺读写 撇横竖横横捺折捺捺 部外 5 字义五行 金

怎是疑问词，表示对于突然来临的事，心中不知如何去做才好，诸如怎样、怎么、怎堪、怎知、怎着等，也就是说怎的含义是处于一种犹豫不决的状态，常常会给当事人带来内心的焦虑，对身心健康不利。

zeng

增 拼音 zēng 注音 ㄗㄥ，部首 土 笔画数 15 结构 左右结构 造字法 形声；从土、曾声 笔顺编号 121432524312511 笔顺读写 横竖横横撇竖折竖捺撇横竖折横横 部外 12 字义五行 土

增的本义是添加、增多，即在原有的基础上继续加多，诸如增高、增加、增进、增色、增添、增值。知识的积累本身是一种缓慢增加的过程，中医养生学的理论和方法同样如此，需要我们坚持不断学习方可获得。

zha

喳 拼音 zhā chā 注音 ㄓㄚ，ㄔㄚ，部首 口 笔画数 12 结构 左右结构 造字法 形声；从口、查声 笔顺编号 251123425111 笔顺读写 竖折横横竖撇捺竖折横横横 部外 9 字义五行 金

喳是象声词，通常是形容喜鹊等小鸟的叫声，也形容人与人之间的小声说话，诸如叽叽喳喳。喜鹊是人们比较喜欢的一种小鸟，每当喜鹊飞临的时候，都会给人带来一些好的心情，所谓喜鹊报喜、乌鸦报恶。

渣 拼音 zhā 注音 ㄓㄚ，部首 氵 笔画数 12 结构 左右结构 造字法 形声；从氵、查声 笔顺编号 441123425111 笔顺读写 捺捺横横竖撇捺竖折横横横 部外 9 字义五行 水

渣的本义是渣子，是指物质去掉精华之后剩下的东西，比如豆渣、酒渣、炉渣、煤渣、药渣等。中医所使用过的药渣通常被倒掉，从养生的角度出发，药渣完全可以加上温水再来泡脚以利用，不宜浪费。

Z

闸 拼音 zhá 注音 ㄓㄚˊ，部首 门 笔画数 8 结构 半包围结构 造字法 形声;从门、甲声 笔顺编号 42525112 笔顺读写 捺竖折竖折横横竖 部外 5 字义五行 金

闸的本义就是水闸,引申为制动器的统称,诸如闸板、闸刀、电闸、风闸、手闸等。人体经络气血的通行常常是通过十二经脉的重要腧穴来发挥调节与制动作用的,就像闸门的作用一样,有一定的保健作用。

炸 拼音 zhà zhá 注音 ㄓㄚˋ,ㄓㄚˊ，部首 火 笔画数 9 结构 左右结构 造字法 形声;从火、乍声 笔顺编号 433431211 笔顺读写 捺撇撇捺撇横竖横横 部外 5 字义五行 火

炸的本义是火力爆发,包括突然爆炸、用炸药爆破、用油爆炒食物等。其中油炸食品的养生保健价值存在争议,有研究表明,日常食品经过油的极高温加工之后,其许多营养成分就被破坏,甚至产生致癌的物质,故应慎食。

铡 拼音 zhá 注音 ㄓㄚˊ，部首 钅 笔画数 11 结构 左右结构 造字法 形声;从钅、则声 笔顺编号 31115253422 笔顺读写 撇横横横折竖折撇捺竖竖 部外 6 字义五行 金

铡的本义就是铡刀,是用来切割东西的刀具。传统中药加工的第一道工序便是切碎,通常借用铡刀来切割较为坚硬的植物性药材,诸如黄芪、党参、茯苓、杜仲等,应该说铡刀在药材加工方面功不可没。

眨 拼音 zhǎ 注音 ㄓㄚˇ，部首 目 笔画数 9 结构 左右结构 造字法 形声;从目、乏声 笔顺编号 251113454 笔顺读写 竖折横横横撇捺折捺 部外 4 字义五行 金

眨的本义是眨眼,形容眼睛快速地一闭一睁,也形容时间过得飞快。眼睛的灵活运动是人体健康,特别是神志正常的重要标志,但如果出现不由自主地眼睛快速转动,特别是少年儿童,那又是疾病的表现,应当尽早防治。

Z

诈 拼音 zhà 注音 ㄓㄚˋ，部首 讠 笔画数 7 结构 左右结构 造字法 形声;从讠、乍声 笔顺编号 4531211 笔顺读写 捺折撇横竖横横 部外 5 字义五行 金

诈的本义就是欺骗,意指用语言来骗人,诸如诈唬、诈取、诈语、讹诈、奸诈、敲诈等。诈骗这种行径是任何一个文明社会都不允许的鄙劣行为,无论对人对己都会产生极大的负面影响,降低身心健康的程度。

咤 拼音 zhà 注音 ㄓㄚˋ，部首 口 笔画数 9 结构 左右结构 造字法 形声;从口、宅声 笔顺编号 251445315 笔顺读写 竖折横捺捺折撇横折 部外 6 字义五行 金

咤的本义是发怒声,诸如叱咤、叱咤风云等。对于少数有作为的人来说,在条件具备的情况下,干一番叱咤风云的大事业自然是很值得奋斗的事,但对绝大多数人来说,尽量过平静无怒的生活有益于健康。

蚱 拼音 zhà 注音 ㄓㄚˋ，部首 虫 笔画数 11 结构 左右结构 造字法 形声 笔顺编号 25121431211 笔顺读写 竖折横竖横捺撇横竖横横 部外 5 字义五行 金

蚱是一种害虫,外形像蝗虫,但形体较小,主要对豆科植物的危害较大,诸如蚱蝉、蚱蜢及蚂蚱等。对于害虫,自然要想方设法予以消灭,不像青蛙等益虫加以保护,其目的在于保护农副产品,以防饥荒。

榨 拼音 zhà 注音 ㄓㄚˋ，部首 木 笔画数 14 结构 左右结构 造字法 形声;从木、窄声 笔顺编号 12344453431211 笔顺读写 横竖撇捺捺折撇捺撇横竖横横 部外 10 字义五行 木

榨的本义是挤压出物体中汁液的器具,比如榨糖、榨油、榨汁机等。在中药调剂过程中,有不少的药物需要采取低温榨汁的方法加以提取,而许多蔬菜、水果也同样可以榨汁食用,均有利于人体健康。

zhai

斋 拼音 zhāi 注音 ㄓㄞ，部首 文 笔画数 10 结构 上下结构 造字法 形声;从文、而声 笔顺编号 4134132522 笔顺读写 捺横撇捺横撇竖折竖竖 部外 6 字义五行 金

斋的本义是祭祀之前的清心洁身,引申为信奉素食及读书的书房。从佛家养生的观点来看,无论是素食不杀生,还是潜心静气诵念经书,都是修身养性、强身健体、延年益寿的好方法,值得认真坚持,以求长寿。

摘 拼音 zhāi 注音 ㄓㄞ，部首 扌 笔画数 14 结构 左右结构 造字法 形声;从扌、商声 笔顺编号 12141432512251 笔顺读写 横竖横捺横捺撇竖折横竖竖折横 部外 11 字义五行 火

摘的本义是摘取,诸如摘除、摘掉、摘花、摘取、摘要、采摘等。在养生保健药物中,有许多花草类中药需要采取仔细采摘的方法才能收获,诸如金银花、野菊花、玫瑰花及灵芝等。

宅 拼音 zhái 注音 ㄓㄞˊ，部首 宀 笔画数 6 结构 上下结构 造字法 形声;从宀、乇声 笔顺编号 445315 笔顺读写 捺捺折撇横折 部外 3 字义五行 火

宅的本义是房子、住所,诸如宅邸、宅门、豪宅、内宅、凶宅等。中医环境养生中特别强调居处住宅对人体健康的直接影响,按照阴阳学说的理论,住宅布局同样要讲求阴阳平衡、出入调顺,否则就会影响身体健康。

窄 拼音 zhǎi 注音 ㄓㄞˇ，部首 穴 笔画数 10 结构 上下结构 造字法 形声;从穴、乍声 笔顺编号 4453431211 笔顺读写 捺捺折撇捺撇横竖横横 部外 5 字义五行 金

窄的本义就是宽度小,引申为气量小、不开朗、心胸窄。对于一个人来说,心胸的大小直接影响着人的身心健康和生老病死,胸怀宽阔的人与人为善,自可长寿;而心胸狭窄的人,则很容易生气,影响健康与长寿。

Z

债 拼音 zhài 注音 ㄓㄞˋ，部首 亻 笔画数 10 结构 左右结构 造字法 形声；从亻、责声 笔顺编号 3211212534 笔顺读写 撇竖横横竖横竖折撇捺 部外 8 字义五行 金

债的本义是欠别人的钱财，在现今的经济社会中，向人借钱的事时有发生，借款人应当按照承诺及时向被借款人还款，一旦欠债不还，或者恶意赖账，就会给当事人带来伤害。

寨 拼音 zhài 注音 ㄓㄞˋ，部首 宀 笔画数 14 结构 上中下结构 造字法 形声；从宀、赛省声 笔顺编号 44511221341234 笔顺读写 捺捺折横横竖竖横撇捺横竖撇捺 部外 11 字义五行 木

寨的本义是防卫用的木栅栏，特指军营，用以抵挡敌人的进犯，诸如寨门、寨主、边寨、村寨等。从养生的角度说，无论是抗御敌人还是防止禽兽，寨子对人们均有一定的维持安全、保护生命的作用。

---

zhan

占 拼音 zhān zhàn 注音 ㄓㄢ，ㄓㄢˋ，部首 卜 笔画数 5 结构 上下结构 造字法 会意 笔顺编号 21251 笔顺读写 竖横竖折横 部外 3 字义五行 金

占的本义是用龟甲来卜问吉凶，如占卜。在科学不发达的远古时代，人们面对种种搞不清楚的现象，常常寄托于神灵的保佑，自然会寻找一种可以预知未来的方法，这种方法就包括占卜，有一定的心理慰藉作用。

沾 拼音 zhān 注音 ㄓㄢ，部首 氵 笔画数 8 结构 左右结构 造字法 形声；从氵、占声 笔顺编号 44121251 笔顺读写 捺捺横竖横竖折横 部外 5 字义五行 水

沾的本义是浸湿，引申为因接触东西而附着上，或因有关系而得到好处，诸如沾边、沾亲、沾手、沾染等。按照常规情况来说，沾字所涵盖的内容大多不好，特别是沾染不良习气或疾病，直接影响人的身心健康。

毡 拼音 zhān 注音 ㄓㄢ，部首 毛 笔画数 9 结构 半包围结构 造字法 形声；从毛、占声 笔顺编号 311521251 笔顺读写 撇横横折竖横竖折横 部外 5 字义五行 金

毡即毡子，是用羊毛等按照一定方法压制成毯子一样的东西，有良好的保暖御寒作用，尤其在北方地区的冬季寒冷季节，无论是毡帽、毡靴，还是毡房，均能帮助人们度过严寒，有效防止冻伤等疾病的发生。

瞻 拼音 zhān 注音 ㄓㄢ，部首 目 笔画数 18 结构 左右结构 造字法 形声；从目、詹声 笔顺编号 251113513344111251 笔顺读写 竖折横横横撇折横撇撇捺捺横横横竖折横 部外 13 字义五行 火

瞻的本义是向前或者向上看，常常指带着崇敬的心情仰视，诸如瞻仰、瞻顾、瞻念、瞻望、瞻前顾后等。从心理保健的角度来说，瞻的内涵基本上是正性的，有助于人体的身心健康，但过于瞻前顾后则适得其反。

斩 拼音 zhǎn 注音 ㄓㄢˇ，部首 斤 笔画数 8 结构 左右结构 造字法 会意；从车、从斤 笔顺编号 15213312 笔顺读写 横折竖横撇撇横竖 部外 4 字义五行 火

斩的本义就是杀，指用刀斧的锐器砍断，诸如斩首、斩断、斩绝、刀斩、腰斩等，所有这些，都带有强烈的血腥味，不到万不得已，尽可能不刀刃相见，但对极端犯罪分子即邪恶势力，也是必须进行的法规。

盏 拼音 zhǎn 注音 ㄓㄢˇ，部首 皿 笔画数 10 结构 上下结构 造字法 形声；从皿、戋声 笔顺编号 1153425221 笔顺读写 横横折撇捺竖折竖竖横 部外 5 字义五行 火

盏的本义是小而浅的杯子，诸如茶盏、灯盏、酒盏、油盏等。中草药中有一种较为常用而有效的药物叫灯盏花，具有较为肯定的治疗及保健作用，其注射液可活血化瘀、通络止痛，能够明显改善心脑供血状况。

Z

展

拼音 zhǎn 注音 ㄓㄢˇ，部首 尸 笔画数 10 结构 半包围结构 造字法 形声；外形内声 笔顺编号 5131221534 笔顺读写 折横撇横竖竖横折撇捺 部外 7 字义五行 火

展的本义是伸展，表示张开、放开的意思，诸如展翅、展开、展览、展望、扩展、拓展等。在中医运动养生中，许多健身功法里都有伸展运动，能够使人体经络得以畅通、气血得以运行，有助于健康和长寿。

辗

拼音 zhǎn niǎn 注音 ㄓㄢˇ，ㄋㄧㄢˇ，部首 车 笔画数 14 结构 左右结构 造字法 形声；从车、展声 笔顺编号 15215131221534 笔顺读写 横折竖横折横撇横竖竖横折撇捺 部外 10 字义五行 火

辗的本义是用车轮辗压，引申为辗转，如辗转反侧等。良好的睡眠对人体来说非常重要，睡眠和饮食是人类最基本的生理需求，如果由于种种原因导致人的睡眠出现障碍，则常常会发生辗转反侧的情况，影响健康。

栈

拼音 zhàn 注音 ㄓㄢˋ，部首 木 笔画数 9 结构 左右结构 造字法 形声；从木、戋声 笔顺编号 123411534 笔顺读写 横竖撇捺横横折撇捺 部外 5 字义五行 木

栈的本义是指用竹、木所搭建的棚子，以供人们临时歇息，诸如客栈、粮栈、马栈、羊栈、栈桥等。不管是对人还是动物来说，在劳累或者疲倦之后，寻找到一处歇息之地以缓解疲劳，肯定有益于自身健康。

战

拼音 zhàn 注音 ㄓㄢˋ，部首 戈 笔画数 9 结构 左右结构 造字法 形声；从戈、占声 笔顺编号 212511534 笔顺读写 竖横竖折横横折撇捺 部外 5 字义五行 金

战的本义是猎兽，引申为打仗的意思，诸如战场、战果、战俘、战局、战火、战况、战略、战士、参战、征战等。战争的发生是人们实在无可奈何的事情，特别是大范围的战争爆发，会直接影响人们的健康与生命。

站 拼音 zhàn 注音 ㄓㄢˋ, 部首 立 笔画数 10 结构 左右结构 造字法 形声;从立、占声 笔顺编号 4143121251 笔顺读写 捺横捺撇横竖横竖折横 部外 5 字义五行 火

站的本义就是站立,指身体直立,两脚着地,诸如站队、站岗、站票、站台、站稳等。人在正常状态下,站立姿势是最为多见的,往往是长时间站立,中医学认为"久立伤骨",所以应当站、坐、行、卧合理结合。

绽 拼音 zhàn 注音 ㄓㄢˋ, 部首 纟 笔画数 11 结构 左右结构 造字法 形声;从纟、定声 笔顺编号 55144512134 笔顺读写 折折横捺捺折横竖横撇捺 部外 8 字义五行 火

绽的本义是衣服裂开,泛指开裂,诸如绽放、绽开、绽裂、破绽、肉绽等。除了鲜花绽放常常给人带来一种美好的心理享受之外,其他都是令人感到不适的情况,比如皮开肉绽等,直接影响身心健康与长寿。

湛 拼音 zhàn 注音 ㄓㄢˋ, 部首 氵 笔画数 12 结构 左右结构 造字法 形声;从氵、甚声 笔顺编号 441122111345 笔顺读写 捺捺横横竖竖横横横撇捺折 部外 9 字义五行 水

湛的本义是浸没,引申为深,诸如湛蓝、精湛、清湛、湛然、深湛等。站在养生的角度而言,望望湛蓝的天空能够陶冶人的情怀;拥有精湛的学识,能够拓宽自己的视野,均对人的身心健康大有裨益。

---

zhang

张 拼音 zhāng 注音 ㄓㄤ, 部首 弓 笔画数 7 结构 左右结构 造字法 形声;从弓、长声 笔顺编号 5153154 笔顺读写 折横折撇横折捺 部外 4 字义五行 火

张的本义是上弓弦,引申为开、拉开,诸如张口、张力、张狂、声张、大张旗鼓等。中医学认为,人的心理应当保持在一种平稳状态,即使有一定的能力和实力,都不应当过于声张炫耀自己,以免影响自身心理健康。

Z

彰 拼音 zhāng 注音 ㄓㄤ，部首 彡 笔画数 14 结构 左右结构 造字法 形声；从彡、章声 笔顺编号 41431251112333 笔顺读写 捺横捺撇横竖折横横横竖撇撇撇 部外 11 字义五行 火

彰的本义是明显、显著，引申为彰显、表彰。当人因为自己的努力工作在接受上级嘉奖表彰的时候，内心一定是充满激动、快乐和感恩，这种心理感受无疑会给人带来极大的愉悦，自然有利于人的身心健康。

樟 拼音 zhāng 注音 ㄓㄤ，部首 木 笔画数 15 结构 左右结构 造字法 形声；从木、章声 笔顺编号 123441431251112 笔顺读写 横竖撇捺捺横捺撇横竖折横横横竖 部外 11 字义五行 木

樟指樟树，是一种常绿乔木，其枝叶可以加工提炼樟脑，有一定的防虫抗腐作用。樟脑丸分为天然和合成的两种，一般是从樟树枝叶中提炼出的有芳香味的有机化合物，可作为一种防蛀防霉品，毒性相对较小，又称为臭珠。

蟑 拼音 zhāng 注音 ㄓㄤ，部首 虫 笔画数 17 结构 左右结构 造字法 形声 笔顺编号 25121441431251112 笔顺读写 竖折横竖横捺捺横捺撇横竖折横横横竖 部外 11 字义五行 火

蟑指蟑螂，是一种黑褐色、扁长形的常见害虫，常常在夜间偷吃食物、破坏衣物、散发臭气、传播疾病，因此，要做好有效的防护，保护好人的身体健康。

涨 拼音 zhǎng zhàng 注音 ㄓㄤˇ,ㄓㄤˋ，部首 氵 笔画数 10 结构 左中右结构 造字法 形声；从氵、张声 笔顺编号 4415153154 笔顺读写 捺捺横折横折撇横折捺 部外 7 字义五行 水

涨的本义是水位上升，引申为抬高、充血、多出等意思。从医学的角度来说，涨多指头昏脑涨，常见于中老年人发生高血压、高血脂、动脉硬化及脑供血不良等疾病中，中医常采取治养结合之法进行保健。

掌 拼音 zhǎng 注音 ㄓㄤˇ 部首 手 笔画数 12 结构 上下结构 造字法 形声;从手、堂省声 笔顺编号 243452513112 笔顺读写 竖捺撇捺折竖折横撇横横竖 部外 8 字义五行 金

掌的本义就是手掌,是人体手部活动的基本组成部分。从全息医学的理论讲,手掌是人体胸腹部的反射区域,不但能反映出人体相应的病变,也能通过按摩、点穴等保健方法强化心肺及肝脾功能,有利于人体长寿。

丈 拼音 zhàng 注音 ㄓㄤˋ 部首 一 笔画数 3 结构 单一结构 造字法 会意 笔顺编号 134 笔顺读写 横撇捺 部外 2 字义五行 火

丈的本义是长度单位,转指男性,特别是夫妻中的夫,诸如丈夫、姑丈、老丈、姨丈、岳丈等。在一个家庭中,丈夫的重要地位难以取代,其责任与担当、勤劳与奉献、宽容与奋斗,均有益于家庭成员的身心健康。

仗 拼音 zhàng 注音 ㄓㄤˋ 部首 亻 笔画数 5 结构 左右结构 造字法 形声;从亻、丈声 笔顺编号 32134 笔顺读写 撇竖横撇捺 部外 3 字义五行 火

仗的本义是拿着,引申为兵器、战争和凭借等,诸如仗势、仗义、败仗、打仗、胜仗、硬仗等。总体而言,仗字的含义均和战争有关,应该说是直接威胁人们身心健康和生命安全的事情,应尽可能回避战争。

杖 拼音 zhàng 注音 ㄓㄤˋ 部首 木 笔画数 7 结构 左右结构 造字法 形声;从木、丈声 笔顺编号 1234134 笔顺读写 横竖撇捺横撇捺 部外 3 字义五行 木

杖的本义是拐杖、手杖,是用来帮助老人行走的长棍,诸如拐杖、犁杖、手杖、雪杖等。对老年人来说,特别是冬季路面湿滑之际,拐杖的辅助作用不可小觑,年老体弱之人借助拐杖可以防止摔伤,保护生命。

Z

帐 拼音 zhàng 注音 ㄓㄤˋ，部首 巾 笔画数 7 结构 左右结构 造字法 形声；从巾、长声 笔顺编号 2523154 笔顺读写 竖折竖撇横折捺 部外 4 字义五行 火

帐的本义是床帐，泛指用来遮蔽的帷幕，诸如帐篷、帐子、蚊帐等。在野外作业或者外出郊游时，帐篷对人体的保护作用更加突出，既可防御意外伤害，也可预防蚊虫及害虫的直接叮咬，避免有关疾病的发生。

胀 拼音 zhàng 注音 ㄓㄤˋ，部首 月 笔画数 8 结构 左右结构 造字法 形声 笔顺编号 35113154 笔顺读写 撇折横横撇横折捺 部外 4 字义五行 火

胀的本义是皮肉鼓胀，引申为物体膨胀，特别是指胸腹胀闷，诸如肚胀、鼓胀、膨胀、气胀等。中医学认为，出现胀满情况大多提示人体气机处于一种滞涩不通的状况，应当以理气化郁、行气消胀为治。

障 拼音 zhàng 注音 ㄓㄤˋ，部首 阝 笔画数 13 结构 左右结构 造字法 形声；从阝、章声 笔顺编号 5241431251112 笔顺读写 折竖捺横捺撇横竖折横横横竖 部外 11 字义五行 火

障的本义是阻碍、障碍，指用来阻挡和遮挡的东西。从人生的角度来看，每个人在不断奋斗的历程上，总有多多少少、大大小小的困难和障碍，需要用极大的信心加以化解，既是对自己能力的提升，也是必不可少的历练。

瘴 拼音 zhàng 注音 ㄓㄤˋ，部首 疒 笔画数 16 结构 半包围结构 造字法 形声；从疒、章声 笔顺编号 4134141431251112 笔顺读写 捺横撇捺横捺横捺撇横竖折横横横竖 部外 11 字义五行 火

瘴的本义是瘴气，诸如瘴疠、瘴气、乌烟瘴气等。在中医病因病机理论中，疫疠之气相当于古人所说的瘴气，是导致各种瘟疫流行的基本原因，具有起病急、发展快、传染性极强、致死率高的特点，一定要高度重视。

zhao

招 拼音 zhāo 注音 ㄓㄠ，部首 扌 笔画数 8 结构 左右结构 造字法 形声;从扌、召声 笔顺编号 12153251 笔顺读写 横竖横折撇竖折横 部外 5 字义五行 火

招的本义是打手势叫人,诸如招待、招手、招呼、招领、招惹、招致等。招字本身没有过多的养生学含义,但从人体防护的角度而言,许许多多的不良因素都会招致人体发生各种各样的疾病,应当防患于未然。

昭 拼音 zhāo 注音 ㄓㄠ，部首 日 笔画数 9 结构 左右结构 造字法 形声;从日、召声 笔顺编号 251153251 笔顺读写 竖折横横折撇竖折横 部外 5 字义五行 火

昭的本义是光明、明亮,泛指明显,诸如昭华、昭彰、昭明、昭然等。从昭字本义上讲,阳光明亮的自然环境和美好心境通常会给人带来内心的愉悦及快乐,这种心情又非常有利于人们的身心健康和长寿。

爪 拼音 zhǎo zhuǎ 注音 ㄓㄠˇ,ㄓㄨㄚˇ，部首 爪 笔画数 4 结构 单一结构 造字法 象形 笔顺编号 3324 笔顺读写 撇撇竖捺 字义五行 金

爪的本义就是手爪,是指人或动物的手脚。对人体来说,手脚是最重要的劳动工具,不但为社会创造了无尽的财富,而且也通过不断地劳动提高了人的脑力和智慧,所以从养生的角度而言,多动手脚有利于抗老防衰。

找 拼音 zhǎo 注音 ㄓㄠˇ，部首 扌 笔画数 7 结构 左右结构 造字法 会意;从扌、从戈 笔顺编号 1211534 笔顺读写 横竖横横折撇捺 部外 4 字义五行 火

找的本义是寻找,诸如找茬、找齐、找事、找寻、找麻烦等。与其他任何学问一样,中医学及中医养生学中也有许许多多的宝贵知识值得我们去寻找,特别是有利于健康长寿的关键知识。

沼 拼音 zhǎo 注音 ㄓㄠˇ，部首 氵 笔画数 8 结构 左右结构 造字法 形声;从氵、召声 笔顺编号 44153251 笔顺读写 捺捺横折撇竖折横 部外 5 字义五行 水

　　沼的本义是天然的水池,诸如沼地、沼气、沼泽、泥沼、盐沼等。沼气是有机物质在厌氧条件下,经过微生物的发酵作用而生成的一种可燃气体,用于在日常生活中烹调食品,使生食变成熟食,利于人体消化吸收。

召 拼音 zhào shào 注音 ㄓㄠˋ,ㄕㄠˋ,部首 口 笔画数 5 结构 上下结构 造字法 形声;从口、刀声 笔顺编号 53251 笔顺读写 折撇竖折横 部外 2 字义五行 火

　　召的本义是呼喊,诸如召集、召见、召开、感召、号召、征召等。从中医养生保健的理论来讲,人在愤怒的时候如果能将心中的郁闷呼喊发泄出来,自然是一种值得采用的养生方法,但不可发泄过度,反而影响健康。

兆 拼音 zhào 注音 ㄓㄠˋ，部首 儿 笔画数 6 结构 左右结构 造字法 会意 笔顺编号 341534 笔顺读写 撇捺横折撇捺 部外 4 字义五行 火

　　兆的本义是卜兆以预测吉凶,引申为事情发生之前的征候和迹象。中医特别重视对疾病先兆的仔细观察,中医养生的基本观点就是"治未病",未病先防、既病防变,尽早发现疾病先兆,有效杜绝疾病形成,确保健康。

诏 拼音 zhào 注音 ㄓㄠˋ，部首 讠 笔画数 7 结构 左右结构 造字法 形声兼会意 笔顺编号 4553251 笔顺读写 捺折折撇竖折横 部外 5 字义五行 金

　　诏的本义是告诉,特指上对下的告诫,尤其是皇帝的诏书,诸如诏令、诏谕、宣诏、遗诏等。从一定的角度来说,中医养生第一大典《黄帝内经》就是黄帝借岐伯等人之言给华夏子民所诏示的保健箴言,值得认真体悟。

照 拼音 zhào 注音 ㄓㄠˋ，部首 灬 笔画数 13 结构 上下结构 造字法 形声；从灬、昭声 笔顺编号 2511532514444 笔顺读写 竖折横横折撇竖折横捺捺捺捺 部外 9 字义五行 火

照的本义是照射，指用火来照亮，或者光线射在物体上，诸如照办、照常、照顾、照看、照明、普照等。中医养生重在养心，只有用阳光一样的心情来对待各种各样的困难和磨难，才能真正地保护人的身心健康。

肇 拼音 zhào 注音 ㄓㄠˋ，部首 聿 笔画数 14 结构 上下结构 造字法 形声 笔顺编号 45133134511112 笔顺读写 捺折横撇撇横撇捺折横横横横竖 部外 8 字义五行 木

肇的本义是开始、开端，也指引起、发生，诸如肇端、肇祸、肇基、肇乱、肇始、肇事等。万事开头难，中医养生也是这样，讲得再好不如开始行动，尽最大努力采取种种保健措施以养生，杜绝影响健康的情况发生。

---

zhe

折 拼音 zhē zhé shé 注音 ㄓㄜ,ㄓㄜˊ,ㄕㄜˊ，部首 扌 笔画数 7 结构 左右结构 造字法 会意 笔顺编号 1213312 笔顺读写 横竖横撇撇横竖 部外 4 字义五行 火

折的本义是断、损失，诸如折半、折服、折磨、百折、挫折、夭折等。医学上的骨折是一类非常多见的外伤科疾病，给人体健康带来极大危害，中医在骨折的治疗方面具有丰富的经验，能够有效改善患者的生活质量。

哲 拼音 zhé 注音 ㄓㄜˊ，部首 口 笔画数 10 结构 上下结构 造字法 形声；从口、折声 笔顺编号 1213312251 笔顺读写 横竖横撇撇横竖竖折横 部外 7 字义五行 火

哲的本义是智慧，诸如哲理、哲人、哲学、明哲、先哲、贤哲等。中医学及中医养生学是一门历史悠久的大学问，内含诸多高深哲理，人们通过认真的学习和感悟便可从中获取丰富的保健知识，保护自身健康。

辄

拼音 zhé 注音 ㄓㄜˊ，部首 车 笔画数 11 结构 左中右结构 造字法 形声；左形右声 笔顺编号 15211221115 笔顺读写 横折竖横横竖竖横横横折 部外 7 字义五行 火

辄的本义是车厢两旁像耳垂的木板，假借为副词，表示总是的意思，常用的词汇是浅尝辄止，意指无论干什么事，总是肤浅地开个头就停止下来，在中医养生方面，这种情况时有发生，理应从严要求，加以防范。

蛰

拼音 zhé 注音 ㄓㄜˊ，部首 虫 笔画数 12 结构 上下结构 造字法 形声；从虫、执声 笔顺编号 121354251214 笔顺读写 横竖横撇折捺折横竖横捺 部外 6 字义五行 火

蛰的本义是昆虫伏藏、动物冬眠，引申为不去张扬的态度。从人体心理养生的角度讲，尽可能地让自己的心沉静下来，潜心做一些踏踏实实的事，不去故意宣扬、哗众取宠，这是非常有智慧的人生谋略，值得遵从。

蜇

拼音 zhé zhē 注音 ㄓㄜˊ，ㄓㄜ，部首 虫 笔画数 13 结构 上下结构 造字法 形声；从虫、折声 笔顺编号 1213312251214 笔顺读写 横竖横撇撇横竖竖折横竖横捺 部外 7 字义五行 火

蜇的本义是毒虫叮刺，诸如蜇人、蜇针、海蜇等。蜜蜂、蝎子等经常会趁人不注意的时候突然叮咬人体，导致皮肤感染、毒素内侵，对于这种情况，最简单的方法就是尽可能地自我保护，以防蜇伤而影响健康。

赭

拼音 zhě 注音 ㄓㄜˇ，部首 赤 笔画数 15 结构 左右结构 造字法 形声；从赤、者声 笔顺编号 121323412132511 笔顺读写 横竖横撇竖撇捺横竖横撇竖折横横 部外 8 字义五行 火

赭指红褐色的石头。中药代赭石性味苦、平，归入肝、胃、心包经，具有平肝镇逆、凉血止血的功效，善治暖气、呕逆、噎膈、反胃、哮喘、惊痫、吐血、鼻衄、肠风、痔瘘、崩漏及带下等诸多病证，是临床较为常用的药物。

褶 拼音 zhě 注音 ㄓㄜˇ 部首 衤 笔画数 16 结构 左右结构 造字法 会意;从衣、从习 笔顺编号 4523454154132511 笔顺读写 捺折竖撇捺折捺横折捺横撇竖折横横 部外 11 字义五行 火

褶的本义是衣服上的皱褶,引申为人体皮肤上,特别是脸上的皱褶。人体的衰老,特别是过早衰老,往往是从前额及眼角的皱褶开始显示的,如果通过行之有效的保健方法加以预防,早衰可被阻止,皱纹自会减少。

浙 拼音 zhè 注音 ㄓㄜˋ 部首 氵 笔画数 10 结构 左中右结构 造字法 形声;从氵、折声 笔顺编号 4411213312 笔顺读写 捺捺横横竖横撇撇横竖 部外 7 字义五行 水

浙的本义是浙江,钱塘江横过全省。浙江是我国中药资源极其丰富的重要地区之一,有为数众多的地道药材来自浙江,诸如浙贝母、杭白菊等,另外,江浙一带名医辈出,也是中医养生与保健的领头地区。

蔗 拼音 zhè 注音 ㄓㄜˋ 部首 艹 笔画数 14 结构 上下结构 造字法 形声;从艹、庶声 笔顺编号 12241312214444 笔顺读写 横竖竖捺横撇横竖竖横捺捺捺捺 部外 11 字义五行 木

蔗的本义是甘蔗,盛产于我国南方热带地区,性味甘平,茎高多汁,最善补充糖分和热能,可以防治低血糖、消除疲劳、缓解中暑,此外还有解热止渴、生津润燥、助脾健胃、润肠通便、利尿滋养的功效。

---

zhen

贞 拼音 zhēn 注音 ㄓㄣ 部首 贝 笔画数 6 结构 上下结构 会意 造字法 笔顺编号 212534 笔顺读写 竖横竖折撇捺 部外 2 字义五行 火

贞的本义是占卜,引申为忠贞、坚定,诸如贞操、贞观、贞洁、贞烈、坚贞、童贞等。对于人的身心健康而言,贞操是非常重要的内容之一,忠于自己所坚守的原则、婚姻、爱情、亲情及友情是至关重要的。

Z

针 拼音 zhēn 注音 ㄓㄣ，部首 钅 笔画数 7 结构 左右结构 造字法 会意；从钅、从十 笔顺编号 3111512 笔顺读写 撇横横横折横竖 部外 2 字义五行 金

针的本义是缝衣服所用的引线工具，通常代指注射药物所用的器械和中医针灸所采用的金属针具，尤其是针灸疗法所使用的针具，古人有九针之说，具有良好的通畅经络、协调脏腑、行气活血的治疗与保健作用。

侦 拼音 zhēn 注音 ㄓㄣ，部首 亻 笔画数 8 结构 左右结构 造字法 形声；从亻、贞声 笔顺编号 32212534 笔顺读写 撇竖竖横竖折撇捺 部外 6 字义五行 火

侦的本义是暗中观察，常常用于军事行为，诸如侦察、侦查、侦缉、侦探、侦听、侦讯等。在中医学上，也经常通过对疾病早期的蛛丝马迹进行仔细侦视来进一步搞清其病因病机，以便及时发现疾病，保护健康。

珍 拼音 zhēn 注音 ㄓㄣ，部首 王 笔画数 9 结构 左右结构 造字法 形声；左形右声 笔顺编号 112134333 笔顺读写 横横竖横撇捺撇撇撇 部外 5 字义五行 火

珍的本义是珠玉的宝贝东西，诸如珍爱、珍藏、珍贵、珍奇、珍闻、珍惜、珍珠等。在中医古典著作中，有许许多多的珍本记载了大量的养生保健知识和方法，都值得我们去认真学习，深刻领会，合理运用。

帧 拼音 zhēn 注音 ㄓㄣ，部首 巾 笔画数 9 结构 左右结构 造字法 形声；从巾、贞声 笔顺编号 252212534 笔顺读写 竖折竖竖横竖折撇捺 部外 6 字义五行 金

帧的本义是画卷、画幅，中医养生保健知识的传载除了利用普通的文字叙述之外，采取画图的形式也是古今常用的传播方法，尤其是人体的经络、腧穴、脏腑等图画可以让后学者一目了然，轻松掌握，准确应用。

真 拼音 zhēn 注音 ㄓㄣ，部首 目 笔画数 10 结构 上中下结构 造字法 会意 笔顺编号 1225111134 笔顺读写 横竖竖折横横横横撇捺 部外 5 字义五行 金

真的本义是真实，与假相反，诸如真诚、真话、真理、真情、真挚等。在中医基本理论中，特别强调人体真气的重要性，认为真元之气充盛，人体便能健康长寿，肾中真气亏耗则会引起人体早衰，有损于长寿。

斟 拼音 zhēn 注音 ㄓㄣ，部首 斗 笔画数 13 结构 左右结构 造字法 形声；从斗、甚声 笔顺编号 1221113454412 笔顺读写 横竖竖横横横撇捺折捺捺横竖 部外 9 字义五行 金

斟的本义是舀取，引申指往碗或者杯子里倒酒或茶，还有一种意思是仔细思考。从斟的第一层意思来看，无论是斟酒还是斟茶，均有一定的休闲养生作用；另外一层对人来说也很重要，要仔细思考，既不能说错话，更不能做错事。

榛 拼音 zhēn 注音 ㄓㄣ，部首 木 笔画数 14 结构 左右结构 造字法 形声；从木、秦声 笔顺编号 12341113431234 笔顺读写 横竖撇捺横横横撇捺撇竖撇捺 部外 10 字义五行 木

榛的本义是榛树，为落叶灌木。其果实叫榛子，是一味较有营养价值的药食共用之物，具有调中开胃、杀虫明目、健脾和胃、润肺止咳的作用，主治病后体弱、脾虚泄泻、食欲不振、咳嗽、夜尿多及寄生虫等病证。

箴 拼音 zhēn 注音 ㄓㄣ，部首 竹 笔画数 15 结构 上下结构 造字法 形声；从竹、咸声 笔顺编号 314314131251534 笔顺读写 撇横捺撇横捺横撇横竖折横折撇捺 部外 9 字义五行 木

箴指箴言，用以劝诫、规劝等。在中医学及中医养生学中，历代医家积累了丰富的箴言名句，至今一直指导着人们的养生保健活动，诸如"痛则不通，不通则痛""要得长生，肚中常清"等皆为其例。

诊 拼音 zhěn 注音 ㄓㄣˇ，部首 讠 笔画数 7 结构 左右结构 造字法 形声 笔顺编号 4534333 笔顺读写 捺折撇捺撇撇撇 部外 5 字义五行 火

诊的本义是诊断病证，医生检查患者的病情，诸如诊病、诊断、诊费、诊疗、诊所、诊治等。中医疗疾全在望、闻、问、切四诊上下功夫，只有诊断准确了，进一步的治疗才能获得良好疗效。

枕 拼音 zhěn 注音 ㄓㄣˇ，部首 木 笔画数 8 结构 左右结构 造字法 形声 笔顺编号 12344535 笔顺读写 横竖撇捺捺折撇折 部外 4 字义五行 木

枕指枕头，及躺的时候垫在头低下的东西，诸如枕骨、枕木、枕席、枕芯、安枕、凉枕等。枕头的高低、软硬、质量等与人的睡眠息息相关，而睡眠质量的好坏又直接关乎人体的身心健康，甚至影响能否长寿。

疹 拼音 zhěn 注音 ㄓㄣˇ，部首 疒 笔画数 10 结构 半包围结构 造字法 形声 笔顺编号 4134134333 笔顺读写 捺横撇捺横撇捺撇撇撇 部外 5 字义五行 金

疹的本义是皮肤上出现小红颗粒一类的疾病，诸如疹子、斑疹、痘疹、皮疹、麻疹、湿疹、药疹等。中医学认为疹类疾病大多和风、热、湿、毒等邪气有关，在具体治疗用药时应该祛风、清热、利湿、排毒。

阵 拼音 zhèn 注音 ㄓㄣˋ，部首 阝 笔画数 6 结构 左右结构 造字法 会意；从阝、从车 笔顺编号 521512 笔顺读写 折竖横折横竖 部外 4 字义五行 火

阵的本义是作战队伍的行列，在中药方剂的组方过程中，特别讲究君、臣、佐、使的方阵布局，每首方剂都有一味君药，其后以臣药辅助，臣药之后应有佐药强化其作用，最后以使药协调全方，共同发挥治疗效力。

振 拼音 zhèn 注音 ㄓㄣˋ，部首 扌 笔画数 10 结构 左右结构 造字法 形声；从扌、辰声 笔顺编号 1211311534 笔顺读写 横竖横横撇横横折撇捺 部外 7 字义五行 火

振的本义是挥动，诸如振荡、振动、振奋、振幅、振兴、共振等。总体而言，振字所表现出来的情况均为正性作用，特别是振奋等，对人体可产生一定程度的兴奋作用，比较有利于人的身心健康与长寿。

Z

赈 拼音 zhèn 注音 ㄓㄣˋ，部首 贝 笔画数 11 结构 左右结构 造字法 形声；从贝、辰声 笔顺编号 25341311534 笔顺读写 竖折撇捺横撇横横折撇捺 部外 7 字义五行 金

赈的本义是富饶，后多指救济灾民，诸如赈济、赈款、赈恤、赈灾等。从人道主义精神和以善为本的角度出发，赈灾的功德及意义重大，当人们遭遇严重灾害而直接危及生命之际，赈灾救济就是救护生命的法宝。

震 拼音 zhèn 注音 ㄓㄣˋ，部首 雨 笔画数 15 结构 上下结构 造字法 形声；从雨、辰声 笔顺编号 145244441311534 笔顺读写 横捺折竖捺捺捺捺横撇横横折撇捺 部外 7 字义五行 水

震的本义是疾雷、霹雳，引申为剧烈震动，诸如震波、震动、震撼、震慑、地震、防震、余震等。站在中医养生的角度来说，无论是外来的震动，还是内心的震荡，都会给人体生命带来不良影响，应当尽力予以缓冲。

镇 拼音 zhèn 注音 ㄓㄣˋ，部首 钅 笔画数 15 结构 左右结构 造字法 形声；从钅、真声 笔顺编号 311151225111134 笔顺读写 撇横横横折横竖竖折横横横横撇捺 部外 10 字义五行 金

镇的本义是压制，诸如镇痛、冰镇、城镇、村镇、坐镇等。疼痛类疾病是临床上非常多见的一类疾病，尤其是肿瘤类顽固性疼痛给患者的身心健康带来极大的危害，使生活质量严重下降，此时中医镇痛疗法便显得特别重要。

---

zheng

正 拼音 zhèng 注音 ㄓㄥˋ，部首 止 笔画数 5 结构 上下结构 造字法 指事；上面是符号，表示方向，下面是止（足）笔顺编号 12121 笔顺读写 横竖横竖横 部外 1 字义五行 金

正的本义是远行，常用意思是不偏不斜、方方正正，诸如正常、正规、正派、正品、正气、公正、正义等。中医及中医养生学特别重视正气在人体健康与长寿中的独特作用，采取各种各样的方法增强正气，延年益寿。

Z

争 拼音 zhēng 注音 ㄓㄥ，部首 刀 笔画数 6 结构 上下结构 造字法 会意；像两只手争一样东西 笔顺编号 355112 笔顺读写 撇折折横横竖 部外 4 字义五行 火

争的本义是争夺、夺取、力求得到或者达到，诸如争霸、争吵、争论、争鸣、争闹、争取、争议、争执等。从养生的角度来评判争字，应当区别对待，积极努力争取成功无可厚非，但争来吵去大可不必，影响健康。

征 拼音 zhēng 注音 ㄓㄥ，部首 彳 笔画数 8 结构 左右结构 造字法 形声；从彳、正声 笔顺编号 33212121 笔顺读写 撇撇竖横竖横竖横 部外 5 字义五行 火

征的本义是迹象、征兆，诸如征候、征兆、特征、象征等。中医诊疗疾病主要通过详细观察疾病外在的蛛丝马迹来判断病情，这就必须抓住疾病的关键证候，也只有这样才能获得良好的治疗效果。

怔 拼音 zhēng 注音 ㄓㄥ，部首 忄 笔画数 8 结构 左右结构 造字法 形声；从忄、正声 笔顺编号 44212121 笔顺读写 捺捺竖横竖横竖横 部外 5 字义五行 金

怔的本义是害怕的样子，诸如怔忡、怔忪、怔营、发怔、魔怔、吒怔等。中医学认为大凡引起心虚胆怯的疾病均可出现怔忡的表现，大多见于老年虚弱之人，中医采取养心强胆的方法予以调理或者保健，均有佳效。

狰 拼音 zhēng 注音 ㄓㄥ，部首 犭 笔画数 9 结构 左右结构 造字法 形声；从犭、争声 笔顺编号 353355112 笔顺读写 撇折撇撇折折横横竖 部外 6 字义五行 金

狰的本义是面目凶恶，诸如狰狞。从心理养生的角度来看待面目狰狞的表情，应当是心灵扭曲的突出表现，佛学有言"相随心生"，不管什么原因，如果出现狰狞可恶的面容，那就说明其内心丑陋，危及自己身心健康。

睁 拼音 zhēng 注音 ㄓㄥ，部首 目 笔画数 11 结构 左右结构 造字法 形声；从目、争声 笔顺编号 25111355112 笔顺读写 竖折横横横撇折折横横竖 部外 6 字义五行 金

睁的本义是睁开眼睛，直接关乎人体睡眠的正常与否，这个看似平常又简单的动作，其实却是人体许多脏腑、器官共同协调的结果，一旦出现失调则会出现异常，或睁而不闭的失眠，或闭而不睁的嗜睡，均为病态。

筝 拼音 zhēng 注音 ㄓㄥ，部首 竹 笔画数 12 结构 上下结构 造字法 形声；从竹、争声 笔顺编号 314314355112 笔顺读写 撇横捺撇横捺撇折折横横竖 部外 6 字义五行 木

筝的本义是一种乐器，还指玩具风筝。古筝又称汉筝、秦筝、瑶筝等，是我国古代的著名乐器，其音域宽广，音色清亮，让人心旷神怡；风筝是老少咸宜的娱乐玩具，既可活动筋骨，又能舒畅情怀，均可发挥保健作用。

蒸 拼音 zhēng 注音 ㄓㄥ，部首 艹 笔画数 13 结构 上中下结构 造字法 形声 笔顺编号 1225253414444 笔顺读写 横竖竖折竖折撇捺横捺捺捺捺 部外 10 字义五行 木

蒸的本义是引火用的麻梗，引申为热气上升，利用水蒸气使食物变热、变熟，诸如蒸发、蒸饭、蒸汽、蒸食等。用水蒸煮食物是一种绿色环保的烹调方法，深受饮食养生专家的青睐和肯定，倡导拒绝油炸，推广蒸煮。

拯 拼音 zhěng 注音 ㄓㄥˇ，部首 扌 笔画数 9 结构 左右结构 造字法 形声；从扌、丞声 笔顺编号 121525341 笔顺读写 横竖横折竖折撇捺横 部外 6 字义五行 金

拯的本义是拯救，指采取各种各样的方法来挽救生命，从这个意义上来说，中医养生保健可谓是挽救人体健康和生命的重要途径之一，尤其是在改变人们的生活方式和养生理念方面始终发挥着拯救人体生命的作用。

Z

整 拼音 zhěng 注音 ㄓㄥˇ，部首 攵 笔画数 16 结构 上下结构 造字法 会意兼形声；从攵、从束、从正声 笔顺编号 1251234313412121 笔顺读写 横竖折横竖撇捺撇横撇捺横竖横竖横 部外 12 字义五行 金

整的本义是整理、整顿，引申为整个、整体、整夜、整治等。整体观念和辨证论治是中医学的两大疾病特点，特别是整体观念，不但指导中医诊疗，而且指导中医养生，具有高度的实践指导价值，不可忽视。

证 拼音 zhèng 注音 ㄓㄥˋ，部首 讠 笔画数 7 结构 左右结构 造字法 形声；从讠、正声 笔顺编号 4512121 笔顺读写 捺折横竖横竖横 部外 5 字义五行 火

证的本义是规谏，引申为证实，诸如证词、证候、证件、证明、证人、病证、辨证、对证、考证、求证、作证等。中医学最常用的术语是证候，辨证论治是其两大基本特色之一，要想健康长寿，必须紧紧抓住证候。

郑 拼音 zhèng 注音 ㄓㄥˋ，部首 阝 笔画数 8 结构 左右结构 造字法 形声；从阝、关声 笔顺编号 43113452 笔顺读写 捺撇横横撇捺折竖 部外 6 字义五行 火

郑的本义是古代国名郑国，现多指郑姓和郑重的意思。说到养生保健，从古到今有大量的著作问世，单纯地去学习比较容易，而要认真地去领悟则较为困难，真正地去践行则必须郑重其事，扎实而为。

诤 拼音 zhèng 注音 ㄓㄥˋ，部首 讠 笔画数 8 结构 左右结构 造字法 形声；从讠、争声 笔顺编号 45355112 笔顺读写 捺折撇折折横横竖 部外 6 字义五行 火

诤的本义就是直言规劝，诸如诤臣、诤谏、诤言、诤友等。从中医养生的角度来看，诤谏这种方式是值得肯定和赞赏的性格和行为，与那些采取拐弯抹角方式规劝不好言行的人比较，这一方式更益于人的身心健康。

Z

政 拼音 zhèng 注音 ㄓㄥˋ，部首 攵 笔画数 9 结构 左右结构 造字法 形声；从攵、正声 笔顺编号 121213134 笔顺读写 横竖横竖横撇横撇捺 部外 5 字义五行 火

政的本义是使匡正、使正确，引申为政治，诸如政变、政策、政党、政府、政改、政令、政治等。政通人和是一个好社会最重要的标志之一，社会安定、国富民强自然可以大幅度地提高人们的健康和长寿水平。

挣 拼音 zhèng zhēng 注音 ㄓㄥˋ，ㄓㄥ，部首 扌 笔画数 9 结构 左右结构 造字法 形声；从扌、争声 笔顺编号 121355112 笔顺读写 横竖横撇折折横横竖 部外 6 字义五行 金

挣的本义是用力支撑，诸如挣扎、争断、挣开、挣脱等。挣扎的本身是一种积极努力、争取摆脱束缚的正常行为，按照道家的基本观点"我命在我不在天"，尽己所能、与不良命运抗争也是自我养生的基本要求。

症 拼音 zhèng zhēng 注音 ㄓㄥˋ，ㄓㄥ，部首 疒 笔画数 10 结构 半包围结构 造字法 形声；从疒、正声 笔顺编号 4134112121 笔顺读写 捺横撇捺横横竖横竖横 部外 5 字义五行 金

症的本义是病、病状，诸如症状、绝症、顽症、炎症等。无论中医还是西医，症状的出现都是判断疾病不可缺少的重要依据，通过对症状及其他表现的详细分析可以确定相应疾病的种类，进而有针对性地治疗。

---

zhi

支 拼音 zhī 注音 ㄓ，部首 支 笔画数 4 结构 上下结构 造字法 会意 笔顺编号 1254 笔顺读写 横竖折捺 字义五行 火

支的本义是枝条，转指支撑、支持，诸如支取、借支、透支等，从中医养生保健的角度讲，在一定范围的正常支出无可厚非，但对自己身体超越极限的过度透支是绝不可取的，达到一定程度会直接危及生命。

汁 拼音 zhī 注音 ㄓ，部首 氵 笔画数 5 结构 左右结构 造字法 形声；从氵、十声 笔顺编号 44112 笔顺读写 捺捺横横竖 部外 2 字义五行 水

　　汁的本义是含有某些物质的液体，诸如橙汁、胆汁、豆汁、果汁、鸡汁、肉汁等。从营养学的角度来说，各种各样的汁液对人体的健康均有一定的补益作用，应当按照中医饮食养生的原则灵活运用，以助健康。

芝 拼音 zhī 注音 ㄓ，部首 艹 笔画数 6 结构 上下结构 造字法 形声；从艹、之声 笔顺编号 122454 笔顺读写 横竖竖捺折捺 部外 3 字义五行 木

　　芝的本义指灵芝，也指芝麻等。灵芝是古代传说中的长生不老仙草，具有补气安神、止咳平喘的功效，用于眩晕不眠、心悸气短、虚劳咳喘，还有明显提高人体免疫力、保护肝功能、抗肿瘤的良好作用。

枝 拼音 zhī qí 注音 ㄓ，ㄑㄧˊ，部首 木 笔画数 8 结构 左右结构 造字法 形声；从木、支声 笔顺编号 12341254 笔顺读写 横竖撇捺横竖折捺 部外 4 字义五行 木

　　枝的本义是枝条、树枝，诸如枝杈、枝干、枝节、枝头、枝叶、桂枝、荔枝等。许多树木的枝干均做药用，如桂枝、桑枝等，具有良好的温养经脉、行气活血、通达肢节的作用，无论内服还是外用，均有一定的保健功用。

知 拼音 zhī zhì 注音 ㄓ，ㄓˋ，部首 矢 笔画数 8 结构 左右结构 造字法 会意；从口、从矢 笔顺编号 31134251 笔顺读写 撇横横撇捺竖折横 部外 3 字义五行 火

　　知的本义是知道，引申为知识、懂得、主管，诸如知己、知觉、知名、知情、知音、知足等。知识对任何人来说都是人生宝贵的财富，特别是养生保健知识，是确保人体身心健康的重要财富，必须尽力学习，主动运用。

肢

拼音 zhī 注音 ㄓ，部首 月 笔画数 8 结构 左右结构 造字法 形声；从月、支声 笔顺编号 35111254 笔顺读写 撇折横横横竖折捺 部外 4 字义五行 火

肢指人体的胳膊和腿，或动物腿，即四肢，是人的重要活动部分。中医学认为，在人体四肢的内外侧分布着众多腧穴，它们在人体日常养生保健过程中发挥着广泛而重要的作用，值得重视。

织

拼音 zhī zhì 注音 ㄓ，ㄓ丶，部首 纟 笔画数 8 结构 左右结构 造字法 形声；从纟、只声 笔顺编号 55125134 笔顺读写 折折横竖折横撇捺 部外 5 字义五行 金

织的本义是纺织、制作纺织物，诸如织布、织棉、织女、织品、编织、交织、针织等。用于御寒的衣物绝大多数都是通过编织而制成的，特别是在冬季严寒之际具有保暖防冻的养生保健、防病治病价值。

脂

拼音 zhī 注音 ㄓ，部首 月 笔画数 10 结构 左右结构 造字法 形声；从月、旨声 笔顺编号 3511352511 笔顺读写 撇折横横撇折竖折横横 部外 6 字义五行 金

脂的本义是油膏，主要指人或动植物所含的油性物质，诸如脂膏、脂瘤、树脂、胭脂等。脂肪组织是支撑人体不可缺少的重要能量来源，但如果由于营养过剩、代谢障碍，则会出现高脂血症及肥胖等病，又必须加以积极预防。

蜘

拼音 zhī 注音 ㄓ，部首 虫 笔画数 14 结构 左中右结构 造字法 形声；从虫、知声 笔顺编号 25121431134251 笔顺读写 竖折横竖横捺撇横横撇捺竖折横 部外 8 字义五行 金

蜘的本义是蜘蛛，是益虫，可捕食农田里的害虫。其中大腹园蛛蜘蛛入药，炮制炒枯，去头足，有解毒、消肿的功能，以毒攻毒，主治疗疮、疮疡、蜂蝎蜇伤、小儿惊风、阳痿等，因为蜘蛛有毒，故应慎重使用，且以外用为佳。

执 拼音 zhí 注音 ㄓˊ，部首 扌 笔画数 6 结构 左右结构 造字法 会意；从辛、从九 笔顺编号 121354 笔顺读写 横竖横撇折捺 部外 3 字义五行 火

执的本义是捉拿、拘捕，还有坚持、实行等意思，诸如执笔、执鞭、执教、执意、争执、执言、固执等。从养生学的角度来看，无论是过于争执还是固执己见，均对自己的身心健康带来不良的影响，应当尽力予以避免。

直 拼音 zhí 注音 ㄓˊ，部首 目 笔画数 8 结构 上下结构 造字法 会意；从十、从目 笔顺编号 12251111 笔顺读写 横竖竖折横横横横 部外 3 字义五行 火

直的本义是不弯曲，引申为一直、坦率、公正的意思。按照中医心理养生的观点来看，直的这些含义均有正性作用，不管是性格坦率还是内心公正，均能对自己和周围的人发挥正能量的影响，有利于人的身心健康。

值 拼音 zhí 注音 ㄓˊ，部首 亻 笔画数 10 结构 左右结构 造字法 形声；从亻、直声 笔顺编号 3212251111 笔顺读写 撇竖横竖竖折横横横横 部外 8 字义五行 火

值的本义是相遇、碰上，还有价值的意思，诸如值此、值得、执勤、产值、价值等。在所有的保养活动中，对人的养护是最有价值的事，生命最可贵，养生无止境，因此中医特别强调保健的重要作用和价值。

职 拼音 zhí 注音 ㄓˊ，部首 耳 笔画数 11 结构 左右结构 造字法 形声；从耳、只声 笔顺编号 12211125134 笔顺读写 横竖竖横横横竖折横撇捺 部外 5 字义五行 火

职的本义是记，假借为职务，诸如职工、职权、职位、职员、职业、任职、失职等。站在中医养生保健的角度来看待养生，不同的职业有其各不相同的特点，其养生的方法也各不相同，应当根据具体情况加以养护。

植 拼音 zhí 注音 ㄓˊ，部首 木 笔画数 12 结构 左右结构 造字法 形声；从木、直声 笔顺编号 123412251111 笔顺读写 横竖撇捺横竖竖折横横横 部外 8 字义五行 木

植的本义是关闭门窗用的直木，引申为栽种树木，诸如植物、移植、栽植等。植树造林是我国的一大国策之一，具有一定的养生学意义，通过持续性地大范围植树，不断扩大土地绿化率，可直接提高人类健康水平。

殖 拼音 zhí shi 注音 ㄓˊ，˙ㄕ，部首 歹 笔画数 12 结构 左右结构 造字法 形声；从歹、直声 笔顺编号 135412251111 笔顺读写 横撇折捺横竖竖折横横横横 部外 8 字义五行 金

殖的本义是脂膏久放而变质，现多指生育、生长，特别指生殖，诸如殖民、繁殖、养殖、增殖等。人类的繁殖与优生是一个永恒的话题，随着生殖医学的不断深入研究，其科研成果会给人类健康长寿带来许许多多的裨益。

止 拼音 zhǐ 注音 ㄓˇ，部首 止 笔画数 4 结构 单一结构 造字法 象形；像人脚 笔顺编号 2121 笔顺读写 竖横竖横 字义五行 火

止的本义是足、趾，引申为停止，诸如止咳、止痛、止血、废止、截止、禁止、阻止等。止的含义是想方设法阻止不好的事情对人的影响，特别是在身体健康方面，经常会有损害人体的事情发生，必须尽早中止，以保健康。

旨 拼音 zhǐ 注音 ㄓˇ，部首 日 笔画数 6 结构 上下结构 造字法 会意；从匕、从日声 笔顺编号 352511 笔顺读写 撇折竖折横横 部外 2 字义五行 火

旨的本义是美味，通常表示皇帝的命令、目的等意思，诸如旨趣、旨意、大旨、密旨、圣旨、要旨等。总之，旨是高度浓缩、高度总结了的东西，就像养生原则、保健方法一样，应当认真领会，坚持执行，方可得益。

纸 拼音 zhǐ 注音 ㄓˇ，部首 纟 笔画数 7 结构 左右结构 造字法 形声；从纟、氏声 笔顺编号 5513515 笔顺读写 折折横撇折横折 部外 4 字义五行 金

纸的本义是纸张，诸如纸币、纸浆、纸牌、纸箱、信纸等。纸在知识的传播方面所发挥的作用不庸低估，从古到今，所有知识，包括中医养生知识在内，绝大多数都是通过书本知识流传下来而得以继承和发展的。

指 拼音 zhǐ 注音 ㄓˇ，部首 扌 笔画数 9 结构 左右结构 造字法 形声；从扌、旨声 笔顺编号 121352511 笔顺读写 横竖横撇折竖折横横 部外 6 字义五行 金

指的本义是手指，引申为指点、指责、指向等。在人与人的交往中，互相指责是非常影响心情及身心健康的事情，为了自己和他人的心情，应当尽可能地避免这种情况的发生，采取最大程度的克制，以保持平和的心态。

枳 拼音 zhǐ 注音 ㄓˇ，部首 木 笔画数 9 结构 左右结构 造字法 形声；从木、只声 笔顺编号 123425134 笔顺读写 横竖撇捺竖折横撇捺 部外 5 字义五行 木

枳的本义是枸橘树，其树果枳实、枳壳均为中医临床常用药物，枳实是很小的幼果，枳壳是近成熟的果实。枳实性寒，行气力较强；枳壳性温，行气力稍缓。两者对于胃肠有双向调节作用，善于行气消胀，强身健体。

趾 拼音 zhǐ 注音 ㄓˇ，部首 足 笔画数 11 结构 左右结构 造字法 形声；从足、止声 笔顺编号 25121212121 笔顺读写 竖折横竖横竖横竖横竖横 部外 4 字义五行 金

趾的本义是脚、脚趾头，诸如趾骨、趾甲、趾头、脚趾等。脚趾位于人体的最末端，详细观察四肢末端的有关变化，有助于判断体内血液循环等方面的状态；脚趾又是人体大脑、小脑、眼睛、耳朵的反射区，可行按压以保健。

祉

拼音 zhǐ 注音 ㄓˇ，部首 礻 笔画数 8 结构 左右结构 造字法 形声 笔顺编号 45242121 笔顺读写 捺折竖捺竖横竖横 部外 4 字义五行 火

祉的本义是福，幸福就是福祉。一个拥有幸福感觉的人注定是一个有福祉的人，如果通过种种不同途径的努力能够好好地把自己的心情调节好，让内在的脏腑、经络和外在变化协调统一，身体自然会保持健康。

志

拼音 zhǐ 注音 ㄓˋ，部首 心 笔画数 7 结构 上下结构 造字法 形声；从心、士声 笔顺编号 1214544 笔顺读写 横竖横捺折捺捺 部外 3 字义五行 火

志的本义是意向、志向，表示在自己的心目中有一个远大的目标。中医学认为，志在中医五行分属中隶属于肾，而肾主藏精，生髓通于脑，只要人体肾脏功能强健，精气充足，则会充分地上养脑海，催生志气，不易衰老。

制

拼音 zhǐ 注音 ㄓˋ，部首 刂 笔画数 8 结构 左右结构 造字法 原为会意 笔顺编号 31125222 笔顺读写 撇横横竖折竖竖竖 部外 6 字义五行 火

制的本义是裁断，引申为制作、制造，诸如制订、制度、管制、炮制、限制等。从药物的使用方面来说，绝大多数原药材均要经过炮制之后方可加以利用，这就是中药的炮制，可以改变药物的寒性、减缓毒副反应。

质

拼音 zhǐ 注音 ㄓˋ，部首 贝 笔画数 8 结构 半包围结构 造字法 原为形声；下形上声 笔顺编号 33122534 笔顺读写 撇撇横竖竖折撇捺 部外 4 字义五行 火

质的本义是抵押、抵押品，还有质量、性质、质问等含义。药物的质量直接决定着中医治疗疾病的效果，上乘药材常常是高级别的地道药材，在特定的地区栽培，这样才能获得理想的疗效，如果移植他处，则质量显著下降。

Z

炙 拼音 zhì 注音 ㄓˋ，部首 火 笔画数 8 结构 上下结构 造字法 会意；从肉、从火 笔顺编号 35444334 笔顺读写 撇折捺捺捺撇撇捺 部外 4 字义五行 火

炙的本义是在火上烤肉，也指烤熟了的肉，引申为用火炙烤，诸如炙烤、炙热、炙甘草等。中医在对药物进行炮制时，经常会用到炙的方法，多用蜜制，既可减缓药物的燥性，又可发挥一定的温补、缓急作用。

治 拼音 zhì 注音 ㄓˋ，部首 氵 笔画数 8 结构 左右结构 造字法 形声；从氵、台声 笔顺编号 44154251 笔顺读写 捺捺横折捺竖折横 部外 5 字义五行 水

治的本义是治理水，引申为治理、管理等意思，诸如处治、法治、防治、根治、医治、诊治等，经常使用在医疗及保健方面。中医讲求辨证论治、西医讲求循症医治、养生讲求因人防治，方法多姿多彩，均离不开治。

挚 拼音 zhì 注音 ㄓˋ，部首 手 笔画数 10 结构 上下结构 造字法 形声；从手、执声 笔顺编号 1213543112 笔顺读写 横竖横撇折捺撇横横竖 部外 6 字义五行 金

挚的本义是抓，基本含义是诚恳、亲密，诸如挚友、挚深、诚挚、恳挚等。任何人均需要有一颗诚挚的心，用这种情感去换得他人的尊重和感恩，从精神养生的角度来说，诚挚的品性是人身心健康的补益大药。

致 拼音 zhì 注音 ㄓˋ，部首 至 笔画数 10 结构 造字法 笔顺编号 1541213134 笔顺读写 横折捺横竖横撇横撇捺 部外 4 字义五行 火

致的本义是送达，泛指到达，还有给予、招致、尽力及情趣等意思，诸如致辞、致函、致敬、大致、导致、雅致等。致所引申出来的诸多含义大多数暗含养生意义，雅致也罢，致敬也罢，都会令人心情愉悦、身心康健。

秩 拼音 zhì 注音 ㄓˋ，部首 禾 笔画数 10 结构 左右结构 造字法 形声；从禾、失声 笔顺编号 3123431134 笔顺读写 撇横竖撇捺撇横横撇捺 部外 5 字义五行 火

秩的本义是集聚禾苗，引申为俸禄、秩序，诸如秩满、秩禄、官秩等。最常用的意思是秩序，无论在什么场合，遵守公共秩序是每个人均应具备的美德，讲究规矩、维护秩序可以有效地保护公众的平和心境，有益于健康。

掷 拼音 zhì 注音 ㄓˋ，部首 扌 笔画数 11 结构 左中右结构 造字法 形声；从扌、郑声 笔顺编号 12143113452 笔顺读写 横竖横捺撇横横撇捺折竖 部外 8 字义五行 火

掷的本义是扔、投，诸如掷还、投掷、掷铅球、一掷千金等。在中医养生保健活动中，投掷梭镖和铅球是运动场上最常见的项目之一，通过锻炼和竞技，能够大幅度地提高人体的体力及爆发力，对身心健康大有裨益。

痔 拼音 zhì 注音 ㄓˋ，部首 疒 笔画数 11 结构 半包围结构 造字法 形声；从疒、寺声 笔顺编号 41341121124 笔顺读写 捺横撇捺横横竖横横竖捺 部外 6 字义五行 火

痔的本义是痔疮，即由于种种原因，在人体肛门或者直肠末端所形成的静脉小结节。我国是痔疮大国，素有"十人九痔"之说，痔疮通常分为外痔、内痔、混合痔三类，中医药在防治痔疮方面经验独特，根治率较高。

窒 拼音 zhì 注音 ㄓˋ，部首 穴 笔画数 11 结构 上下结构 造字法 形声；从穴、至声 笔顺编号 44534154121 笔顺读写 捺捺折撇捺横折捺横竖横 部外 6 字义五行 火

窒的本义是阻滞不通，经常用来形容心胸部憋闷不舒的感觉，多与心肺功能息息相关，诸如窒闷、窒息等。中医学认为窒闷、窒息的产生以中老年人居多，因为种种因素导致升降无力、气血涩滞，则发此类疾病。

智

拼音 zhì 注音 ㄓˋ，部首 日 笔画数 12 结构 上下结构 造字法 会意兼形声；从日、从知、知亦声 笔顺编号 311342512511 笔顺读写 撇横横撇捺竖折横竖折横横 部外 8 字义五行 火

智的本义是智慧、聪明、有见识，诸如智慧、智力、智谋、智能、智商、才智、理智等。如何按照中医养生学的理论和方法来强化自己的身心健康，其本身就是一种需要颇多智慧的事情，一定要不断提升自己的保健智慧。

痣

拼音 zhì 注音 ㄓˋ，部首 疒 笔画数 12 结构 半包围结构 造字法 形声；从疒、志声 笔顺编号 413411214544 笔顺读写 捺横撇捺横横竖横捺折捺捺 部外 7 字义五行 火

痣的意思是皮肤上生成的有色斑点，通常有青、红、黑、褐的不同颜色。痣本身没有太多的病理意义，但在民间却有较多不同的神秘说法，认为痣长在人体不同的地方就有不同的提示意义，仅供爱好者参考。

滞

拼音 zhì 注音 ㄓˋ，部首 氵 笔画数 12 结构 左右结构 造字法 形声；左形右声 笔顺编号 441122245252 笔顺读写 捺捺横横竖竖竖捺折竖折竖 部外 9 字义五行 水

滞的本义是凝滞，泛指不流通，诸如滞留、滞涩、滞销、迟滞、呆滞、淤滞、阻滞等。中医学认为人体要想健康，除了脏腑强健、经络畅通之外，气血、津液、精气也必须流畅，否则就会发生病变，滞涩则病，通畅则康。

置

拼音 zhì 注音 ㄓˋ，部首 罒 笔画数 13 结构 上下结构 造字法 形声；从四、直声 笔顺编号 2522112251111 笔顺读写 竖折竖竖横横竖竖折横横横横 部外 8 字义五行 火

置的本义是赦罪、释放，引申为放置、搁置、配置，诸如置办、置换、置信、置疑、安置、处置、位置等。中医养生重在实践，在其基本理论指导下，一定要伏下身来，置身其中，切实体位，认真实施，方可获得保健成效。

雉 拼音 zhì 注音 ㄓˋ，部首 隹 笔画数 13 结构 左右结构 造字法 会意 笔顺编号 3113432411121 笔顺读写 撇横横撇捺撇竖捺横横横竖横 部外 5 字义五行 火

雉的本义是鸟名，俗称山鸡，诸如雉鸠、雉尾、角雉、水雉等。野鸡肉的钙、磷、铁含量很高，富含蛋白质，对贫血、体虚的人是很好的食疗补品，中医学认为其有健脾养阴、滋补肝肾、开胃止泻之功。

稚 拼音 zhì 注音 ㄓˋ，部首 禾 笔画数 13 结构 左右结构 造字法 形声；从禾、隹声 笔顺编号 3123432411121 笔顺读写 撇横竖撇捺撇竖捺横横竖横 部外 8 字义五行 土

稚的本义是禾苗，泛指幼小，在医学上常指小儿，诸如稚嫩、稚气、稚童、稚子、幼稚等。儿童是祖国的花朵，也是人们重点保护的对象，中医学认为其为稚阴稚阳之体，无论是养生还是用药，必须保阳气、护津液。

---

zhong

中 拼音 zhōng zhòng 注音 ㄓㄨㄥ,ㄓㄨㄥˋ，部首 丨 笔画数 4 结构 单一结构 造字法 指事；像旗杆正中竖立 笔顺编号 2512 笔顺读写 竖折横竖 部外 3 字义五行 火

中的本义就是中间，跟上、下、左、右四周的距离相等，诸如中国、中间、中心、中午、中原、集中、看中等。中医文化是平衡文化，讲究不左不右、不高不低，这便是中的基本含义，无论诊疗还是养护，求中为本。

忠 拼音 zhōng 注音 ㄓㄨㄥ，部首 心 笔画数 8 结构 上下结构 造字法 形声；从心、中声 笔顺编号 25124544 笔顺读写 竖折横竖捺折捺捺 部外 4 字义五行 火

忠的本义是尽心竭力，诸如忠臣、忠告、忠厚、忠烈、忠实、忠孝、忠义等。忠的所有含义都充满人间正能量，给人带来极大的愉悦之感，中医调神养生特别强调心存善良在心身保健过程中的积极作用，值得提倡。

Z

终 拼音 zhōng 注音 ㄓㄨㄥ，部首 纟 笔画数 8 结构 左右结构 造字法 形声；从纟、冬声 笔顺编号 55135444 笔顺读写 折折横撇折捺捺捺 部外 5 字义五行 金

终的本义是终了，除了最后、最底之外，常常表示人的死亡，诸如终场、终极、终结、终了、终止等。对人体而言，如果出现生命终结的后果，那是最为悲情的时候，所以中医养生的目的就是想方设法阻止这种结局。

盅 拼音 zhōng 注音 ㄓㄨㄥ，部首 皿 笔画数 9 结构 上下结构 造字法 形声；从皿、中声 笔顺编号 251225221 笔顺读写 竖折横竖竖折竖竖横 部外 4 字义五行 火

盅的本义是饮酒或者饮茶用的没有手把的小杯子，诸如茶盅、酒盅等。古人在聊天、赋诗之际，通常在饮茶或饮酒的状态下完成，既有雅致，又不伤身，特别是采取饮茶的方式，都离不开盅子，有一定的舒缓心情作用。

钟 拼音 zhōng 注音 ㄓㄨㄥ，部首 钅 笔画数 9 结构 左右结构 造字法 形声；从钅、中声 笔顺编号 311152512 笔顺读写 撇横横横折竖折横竖 部外 4 字义五行 金

钟的本义是古代用来撞后会响的金属乐器，引申为计时器、意念集中等意思，诸如钟表、钟点、钟头、钟情、闹钟等。时间对任何人的健康和生命来说都很重要，人体内存在生物钟，该吃则吃、该睡就睡，自然养生。

衷 拼音 zhōng 注音 ㄓㄨㄥ，部首 衣 笔画数 10 结构 上中下结构 造字法 形声；从衣、中声 笔顺编号 4125123534 笔顺读写 捺横竖折横竖撇折撇捺 部外 4 字义五行 火

衷的本义是内衣，引申为内心，诸如衷肠、衷情、衷心、初衷、由衷等。大凡衷情的人，多有一副善良的心，从中医调神养生的角度来看，从善和感恩是提升人生幸福度的有效方法，非常有利于自身健康与长寿。

肿 拼音 zhǒng 注音 ㄓㄨㄥˇ，部首 月 笔画数 8 结构 左右结构 造字法 形声 笔顺编号 35112512 笔顺读写 撇折横横竖折横竖 笔顺读写 部外 4 字义五行 火

肿的本义是痈，引申为皮肤肿胀及肿瘤，诸如肿大、肿块、肿痛、癌肿、脓肿、囊肿、水肿等。中医学认为肿瘤类疾病均为人体内部气、血、痰、水淤积不通，凝结成块的结果，对健康的威胁较大，应尽早加以诊疗。

种 拼音 zhǒng zhòng chóng 注音 ㄓㄨㄥˇ，ㄓㄨㄥˋ，ㄔㄨㄥˊ，部首 禾 笔画数 9 结构 左右结构 造字法 形声；从禾、中声 笔顺编号 312342512 笔顺读写 撇横竖撇捺竖折横竖 部外 4 字义五行 火

种的本义是谷种，引申为各种各样的种子、物种、类别等，诸如种差、种类、种苗、种族、变种、灭种等。人类的繁衍和种族密切相关，实施计划生育、优生优育，本身就是践行养生保健。

冢 拼音 zhǒng 注音 ㄓㄨㄥˇ，部首 冖 笔画数 10 结构 上下结构 造字法 形声 笔顺编号 4513533434 笔顺读写 捺折横撇折撇撇捺撇捺 部外 8 字义五行 火

冢的本义指高大的坟，泛指坟墓，诸如丛冢、谷冢、丘冢、寿冢、义冢、冢中枯骨等。只要提到坟墓，就会让人毛骨悚然、一阵凄凉，反过来讲，人从一出生开始就应倍加珍惜、呵护自己的身心健康，力争获得高寿。

仲 拼音 zhòng 注音 ㄓㄨㄥˋ，部首 亻 笔画数 6 结构 左右结构 造字法 会意兼形声；从亻、从中、中亦声 笔顺编号 322512 笔顺读写 撇竖竖折横竖 部外 4 字义五行 火

仲的本义是在兄弟排行中的第二人，还指居中的意思，诸如仲春、仲裁、仲弟、仲家、杜仲、昆仲等。中药杜仲为杜仲科植物杜仲的干燥树皮，其养生、治疗作用不可小视，具有补肝肾、强筋骨、降血压、安胎等诸多功效。

Z

众 拼音 zhòng 注音 ㄓㄨㄥˋ，部首 人 笔画数 6 结构 品字结构 造字法 会意;从三人 笔顺编号 343434 笔顺读写 撇捺撇捺撇捺 部外 4 字义五行 金

众的本义是人多,引申为许多、许多人,诸如众多、众生、众说、众人、公众、听众、万众等。提高全民身体素质涉及广大群众,全民健身运动也离不开大众,所以只有全民动员,才能实现百姓健康、民族强盛。

重 拼音 zhòng chóng 注音 ㄓㄨㄥˋ，ㄔㄨㄥˊ，部首 里 笔画数 9 结构 单一结构 造字法 会意兼形声 笔顺编号 312511211 笔顺读写 撇横竖折横横竖横横 部外 2 字义五行 火

重的本义是分量大,引申为程度深、重要、受重视,诸如重大、重负、重用、保重、贵重等。对于人体健康而言,一定要予以高度重视,在具体的保健过程中,又要根据自己的实际情况抓住重点,切忌忙而无序。

---

zhou

舟 拼音 zhōu 注音 ㄓㄡ，部首 舟 笔画数 6 结构 单一结构 造字法 象形;像船形 笔顺编号 335414 笔顺读写 撇撇折捺横捺 字义五行 金

舟的本义是船,引申为与船有关的东西,诸如舟车、泛舟、龙舟、扁舟等。在旅游养生活动中,大海泛舟倒是不错的选择,对于焦虑过度、身心疲惫的人来说,采取这种方法常常起到安静心神、缓解疲劳的作用。

诌 拼音 zhōu 注音 ㄓㄡ，部首 讠 笔画数 7 结构 左右结构 造字法 形声;从讠、刍声 笔顺编号 4535511 笔顺读写 捺折撇折折横横 部外 5 字义五行 金

诌的本义是编造言辞,即胡诌、瞎诌。诚信是一个公民最基本的道德规范,实事求是历来是人们倡导和遵循的行为准则,因此,拒绝胡诌乱骗,以真诚的人生态度来对待每一个人,也应当是每一个有良知人的做人底线。

周 拼音 zhōu 注音 ㄓㄡ，部首 口 笔画数 8 结构 半包围结构 造字法 会意；从田、从口 笔顺编号 35121251 笔顺读写 撇折横竖横竖折横 部外 5 字义五行 金

周的本义是周密，引申为周到、全面、完备等，诸如周边、周年、周期、周围、周转、周遭等。中医学无论是治病还是养生，最重视对患者临床表现的全面诊察，要求既要周全，又要细致，方可取得理想的诊疗效果。

洲 拼音 zhōu 注音 ㄓㄡ，部首 氵 笔画数 9 结构 左右结构 造字法 形声；从氵、州声 笔顺编号 441434242 笔顺读写 捺捺横捺撇捺竖捺竖 部外 6 字义五行 水

洲的本义是指水中的陆地，特指被海洋围绕的大陆，诸如亚洲、绿洲、美洲、沙洲等。静思一下绿洲的意境，对内心疲惫的人来说，也不失为一种自我缓解的好方法。

粥 拼音 zhōu yù 注音 ㄓㄡ，ㄩˋ，部首 米 笔画数 12 结构 左中右结构 造字法 形声；从米、弓声 笔顺编号 515431234515 笔顺读写 折横折捺撇横竖撇捺折横折 部外 6 字义五行 水

粥的本义是稀饭，即用大米、小米等粮食所熬成的半流质食物，诸如熬粥、白粥、米粥、肉粥、稀粥等。对人体，特别是对老人及幼儿具有良好的营养、保健作用，中医养生专门设有粥疗养生馆，值得进一步推广。

妯 拼音 zhóu 注音 ㄓㄡˊ，部首 女 笔画数 8 结构 左右结构 造字法 形声；从女、由声 笔顺编号 53125121 笔顺读写 折撇横竖折横竖横 部外 5 字义五行 金

妯的本义是兄弟妻子的合称，即妯娌。在各种各样的人际关系中，妯娌之间具有特殊的关系，如果处理得当、和谐无间，则能有效强化大家族的关系；相反，如果妯娌之间矛盾复杂、怒目以待，则会影响全家族的身心健康状况。

轴

拼音 zhóu zhòu 注音 ㄓㄡˊ,ㄓㄡˋ, 部首 车 笔画数 9 结构 左右结构 造字法 形声;从车、由声 笔顺编号 152125121 笔顺读写 横折竖横折横竖横 部外 5 字义五行 火

轴的本义是车轴,指贯穿在轮子中间的圆杆,诸如轴线、轴心、车轴、主轴等。中医学理论认为,脏腑经络、病因病机、诊法辨证、诊法方药等如车轴一样,前后相连,一线相贯,治病养生之际应当防止前后不一的情况。

肘

拼音 zhǒu 注音 ㄓㄡˇ, 部首 月 笔画数 7 结构 左右结构 造字法 会意;从月、从寸 笔顺编号 3511124 笔顺读写 撇折横横横竖捺 部外 3 字义五行 金

肘的本义是胳膊肘,指上臂和前臂相连接的地方,还指用来食用的猪大腿肉,诸如肘窝、肘腋、掣肘等。从养生保健的角度讲,肘部有许多重要的腧穴,多为六阳经的合穴,通过点血、按摩或针灸,常有良好的疗效。

帚

拼音 zhǒu 注音 ㄓㄡˇ, 部首 巾 笔画数 8 结构 上中下结构 造字法 象形;像扫帚形 笔顺编号 51145252 笔顺读写 折横横捺折竖折竖 部外 5 字义五行 金

帚的本义是扫帚,用来除去垃圾、尘土的打扫卫生的工具,诸如炊帚、筥帚、敝帚自珍等。从中医环境养生的观点出发,保持干净整洁的生活、居住环境对人体的健康不可忽视,扫帚在此方面所发挥的作用也不可低估。

咒

拼音 zhòu 注音 ㄓㄡˋ, 部首 口 笔画数 8 结构 上下结构 造字法 会意;从口、从兄(祝的本字) 笔顺编号 25125135 笔顺读写 竖折横竖折横撇折 部外 5 字义五行 金

咒的本义有正反两层意思,一指用恶毒的话语骂人,二指宗教里号称除难消灾的口诀,前者会对当事人带来极大的心理伤害,后者也许对信徒有一定的心理安慰,从养生保健的角度来说,应当分别对待,以善心来养生。

宙 拼音 zhòu 注音 ㄓㄡˋ，部首 宀 笔画数 8 结构 上下结构 造字法 形声；从宀、由声 笔顺编号 44525121 笔顺读写 捺捺折竖折横竖横 部外 5 字义五行 金

宙的本义是古往今来所有时间的总称，与宇的空间概念不同，两者共同组成了整个天体的全部，中医认识世界和人体总是从"天人相应"的基本理论出发，按照时间和空间的模式去全面思考，是中华文化的杰出代表。

胄 拼音 zhòu 注音 ㄓㄡˋ，部首 月 笔画数 9 结构 上下结构 造字法 形声；从月、由声 笔顺编号 251212511 笔顺读写 竖折横竖横竖折横横 部外 5 字义五行 火

胄的本义是头盔，指古代作战时用以保护头部的帽子，一般是由钢铁铸造的，诸如贵胄、华胄、甲胄等。胄除了在战场上对人体生命有很好的保护作用之外，人们在寒冷季节主动戴帽也同样有一定的养生保健价值。

昼 拼音 zhòu 注音 ㄓㄡˋ，部首 日 笔画数 9 结构 上下结构 造字法 原为形声 笔顺编号 513425111 笔顺读写 折横撇捺竖折横横横 部外 5 字义五行 金

昼的本义是白天，与夜晚相对，诸如昼日、昼时、昼夜等。白天对人来说极其重要，因为绝大多数人的活动均在白天完成，养生保健也不例外，白天阳气充足，夜晚阴气隆盛，白天多活动，晚上睡眠好，自可健康。

皱 拼音 zhòu 注音 ㄓㄡˋ，部首 皮 笔画数 10 结构 左右结构 造字法 形声；从皮、刍声 笔顺编号 3551153254 笔顺读写 撇折折横横折撇竖折捺 部外 5 字义五行 金

皱的本义是脸上的皱纹，泛指皮肤或物体表面的皱纹，诸如皱痕、皱眉、皱褶、皱纹等。从一定意义上讲，皱纹的多少也是判断和衡量人体衰老程度的重要指标之一，如果过早、过多出现，则应加强养生保健力度。

骤 拼音 zhòu 注音 ㄓㄡˋ，部首 马 笔画数 17 结构 左右结构 造字法 形声；从马、聚声 笔顺编号 55112211154323334 笔顺读写 折折横横竖竖横横横折捺撇竖撇撇撇捺 部外 14 字义五行 金

骤的本义是马快跑，表示急速、突然，诸如骤变、骤降、步骤、骤不及防等。按照中医养生的要求，无论从事任何工作均要按规律、有计划地逐步展开，不能经常处于急骤的情绪状态，不利于人体的健康与长寿。

zhu

朱 拼音 zhū shú 注音 ㄓㄨ，ㄕㄨˊ，部首 木 笔画数 6 结构 单一结构 造字法 指事；在"木"中间加一短横，指出木是红心的 笔顺编号 311234 笔顺读写 撇横横竖撇捺 部外 2 字义五行 木

朱的本义是朱砂，含有大红色的意思，诸如朱笔、朱门、朱唇、朱雀、朱颜等。根据中医五行学说理论，朱红色与中医的心直接关联，谈及红色，自然会联想到心阳的作用，就像自然界的太阳一样，有益于人体的健康。

侏 拼音 zhū 注音 ㄓㄨ，部首 亻 笔画数 8 结构 左右结构 造字法 形声；从亻、朱声 笔顺编号 32311234 笔顺读写 撇竖撇横横竖撇捺 部外 6 字义五行 金

侏的本义是侏儒，指特别矮小的人。侏儒症患者多由脑垂体前叶功能低下所致，通常身材非常矮小，虽然其智力不受影响，但会给本人带来极大的自卑心理，导致身心健康受到不同程度的伤害，应该得到社会及他人的公平对待。

诛 拼音 zhū 注音 ㄓㄨ，部首 讠 笔画数 8 结构 左右结构 造字法 形声；从讠、朱声 笔顺编号 45311234 笔顺读写 捺折撇横横竖撇捺 部外 6 字义五行 金

诛的本义是责备、谴责，引申为诛杀，诸如诛求、诛杀、诛意、口诛笔伐等。不管从诛字的那一层含义来讲，都是一种令人不安的情况，会给当事人极大的精神威慑，自然也会给其身心健康带来很大的隐患。

珠 拼音 zhū 注音 ㄓㄨ，部首 王 笔画数 10 结构 左右结构 造字法 形声;从王、朱声 笔顺编号 1121311234 笔顺读写 横横竖横撇横横竖撇捺 部外 6 字义五行 金

珠的本义是珍珠,引申为像珠子一样的东西,诸如珠宝、珠玑、水珠等。珍珠粉是临床上常用的一味中药,具有安神定惊、明目去翳、解毒生肌等功效,还有延缓衰老、祛斑美白、补充钙质等作用。

株 拼音 zhū 注音 ㄓㄨ，部首 木 笔画数 10 结构 左右结构 造字法 形声;从木、朱声 笔顺编号 1234311234 笔顺读写 横竖撇捺撇横横竖撇捺 部外 6 字义五行 木

株的本义是树干,即露在地上的树根或茎,诸如株连、株守、病株、植株等。对人体的养护就像对树木的养护一样,要得健康,就必须保护好树根和树干,枝繁方可叶茂,对于人体,自当保护好脏腑。

猪 拼音 zhū 注音 ㄓㄨ，部首 犭 笔画数 11 结构 左右结构 造字法 形声;从犭、者声 笔顺编号 35312132511 笔顺读写 撇折撇横竖横撇竖折横横 部外 8 字义五行 火

猪的本义就是猪,为一种哺乳家畜动物,其肉质鲜嫩,可供食用,诸如猪圈、猪脑、猪肉、猪油、蠢猪、养猪等。猪肉对人体的滋养作用较为明显,但不可太过,易引发高脂血症,不可忽视。

竹 拼音 zhú 注音 ㄓㄨˊ，部首 竹 笔画数 6 结构 单一结构 造字法 象形;像竹形 笔顺编号 312312 笔顺读写 撇横竖撇横竖 字义五行 木

竹的本义是竹子,为常绿多年生植物,诸如竹板、竹笛、竹雕、竹筒、竹笋、竹叶、竹园等。竹子全身都是宝,竹叶可清心火、竹茹可降胃逆、竹笋可健脾化痰,有颇多保健功用。

逐 拼音 zhú 注音 ㄓㄨˊ，部首 辶 笔画数 10 结构 半包围结构 造字法 会意;从辶、从豕 笔顺编号 1353334454 笔顺读写 横撇折撇撇撇捺捺折捺 部外 7 字义五行 火

逐的本义是追赶,引申为驱赶、按顺序排列等,诸如逐步、逐渐、逐个、角逐、逐客、随波逐流等。从中医养生角度讲,人体保健的过程,其本身就是一个不断积累的过程,切忌急功近利、一蹴而就。

Z

烛 拼音 zhú 注音 ㄓㄨˊ，部首 火 笔画数 10 结构 左右结构 造字法 形声；从火、蜀声 笔顺编号 4334251214 笔顺读写 捺撇撇捺竖折横竖横捺 部外 6 字义五行 火

烛的本义是火炬，引申为蜡烛，诸如烛光、烛火、烛泪、烛台、花烛、香烛等。无论是蜡烛还是火炬，对处于长期黑暗中的人，包括长时间内心孤独无助的人来说，都有一定养生保健价值。

筑 拼音 zhù zhú 注音 ㄓㄨˋ，ㄓㄨˊ，部首 竹 笔画数 12 结构 上下结构 造字法 形声；上形下声 笔顺编号 314314121354 笔顺读写 撇横捺撇横捺横竖横撇折捺 部外 6 字义五行 木

筑的本义是筑墙，引申为建筑，诸如筑堤、筑路、筑房、筑屋、构筑、修筑等。人要安全、健康地生活，衣食住行是非常重要的内容，其中建房筑屋更是必需的，只有安居，方可乐业，自能健康长寿。

主 拼音 zhǔ 注音 ㄓㄨˇ，部首 丶 笔画数 5 结构 单一结构 造字法 象形；像点燃的火把 笔顺编号 41121 笔顺读写 捺横横竖横 部外 4 字义五行 金

主的本义是灯头火焰，引申为主人或者当事人，诸如主次、主动、主观、主见、主谋、主席、主宰等。在中医养生过程中，充分发挥个人的主观能动性是一个极其重要的因素，保健靠自觉，强迫无益处。

拄 拼音 zhǔ 注音 ㄓㄨˇ，部首 扌 笔画数 8 结构 左右结构 造字法 形声；从扌、主声 笔顺编号 12141121 笔顺读写 横竖横捺横横竖横 部外 5 字义五行 金

拄的本义是支撑，通常是指持拐棍、手杖，以发挥支撑人体、保持平衡的作用，以防止走路摔伤或者骨折情况的发生。采取拄拐杖的方法简便易行，特别对老年身体虚弱的人尤为有益，可以经常使用。

煮 拼音 zhǔ 注音 ㄓㄨˇ，部首 灬 笔画数 12 结构 上下结构 造字法 形声；从灬、者声 笔顺编号 121325114444 笔顺读写 横竖横撇竖折横横捺捺捺捺 部外 8 字义五行 水

煮的本义是烹煮，指将食物等放在水里加热或者煮熟，诸如煮茶、煮沸、煮酒、煮粥、煮枣、卤煮等。煮是日常生活中最常见的烹调方法，也是与油炸、煎烤等比较而言更为绿色科学的烹调方法，值得提倡。

嘱

拼音 zhǔ 注音 ㄓㄨˇ，部首 口 笔画数 15 结构 左右结构 造字法 形声；从口、属声 笔顺编号 251513325125214 笔顺读写 竖折横折横撇撇竖折横竖折竖横捺 部外 12 字义五行 金

嘱的本义是口头托付，诸如嘱咐、嘱告、嘱托、医嘱、遗嘱等。在医学上，医生的医嘱是临床工作中重要的一个环节，它常常关乎患者疾病的康复程度及愈后的健康水平和生活质量，不可轻视。

瞩

拼音 zhǔ 注音 ㄓㄨˇ，部首 目 笔画数 17 结构 左右结构 造字法 形声；从目、属声 笔顺编号 25111513325125214 笔顺读写 竖折横横横折横撇撇竖折横竖折竖横捺 部外 12 字义五行 金

瞩的本义是注视，指所有人的目光均集中到一个地方，诸如瞩目、瞩望、远瞩等。对于儿童，特别是多动症的患儿来说，采取有效方法来训练其注意力，尽可能要求进行瞩目训练，具有一定效果。

助

拼音 zhù chú 注音 ㄓㄨˋ，ㄔㄨˊ，部首 力 笔画数 7 结构 左右结构 造字法 形声；从力、且声 笔顺编号 2511153 笔顺读写 竖折横横横折撇 部外 5 字义五行 金

助的本义是帮助，诸如助产、助攻、扶助、互助、补助、互助、协助、自助等。从心理养生的角度出发，人和人之间理应相互理解、互相帮助，尤其是亲人之间更应如此，这样能够激发正能量，有利于身心健康。

住

拼音 zhù 注音 ㄓㄨˋ，部首 亻 笔画数 7 结构 左右结构 造字法 形声；从亻、主声 笔顺编号 3241121 笔顺读写 撇竖捺横横竖横 部外 5 字义五行 火

住的本义就是居住，引申为住宿、止住，诸如住处、住家、住宿、住所、住手、打住、堵住、留住、站住等。站在中医环境养生的角度来讲，居处养生对人体身心健康有着至关重要的作用，要尽可能完美。

贮

拼音 zhù 注音 ㄓㄨˋ，部首 贝 笔画数 8 结构 左右结构 造字法 形声；从贝、宁声 笔顺编号 25344451 笔顺读写 竖折撇捺捺捺折横 部外 4 字义五行 金

贮的本义是积存、储存，诸如贮备、贮藏、贮存、贮粮等。中医学认为对人体而言，贮存精气非常重要，只有精气充足，脏腑功能才能健旺，人体才可健康长寿，养生的目的在于使精气贮存充足。

Z

注 拼音 zhù 注音 ㄓㄨˋ，部首 氵 笔画数 8 结构 左右结构 造字法 形声；从氵、主声 笔顺编号 44141121 笔顺读写 捺捺横捺横横竖横 部外 5 字义五行 水

注的本义是灌注，还有精神集中、赌博的钱物及解释书中字句的文字等意思，诸如注入、注定、注明、注意、注重等。中医学认为气血只有灌注到十四经脉之中发挥其温煦滋养作用，人体才能获得健康长寿。

驻 拼音 zhù 注音 ㄓㄨˋ，部首 马 笔画数 8 结构 左右结构 造字法 形声；从马、主声 笔顺编号 55141121 笔顺读写 折折横捺横横竖横 部外 5 字义五行 火

驻的本义是指车马的暂时停立，泛指停留，还指军队驻扎等意思，诸如驻地、驻防、驻屯、驻足、进驻、常驻等。中医常常从人的容颜来判断其衰老的程度，主动采取驻颜之法延缓衰老进程颇有良效。

柱 拼音 zhù 注音 ㄓㄨˋ，部首 木 笔画数 9 结构 左右结构 造字法 形声；从木、主声 笔顺编号 123441121 笔顺读写 横竖撇捺捺横横竖横 部外 5 字义五行 木

柱的本义是柱子，指在建筑物中发挥支撑作用的主要件，诸如柱头、柱子、冰柱、脊柱、石柱、支柱等。对人来说，脊柱的重要性不言而喻，具有保护脊髓、支撑躯体的作用，阳脉之海——督脉穿行其间。

祝 拼音 zhù 注音 ㄓㄨˋ，部首 礻 笔画数 9 结构 左右结构 造字法 会意；像人跪着向神祈祷 笔顺编号 452425135 笔顺读写 捺折竖捺竖折横撇折 部外 5 字义五行 火

祝的本义是祈福，表示对人或事的良好愿望，诸如祝祷、祝告、祝福、祝贺、祝寿、祝愿、庆祝、预祝等。古人所记载的祝由十三科相当于现代的心理科，就是通过祝福、祈愿来调整人的身心健康。

著 拼音 zhù zhuó zhe 注音 ㄓㄨˋ，ㄓㄨㄛˊ，˙ㄓㄜ，部首 艹 笔画数 11 结构 上下结构 造字法 形声；从艹、者声 笔顺编号 12212132511 笔顺读写 横竖竖横竖横撇竖折横横 部外 8 字义五行 金

著的本义是明显、显出，还有写作和著作的意思，诸如著名、著称、合著、显著、卓著、原著、专著等。中医养生著作，特别是高校教材对在校学生课堂知识的学习或掌握具有不可取代的作用，值得重视。

Z

蛀

拼音 zhù 注音 ㄓㄨˋ，部首 虫 笔画数 11 结构 左右结构 造字法 形声；从虫、主声 笔顺编号 25121441121 笔顺读写 竖折横竖横捺捺横横竖横 部外 5 字义五行 金

蛀的本义是蛀虫，指一种专咬木器、衣物的小虫，诸如蛀齿、蛀虫、蛀蚀、蛀牙、虫蛀等。对人体而言，蛀牙是影响口腔健康及全身健康的常见疾病，养生保健，尤其是口腔保健，积极预防治疗蛀牙不宜忽视。

铸

拼音 zhù 注音 ㄓㄨˋ，部首 钅 笔画数 12 结构 左右结构 造字法 形声；从钅、寿声 笔顺编号 311151113124 笔顺读写 撇横横横折横横横撇横竖捺 部外 7 字义五行 金

铸的本义是铸造，原指把金属加热融化后倒入模子里凝固成器物，诸如铸币、铸就、铸造等。于人体健康而言，通过各种不同的修炼，不断铸就自己身心健康的程度，理应是养生保健工作期望达到的目的。

zhua

抓

拼音 zhuā 注音 ㄓㄨㄚ，部首 扌 笔画数 7 结构 左右结构 造字法 形声；从扌、爪声 笔顺编号 1213324 笔顺读写 横竖横撇撇竖捺 部外 4 字义五行 金

抓的本义是用手挠或者搔，即手指并拢，用指甲来搔抓皮肤，以缓解瘙痒等症状；此外，抓还有注意、把握、逮捕等意思。用手搔抓这个动作既是人的应激性反应，也是去除、缓解身体不适的保健性活动，有益于健康。

zhuai

拽

拼音 zhuài zhuāi yè 注音 ㄓㄨㄞˋ，ㄓㄨㄞ，丨ㄝˋ，部首 扌 笔画数 9 结构 左右结构 造字法 形声；从扌、曳声 笔顺编号 121251153 笔顺读写 横竖横竖折横横折撇 部外 6 字义五行 金

拽的本义是拉或者拖，即用强制的方法去牵拉或者牵引，中医骨伤科中的许多复位方法就是采取这一手法来进行有效治疗的，尤其是各种关节的脱位，经常使用拽拉的办法，能够获得立竿见影的良好效果。

zhuan

专 拼音 zhuān 注音 ㄓㄨㄢ，部首 一 笔画数 4 结构 单一结构 造字法 原为会意兼形声 笔顺编号 1154 笔顺读写 横横折捺 部外 3 字义五行 金

专的本义是纺砖，引申为专一、单纯，诸如专案、专长、专场、专程、专家、专人、专业等。凡事均讲究专一认真，日常养生保健也不例外，首先应当专注自己的健康，再则具体操作时一定要专心仔细，以求健康。

转 拼音 zhuǎn zhuàn zhuǎi 注音 ㄓㄨㄢˇ，ㄓㄨㄢˋ，ㄓㄨㄞˇ，部首 车 笔画数 8 结构 左右结构 造字法 形声；从车、专声 笔顺编号 15211154 笔顺读写 横折竖横横横折捺 部外 4 字义五行 火

转的本义是转动，还有间接传送、旋转的意思，诸如转变、转化、转让、周转、转向等。人体的健康和心态好坏总是在不断变化之中，养生做好，就会变好，保健做得差，自然就会变坏，关键在自己的修炼程度。

赚 拼音 zhuàn 注音 ㄓㄨㄢˋ，部首 贝 笔画数 14 结构 左右结构 造字法 形声；从贝、兼声 笔顺编号 25344315112234 笔顺读写 竖折撇捺捺撇横折横横竖竖撇捺 部外 10 字义五行 木

赚的本义是指在买卖中所获得的盈利，诸如赚钱、赚头、净赚、赚哄、赚骗等。从道德角度来说，通过正常的劳动获得合理的利润，这是无可厚非的，会给当事人带来心理的慰藉，但如果牟取暴利，则有害心理健康。

撰 拼音 zhuàn 注音 ㄓㄨㄢˋ，部首 扌 笔画数 15 结构 左右结构 造字法 形声；从扌、巽声 笔顺编号 121515515122134 笔顺读写 横竖横折横折折横折横竖竖横撇捺 部外 12 字义五行 火

撰的本义是写作，诸如撰稿、撰述、撰文、撰著、杜撰、修撰等。知识的获得，在很大程度上有赖于书籍，而书籍之成，又依赖于作者的辛勤写作，中医及中医养生学也是如此，众多医家、养生家的撰著，功不可没。

篆 拼音 zhuàn 注音 ㄓㄨㄢˋ，部首 竹 笔画数 15 结构 上下结构 造字法 形声；从竹、象声 笔顺编号 314314551353334 笔顺读写 撇横捺撇横捺折折横撇折撇撇撇捺 部外 9 字义五行 木

篆的本义是篆书，是大篆、小篆的统称。大篆指甲骨文、金文、籀文、六国文字，保存了古代象形文字的特点；小篆即秦篆，为大篆的简化字体，从许多篆体字中，能够看到养生保健的原始含义，值得后人参考。

zhuang

妆 拼音 zhuāng 注音 ㄓㄨㄤ，部首 女 笔画数 6 结构 左右结构 造字法 形声 笔顺编号 412531 笔顺读写 捺横竖折撇横 部外 3 字义五行 金

妆的本义是化妆、打扮，也指女子出嫁时陪送的东西及演员的装饰，诸如装饰、妆新、红妆、嫁妆、卸妆等。化妆对女性，尤其是对年轻女性而言，具有一定的心理满足及获得愉悦的作用，能够发挥一定的保健效应。

庄 拼音 zhuāng 注音 ㄓㄨㄤ，部首 广 笔画数 6 结构 半包围结构 造字法 原为会意兼形声；从艹、从壮、壮亦声 笔顺编号 413121 笔顺读写 捺横撇横竖横 部外 3 字义五行 金

庄的本义是草丛盛大，引申为村庄，还指严肃、大的商店等，诸如庄稼、庄园、庄子、村庄、饭庄、山庄、田庄等。田园生活对于久居城市的人来说具有难以抵挡的诱惑，谋求养生慢节奏非常有利于健康长寿。

桩 拼音 zhuāng 注音 ㄓㄨㄤ，部首 木 笔画数 10 结构 左右结构 造字法 形声；从木、庄声 笔顺编号 1234413121 笔顺读写 横竖撇捺捺横撇横竖横 部外 6 字义五行 木

桩的本义是桩子，原指插入地里的棍子或者柱子，引申为各类像柱子一样的东西，诸如桩子、界桩、马桩、桥桩等。中医功法养生中有一种练功方法叫站桩功，就是模仿桩的样子来进行锻炼的，有良好的保健效果。

Z

装 拼音 zhuāng 注音 ㄓㄨㄤ，部首 衣 笔画数 12 结构 上下结构 造字法 形声;从衣、壮声 笔顺编号 412121413534 笔顺读写 捺横竖横竖横捺横撇折撇捺 部外 6 字义五行 金

装的本义是行囊、行装，引申为衣服、安装等意思，诸如装扮、装修、装置、包装、服装、简装、伪装等。其中服装具有一定的养生学意义，既可维护体温，又可满足心理的爱美需求，从而达到身心俱健的保健目的。

壮 拼音 zhuàng 注音 ㄓㄨㄤˋ，部首 士 笔画数 6 结构 左右结构 造字法 形声;从士、爿(zhuàng)声 笔顺编号 412121 笔顺读写 捺横竖横竖横 部外 3 字义五行 金

壮的本义是强健有力，引申为雄壮、加强等意思，诸如壮丁、壮观、壮烈、壮年、壮士、壮志、雄壮等。强壮的身体是每个人都想拥有的，如何才能得到，最好的办法就是坚持养生保健，锻炼身体，持之以恒。

状 拼音 zhuàng 注音 ㄓㄨㄤˋ，部首 犬 笔画数 7 结构 左右结构 造字法 形声;从犬、爿(zhuàng)声 笔顺编号 4121344 笔顺读写 捺横竖横撇捺捺 部外 3 字义五行 水

状的本义是狗的形状，泛指形状，诸如状况、状态、状元、诉状、形状、症状等。中医学认为人体在发生疾病时常常表现出各种各样的不同症状，医生通过望、闻、问、切的四诊方法详细进行辨证，继而方可养护治疗。

撞 拼音 zhuàng 注音 ㄓㄨㄤˋ，部首 扌 笔画数 15 结构 左右结构 造字法 形声;从扌、童声 笔顺编号 121414312511211 笔顺读写 横竖横捺横捺撇横竖折横竖横横 部外 12 字义五行 金

撞的本义是碰击、猛然相碰，引申为不期而遇，诸如撞击、撞墙、撞头、撞针、撞钟、碰撞等。受到碰撞是日常生活中常见的情况，可导致不同程度的损伤，或见肢体骨折，或见脑部振荡，均直接影响健康与生活，应尽力加以防范。

Z

zhui

追 拼音 zhuī duī 注音 ㄓㄨㄟ，ㄉㄨㄟ，部首 辶 笔画数 9 结构 半包围结构 造字法 形声；外形内声 笔顺编号 325151454 笔顺读写 撇竖折横折横捺折捺 部外 6 字义五行 火

追的本义是追赶，引申为追究、追忆、事后补做等意思，诸如追捕、追回、追加、追究、追问、追索、追踪等。养生保健说起来简单，但要真正搞明白其原理，还需要不断追究，方可理解其中的奥秘，提升健康水准。

椎 拼音 zhuī chuí 注音 ㄓㄨㄟ，ㄔㄨㄟˊ，部首 木 笔画数 12 结构 左右结构 造字法 形声；从木、隹声 笔顺编号 123432411121 笔顺读写 横竖撇捺撇竖捺横横横竖横 部外 8 字义五行 木

椎的本义是椎骨，是构成人体脊柱的各个短骨，诸如脊椎、颈椎、胸椎、腰椎、骶椎等。脊柱病变在临床上非常多见，也会带来各种各样的症状或不适，脊柱养护逐渐成为人们的日常保健活动，应当加以重视和坚持。

坠 拼音 zhuì 注音 ㄓㄨㄟˋ，部首 土 笔画数 7 结构 上下结构 造字法 形声；从土、队声 笔顺编号 5234121 笔顺读写 折竖撇捺横竖横 部外 4 字义五行 土

坠的本义是坠落，诸如坠地、坠楼、坠落、下坠等。人在日常生活中常常会因为不小心而导致滑下坠落，引起外伤或骨折等疾病，特别是在冬季时，老年人行走时一定要倍加小心，防止外伤情况的发生。

缀 拼音 zhuì 注音 ㄓㄨㄟˋ，部首 纟 笔画数 11 结构 左右结构 造字法 形声 笔顺编号 55154545454 笔顺读写 折折横折捺折捺折捺折捺 部外 8 字义五行 火

缀的本义是缝合，引申为装饰、连接，诸如缀合、缀辑、缀文、编缀、词缀、后缀、音缀等。在许多外伤性疾病的处置过程中，对伤口进行缝合是必须完成的医疗步骤，也是快速止血的有效方法，其原始意义即为缀。

Z

惴 拼音 zhuì 注音 ㄓㄨㄟˋ，部首 忄 笔画数 12 结构 左右结构 造字法 形声；从忄、耑声 笔顺编号 442252132522 笔顺读写 捺捺竖竖折竖撇竖折竖竖 部外 9 字义五行 火

惴的本义是犹豫而且害怕的样子，诸如惴惴不安。按照心理保健的基本要求，人的心态必须保持安静、平和，如果因为种种原因导致心情紧张、犹豫不决或者胆战心惊，均可引起心神失稳，直接影响身心健康。

赘 拼音 zhuì 注音 ㄓㄨㄟˋ，部首 贝 笔画数 14 结构 上下结构 造字法 会意；从敖、从贝 笔顺编号 11215331342534 笔顺读写 横横竖横折撇撇横撇捺竖折撇捺 部外 10 字义五行 火

赘的本义是多余无用的东西，诸如赘肉、赘物、赘言、累赘等。对于中医养生而言，应当针对患者的具体情况准确施养，正如《黄帝内经》所谓"知其要者，一言而终；不知其要，流散无穷"，不可赘而无用。

---

zhun

谆 拼音 zhūn 注音 ㄓㄨㄣ，部首 讠 笔画数 10 结构 左右结构 造字法 形声；左形右声 笔顺编号 4541251521 笔顺读写 捺折捺横竖折横折竖横 部外 8 字义五行 金

谆的本义是反复恳切地教导，一般是指长辈对晚辈的语言教诲，诸如谆挚、谆嘱、谆谆教诲等。从谆的含义来讲，长辈的这种温和态度从心理上会对后辈产生一种正性力量，这种力量可以发挥一定的保健作用。

准 拼音 zhǔn 注音 ㄓㄨㄣˇ，部首 冫 笔画数 10 结构 左右结构 造字法 形声；从冫、隹声 笔顺编号 4132411121 笔顺读写 捺横撇竖捺横横横竖横 部外 8 字义五行 土

准的本义是水平面，引申为标准，诸如准备、准确、准予、对准、核准、获准等。对中医养生保健而言，人体健康的标准非常重要，只有按照世界卫生组织规定的身心健康标准来衡量，才能确定人体究竟是否健康。

Z

zhuo

拙 拼音 zhuō 注音 ㄓㄨㄛ，部首 扌 笔画数 8 结构 左右结构 造字法 形声;从扌、出声 笔顺编号 12152252 笔顺读写 横竖横折竖竖折竖 部外 5 字义五行 金

拙的本义是竹子的内膜,引申为愚笨、不聪明,诸如拙劣、拙作、笨拙、守拙、拙嘴笨舌等。愚笨的原因较为复杂,但可以通过调神养生加以改善和提高,比如进行智力训练、知识学习等,不应轻易自认无能。

捉 拼音 zhuō 注音 ㄓㄨㄛ,部首 扌 笔画数 10 结构 左右结构 造字法 形声;从扌、足声 笔顺编号 1212512134 笔顺读写 横竖横竖折横竖横撇捺 部外 7 字义五行 火

捉的本义是握持、抓、拿,引申为逮、捕捉的意思,诸如捉笔、捉弄、捉拿、捉鱼、捉贼、活捉等。从养生学的角度来讲,捉字本身对人的身心健康有不利之处,易引起内心恐慌、神情紧张等不良变化,影响长寿。

桌 拼音 zhuō 注音 ㄓㄨㄛ,部首 木 笔画数 10 结构 上下结构 造字法 形声;从木、卓声 笔顺编号 2125111234 笔顺读写 竖横竖折横横竖撇捺 部外 6 字义五行 木

桌的本义就是桌子,指用来吃饭、学习、做事或放置东西的家具,诸如桌布、桌灯、桌面、餐桌、饭桌、炕桌等。民以食为天,在日常生活中,几乎所有人吃饭均离不开饭桌,从这个角度说,桌子对人体的健康亦有贡献。

灼 拼音 zhuó 注音 ㄓㄨㄛˊ,部首 火 笔画数 7 结构 左右结构 造字法 形声;从火、勺声 笔顺编号 4334354 笔顺读写 捺撇撇捺撇折捺 部外 3 字义五行 火

灼的本义是烧烤,诸如灼烂、灼烁、灼热、灼烧、焦灼、熏灼等。按照中医饮食养生的基本原则,烧烤及油炸类食物对人体健康有损无益,应当尽可能地加以限制或禁忌,以免影响人体的正常代谢和健康。

茁 拼音 zhuó 注音 ㄓㄨㄛˊ，部首 艹 笔画数 8 结构 上下结构 造字法 形声;从艹、出声 笔顺编号 12252252 笔顺读写 横竖竖折竖竖折竖 部外 5 字义五行 木

茁的本义是草初生的样子,泛指动植物的生长,诸如茁实、茁壮、茁长等。对人来说,茁壮成长多用于形容少年儿童的健康生长及发育,就像小的动植物一样,只有合理喂养、科学教育,才可获得茁壮的生命。

卓 拼音 zhuó 注音 ㄓㄨㄛˊ，部首 十 笔画数 8 结构 上下结构 造字法 会意 笔顺编号 21251112 笔顺读写 竖横竖折横横横竖 部外 6 字义五行 火

卓的本义是以网罩鸟,引申为高而直、高明等意思,诸如卓见、卓绝、卓然、卓识、卓越、卓著等。对于人来说,具有卓越的才能是非常值得骄傲的事情,可以让自己的内心充满激情和阳光,有利于健康及长寿。

浊 拼音 zhuó 注音 ㄓㄨㄛˊ，部首 氵 笔画数 9 结构 左右结构 造字法 原为形声;左形右声 笔顺编号 441251214 笔顺读写 捺捺横竖折横竖横捺 部外 6 字义五行 水

浊的本义是水浑浊不清,引申为污浊、混乱等意思,诸如浊流、浊声、恶浊、污浊等。中医学认为,对人体健康而言,气血、津液的清与浊直接关乎人体的身体健康水平,浊气一定要尽可能地排出体外,使人体保持清新。

酌 拼音 zhuó 注音 ㄓㄨㄛˊ，部首 酉 笔画数 10 结构 左右结构 造字法 形声;从酉、勺声 笔顺编号 1253511354 笔顺读写 横竖折撇折横横撇折捺 部外 3 字义五行 金

酌的本义是舀取,引申为往杯里或碗里倒酒或茶,还有仔细考虑的意思,诸如酌定、酌夺、酌减、独酌、斟酌、句酌等。少量饮酒对人有益,酗酒则危害极大;凡事仔细斟酌,避免失误,亦为减少伤害的好习惯。

啄 拼音 zhuó 注音 ㄓㄨㄛˊ，部首 口 笔画数 11 结构 左右结构 造字法 形声；左形右声 笔顺编号 25113533434 笔顺读写 竖折横横撇折撇撇捺撇捺 部外 8 字义五行 火

啄的本义是鸟用嘴取食，诸如啄木鸟、剥啄、鸡啄米等。啄木鸟的种类较多，嘴巴又长又尖又硬，舌头又长又细，可以准确无误地把害虫钩出来，主要吃隐藏在树干内部蛀食的天牛等害虫，被称为"森林医生"。

琢 拼音 zhuó zuó 注音 ㄓㄨㄛˊ，ㄗㄨㄛˊ，部首 王 笔画数 12 结构 左右结构 造字法 形声；左形右声 笔顺编号 112113533434 笔顺读写 横横竖横横撇折撇撇捺撇捺 部外 8 字义 五行 火

琢的本义是雕冶加工玉石，诸如琢磨、雕琢、琢玉成器等。玉石对人体的健康和心理慰藉有一定的作用，但打磨玉石的过程颇为精细，养生对人体的健康长寿作用巨大，但其过程也同样需要细致和认真。

镯 拼音 zhuó 注音 ㄓㄨㄛˊ，部首 钅 笔画数 18 结构 左右结构 造字法 形声 笔顺编号 311152522135251214 笔顺读写 撇横横横折竖折竖横撇折竖折横竖横捺 部外 13 字义五行 金

镯的意思是戴在手腕上或者脚腕上的环形装饰品，诸如玉镯、手镯、翡翠镯等。从养生的角度讲，镯子除了具有视觉及心理审美作用外，还有良好的安神定志功用，特别是翡翠镯，对许多失眠的中老年患者颇为有效。

zi

孜 拼音 zī 注音 ㄗ，部首 子 笔画数 7 结构 左右结构 造字法 形声；从攵、子声 笔顺编号 5213134 笔顺读写 折竖横撇横撇捺 部外 4 字义 五行 金

孜的本义是勤勉不懈的意思，诸如孜孜不殆、孜孜不倦、孜孜不息、孜孜以求等。对待任何工作，能够保持孜孜以求的心态，去除浮躁的情绪，这本身就是自我心理养生的重要方法之一，值得大家遵循实施。

Z

咨 拼音 zī 注音 卩，部首 口 笔画数 9 结构 上下结构 造字法 形声；从口、次声 笔顺编号 413534251 笔顺读写 捺横撇折撇捺竖折横 部外 6 字义五行 金

咨的本义是商议、询问，诸如咨议、咨访、咨询、咨文等。在中医养生保健活动中，有许多知识是从不断的咨询过程中获得的，由于每个人的养生知识毕竟有限，通过向别人的谦虚请教可以进一步完善自己，获得健康。

姿 拼音 zī 注音 卩，部首 女 笔画数 9 结构 上下结构 造字法 形声；从女、次声 笔顺编号 413534531 笔顺读写 捺横撇捺折撇横 部外 6 字义五行 金

姿的本义是容貌、姿势，诸如风姿、天姿、卧姿、仙姿、雄姿、英姿等。人的面容及运动姿势直接反映出身心健康的状况，通过对个人不同情况的审视，就基本能够判断出其养生保健的水准，可作为衡量好坏的标准之一。

资 拼音 zī 注音 卩，部首 贝 笔画数 10 结构 上下结构 造字法 形声；从贝、次声 笔顺编号 4135342534 笔顺读写 捺横撇折撇捺竖折撇捺 部外 6 字义五行 金

资的本义是钱财，引申为费用、素质、资格等意思，诸如资金、资历、资料、资源、资质、资助、物资、邮资等。金钱对任何人来说都是必不可少的，但从心理养生角度讲，不可贪财，否则容易产生贪婪心理，影响健康。

孳 拼音 zī 注音 卩，部首 子 笔画数 12 结构 上下结构 造字法 形声；从子、兹声 笔顺编号 431554554521 笔顺读写 捺撇横折折捺折折捺折竖横 部外 9 字义五行 木

孳的本义是生育、繁殖、滋生，一般表示子孙增多，常常用于形容病菌滋生，诸如孳乳、孳生、孳育、蕃孳等。中医养生的基本目的在于健康长寿，自然可以生育健康、人丁旺盛；至于病菌繁殖孳生，自当全力消除。

滋 拼音 zī 注音 ㄗ，部首 氵 笔画数 12 结构 左右结构 造字法 形声；从氵、兹声 笔顺编号 441431554554 笔顺读写 捺捺横捺 撇横折折捺折折捺 部外 9 字义五行 水

滋的本义是生长，引申为繁殖、冒出、味道等意思，诸如滋补、滋 蔓、滋养、滋润、滋水、滋阴等。中医所说的滋补一般是指滋补肝肾而 言，特别指滋补肝血或者肾精，比如地黄、枸杞子、山茱萸等，均为养 生佳品。

子 拼音 zǐ 注音 ㄗˇ，部首 子 笔画数 3 结构 单一结构 造字法 象形；像小孩子在襁褓中 笔顺编号 521 笔顺读写 折竖横 字 义五行 水

子的本义是孩子、儿子，古时还指有学问的人，也为十二地支中 第一位，指晚上十一点到凌晨一点这段时间，诸如子弟、子时、子孙、 子夜、孝子、养子等。中医养生要求人们必须在子时入眠，有利人体 健康。

仔 拼音 zǐ zī zǎi 注音 ㄗˇ，ㄗ，ㄗㄞˇ，部首 亻 笔画数 5 结构 左 右结构 造字法 形声；从亻、子声 笔顺编号 32521 笔顺读写 撇竖折竖横 部外 3 字义五行 土

仔的本义是人背子，引申为幼小的、细小的，还有仔细认真的意 思，诸如产仔、猪仔、牛仔、仔密、仔细等。从养生学的角度说，自孩子 出生，就应开始养护，而且应当特别仔细地加以养护，方可维护健康。

姊 拼音 zǐ 注音 ㄗˇ，部首 女 笔画数 7 结构 左右结构 造字法 形声；左形右声 笔顺编号 5313523 笔顺读写 折撇横撇折竖撇 部外 4 字义五行 火

姊的本义是姐姐，诸如姊妹、阿姊、伯姊、贵姊等。一般来说，姊 妹之间亲密无间，这从心理养生的角度讲，是非常可贵的事，假如遇 到了难以自解的心理难题，能够及时向自己的姐妹诉说排遣，则可迅 速摆脱困扰。

籽

拼音 zǐ 注音 ㄗˇ，部首 米 笔画数 9 结构 左右结构 造字法 形声；从米、子声 笔顺编号 431234521 笔顺读写 撇撇横竖撇捺折竖横 部外 3 字义五行 火

籽的意思是植物的种子，诸如籽粒、籽实、菜籽、花籽、棉籽等。许许多多的食物都是从籽开始培养的，形成一条长长的食物链，切实为人体提供营养，有效地补充各种各样的营养素，保证身体健康。

梓

拼音 zǐ 注音 ㄗˇ，部首 木 笔画数 11 结构 左右结构 造字法 形声；从木、辛声 笔顺编号 12344143112 笔顺读写 横竖撇捺捺横捺撇横横竖 部外 7 字义五行 木

梓的本义是梓树，为一种较为贵重的落叶乔木，木质细腻，可做家具。其树皮和种子均作药用，果实善于利尿消肿，用于浮肿、慢性肾炎、膀胱炎、肝硬化腹水；梓白皮能够利湿热、杀虫，外用治湿疹、皮肤瘙痒、小儿头疮。

紫

拼音 zǐ 注音 ㄗˇ，部首 糸 笔画数 12 结构 上下结构 造字法 形声；从糸、此声 笔顺编号 212135554234 笔顺读写 竖横竖横撇折折折捺竖撇捺 部外 6 字义五行 金

紫指紫色，是由蓝色与红色合成出来的颜色，诸如紫菜、紫红、紫荆、紫气、紫苏、紫铜、紫外线等。从精神调养的角度来说，人如果拥有紫色人生，那是较好的一种人生态度，内心既不过于张扬，也不过于灰暗。

滓

拼音 zǐ 注音 ㄗˇ，部首 氵 笔画数 13 结构 左右结构 造字法 形声；从氵、宰声 笔顺编号 4414454143112 笔顺读写 捺捺横捺捺折捺横捺撇横横竖 部外 10 字义五行 水

滓的本义是沉淀下来的杂质，诸如泥滓、渣滓、药滓等。中医在治疗疾病时所使用的中药汤剂通常将所用过的药渣废弃不用，从养生的角度出发，完全可以将其进行再利用，可加入温水，用来泡脚以保健。

自 拼音 zì 注音 ㄗˋ，部首 自 笔画数 6 结构 单一结构 造字法 象形；像鼻形 笔顺编号 325111 笔顺读写 撇竖折横横横 字义五行 火

自的本义是鼻子，指代自己，引申为从、自然、不依靠人的，诸如自白、自从、自发、自负、自豪、自立、自私等。从养生保健的角度来说，任何方法都必须自己亲力亲为方可收益，同时应摒弃自私、自大的心理。

字 拼音 zì 注音 ㄗˋ，部首 子 笔画数 6 结构 上下结构 造字法 形声；从宀、子声 笔顺编号 425521 笔顺读写 捺竖折折竖横 部外 3 字义五行 金

字的本义是生子，假借为文字，引申为人的别名、字体、字音等，诸如字典、字句、字幕、字体、字形、字义等。文字对我们中华文化，包括中医养生文化的传承和发展来说，其功巨大，现今的保健活动均得以于文字的流传。

恣 拼音 zì 注音 ㄗˋ，部首 心 笔画数 10 结构 上下结构 造字法 形声；从心、次声 笔顺编号 4135344544 笔顺读写 捺横撇折撇捺捺折捺捺 部外 6 字义五行 火

恣的本义是放纵，追求舒服、愉快，诸如恣情、恣肆、姿心、恣意、放恣、狂恣等。从养生的角度来说，追求舒服无可非议，但不可太过，更不能无原则地放纵，贪欲太过对健康而言，非但无益，而且有害。

渍 拼音 zì 注音 ㄗˋ，部首 氵 笔画数 11 结构 左右结构 造字法 形声；从氵、责声 笔顺编号 44111212534 笔顺读写 捺捺横横横竖横竖折撇捺 部外 8 字义五行 水

渍的本义是浸泡，引申为地面的积水、污迹等意思，诸如渍麻、渍水、茶渍、浸渍、血渍、油渍等。按照健康的基本要求，人的气血必须清晰充足，然而有很多人却因过食肥甘厚腻而致血液污渍，理应及时清除以保健康。

zong

宗 拼音 zōng 注音 ㄗㄨㄥ，部首 宀 笔画数 8 结构 上下结构 造字法 会意；从宀、示 笔顺编号 44511234 笔顺读写 捺捺折横横竖撇捺 部外 5 字义五行 金

宗的本义是祖庙，引申为祖先、派别、家族、向往等意思，诸如宗祠、宗法、宗教、宗师、宗族等。按照医学的观点，同宗之人都有许许多多的一致之处，无论养生还是保健，均有一定的共性，应当加以重视。

综 拼音 zōng zèng 注音 ㄗㄨㄥ，ㄗㄥˋ，部首 纟 笔画数 11 结构 左右结构 造字法 形声；从纟、宗声 笔顺编号 55144511234 笔顺读写 折折横捺捺折横横竖撇捺 部外 8 字义五行 金

综的本义是织布机上的一种引线装置，引申为总和、聚合，诸如综合、综核、综计、综括、综述等。中医养生学特别讲求全面调整，综合养生，提倡依照"木桶理论"来综合调养，整体养护，不可以点代面、以偏概全。

棕 拼音 zōng 注音 ㄗㄨㄥ，部首 木 笔画数 12 结构 左右结构 造字法 形声；从木、宗声 笔顺编号 123444511234 笔顺读写 横竖撇捺捺捺折横横竖撇捺 部外 8 字义五行 木

棕的本义是棕榈树，为常绿乔木，主干可以制作器具，棕毛及树叶常常用来制作刷子及绳索。中药棕榈炭具有良好的收涩止血作用，通常用于多种出血证，如吐血、衄血、吐血、便血、尿血、崩漏等，尤其多用于崩漏。

踪 拼音 zōng 注音 ㄗㄨㄥ，部首 足 笔画数 15 结构 左右结构 造字法 形声；从足、宗声 笔顺编号 251212144511234 笔顺读写 竖折横竖横竖横捺捺折横横竖撇捺 部外 8 字义五行 金

踪的本义为足迹、脚印，引申为踪迹，诸如踪由、踪迹、踪影、跟踪、萍踪、失踪、行踪、寻踪、追踪等。在这么多情况中，失踪是一种常见的现象，多见于老年性痴呆患者中，应当尽早保健，加以防范。

总 拼音 zǒng 注音 ㄗㄨㄥˇ，部首 心 笔画数 9 结构 上下结构 造字法 原为形声 笔顺编号 432514544 笔顺读写 撇撇竖折横撇折撇撇 部外 5 字义五行 金

总的本义是聚合扎束丝，泛指聚合、汇集，诸如总编、总参、总额、总共、总计、总评、总则等。任何一门学问都是在不断总结中加以提高的，中医养生学也不例外，应当不断探讨、不断总结，方可完善。

纵 拼音 zòng zǒng 注音 ㄗㄨㄥˋ，ㄗㄨㄥˇ，部首 纟 笔画数 7 结构 左右结构 造字法 形声；从纟、从声 笔顺编号 5513434 笔顺读写 折折横撇捺撇捺 部外 4 字义五行 火

纵的本义是指织布时放松推开的机杼，引申为放走、不加约束等意思，诸如纵观、纵队、纵酒、纵览、纵向等。纵容自己、放松约束，特别是纵酒、纵欲等不良行为，都会直接影响人的身心健康，危害人体生命。

粽 拼音 zòng 注音 ㄗㄨㄥˋ，部首 米 笔画数 14 结构 左右结构 造字法 形声；从米、宗声 笔顺编号 43123444511234 笔顺读写 捺撇横竖撇捺捺捺折横竖撇捺 部外 8 字义五行 金

粽的本义是粽子，是一种用竹叶或者苇叶包裹糯米做成的食物，诸如粽叶、粽子等。在我国有端午节吃粽子的民间习俗，用以纪念伟大的爱国诗人屈原，既有食疗保健价值，又有爱国主义情怀。

ZOU

走 拼音 zǒu 注音 ㄗㄡˇ，部首 走 笔画数 7 结构 上下结构 造字法 会意；像人在跑 笔顺编号 1212134 笔顺读写 横竖横竖横撇捺 字义五行 金

走的本义是奔跑，现借用为走路，引申为离开、移动、往来等意思，诸如走动、走访、走廊、赶走、逃走等。坚持走路，尤其是快步行走，是中医运动养生中的重要锻炼形式，如果少动多静，自然对人体健康不利。

奏 拼音 zòu 注音 ㄗㄡˋ，部首 大 笔画数 9 结构 半包围结构 造字法 会意 笔顺编号 111341134 笔顺读写 横横横撇捺横横撇捺 部外 6 字义五行 火

奏的本义是进献，又指奏乐、演奏等，诸如奏本、奏闻、奏折、吹奏、合奏、节奏、演奏等。演奏节目及吹奏是人们常常采取的演出方法，也是中医娱乐养生中所提倡的强身、开心方法，具有一定的保健价值。

揍 拼音 zòu 注音 ㄗㄡˋ，部首 扌 笔画数 12 结构 左右结构 造字法 形声；从扌、奏声 笔顺编号 121111341134 笔顺读写 横竖横横横横撇捺横横撇捺 部外 9 字义五行 金

揍的本义是打人，这是一种非常恶劣的社会现象，无论从任何角度来说，打人都是一种不良行径，可能会给当事人带来极大的身心伤害，穷兵黩武历来是文明社会所难以认同的事，应该通过心平气和地交流而加以解决。

ZU

足 拼音 zú 注音 ㄗㄨˊ，部首 足 笔画数 7 结构 上下结构 造字法 会意；从口、从止 笔顺编号 2512134 笔顺读写 竖折横竖横撇捺 字义五行 火

足的本义是小腿，后指脚，引申为富裕、充足等意思，诸如足够、足迹、足见、足下、失足等。脚是人体的重要组成部分，有很多的养生腧穴都在脚上，如太冲、涌泉、昆仑、太溪等，具有肯定的养生保健价值。

卒 拼音 zú cù 注音 ㄗㄨˊ，ㄘㄨˋ，部首 十 笔画数 8 结构 上下结构 造字法 指事 笔顺编号 41343412 笔顺读写 捺横撇捺撇捺横竖 部外 6 字义五行 金

卒的本义是奴隶，引申为士兵，还有结束、死亡的意思，诸如卒岁、卒业、兵卒、小卒等。其中的死亡含义对我们人体来说那可是最为严重的问题，养生保健的目的在于尽可能地延续生命，一旦结束，那万事皆空。

族 拼音 zú 注音 ㄗㄨˊ，部首 方 笔画数 11 结构 左右结构 造字法 会意；箭矢射向大旗，表聚集 笔顺编号 41533131134 笔顺读写 捺横折撇撇横撇横横撇捺 部外 7 字义五行 金

族的本义是宗族、家族，引申为种族，以及具有共同属性的那一类，诸如族谱、族权、族人、贵族、家族、灭族等。从中医体质学说的角度讲，同一种族的人大多具有共性，可以采取相似的养生保健方法。

诅 拼音 zǔ 注音 ㄗㄨˇ，部首 讠 笔画数 7 结构 左右结构 造字法 形声；从讠、且声 笔顺编号 4525111 笔顺读写 捺折竖折横横横 部外 5 字义五行 金

诅的本义是诅咒、谩骂，诸如诅誓等。按照调神养生的基本要求，凡是怀有这种恶劣心理的人，内心极其险恶，无论对他人，还是对自己，都是直接危害身心健康的不良言行，理当竭力加以戒除。

阻 拼音 zǔ 注音 ㄗㄨˇ，部首 阝 笔画数 7 结构 左右结构 造字法 形声；从阝、且声 笔顺编号 5225111 笔顺读写 折竖竖折横横横 部外 5 字义五行 金

阻的本义是拦挡、阻挡、阻碍，诸如阻隔、阻力、阻拦、阻挠、劝阻、险阻等。对人体来说，无论是脏腑经络，还是气血津液，都必须畅通无阻，方可获得健康长寿，一旦阻滞不通，轻则体病，重则身亡。

组 拼音 zǔ 注音 ㄗㄨˇ，部首 纟 笔画数 8 结构 左右结构 造字法 形声；从纟、且声 笔顺编号 55125111 笔顺读写 折折横竖折横横横 部外 5 字义五行 金

组的本义是宽丝带，引申为结合构成、合成为一组等意思，诸如组成、组稿、组建、组织、编组、词组等。中医养生较为注重分门别类，比如饮食、运动、精神、中药、针灸、推拿养生等，各为一组，相互配合。

祖 拼音 zǔ 注音 ㄗㄨˇ，部首 礻 笔画数 9 结构 左右结构 造字法 形声；从礻、且声 笔顺编号 452425111 笔顺读写 捺折竖捺竖折横横横 部外 5 字义五行 金

祖的义是祖庙，也指祖先、祖宗、创派人等，诸如祖辈、祖产、祖坟、祖国、祖孙、祖业、祭祖等。对于祖上逝去的先人，合情合理地采取适当的方法进行祭奠，除了民俗意义之外，也有一定的心灵安慰养生作用。

zuan

钻 拼音 zuān zuàn 注音 ㄗㄨㄢ，ㄗㄨㄢˋ，部首 钅 笔画数 10 结构 左右结构 造字法 形声；从钅、占声 笔顺编号 3111521251 笔顺读写 撇横横横折竖横竖折横 部外 5 字义五行 金

　　钻的本义是穿孔用的工具，还指钻研、谋取私利及钻石等意思，诸如钻床、钻井、钻具、钻塔、刁钻等。对于学科来说，发扬钻具的精神刻苦钻研，尤其是在人体科学方面更应如此，才有可能保护好自己的健康。

纂 拼音 zuǎn 注音 ㄗㄨㄢˇ，部首 糸 笔画数 20 结构 上中下结构 造字法 形声；从糸、算声 笔顺编号 31431425111134554234 笔顺读写 撇横捺撇横捺竖折横横横撇捺折折捺竖撇捺 部外 14 字义五行 木

　　纂的意思是汇集、编辑，诸如纂辑、纂要、编纂、修纂等。著作的编纂是一个极其细致而复杂的工作，中医及养生学专著汗牛充栋，都有赖于古今学者的潜心纂辑，也正因为他们的诸多努力，才有了现在的成熟学科。

攥 拼音 zuàn 注音 ㄗㄨㄢˋ，部首 扌 笔画数 23 结构 左右结构 造字法 形声；左形右声 笔顺编号 12131431425111134554234 笔顺读写 横竖横撇横捺撇横捺竖折横横横撇捺折折捺竖撇捺 部外 20 字义五行 木

　　攥的本义是用手握住，诸如攥紧、攥拳头。在中医功法养生中，太极拳、五禽戏、易筋经中的许多动作都有攥紧双拳的内容，特别是八段锦中的第七段"攥拳怒目增气力"，具有明显的强身健体和养生保健作用。

zui

嘴 拼音 zuǐ 注音 ㄗㄨㄟˇ，部首 口 笔画数 16 结构 左右结构 造字法 形声；左形右声 笔顺编号 2512121353535112 笔顺读写 竖折横竖横竖横撇折捺撇折横横竖 部外 13 字义五行 木

　　嘴的本义是鸟的嘴，引申为人的嘴，或者像嘴一样的东西，诸如嘴巴、嘴脸、嘴甜、嘴严、吵嘴、顶嘴等。嘴是人体进食的第一道关口，发挥着咀嚼、研磨和吞咽作用，也是中医饮食养生的关键环节之一。

最 拼音 zuì 注音 ㄗㄨㄟˋ，部首 曰 笔画数 12 结构 上下结构 造字法 会意；从曰、从取 笔顺编号 251112211154 笔顺读写 竖折横横横竖竖横横折捺 部外 8 字义五行 木

最的本义是强取，借指达到了顶点，诸如最初、最迟、最高、最好、最后、最近、最强、最终等。中医养生的最大目的就是通过各种各样的保健方法，尽力把人体的健康调理到最佳状态，获得长寿的目标。

罪 拼音 zuì 注音 ㄗㄨㄟˋ，部首 罒 笔画数 13 结构 上下结构 造字法 会意；从网、从非 笔顺编号 2522121112111 笔顺读写 竖折竖竖横竖横横横竖横横横 部外 8 字义五行 木

罪的本义是犯法的行为，引申为过失、苦难、刑罚等意思，诸如罪犯、罪过、罪名、罪人、罪行、罪证、畏罪等。犯罪行为是人类健康的直接杀手，不管任何原因的犯罪都会受到应有的惩罚，可以说犯罪既害人又害己。

醉 拼音 zuì 注音 ㄗㄨㄟˋ，部首 酉 笔画数 15 结构 左右结构 造字法 会意；从酉、从卒 笔顺编号 125351141343412 笔顺读写 横竖折撇折横横捺横撇捺捺捺横竖 部外 8 字义五行 木

醉的本义是酒醉，引申为过分爱好、沉迷等意思，诸如醉鬼、醉话、醉眼、醉意、醉酒、烂醉、麻醉等。酗酒对人体健康的危害众所皆知，所以一定要对酗酒加以控制，特别是经常醉酒之人，更应自我控制。

---

zun

尊 拼音 zūn 注音 ㄗㄨㄣ，部首 寸 笔画数 12 结构 上下结构 造字法 会意；从酋、从寸 笔顺编号 431253511124 笔顺读写 捺撇横竖折撇折横横横竖捺 部外 9 字义五行 金

尊的本义是酒器，引申为敬重、尊贵，诸如尊称、尊崇、尊贵、尊师、尊严、年尊、自尊等。尊敬别人和受人尊敬是一种非常美好的心理享受，尤其是在文明的国度里，这种状态能够有效提升人的身心健康。

Z

遵 拼音 zūn 注音 ㄗㄨㄣ，部首 辶 笔画数 15 结构 半包围结构 造字法 形声;从辶、尊声 笔顺编号 431253511124454 笔顺读写 捺撇横竖折撇折横横横竖捺捺折捺 部外 12 字义五行 金

遵的本义是顺着走,泛指依循、按照,诸如遵从、遵命、遵守、遵行、遵照等。凡事皆有规律,养生也不例外,要想获得健康与长寿,就必须遵循一定的养生保健原则和方法,不可按照自己的喜好而随意进行。

ZUO

昨 拼音 zuó 注音 ㄗㄨㄛˊ，部首 日 笔画数 9 结构 左右结构 造字法 形声;从日、乍声 笔顺编号 251131211 笔顺读写 竖折横横撇横竖横横 部外 5 字义五行 金

昨的本义是昨天,泛指过去,如昨晚、昨夜等。昨天永远是一个无法挽留下来的时日,从心理保健的意义上讲,过去的时光仅供回忆,不可无休止地抱怨或者惋惜,只有积极地面向未来才是正确的人生态度。

左 拼音 zuǒ 注音 ㄗㄨㄛˇ，部首 工 笔画数 5 结构 半包围结构 造字法 会意;从又、从工 笔顺编号 13121 笔顺读写 横撇横竖横 部外 2 字义五行 火

左的本义是帮助,假借为左手的一方,诸如左耳、左面、左首、左右等。左在中医阴阳归属上属阳,凡是在人体左侧的,均按阳来对待,无论在治疗还是养生方面,均应防范阳热过甚,以保人的身体健康。

佐 拼音 zuǒ 注音 ㄗㄨㄛˇ，部首 亻 笔画数 7 结构 左右结构 造字法 形声;从亻、左声 笔顺编号 3213121 笔顺读写 撇竖横撇横竖横 部外 5 字义五行 金

佐的本义是辅助,引申为辅佐别人的人,诸如佐餐、佐证、官佐、相佐等。在中药配方过程中,有"君臣佐使"之说,其中佐药就是在其中辅助君药、臣药充分发挥作用的那一类药物,是方剂中不可或缺的部分。

Z

作 拼音 zuò 注音 ㄗㄨㄛˋ，部首 亻 笔画数 7 结构 左右结构 造字法 会意；从亻、从乍 笔顺编号 3231211 笔顺读写 撇竖撇横竖横横 部外 5 字义五行 金

作的本义是兴起，引申为劳作、写作、作品等意思，诸如作案、作弊、作对、作恶、作风、作家、动作、工作、劳作、制作等。无论是哪种形式的作，都不可过于劳累，否则会给人体的健康带来较大的危害。

坐 拼音 zuò 注音 ㄗㄨㄛˋ，部首 土 笔画数 7 结构 上下结构 造字法 会意；像两人坐在土上 笔顺编号 3434121 笔顺读写 撇捺撇捺横竖横 部外 4 字义五行 金

坐的本义跪坐，还有搭乘、坐守、物体向后或向下移动的意思。中医学认为久坐伤肉，对于大多数人来说，运动量不足是影响人们身体健康的常见原因，所以主张动静结合，动中有坐，久坐必动，以防止肥胖等疾病。

做 拼音 zuò 注音 ㄗㄨㄛˋ，部首 亻 笔画数 11 结构 左中右结构 造字法 会意 笔顺编号 32122513134 笔顺读写 撇竖横竖竖折横撇横撇捺 部外 9 字义五行 金

做的本义是从事某种工作或活动，引申为制造、写作、结成、举行等意思，诸如做东、做到、做工、做亲、做戏等。做一般是指做一些具体的工作，同样不可过于劳累、繁重，以免损伤自己的身体健康。

跋

中华文化博大精深，自仓颉造字开始，迄今已有上下五千年的辉煌历史，包括标点符号在内的中国文字，包含极其丰富的养生保健内涵和外延，值得我们加以深入研究。

标点符号是众所周知的语言工具，在文学创作和文化发展中具有非常重要的作用，而保健养生，特别是科学养生在人体保健同样具有举足轻重的作用，这两个似乎没有任何关系的工具之间到底有没有某些联系呢？这值得深入探讨一番。笔者在长期从事中医养生保健及文学创作的过程中，通常自觉不自觉突发奇想，有意将这两个问题联系在一起加以比较研究，发现标点符号与养生保健，尤其是科学养生之间颇具一致性，现就个人所悟，略述如下，仅供大家参考，以便随时随地有效指导自己的养生保健活动。

逗号与日常保健活动

在标点符号体系中，逗号是我们应用最多的一个符号，其本意是在一个句子的内部发挥短暂的停顿作用，而这种短暂的停顿要比顿号的停顿时间要稍微长一些，已经表明了一个简单的语意，但尚不完整。如果要完整地表述一个语义，那就要等到句号的来临。

对于人们日常生活中的养生保健活动而言，每一项保健活动之间也同样需要一定的间隔时间，而同样这种间隔时间要比每种保健活动内部的间隔时间为长，就相当于标点符号中的逗号，而不是顿号。

举例而言，假如我们在一天之内要进行晨练、早餐、工作、中餐、午休、游泳、晚餐和睡眠八项四类保健活动，其间就要有一定的间歇时间,晨练之后稍事休息,再进食早餐;早餐之后,大概经过半个小时之后再进入工作状态,可能会产生良好的工作效率;工作结束之后,早晨所吃的食物也完全消化吸收,便可顺利进行午餐;午餐过后的午休,既不能废止,也不能时间太长,一般入眠半个小时到一个小时即可,类似于逗号的作用一样,既不能像顿号那样短暂,也不能像句号那样太长,更不能像省略号那样无休无止。

下半天的保健活动依然如此,可以适当进行一些诸如游泳、球类、琴棋书画等活动,但进行时间和活动之间的间歇都要适度,就像逗号在一个句子中的作用一样,不宜过长;晚饭过后,看看电视、按按穴位,便可进入甜美的梦乡,直至第二天早晨,一天的保健活动才能在逗号结束之后,划上完满的句号。

句号与环境养生活动

在人类养生保健活动中,环境养生居于四大养生活动之首,人生活在天地之间,向上有赖于天空所提供的清气,向下依靠大地所提供的各种各样的饮食物,所以自然界的一切变化都直接影响着人体的健康状况和人类的生存水准。大千世界浩瀚无穷,日月星辰遥远无极,人体要想保持健康无危,就必须采取最大的努力,保护自然环境,不做动不动就破坏自然环境的傻事,尽力维护良好的自然生存环境,保护绿色生态,依靠生态文明,保全自身健康,获得健康长寿。

然而,环境养生说起来容易,但真正做起来却并不容易。在环境养生过程中,既有对自然环境的切实保护,又有对社会环境的努力适应,还有对自己居住环境的正确选择,另外,日常起居活动的合理安排也是环境养生的重要内容。所有这些,都是一系列的复杂活动,很难做到尽善尽美,既不能像逗号、顿号那样说停就停,也不能像分号那样浅尝辄止,而要像句号一样,一鼓作气,坚持到底!

环境养生的具体内容比较繁多,以自然环境养生为例,就包括对气候环境的保护,竭力防范气候变暖;对地理环境的保护,注意择地而居;对空气环境的保护,积极开展植树造林等活动,尽力遏制大气污染;至于水环境及土壤环境的保护,那更需要全体公民的共同努力，方可实现绿色环保，世代无忧。社会环境中的养生活动同样需要大家共同努力，通过主观努力，尽可能适应社会体制、社会经济、社会文化、社会人口及家庭生活的基本要求，所有这些，都需要我们以标点符号中"句号"的作风把它们认认真真地做好，一丝不苟，尽善尽美。

顿号与运动养生规律

运动养生在人类养生保健活动中的地位不可低估，因为"生命在于运动"几乎是妇孺皆知的真理，自古以来均受到历代医家及养生家的高度评价。从名医华佗首创的"五禽戏"，到后世名家所创立的八段锦、太极拳、易筋经，以及少林拳法、武当功法等，无一不是运动养生的基本内容。

运动养生特别强调动作的连贯和运动量的适度，一定要在连续动作的中间留出一定的缓冲时间，就像文章中的顿号一样，有张有弛，松紧有序，不可持续运动，否则反而容易引起机体的损伤，影响自身健康的水平。以五禽戏为例，每一动作之间略事停顿，从容舒缓，安宁自然。做完虎戏之后，慢慢收功，停顿片刻，再做鹿戏；鹿戏做完，停顿少许，再做熊戏；亦停一会之后，再做猿戏；以此类推，猿戏结束之后，稍加休息，再将鸟戏练习完毕，方可收功。这一过程就如同一段文字所使用的顿号一样，读读停停，不慌不忙，让人一点都不会感到疲倦，那才是一种无与伦比的体验和享受。

叹号与情志养生效应

叹号用来表示强烈的感情色彩，饱含各种各样的内心感受，这与中医所论述的七情极为接近，包括喜、怒、忧、思、悲、恐、惊等，可以说几乎涵盖了感情世界的全部。每当我们遇到五花八门的内心感悟，我们都会发出来自内心的感叹，并附加一个大大的叹号，让内心世界毫无遮掩地展示出来，抒发情怀！

中医调神养生的机制也与叹号所表达的意义颇为相似，中医养生特别重视形神兼养、身心并健，从根本上说，完全的健康状态绝不仅仅是形体上的强壮无疾，而是真正意义上的形神统一，只有心态平和、随遇而安、欣然自得、开开心心、快快乐乐，加上身体没有任何病痛和苦楚，才能称得上是真正的身心健康。

调神养生说起来简单，实施起来就不那么容易了，任何人的一生都是艰苦奋斗的一生，是始终与命运斗争的一生，其间会出现许许多多令人感慨万千的事情，就必须根据不同的情况进行不同的心理调适，尽可能使自己的心态回归到正常状态。假如令人大怒，设法一笑了之；假如令人大喜，设法一唱了之；假如令人大悲，设法一哭了之；假如令人大忧，设法一忘了之；假如令人大惊，设法一平了之。所有这些，均应像使用感叹号一样，一带而过，绝不能让不良情绪侵蚀我们的心态，成为威胁身心健康的杀手。

破折号与针灸按摩养生

破折号的含义较为简单，主要用于解释和说明的内容，但其符号本身却具有很好的象征意义。我们可以想象，一条长长的细线似乎代表着人体内部十二经脉的经络线路，只有经络畅通无阻，人体的气血才能源源不断地抵达五脏六腑、四肢百骸，身体得以滋养，才能获得健康和长寿。

同样，就是这样一条条长长短短的破折号，也代表了各种长短不一的针灸针，通过针灸人体的有关穴位，能够充分发挥打通经络、运行气血、滋养脏腑的养生保健作用，从而达到健康和长寿的目的。确实，针灸疗法在养生保健活动中具有非常显著的健体强身作用，特别是对人体有关保健大穴，诸如百会、大椎、膻中、气海、关元、足三里、三阴交、涌泉等进行有效刺激，能够直接打通督任二脉及脾经、胃经、心经、肝经、肾经等，使机体经脉畅通、气血调和、脏腑强健，最终使人体阴阳平衡而健康无疾，安度百年。

与针灸疗法一样，推拿按摩养生法也是以疏通人体经络、促进气血运行、强化五脏六腑功能为目的的一种常用养生保健方法，尽管其与针灸之法的方法、程度有所不同，但其最终目的是基本一致的，就像破折号所表示的含义一样，畅通无阻，气血运行正常，四肢百骸得以濡养，从而保证人体的健康和长寿。

问号与气功养生谜团

气功是中华文化的传统瑰宝之一，在数千年人类社会文明进程中，经过历代先贤的不断创新、发展、丰富，业已形成了一个完整而又神秘的理论体系，与人类的健康长寿息息相关。特别是在古代，由于社会生产力发展水平低下，医疗技术也不发达，气功便成为人们强身防病、养生保健、谋求长寿的重要方法；历史发展到了今天，尽管物质生活极其丰富、医疗水平日益提高，但气功疗法在养生保健、心性修为、提高素质等方面仍具有一定的独特作用。

众所周知，"气功学"属于"人体生命科学"的范畴，是一门神秘幽深、颇具中华民族文化特色的边缘学科。它在我国源远流长、历史悠久、长盛不衰，尤其在当今"生物-心理-社会医学模式"兴起的时代，气功以身心形气、道德性命共修为手段，在养生保健康复中充分体现了不可替代的作用，尽管其中也有许多不被人们理解的神秘内容，但不可否认，古老的气功养生保健方法肯定能为人类保健和社会发展发挥其显著的作用，逐渐成为独具中华民族特色的、能够走向国际、造福全人类的一门实用科学。

气功的养生保健作用不庸低估，然而，在为数众多的养生保健方法中，气功养生是最为神秘的养生方法，其中含有许许多多目前还不能完全解释清楚的原理和现象，就像标点符号中的问号一样，需要我们在现有科学水平的基础上加倍努力，把一个个问号变成叹号，进一步充分发挥气功疗法的强身健体、防病抗病及延年益寿作用，更好地为人类健康事业服务。

书名号与房室养生法度

房室（性生活）是所有动物的特然本能，同样也是人类生活的重要部分之一，所以有人把物质生活、精神生活和性生活同等列为人类的三大基本生活。房室养生，就是在中医理论和现代医学理论指导下，根据人体的生理特点和生命规律，采取正确、健康的性行为，以防病保健,提高生活质量,进而达到健康长寿的目的。

正确的性生活可以让人得到养生保健和防治疾病,因此,中医性学研究认为性生活的目的不仅仅只限于生儿育女,夫妻之间和谐有度的性爱生活能够使人愉心悦志、激发活力,用现代医学的观点来讲,正常的性生活可以促进性激素的正常分泌,有利于防止衰老,延年益寿。

所谓有度,也就是生活适度,既不能在适龄之际完全空缺,也不能恣情纵欲、漫无节制,就像标点符号中的书名号一样,前后书名号分别代表着夫妻双双,其夫妻性生活亦当有度,在一定限度之内,则有益于健康,过度则损害健康,自当正确把握,以防伤身折寿。夫妻性生活协调,则阴阳和谐,身强体健,就可以有效地防病、抗老和长寿;相反,如性生活失调或过于频多,则很容易伤阴耗阳,导致正气衰弱、体虚多病。

对于一些青壮年人来说,特别要注意对性生活的节制,不可恣情放纵;对于老年人或身体虚弱者来说,更应像"书名号"一样加以限制,以少为佳。只有如此,方可收到固护精液、协调形神、通畅经脉、强健肌肉、充实骨骼、滑利关节等保健效果。适度进行也对维护男女身心健康、避免早衰、减少疾病,乃至下一代的优生优育,都有着积极意义。因此,对于房室养生而言,自然应当像文章中使用"书名号"一样予以高度重视,以求合理保健,延年益寿。

省略号与综合养生方法

省略号中所包含的内容丰富多彩,真的要将其中的内容完全讲述清楚也是一件不太容易的事情,就像中医养生保健一样,要想把各种养生方法的作用全部发挥出来,那同样是一件不容易的事,只能尽最大努力进行综合养生,才是比较明智的选择。

中医养生保健的方法非常丰富,紧紧围绕养身、养心而规划,通过综合调理,可以达到护精、调气及养神的作用。由于不同的人有不同的具体情况,可以因人而异地选择以不同的养生方法为主,实施综合性养生,其强身健体、延年益寿的作用非常显著。

四时养生法指人们应当根据一年四季气候的不同变化而顺应春生、夏长、秋收、冬藏的内在道理来调整自己的衣食住行，不可逆行。

运动养生法指人们通过坚持一定量的劳动和适当的运动而达到锻炼意志、疏通气血、强壮筋骨的目的。其劳动和运动的内容丰富多彩，可以有效调节坐、卧、站、行的不合理比例，达到协调统一的结果。

怡神养生法是指人们通过怡悦情志而达到保持健康、延年益寿目的的养生与保健方法。中医特别重视喜、怒、忧、思、悲、恐、惊这七种情志变化对人体健康的不良影响，所以主张通过不同的方法，如安神定志、清心寡欲、知足常乐、与人为善及音乐调治等，化消极情绪为积极情绪，培养乐观向上的人生追求。

起居养生法是指人们在日常起居生活过程中尽可能地利用适宜环境而达到养生的目的，主要包括生活环境、住宅寝室、睡眠及衣着等。选择良好的起居之地可以达到充分获得氧气、阳光、饮食、睡眠的效果，进而达到提高饮食与睡眠质量、增强生活信心而延年益寿的目的。

至于针灸、推拿养生，其作用关键在于疏通经络、运行气血和调节脏腑，亦可达到理想的养生效果。

饮食养生法指人们根据自己气、血、阴、阳的不同情况而纳摄药食同源之品而达到益气、活血、滋阴、壮阳作用，发挥其保健与养生的效果。

气功医学是人体生命科学的重要组成部分，可分为动功和静功两大类。练功者通过意守和调息可以激发体内潜能，疏通经络，调理脏腑，通调气血，从而达到一通百通、延年益寿的目的。

另外，中医学认为肾精在人体生命活动中具有极其重要的作用，其充盈与否直接决定了人之寿夭。肾精宜藏不宜泄。固精养生就是人们通过调养肾精、防止外泄的方法来达到养生延年的目的，其方法主要是指节制性生活，保精以护肾，养肾以延年。

药饵养生则是日常生活中最为多见的养生保健方法，是指对于诸多久病体虚或虚劳较甚的患者，可以在以上养生方法的基础上，配合补益药品予以治疗，从而达到养生保健的目的。所有这些，可以说都是省略号中所包含的内容。

　　综上所述,笔者站在横向思维的角度,简要地从八个方面探讨了中医养生保健与标点符号之间的关联性,从中可以看出:貌似毫无关系的标点符号其实对中医养生保健活动颇有参照价值,而以象形为主要特点的中华文字体系较之标点符号而言,更蕴含着值得大家认真思考的广泛内涵和外延,特别是在中医养生保健方面的体现,更值得我们加以深入探究,细细加以体味。基于这一出发点,我们诸位长期从事中医养生保健研究工作的同仁,经过数年的不懈努力,终于编撰出此部《中华养生文字释义》,仅供读者参考。